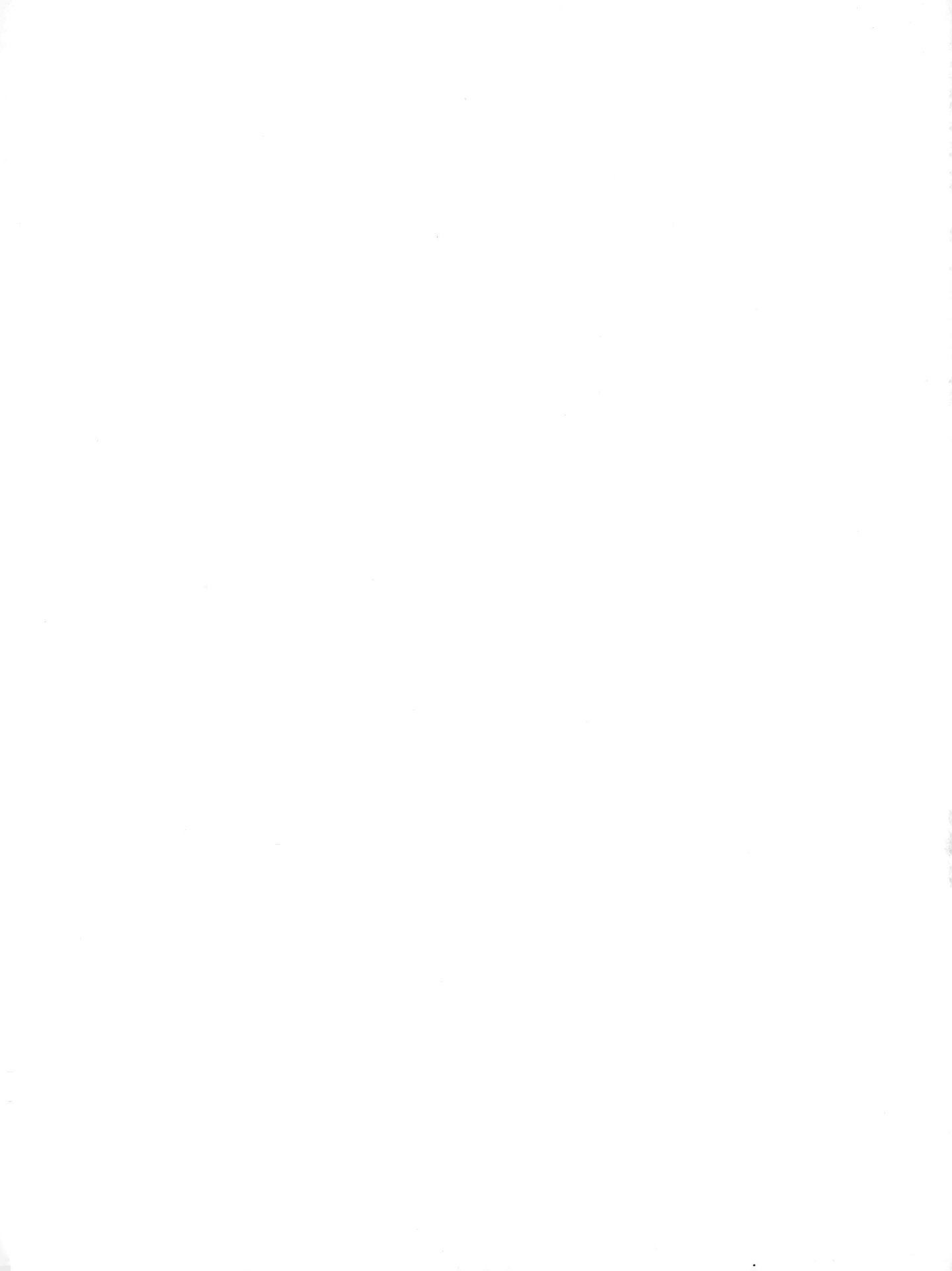

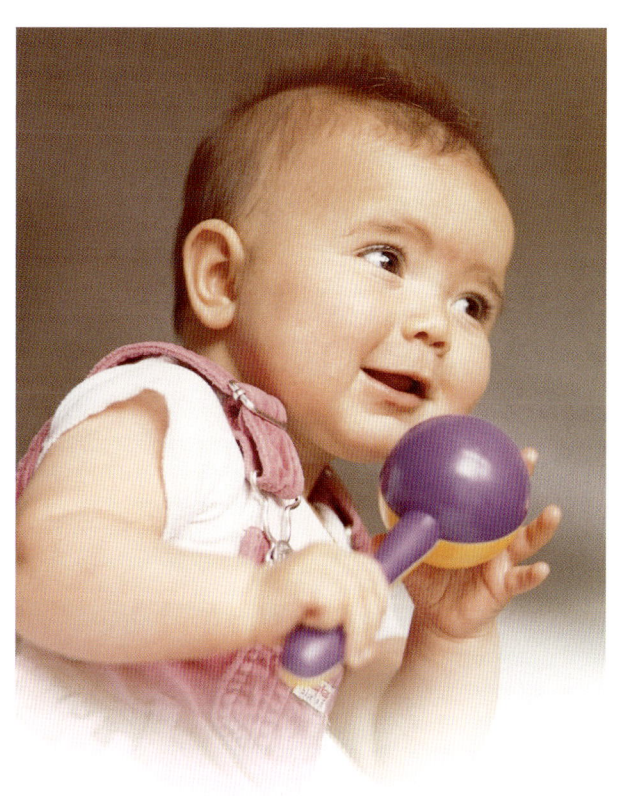

# ELTERNRATGEBER
# GESUNDE KINDER

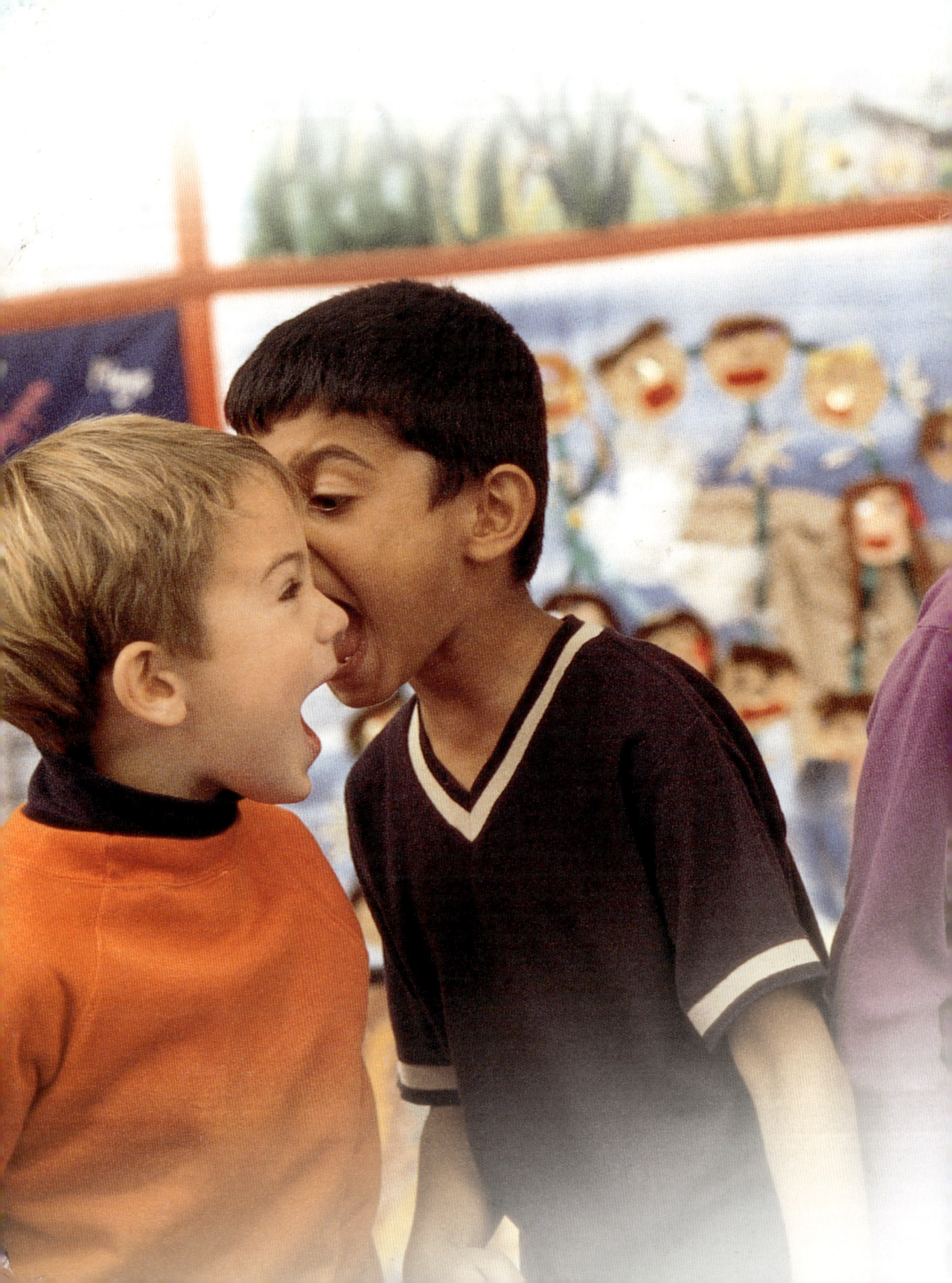

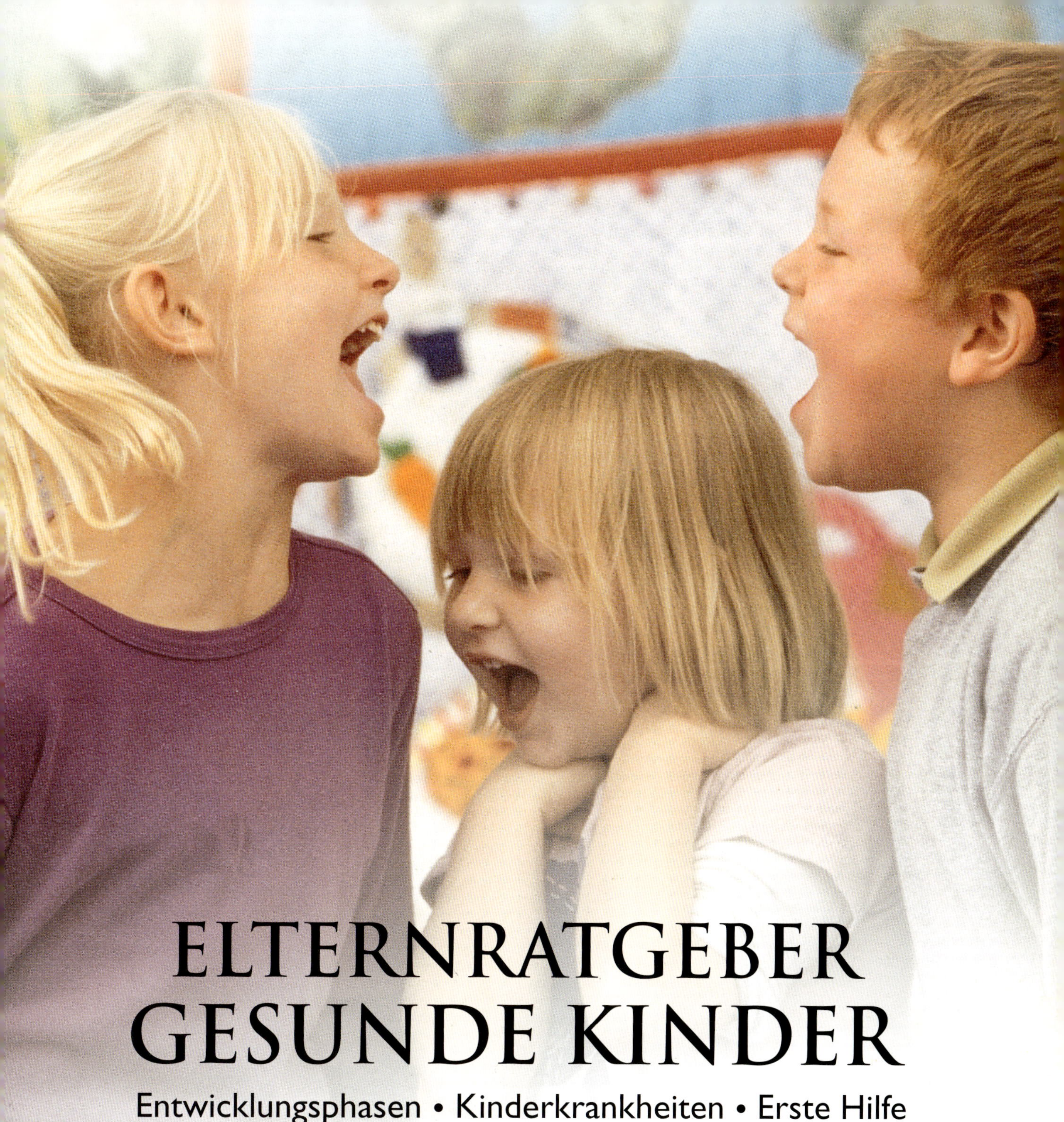

# ELTERNRATGEBER GESUNDE KINDER

### Entwicklungsphasen • Kinderkrankheiten • Erste Hilfe

## Herausgegeben von Dr. Jane Collins

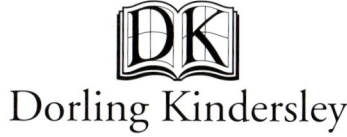

Dorling Kindersley

## DORLING KINDERSLEY

London, New York, Melbourne, München und Delhi

*Für Kate und Tom Evans sowie für alle, mit denen ich*
*im Lauf der Jahre beruflich zu tun hatte*

**Lektorat** Julia North
**Bildbetreuung** Nicola Rodway
**Projektbetreuung** Jinny Johnson,
Kathy Fahey, Pip Morgan
**Gestaltung** Ted Kinsey, Briony Chappell
**DTP-Design** Karen Constanti
**Herstellung** Shwe Zin Win
**Cheflektorat** Anna Davidson
**Chefbildlektorat** Emma Forge
**Art Direction** Sally Smallwood
**Fotos** Ruth Jenkinson
**Umschlaggestaltung** Katy Wall
**Art Director** Carole Ash
**Programmleitung** Corinne Roberts

Bibliografische Information Der Deutschen Bibliothek
Die Deutsche Bibliothek verzeichnet diese Publikation in
der Deutschen Nationalbibliografie;
detaillierte bibliografische Daten sind im Internet über
http://dnb.ddb.de abrufbar.

Titel der englischen Originalausgabe:
Baby & Child Health

© Dorling Kindersley Limited, London, 2003
Ein Unternehmen der Penguin-Gruppe

Text Einleitung, S. 94-99, S. 122-167 © Jane Collins, 2003
Text © Dorling Kindersley Limited, London, 2003

© der deutschsprachigen Ausgabe by
Dorling Kindersley Verlag GmbH, Starnberg, 2004
Alle deutschsprachigen Rechte vorbehalten

**Übersetzung** Feryal Kanbay, Lorelies Singerhoff
**Redaktion** Jeanette Stark-Städele

ISBN 3-8310-0593-1

Colour reproduction by AGT
Printed and bound in China by R.R. Donnelley

Besuchen Sie uns im Internet
**www.dk.com**

### Hinweis

Die Informationen und Ratschläge in diesem Buch sind von
den Autoren und vom Verlag sorgfältig erwogen und geprüft, dennoch
kann eine Garantie nicht übernommen werden.
Eine Haftung der Autoren bzw. des Verlags und seiner Beauftragten
für Personen-, Sach- und Vermögensschäden ist ausgeschlossen.

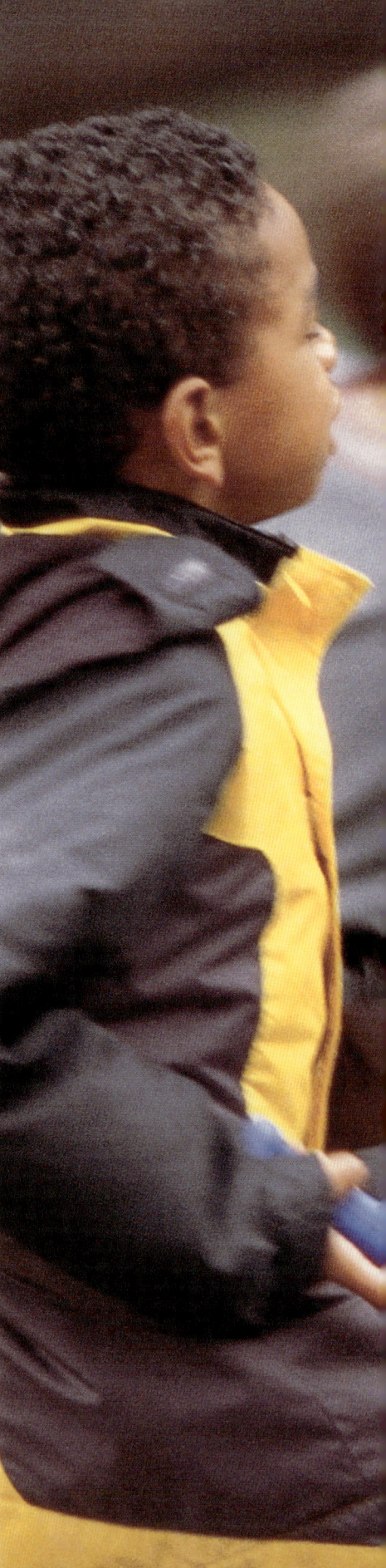

# VORWORT

Für Eltern ist es eine große Freude zu erleben, wie ihr Kind gesund heranwächst. Sie möchten wissen, wie sie eine gesunde Entwicklung ihres Babys und Kleinkindes sicher stellen können. Informationen darüber, in welchem Alter das Kind bestimmte Fähigkeiten erlangt haben sollte, können in diesem Zusammenhang als Orientierung dienen. Allerdings sollte der Aspekt, dass auch die als normal bezeichnete Entwicklung individuell verläuft und jedes Kind sich nach einem eigenen Rhythmus entwickelt, nicht unberücksichtigt bleiben.

Dieser Ratgeber hilft Eltern, ihr Kind besser zu verstehen und es in allen Entwicklungsstadien ideal zu fördern. Zudem versetzt er Sie in die Lage, Symptome richtig zu deuten, Krankheiten zu erkennen und die entsprechenden Schritte zu deren Linderung bzw. Heilung einzuleiten. Sie erfahren, welche Verhaltensweisen und Symptome auf ernst zu nehmende Erkrankungen hindeuten bzw. was sie tun sollen, wenn sich ihr Kind nicht wohl fühlt und Beschwerden äußert, diese aber nicht differenziert genug beschreiben kann.

Dazu stellt dieses Buch die Meilensteine der körperlichen, geistigen und emotionalen Entwicklung der ersten zwölf Lebensjahre dar, zeigt die damit möglicherweise einhergehenden Probleme auf und bietet Lösungsmöglichkeiten an. Der Schwerpunkt des Buches liegt neben der Diagnose verschiedener Erkrankungen bei Kindern auf der Beschreibung physischer Beschwerden sowie der Darstellung praktischer Maßnahmen und sachgemäßer Pflege des Kindes durch die Eltern.

Falls Sie aber doch einmal Fragen haben, die Sie in diesem Ratgeber nicht beantwortet finden, wenden Sie sich an die Kinder- und Jugendärzte – in ihnen finden Sie kompetente Experten für diese so wichtigen Lebensphasen!

Alles Gute für Sie und Ihr Kind!

Univ.-Professor Dr. med. Berthold Koletzko
Facharzt für Kinder- und Jugendheilkunde
Dr. von Haunersches Kinderspital
Klinikum der Universität München

# INHALT

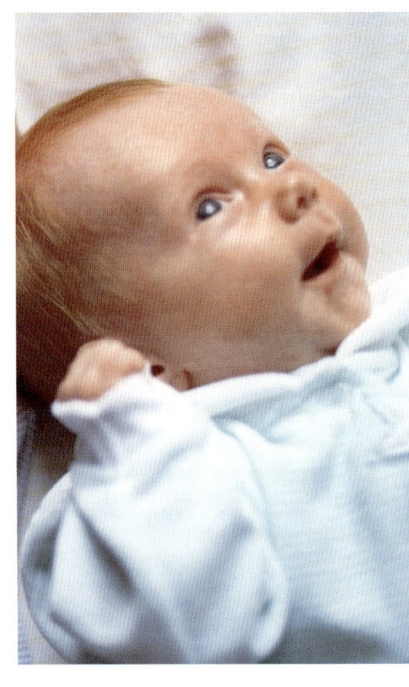

# EINFÜHRUNG

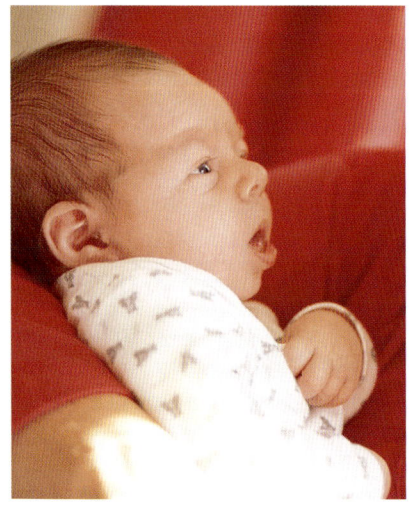

Elternwerden gehört zu den bewegendsten Erfahrungen, die wir in unserem Leben machen dürfen. Egal, was Ihnen wohlmeinende Freunde auch erzählen mögen – Ihr Leben wird in Zukunft nie wieder so sein wie früher!

Kindererziehung ist eine aufregende und lohnende Aufgabe; manchmal stellt sie eine wahre Herausforderung dar und gelegentlich bringt sie Sorgen mit sich. Im Laufe der Entwicklung des Kindes, vor allem während des ersten Lebensjahres, fürchten wir immer wieder um seine Gesundheit und Sicherheit. Oft wissen wir nicht so recht, ob eine Erkrankung ernst oder gar lebensbedrohend ist oder ob wir im Notfall richtig zu handeln wüssten. Immer wieder fragen wir uns, ob sich unser Kind altersgemäß entwickelt, obwohl wir wissen, dass man ein Kind nicht mit anderen Kindern vergleichen sollte.

» … Noch nie war der Gesundheitszustand der Kinder in den Industrienationen so gut wie heute. Vielen Infektionskrankheiten, die früher häufig tödlich verliefen, kann man heute vorbeugen oder sie können wirksam behandelt werden. «

Jedes Kind leidet einmal an einer leichten Erkrankung oder hat einen Unfall. Babys können den Eltern nicht sagen, was ihnen fehlt; diese Situation ist für die Eltern sehr beängstigend. Außerdem können, vor allem in den ersten Lebensjahren, verschiedene Erkrankungen ähnliche Symptome aufweisen. Ein gutes Beispiel hierfür ist das Erbrechen. Viele Babys und Kinder leiden häufig darunter, aus ganz unterschiedlichen Gründen – harmlosen wie ernsthafteren. Wie können Sie als Eltern wissen, wann das Erbrechen belanglos und wann es besorgniserregend ist? Ein wichtiger Faktor ist das Alter des Kindes. Auch mögliche weitere Symptome helfen Ihnen beurteilen, ob Sie eine Krankheit selbst behandeln können oder ob Sie sich an den Kinderarzt wenden sollten. Sie müssen sich aber auch auf Ihre Intuition verlassen. Sie kennen Ihr Baby am besten und wissen, wie sein Befinden einzuschätzen ist.

Noch nie war der Gesundheitszustand der Kinder in den Industrienationen so gut wie heute. Vielen Infektionskrankheiten, die früher häufig tödlich verliefen, kann man heute vorbeugen oder sie können wirksam behandelt werden. Dadurch fehlt den Eltern aber die Erfahrung im Umgang mit einem Kind, das an einer schweren gesundheitlichen Beeinträchtigung leidet.

Eltern, deren Baby oder Kind an einer ernsten Erkrankung leidet, fühlen sich oft isoliert und hilflos. Familie und Freunde

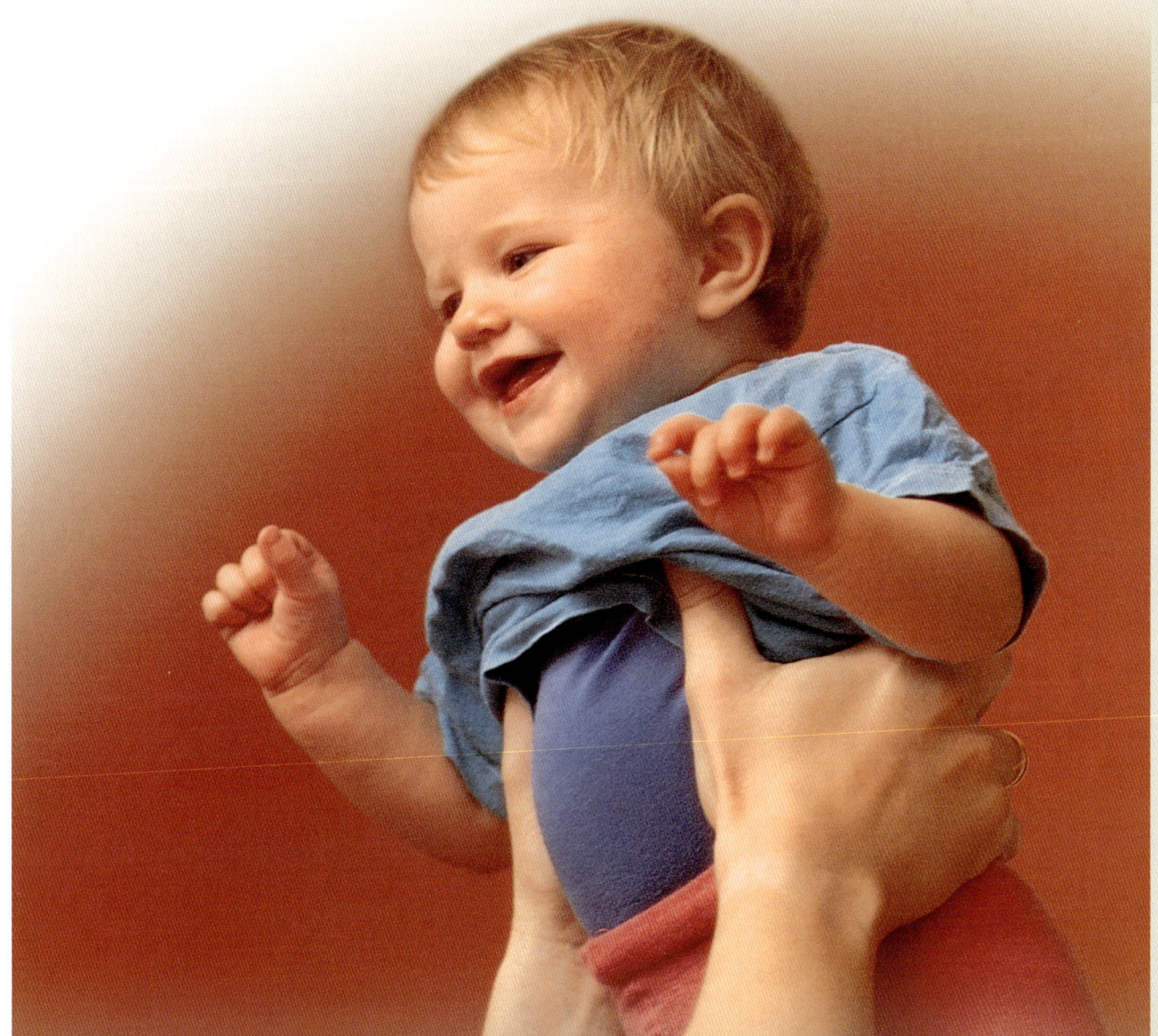

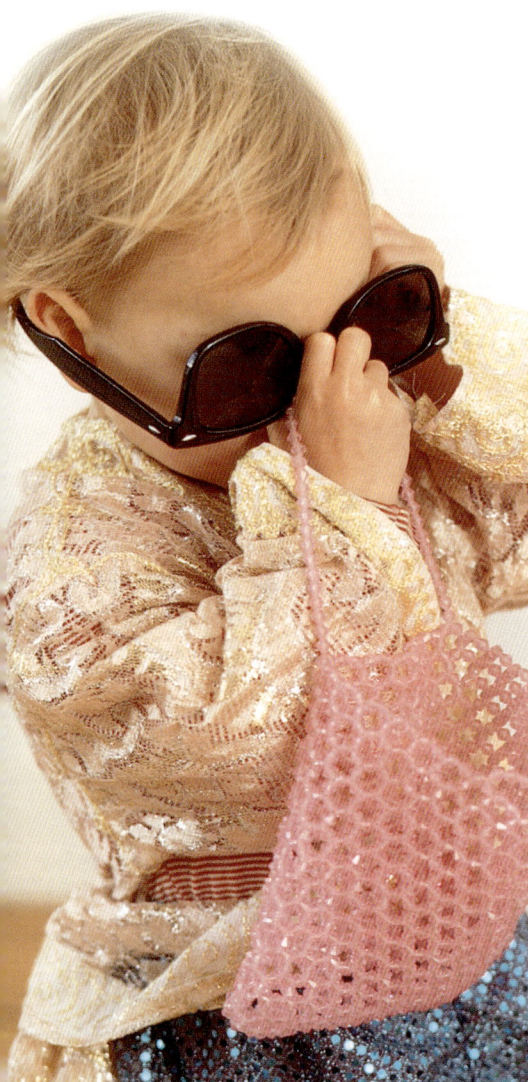

»Die meisten Kinder lernen problemlos gutes Benehmen, wenn man es ihnen konsequent vorlebt …«

können meist keine Hilfe bieten. Natürlich kann in diesem Buch nicht jede mögliche Entwicklungsstörung oder jede Krankheit beschrieben werden, aber es werden die häufigsten Probleme behandelt und Sie finden Hinweise, wo Sie weitere Informationen und Hilfe erhalten können, auch im Hinblick auf die Pflege eines Kindes mit einer Behinderung oder Krankheit.

Heutzutage wollen wir unsere Kinder nicht nur bei bester Gesundheit wissen, sondern wir wollen ihnen auch helfen, ihr Potenzial zu entfalten und zu sozial kompetenten Menschen heranzuwachsen, die sich in den verschiedensten Lebenssituationen angemessen verhalten können. Doch auch wenn es reichlich altmodisch klingt: Ich bin der Meinung, dass Kinder auch lernen sollten, mit Langeweile umzugehen.

Was vom Verhalten eines Kindes erwartet wird, ist von Familie zu Familie unterschiedlich; zu einem guten Benehmen gehört es aber in jedem Fall, richtig von falsch unterscheiden zu können, mit anderen Menschen zu teilen und sie zu respektieren. Das können Kinder von klein auf lernen. Positives Verhalten erlernen Kinder vor allem durch das Vorbildverhalten der Eltern und anderer Betreuungspersonen, die sie unbewusst beobachten und nachahmen. Die meisten Kinder lernen problemlos gutes Benehmen, wenn man es ihnen vorlebt und ihnen klar macht, was man von ihnen erwartet. Auf gleiche Weise erlernen Kinder gute Tischmanieren und Essgewohnheiten und erwerben Spaß an Bewegung, wenn gemeinsame Mahlzeiten und sportliche Aktivitäten regelmäßiger Bestandteil des Familienlebens sind.

Die eigenen Eltern sind uns heute nur noch selten Ratgeber, weil die Familien oftmals weit entfernt leben. Großeltern fürchten außerdem oft den Vorwurf, sie wollten sich einmi-

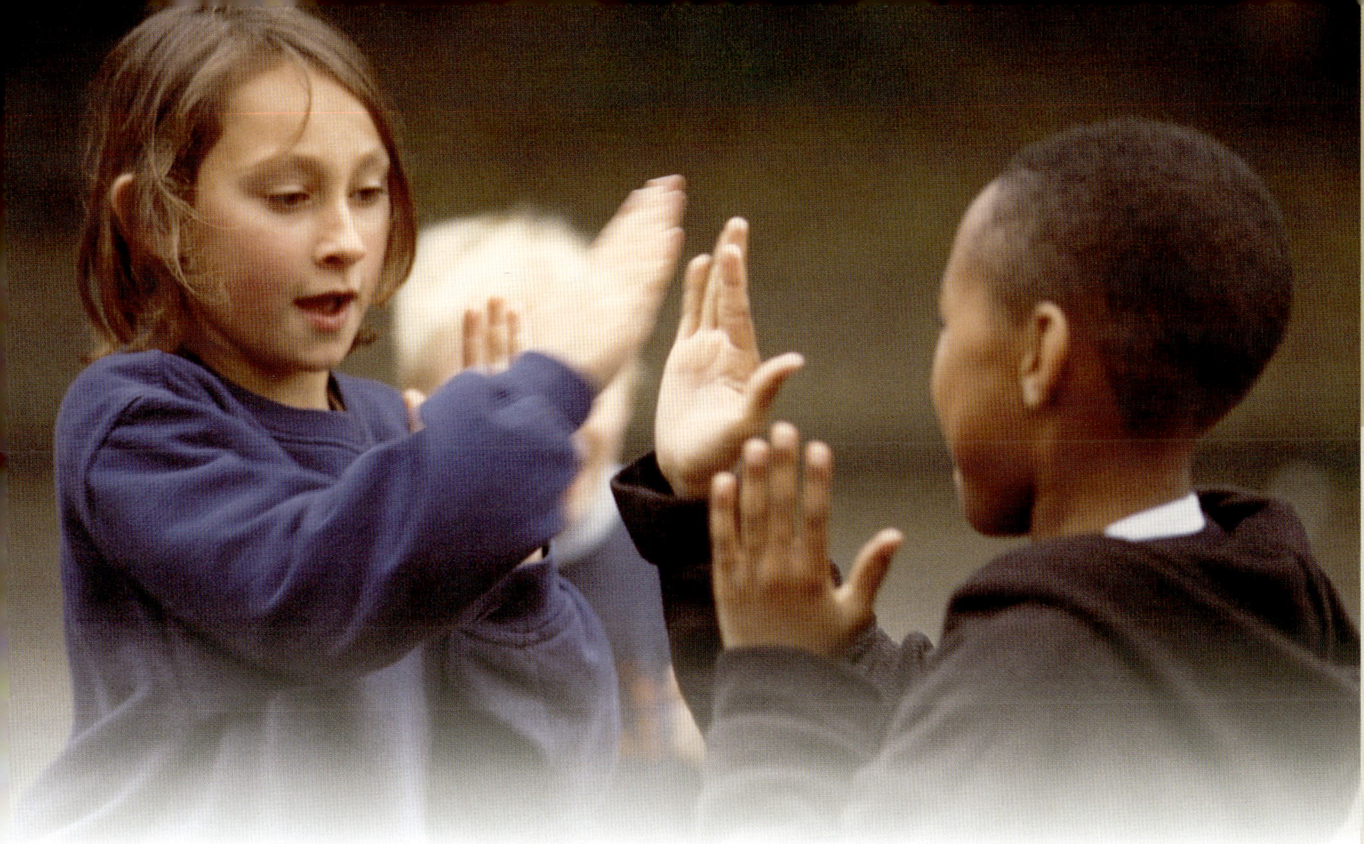

»… Wir haben die Möglichkeit, uns aus vielen Quellen umfassend darüber zu informieren, was wir tun müssen, damit aus unseren Kindern gesunde, ausgeglichene, unabhängige junge Menschen werden.«

schen. Frisch gebackene Eltern sind häufig der Meinung, die Grundsätze der Kindererziehung hätten sich in den letzten Jahren fundamental verändert, sodass die Methoden der eigenen Eltern nicht mehr zeitgemäß seien. Wir haben heute jedoch die Möglichkeit, uns aus vielen Quellen umfassend darüber zu informieren, was wir tun müssen, damit aus unseren Kindern gesunde, ausgeglichene, unabhängige junge Menschen werden. Dieses Buch möchte Sie über Entwicklung und Gesundheit Ihres Kindes informieren, sodass Sie Ihre elterlichen Instinkte entwickeln und ihnen vertrauen können. Für Kinder zu sorgen und sie heranwachsen zu sehen ist eine der dankbarsten Aufgaben des Lebens.

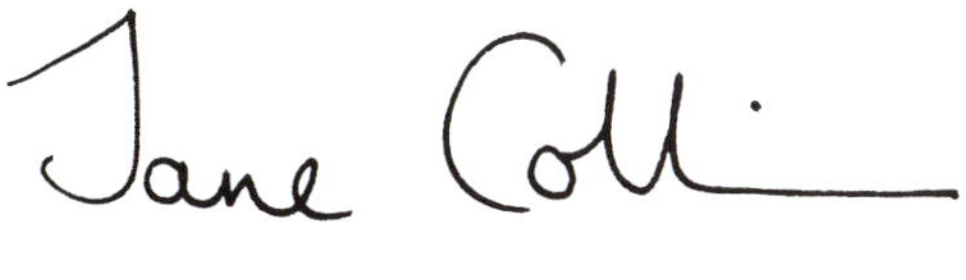

Jane Colli

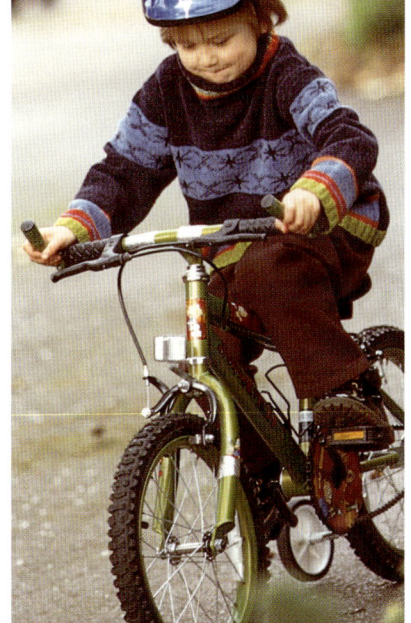

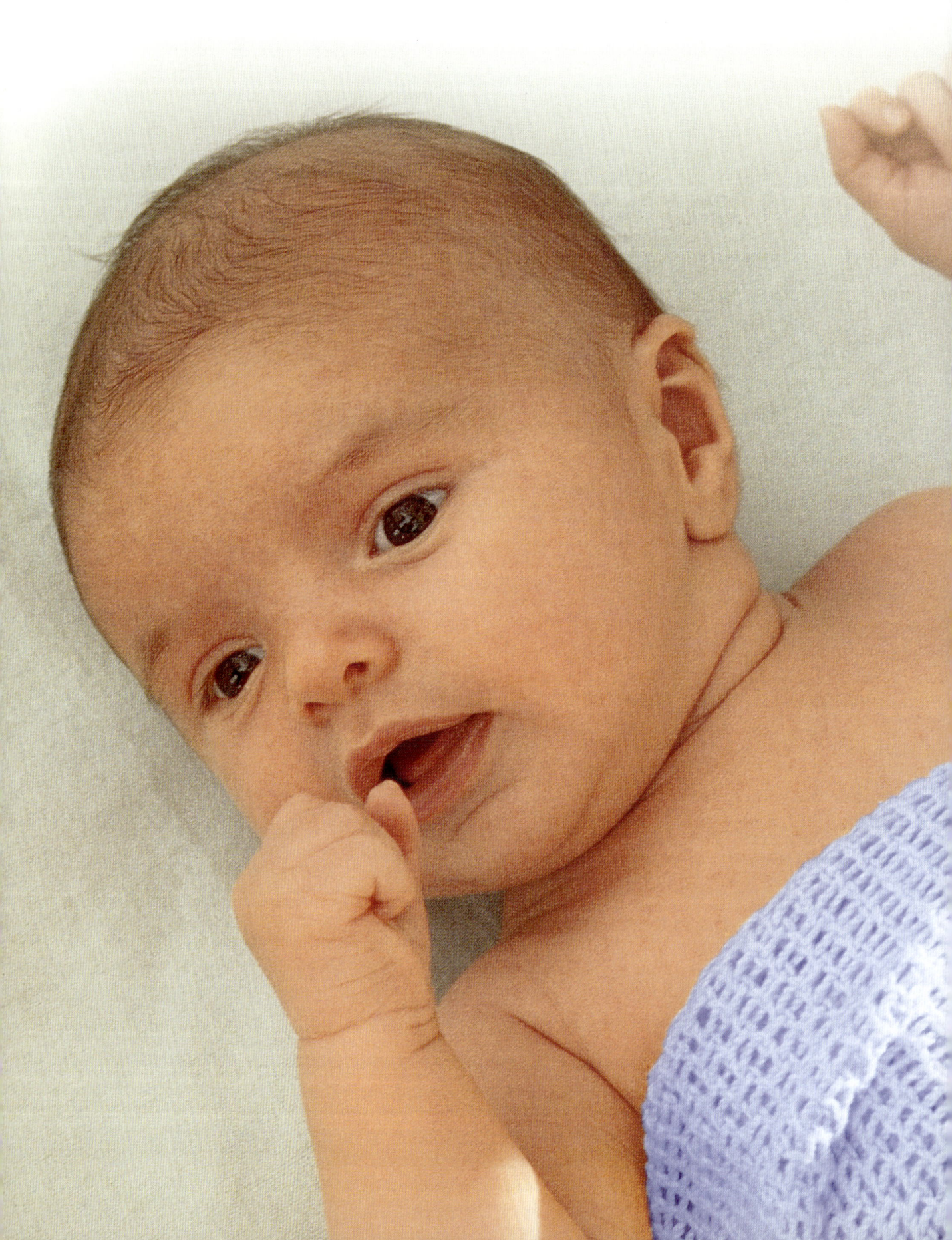

# IHR NEU-GEBORENES BABY

## KAPITEL EINS

*Die Pflege des Neugeborenen verursacht anfangs manche Ängste. Auch seine Gesundheit wirft viele Fragen auf. Dieses Kapitel führt Sie durch die ersten Wochen und Monate mit Ihrem neugeborenen Baby. Es versorgt Sie mit praktischen Ratschlägen und vermittelt Ihnen Sicherheit in wichtigen Fragen rund um Ernährung, Schlaf und allgemeine Entwicklung.*

# DIE ERSTEN TAGE

DIE MEISTEN BABYS SIND NACH DER GEBURT bei bester Gesundheit und passen sich sofort an ihre Umwelt an. Manchmal gibt es allerdings kleinere gesundheitliche Rückschläge; besonders in den ersten Tagen nach der Geburt kann das für die Eltern, die selbst noch nicht in ihre neue Rolle gefunden haben, sehr belastend sein. Doch die meisten Probleme geben sich in kurzer Zeit von selbst oder bedürfen nur minimaler Behandlung.

## Auffälligkeiten

*Die unten angeführten Merkmale finden sich bei Neugeborenen häufig; sie klingen aber innerhalb der ersten Wochen von selbst ab.*

**Unförmiger Kopf**, verursacht vom Durchtritt durch den Geburtskanal.

**Geschwollenes Gesicht** und verquollene, verklebte Augen, z.T. auch Schielen.

**Milien** (Hautgrieß), kleine weiße Flecken, die durch verstopfte Talgdrüsen verursacht werden, gewöhnlich auf Nase, Wangen und Stirn.

**Geschwollene Genitalien und Brüste**, verursacht durch mütterliche Hormone. Die Brüste können kurzzeitig eine geringe Menge Flüssigkeit absondern.

**Rote, fleckige Haut**. Die Extremitäten können blau verfärbt sein, bis der Kreislauf in Schwung kommt. Die Haut kann gelblich sein, wenn das Baby in der Gebärmutter Mekonium ausgeschieden hat.

**Käseschmiere** (Vernix), ein dicker weißer Belag und/oder Lanugo, ein feiner Körperflaum, bei zu früh geborenen Kindern. Übertragene Babys haben schuppige Haut und lange Nägel.

## DAS AUSSEHEN IHRES NEUGEBORENEN

Neugeborene weisen oft eine faltige Haut und eine gekrümmte Körperhaltung auf. Bei der Geburt kann das Baby einige Auffälligkeiten haben, die aber völlig normal sind und bald abklingen (siehe links).

Gelegentlich wird ein Baby mit einer körperlichen Abnormität geboren; oft ist keine Behandlung nötig, in manchen Fällen kann die Abnormität durch einen chirurgischen Eingriff korrigiert werden. Dazu gehören überzählige Finger oder Zehen, Hautfalten zwischen Zehen und eine eingeschränkte Beweglichkeit der Zunge.

Nach der Geburt im Krankenhaus wird das Baby vom Kinderarzt untersucht; eventuell werden ihm Augentropfen gegen eine Gonokokkeninfektion sowie Vitamin-K-Tropfen zur Unterstützung der Blutgerinnung und Vorbeugung von Hirnblutungen verabreicht. Zwischen dem sechsten und achten Lebenstag können an der Ferse einige Tropfen Blut entnommen und auf Stoffwechselerkrankungen hin untersucht werden.

## GEBURTSMALE

Storchenbisse sind kleine, beinahe violette, v-förmige Flecken, die normalerweise im ersten Lebensjahr verblassen. Hämangiome sind bläulichrote, himbeerartige erhabene Male, die in den ersten Monaten schnell wachsen, sich aber meist bis zum Alter von fünf Jahren zurückbilden. Ein Blutschwamm ist ein dunkelroter, unregelmäßiger Fleck, normalerweise im Gesicht. Er verschwindet nicht. Der Mongolenfleck ist ein schwarzblauer Pigmentfleck in der Kreuzbeingegend, der im Laufe der Zeit verblasst.

## DER ERSTE STUHLGANG

In den ersten 24 bis 48 Stunden scheidet das Baby Mekonium aus, eine klebrige, grün-schwarze Mischung aus Galle und Schleim. Stillkinder haben weichen, senffarbenen Stuhl, der nicht unangenehm riecht. Flaschenkinder haben festeren, braunen Stuhlgang, der unangenehm riechen kann. Die meisten Babys haben nach jeder Mahlzeit Stuhlgang. Veränderungen des Stuhlgangs besprechen Sie am besten mit der Hebamme, der Krankenschwester oder dem Kinderarzt.

## REFLEXE

Babys verfügen bei der Geburt über Reflexe, die innerhalb der ersten drei Monate verschwinden.

• Das Baby saugt an einem Gegenstand, der ihm in den Mund gelegt wird.

• Wird seine Wange berührt, dreht es den Kopf in diese Richtung.

• Wenn Sie einen Finger in die Hand des Babys legen, greift es zu.

- Wenn es an den Händen gehalten wird und seine Füße eine ebene Fläche berühren, setzt es die Füße wie beim Gehen in Bewegung, obwohl es noch Monate dauern wird, bis es laufen kann.
- Wenn es erschrickt, wirft das Baby Arme und Beine erst nach außen und zieht sie dann an den Körper (Moro-Reflex).

Bei sehr hellem Licht blinzelt das Baby. Es erkennt bald Ihre Stimme und Ihren Geruch.

## DIE BINDUNG

Die Bindung zwischen Mutter und Kind ist genauso ausgeprägt, wenn beide kurzzeitig getrennt werden. Auch Väter entwickeln eine eigene Beziehung zum Baby.

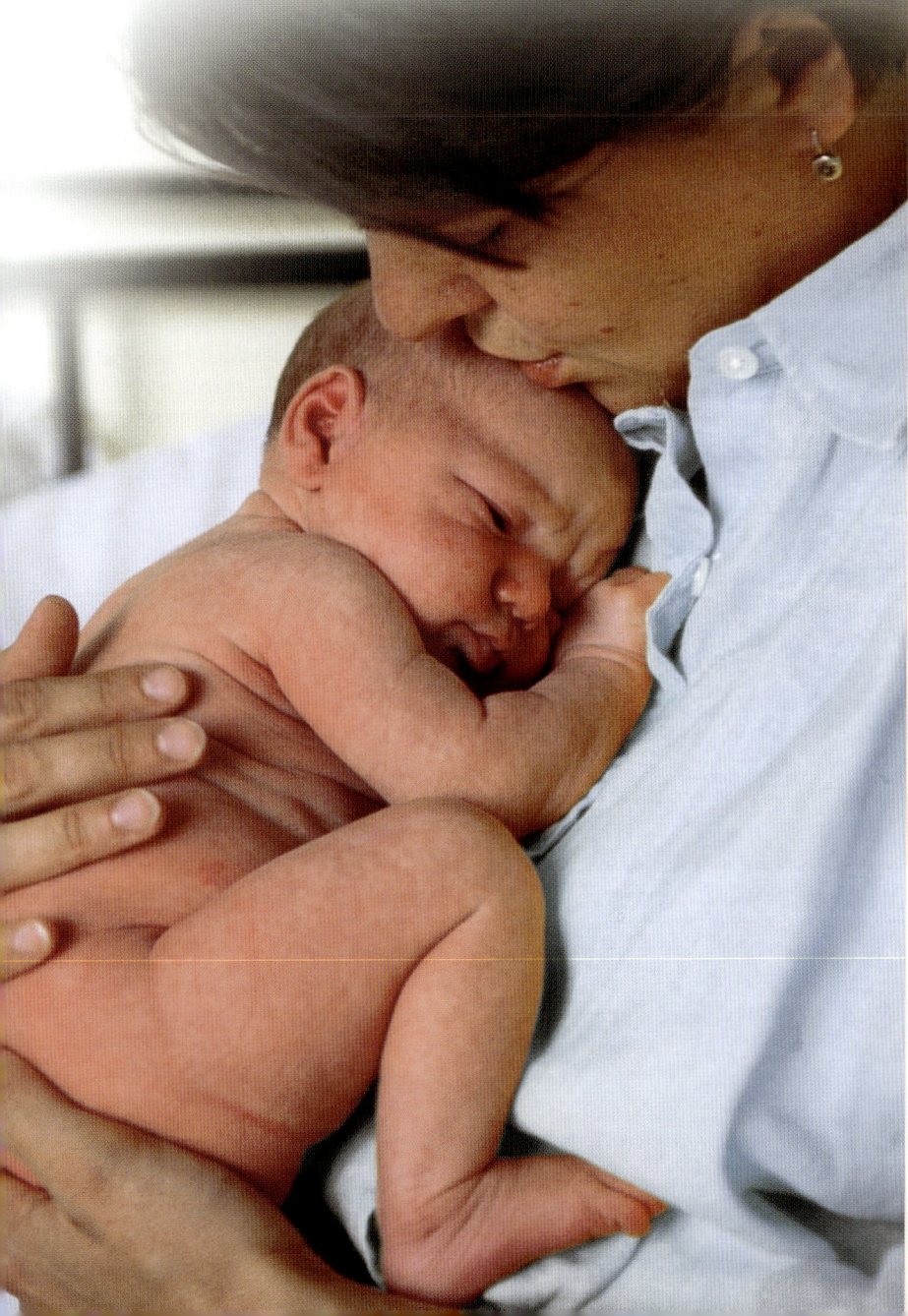

## DER APGAR-TEST

**Nach der Geburt und kurze Zeit später erneut wird das Baby von einer Hebamme oder dem Kinderarzt gründlich untersucht.** Der Apgar-Index (benannt nach Dr. Virginia Apgar) wird unmittelbar nach der Geburt durchgeführt und nach fünf sowie zehn Minuten wiederholt. Dabei werden fünf wesentliche Faktoren der Gesundheit des Neugeborenen beurteilt.

| TEST | PUNKTE |
|---|---|
| **Herzschlag/Puls** | |
| Über 100 Schläge pro Minute | 2 |
| Unter 100 Schläge pro Minute | 1 |
| Nicht vorhanden | 0 |
| **Atmung** | |
| Regelmäßig | 2 |
| Unregelmäßig, schwach | 1 |
| Nicht vorhanden | 0 |
| **Grundtonus/Muskelspannung** | |
| Aktiv | 2 |
| Wenig | 1 |
| Schlaff | 0 |
| **Reflexreaktion** | |
| Schreien oder Niesen | 2 |
| Grimassen | 1 |
| Nicht vorhanden | 0 |
| **Hautfärbung/Kolorit** | |
| Rosig | 2 |
| Bläuliche Extremitäten | 1 |
| Blau | 0 |

Babys mit einem Ergebnis von 7 und mehr Punkten sind gesund.

Babys mit einem Ergebnis von 5 bis 7 Punkten müssen beobachtet und eventuell medizinisch versorgt werden.

Babys mit einem Ergebnis unter 4 Punkten müssen sofort behandelt werden.

# BRUST ODER FLASCHE

Es steht ausser Frage, dass das Stillen aus gesundheitlicher Sicht für Mutter und Baby das Beste ist; viele Frauen stellen jedoch überrascht fest, dass ihnen das Stillen anfangs Probleme bereitet. Ob Sie Ihr Baby stillen oder mit der Flasche ernähren, ist Ihre ganz persönliche Entscheidung. Die Ernährung mit der Flasche hat praktische Vorteile, doch jede Mutter muss ihre eigene Entscheidung treffen.

## Pro und Contra

*Stillen wie Flaschenfütterung haben Vor- und Nachteile.*

### Vorteile des Stillens
- Versorgt das Baby mit wichtigen Nährstoffen und Antikörpern.
- Trägt zur Senkung des Brustkrebsrisikos der Mutter bei.
- Schafft eine innige Nähe zum Baby.
- Ist praktisch, bequem und billig.

### Nachteile des Stillens
- Erfordert etwas Übung.
- Erfordert Geduld und Hilfe.
- Kann anfangs sehr strapaziös sein.
- Nur die Mutter kann das Baby füttern.

### Vorteile der Flaschenernährung
- Längere Abstände zwischen den Mahlzeiten.
- Tage und Nächte sind besser planbar.
- Andere können das Baby füttern.
- Füttern in der Öffentlichkeit ist problemlos.

### Nachteile der Flaschenernährung
- Die gesundheitlichen Vorteile des Stillens fehlen.
- Die Hygiene erfordert besondere Beachtung.
- Die Kosten können beträchtlich sein.
- Gefahr von Überfütterung.

## ALLER ANFANG IST SCHWER

90 Prozent der Mütter in Deutschland beginnen mit dem Stillen, doch viele geben schon innerhalb der ersten Wochen auf. Mit drei Monaten werden nur noch 60 Prozent der Kinder ausschließlich gestillt.

Es gibt viele Gründe dafür, dass Frauen von der Brust- zur Flaschenernährung übergehen. Oftmals, besonders am Anfang, ist das Stillen schwieriger als erwartet. Das Stillen erfordert Geduld und die Unterstützung durch die Familie. Probleme, wie Milchstau, entzündete oder rissige Brustwarzen und Brustentzündung, kommen in den ersten Wochen häufig vor. Oft muss das Baby erst lernen, wie es richtig saugt bzw. die Brustwarze richtig fasst. Dies kann für Mutter und Baby ein schmerzhafter Prozess sein. Es kann sechs Wochen dauern, bis sich das Stillen richtig eingespielt hat; in dieser Zeit stellt das Stillen höchste Ansprüche an den mütterlichen Körper, was zu Erschöpfung und Überdruss führen kann. Da kann es vorkommen, dass der Partner oder die Großeltern der jungen Mutter raten, auf Flaschennahrung umzustellen, um sich nicht länger zu belasten; manchmal vermitteln sogar Kinderärzte den Eindruck, dass das Baby nur durch eine zusätzliche Ration Säuglingsmilch genügend Milch bekommen würde.

Wenn Sie trotz aller Schwierigkeiten weiterstillen und sich Unterstützung bei einer Freundin, einer Hebamme oder einer Stillgruppe suchen, können Sie so lange stillen, wie Sie es sich wünschen.

## DAS STILLEN

Gestillte Babys sind gegenüber Flaschenkindern gesundheitlich im Vorteil. Dank der wertvollen Nährstoffe und Antikörper, die sie über die Muttermilch erhalten, leiden sie seltener bzw. weniger schwer an Infektionskrankheiten, wie Husten und Erkältungen, und werden im ersten Jahr seltener mit Magen-Darm-Infektionen, Harnwegsinfektionen und Ohr- oder Atemwegserkrankungen ins Krankenhaus eingewiesen. Stillkinder leiden auch seltener an Nahrungsmittelallergien, Ekzemen oder Asthma. Hinzu kommt, dass Muttermilch wichtige Wachstumsfaktoren enthält, die die Entwicklung des Nervensystems und des Darmsystems fördern. Die Weltgesundheitsorganisation empfiehlt, Babys in den ersten sechs Monaten voll zu stillen.

Die Nachteile des Stillens lassen sich zwei Bereichen zuordnen. Zum einen kann eine Mahlzeit anfangs bis zu zwei Stunden dauern. So verbringen Sie – einschließlich der Nachtmahlzeiten – viele Stunden mit dem Stillen Ihres Babys. Das kann strapaziös und entmutigend sein.

Der zweite Nachteil besteht darin, dass Sie Ihr Baby nur selbst füttern können, sofern Sie keine Milch abpumpen. Väter haben dann oft das Gefühl, etwas Wichtiges zu versäumen. Durch diese zeitliche Beanspruchung fühlen Sie sich in den ersten Wochen eventuell sehr eingeschränkt.

## FLASCHENERNÄHRUNG

Wer sich dafür entscheidet, darf nicht das Gefühl haben, als Mutter versagt zu haben. Dieses Gefühl kann sich vor allem in den ersten Wochen, wenn die Mutter emotional labil ist, einstellen.

Industrielle Säuglingsmilch wird aus Kuhmilch hergestellt. Durch einen speziellen Verarbeitungsprozess wird sie so aufbereitet, dass sie der Muttermilch möglichst ähnlich ist. Flaschenbabys brauchen innerhalb von 24 Stunden weniger Mahlzeiten, weil Kuhmilch einen höheren Eiweißgehalt als Muttermilch besitzt.

Wenn Sie die Flasche geben, wissen Sie, dass Ihr Baby die richtige Menge Milch bekommt. Sie werden es in den ersten sechs Monaten fünf- bis sechsmal am Tag füttern müssen; die Abstände zwischen den Mahlzeiten sind länger und gleichmäßiger. Manchen Frauen ist es auch lieber, wenn sie ihrem Baby in der Öffentlichkeit die Flasche geben können.

## AUFSTOSSEN

Wenn Ihr Baby während einer Mahlzeit Luft schluckt, kann das später Probleme verursachen. Durch Aufstoßen-Lassen nach der Mahlzeit lässt sich dem vorbeugen. Stillkinder schlucken beim Trinken weniger Luft als Flaschenkinder, weil ihr Mund die Brustwarze luftdicht umschließt.

Sie können das Baby aufstoßen lassen, indem Sie es auf Ihren Schoß setzen, seinen Kopf unter dem Kinn halten, sodass die Luftröhre aufrecht ist; oder Sie lehnen es gegen Ihre Schulter. Streichen Sie rhythmisch über seinen Rücken. Legen Sie ein Tuch unter das Kinn des Babys, falls es etwas Milch aufstößt. Sie werden spüren, ob noch weitere »Bäuerchen« zu erwarten sind.

## RHYTHMUS DER MAHLZEITEN

*Das Füttern nach Bedarf wie auch das Füttern nach Zeitplan haben Vorteile.*

**Füttern nach Bedarf** bedeutet, dass Sie auf die Bedürfnisse des Babys reagieren und es füttern, wann immer es hungrig scheint. In den ersten Tagen nach der Geburt kann dies bedeuten, dass Sie Ihr Baby alle zwei Stunden füttern und ihm innerhalb von 24 Stunden über zehn Mahlzeiten geben. Viele Experten befürworten das Füttern nach Bedarf, weil Babys dabei mehr Milch zu sich nehmen und schneller zunehmen als beim Füttern nach Zeitplan.

**Füttern nach Zeitplan** Dabei werden Mahlzeiten in einem bestimmten Rhythmus gegeben, meist alle drei oder vier Stunden. Die Eltern empfinden dies oft als einfacher als das Füttern nach Bedarf, da sie genau wissen, wann die nächste Mahlzeit fällig ist, und besser planen können. Doch auch ein Zeitplan sollte sich daran orientieren, wann das Baby Hunger hat.

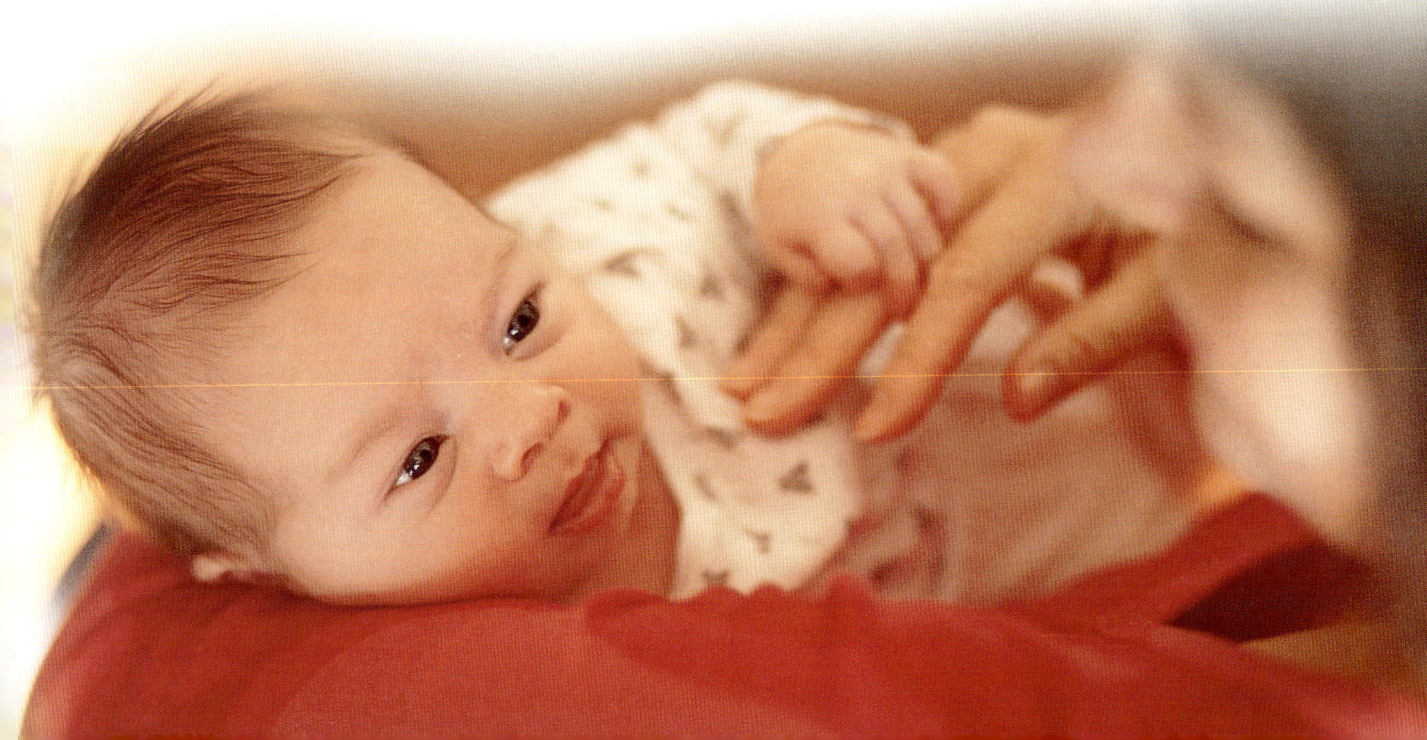

# STILLEN

DAS STILLEN BIETET IHREM BABY mit Sicherheit den besten Start ins Leben. Doch obwohl das Stillen etwas Natürliches ist, klappt es nicht immer ganz von allein. Oftmals braucht es Zeit und Mühe, bis Mutter und Baby es richtig können. Doch dann ist das Stillen eine wunderbare Erfahrung.

## Stillpositionen

*Achten Sie in jeder Stillposition darauf, dass das Baby richtig angelegt ist.*

**Schieben Sie ein Kissen in Ihren Rücken** und unter das Baby, sodass Ihr Rücken abgestützt ist.

**Vermeiden Sie eine gekrümmte Haltung** und nehmen Sie das Baby zu sich hoch, statt sich hinunterzubeugen.

**Der ganze Körper des Babys** sollte Ihnen zugewandt sein, nicht nur der Kopf.

**Der Kopf des Babys sollte höher liegen** als sein Körper.

**Bis Sie genügend Routine haben**, ist es von Vorteil, wenn Sie sehen, was Sie tun. Tragen Sie deshalb eine Bluse, die sich vorne öffnen lässt.

**Wenn Sie Stillerfahrung besitzen**, können Sie Ihr Top ein wenig hochziehen und Ihr Baby diskret darunter stillen.

**Um Ihr Baby im Liegen zu stillen**, drehen Sie sich zur Seite und legen das Baby längs neben sich, sodass es an der unten liegenden Brust saugt.

## WIE DAS STILLEN FUNKTIONIERT

Die Brust besteht aus 20 Drüsenlappen, die zusammen einer Traubenrispe ähneln. Jeder Drüsenlappen ist durch einen Milchgang mit der Brustwarze verbunden. Wenn Ihr Baby an der Brustwarze saugt (dabei hat es auch den Warzenvorhof, den Bereich um die Brustwarze, im Mund), wird die Hirnanhangsdrüse in zweifacher Weise stimuliert. Zum einen bildet sie das Hormon Prolaktin, das die Milchbildung in Gang bringt. Zum anderen setzt sie das Hormon Oxytocin frei, das die Milchdrüsen anregt, Milch in die Brust fließen zu lassen. Diese Kontraktion, bekannt als Milchspendereflex, wird nicht nur durch das Saugen ausgelöst, sondern erfolgt oft schon, wenn Sie Ihr Baby hören oder sogar, wenn ein anderes Baby weint.

## ERSTE STILLMAHLZEITEN

Kurz nach der Geburt bilden Ihre Brüste die Vormilch, das so genannte Kolostrum. Diese klare Flüssigkeit enthält alle wichtigen Nährstoffe und Antikörper, die Ihr Baby in den ersten Tagen nach der Geburt benötigt. Die Brust bildet am Tag nur 10 bis 20 ml Kolostrum; doch das Baby verfügt bei der Geburt über ein körpereigenes Nährstoffdepot, sodass diese geringe Menge Kolostrum ausreicht, bis zwischen dem dritten und fünften Tag die Milch einschießt.

Legen Sie das Baby sobald wie möglich nach der Geburt an Ihre Brust. Ein kurzer Stillversuch trägt zur Anregung der Milchbildung bei und gibt Ihrem Baby die Gelegenheit, das Saugen zu üben. Es ist von Vorteil, wenn das Baby das Saugen schon vor dem Milcheinschuss übt.

## WIE MAN STILLT

Am wichtigsten ist, dass Ihr Baby nicht nur die Brustwarze mit dem Mund umfasst, sondern auch den Warzenvorhof. Andernfalls werden die Brustwarzen nicht ausreichend stimuliert und die Milchbildung wird beeinträchtigt. Außerdem bekommen Sie rasch schmerzhafte, entzündete Brustwarzen.

Streichen Sie Ihrem Baby über die Wange, um den Suchreflex auszulösen. Drücken Sie Ihre Brust leicht ein, damit sich die Brustwarze nach oben richtet, und schieben Sie dem Baby den gesamten Warzenvorhof in den Mund.

Sie brauchen beim Anlegen nicht übermäßig zaghaft zu sein. Wiederholen Sie den Vorgang gegebenenfalls, bis Sie sicher sind, dass das Baby richtig angelegt ist. In diesem Fall verspüren Sie eine Saugwirkung im Bereich der Brustwarze. Zudem wird der Mund des Babys weit geöffnet sein; die Oberlippe ist nach oben gerichtet und Ohren und Kiefer bewegen sich rhythmisch.

## DIE MAHLZEIT BEENDEN

Um Ihr Kind von der Brust zu nehmen, schieben Sie vorsichtig einen Finger zwischen seinen Mund und Ihre Brustwarze. Dadurch wird das Saugen unterbrochen. Wenn Sie das Baby von der Brust wegziehen, kann es verärgert reagieren; außerdem schadet das Ihren Brustwarzen. Lassen Sie das Baby bei jeder Mahlzeit eine Brust leer trinken; so erhält es die dünnere, durststillende Vordermilch, die die Brust zuerst abgibt, und die darauf folgende dickere, nährstoffreichere Hintermilch. Wenn Sie eine Brust leer trinken lassen und danach noch die andere geben, beginnen Sie die nächste Mahlzeit an der noch volleren Brust.

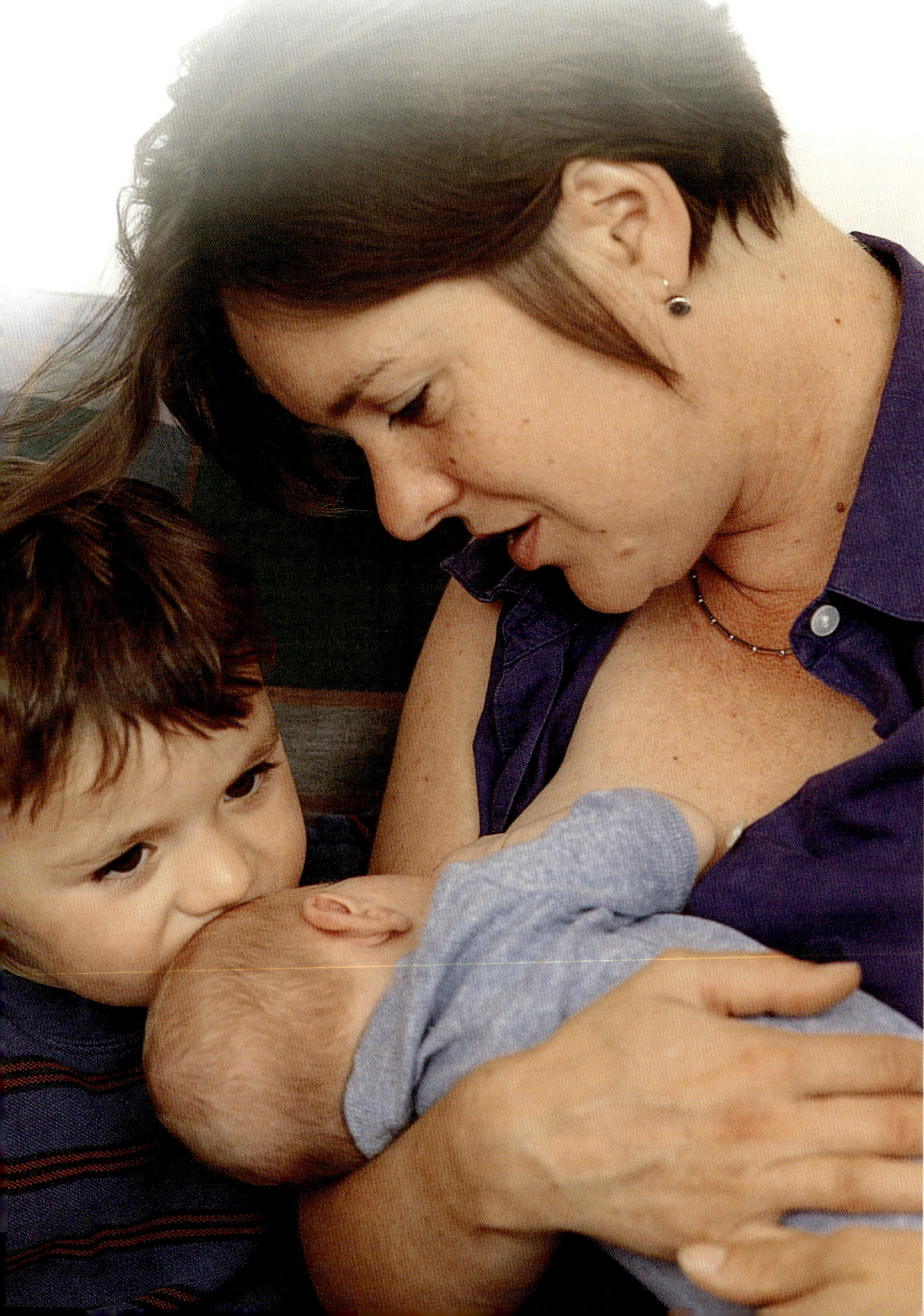

# DIE MILCHBILDUNG

**Für die Milchbildung benötigen Sie täglich etwa 500 Kalorien zusätzlich** (bei Zwillingen 1000). Halten Sie während der Stillzeit keine Diät; dies wirkt sich nachteilig auf die Milchbildung aus.

**Sie sollten täglich zusätzlich einen Liter Wasser trinken,** um die Milchbildung anzuregen.

**Versuchen Sie sich möglichst viel auszuruhen,** damit sich Ihr Körper zwischen den Mahlzeiten erholen kann. Ein Mittagsschlaf (wenn Sie es einrichten können) beugt allzu großer Erschöpfung am Abend vor.

**Milch wird nach dem Prinzip »Angebot und Nachfrage« gebildet;** je öfter Sie stillen, umso mehr Milch wird gebildet. Stillen nach Bedarf verringert daher die Milchbildung nicht, sondern regt sie zusätzlich an.

**Babys saugen auch gern zur Beruhigung,** sogar an einer leer getrunkenen Brust. Wenn das Baby weint, sobald Sie es von der Brust nehmen, muss dies kein Ausdruck von Hunger sein. Vielleicht nuckelt es nur, um Trost zu finden.

**Geben Sie keine Flasche – weder mit abgepumpter Milch noch mit Säuglingsmilch –, bevor sich das Stillen eingespielt hat.** Das Trinken aus einem Gummisauger erfordert eine andere Technik und verwirrt das Baby.

**Stillen nach Bedarf bedeutet kürzere, häufigere Mahlzeiten als** Stillen nach Zeitplan. Solange Ihr Baby zunimmt, erhält es unabhängig vom Stillrhythmus genügend Milch.

**Seien Sie auf Probleme beim Stillen gefasst** und nehmen Sie bei Bedarf Hilfe in Anspruch.

## MILCH AUSMASSIEREN/ ABPUMPEN

Den Nutzen des Stillens können Sie mit den Freiheiten, die die Flaschenernährung bietet, verbinden, wenn Sie Milch ausmassieren oder abpumpen. Auch wenn Sie von Ihrem Baby getrennt sind (weil es z.B. im Krankenhaus bleiben muss), können Sie es auf diese Weise weiterhin mit Muttermilch versorgen.

Sie können die Milch mit der Hand ausmassieren (Ihre Hebamme erklärt Ihnen, wie das funktioniert). Kleine Milchpumpen, die mit der Hand bedient oder mit Batterien betrieben werden, können Sie in der Apotheke kaufen oder ausleihen. Batteriebetriebene Pumpen sind in der Regel wirkungsvoller. Auch sehr leistungsstarke elektrische Pumpen, wie sie in Krankenhäusern verwendet werden, kann man ausleihen.

Das Abpumpen beeinträchtigt die Milchbildung nicht, sofern es nicht direkt vor einer Mahlzeit geschieht. Am besten ist es, morgens Milch abzupumpen; zu dieser Zeit sind die Brüste meist voller als am Nachmittag oder Abend.

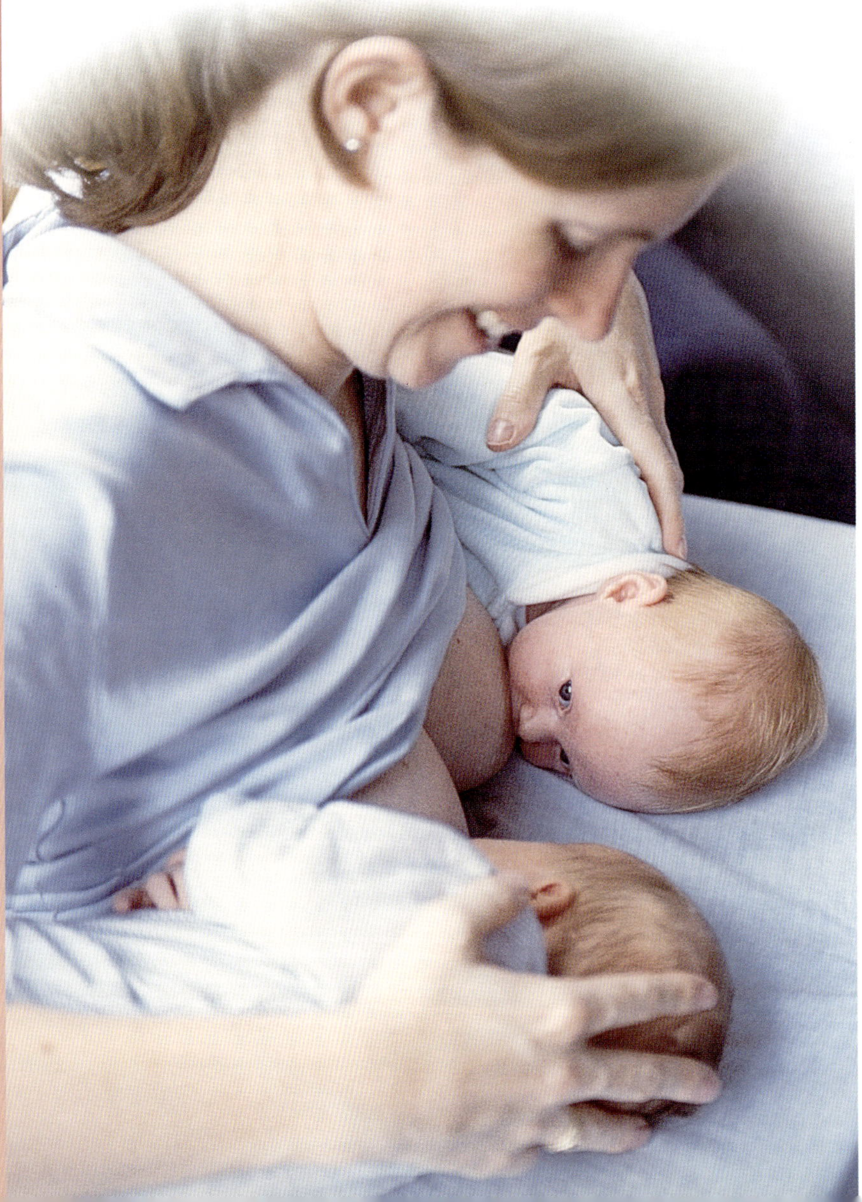

## AUFBEWAHREN ABGEPUMPTER MILCH

Nicht benötigte Milch können Sie in sterilisierten Gefrierbeuteln einfrieren und bis zu sechs Monate lagern. Sie müssen keineswegs jeweils die Menge für eine komplette Mahlzeit abpumpen, sondern nur so viel, wie Ihnen angenehm ist. Im Kühlschrank hält sich Muttermilch 24 Stunden lang.

Solange sich noch keine Stillroutine ausgebildet hat, frieren Sie abgepumpte Milch ein, anstatt Ihr Baby an die Flasche zu gewöhnen.

## MILCHSTAU

Wenn sich ein Milchstau oder eine Brustentzündung ankündigt, pumpen Sie Milch ab (frieren Sie sie gegebenenfalls ein). Es ist wichtig, die Brüste komplett zu entleeren. Das Abpumpen verschlimmert den Milchstau nicht, sondern fördert den Heilungsprozess sogar.

## STILLROUTINE

Ihr Baby wird vor der sechsten Lebenswoche kaum einen Mahlzeitenrhythmus entwickeln. In den ersten Wochen werden Sie Stillerfahrung sammeln und immer sicherer erkennen, ob Ihr Baby hungrig oder satt ist oder nur zur Beruhigung an der Brust saugt. Doch bis dahin stellen Sie sich am besten darauf ein, dass das Stillen eine aufreibende Angelegenheit ist, die mehr Zeit kostet, als Sie sich vorgestellt hatten.

Wenn es Ihnen wichtig ist, einen Mahlzeitenrhythmus aufzustellen, schreiben Sie Zeit und Dauer der Mahlzeiten auf, sodass Sie ein sich möglicherweise herausbildendes Muster erkennen können.

Bis das Stillen zur Routine geworden ist, stillen Sie am besten in einer ruhigen Umgebung und nicht im Kreise der Familie, unter Freunden oder in der Öffentlichkeit.

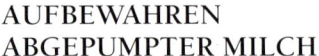

Sonst stellen sich bald Nervosität und Unruhe ein. Das Baby kann diese Anspannung aufnehmen und ebenfalls unruhig werden, was die Mutter weiter verunsichert.

## ZWILLINGE STILLEN

Um Ihren eigenen Nährstoffbedarf zu decken, benötigen Sie täglich 1000 Kalorien zusätzlich. Außerdem müssen Sie tagsüber viel trinken und sich wann immer möglich ausruhen.

Es gibt verschiedene Methoden, Zwillinge zu stillen. Nur Sie selbst können entscheiden, welche Methode für Sie am besten geeignet ist. Sie können Ihre Babys gemeinsam stillen, jedes an einer Brust. Sie können eines nach dem anderen stillen; in diesem Fall haben Sie aber vielleicht bald das Gefühl, dass Sie den halben Tag mit Stillen zubringen.

### So bekommt jedes Baby genügend Milch

Schreiben Sie sich immer auf, welches Baby als Erstes und an welcher Brust getrunken hat, weil das zweite Baby seine Mahlzeit oft an einer nicht mehr vollen Brust (der zweiten) beginnt. Sie werden überrascht sein, wie schnell Sie vergessen haben, welches Baby zuerst getrunken hat und wo!

Sie können bei jedem Baby auch im Wechsel stillen und die Flasche geben; dabei entwickeln Sie einen Rhythmus, bei dem immer ein Baby gestillt wird und das andere die Flasche bekommt; bei der nächsten Mahlzeit wird gewechselt. Das verschafft Ihnen mehr Ruhe und jedes Baby hat Sie bei einer Mahlzeit ganz für sich allein.

Denken Sie daran, dass jedes Baby ein individuelles Trinkverhalten hat; daher kann es schwierig sein, Mahlzeiten zu planen oder strikt nach einer Methode vorzugehen.

## STILLEN – FRAGEN & ANTWORTEN

### Wie kann ich einem Milchstau vorbeugen bzw. ihn behandeln?

Oft schießt die Milch sehr schnell ein. Wenn das Baby nicht kräftig trinkt, können die Brüste anschwellen und schmerzen. Aus einem Milchstau kann sich eine Brustentzündung (Mastitis) entwickeln, die unbehandelt zu einem Brustabszess führen kann; daher muss ein Milchstau rasch behandelt werden. Leeren Sie die Brust entweder durch Stillen und/oder Ausmassieren von Milch. Wenn Ihre Brustwarzen so straff sind, dass das Baby sie nicht fassen kann, massieren Sie vor Beginn jeder Mahlzeit ein wenig Milch aus. Sie müssen nicht bei jedem Stillen jede Brust leer trinken lassen – bei einem Milchstau ist es besser, öfter und kürzer zu stillen.

### Wie kann ich wunden oder rissigen Brustwarzen vorbeugen bzw. sie behandeln?

Zur Vorbeugung achten Sie darauf, dass Ihr Baby richtig angelegt ist und nicht an der Brustwarze zieht, wenn Sie es von der Brust nehmen. Zur Heilung lassen Sie möglichst oft frische Luft an die Brustwarze und wechseln nach jeder Mahlzeit die Stilleinlagen. Ebenso wirksam wie spezielle Brustcremes ist es, wenn Sie ein wenig Muttermilch oder Speichel auf die Brustwarzen auftragen und antrocknen lassen. Wichtig ist es, an der betroffenen Brust weiterzustillen, damit sich kein Milchstau entwickelt. Wenn es zu schmerzhaft ist, das Baby an dieser Brust trinken zu lassen, massieren Sie die Milch aus. Auch ein Brustschild kann hilfreich sein.

### Was kann ich bei blockierten Milchgängen tun?

Ein blockierter Milchgang ist an einem empfindlichen roten Fleck auf der Brust erkennbar. Die Brust muss so oft wie möglich geleert werden, damit sich der Stau löst; andernfalls läuft Milch ins Brustgewebe aus und verursacht eine Brustentzündung (Mastitis). Stillen Sie Ihr Baby weiterhin an der betroffenen Seite

und beginnen Sie jede Mahlzeit an der betroffenen Brust. Sie können sich zum Stillen hinknien, sodass die Brüste über dem Baby hängen und die Schwerkraft den Milchfluss unterstützt. Massieren Sie Milch aus, vor allem wenn Ihr Baby nur wenig trinkt. Zur Schmerzlinderung legen Sie einen warmen Waschlappen auf die betroffene Stelle.

### Wie weiß ich, dass mein Baby satt ist?

Ihr Baby wird nur noch schwach saugen, immer wieder unterbrechen und vielleicht einschlafen. Als grobe Richtlinie gilt: Sobald sich das Stillen eingespielt hat, trinkt das Baby innerhalb der ersten zehn Minuten einer Mahlzeit den Großteil der Milch; 20 Minuten pro Mahlzeit reichen gewöhnlich aus. Doch auch hier werden Sie mit Ihrem Baby Ihre eigenen Erfahrungen machen. Bis dahin sind Sie immer wieder auf Vermutungen angewiesen.

### Habe ich genug Milch?

Diese Frage stellt sich, wenn das Baby kurz nach einer Mahlzeit wieder schreit und ständig hungrig erscheint. Es kommt sehr selten vor, dass eine Frau nicht genügend Milch bildet; je öfter Sie stillen, umso mehr Milch haben Sie. Wenn Sie Ihrem Baby zur Sicherheit noch ein Fläschchen geben, wird es zwar satt sein, aber seltener und weniger kräftig an der Brust trinken; infolgedessen werden Sie weniger Milch bilden. Wenn Sie Ihr Baby voll stillen und es kontinuierlich zunimmt, bekommt es genügend Milch.

### Mein Baby ist krank bzw. wurde zu früh geboren. Kann ich es stillen?

Wenn Sie nach der Geburt von Ihrem Baby getrennt werden, sollten Sie Milch abpumpen. Denn für die Gesundheit Ihres Babys ist Muttermilch von unschätzbarem Wert. Leihen Sie sich eine leistungsstarke elektrische Milchpumpe aus (*siehe S. 20*), um die Milchbildung anzuregen, und bringen Sie Ihrem Baby die Milch ins Krankenhaus.

# FLASCHENERNÄHRUNG

D IE MEISTEN BABYS BEKOMMEN IRGENDWANN DAS FLÄSCHCHEN. Wenn Sie auf richtiges Timing und penible Hygiene bei der Zubereitung achten, ist Milchnahrung aus dem Fläschchen eine praktische und sichere Ernährungsmethode. Sie hat den Vorteil, dass andere Erwachsene das Baby füttern können und die Mutter in ihrem Alltag weniger eingeschränkt ist. Außerdem ist es für die Mutter weniger kräftezehrend als das Stillen.

## Zubehör

*Sie benötigen folgende Ausstattung:*

**Flaschen:** Mindestens sechs Stück, damit Sie die Mahlzeiten nicht ständig neu zubereiten müssen.

**Sauger:** Verwenden Sie beim Neugeborenen einen Sauger mit dünnem Loch, damit die Milch langsam fließt. Später kommt das Baby mit einem schnelleren Milchstrahl zurecht. Wenn die Milch zu schnell fließt, verschluckt das Baby Milch und bekommt Blähungen. Empfehlenswert sind Ventilsauger mit variablem Milchfluss.

**Bürsten für Flaschen und Sauger:** Wenn Sie verschiedene, spezielle Bürsten verwenden, ist eine gründliche Reinigung des Zubehörs gewährleistet.

**Sterilisiergeräte:** Beliebt sind Dampf- oder Mikrowellensterilisiergeräte. Sie können auch Sterilisiertabletten oder Sterilisierlösung verwenden.

**Milchpulver:** Die verschiedenen Produkte sind in ihrer Zusammensetzung ähnlich und der Muttermilch so weit wie möglich angepasst. Lassen Sie sich von Freunden, Verwandten oder dem Kinderarzt eine Empfehlung geben.

## HYGIENE

Hygiene ist während der ersten Lebensmonate des Babys von größter Bedeutung. Mangelnde Hygiene kann Infektionen, wie Gastroenteritis, auslösen, die eine Einweisung ins Krankenhaus zur Folge haben können.

Waschen Sie Flaschen und Sauger vor dem Sterilisieren mit einer speziellen Flaschenbürste aus und spülen Sie sie anschließend gründlich unter fließendem Wasser. Auch das Zubehör zur Zubereitung der Mahlzeiten, wie Besteck, muss gewaschen, gespült und sterilisiert werden.

Vor der Zubereitung der Mahlzeiten oder dem Füttern waschen Sie Ihre Hände. Ein frisch zubereitetes Fläschchen ist im Kühlschrank 24 Stunden lang haltbar; Reste eines bereits benutzen Fläschchens dürfen nicht wieder aufgewärmt werden.

## FLÄSCHCHEN ZUBEREITEN

Sie werden die Zubereitung der Flaschenmahlzeiten bald beherrschen. Sie können die im Verlauf von 24 Stunden benötigten Fläschchen gleichzeitig zubereiten und im Kühlschrank aufbewahren. Verändern Sie die angegebene Konzentration der Milchnahrung nicht; dies führt zur Unterernährung oder Überfütterung des Babys. Wenn Sie die Fläschchen in der Mikrowelle erwärmen, schütteln Sie sie, um die Hitze gleichmäßig zu verteilen. Überprüfen Sie die Temperatur der Milch an Ihrem Handgelenk. Verwenden Sie abgekochtes, abgekühltes Wasser oder Mineralwasser mit geringem Mineralstoffgehalt.

Milchnahrung ist weniger durststillend als Muttermilch; geben Sie Ihrem Baby regelmäßig einen Schluck abgekochtes, abgekühltes Wasser, um einer Dehydrierung vorzubeugen. Viele Babys lehnen Wasser zunächst ab, weil es nicht so süß schmeckt wie Milch. Wenn Sie das Baby frühzeitig an Wasser gewöhnen, wird es dieses Getränk auch später annehmen.

Manche Babys sind allergisch gegen Kuhmilch; in diesem Fall muss eine Alternative, meist auf Sojabasis, gegeben werden. Wechseln Sie die Milchnahrung nicht ohne Rücksprache mit dem Kinderarzt.

## VON DER BRUST ZUR FLASCHE

Viele Mütter ersetzen die Stillmahlzeiten im Laufe der Zeit durch Flaschennahrung. Für diesen Übergang sollte man einen Zeitraum von mindestens zwei Wochen vorsehen; auf diese Weise kann die Milchbildung allmählich zurückgehen und das Baby kann sich an die neue Saugtechnik und den Geschmack der Säuglingsmilch gewöhnen. Manche Stillkinder verweigern anfangs die Flasche. Bitten Sie jemand anderen, das Baby zu füttern, damit es die Muttermilch nicht riecht.

Geben Sie zunächst eine Flasche pro Tag und zwar zu einem Zeitpunkt, an dem das Baby nicht zu müde ist. Nach ein paar Tagen ersetzen Sie eine weitere Mahlzeit durch die Flasche. Eventuell können Sie abwechselnd Brust und Flasche geben, bis Sie schließlich nur noch nachts und morgens vor dem Aufstehen stillen.

## SO GEBEN SIE DAS FLÄSCHCHEN

Achten Sie darauf, dass Ihr Rücken gut abgestützt ist. Nehmen Sie Ihr Baby fest in den Arm, sodass sein Kopf höher liegt als der Körper. Stellen Sie Blickkontakt her und sprechen Sie mit dem Baby. Halten Sie die Flasche so, dass der Sauger mit Milch gefüllt ist. Orientieren Sie sich beim Füttern am Tempo und Rhythmus Ihres Kindes.

Wenn Ihr Baby zu trinken aufhört, streichen Sie ihm über die Wange, wenn es nochmals trinken soll. Wenn es den Sauger loslassen soll, schieben Sie sanft einen Finger zwischen Sauger und Mundwinkel.

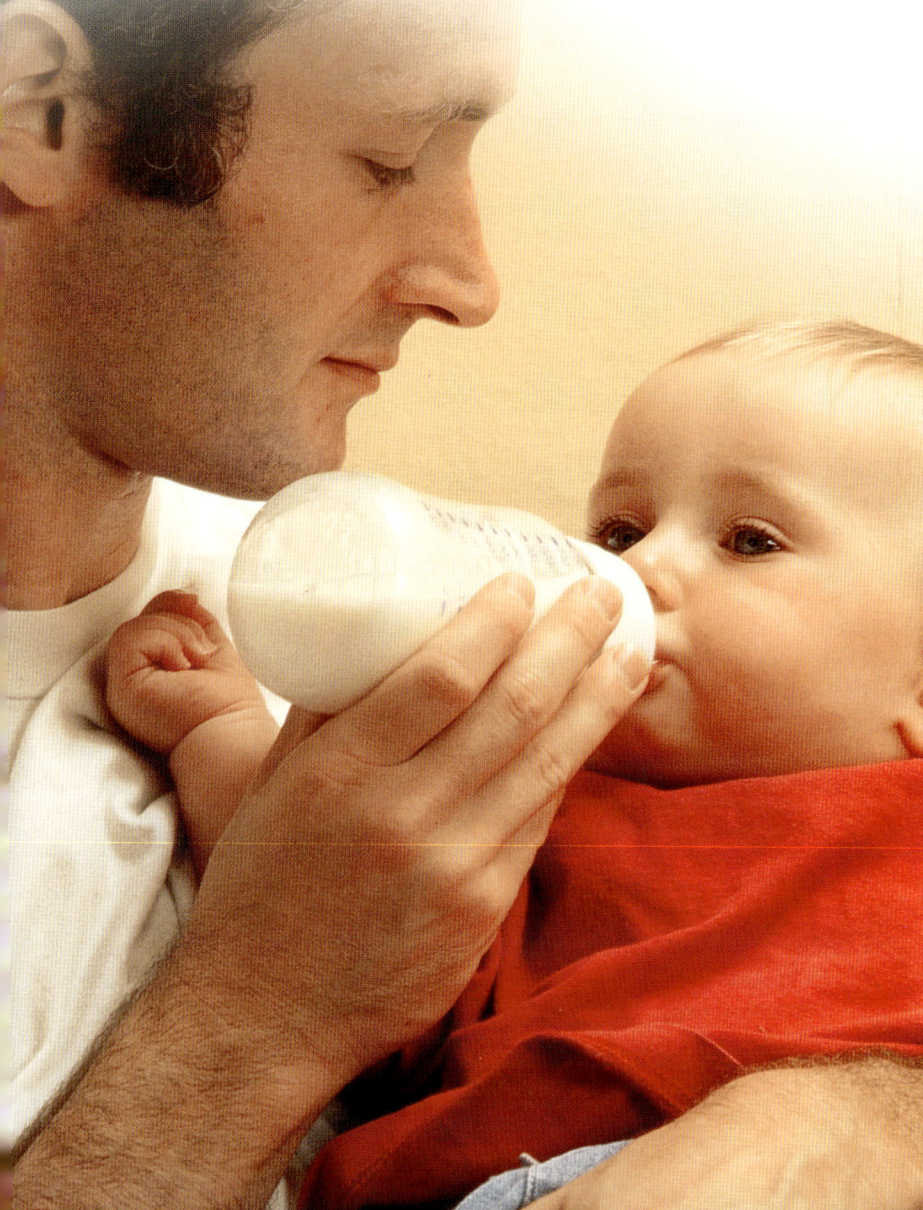

# WICHTIGE GRUNDSÄTZE

*Hygiene und gute Organisation sind das A und O der Flaschenernährung.*

**Waschen, spülen und sterilisieren** Sie sämtliches Zubehör, einschließlich des Bestecks (das Sterilisieren ist in den ersten sechs Monaten erforderlich). Waschen Sie die Teile mit Spülmittel und spülen Sie sie gründlich ab.

**Waschen Sie Ihre Hände** vor der Zubereitung und dem Füttern.

**Milchnahrung hält sich** im Kühlschrank höchstens 24 Stunden lang; Reste dürfen aber nicht aufgewärmt werden. Bakterien in Milchresten können Infektionen verursachen.

**Bereiten Sie mehrere Fläschchen** im Voraus zu und bewahren Sie sie im Kühlschrank auf.

**Verdünnen** oder konzentrieren Sie die Mahlzeiten nicht. Ihr Baby könnte dadurch krank werden.

**Schütteln Sie die angewärmten Fläschchen**, damit sich die Wärme gleichmäßig verteilt. Prüfen Sie die Temperatur an der Innenseite Ihres Handgelenks. Die Milch sollte lauwarm sein.

**Bieten Sie Ihrem Baby zwischen den Mahlzeiten abgekochtes, abgekühltes Wasser an.** So beugen Sie einer Dehydrierung vor und gewöhnen es an den Geschmack von purem Wasser.

**Planen Sie mindestens zwei Wochen für die Umstellung vom Stillen auf die Flasche ein**. Nehmen Sie sich genügend Zeit zur Umgewöhnung.

**Wechseln Sie ohne Rücksprache mit dem Kinderarzt** nicht von Kuhmilchnahrung auf eine andere Säuglingsnahrung.

# SCHREIEN & TRÖSTEN

BABYS SCHREIEN, WEIL SIE AUSDRÜCKEN WOLLEN, dass etwas nicht in Ordnung ist. Für die meisten Eltern, vor allem für Mütter, ist es unerträglich, ein Baby leiden zu sehen oder schreien zu hören. Mit der Zeit werden Sie lernen, die verschiedenen Ursachen des Babygeschreis zu unterscheiden. Doch am Anfang fällt es oft schwer zu verstehen, warum das Baby schreit, vor allem, wenn es Ihr erstes Kind ist.

## Babygeschrei verstehen

*Es lässt sich nicht vermeiden, dass Ihr Baby gelegentlich schreit; wenn Sie erst einmal verstehen, was sein Schreien bedeutet, ist es weniger belastend.*

**Es gibt viele Gründe, warum ein Baby schreit.** Es steht außer Zweifel, dass manche Babys weniger schreien als andere.

**Immer wieder wird behauptet, dass Mütter ihr Baby an seinem Weinen erkennen können**; doch viele Mütter berichten, dass sie dies erst im Laufe einiger Wochen gelernt haben.

**Mit der Zeit werden Sie die Unterschiede im Schreien** Ihres Babys zu deuten wissen.

**Allmählich werden Sie erkennen,** dass es typische Gründe für das Weinen Ihres Babys gibt, und Sie werden den jeweiligen Anlass erkennen können. Das Baby ist z.B. hungrig oder müde und braucht Milch oder Trost. Vielleicht muss die Windel gewechselt werden. Oder das Baby leidet unter Blähungen oder Koliken (*siehe S. 25*). Oder es ist ihm zu heiß, zu kalt oder es ist krank.

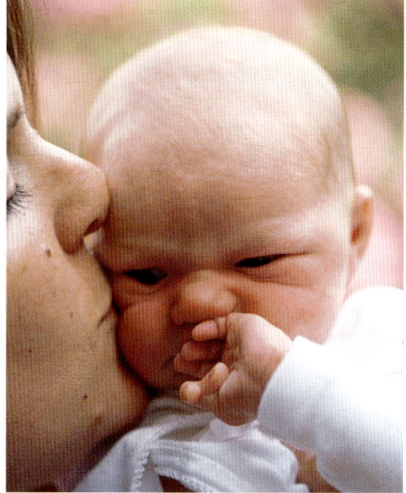

**SO BERUHIGEN SIE IHR BABY**
Die meisten Eltern nehmen ihr schreiendes Baby instinktiv auf den Arm und schmusen mit ihm. Oft ist das schon völlig ausreichend. Babys suchen Aufmerksamkeit; sie möchten vertraute Stimmen, vor allem die der Eltern, hören, und fühlen sich in den Armen ihrer Eltern sicher.

Lässt sich das Baby jedoch durch Schmusen nicht beruhigen, hat es vielleicht Hunger oder Durst; geben Sie ihm ein wenig Milch oder Wasser. Vielleicht beruhigt es sich auch, wenn es an Ihrem Finger oder einem Schnuller saugen kann. Ältere Babys lutschen oft am Daumen; auch das dient der Beruhigung.

Vor allem Neugeborene können ihre Körpertemperatur nur unzurei-chend regulieren; überprüfen Sie daher am Nacken Ihres Babys, ob ihm zu heiß oder kalt ist. Als Richtlinie gilt: Ihr Baby sollte eine Schicht Kleidung mehr tragen als Sie; an sehr heißen Tagen gilt dies allerdings nicht.

Vielleicht leidet das Baby auch an Blähungen; legen Sie es über Ihren Schoß oder Ihren Unterarm und reiben Sie seinen Rücken. Wenn es gerade eine Mahlzeit bekommen hat, lassen Sie es aufstoßen.

**Weinen aus unerklärlicher Ursache**
Wenn Ihr Baby im Alter von 3 bis 14 Wochen während der frühen Abendstunden regelmäßig schreit und nicht zu beruhigen ist, leidet es möglicherweise an Koliken (*siehe S. 25*). Die Eltern sind meist hilflos und können das Kind nicht beruhigen. Die Ursachen dieser so genannten Drei-Monats-Koliken sind ungeklärt; daher gibt es auch keine sichere Therapie, wohl aber viele bewährte Tipps, die im Einzelfall helfen können.

Viele Babys weinen, wenn sie müde sind. Wickeln Sie Ihr Baby in eine Decke – das vermittelt ihm ein Gefühl der Sicherheit. Sie können ihm auch ein Wiegenlied vorsingen oder es über Ihren Unterarm legen und sanft und rhythmisch schaukeln.

Als letzten Ausweg machen manche Eltern mit ihrem schreienden Baby eine kurze Autofahrt. Oft genügt es bereits, das Baby in den Kinderwagen zu legen und mit ihm an die frische Luft zu gehen.

Wenn Ihr Baby anhaltend und sehr heftig schreit und keiner Ihrer Beruhigungsversuche Wirkung zeigt und Sie auch keine Koliken vermuten, leidet es vielleicht unter Schmerzen und ist krank. Vertrauen Sie Ihrem Instinkt und wenden Sie sich an den Kinderarzt, wenn Sie sich Sorgen machen. Kinderärzte haben Verständnis dafür, wenn besorgte Eltern zu ihnen kommen.

## SCHREIEN IN DEN ERSTEN TAGEN

Manche Erwachsene haben ein heiteres Gemüt, andere sind eher griesgrämig. In gleicher Weise sind manche Babys zufriedener als andere. Während der ersten Lebenswochen Ihres Babys werden Sie seine Persönlichkeit kennen lernen und herausfinden, ob es »pflegeleicht« oder anspruchsvoll ist. Sie werden lernen, wie Sie es am besten trösten können. Denken Sie daran, dass das Schreien die einzige Möglichkeit des Babys ist, seine Bedürfnisse und Gefühle mitzuteilen.

## KANN ICH MEIN BABY ZU SEHR VERWÖHNEN?

Ein sehr kleines Baby verwöhnen Sie nicht, wenn Sie es sofort auf den Arm nehmen, sobald es schreit. Bei einem älteren Baby besteht jedoch keine Notwendigkeit, immer unverzüglich zu reagieren, vor allem, wenn Sie wissen, dass dem Baby nichts Grundlegendes fehlt – es hat weder Hunger noch Durst, seine Windel ist frisch und es ist nicht krank. Wie rasch Sie Ihr Baby auf den Arm nehmen, müssen Sie selbst unter Berücksichtigung der jeweiligen Situation entscheiden. Lassen Sie sich dabei von Ihrem Gefühl leiten.

## DREI-MONATS-KOLIKEN

**Im Alter zwischen 3 und 14 Wochen schreien manche Babys beinahe jeden Abend**; man spricht dabei von Drei-Monats-Koliken. Das Baby schreit laut und bis zu mehreren Stunden lang. Es zieht die Beine an den Körper, als hätte es Bauchschmerzen.

**Koliken sind schwer zu definieren und zu diagnostizieren**. Es gibt die Theorie, dass sie durch Gasbildung oder Darmkrämpfe verursacht werden, da das Verdauungssystem des Babys noch nicht ausgereift ist.

**Manchmal ist eher Hunger und keine Kolik** Ursache andauernden abendlichen Weinens, vor allem bei Stillbabys, da die Muttermilch zu dieser Tageszeit oft weniger reichhaltig und damit weniger sättigend ist. Ruhen Sie sich nachmittags nach Möglichkeit aus, um die Milchbildung anzuregen.

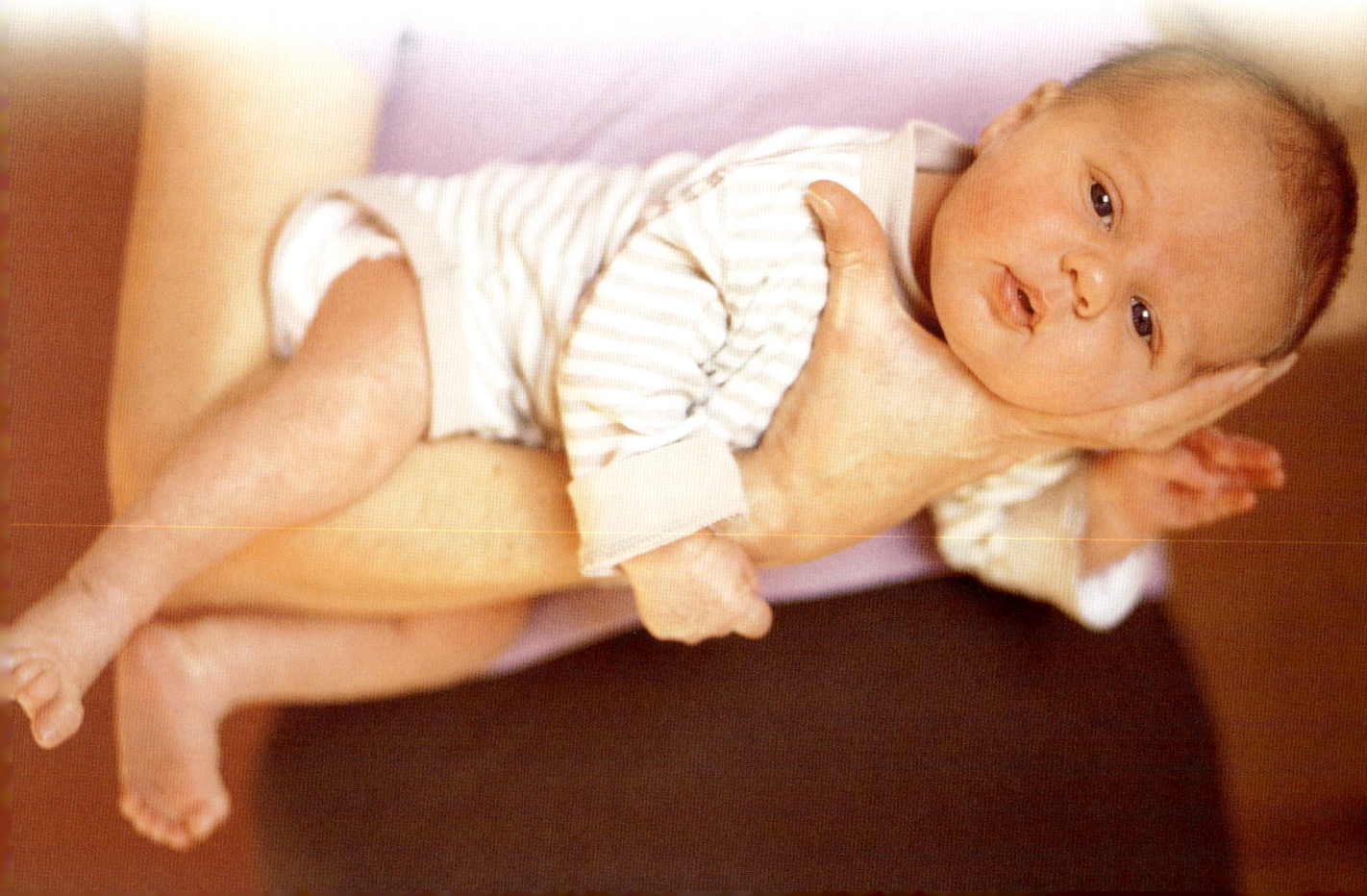

Lassen Sie sich nicht von den Meinungen Ihrer Freunde oder Verwandten verunsichern. Verlieren Sie nicht das Vertrauen in Ihre eigenen Fähigkeiten als Eltern. Denken Sie immer daran, dass niemand Ihr Baby besser kennt als Sie.

### MÜDIGKEIT UND WEINEN
Nach etwa drei Monaten beginnt die innere Uhr des Babys zwischen Tag und Nacht zu unterscheiden; viele Babys werden nun am frühen Abend müde und weinen (dieses Weinen unterscheidet sich klar vom Schreien bei Drei-Monats-Koliken). Wenn dies bei Ihrem Baby der Fall ist, versuchen Sie, es ins Bett zu legen. Babys müssen lernen, allein einzuschlafen – das Weinen kann Teil dieses Lernprozesses sein (*siehe S. 31*).

### WEINEN BEI ÄLTEREN BABYS
Babys über sechs Monate können sehr aus der Fassung gebracht werden, wenn ihre Routine durchbro-

chen wird. Wenn ihr Fläschchen überfällig ist, schreien sie, bis sie es endlich bekommen. Während einer gemeinsamen Mahlzeit können sie anfangen zu weinen, wenn Sie mit Ihrem Partner wegen einer Speise oder eines Getränks diskutieren. Obwohl Babys noch nicht sprechen können, verfügen sie mit ihrem Schreien über ein beachtliches Kommunikationsmittel.

### SOLL ICH MEIN ÄLTERES BABY SCHREIEN LASSEN?
Nur weil Ihr älteres Baby schreit, bedeutet dies nicht, dass Sie ihm jeden Wunsch erfüllen müssen. Auch hier müssen Sie selbst entscheiden, wie Sie sich in der jeweiligen Situation verhalten. Eltern möchten ihr Kind nicht leiden sehen, doch Konsequenz ist eben auch sehr wichtig.

Natürlich gibt es Situationen, in denen Sie Ihr Baby auf jeden Fall trösten sollten. In anderen Situationen jedoch müssen Sie hart bleiben,

auch wenn Ihr Baby schreit. Wenn Sie dem Baby immer nachgeben, wird es eigensinnig und gewöhnt sich daran, seinen Willen durchzusetzen. Setzen Sie dem Baby sinnvolle Grenzen und bleiben Sie dabei konsequent. Verlassen Sie sich bei der Frage, welche Regeln Sie Ihrem Kind vermitteln wollen, auf Ihren Instinkt.

### SCHNULLER UND DAUMENLUTSCHEN
Die Ansichten über Schnuller und Daumenlutschen sind verschieden. Sie müssen selbst entscheiden, welche Meinung Sie vertreten. Viele Eltern sind anfangs einfach erleichtert, wenn sich ihr Kind durch einen Schnuller oder das Daumenlutschen beruhigt, empfinden sie doch das Schreien ihres Babys als unerträglich.

Daumenlutschen hat den Vorteil, dass Ihr Baby seinen Daumen selbst aus dem Mund nehmen kann, wenn es plappern, etwas anderes in den Mund schieben oder wieder schreien

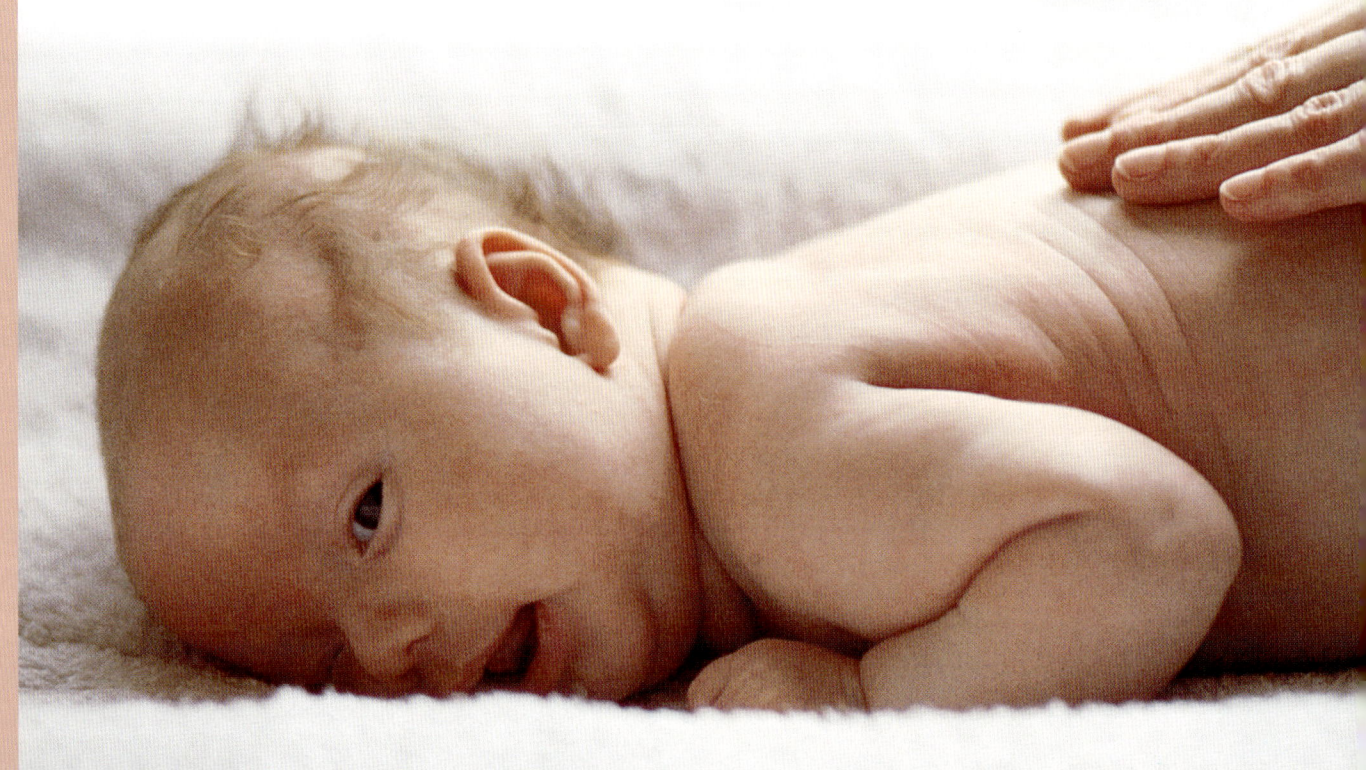

will. Der Nachteil ist, dass der Daumen immer verfügbar ist und man dem Kind das Daumenlutschen später oft nur schwer abgewöhnen kann. Das Daumenlutschen kann auch zu Kieferverformungen und Zahnfehlstellungen führen.

Bei einem Schnuller können die Eltern entscheiden, wann ihn das Baby bekommt. Schnuller gelten als weniger schädlich für die Zahnentwicklung, da viele kiefergerecht geformt sind. Untersuchungen zeigen jedoch, dass Schnuller die Sprachwie auch die allgemeine Entwicklung des Kindes beeinträchtigen können, da sie das Kind vom Plappern abhalten. Das Nuckeln hindert das Baby auch daran, Gegenstände in den Mund zu stecken – eine wichtige Methode zur Erforschung der Welt.

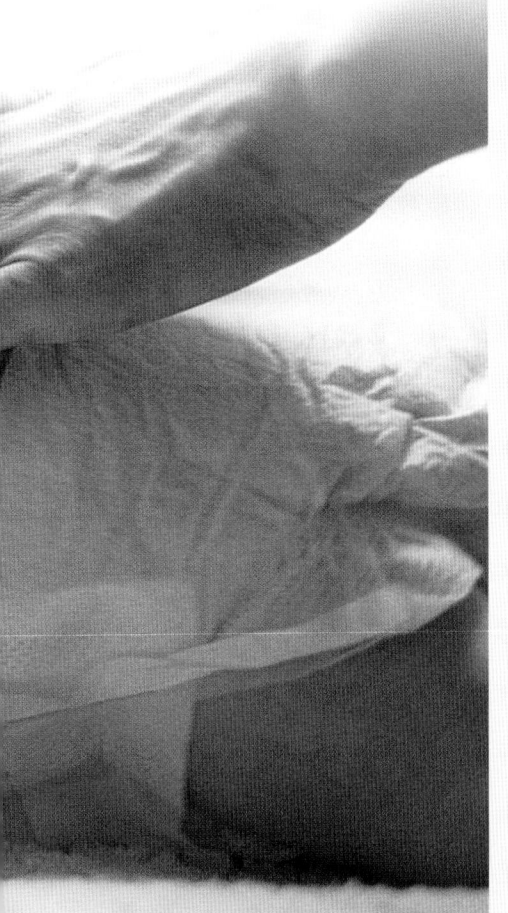

### Ich habe den Eindruck, dass mein Baby ständig schreit. Gibt es alternative Therapien, die helfen können?

Viele Eltern, deren Baby ständig aus scheinbar unerklärlicher Ursache schreit, überlegen, ob alternative Behandlungsmethoden helfen könnten (*siehe S. 318*). Viele dieser Therapien sind jedoch schulmedizinisch nicht anerkannt und ihre Wirksamkeit ist wissenschaftlich oft nicht belegt. Natürlich können sie im Einzelfall helfen, doch Kosten und Nutzen sind meist nicht klar abwägbar.

### Kann Osteopathie dazu beitragen, dass mein Baby nachts durchschläft?

Als Osteopathie bezeichnet man manuelle Therapien, d.h. Handgrifftechniken zur Behandlung von körperlichen Beschwerden. Die Osteopathie hat sich zu verschiedenen Spezialtherapien weiterentwickelt; verbreitet sind die craniale Osteopathie und die AK, Applied Kinesiology. Durch Berührungen mit den Händen wird das Nervensystem des Babys beruhigt und der ganze Körper ins Gleichgewicht gebracht. Da die Knochen eines Babys sehr weich sind, kann schon eine sanfte Berührung nachhaltige Wirkung haben und das Nerven- und Immunsystem sowie den Kreislauf stärken. Dadurch kann das Baby ruhiger und ausgeglichener werden. Wenden Sie sich in jedem Fall an einen in Kinderheilkunde ausgebildeten, erfahrenen Therapeuten.

### Was ist craniale Osteopathie?

Die craniale Osteopathie geht davon aus, dass beim Baby Schädelknochen und Schädelnähte noch beweglich sind und die pulsierende Hirnflüssigkeit den Schädel über die Wirbelsäule mit dem Kreuzbein verbindet. Durch manuelle Techniken werden die Schädelknochen bewegt und durch die Reizweiterleitung können Probleme im gesamten Körper positiv beeinflusst werden. Die craniale Osteopathie zielt darauf ab, diese Schädelknochen neu auszurichten. Der Behandler scheint das Kind zwar kaum zu berühren, doch der Schädel eines Babys ist so empfindlich, dass selbst die leichteste Berührung sehr wirksam sein kann.

### Kann mein Baby durch Homöopathie ruhiger werden?

Homöopathie wird zur Behandlung vieler Beschwerden eingesetzt. Die grundlegende Idee lautet, dass das körpereigene Immunsystem angeregt werden kann, Krankheiten durch sehr geringe Dosen einer Substanz, die in großen Mengen gerade diese Krankheit auslösen würde, zu überwinden.

### Was macht der Homöopath?

Homöopathie funktioniert über die Behandlung des gesamten Menschen und nicht über die Bekämpfung spezieller Symptome. Der Homöopath wird als Erstes ausführlich mit Ihnen über das Baby sprechen, um sich ein Bild von seiner Persönlichkeit und seinem Verhalten zu machen. Er wird auch etwas über Ihre Persönlichkeit wissen wollen und darüber, wie Sie mit dem Baby umgehen. Auf dieser Basis verschreibt er ein individuell passendes Heilmittel.

### Und wenn sich der Zustand meines Babys nicht nach kurzer Zeit verbessert?

Manchmal erfordert es mehrere Versuche, bis das richtige Mittel gefunden wird. Wenn sich nach der ersten Behandlungsphase keine deutliche Verbesserung einstellt, wird ein anderes Mittel ausprobiert, so lange, bis der Homöopath das passende Mittel für das spezielle Problem Ihres Kindes findet. Es kann daher einige Zeit dauern, bis es zu einer deutlichen Besserung kommt – und eine Garantie gibt es nicht. Bei der Behandlung von Schlafproblemen und Schreien weist die Homöopathie jedoch ihre größten Erfolge auf.

# SCHLAF

Ihr neugeborenes Baby hat keine Vorstellung von Tag und Nacht. Stellen Sie sich am besten darauf ein, dass es mehrere Wochen, wenn nicht gar Monate, dauern wird, bis es nachts durchschläft. Ihrem Baby schadet dies nicht; doch Ihr Wohlbefinden leidet sicher ein wenig darunter, wenn Ihr Nachtschlaf in dieser Zeit immer wieder unterbrochen wird.

## Das Babybett

*Es gibt ein großes Angebot an Betten und Bettwaren für Babys.*

**Babybettchen** Geeignet von der Geburt bis zu drei Monaten.

**Wiege** Geeignet von der Geburt bis zu drei Monaten.

**Kinderbett** Geeignet von der Geburt bis zu etwa zwei Jahren.

**Kissen, Federbetten, Steppdecken** Nicht geeignet für Babys unter zwölf Monaten. Sie können darunter ersticken oder einen Hitzstau erleiden.

**Decken** Baumwolldecken sind warm und doch atmungsaktiv. Wolle kann die Babyhaut reizen.

**Laken** Empfehlenswert sind Baumwolllaken. Verzichten Sie auf synthetische Materialien, die Feuer fangen können.

**Schlafsäcke** Nicht empfehlenswert, da das Baby sich nicht selbst daraus befreien kann. Auf keinen Fall dürfen Sie Ihr Baby zusätzlich mit einer Decke zudecken.

**Bettnestchen:** Nicht geeignet für Babys unter 12 Monaten.

## WER SCHLÄFT WO?

Es ist Ihre Entscheidung, wo das Baby schläft. Alle Möglichkeiten haben Vor- und Nachteile. Das Baby kann in Ihrem Schlafzimmer oder in seinem eigenen Zimmer, in Ihrem oder in seinem Bett schlafen. (Es darf nicht im Elternbett schlafen, wenn ein Elternteil stark übermüdet ist oder raucht oder Alkohol getrunken hat.)

Viele Eltern lassen ihr Baby in den ersten Wochen in ihrem Schlafzimmer schlafen, vor allem, wenn die Mutter stillt. Auf diese Weise kann das Baby ohne große Störung nachts im Bett gestillt werden. Später, wenn das Baby die Flasche bekommt, schlafen manche Eltern abwechselnd in einem anderen Raum, sodass zumindest ein Elternteil eine ungestörte Nachtruhe hat. Wenn die Abstände zwischen den nächtlichen Mahlzeiten länger werden, kann das Baby in seinem eigenen Zimmer schlafen. Zur Sicherheit kann man dort ein Babyphon anbringen.

Wenn das Baby im Elternschlafzimmer schläft, stört es die Nachtruhe der Eltern. Neugeborene können sehr laute Schläfer sein; sie schnauben und schnarchen manchmal so laut, dass die Eltern nicht schlafen können. Wenn das Baby im Elternschlafzimmer im eigenen Bettchen schläft, erkennt es beim Aufwachen rasch, dass die Eltern im gleichen Raum schlafen. Sie werden

sein Schreien nicht lange ignorieren können. Es ist schwer zu sagen, ab wann ein Baby in einem eigenen Zimmer schlafen sollte. Sie können es versuchen, sobald das Baby einen Mahlzeitenrhythmus von vier Stunden entwickelt hat.

**Soll unser Baby bei uns schlafen?**
Es ist Ihre Entscheidung, in welchem Bett Ihr Baby schläft. Viele Eltern finden es am einfachsten, das Neugeborene mit ins eigene Bett zu nehmen, vor allem wenn es gestillt wird. Sie

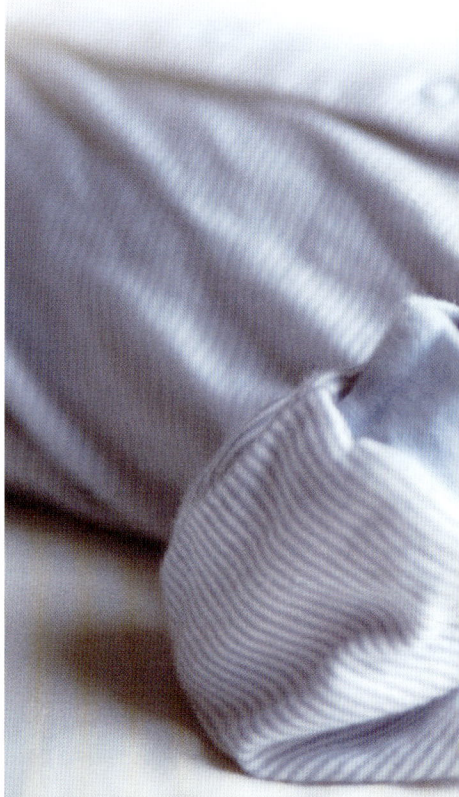

stell fest, dass ihr Baby dort am besten schläft. Mit diesem Gedanken im Kopf können die Eltern auch gut schlafen. In dieser Phase sind viele Eltern schon dankbar, wenn sie zwei Stunden am Stück schlafen dürfen. Zum Stillen muss die Mutter nicht aufstehen, sondern kann weiterdösen. So gewinnt sie kostbare Ruhezeit.

Wenn Sie Ihr Baby auch nach den ersten Wochen noch in Ihrem Bett schlafen lassen, sollten Sie sich darauf einstellen, Ihr Bett mehrere Jahre lang mit dem Kind zu teilen. Sobald Ihr Baby das elterliche Bett als seinen Schlafplatz angenommen hat – das geschieht mit großer Wahrscheinlichkeit innerhalb der ersten drei Monate –, wird es sehr schwierig werden, es davon zu überzeugen, an einem anderen Ort zu schlafen. Je länger Sie es in Ihrem Bett lassen, umso schwerer wird es, das Kind an ein eigenes Bett zu gewöhnen. Dies kann im Laufe der Zeit Ihre Partnerschaft belasten und Ihre Sexualität

stark einschränken. Problematisch ist es vor allem, wenn sich die Partner in dieser Frage nicht einig sind. Vielleicht fühlt sich einer durch das Baby in seinem Schlaf gestört oder hat Angst, auf das Baby zu rollen und es zu erdrücken. Diese Fragen müssen geklärt werden, bevor Sie festlegen, wie lange Ihr Baby in Ihrem Bett schlafen darf.

## SO HELFEN SIE IHREM BABY BEIM EINSCHLAFEN

Eltern lassen sich grob zwei Typen zuordnen: Die einen integrieren ihr Baby in ihr eigenes Leben, die anderen ordnen ihr Leben dem Baby unter. Ihre Haltung hinsichtlich des Schlafs Ihres Babys ist stark davon beeinflusst, welcher Kategorie Sie angehören. Und noch eines: Wenn Eltern von vornherein davon ausgehen, dass sie Monate oder gar Jahre lang nicht durchschlafen werden, kann dies schnell zu einer sich selbst erfüllenden Prophezeiung werden.

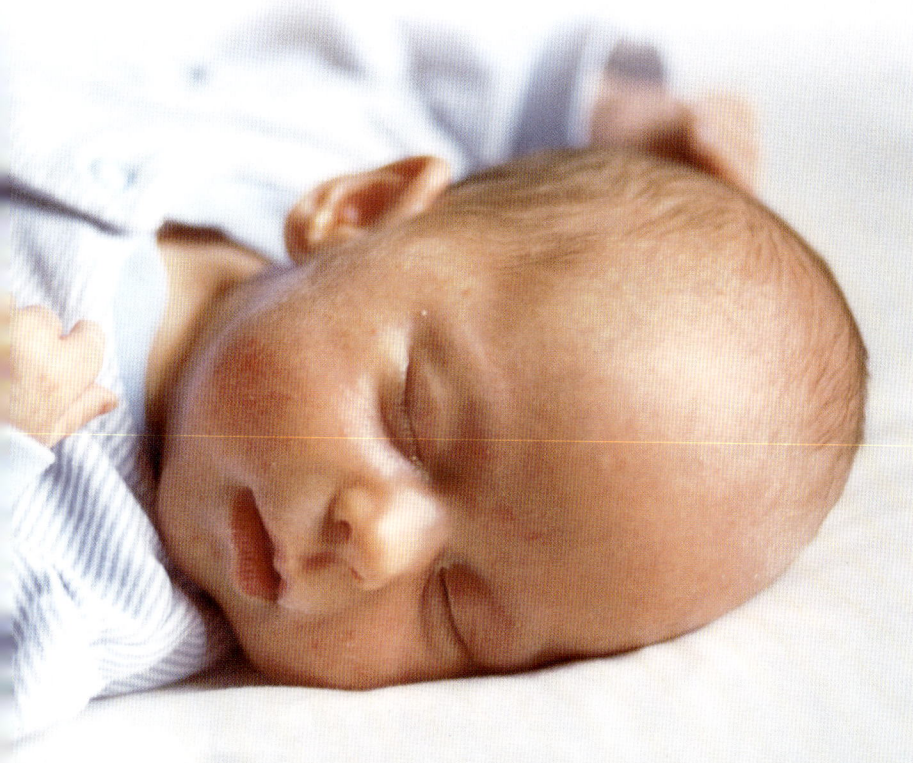

## SCHLAFVERHALTEN

*Im Folgenden wird das typische Schlafverhalten eines Babys im ersten Lebensjahr beschrieben.*

### Die ersten 6 Wochen

Bis zum Alter von sechs Wochen ist ein Baby nur sechs bis acht Stunden am Tag wach. Es schläft ohne Unterschied am Tag und in der Nacht. Sein Gehirn ist noch nicht so weit ausgereift, um einen Tag- und Nachtzyklus entwickeln zu können.

### 6 Wochen bis 3 Monate

Ihr Baby schläft tagsüber immer weniger, dafür schläft es nachts schon längere Phasen durch. Seine innere Uhr bildet sich allmählich heraus.

### 3 bis 6 Monate

Ein Tag-Nacht-Rhythmus hat sich bei den meisten Babys etabliert. Die meisten Babys kommen vier Stunden ohne Mahlzeit aus – auch in der Nacht.

### 6 Monate und älter

Ihr Baby sollte mindestens sechs Stunden am Stück schlafen können. Ab einem Alter von sechs Monaten benötigen Babys nachts keine Mahlzeit mehr. Wenn Ihr älteres Baby nachts aufwacht und gefüttert werden will, geben Sie ihm einige Schluck Wasser (oder mit Wasser verdünnte Mutter- oder Säuglingsmilch) und ermutigen Sie es, sofort weiterzuschlafen.

**Einschlafrituale, die Sie im ersten Lebensjahr einführen** (*siehe S. 30 f.*), **fördern gute Schlafgewohnheiten** während der ganzen Kindheit. Ein Ritual vermittelt dem Kind auch Anhaltspunkte dafür, dass es Zeit ist, schlafen zu gehen.

# PLÖTZLICHER KINDSTOD

*Der plötzliche Kindstod oder Krippentod ist sehr selten; betroffen sind gewöhnlich Babys zwischen zwei und sechs Monaten. Durch bestimmte Maßnahmen lässt sich das Risiko senken.*

**Legen Sie Ihr Baby zum Schlafen auf den Rücken** – nicht auf die Seite und nicht auf den Bauch.

**Ziehen Sie Ihr Baby nicht zu warm an.** Aus einem Schlafsack kann sich ein Baby nicht selbst befreien, wenn ihm zu heiß wird. Verwenden Sie auf keinen Fall zusätzliche Decken.

**Überheizen Sie das Schlafzimmer des Babys nicht** und lüften Sie es, besonders im Sommer, regelmäßig. Empfehlenswert ist eine Raumtemperatur von 18–20° C.

**Verwenden Sie Bettzeug aus Baumwolle,** das atmungsaktiv und warm ist. Verzichten Sie auf Federbetten, Steppdecken oder Schaffelle sowie Kissen und Nestchen.

**Rauchen Sie nicht im Schlafzimmer des Babys** oder in seinem Beisein. Untersuchungen zeigen, dass Babys von Müttern, die während der Schwangerschaft rauchten, ein 15-mal höheres Risiko trugen, am plötzlichen Kindstod zu sterben.

**Wenn Sie geraucht bzw. Alkohol getrunken haben oder sehr müde sind,** schlafen Sie nicht gemeinsam mit Ihrem Baby in einem Bett.

**Legen Sie die Füße des Babys an den unteren Rand des Bettchens,** damit es sich nicht in den Decken verfangen kann.

Beim Thema »Baby und Schlaf« stellen sich zwei grundlegende Fragen. Die erste lautet: Wie bringt man ein Baby dazu, von selbst einzuschlafen?, und die andere: Wie lange kann es nachts am Stück schlafen?

Das Einschlafen kann ein Baby mit Hilfe der Eltern lernen; doch man kann nur wenig tun, um das Durchschlafen zu fördern. Das Schlafverhalten eines Babys in den ersten drei Monaten hängt außerdem zum Teil auch davon ab, ob es gestillt oder mit der Flasche ernährt wird (*siehe S. 16f.*). Ein Stillbaby wird nachts öfter nach einer Mahlzeit verlangen. Auf Seite 29 finden Sie eine Übersicht über das voraussichtliche Schlafverhalten Ihres Babys im ersten Lebensjahr.

Manche Babys lernen schneller, von selbst einzuschlafen als andere. Babys entwickeln sehr schnell Gewohnheiten – gute wie schlechte –, aber diese Gewohnheiten können verändert werden. Am wichtigsten ist es, im Hinblick auf die Schlafgewohnheiten des Babys konsequent zu sein. Je länger Sie die Sache schleifen lassen, umso schwerer wird es, etwas zu ändern. Vielleicht muss Ihr Baby erst einmal schreien, bevor es schließlich von selbst einschläft. Auch das kann zum Lernprozess gehören.

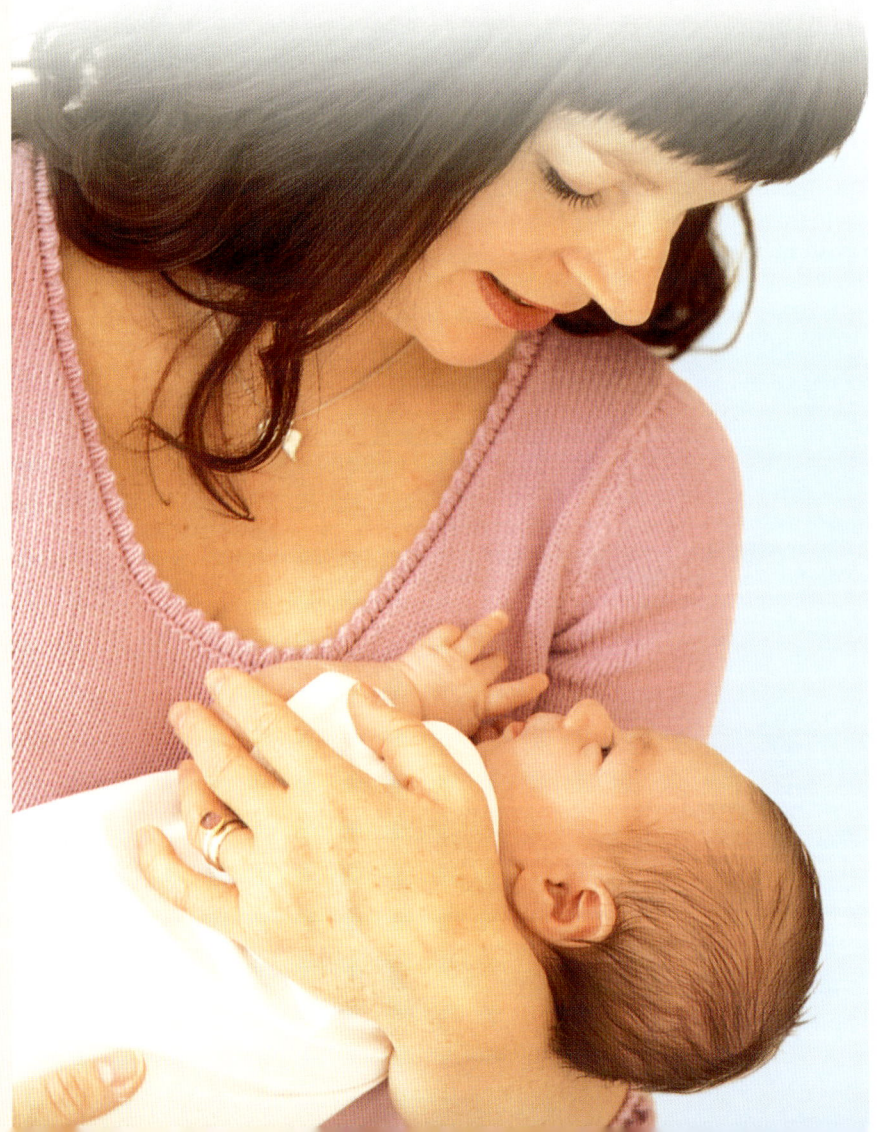

## Die Bedeutung von Einschlafritualen

Feste Rituale fördern das Einschlafen. Das Baby erhält wiederkehrende Fixpunkte, die ihm zeigen, dass es Zeit zum Schlafen ist, egal ob tagsüber oder abends. Es ist nie zu früh, ein Einschlafritual einzuführen, auch wenn sich das Ergebnis Ihrer Bemühungen erst zeigt, wenn das Baby etwa drei Monate alt ist.

Das Ziel eines abendlichen Einschlafrituals besteht nicht nur darin, dem Baby Anhaltspunkte zu bieten, sondern es hilft ihm auch, zur Ruhe zu kommen. Baden Sie Ihr Baby und ziehen Sie ihm andere Kleidung an. Füttern Sie es in dem Raum, in dem es schläft (bei Dämmerlicht), schmusen Sie mit ihm und legen Sie es dann ins Bett. Bleiben Sie nicht bei ihm. Der gesamte Prozess vom Baden bis zum Schlafenlegen sollte nicht länger als 45 Minuten dauern.

## Das tut gut!

Nach dem Baden können Sie Ihr Baby mit einer Massage mit ätherischen Ölen verwöhnen. Viele Eltern stellen fest, dass der vertraute Geruch eines weichen Tuchs oder ein spezielles Spielzeug ihr Baby beruhigt. Andere Eltern geben einen Schnuller, damit ihr Baby lernt, allein einzuschlafen. Auf keinen Fall dürfen Sie Ihr Baby am Ende des Tages durch Spiele anregen.

Zum Ritual gehört auch, dass das Baby wach ist, wenn es ins Bett gelegt wird. So lernt es, dass das Schlafengehen zum Einschlafen gehört. Ein Baby, das an irgendeinem Ort eingeschlafen ist, kann Panik bekommen, wenn es in seinem Bettchen aufwacht und nicht weiß, wo es ist. Während der ersten Lebenswochen können Sie Ihr Baby unbedenklich außerhalb seines eigenen Betts einschlafen lassen; wenn es älter ist, sollten Sie dies vermeiden.

# SCHLAF – FRAGEN & ANTWORTEN

## Wann schläft mein Baby nachts voraussichtlich durch?

Manche mit der Flasche ernährten Babys schlafen schon mit vier bis sechs Wochen nachts bis zu sechs Stunden am Stück – was man als durchschlafen bezeichnen kann; doch das ist nicht die Regel. Die Einführung eines Einschlafrituals am frühen Abend wird Ihrem Baby helfen, einen Tag-Nacht-Rhythmus zu entwickeln und nachts länger zu schlafen.

## Warum muss mein sechsmonatiges Baby nachts noch gefüttert werden?

Achten Sie darauf, dass es tagsüber genug trinkt, und geben Sie seine letzte Mahlzeit und das letzte Fläschchen relativ spät und im Abstand von weniger als zwei Stunden. Die Flasche sollte die Abendmahlzeit nicht ersetzen, sondern sie ergänzen und der Beruhigung dienen.

Es ist oft eher Gewohnheit als Hunger, wenn ein Baby weiterhin nachts regelmäßig aufwacht und nach der Flasche verlangt. Verdünnen Sie die Milch nachts mit Wasser. Statt zu stillen, geben Sie Wasser oder mit Wasser verdünnte Muttermilch aus dem Fläschchen. Vielleicht kann Ihr Partner das Baby nachts füttern, damit es erkennt, dass es nachts nicht an der Brust nuckeln darf.

## Warum lässt sich mein sechsmonatiges Baby nicht beruhigen, wenn es nachts aufwacht?

Wenn Ihr Baby sich nachts nur beruhigen lässt, wenn Sie mit ihm schmusen oder es mit in Ihr Bett nehmen, versuchen Sie, nur mit ihm zu sprechen und es zu streicheln. Nehmen Sie es nicht auf den Arm und schaffen Sie keine Außenreize (machen Sie kein Licht in seinem Zimmer).

Vielleicht müssen Sie Ihr Baby auch einmal schreien lassen (siehe unten). Wenn Sie es immer auf den Arm nehmen, sobald es schreit, weiß es bald, dass es auf diese Weise mit Mutter oder Vater schmusen darf und sogar die Chance hat, ins Elternbett zu kommen. Das wird ihm

schnell zur Gewohnheit; je älter Ihr Baby ist, umso schwerer wird es, ihm dieses Verhalten wieder abzugewöhnen.

## Was bedeutet »kontrolliertes Schreien«?

Wenn Ihr Baby älter als sechs Monate ist, können Sie versuchen, es in seinem Bettchen kurze Zeit schreien zu lassen, ohne es auf den Arm zu nehmen.

Lassen Sie Ihr Baby fünf Minuten lang schreien; wenn es sich bis dahin nicht beruhigt hat, gehen Sie zu ihm und beruhigen es durch Sprechen und kurzes Streicheln; nehmen Sie es aber nicht hoch. Allmählich können Sie die Phasen auf 10, 15, 20 Minuten usw. ausdehnen, bis Ihr Baby gelernt hat, von selbst einzuschlafen.

Für die Eltern ist diese Methode oft sehr schwer durchzustehen. Je älter das Baby ist, umso länger kann es dauern, bis sie funktioniert. Wenn Sie jedoch entschlossen und konsequent vorgehen, kann Ihr Baby auf diese Weise lernen, allein einzuschlafen.

## Warum will mein Baby tagsüber nicht schlafen?

Babys lieben Routine. Ein geregelter Tagesablauf hilft dem Baby, Fixpunkte zu erkennen, die ihm zu bedeuten geben, dass es Zeit zum Schlafen ist. Auch tagsüber können Sie das »kontrollierte Schreien« durchführen (siehe oben).

Zumindest eine der Schlafphasen am Tag sollte immer zur gleichen Zeit im eigenen Zimmer stattfinden. Wenn Ihr Baby nur unregelmäßig einschläft, z.B. unterwegs im Kinderwagen oder im Auto, lernt es nicht, sich an solchen Fixpunkten zu orientieren.

Wenn ein Baby tagsüber nicht genug schläft, ist oft auch der Nachtschlaf gestört, auch wenn dies widersprüchlich klingt. Doch wenn das Baby abends übermüdet und quengelig ist, kann es sich weniger auf sein Einschlafritual einlassen und findet auch in seinem Bettchen kaum zur Ruhe. Nächtliches Aufwachen wird dann viel wahrscheinlicher.

# DIE PFLEGE DES BABYS

NUN, DA SIE ELTERN SIND, gilt dem Wohlergehen Ihres Babys Ihre größte Sorge; doch frisch gebackene Eltern haben in der Regel keinerlei Erfahrung mit der Versorgung eines Babys: Sie haben noch nie ein Baby gewickelt, angezogen, gefüttert oder gebadet. Die meisten Eltern erlernen diese Aufgaben jedoch schnell und garantieren so eine gesunde Entwicklung ihres Kindes.

## Gesund bleiben

**Waschen Sie sich** vor und nach dem Wickeln die Hände.

**Verwenden Sie Watte und abgekochtes, abgekühltes Wasser**, um den Windelbereich zu säubern, und lassen Sie Ihr Baby möglichst oft ohne Windel an der Luft.

**Säubern und trocknen** Sie den Nabel jeden Tag gründlich.

**Halten Sie Ihr Neugeborenes beim Baden** immer fest. Verwenden Sie ein hypoallergenes Badeöl.

**Verwenden Sie zum Auswischen der Augen** jeweils frische Wattebällchen.

**Ein kleines Baby sollte eine Schicht Kleidung mehr tragen als die Eltern.** Baumwolle ist am besten geeignet – verzichten Sie auf Wolle und synthetische Materialien.

**Die Zimmertemperatur** sollte 18–20°C betragen. Bei Bedarf decken Sie Ihr Baby mit einer zusätzlichen Baumwolldecke zu; das ist besser, als es dicker anzuziehen oder die Heizung aufzudrehen.

## WICKELN

Im Krankenhaus oder von der Nachsorge-Hebamme lernen Sie, wie man das Baby wickelt. Sie können selbst entscheiden, welche Windelsorte Sie verwenden; manche Eltern bevorzugen Wegwerfwindeln, andere dagegen Stoffwindeln. In jedem Fall muss strikt auf die Hygiene geachtet werden. Waschen Sie sich vor und nach dem Wickeln immer die Hände.

### Den Windelbereich säubern

Verwenden Sie zur Reinigung des Windelbereichs vor allem in den ersten Wochen nur Watte und abgekochtes, abgekühltes Wasser. Die Haut Ihres Babys ist so empfindlich, dass selbst milde Feuchttücher Reizungen verursachen können. (Stoffwindeln müssen nach jeder Wäsche gründlich gespült werden, damit Waschmittelrückstände entfernt werden, die die Haut ebenfalls reizen können.) Verwenden Sie Feuchttücher nach Möglichkeit nur unterwegs oder auf Reisen; empfehlenswerter sind auch in diesen Fällen Reinigungsmilch und Watte.

Es ist nicht unbedingt erforderlich, nach dem Wickeln eine Schutzcreme aufzutragen; viele Eltern lassen die Haut des Babys lieber atmen. Auf jeden Fall aber müssen Sie Ihr Baby nach jeder Mahlzeit und vor und nach dem Schlafen wickeln. Das

Baby sollte nicht über einen längeren Zeitraum in einer nassen oder verschmutzten Windel liegen, da der Ammoniak im Urin die Haut reizt und ein Windelausschlag entstehen kann. Wenn ein Windelausschlag auftritt, muss er unverzüglich behandelt werden (*siehe S. 56*), damit er sich nicht infiziert.

### Jungen und Mädchen

Ziehen Sie bei Ihrem Sohn die Vorhaut nicht zurück. Bei Ihrer Tochter säubern Sie nur die Schamlippen und den Bereich der Scheide. Wischen Sie dabei immer von vorn nach hinten zum After, niemals von hinten nach vorn, da dadurch Bakte-

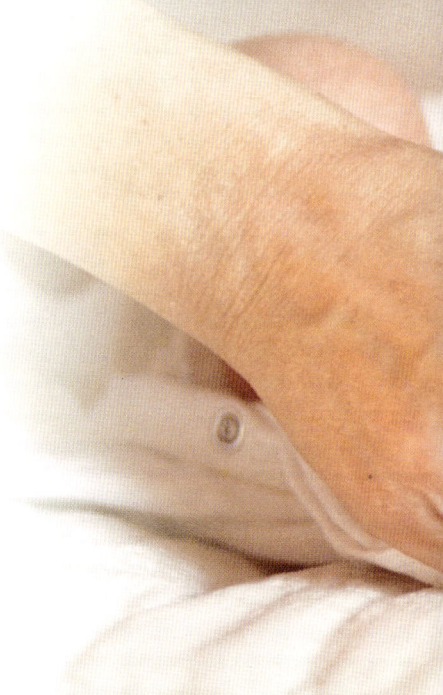

rien zum Penis oder in die Scheide gelangen können. Säubern Sie auch die Hautfalten.

Vor dem Anlegen der frischen Windel sollte die Haut ganz trocken sein. Lassen Sie möglichst viel frische Luft an die Haut Ihres Babys; das beugt einem Windelausschlag vor. Achtung: Jungen urinieren häufig, wenn ihnen in einem kühlen Raum die Windel ausgezogen wird.

### »KATZENWÄSCHE«

Neugeborene sind noch nicht so mobil und machen sich daher auch noch nicht so schmutzig wie größere Babys. Das Neugeborene muss nicht jeden Tag gebadet werden. Es genügt, wenn Sie ihm täglich Gesicht und Po und eventuell auch Hände oder Achselhöhlen waschen.

**So waschen Sie ein Neugeborenes**

Stellen Sie eine Schüssel mit abgekochtem und auf Körpertemperatur abgekühltem Wasser, etwas Watte

und ein weiches Handtuch bereit. Waschen Sie sich zunächst die Hände. Säubern Sie als Erstes die Augen des Babys. Dazu tauchen Sie ein Stück Watte in Wasser, drücken es aus und wischen vorsichtig ein Auge von der Nase nach außen aus. Für das andere Auge nehmen Sie frische Watte, damit eine mögliche Infektion nicht übertragen werden kann. Mit einem weiteren Wattebausch wischen Sie Gesicht und Hals des Babys und die Hautfalten am Kinn sauber. Tupfen Sie die Haut mit dem Handtuch trocken. Waschen Sie Hände und Achselhöhlen Ihres Babys mit frischen Wattebällchen und säubern Sie in gleicher Weise den Windelbereich.

**Wenn Ihr Baby wasserscheu ist**

Wenn Ihr Baby anfangs das Waschen verabscheut, reden Sie ihm beruhigend zu oder singen ihm etwas vor. Bald wird es das Waschen als Teil der täglichen Routine akzeptieren.

## NABELPFLEGE

**Der Nabelschnurrest trocknet langsam aus und fällt nach etwa zehn Tagen ab.**

**Halten Sie den Nabel sauber und trocken**, um eine Infektion zu vermeiden. Säubern Sie ihn täglich mit Watte und abgekochtem, abgekühltem Wasser bzw. entsprechend den Empfehlungen der Hebamme.

**Antiseptischer Puder unterstützt den Abheilungsprozess**. Sprechen Sie mit dem Kinderarzt oder der Hebamme, ob Sie Puder verwenden sollen.

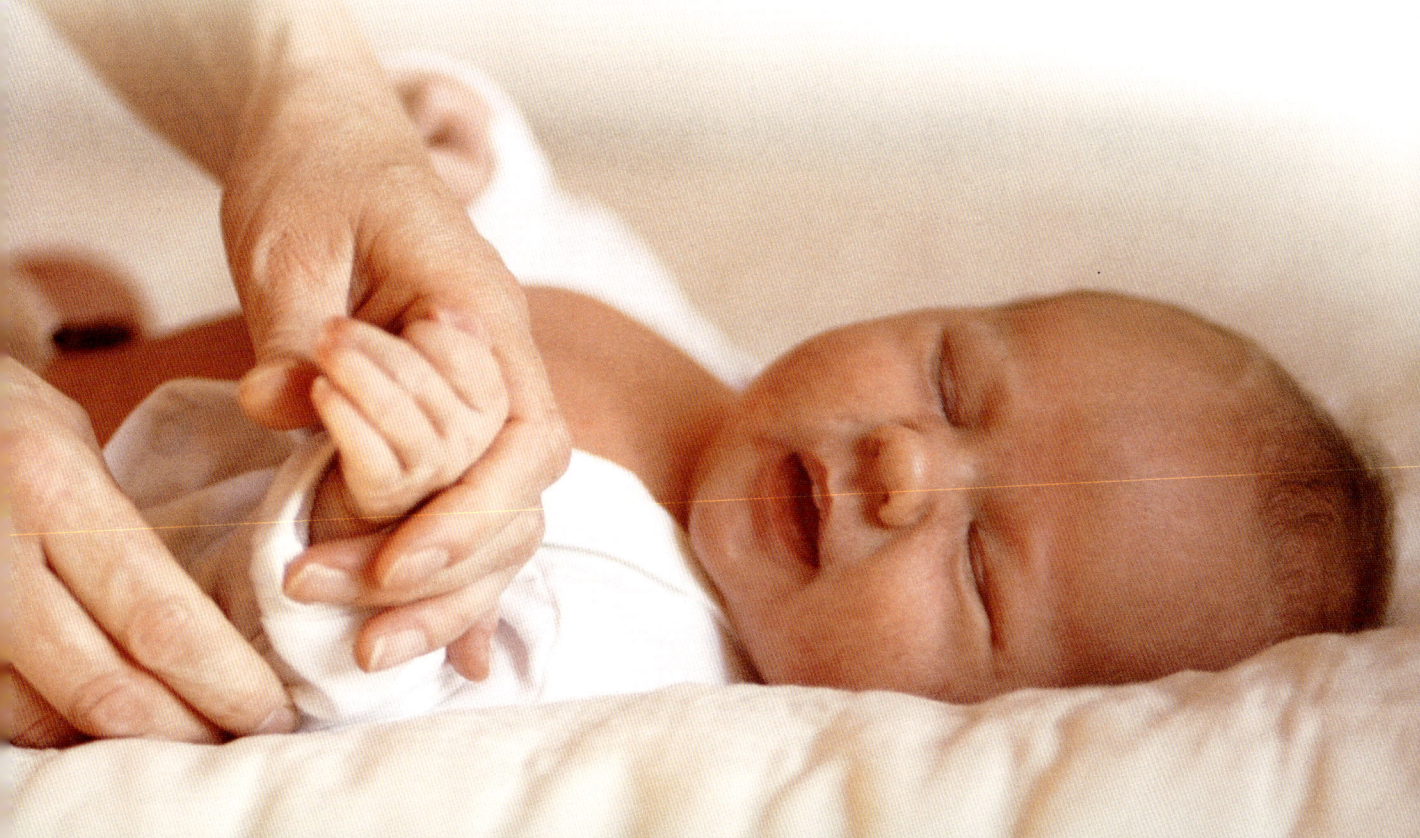

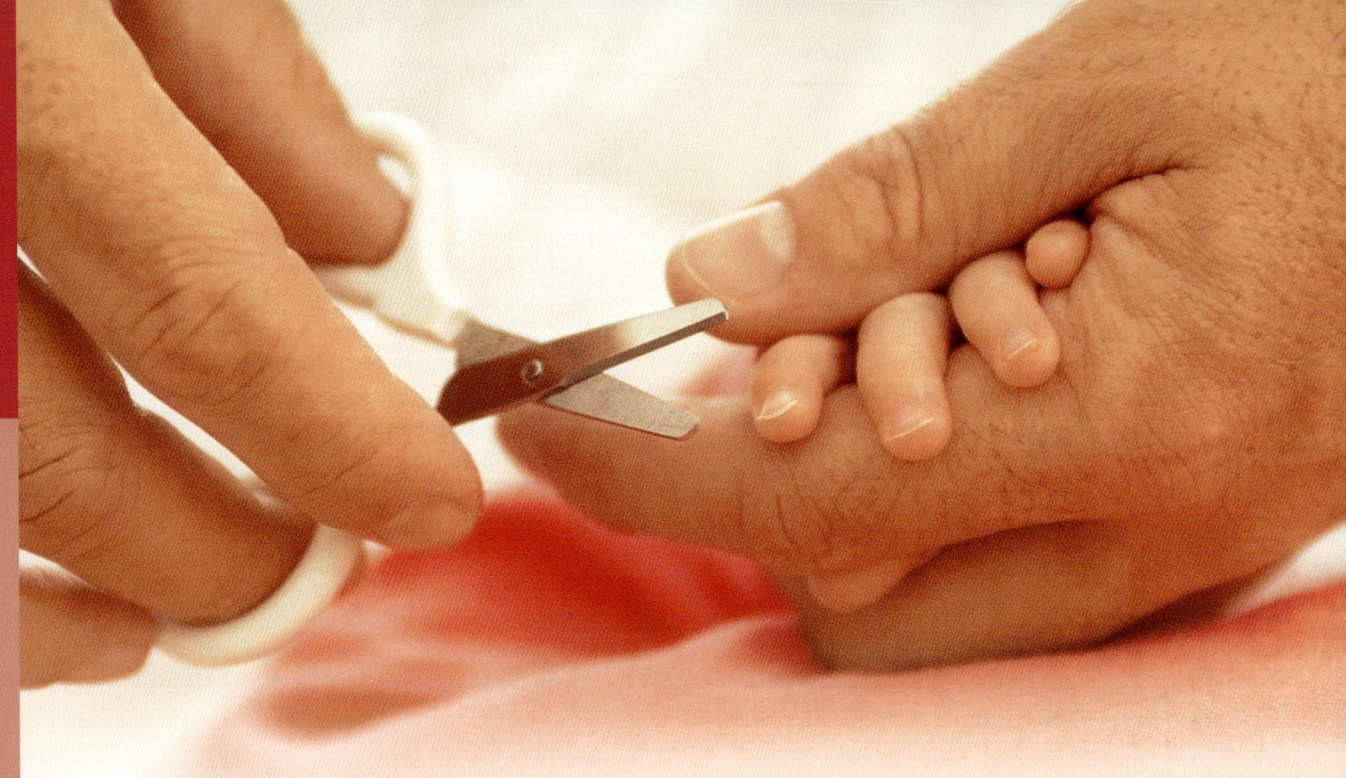

## HAAREWASCHEN

Die Haare des Babys müssen nur einmal in der Woche gewaschen werden, selbst wenn Sie Ihr Baby jeden Tag baden. Zum Haarewaschen wickeln Sie Ihr Baby in ein Handtuch und nehmen es so über Ihrem Unterarm, dass Ihre Hand seinen Kopf abstützt. Halten Sie es über die Badewanne und waschen Sie die Haare vorsichtig mit dem Badewasser. Babyshampoo sollten Sie erst verwenden, wenn Ihr Baby älter ist und mehr Haare hat. Tupfen Sie den Kopf mit einem weichen Handtuch trocken.

## ZAHN- UND NAGELPFLEGE

Ein Baby zahnt mit etwa sechs Monaten; manche Babys allerdings bekommen im ersten Jahr noch gar keinen Zahn. Sobald der erste Zahn sichtbar wird, beginnen Sie mit der Zahnpflege. Säubern Sie die Zähne mit einem feuchten Tuch, mit Gaze oder einer Babyzahnbürste und einem winzigen Klecks fluoridhaltiger Kinderzahnpasta. Die Finger- und Zehennägel schneiden Sie mit einer kleinen Schere oder einem Knipser kurz.

## KLEIDUNG UND BETTZEUG

In den ersten Lebenswochen kann das Baby seine Körpertemperatur noch nicht richtig regulieren; daher darf es ihm nicht zu heiß oder zu kalt werden. Außer bei sehr hohen Temperaturen sollte das Baby eine Schicht Kleidung mehr tragen als die Eltern. In der Wohnung genügen Unterhemd, Strampelanzug und Jäckchen. Wenn es drinnen kühl ist, können Sie es noch in eine Baumwolldecke wickeln oder ihm einen Schal umlegen. In der Wohnung sollte das Baby keine Mütze tragen.

Mit der Zeit gelingt die Regulation der Körpertemperatur besser, sodass Ihr Baby im Haus kein Jäckchen mehr überziehen muss. Wenn Sie mit ihm ins Freie gehen, achten Sie bei kühlen Temperaturen darauf, dass Kopf, Hände und Füße gut eingepackt sind. Denken Sie daran, dass Körperwärme vor allem über den Kopf abgegeben wird.

Empfehlenswert ist Kleidung aus Baumwolle – sie ist warm und atmungsaktiv. Wollkleidung, wie Strickjacken und Strickmützen, kann auf der zarten Babyhaut krat-

zen. Kleidung aus synthetischen Materialien, wie Fleece, ist weniger atmungsaktiv; wenn es warm ist, schwitzt das Baby darin und bei Kälte speichert dieses Material die Körperwärme nur unzureichend.

Angenehm ist eine Zimmertemperatur von 18–20° C; dies gilt vor allem für das Schlafzimmer des Babys. Legen Sie Ihr Baby zum Schlafen nicht in die Nähe eines offenen Feuers oder einer anderen Wärmequelle. Statt Federbetten sollten Sie Baumwolldecken verwenden, da sich darunter kein Hitzestau bilden kann (*siehe S. 28f.*).

Auch beim Bettzeug ist Baumwolle das am besten geeignete Material, weil es atmungsaktiv ist und doch warm hält. Zwei oder drei Decken genügen, um Ihr Baby nachts warm zu halten. Fühlen Sie im Zweifelsfall am Nacken des Babys, ob ihm zu warm oder zu kalt ist.

Wenn Sie befürchten, dass Ihrem Baby zu kalt ist, legen Sie ihm eine weitere Baumwolldecke über. Das ist besser, als ihm dickere Kleidung anzuziehen. Drehen Sie auch die Heizung nicht höher.

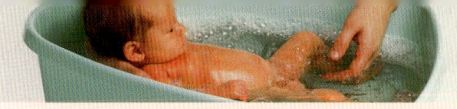

## BADEZEIT

Die Hebamme oder Krankenschwester hat Ihnen sicherlich gezeigt, wie Sie Ihr Baby baden sollten. Trotzdem werden Sie anfangs unsicher und etwas angespannt sein. Vor allem Väter haben Angst, das Neugeborene fallen zu lassen oder es durch zu feste Berührungen zu verletzen. Doch es ist außerordentlich wichtig, dass der Vater das Baden von Anfang an mit übernimmt. Andernfalls kann er sich nicht daran gewöhnen und die Mutter wird diese Aufgabe allein übernehmen. Dabei bietet die Badezeit dem Vater eine gute Gelegenheit, die eigene Beziehung zum Baby zu vertiefen – und die Mutter wird auf diese Weise entlastet.

### Wie Sie Ihr Baby halten

Babys werden gern fest angefasst und sind um einiges robuster, als Sie denken. Greifen Sie hinter seinen Rücken und halten Sie das Baby an der Ihnen abgewandten Achselhöhle; Schultern, Hals und Kopf liegen dabei auf Ihrem Unterarm. Die andere Hand haben Sie frei, um das Baby zu waschen oder gerade benötigte Utensilien, z.B. ein Handtuch, zu ergreifen.

Halten Sie Ihr Baby in der Badewanne immer fest. Auch wenn es allein sitzen kann, dürfen Sie es nicht unbeaufsichtigt lassen, nicht einmal für einen Augenblick.

Ein nasses Baby ist sehr glitschig. Eine kleine Babybadewanne bietet weniger Freiraum und Sie haben das Baby dort wahrscheinlich sicherer im Griff. Eine Babybadewanne können Sie auf den Wickelplatz stellen, sodass Sie sich nicht nach unten beugen müssen und Ihr Rücken dadurch weniger belastet wird.

### Das Baby baden

Geben Sie weder Badeschaum noch Seife ins Babybad; diese Produkte trocknen die Haut aus. Gut geeignet ist dagegen ein rückfettendes Badeöl oder ein sehr mildes, hypoallergenes Babybadeöl.

Das Baden sollte in einer fröhlichen Atmosphäre stattfinden. Wenn Ihr Baby anfangs ängstlich oder unruhig ist, sprechen und lachen Sie mit ihm. Mit der Zeit wird ihm das Baden Spaß machen. Wenn es älter ist, geben Sie ihm Spielsachen mit in die Wanne. Nehmen Sie sich für das Baden viel Zeit und vermeiden Sie nach Möglichkeit jegliche Hektik.

Wenn Ihr Baby älter ist und sich in der Wanne wohl fühlt, können Sie ein wenig Wasser in sein Gesicht spritzen und ihm zeigen, wie man mit dem Wasser planschen kann. Viele Eltern baden gern gemeinsam mit ihrem Baby. Das ist eine wundervolle Erfahrung, die vielen Babys gefällt und die von den ersten Lebenstagen an möglich ist. Waschen Sie Babys Gesicht und seine Haare in diesem Fall vor dem Baden. Geben Sie Babybadeöl in das gemeinsame Bad und achten Sie auf eine nicht zu hohe Wassertemperatur – das Wasser wird Ihnen eher kühl erscheinen.

### Spaß haben

Mit Hilfe von Wasserspielzeug wird die Badezeit für das Baby noch viel lustiger und attraktiver. Legen Sie sich Schiffe und Plastikbilderbücher in hellen Farben zu; geeignet ist alles, was die Aufmerksamkeit des Babys auf sich zieht.

Wenn Ihr Baby schon ein wenig älter ist, können Sie ihm auch Plastikbecher geben, damit es damit Wasser umschütten kann.

Beim Spielen in der Badewanne müssen Sie Ihr Baby immer festhalten. Lassen Sie Ihr Baby oder Kleinkind auf keinen Fall unbeaufsichtigt in der Badewanne.

## TIPPS FÜR EIN FRÖHLICHES BAD

**Wenn Sie Ihr Baby baden,** sollten Badezimmer und der Raum, in dem Sie das Baby ankleiden, aufgeräumt und warm sein. Neugeborene kühlen sehr schnell aus und haben häufig einen Widerwillen gegen das Ausziehen. Daher schreien sie anfangs oft während des Badens.

**Tragen Sie Kleidung, die nass werden darf,** wenn Sie Ihr Baby baden – Sie werden bestimmt nass!

**Säubern Sie das Gesicht Ihres Babys vor dem Baden mit Watte** (siehe »Katzenwäsche«, S. 33). Auch die Haare waschen Sie ihm vor dem Baden (siehe »Haarewaschen«, S. 34). Es reicht aus, die Haare einmal in der Woche zu waschen.

**Bevor Sie Ihr Baby in die Wanne setzen, legen Sie alles Notwendige, wie Handtuch und Spielsachen, griffbereit.**

**Prüfen Sie die Wassertemperatur mit Ihrem Ellbogen,** der empfindsamer ist als Ihre Hand. Das Badewasser sollte sich warm, aber keinesfalls heiß anfühlen. Lassen Sie kein heißes Wasser nachlaufen, während Ihr Baby in der Wanne ist.

**Auch wenn Ihr Baby beim Baden jedes Mal schreit,** denken Sie daran, dass es seinen Widerwillen bald überwinden wird. Dann wird es das Baden mit den Eltern sehr genießen.

# DIE ERSTEN WOCHEN

DIE ERSTEN WOCHEN MIT EINEM BABY sind gewöhnlich hektisch und kräftezehrend. Sie lernen Ihr Baby kennen und gewöhnen sich an die enormen
Veränderungen in Ihrem Leben. In den ersten Wochen gibt es meist keinen
Tag- und Nachtrhythmus; in dieser Zeit wird aus Ihrem schläfrigen Neugeborenen ein aufmerksamer Säugling.

## Wie Ihr Baby reagiert

*Ihr Baby kann gleich nach der Geburt auf seine Umgebung reagieren.*

**Nach wenigen Wochen sind einige der angeborenen Reflexe**, wie der Moro-Reflex oder der Schreitreflex, beinahe bzw. vollständig verschwunden.

**Ihr Baby kann seinen Blick nur auf kurze Entfernung fixieren**, doch es kann Ihren Bewegungen mit den Augen folgen. Bei hellem Licht schließt es die Augen oder blickt auf eine dunklere Stelle. Eine Sehbehinderung ist selten; wenn Ihr Baby jedoch mit sechs Wochen noch keine Gegenstände betrachtet, sprechen Sie Ihren Kinderarzt bei der U3 darauf an (*siehe S. 36*).

**Ihr Baby erschrickt bei lauten Geräuschen** und beruhigt sich, wenn es die vertrauten Stimmen der Eltern hört. Es wendet seinen Kopf in ihre Richtung. Wenn Ihr Baby bei Ihrem Anblick überrascht zu sein scheint, hat es Sie vielleicht nicht kommen gehört. Darüber sollten Sie bei der U3 mit dem Kinderarzt sprechen.

## EINE ROUTINE FINDEN

In den ersten sechs Lebenswochen eines Babys gibt es normalerweise kein geregeltes Leben und keine Routine. Ein Flaschenbaby bekommt seine Mahlzeiten zwar regelmäßiger als ein Stillkind und schläft vielleicht auch einmal länger, aber auch bei ihm wird man kaum vorhersagen können, wie lange diese Abstände sind und wann die nächste Flasche fällig ist. Verzweifeln Sie also nicht, wenn Ihr Baby in dieser Zeit völlig »unberechenbar« ist. Das ist normal. Die Dinge werden allmählich ins Lot kommen, vor allem, wenn Sie das wirklich wollen.

**Wann sollte ich damit beginnen?**
Wenn das Baby etwa sechs Wochen alt ist, halten es viele Eltern für angebracht, eine gewisse Routine einzuführen. Dieser Zeitpunkt ist jedoch nur ein Anhaltspunkt. Im sechsten bis siebten Lebensmonat findet außerdem die U 5 statt, bei der Ihr Kind nochmals gründlich untersucht und seine Entwicklung kontrolliert wird.

Schon nach den ersten Wochen können Sie beginnen, einen Tag- und Nachtrhythmus einzuhalten. Beginnen Sie damit, wenn Sie den Zeitpunkt für gekommen halten. Wenn Sie nach Bedarf stillen, sollte Ihr Baby nun nicht länger als 20 Minuten für eine Mahlzeit benötigen. Wenn Sie die Flasche geben, sollte

Ihr Baby sechs Flaschen am Tag bekommen und in diesem Alter einigermaßen zügig trinken.

Nach einer Mahlzeit sollte es schlafen oder, wenn es nicht müde scheint, spielen. Schon kleine Babys lieben Gesellschaft und finden es langweilig und einsam, allein im Bett oder Wagen zu liegen. Sie können Ihr Baby auf den Boden auf eine Spieldecke legen, sodass es nach Herzenslust strampeln kann.

Mit etwa sechs Wochen ist Ihr Baby schon sehr munter. Sie können es abgestützt in eine Wippe setzen, damit es seine Umgebung beobachten kann. Lassen Sie es aber nicht länger als 15 Minuten in der Wippe liegen und stellen Sie die Wippe nicht auf eine erhöhte Fläche.

## SCHLÄFCHEN TAGSÜBER

Das Baby sollte morgens und nachmittags ein Schläfchen machen; dieser Rhythmus wird sich von selbst herausbilden, sobald das Baby älter ist. Sie müssen nicht befürchten, dass Ihr Baby nachts nicht müde ist, wenn es zweimal am Tag schläft. Das Gegenteil ist oft der Fall: Wenn ein Baby tagsüber zu wenig schläft, findet es abends kaum Ruhe.

## SCHLAFENSZEIT

Sie können jetzt auch ein Einschlafritual einführen (*siehe S. 30*); es hilft Ihrem Baby zu erkennen, wann es

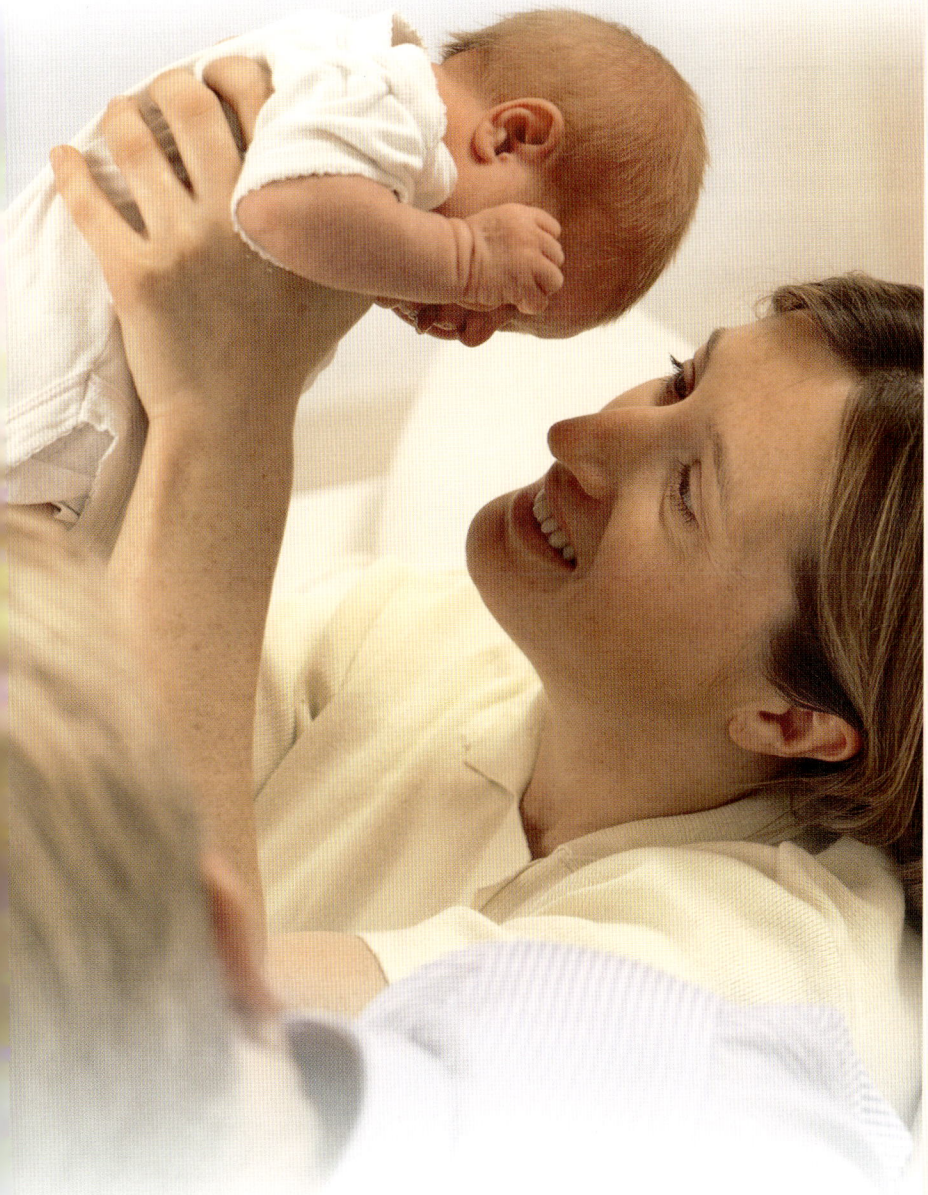

## DIE U3

**Bei der Vorsorgeuntersuchung U3, die in der vierten bis sechsten Lebenswoche vom Kinderarzt durchgeführt wird**, wird das Baby nochmals gründlich untersucht.

**Größe und Gewicht des Babys werden kontrolliert** und seine Reflexe werden überprüft.

**Der Arzt prüft das Bewegungsverhalten** Ihres Babys.

**Der Arzt untersucht, ob das Baby einen Gegenstand mit den Augen verfolgt** und ob es schielt.

**Die Hüftstellung wird überprüft.** Manche Babys werden mit einer angeborenen Fehlstellung der Hüfte, einer Hüftdysplasie, geboren; dabei ist das Hüftgelenk instabil und kann sich verschieben. Wenn diese Fehlstellung frühzeitig diagnostiziert wird, ist sie in der Regel gut behandelbar. Andernfalls wird das Kind später hinken. Mädchen sind von dieser Anomalie häufiger betroffen als Jungen.

**Bei einem Jungen wird kontrolliert, ob sich die Hoden in den Hodensack gesenkt haben.** Wenn das nicht der Fall ist, wird noch einige Monate abgewartet und der Hodenstand regelmäßig kontrolliert, da sich die Hoden in dieser Zeit oft noch von selbst senken.

**Bei einem Frühgeborenen** wird der zeitliche Rückstand bei der Beurteilung der Entwicklung berücksichtigt.

**Bei der U3 haben Sie auch die Möglichkeit, Sorgen und Unsicherheiten** hinsichtlich der Entwicklung oder Pflege des Babys mit dem Kinderarzt zu besprechen.

Zeit ist, ins Bett zu gehen. Das abendliche Baden macht das Baby ebenfalls müde und kündigt ihm an, dass es Zeit zum Schlafen ist. So kann sich das Baby allmählich auf die Schlafenszeit einstellen.

Es erleichtert die Einführung einer Routine, wenn Sie notieren, wann Ihr Baby schläft und wann es gefüttert werden will. Auf diese Weise können Sie erkennen, welcher Rhythmus sich bei Ihrem Baby herausbildet; daran können Sie sich orientieren, wenn Sie einen festen Tagesablauf vorgeben wollen. Natürlich sollten Sie akzeptieren, dass Sie bei aller Routine immer flexibel bleiben müssen – Eltern, die sich dieser Tatsache verschließen, sind bald gereizt und frustriert. Andererseits lieben Babys Routine und Gleichförmigkeit. Babys, die einen wenig ausgebildeten Tag- und Nachtrhythmus haben, entwickeln sich häufig zu schlechten Schläfern. Das möchten Sie mit Sicherheit nicht erleben – daher ist das Einführen einer Routine für alle von Vorteil.

# BEIKOST EINFÜHREN

DIE EINFÜHRUNG VON BEIKOST IST EIN WICHTIGER SCHRITT hin zu einer gesunden Entwicklung Ihres Babys. Dabei wird es allmählich mit anderen Nahrungsmitteln außer Muttermilch oder Säuglingsmilch vertraut. In der Regel beginnt man im sechsten Lebensmonat mit der Einführung von Beikost. Oft ist es anfangs eine ziemliche Mantscherei, aber diese Phase bereitet den Eltern auch Freude und beweist, dass ein weiterer Meilenstein erreicht worden ist.

## Knabbereien

*Sobald Ihr Baby alt genug ist, um allein zu essen (gewöhnlich mit etwa acht Monaten, wenn es beginnt, die Welt mit dem Mund zu erforschen), können Sie ihm die folgenden Knabbereien in die Hand geben:*

**Kleine Stücke gekochtes Gemüse**, z.B. Karotte. Geben Sie ihm keine kleinen runden Gemüsesorten, wie Erbsen oder Maiskörner, da es sich daran verschlucken könnte.

**Kleine Stücke frisches Obst**, z.B. ein Stück reife Banane oder reife Birne. Geben Sie ihm keine Weintrauben oder Obst mit Steinen oder Kernen, da es sich daran verschlucken könnte.

**Rosinen**, aber nicht zu viele, da diese im Übermaß genossen abführend wirken können.

**Brotstücke und Reiswaffeln**, die das Baby in ein Getränk tunken kann.

**Zwieback**, am besten zuckerfrei.

**Kleine Toastdreiecke**, mit verschiedenem Belag, z.B. püriertes Gemüse. Der Toast kann auch in ein Getränk getunkt werden.

## DER RICHTIGE ZEITPUNKT

Viele Fachleute empfehlen, Beikost erst im Alter von sechs Monaten einzuführen. Bis zu diesem Zeitpunkt deckt die Milch (idealerweise Muttermilch) den für das Wachstum des Babys erforderlichen Nährstoffbedarf. Erst danach ist zusätzliche Nahrung erforderlich. Vor dem vierten Lebensmonat ist das Verdauungssystem des Babys noch nicht ausgereift und kann andere Nahrungsmittel noch nicht verarbeiten. Feste Kost kann allergische Reaktionen auslösen und zur Entwicklung von Ekzemen, Asthma oder Heuschnupfen führen.

Wenn Ihr Baby nach einer Milchmahlzeit noch hungrig ist oder zwischen den Mahlzeiten bzw. nachts Hunger hat, sollten Sie beginnen, ihm Beikost zu geben.

Feste Speisen ersetzen zu diesem Zeitpunkt aber keinesfalls die Milch; das Baby muss bis zum Alter von einem Jahr täglich immer noch mindestens 600 ml Muttermilch oder Milchnahrung trinken. Achten Sie also darauf, dass es weiterhin seine Fläschchen trinkt oder ausreichend gestillt wird.

Im Idealfall bereiten Sie Babykost aus frischen Zutaten selbst zu. Auch qualitativ hochwertige Gläschenkost hat einen anderen Geschmack als selbst zubereitete Kost. Sie ist auch von weicherer Konsistenz. Es besteht die Gefahr, dass Ihr Baby sich an

diese weiche Beschaffenheit gewöhnt, »kaufaul« wird und später kräftigere Speisen ablehnt.

## BEIKOST EINFÜHREN

Bieten Sie zunächst einmal am Tag vor einer Milchmahlzeit Beikost an, am besten zur Mittagsmahlzeit. Behalten Sie dieses Schema einige Tage bei, bis sich Ihr Baby daran gewöhnt hat. Sobald es bei dieser Mahlzeit gut isst,

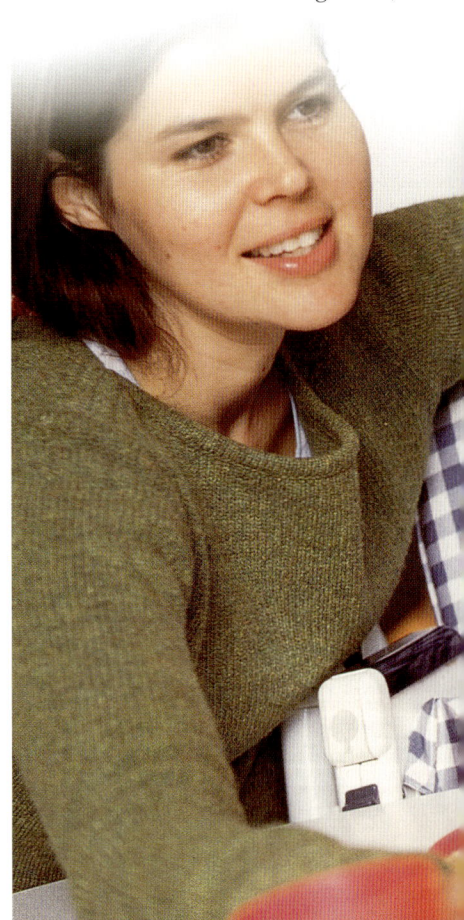

können Sie Beikost bei einer weiteren Mahlzeit anbieten, bis das Baby dann dreimal am Tag Beikost bekommt, und zwar zusätzlich zu der gewohnten Portion Milch.

Geben Sie Ihrem Baby zunächst einen Gemüse- oder Obstbrei aus gekochter und pürierter Karotte, aus Blumenkohl, Kartoffel, Pastinake, einer Banane oder einem sehr reifen Apfel.

Ab dem neunten Monat können Sie ihm abends einen Milch-Getreidebrei aus Mais-, Hirse-, Buchweizen- oder Reisflocken anbieten.

Fügen Sie den Speisen weder Salz noch andere Gewürze zu. Breikost können Sie in größeren Mengen zubereiten und in Eiswürfelbehältern einfrieren. Sie werden feststellen, dass sich die Mahlzeiten für eine ganze Woche innerhalb von einer Stunde zubereiten lassen.

## ALLEIN ESSEN

Ab etwa acht Monaten kann Ihr Baby die Flasche allein halten und beginnt aus einer Schnabeltasse zu trinken; allerdings bekommen viele Babys abends gern noch ein Fläschchen oder die Brust.

Mit etwa acht Monaten beginnt das Baby, sich alles in den Mund zu stecken – Essbares wie nicht essbare Dinge. Außerdem will es nun allein essen, mit den Fingern oder mit einem Löffel. Beides ist anfangs eine ziemliche Manscherei. Doch Babys, die früh allein essen dürfen, entwickeln sich später nur selten zu heiklen Essern.

Unterstützen Sie Babys Wunsch, allein zu essen, indem Sie möglichst oft gemeinsam mit ihm essen und ihm Knabbereien geben, die es allein essen kann (*siehe S. 38*), oder Speisen, die es vom Löffel essen kann.

## ERSTE SPEISEN

*Im Folgenden finden Sie einige Nahrungsmittel, die Sie einem Baby im Alter von etwa sechs Monaten bedenkenlos geben können.*

**Mit 6 Monaten** Kartoffeln, Zucchini, Karotten, Blumenkohl, Brokkoli, grüne Bohnen, Spinat, Äpfel, Birnen, Bananen (sehr reif und roh).

Wenn Sie nicht sicher sind, ob Sie ein bestimmtes Nahrungsmittel geben können, fragen Sie den Kinderarzt.

*Wenn das Baby älter als sechs Monate ist, ist sein Verdauungssystem weiter ausgereift und Sie können allmählich weitere Nahrungsmittel einführen.*

**Ab 6 Monate** Zerdrückte Erbsen und andere Hülsenfrüchte; Milchprodukte, wie Joghurt (geben Sie noch keine Kuhmilch als Getränk), Hühnchen, Rindfleisch, Weizenprodukte (z.B. Brot oder Nudeln).

**Ab 9 Monate** Tomaten, rote Früchte, Zitrusfrüchte, Trauben, Steinobst (z.B. Pflaumen und Pfirsiche), Fisch (aber noch keine Schalentiere).

**Ab 12 Monate** Eier, Kuhmilch (als Getränk).

Geben Sie neue Nahrungsmittel zunächst nur in kleinen Mengen und warten Sie 24 Stunden ab, um eine mögliche allergische Reaktion zu erkennen. Manche Nahrungsmittel (z.B. Kiwi) sollten Sie nur in ganz geringen Mengen geben, da sie das Verdauungssystem des Babys reizen können.

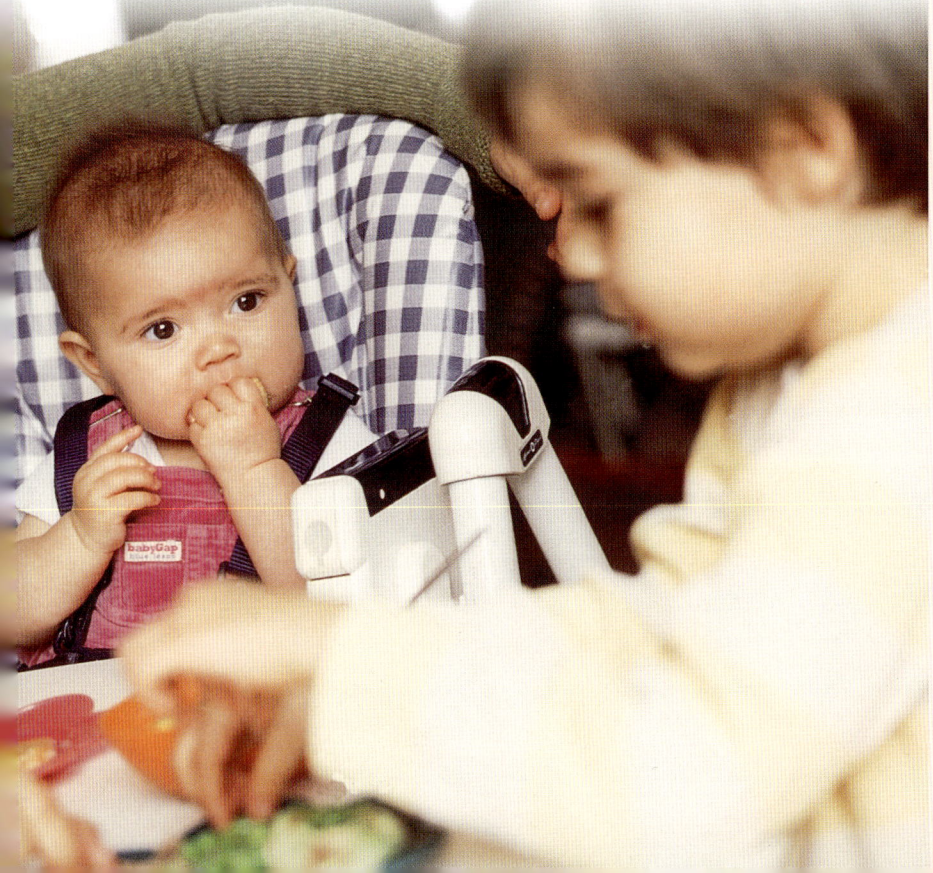

# UNGEEIGNETE NAHRUNGSMITTEL

Bestimmte Nahrungsmittel sollten Sie dem Baby im ersten Lebensjahr nicht geben, weil sie nährstoffarm oder ungesund sind. Auf andere sollten Sie verzichten, weil sie bei manchen Babys allergische Reaktionen auslösen können. Dies gilt vor allem, wenn Sie, Ihr Partner oder nahe Verwandte an Allergien leiden.

### Nährstoffarme oder ungesunde Nahrungsmittel

Lebensmittel mit hohem Salzgehalt, wie Chips oder Fertiggerichte, sind für Kleinkinder ungeeignet, weil sie die Nieren belasten. Zuckerhaltige Speisen, wie Kuchen und Kekse, weisen wenige Nährstoffe auf und gewöhnen das Baby nur an Süßes.

Nicht geeignet sind auch fettreduzierte Lebensmittel. Kinder benötigen Fett, das sie mit Energie versorgt und für die Verstoffwechslung be-

stimmter Vitamine erforderlich ist. Solange Ihr Baby normal zunimmt, besteht keine Notwendigkeit, seinen Fettverzehr einzuschränken. Daher sollten Kinder bis zum Alter von fünf Jahren auch nur Vollmilch erhalten.

### Spezielle Ernährungsformen

Wenn Sie Ihr Kind vegetarisch oder vegan ernähren wollen, müssen Sie darauf achten, dass es alle für die Entwicklung von Knochen, Muskeln, Nervensystem und Gehirn erforderlichen Nährstoffe erhält. Da Kalzium und Vitamin $B_{12}$ (beide unverzichtbar für das Wachstum) nur in tierischen Nahrungsmitteln vorkommen, sollten Sie mit dem Kinderarzt oder einem Ernährungsberater besprechen, wie Sie die Versorgung sicher stellen können.

### Allergieauslösende Nahrungsmittel

Bei der Geburt ist das Immunsystem des Babys noch nicht vollständig ent-

wickelt. Wenn in Ihrer Familie eine allergische Veranlagung vorhanden ist (z.B. für Asthma oder Neurodermitis), besteht eine erhöhte Wahrscheinlichkeit, dass Ihr Baby auf eine zu frühe Gabe bestimmter Nahrungsmittel allergisch reagiert.

Eine allergische Reaktion tritt ein, wenn sich das Immunsystem von fremden Substanzen angegriffen fühlt und dagegen Antikörper bildet. Am häufigsten lösen Eier, Nüsse, Sesamsamen, Soja, Weizen, Fisch, Schalentiere und Kuhmilch Allergien aus.

Auf Eier sollte man im ersten Lebensjahr ganz verzichten. Danach können Sie zunächst ein Viertel gekochtes Eigelb geben, dann ein halbes und später ein ganzes Ei. Geben Sie Ihrem Kind nicht sofort Rührei oder ganze Eier.

Auf Nüsse und Sesamsamen reagieren immer mehr Kinder allergisch. Am besten geben Sie Ihrem Kind frühestens mit drei Jahren

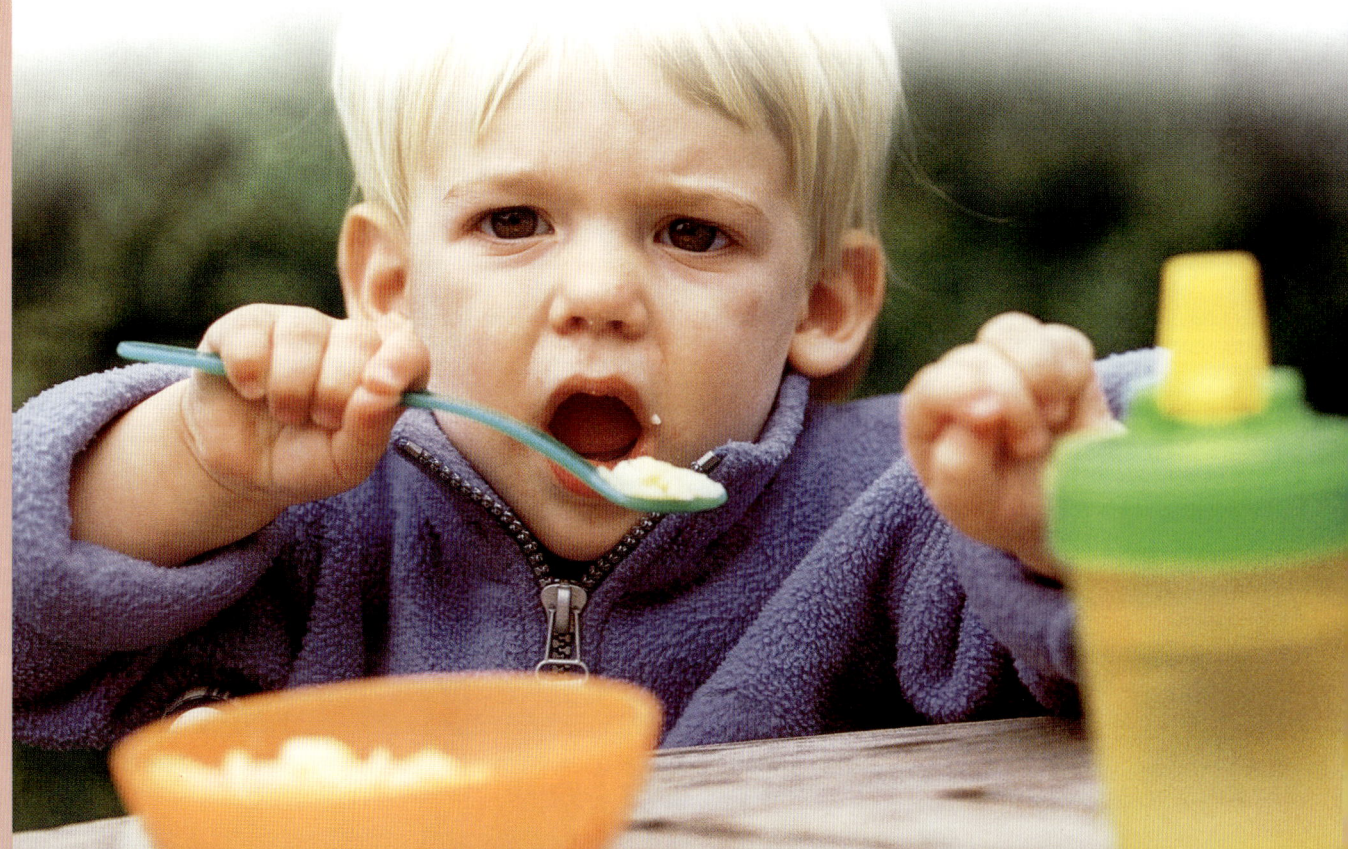

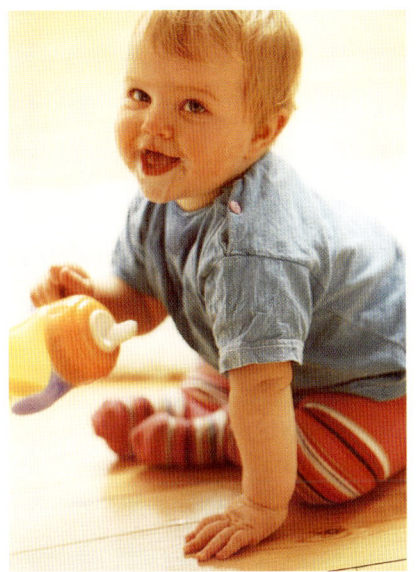

Nüsse oder Samen und zwar nur in sehr geringen Mengen. Wenn Ihr Kind gegen Nüsse allergisch ist, sollten Sie bei Fertigprodukten immer die Zutatenliste lesen, da Nüsse, Samen und ihre Öle in vielen derartigen Zubereitungen enthalten sind.

Fisch sollte vor dem neunten Lebensmonat nicht gegeben werden. Entfernen Sie sorgfältig alle Gräten. Schalentiere sollten Sie frühestens im Alter von zwei Jahren geben.

### Wann kann ich Milch geben?

Kuhmilch sollte als Getränk nicht vor dem ersten Geburtstag gegeben werden, da Milch im Kleinkindalter der häufigste Allergieauslöser ist. Sie können Ihrem Kind aber Joghurt, Käse und andere Milchprodukte geben. Wechseln Sie nicht ohne Rücksprache mit dem Kinderarzt zu Sojamilch – auch sie kann Allergien auslösen.

Wenn Sie vermuten, dass Ihr Kind eine Unverträglichkeit oder Allergie hat (eine Allergie verursacht eine sofortige, schwere Reaktion), konsultieren Sie sofort den Kinderarzt. Er wird einen Allergietest durchführen.

## BEIKOST – FRAGEN & ANTWORTEN

### Wie viel Beikost sollte ich meinem Baby geben?

Anfangs genügt ein Esslöffel. Bald wird Ihr Baby bei jeder Mahlzeit zwei bis drei Esslöffel essen. Danach lassen Sie sich vom Appetit Ihres Babys leiten. Geben Sie ihm möglichst ungesüßte Speisen, um es nicht schon früh an die Geschmacksrichtung »süß« zu gewöhnen.

### In welchem Rhythmus gebe ich Milch und Beikost?

Am besten funktioniert es meist, wenn man Beikost und Milch im Wechsel gibt. Ein typischer Speiseplan für ein achtmonatige Baby sieht so aus:

| | |
|---|---|
| Am frühen Morgen: | Milch |
| Frühstück: | Reis- oder Getreidebrei |
| Vormittagsmahlzeit: | Milch |
| Mittagsmahlzeit: | Gemüsebrei |
| Nachmittagsmahlzeit: | Milch |
| Abendessen: | Obst- oder Gemüsebrei |
| Vor dem Einschlafen: | Milch |

Mit der Zeit wird Ihr Baby eine Milchmahlzeit auslassen – die am Vormittag oder Nachmittag (meist schläft es dann zu dieser Zeit auch nicht mehr). Geben Sie Milch und Beikost trotzdem weiterhin im Wechsel, um sicherzustellen, dass Ihr Baby im ersten Jahr täglich 600 ml Muttermilch oder Milchnahrung trinkt.

### Wann sollte ich Speisen von festerer Konsistenz einführen?

Nach dem sechsten Lebensmonat kann das Baby auch Speisen von festerer Beschaffenheit essen, selbst wenn es noch keine Zähne hat. Mit seinem Gaumen kann es festere Stücke zerdrücken. Lassen Sie es wegen der Erstickungsgefahr aber nicht unbeaufsichtigt, wenn es festere Speisen isst. Dies gilt vor allem auch dann, wenn es alt genug ist, um Knabbereien allein mit den Fingern zu essen. Um Ihr Baby an die festere Konsistenz der Nahrung zu gewöhnen, zerdrücken Sie die Speisen mit einer Gabel, anstatt sie zu pürieren; später schneiden Sie sie in kleine Stücke. Ihr Baby gewöhnt sich auf diese Weise von klein auf an gründliches Kauen der Speisen.

### Was soll mein Baby trinken?

Wasser ist das beste Getränk (geben Sie in den ersten sechs Monaten abgekochtes, abgekühltes Wasser), weil es den Durst stillt und den Zähnen nicht schadet. Viele Babys mögen den Geschmack von Wasser nicht, weil sie bisher nur die süße Milch gewohnt waren. Lassen Sie sich nicht beirren und bieten Sie Ihrem Baby regelmäßig ein paar Schluck Wasser an. Die meisten Babys gewöhnen sich allmählich an den Geschmack.

### Und wenn mein Baby pures Wasser verweigert?

Wenn Ihr Baby wirklich kein Wasser mag und die Gefahr einer Dehydrierung besteht (dabei tritt Verstopfung auf), verdünnen Sie ungesüßten, reinen Fruchtsaft zur Hälfte mit Wasser. Gefiltertes Wasser muss abgekocht und abgekühlt werden. Geeignet ist auch stilles Mineralwasser mit niedrigem Mineralstoffgehalt.

### Darf mein Baby zwischen den Mahlzeiten einen Snack bekommen oder sollte ich darauf bestehen, dass es nur »drei Mahlzeiten am Tag« isst?

Ältere Babys und Kleinkinder verbrauchen eine Menge Energie, können aber in der Regel keine großen Mahlzeiten zu sich nehmen. Snacks können sinnvoll sein, um den Energiespiegel aufrechtzuerhalten und Unruhe, die durch Hunger entstehen kann, vorzubeugen. Erwarten Sie aber nicht, dass Ihr Kind sein Mittagessen aufisst, wenn es eine Stunde zuvor einen Snack bekommen hat! Als Zwischenmahlzeit eignen sich ein Stück Obst oder Brot, Reiswaffeln und Käsewürfel.

# UNTERNEHMUNGEN

SOBALD SICH DAS LEBEN MIT IHREM BABY EINGESPIELT HAT, wollen Sie sicher etwas mit ihm unternehmen. Sie können nun nach Lust und Laune einen Spaziergang machen, Freunde besuchen oder sich einer Mutter-Kind-Gruppe anschließen, in der Sie andere Eltern mit Babys kennen lernen. Von diesen sozialen Kontakten profitieren Eltern und Kind.

## Transportmittel

*Es gibt viele verschiedene Transport-möglichkeiten für ein Baby.*

### Tragetücher

Sie sind für kleine Babys geeignet. Dabei haben Sie Ihre Hände frei und können z.B. bequem einkaufen. Babys fühlen sich in einem Tragetuch sicher. Wichtig ist, dass der Kopf abgestützt wird. Andererseits können Tragetücher den Rücken der Eltern belasten, vor allem wenn das Baby älter und schwerer ist.

### Rückentragen

Sie sind für ältere Babys geeignet, die ihren Kopf schon aufrecht halten können. Rückentragen sind immer dann praktisch, wenn kein Kinderwagen eingesetzt werden kann. Außerdem haben die Eltern dabei die Hände frei. Wenn das Kind zwei bis drei Jahre alt ist, kann ihr Gewicht aber eine starke Belastung für den Rücken der Eltern darstellen.

### Kinderwagen und Buggys

Kinderwagen und Buggys gibt es in vielen verschiedenen Modellen – geländegängige Modelle mit großen Rädern oder Kompaktwagen mit integriertem Autositz. Empfehlenswert ist ein Wagen, der verschiedene Liege- und Sitzpositionen ermöglicht.

## VORTEILE FÜR IHR BABY

Schon kleine Babys lieben Abwechslung. Es wird ihnen schnell langweilig. Wenn das Baby nie aus den heimischen vier Wänden herauskommt, immer die bekannten Gesichter und dieselben Spielsachen um sich herum hat, wird es wahrscheinlich unruhig und quengelig. Es fehlen ihm neue Anregungen.

Schon ein regelmäßiger täglicher Spaziergang bringt Ihrem Baby Abwechslung. Außer bei extremen Wetterbedingungen können Sie mit dem Baby ins Freie gehen. Ziehen Sie es warm an, schützen Sie den Kinderwagen mit einer Plane vor Regen oder Schnee oder bringen Sie bei Hitze und Sonnenschein einen Sonnenschirm an. Frische Luft stimuliert Ihr Baby (und sorgt dafür, dass es anschließend müde ist). Im Alter von nur wenigen Wochen wird es voller Interesse die Welt betrachten.

Freunde und Verwandte können Sie auch außerhalb Ihrer Wohnung treffen. Ihr Baby gewöhnt sich dabei an die Gesellschaft anderer Menschen und an eine fremde Umgebung; dies wiederum unterstützt seine soziale Entwicklung.

Bringen Sie in Erfahrung, welche Angebote es in Ihrer Gegend für Eltern mit kleinen Kindern gibt. Viele Schwimmbäder bieten Babyschwimmkurse an (gehen Sie mit Ihrem Baby erst schwimmen, wenn

es gegen Kinderlähmung geimpft worden ist). In Mutter-Kind- und Krabbelgruppen können Babys unter Aufsicht erste Kontakte zu gleichaltrigen Kindern knüpfen und verschiedene Spielformen erkunden. Sie können ihre sozialen und motorischen Fähigkeiten entwickeln und haben Zugang zu einer Vielzahl verschiedener Spielsachen und Aktivitäten, die ihnen zu Hause oft nicht zur Verfügung stehen.

## VORTEILE FÜR DIE ELTERN

Gelangweilte Babys werden bald quengelig – und so ergeht es auch Erwachsenen. Viele Mütter, die bisher ganztags berufstätig waren, erfahren nun, wie einsam und langweilig es sein kann, wenn man endlose Wochen lang mit einem kleinen Baby allein zu Hause sitzt.

Oft wird man sich erst jetzt bewusst, wie wenige Kontakte man an seinem Wohnort hat, wenn man bisher berufstätig war und vor Ort kaum Freundschaften geschlossen hat.

Auch wenn Sie sich bisher sicher waren, dass Sie niemals an Krabbelgruppen oder einem nachmittäglichem Kaffeeklatsch teilnehmen würden, so stellen Sie nun vielleicht fest, dass Sie gerade dort Menschen finden, die in der gleichen Situation sind wie Sie und mit denen Sie sich austauschen können. Bestimmt finden Sie unter anderen Eltern bald

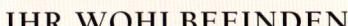

Freunde. Diese neu gewonnenen Freunde können Ihnen emotionale und praktische Unterstützung bieten und Ihnen mit Informationen und Rat zur Seite stehen. (Hüten Sie sich aber vor allzu ehrgeizigen Eltern, die mit ihrem Baby prahlen!)

## AUTOFAHRTEN

Es ist gesetzlich vorgeschrieben, dass Babys im Auto in einem speziellen Babysitz transportiert werden müssen. Verwenden Sie einen Second-hand-Sitz nur, wenn Sie sicher sind, dass er unbeschädigt ist.

Ein Babysitz ist geeignet für Babys bis etwa neun Kilogramm (0–9 Monate). Er

wird entgegen der Fahrtrichtung angebracht. Diese Sitze haben in der Regel Tragegurte, sodass man das Baby in der Schale aus dem Auto nehmen kann.

Ein größeres Baby, etwa ab einem Alter von neun Monaten, benötigt einen Kindersitz, der in Fahrtrichtung angebracht und in der Regel fest auf der Rückbank installiert wird. Bringen Sie einen Kindersitz nicht an einem Sitz an, vor dem ein Airbag installiert ist.

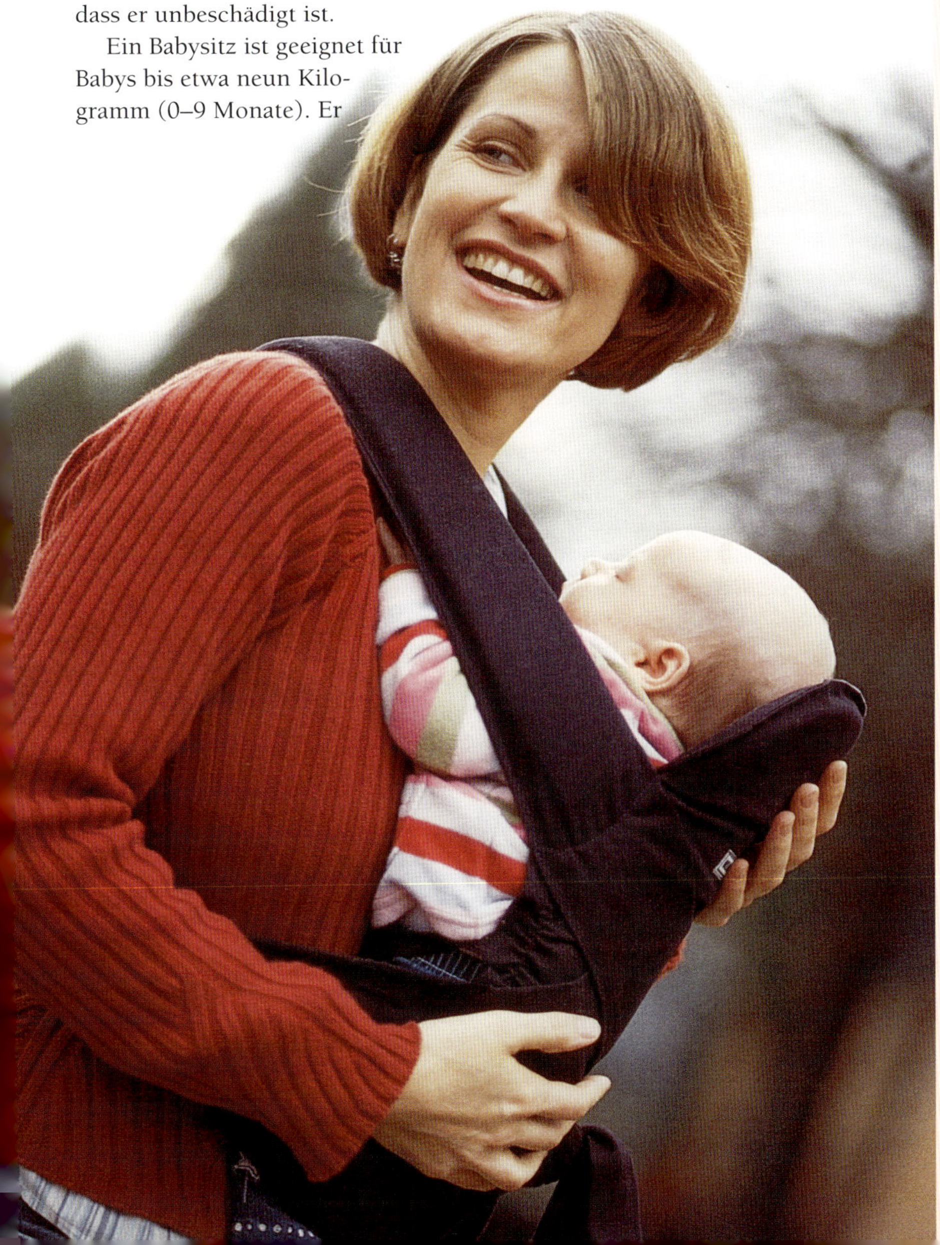

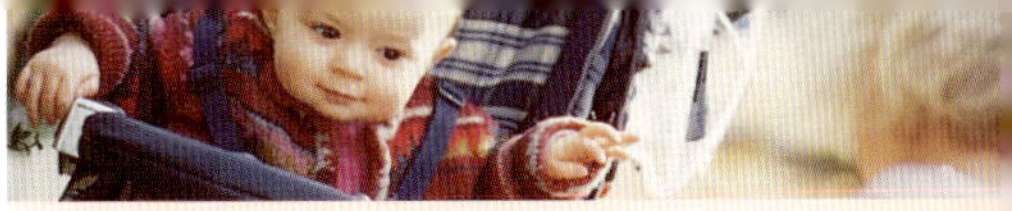

## IHR WOHLBEFINDEN

**An einer Wochenbettdepression leiden mindestens zehn Prozent der Mütter.** Etwa 50 bis 80 Prozent der Mütter leiden an der leichteren Form des »Babyblues«. Zur Vorbeugung ist es wichtig, dass die frisch gebackene Mutter in dieser Phase seelischer Instabilität nicht sozial isoliert ist.

**Versuchen Sie regelmäßig, am besten täglich, einen Spaziergang zu machen.** Sie können Ihr Baby im Kinderwagen, Tragetuch oder Tragesack mitnehmen. Frische Luft und Bewegung tut Ihnen gut, hebt Ihre Stimmung und kommt auch dem Baby zugute.

**Sie sollten mindestens einmal am Tag Kontakt zu einem Erwachsenen haben.** Besuchen Sie Freunde oder nehmen Sie z. B. an einer Krabbel- oder Schwimmgruppe teil.

**Sorgen Sie für Abwechslung.** Egal, ob sich die meiste Zeit Vater oder Mutter um das Baby kümmern, wichtig ist, dass sie jeden Tag mit Erwachsenen zusammenkommen. Das hebt die Stimmung enorm. Soziale Kontakte und Abwechslung bringen zusätzlich den Vorteil, dass man hinsichtlich des eigenen emotionalen und psychischen Wohlbefindens weniger vom Partner abhängig ist. Eine zu starke Abhängigkeit kann die Beziehung belasten.

**Wenn Niedergeschlagenheit,** Weinerlichkeit oder Selbstzweifel länger als zwei Monate anhalten, wenden Sie sich an eine Hebamme oder Ihren Frauenarzt. Eine Wochenbettdepression kann behandelt werden. Je früher die Behandlung einsetzt, umso früher wird die Depression überwunden.

# FORTBEWEGUNG

WÄHREND DER ERSTEN ZWÖLF MONATE SEINES LEBENS entwickelt sich Ihr Baby von einem winzigen Säugling, der sich nicht selbst vorwärts bewegen und kaum seinen Kopf heben kann, zu einem munteren Kleinkind, das krabbelt und läuft. In diesen ersten zwölf Monaten vollzieht sich die schnellste körperliche und geistige Entwicklung im Verlauf der Kindheit. Es ist eine faszinierende Zeit für die Eltern.

## Kindersichere Wohnung

*Jetzt, da Ihr Kind nach und nach seine motorischen Fähigkeiten entwickelt, müssen Sie Ihre Wohnung kindersicher machen, um das Unfallrisiko möglichst gering zu halten (siehe S. 165).*

**Stellen Sie einen Laufstall auf**, in dem sich Ihr Kind unbehindert bewegen kann, wenn Sie es einen Augenblick nicht beaufsichtigen können.

**Schnallen Sie das Baby** in der Wippe immer mit dem Gurt an.

**Bringen Sie am oberen und am unteren Ende von Treppen** Treppenschutzgitter an, bevor das Baby zu krabbeln beginnt.

**Entfernen Sie wacklige Möbelstücke**, da das Baby versuchen wird, sich an ihnen in den Stand hochzuziehen.

**Eine Wippe** sollte immer auf ebenem Boden stehen.

**Denken Sie voraus**. Überlegen Sie, was Ihr Baby in Kürze können wird und wie sich diese neue Fähigkeit auswirkt. Lassen Sie Ihr Baby nicht unbeaufsichtigt.

## KÖRPERLICHE ENTWICKLUNG

Kurz nach der Geburt bestehen die Bewegungen Ihres Babys hauptsächlich aus unwillkürlichen Bewegungen oder Reflexhandlungen. Das Baby schließt oder öffnet die Finger, z.B. wenn es gefüttert wird oder schläft (Greifreflex); es wirft Arme und Beine nach außen, wenn es erschrickt (Moro-Reflex); und es zieht die Beine an oder streckt sie aus, wenn es weint oder Schmerzen hat.

Damit aus den unwillkürlichen bewusste Bewegungen werden und sich die motorischen Fähigkeiten entwickeln können, muss sich zunächst das Nervensystem entwickeln. Diese »Vernetzung« findet vom Kopf abwärts und vom Rumpf nach außen statt. Die ersten Körperteile, die gesteuerte Bewegungen ausführen können, sind Kopf und Hals. Die

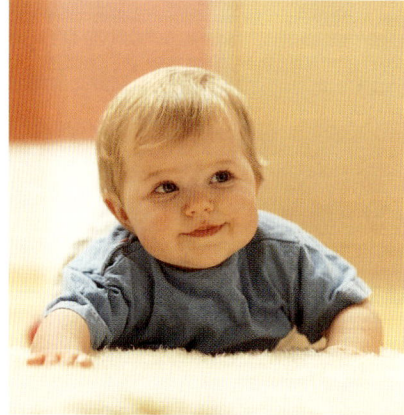

grobmotorischen Fertigkeiten des Rumpfs und der Gliedmaßen entwickeln sich vor den feinmotorischen Fertigkeiten der Finger und Zehen.

### Frühe Entwicklung

Wenn Ihr Baby drei Monate alt ist, kann es seinen Kopf heben. Wenn Sie es auf den Bauch legen, wird es versuchen, seinen Kopf selbst anzuheben, indem es sich auf den Armen abstützt. In dieser Stellung kann Ihr Baby seine Hals- und Rückenmuskeln trainieren und wird zu neuen Bewegungen angespornt (lassen Sie Ihr Baby außerhalb seines Bettchens oder des Laufstalls nicht unbeaufsichtigt!).

### Die Anfänge der Fortbewegung

Ein Neugeborenes kann sich nicht zur Seite rollen; es erlernt diese Fähigkeit im Alter von zwei bis fünf Monaten. Da Sie nicht wissen können, wann es Ihrem Baby das erste Mal gelingt, dürfen Sie es nicht unbeaufsichtigt auf einer erhöhten Fläche, z.B. dem Bett, Wickelplatz oder Sofa, liegen lassen.

Wenn das Baby etwa drei Monate alt ist, kann es, wenn es abgestützt wird, sein eigenes Gewicht tragen. Seine Fußsohlen senken sich. Die Beine werden stabil. Zwischen drei und sechs Monaten lernt es auf- und abzuwippen, wenn es festgehalten wird.

Sein Rücken streckt sich in den ersten Lebensmonaten; mit sechs bis neun Monaten kann es frei sitzen.

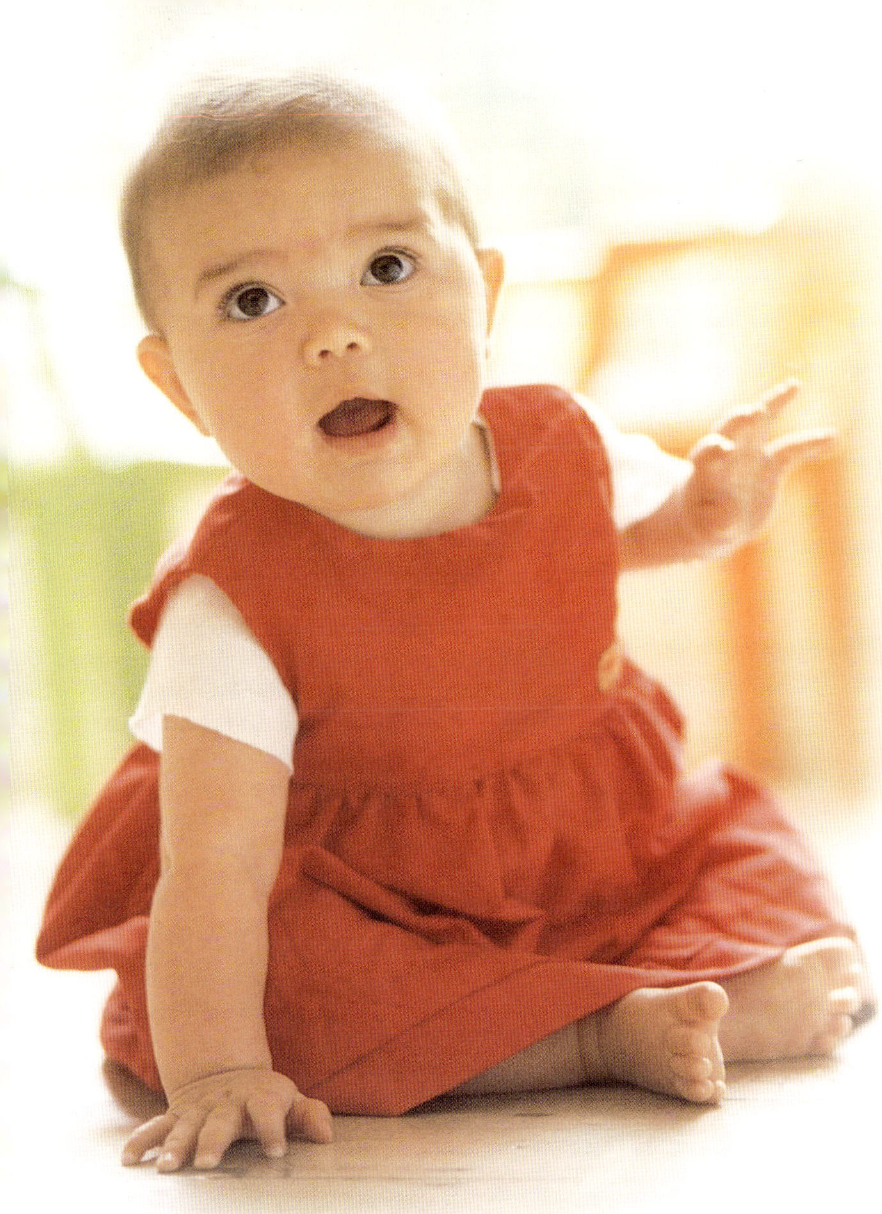

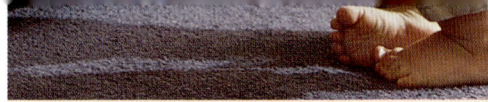

## HÄUFIGE SORGEN

**Ab welchem Alter muss ich mir Sorgen machen, wenn mein Baby noch nicht krabbelt oder läuft?**
Im ersten Lebensjahr kann man nur selten mit Sicherheit feststellen, ob ein körperliches Problem besteht. Vielleicht ist Ihr Baby auch erst spät gesessen oder Sie oder Ihr Partner haben spät laufen gelernt. Wenn die körperliche Entwicklung im Großen und Ganzen normal voranschreitet, besteht höchstwahrscheinlich kein Grund zur Sorge. Wenn die Entwicklung aber insgesamt verzögert ist, wenden Sie sich an den Kinderarzt.

Anfangs wird es gelegentlich zur Seite oder nach hinten kippen; umgeben Sie es daher mit Kissen, damit es weich fällt. Bald wird es jedoch sicher sitzen und einen ganz neuen und aufregenden Blick auf die Welt haben.

## KRABBELN

Den nächsten Schritt bildet für die meisten Babys das Krabbeln. Manche überspringen dieses Stadium und finden dafür eine andere Form der Fortbewegung, z.B. indem sie sich auf dem Po vorwärts schieben. Die Krabbelphase beginnt gewöhnlich zwischen sechs und zehn Monaten. (Beachten Sie, dass alle Altersangaben nur einen Richtwert darstellen.)

Bald wird das Baby schon beängstigend schnell krabbeln; wenn Sie sich einen Moment abwenden, ist es schon ganz woanders. Dieses Stadium ist für die Eltern anstrengend, weil sie ihr Baby ständig überwachen müssen.

## LAUFEN

Normalerweise durchlaufen Babys ein Mobilitätsstadium nach dem anderen; es gibt aber Ausnahmen. Manche Babys überspringen das Krabbeln; sie bleiben monatelang sitzen und stehen dann praktisch von einem Tag zum anderen auf und laufen los. Die meisten Babys drängt es jedoch danach, sich bald nach dem Krabbeln auf die eigenen Füße aufzurichten. Mit etwa

sechs bis zehn Monaten beginnen Babys in der Regel, sich an Gegenständen hochzuziehen, z.B. an ihrem Bettchen oder an einem Stuhl.

### »Hangeln« und laufen

Danach ist es nur noch ein kleiner Schritt zum Laufen. Mit etwa 9 bis 15 Monaten beginnen die meisten Babys, sich an Möbeln entlang zu hangeln oder an der Hand der Eltern ihre ersten Schritte zu machen. Ihr Baby wird sich voller Begeisterung um einen niedrigen Tisch herumhangeln. Dann wird es eines Tages loslassen und seine ersten vorsichtigen Schritte allein gehen. Dies geschieht meist zwischen zehn und 20 Monaten, im Durchschnitt mit 15 Monaten.

Egal, wie sehr Sie mit Ihrem Kind üben, Sie können die Entwicklung seiner motorischen Fähigkeiten nicht beschleunigen. Wenn die Eltern spät gelaufen sind, werden ihre Kinder wahrscheinlich auch spät laufen lernen. Ein Kind, das früh läuft, muss keineswegs ein begabterer Sportler sein als eines, das spät laufen lernt. Die motorische Entwicklung hängt von der Entwicklung des Nervensystems ab und entzieht sich der Einflussnahme durch die Eltern.

# GESCHICKTE HÄNDE

B EI DER GEBURT KANN IHR BABY SEINE HÄNDE noch nicht gezielt einsetzen; mit der Zeit wird ihm aber bewusst, dass sie zu ihm gehören und ihm helfen, eine Vielzahl von Handlungen auszuführen. Die Fähigkeit, die Hände zu benutzen und zunehmend auch feinmotorische Tätigkeiten auszuführen, wird sich kontinuierlich entwickeln – nicht nur im ersten Lebensjahr, sondern während der gesamten Kindheit.

## Sicherheit

**Mit etwa acht Monaten beginnt das Baby, sich alles in den Mund zu stecken.** Sie müssen nun sehr darauf achten, dass es keine Kleinteile verschluckt.

**Räumen Sie Münzgeld und kleine Gegenstände weg,** damit das Baby sie nicht verschlucken kann.

**Kaufen Sie Steckdosensicherungen.** Ein neugieriges Baby hantiert gern mit Gegenständen an Steckdosen.

**Sichern Sie Videorekorder** und andere Elektrogeräte.

**Stellen Sie sicher, dass Schränke und Schubladen, die das Baby erreichen kann, keine gefährlichen Dinge enthalten** oder bringen Sie den Inhalt dieser Schränke in Sicherheit. Sie können dem Baby Zugang zu einer bodennahen Schublade gewähren, die Sachen enthält, mit denen es spielen darf. Dann können Sie im Haushalt weiterarbeiten, während sich Ihr Baby ungefährdet selbst beschäftigt.

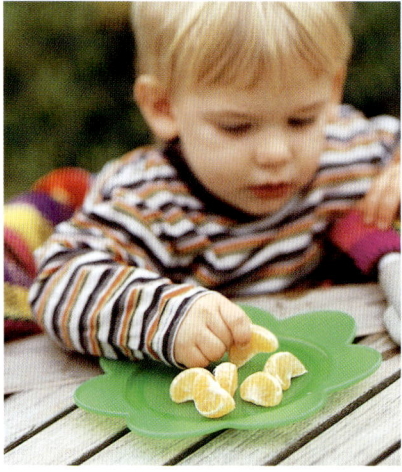

### ERKENNEN DER HÄNDE
Mit etwa drei Monaten erkennt Ihr Baby, dass es Hände besitzt. Dazu mussten sich seine kognitiven Fähigkeiten in gleicher Weise entwickeln wie die motorischen – das Verständnis seines Handelns ermöglicht dem Baby, seine motorischen Fähigkeiten einzusetzen. Wenn es erkennt, dass die Hände zu ihm gehören, beginnt es auch, sie zusammenzuführen.

Zwischen drei und sechs Monaten wird dem Baby bewusst, dass es einen Zusammenhang zwischen Ursache und Wirkung gibt, z.B. kann auf das Ausstrecken der Hand das Festhalten eines Gegenstands folgen. Regen Sie Ihr Baby an, diese Beziehung herzustellen, indem Sie Spielsachen in seine Reichweite legen und es das Danach-Greifen üben lassen.

Ihr Baby weiß auch, wie es mit den Händen winken muss, wenn es etwas will, z.B. seine Flasche. Nun, da es seine Hände entdeckt hat und ihre Bewegungen zunehmend kontrollieren kann, ist es auch in der Lage, bewusst am Daumen zu lutschen.

### GEGENSTÄNDE FALLEN LASSEN
Zwischen sechs und neun Monaten lernt Ihr Baby, Dinge von einer in die andere Hand zu nehmen. Dabei stellt es fest, dass der Gegenstand beim Öffnen der Hand hinunterfällt. Objekte fallen zu lassen wird zu einem Spiel, das Ihr Kind mit großem Vergnügen endlos spielt: Es lässt einen Gegenstand fallen und beobachtet, wie er von einem willigen Erwachsenen wieder aufgehoben wird. Fläschchen oder Löffel werden für dieses Spiel verwendet, vor allem, wenn das Baby keinen großen Hunger hat.

### DER PINZETTENGRIFF
Inzwischen kann das Baby größere Gegenstände festhalten. Wenn die dazu erforderlichen grobmotorischen Fähigkeiten entwickelt sind, können sich die feinmotorischen Fähigkeiten weiter ausbilden. Zwischen sieben und zehn Monaten können Sie beobachten, wie Ihr Baby zunehmend Daumen und Zeigefinger einsetzt, um kleine Gegenstände aufzunehmen. Die Entwicklung dieses „Pinzetten-

griffs« bringt mit sich, dass von nun an alles Mögliche, von Rosinen und anderen Knabbereien über Schmutzpartikel bis zu Münzen und Perlen, in den Mund des Babys wandert.

Die Entwicklung der feinmotorischen Fähigkeiten fällt mit der Phase in der kognitiven Entwicklung zusammen, in der das Baby unbekannte Dinge in den Mund nimmt. Es erforscht die Welt über den Mund, da hier die Nervenendigungen am besten ausgebildet sind. Alle Babys durchlaufen diese Phase in mehr oder minder ausgeprägter Form. Man sollte das Baby nur daran hindern, wenn es etwas Gefährliches in den Mund nehmen will.

Ein Baby, das die meiste Zeit einen Schnuller im Mund hat, macht diese Erfahrungen nur in sehr eingeschränkter Weise. Da das In-den-Mund-Nehmen ein wichtiges Stadium in der Entwicklung des Babys ist, sollte dieses Tun nicht behindert werden. Achten Sie darauf, dass Ihr Baby nur dann am Schnuller nuckelt, wenn es Trost sucht, und geben Sie ihm damit die Chance, auch andere Dinge mit dem Mund zu entdecken.

## KLATSCHEN UND WERFEN

Mit neun Monaten kann Ihr Baby klatschen. Mit zwölf Monaten kann es Sachen werfen. Das ist ihm sehr nützlich, wenn es aus Wut oder Frustration seine Spielsachen, Löffel, Teller oder andere Gegenstände herumwerfen will! In dieser aufregenden Periode entwickelt Ihr Baby sowohl größere körperliche Autonomie als auch seine eigene unabhängige Persönlichkeit.

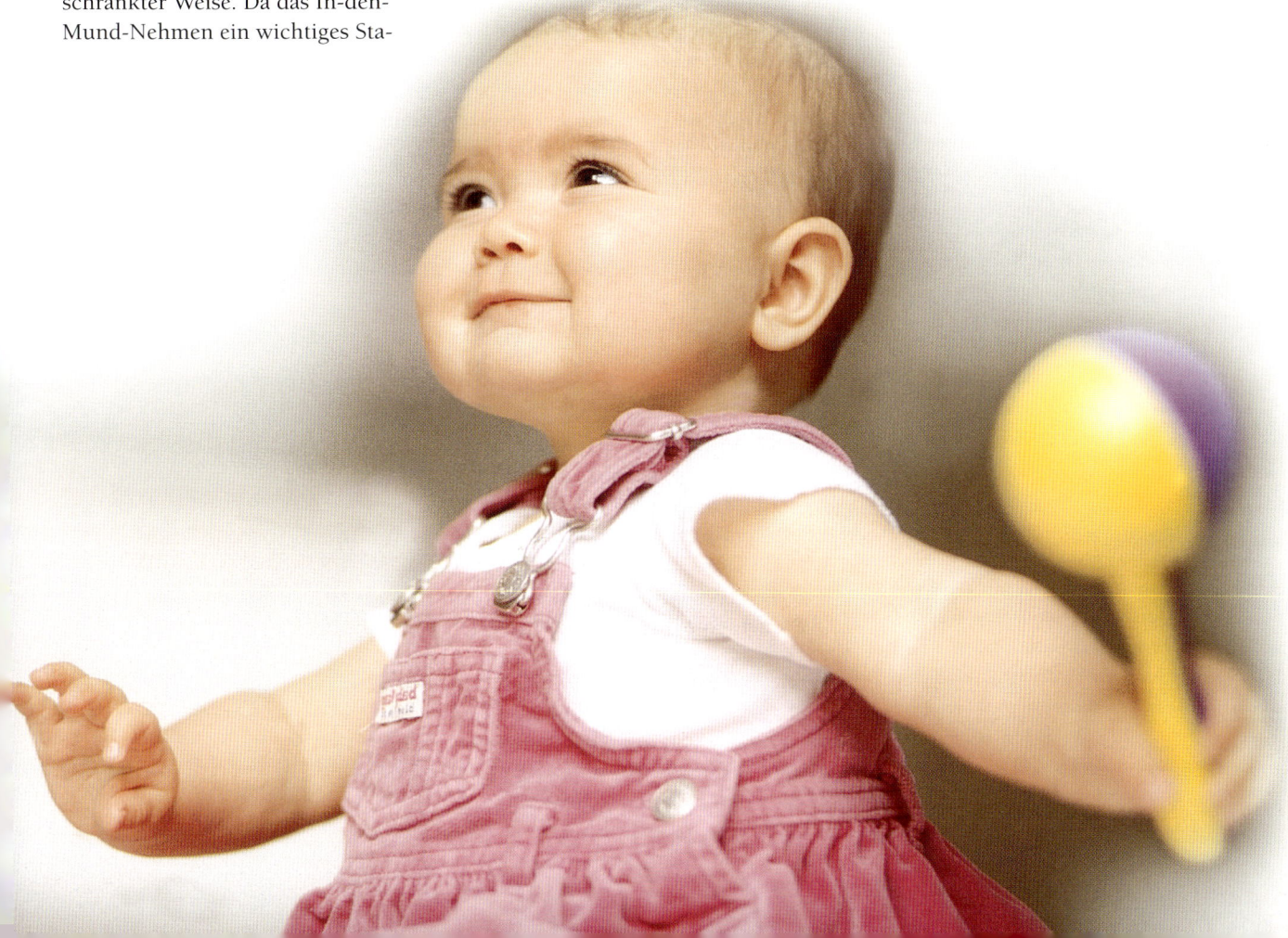

# SPRECHEN

D ER ALLMÄHLICHE ERWERB DER SPRACHE ist für viele Eltern der aufregendste und faszinierendste Bereich der Entwicklung ihres Kindes. Es erscheint unglaublich, dass das Kind ohne jeglichen Unterricht verstehen lernt, was seine Eltern und andere Menschen sagen, dass es komplexe Sätze nachvollziehen und gegen Ende des ersten Lebensjahres seine ersten Wörter sprechen kann.

## Kommunizieren

**Kleine Babys mögen es, wenn die Erwachsenen ihnen beim Sprechen sehr nahe kommen**, da sie ihren Blick auf größere Entfernung nicht fixieren können. Für die Sprachentwicklung ist es von Vorteil, wenn ältere Babys ihre Eltern beim Sprechen sehen und ihre Mundbewegungen beobachten können.

**Babys lieben Mimik** beim Sprechen. Sie finden es besonders schön, wenn der Sprecher lächelt.

**Babys mögen einen hohen, bedächtigen Tonfall**; diese »Babysprache« wenden viele Menschen instinktiv an, wenn sie mit einem Baby sprechen.

**Sobald Ihr Baby beginnt, Laute zu äußern, können Sie sie imitieren**; vielleicht wird Ihr Baby wiederum damit antworten. Dabei übt Ihr Baby die Lautbildung und lernt, wie eine Unterhaltung funktioniert.

**Erzählen Sie Ihrem Baby, was Sie gerade tun**; das bietet eine hervorragende Möglichkeit, ihm die Sprache beizubringen. Ab neun Monaten betrachtet es auch gern Bilderbücher, während Sie über die Bilder sprechen.

## FRÜHES VERSTEHEN

Die ersten sechs Monate bilden in vieler Hinsicht die bemerkenswerteste Periode des Spracherwerbs. Wissenschaftler haben nachgewiesen, dass das Baby in dieser Zeit in der Lage ist, zwischen all den verschiedenen Lauten nicht nur seiner Muttersprache, sondern auch anderer, ihm unbekannter Sprachen zu unterscheiden. Leider verliert es diese Fähigkeit ab dem sechsten Lebensmonat, da es nun das Lautsystem seiner Muttersprache übernimmt und verinnerlicht. Nun hört es vorwiegend auf die Laute, die spezifisch für diese Sprache sind, und beginnt allmählich, den Sinn des Gehörten zu verstehen. Infolge dieser Übernahme von Lautsystemen verwechseln Babys, die von Geburt an zweisprachig aufwachsen, diese nicht, sondern übertragen die Gedanken in unterschiedliche Lautcodes.

## FRÜHE KOMMUNIKATION

Nach der Geburt erkennt das Baby rasch die vertrauten Stimmen der Eltern und beruhigt sich bei deren Klang; es kennt sie schon aus seiner Zeit in der Gebärmutter. Mit drei Monaten wird es voller Vergnügen gurgeln und kreischen – eine frühe Form der Kommunikation. Viele Kinder blubbern in diesem Alter auch endlos. Auf diese Weise trainieren sie ihre Gesichtsmuskeln als Vorbereitung auf das Sprechen.

## VORBEREITUNG AUF DAS SPRECHEN

Zwischen vier und sechs Monaten beginnt das Baby zu plappern; dazu bildet es einen sich wiederholenden Laut aus Konsonant und Vokal, z.B. »gu« oder »ga« (unabhängig von der Sprache, die es später sprechen wird). Früher hielt man dieses Plappern für eine bedeutungslose Aneinanderreihung zufälliger Laute; heute nimmt man an, dass das Plappern die ersten Sprechversuche des Babys darstellen.

Im Alter von etwa sechs Monaten gibt es die ersten Anzeichen, dass das Baby allmählich versteht, was die Eltern ihm sagen. Es gibt jedoch beträchtliche Unterschiede zwischen den einzelnen Kindern. Erstgeborene

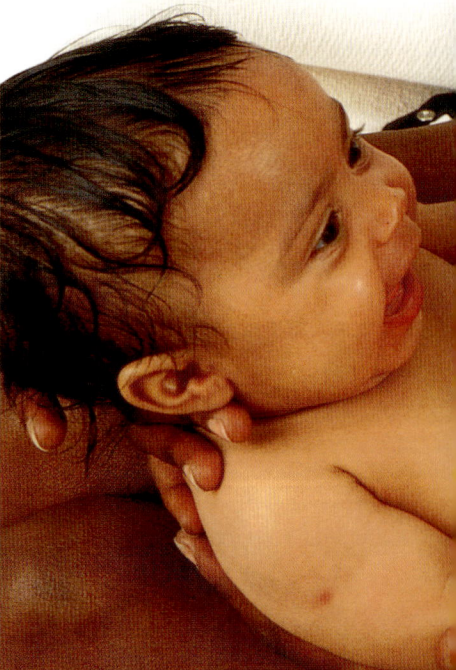

verstehen und sprechen oft früher als nachfolgende Geschwister, einfach weil sie in der Regel häufiger die ungeteilte Aufmerksamkeit ihrer Eltern genießen können. Ältere Geschwister sind oft auch eine Art »Sprachrohr« für die jüngeren; sie drücken deren Wünsche aus und bewahren sie so vor der Mühe, selbst zu formulieren. Auf jeden Fall wird es Ihr Baby im Alter von sechs bis neun Monaten zunehmend verstehen, wenn Sie eine vertraute Person benennen, wie »Papa«, oder einen Gegenstand, wie »Fläschchen«. Es beginnt auch, seinen eigenen Namen zu verstehen und einsilbige Laute zu bilden, die allerdings noch keine verständlichen Wörter darstellen.

## ERSTE WÖRTER

Zwischen neun und zwölf Monaten versteht das Baby einfache Anweisungen und Fragen, wie » nein«, »gib« und »wo ist …?«. Es reagiert zunehmend auf Wörter, Musik und seine Umgebung.

In diesem Stadium sagt Ihr Kind oft »dada« und »mama« als Teil eines ausdrucksvolleren Plapperns; das kann sehr melodiös wirken, als ob das Kind mit sich selbst sprechen würde. Seinem Plappern können Sie auch entnehmen, ob Ihr Baby glücklich oder unzufrieden ist.

Die ersten verständlichen Wörter äußert Ihr Baby zwischen dem neunten und zwölften Monat. Manchmal kreiert es sein erstes eigenes Wort, indem es zwei Wörter miteinander verschmilzt oder ein Wort falsch ausspricht (z.B. einen Namen). Das Wort ist vielleicht für Außenstehende nicht verständlich, doch wenn es Ihr Baby ständig benutzt und Sie es verstehen, gilt es zwischen Ihnen und Ihrem Baby als Verständigungsmittel.

## HÄUFIGE SORGEN

**Mein zwölf Monate altes Baby macht immer noch keine Anstalten zu sprechen.**

Lassen Sie zunächst sein Gehör untersuchen. Kinder, die spät sprechen, haben manchmal Hörstörungen.

Wenn es zu verstehen scheint, was Sie sagen, und erfolgreich durch Zeigen und Plappern kommuniziert, besteht kein Anlass zur Sorge. Ihr Baby braucht einfach länger, bis sich sein Sprachvermögen entwickelt (das gilt insbesondere für zweisprachig aufwachsende Kinder und Zweitgeborene oder nachfolgende Geschwister). Manche Kinder überspringen die Phase der ersten Wörter und äußern ein paar Monate später gleich kurze Zwei-Wort-Sätze.

Nur wenn die körperliche oder geistige Entwicklung Ihres Babys auch in anderen Bereichen verzögert ist oder wenn es nicht plappert, sollten Sie bereits jetzt den Kinderarzt konsultieren. Ihr Gefühl wird Ihnen sagen, ob ein Arztbesuch erforderlich ist oder nicht; denken Sie aber daran, dass es im ersten Lebensjahr kaum möglich ist, eine eventuelle Lernstörung zu diagnostizieren.

**Mein zweijähriger Sohn spricht manche Laute viel undeutlicher aus als seine Schwester es im gleichen Alter tat. Ist das bedenklich?**

Auch hier ist es ratsam, das Gehör zu testen, um mögliche Hörprobleme auszuschließen. Die Sprachentwicklung unterscheidet sich jedoch von Kind zu Kind, auch in einer Familie. Im Alter von zwei Jahren sprechen die meisten Kinder manche Laute noch falsch aus. Jungen sind in der Sprachentwicklung außerdem oft langsamer als Mädchen. In diesem frühen Alter muss man deswegen noch nicht auf eine Sprachstörung schließen. Wenn Sie sich Sorgen machen, wenden Sie sich jedoch an den Kinderarzt.

# SOZIALE FÄHIGKEITEN

WÄHREND DES ERSTEN LEBENSJAHRES wird sich Ihr Baby zunehmend seiner Umgebung und seiner eigenen Person bewusst. Es lernt, dass es eine eigene Identität hat, und es lernt, mit anderen Menschen zu kommunizieren, mit denen es in Kontakt kommt. Während Sie die Entwicklung der motorischen Fähigkeiten und des Spracherwerbs kaum beschleunigen können, ist es möglich, auf die Herausbildung der sozialen Fähigkeiten Einfluss zu nehmen.

## Meilensteine

**6 Wochen** Ihr Baby lächelt wahrscheinlich zum ersten Mal. Viele Eltern meinen, dass ihr Baby schon früher lächelt. Jüngste Untersuchungen lassen tatsächlich vermuten, dass Babys schon vor der sechsten Woche ein echtes Lächeln zeigen.

**3–6 Monate** Ihr Baby reagiert zunehmend auf Sie und Ihren Partner und beobachtet Sie voller Interesse.

**6–12 Monate** Ihr Baby fremdelt (es weint und ist anhänglich), wenn Sie es verlassen (siehe S. 51).

**9–12 Monate** Das Baby reagiert zunehmend auch auf andere Menschen (nicht mehr nur auf seine Eltern).

**12–18 Monate** Ihr Baby spielt im Beisein von anderen Babys und imitiert gelegentlich deren Tun.

**15 Monate** Die Trennungsangst lässt nach; bei manchen Babys hält sie jedoch bis ins frühe Kleinkindalter an (siehe S. 129).

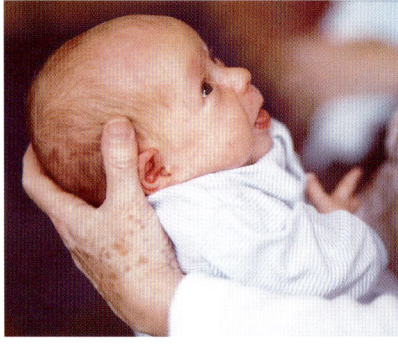

## SOZIALE ENTWICKLUNG

Mit sechs Wochen, vielleicht auch schon früher, lächelt Ihr Baby zum ersten Mal – eines der ersten Zeichen dafür, dass es auf die äußere Welt reagiert. Mit drei Monaten betrachtet es die Eltern mit besonderem Interesse, verfolgt sie mit den Augen und dreht den Kopf in ihre Richtung, wenn es hört, dass sie den Raum betreten.

Zwischen drei und sechs Monaten kann das Baby Spielsachen halten und seine Arme schwenken. Es reagiert stärker auf die Eltern als auf andere Menschen – selbst Menschen, die es regelmäßig sieht.

Ab sechs Monaten tritt der Humor des Babys zutage; es beginnt zu lachen und beteiligt sich voller Entzücken an Spielen, z.B. Kitzeln oder »Kuckuck«. Zwischen sechs und zwölf Monaten beginnt die Fremdelphase (siehe S. 51); das Baby weint und klammert sich an die Eltern, wenn sie es verlassen. Dieses Verhalten ist normal. Es entsteht, weil dem Baby zunehmend bewusst wird, dass Dinge auch außerhalb seines Sehbereichs (d.h. außerhalb seines Aufenthaltsraums) existieren.

## REAKTION AUF MITMENSCHEN

Mit neun Monaten ist Ihr Baby offen gegenüber Menschen, die es kennt. Fremden gegenüber ist es zurückhaltend. Es antwortet auf einfache Fragen. Es kann auf Gegenstände zeigen und plappern, sodass es zunehmend in der Lage ist, zu kommunizieren.

Babys sind in der Regel sehr kommunikative Wesen. Je mehr Zeit sie mit Gleichaltrigen verbringen können, umso besser werden sich ihre sozialen Fähigkeiten entwickeln. Sie lernen dabei nicht nur, mit anderen Kindern zu spielen, sondern sie lernen auch Teilen und das Austauschen von Spielsachen. Diese Eigenschaft kann im zweiten Lebensjahr geübt werden.

### »Alles meins!«

Kinder müssen lernen, dass nicht alles ihnen gehört. Versuchen Sie Ihrem Kind den Begriff des Teilens aber erst verständlich zu machen, wenn es reif dafür ist. Seien Sie darauf vorbereitet, dass Ihr Kind einige Zeit benötigen wird, bis es sich ans Teilen gewöhnt hat. Manchen Kindern fällt das Teilen leichter als anderen.

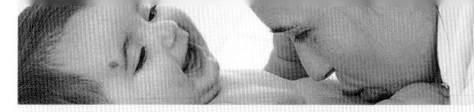

## GRENZEN SETZEN

Babys lieben Schmusen, Küssen, Ermutigung und Lob. Doch gegen Ende des ersten Lebensjahres werden die Eltern auch beginnen, »nein« zu sagen und dem Verhalten des Kindes Grenzen zu setzen. Kinder wissen nicht instinktiv, welche Grenzen sie einhalten müssen; daher muss man ihnen vermitteln, wo die Grenzen akzeptablen Verhaltens liegen. Nur Sie selbst können entscheiden, wo Sie Ihrem Kind Grenzen setzen. Wichtig ist, dass Sie Ihre Entscheidung konsequent durchsetzen.

Das Kind lieben bedeutet unter anderem auch, es mit genügend sozialem Bewusstsein auszustatten, damit es später in der Lage sein wird, in der Welt zurechtzukommen; und es bedeutet, ihm Zuneigung zu zeigen, indem man es umarmt und küsst und ihm sagt, dass man es liebt.

## FREMDELN

Für die Eltern wirkt es sehr beängstigend, wenn das Kind weint und sich an sie klammert, sobald sie es einmal allein lassen müssen. Dieses Fremdeln beginnt meist im achten Lebensmonat. Bleiben Sie ruhig, lenken Sie das Kind, z.B. mit einem Spielzeug, ab und sagen Sie ihm rasch »auf Wiedersehen«, ohne zu zögern. Das Kind wird wenige Minuten nach Ihrem Abschied aufhören zu weinen. Wenn Sie bei einer Verabschiedung viel Aufhebens machen, ist dies für das Kind nur ein zusätzliches Alarmsignal.

Wenn das Kind weiß, dass Sie zurückkommen werden, wird es allmählich erkennen, dass es nicht allein gelassen wird. Auf diese Weise gewinnt es mehr Zuversicht und Unabhängigkeit als ein Kind, das niemals in der Obhut anderer Menschen gelassen wird.

## HÄUFIGE SORGEN

### Warum sucht mein sechs Monate altes Baby keinen Blickkontakt mit mir?

In diesem Alter sollte das Baby begierig darauf sein, die Umgebung und besonders die Eltern zu beobachten. Wenn es Ihnen mit den Augen nicht folgt, wenn Sie sich im Zimmer bewegen oder in sein Blickfeld gelangen, kann dies auf eine Sehbehinderung hinweisen. Fehlendes Interesse, einen Blickkontakt herzustellen, wenn Sie bei ihm sind und mit ihm sprechen, kann Anzeichen einer autistischen Störung (*siehe S. 299*) oder einer Form der Lernbehinderung (*siehe S. 147*) sein. Wenn Sie sich Sorgen machen; sprechen Sie mit dem Kinderarzt.

### Mein sechs Monate altes Baby reagiert nie auf Geräusche aus der Umgebung. Ist das normal?

Viele Babys reagieren manchmal selbst auf laute Geräusche in ihrer Nähe nicht – das hängt von ihrer Stimmung ab. Im Zweifelsfall lassen Sie das Gehör Ihres Babys überprüfen, auch wenn bereits ein Neugeborenen-Screening vorgenommen wurde – vielleicht kann Ihr Baby bestimmte Töne nicht hören. Eine Taubheit kommt selten vor, immer wieder jedoch ein eingeschränktes Hörvermögen, das in der Regel gut therapierbar ist. Es ist wichtig, Hörstörungen frühzeitig zu erkennen, damit sich der Spracherwerb nicht verzögert.

### Mein zwölfmonatiges Baby hat kein Interesse daran, mit anderen Babys zu spielen – stimmt etwas nicht mit ihm?

Babys lernen erst später, mit anderen Kindern zu spielen, gewöhnlich zwischen 18 Monaten und zwei Jahren. Bis dahin spielen sie einfach nebeneinander; oft beobachten sie, was die anderen tun, und imitieren deren Spiel. Wenn es so weit ist, ermutigen Sie Ihr Baby, mit anderen Kindern in Kontakt zu treten; Sie sollten es aber nicht dazu drängen.

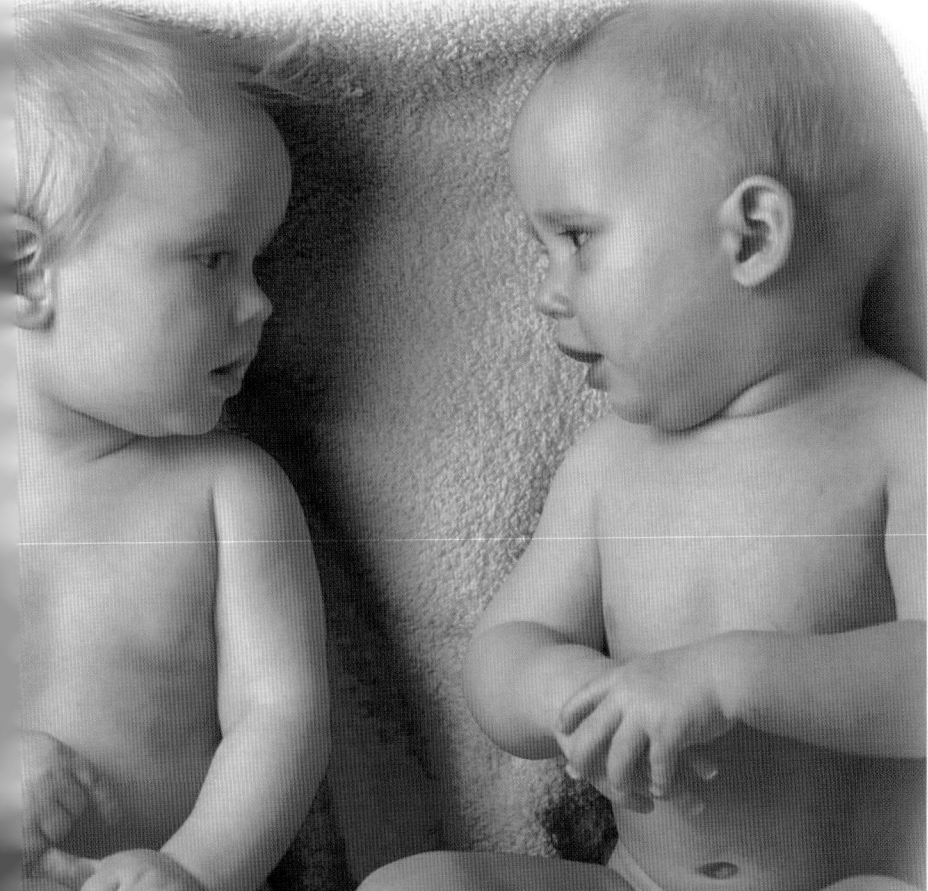

# SPIEL

KINDER SIND VON NATUR AUS NEUGIERIG. Sie erkunden die Welt, in der sie leben, vor allem in den frühen Lebensjahren durch das Spiel. Zu den schönsten Momenten im Leben mit einem Kleinkind gehört das gemeinsame Spiel. Die Eltern erleben dabei, wie sich die Spielweise und die Fantasie ihres Kindes über die Monate und Jahre hinweg entwickeln, und teilen unvergessliche Erinnerungen und Erfahrungen mit ihrem Kind.

## Spielsachen und Aktivitäten

*Spielsachen unterstützen die geistige und körperliche Entwicklung des Babys. Im Folgenden finden Sie Vorschläge für die verschiedenen Altersstufen:*

### 0–3 Monate
- Mobiles
- Babytrapez
- Helle, kontrastierende Farben und Formen sind am besten geeignet.

### 3–6 Monate
- Rasseln und Spielsachen, die das Baby gut halten kann
- Spielsachen, die Geräusche erzeugen
- Pop-up-Spielsachen
- Spieldecken

### 6–9 Monate
- Glöckchenstab
- Spielsachen, die sich drehen (z. B. Kreisel)
- Kuscheltiere
- Einfache Steckspiele

### 9–12 Monate
- Fahrzeuge zum Schieben
- Steck-, Sortier-, Nachziehspielsachen
- Bücher
- Lieder (vor allem mit Körperspielen)

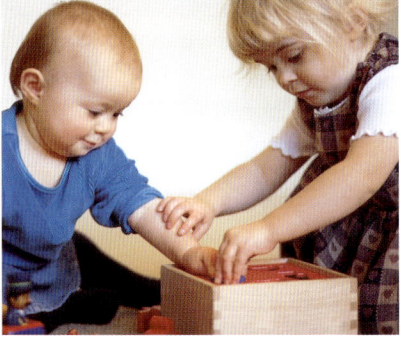

### LERNEN DURCH SPIELEN
Spielen bietet Ihrem Baby Unterhaltung. Doch im Spiel erweitert es auch sein Wissen von der Welt. Dadurch kommt dem Spiel eine entscheidende Rolle für die Entwicklung der Intelligenz zu. Es gibt viele Möglichkeiten für fröhliche Spiele mit dem Baby: mit Spielsachen, bei Körperspielen, Musik- oder Sprachspielen oder beim Hantieren mit alltäglichen Haushaltsgegenständen. Kinder nehmen, besonders in den ersten Lebensjahren, ständig neue Erfahrungen auf und lernen aus ihnen.

Eine Krabbeldecke ist eine wichtige Anschaffung. Wenn Ihr Baby sechs Monate alt ist, kaufen oder leihen Sie sich eine Wippe. Stellen Sie sie auf den Boden und setzen Sie Ihr Kind zum Spielen und Betrachten der Umgebung hinein; dabei sollten Sie es immer angurten.

Jedem Kind wird es langweilig, wenn es immer mit denselben Spiel-

sachen spielen soll: Bieten Sie Ihrem Kind also unterschiedliche Dinge an.

Widerstehen Sie der Versuchung, Ihrem Baby Spielsachen zu geben, für die es noch zu jung ist. Wenn das Spielzeug zu kompliziert ist, ist das Baby frustriert, weil es noch nicht richtig damit spielen kann. Und bis es alt genug ist, um sinnvoll damit umzugehen, hat es womöglich das Interesse daran verloren.

Wenn Sie den Eindruck haben, dass Ihr Kind bei einem Spiel, z.B. einem Steckspiel, nicht weiterkommt, sollten Sie dennoch nicht eingreifen, um ihm zu »helfen«. Solange es nicht verzweifelt oder wütend ist, lassen Sie es allein weitermachen. Durch seine Beharrlichkeit schult es Konzentration und Willenskraft. Loben Sie seine Bemühungen!

### WELCHE SPIELSACHEN SIND EMPFEHLENSWERT?
Bis zum dritten Lebensmonat kann Ihr Baby noch nicht klar zwischen Farben unterscheiden; es erkennt eher einen Unterschied zwischen rot und gelb als zwischen blau und grün. Es mag Dinge, die sich bewegen (z.B. Mobiles), einen starken Kontrast aufweisen und interessante oder komplexe Konturen haben (z.B. schwarz-weiße Muster). Es bevorzugt symmetrische Muster und runde Konturen gegenüber viereckigen Gebilden.

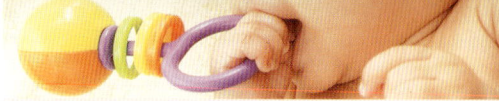

Zwischen vier und sechs Monaten liebt Ihr Baby Rasseln und andere leicht handhabbare Spielsachen. Es mag Dinge, mit denen es herumwedeln kann, auf die es einschlagen kann oder die beim Drücken ein Geräusch erzeugen. Legen Sie die Spielsachen in die Nähe des Babys, um es anzuspornen, danach zu greifen und sie in die Hand zu nehmen.

Zwischen sechs und neun Monaten wird Ihr Baby sitzen und krabbeln; diese Fähigkeiten eröffnen neue Spielmöglichkeiten. In dieser Phase sind Motorik und Sinneserfahrung eng miteinander verknüpft: Das Baby mag Spielsachen, die rasseln, sich drehen und herausspringen, oder Glockenstäbe, die es schütteln kann. Und es liebt Spiegel, weil es von seinem eigenen Spiegelbild fasziniert ist. Es steckt alle Spielsachen in den Mund, da es Dinge auf diese Weise am besten erforschen kann.

Dank der verbesserten Mobilität und dem zunehmenden Verständnis der Welt werden mit neun bis zwölf Monaten Babyfahrzeuge zum Schieben interessant, vor allem wenn das Baby darin Spielsachen und andere Gegenstände verstauen kann. Steck- und Sortierspiele sowie einfach zu handhabende Bauklötze sind ebenfalls sehr beliebt.

## HÄUFIGE SORGEN

### Mein Baby interessiert sich nicht für Menschen oder Spiele.

Lassen Sie sein Gehör testen; vielleicht hat es eine Hörstörung, die es daran hindert, mit der Welt in Verbindung zu treten. Gelegentlich entsteht eine solche Schädigung während der Geburt. Das Baby kann auch an einer Lernstörung leiden. Selten besteht ein Autismus; in diesem Fall lehnt das Baby auch den Körperkontakt mit den Eltern ab und stellt keinen Blickkontakt her. Der Spracherwerb ist ebenfalls verzögert.

Im ersten Jahr ist es schwierig, eine Diagnose zu stellen; wenn Sie sich Sorgen machen, bitten Sie den Kinderarzt um weitere Untersuchungen. Bestehen Sie darauf, dass Ihre Sorgen ernst genommen werden. Wenn wirklich ein Problem besteht, bietet eine frühzeitige Therapie die besten Erfolgschancen.

### Ich weiß nicht, was ich mit meinem Baby spielen soll. Womit soll ich anfangen?

Das gemeinsame Spiel mit dem Baby wird Ihnen beiden Spaß machen. Spielen ist für die Entwicklung der Fantasie und der Intelligenz von unschätzbarem Wert. Für ein fröhliches Spiel brauchen Sie keine teuren Spielsachen.

- Spielen Sie immer wieder die gleichen Spiele. Ihr Baby wird Sie mit der Zeit imitieren.
- Spielen Sie »Kuckuck« und Versteckspiele.
- Verwenden Sie Gebrauchsgegenstände als Spielsachen (z. B. Schlüssel, große Holzlöffel, Töpfe und Becher); beaufsichtigen Sie Ihr Baby beim Spiel aber immer.
- Akzeptieren Sie, dass das Leben mit einem Baby eine gewisse Unordnung mit sich bringt. Werfen Sie auch einmal den Turm aus Bauklötzen um!
- Ein Ausflug in den Park macht immer Spaß. Ihr Kind trifft dort andere Kinder. Schaukeln, Rutschen und Klettern helfen, Koordination und Selbstvertrauen zu entwickeln.

# WIEDER ARBEITEN

W ENN SIE SICH AUF IHRE RÜCKKEHR AN DEN ARBEITSPLATZ vorbereiten, sollten Sie verschiedene Aspekte berücksichtigen. Erst dann können Sie entscheiden, wie Sie Ihr Berufsleben am besten gestalten und welche Form der Kinderbetreuung geeignet ist. Obwohl die Entscheidung letztlich eine ganz persönliche sein sollte, spielen meist auch Faktoren wie finanzielle Umstände und soziale Erwartungen eine wichtige Rolle.

## Kinderbetreuung

**Überlegen Sie, welche Form der Kinderbetreuung in Ihrer Situation geeignet ist** – eine Kinderfrau, eine Tagesmutter, eine Krippe oder eine Verwandte, die aushelfen kann. Treffen Sie Ihre Entscheidung beizeiten vor Ihrer Rückkehr an den Arbeitsplatz.

**Bevor das Baby von jemand Fremden betreut werden kann, muss es aus dem Fläschchen trinken können**. Beginnen Sie mindestens zwei Wochen vorher mit der Umstellung.

**Die Betreuungsperson wird einiges anders machen als Sie**; wehren Sie sich nicht dagegen. Wenn Sie ihr nicht völlig vertrauen, wird es nicht funktionieren.

**Seien Sie darauf vorbereitet, dass sowohl Sie wie Ihr Baby aufgeregt sein werden**, wenn Sie es das erste Mal zurücklassen. Sie können aber sicher sein, dass es sich bald beruhigen wird. Und auch Sie selbst werden sich bald an diese Situation gewöhnen.

**Hüten Sie sich vor langen, tränenreichen Abschieden**. Das versetzt Sie beide nur unnötig in Aufregung.

### DIE UMSTELLUNG VORBEREITEN

Wenn Sie Ihre Rückkehr in den Beruf sorgfältig geplant haben, können Sie der Umstellungsphase viel gelassener entgegensehen.

Wenn es sich um Ihr erstes Kind handelt, beschäftigen Sie sich beizeiten mit den verschiedenen Formen der Kinderbetreuung. Suchen Sie mindestens zwei Monate vor Ihrem Arbeitsbeginn nach einer Kinderfrau. Sie haben dann genug Zeit, jemanden zu finden, und die Kinderfrau hat Zeit, Sie und Ihr Baby kennen zu lernen. So ist eine Übergangszeit gewährleistet. Auch nach einer Tagesmutter oder einem Krippenplatz sollten Sie sich rechtzeitig umsehen.

Wenn Sie bereits Kinder haben, überlegen Sie gemeinsam mit deren Betreuungsperson, wie auch die Versorgung des jungen Geschwischens sichergestellt werden kann.

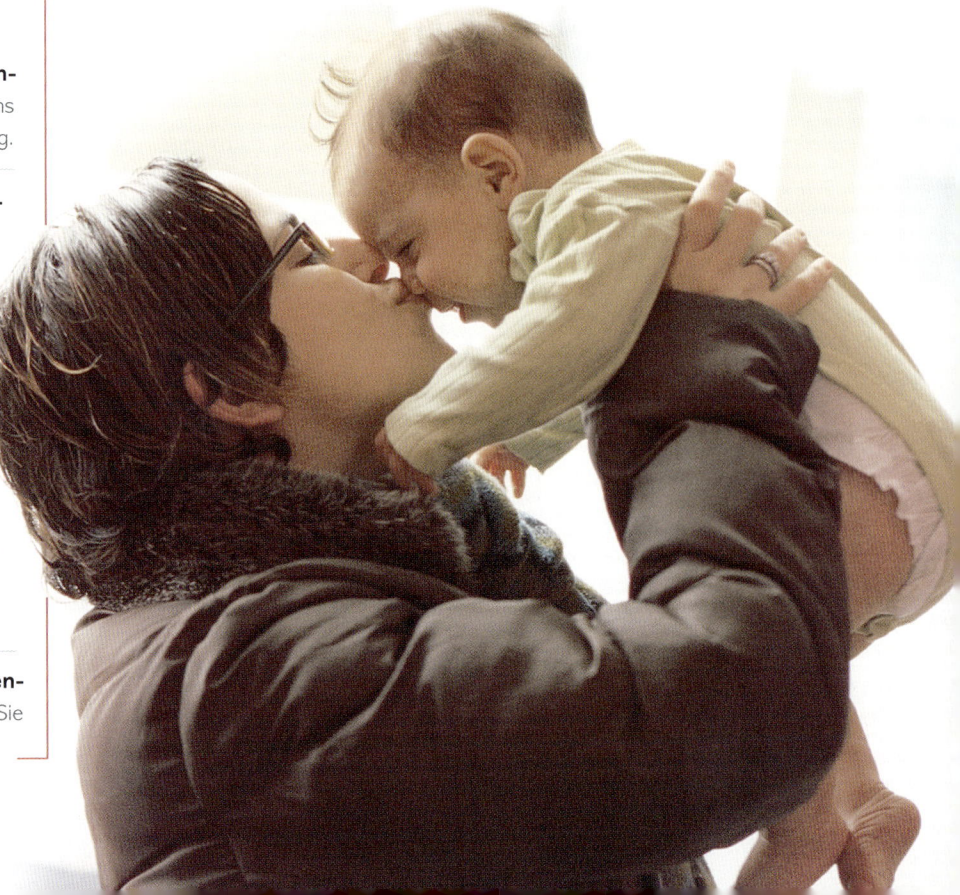

Beginnen Sie mindestens zwei Wochen, besser noch einen Monat, vor Ihrer Rückkehr an den Arbeitsplatz, Ihr Baby an die Flaschenfütterung zu gewöhnen. Selbstverständlich können Sie weiter stillen, wenn Sie wieder arbeiten gehen. Entweder pumpen Sie so viel Milch ab, dass der Tagesbedarf des Babys gedeckt wird oder Sie stillen morgens und abends, wobei das Baby dann tagsüber mit Milchnahrung gefüttert wird.

## DIE ÜBERGANGSZEIT
Beginnen Sie einige Wochen vor Ihrer Rückkehr an den Arbeitsplatz damit, die Gewohnheiten Ihres Babys zu notieren. Auf diese Weise erhält die Betreuungsperson ein Tagebuch über den typischen Tagesablauf des Babys. Planen Sie mindestens eine Woche »Übergabezeit« ein, in der die Kinderfrau Sie, Ihr Baby und Ihr Zuhause kennen lernen kann. Zeigen Sie ihr auch die Umgebung (z. B. Parks und Spielplätze) und stellen Sie sie Ihren Freunden vor.

## DIE INNERE BEREITSCHAFT
Wenn Sie innerlich nicht bereit dazu sind, Ihr Baby einer anderen Person anzuvertrauen, kann die Rückkehr an den Arbeitsplatz eine schwierige Zeit für Sie werden. Vielleicht haben Sie darüber hinaus auch Zweifel, ob Sie den Anforderungen im Beruf noch gewachsen sind.

Besuchen Sie Ihren Arbeitsplatz nach Möglichkeit schon einmal vorab. So wird Ihnen die Hemmschwelle genommen und Sie sehen dem ersten Arbeitstag gelassener entgegen.

Akzeptieren Sie, dass die Betreuungsperson manches anders machen wird als Sie selbst. Das muss aber nicht schlechter sein, sondern es ist einfach nur anders. Vertrauen Sie der Kinderfrau – wenn nicht, wird das Ganze nicht funktionieren.

## RECHTE DER ELTERN – FRAGEN & ANTWORTEN

### Wie viele Monate bzw. Jahre stehen uns als Elternzeit zu?
Die Eltern können die Elternzeit allein oder gemeinsam nehmen. Die Elternzeit darf höchstens drei Jahre dauern und endet, wenn das Kind das dritte Lebensjahr vollendet. Mit Zustimmung des Arbeitgebers kann ein Anteil von bis zu zwölf Monaten auch noch über den dritten Geburtstag des Kindes hinaus bis zur Vollendung des achten Lebensjahres genommen werden.

### Welche Regelungen gelten beim Erziehungsgeld?
Eltern erhalten bis zum zweiten Geburtstag des Kindes ein monatliches Erziehungsgeld von 307 €, wenn bestimmte Einkommensgrenzen nicht überschritten werden. Eltern, die den Erziehungsgeldanspruch auf ein Jahr beschränken, erhalten monatlich bis zu 460 €. Sie müssen sich für eine der beiden Alternativen entscheiden. Das Erziehungsgeld wird rückwirkend höchstens für sechs Monate bezahlt.

### Wann beginnt die Elternzeit?
Die Elternzeit beginnt frühestens mit der Geburt des Kindes, wenn der Vater die Elternzeit nimmt, und frühestens nach dem Ende der Mutterschutzfrist, wenn die Mutter die Elternzeit nimmt.

### Wann und wie muss ich meinen Arbeitgeber informieren?
Die Elternzeit muss, wenn sie unmittelbar nach der Geburt des Kindes oder nach der Mutterschutzfrist beginnen soll, spätestens sechs Wochen, in anderen Fällen spätestens acht Wochen vor ihrem Beginn schriftlich vom Arbeitgeber verlangt werden.

### Kann ich während der Elternzeit arbeiten?
Eine Teilzeitbeschäftigung von bis zu 30 Stunden wöchentlich ist beim bisherigen Arbeitgeber bzw. mit dessen Einverständnis auch bei einem anderen Arbeitgeber zulässig.

### Habe ich später Anspruch auf meinen bisherigen Arbeitsplatz?
Sie haben Anspruch, zu den gleichen Bedingungen auf dem gleichen oder einem gleichwertigen Arbeitsplatz weiterbeschäftigt zu werden. Wer auf seinen alten Arbeitsplatz zurückkehren will, muss dies vorab vertraglich regeln. Lassen Sie sich vor Beginn der Elternzeit von Ihrem derzeitigen Vorgesetzten ein Zwischenzeugnis sowie eine Arbeitsplatzbeschreibung ausstellen. Alle Absprachen sollten schriftlich festgehalten werden.

### Wie kommt man an das Erziehungsgeld?
Das Erziehungsgeld muss schriftlich für jeweils ein Lebensjahr des Kindes bei der Erziehungsgeldstelle beantragt werden, in deren Bereich die Eltern ihren Wohnsitz haben. Wo die für Sie zuständige Erziehungsgeldstelle liegt, erfahren Sie bei der Stadtverwaltung oder dem Jugendamt.

### Kann mir während der Elternzeit gekündigt werden?
Während der Elternzeit darf die Arbeitgeberseite keine Kündigung aussprechen. Der Kündigungsschutz beginnt mit der Anmeldung der Elternzeit, frühestens jedoch acht Wochen vor deren Beginn, und endet mit Ablauf der Elternzeit. Wechseln sich die Eltern bei der Elternzeit ab, so gilt der Kündigungsschutz für den Elternteil, der sich gerade in der Elternzeit befindet. Er gilt nicht während der Arbeitszeitabschnitte dazwischen.

### Bin ich während der Elternzeit weiterhin krankenversichert?
In der gesetzlichen Krankenversicherung bleibt die Pflichtmitgliedschaft während der Elternzeit bestehen. Freiwillige Mitglieder müssen weiterhin Beiträge zahlen. Auch Angestellte, die privat versichert sind, müssen ihre Versicherungsprämien weiter tragen, und zwar auch den bisher von der Arbeitgeberseite übernommenen Anteil.

# HÄUFIGE BESCHWERDEN

I MMER WIEDER WERDEN SIE SICH WEGEN DER GESUNDHEIT IHRES BABYS Sorgen machen. Meist handelt es sich nur um geringfügige Probleme, die Sie selbst behandeln können. Bei anderen Erkrankungen sollten Sie sich an den Kinderarzt wenden. Sie werden bald zwischen den verschiedenen Situationen unterscheiden können; im Zweifelsfall konsultieren Sie den Kinderarzt – besser, Sie sind beruhigt, als dass Sie sich vielleicht unnötig Sorgen machen.

## Weitere Probleme

*Die folgenden Erkrankungen treten bei Babys unter einem Jahr ebenfalls auf; sie werden im Kapitel »Krankheiten und Störungen« behandelt:*

**Bronchiolitis**, eine Infektion der kleinen Luftwege (*siehe S. 228*)

**Erkältung**, eine harmlose Viruserkrankung, die bei Babys häufig vorkommt (*siehe S. 221*)

**Bindehautentzündung**, eine Infektion der Augenmembran (*siehe S. 244*)

**Krupp**, eine Form der Kehlkopfentzündung, die bei Babys und Kindern auftritt (*siehe S. 224*)

**Fieberkrämpfe**, Anfälle, die bei hohem Fieber auftreten können (*siehe S. 292*)

**Gastroenteritis**, eine Infektion des Magen-Darm-Trakts (*siehe S. 254*)

**Gingivitis**, Entzündung der Mund- und Magenschleimhaut (*siehe S. 247*)

**Nabelbruch**, durch das schwache Gewebe um den Nabel drängen Teile des Bauchfells nach außen (*siehe S. 260*)

**Impetigo**, bakterielle Infektion der Haut (*siehe S. 235*)

**Dreitagefieber**, eine leichte Infektion, die einen Ausschlag verursacht (*siehe S. 267*)

**Seborrhöisches Ekzem**, eine Hauterkrankung (*siehe S. 230*)

## WINDELAUSSCHLAG

Bei einem Windelausschlag ist die Haut am Po und manchmal auch in der Leiste und an der Innenseite des Oberschenkels gerötet und wund. Manchmal bilden sich Blasen und die Haut infiziert sich; in diesem Fall kann der Kinderarzt eine milde Kortisonsalbe verschreiben.

Die Babyhaut ist insbesondere in den ersten sechs Monaten sehr empfindlich. Ammoniak, ein Bestandteil des Urins, wie auch verschiedene Krankheiten und Durchfall können einen Windelausschlag auslösen. Manche Babys sind anfälliger als andere; doch die meisten Babys bekommen irgendwann einen Windelausschlag. Die Babyhaut heilt aber schnell wieder ab und so ist der Windelausschlag bei richtiger Behandlung innerhalb weniger Tage, höchstens einer Woche, wieder abgeklungen.

Waschen Sie den Windelbereich mit Watte und warmem Wasser. Verwenden Sie keine Feuchttücher oder

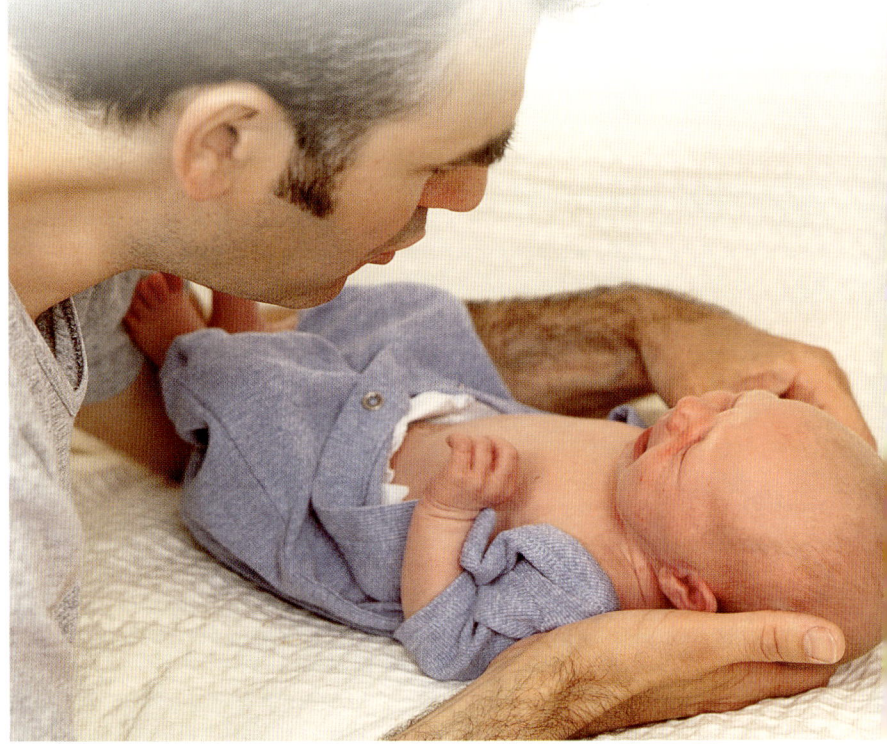

Pflegecremes. Tupfen Sie den Po des Babys mit einem weichen Handtuch trocken oder lassen Sie ihn an der Luft trocknen. Lassen Sie den Po des Babys so oft wie möglich nackt. Wechseln Sie häufig die Windel; auf jeden Fall nach jedem Stuhlgang. Wenden Sie sich an den Arzt, wenn sich der Windelausschlag nach drei bis vier Tagen nicht gebessert hat.

Zur Vorbeugung können Sie nach jedem Wickeln Schutzcreme oder Vaseline auftragen; verwenden Sie zum Saubermachen Watte und Wasser und wickeln Sie Ihr Baby häufig. Auf Feuchttücher verzichten Sie in den ersten sechs Monaten am besten völlig.

## REFLUXKRANKHEIT

Die Refluxkrankheit tritt bei Babys im ersten Lebensjahr häufig auf, weil der Schließmuskel am Ende der Speiseröhre noch nicht voll entwickelt ist und sich nicht zuverlässig schließt; dies kann dazu führen, dass der Mageninhalt ganz oder teilweise wieder aufgestoßen wird. Das Problem tritt meist in den ersten Wochen nach der Geburt auf, gibt sich aber bis zum Ende des ersten Lebensjahres.

Die wichtigsten Symptome sind wiederholtes Erbrechen und Aufstoßen nach den Mahlzeiten. Das Baby schreit, ist gereizt und wächst schlecht (wenn das Problem andauert). Wenn das Erbrochene Blutspuren enthält, gehen Sie sofort zum Arzt.

Wenn Sie vermuten, dass Ihr Baby an dieser Krankheit leidet, wenden Sie sich an den Kinderarzt. Mithilfe von Tests kann er eine exakte Diagnose stellen und Medikamente gegen das Erbrechen verschreiben.

Legen Sie Ihr Baby zum Schlafen auf die Seite und erhöhen Sie das Ende seines Bettchens, sodass der Kopf etwas höher liegt als der Magen. Legen Sie Ihr Baby tagsüber in einen Lehnstuhl (oder einen Hochstuhl,

wenn es schon sitzen kann). Bei andauerndem, schwerem Erbrechen dicken Sie seine Mahlzeiten mit etwas Maisstärke an. Geben Sie nach Möglichkeit festere Nahrung, aber führen Sie Beikost erst ein, wenn Ihr Baby alt genug ist (*siehe S. 38*). Achten Sie darauf, dass weder Flüssigkeitsmangel noch Verstopfung auftreten.

## OHRENSCHMERZEN

Kinder leiden häufig an Ohrenschmerzen; sie werden vor allem durch Mittelohrentzündungen (*siehe S. 240*) verursacht. Das Baby schreit anhaltend und versucht, am Ohr zu ziehen oder es zu reiben. Die Körpertemperatur kann auf über 38° C steigen und das Baby wacht nachts immer wieder auf. Wenden Sie sich an den Kinderarzt. Mit Paracetamol können Sie die Schmerzen lindern. Legen Sie Ihr Baby auf die Seite, mit dem infizierten Ohr nach unten, damit Flüssigkeit austreten kann.

## ZAHNEN

Die ersten Zähne brechen gewöhnlich im Alter zwischen sechs Monaten und einem Jahr durch. Der letzte Milchzahn kommt mit etwa drei Jahren. Der Durchbruch der vorderen Milchzähne (Schneidezähne) verursacht in der Regel keine Schmerzen; der Durchbruch der Eckzähne und Backenzähne kann schmerzhaft sein.

Ihr zahnendes Baby hat vielleicht rote Backen und entzündetes Zahnfleisch. Eventuell sabbert es häufig. Das Baby kann quengelig sein, vermehrt schreien und schlecht schlafen. Zur Schmerzlinderung können Sie Zahnungsgel auf das Zahnfleisch reiben und dem Baby etwas Hartes und Kaltes zum Kauen geben (z.B. ein spezieller Beißring). Auch die Gabe von Paracetamolsaft ist vertretbar. Fieber und Durchfall sind keine Symptome des Zahnens.

## DEN ARZT RUFEN

*Als Anhaltspunkt gilt: Vertrauen Sie Ihrem Instinkt. Wenn Sie das Gefühl haben, dass etwas nicht stimmt und sich Sorgen machen, rufen Sie den Arzt. Wenn die Praxis geschlossen ist, wenden Sie sich an die Notaufnahme des nächstgelegenen Krankenhauses; dort wird das Personal schnell erkennen, ob Ihr Baby behandelt werden muss.*

**Wenden Sie sich an den Arzt, wenn Ihr Baby**

- Fieber über 38° C hat (messen Sie nach Möglichkeit mit einem digitalen Ohrthermometer). Die Temperatur kann bei einem Baby sehr schnell ansteigen; sie liefert einen guten Anhaltspunkt, ob etwas nicht in Ordnung ist.
- mehr schreit als üblich und sich nicht beruhigen lässt.
- nicht einschläft oder nur sehr kurz schläft.
- ungewöhnlich apathisch oder benommen ist.
- einen Ausschlag hat.
- nicht richtig trinkt.
- innerhalb von 24 Sunden mehr als einmal erbricht.
- keine Nahrung, nicht einmal Wasser, bei sich behalten kann.
- Durchfall oder Blut im Stuhl bzw. im Urin hat.
- die Fontanellen eingesunken oder gewölbt sind (gehen Sie sofort zum Arzt).
- schwer atmet (wenn es keucht oder ungewöhnlich rasch atmet).
- Husten bekommt.
- Schmerzen zu haben scheint oder eine Infektion ausbrütet.

Denken Sie daran, dass Babys schnell austrocknen können; daher müssen Sie unverzüglich zum Arzt gehen, wenn Ihr Baby Flüssigkeit dauerhaft verweigert und/oder wiederholt erbricht bzw. Durchfall hat.

# FIEBER BEI BABYS

ALS FIEBER BEZEICHNET MAN ES, WENN DIE KÖRPERTEMPERATUR deutlich über den Normal-wert steigt und über 38° C beträgt. Dies ist gewöhnlich der Fall, wenn der Körper eine Infektion bekämpft. Wenn Ihr Baby heiß ist oder apathisch oder gereizt wirkt, messen Sie seine Temperatur *(siehe S. 328)*. Normalerweise liegt sie zwischen 36° C und 37° C.

| SYMPTOM | MÖGLICHE URSACHE |
|---|---|
| Ist Ihr Kind jünger als sechs Monate? Wenn Ihr Baby über sechs Monate alt ist und auch einen Ausschlag hat, lesen Sie unter AUSSCHLAG MIT FIEBER (S. 186) nach. | Es ist ungewöhnlich, wenn ein Baby unter sechs Monaten Fieber hat; in diesem Fall kann das Fieber Symptom einer ernsten Erkrankung sein. |
| Schreit Ihr Baby und zieht es an einem Ohr oder wacht es schreiend auf? | Mittelohrentzündung (S. 240). |
| Atmet Ihr Baby normal, hat aber Husten oder eine laufende Nase? | Erkältung (S. 221), Grippe (S. 225) oder Masern (S. 264). |
| Atmet Ihr Baby schneller als normal? | Lungenentzündung (S. 227) oder Bronchiolitis (S. 228). |
| Leidet Ihr Baby an Erbrechen ohne Durchfall, an ungewöhnlicher Benommenheit oder ungewöhnlicher Reizbarkeit? | Dreitagefieber (S. 267) oder Meningitis (S. 294). |
| Hat Ihr Baby Erbrechen und Durchfall? | Gastroenteritis (S. 254). |
| Ist Ihr Baby sehr dick angezogen oder ist es im Zimmer sehr warm? | Ihr Baby kann überhitzt sein. |
| Verweigert Ihr Baby feste Nahrung? | Eine Halsinfektion, wie Mandelentzündung (S. 223), oder eine Entzündung des Mundes, wie Gingivitis (S. 247). |

Rufen Sie unverzüglich den Arzt, wenn Ihr Baby eines oder mehrere der folgenden Symptome zeigt:

- Ungewöhnlich schnelle Atmung

- Atemgeräusche

- Erschwerte Atmung

- Ungewöhnliche Benommenheit

- Ungewöhnliche Reizbarkeit

- Verweigerung jeglicher Flüssigkeit

- Länger als sechs Stunden anhaltendes Erbrechen, mit oder ohne Durchfall

- Ansteigen der Körpertemperatur auf über 39° C.

## WAS SIE TUN SOLLTEN

**Dringend!** Rufen Sie sofort den Arzt!
**Selbsthilfe** Senken Sie die Temperatur (*rechts*).

Wenden Sie sich innerhalb von 24 Stunden an den Arzt.
**Selbsthilfe** Senken Sie die Temperatur (*rechts*) und lindern Sie die Ohrenschmerzen (*S. 205*).

Wenn sich das Befinden des Kindes nicht innerhalb von 48 Stunden bessert oder Atmungsprobleme oder ein Ausschlag auftreten, rufen Sie den Arzt.

**Dringend!** Rufen Sie unverzüglich den Arzt!
**Selbsthilfe** Senken Sie die Temperatur (*rechts*).

**Dringend!** Rufen Sie sofort den Arzt!

Wenden Sie sich innerhalb von 24 Stunden an den Arzt.

Wenn Sie eine Überhitzung für möglich halten, ziehen Sie Ihrem Baby Kleidung aus und sorgen Sie für eine niedrigere Zimmertemperatur. Wenn sich die Temperatur Ihres Babys nicht innerhalb einer Stunde normalisiert oder andere Alarmsignale auftreten (*oben*), wenden Sie sich an den Arzt.

Wenn sich innerhalb von 48 Stunden keine Besserung einstellt, wenden Sie sich an den Arzt.
**Selbsthilfe** Halsschmerzen lindern (*S. 198*) und Fieber senken (*rechts*).

## SELBSTHILFE

# Fieber senken

Wenn es Ihnen gelingt, das Fieber zu senken, wird das Baby ruhiger. Bei Kindern zwischen drei Monaten und fünf Jahren verringert sich dadurch auch das Risiko eines Fieberkrampfs (*S. 292*). Die folgenden Maßnahmen sind für Kinder in jedem Alter geeignet:

- Ziehen Sie Ihr Kind bis auf die Unterwäsche aus. Wenn es im Bett liegt, nehmen Sie die Decken weg.

- Waschen Sie Ihr Kind mit einem in lauwarmes Wasser getauchten Schwamm ab oder setzen Sie es in lauwarmes Badewasser. Verwenden Sie aber kein kaltes Wasser, da dieses die Herztemperatur des Säuglings senken kann.

- Geben Sie dem Baby Paracetamolsirup entsprechend dem Alter. Kindern über sechs Monate können Sie auch Ibuprofen geben.

- Halten Sie die Zimmertemperatur bei 15° C.

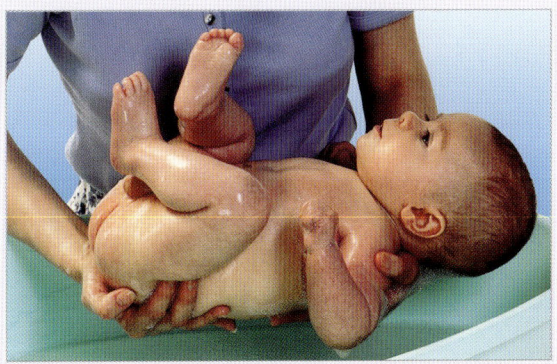

**ABKÜHLEN TUT GUT** *Baden Sie Ihr Kind in lauwarmem Wasser, um die Körpertemperatur zu senken.*

# ERBRECHEN BEI BABYS

ERBRECHEN KANN DAS HARMLOSE AUFSTOSSEN einer geringen Menge Milch, aber auch Symptom einer Krankheit sein. Wenden Sie sich unverzüglich an den Arzt, wenn das Erbrechen mehr als sechs Stunden anhält oder das Baby auch dunklen Urin in geringen Mengen ausscheidet, wenn es benommen ist, die Augen eingesunken sind und die Haut faltig wirkt.

| SYMPTOM | MÖGLICHE URSACHE | WAS SIE TUN SOLLTEN |
|---|---|---|
| Ihr Baby wirkt gesund und trinkt normal, erbricht aber schwallartig immer wieder größere Menge Milch? | Refluxkrankheit (S. 57). | Wenden Sie sich innerhalb von 24 Stunden an den Kinderarzt. |
| Erbricht Ihr Kind eine kleine Menge Milch? | Wahrscheinlich hat Ihr Baby beim Trinken Luft verschluckt und muss nun aufstoßen. Dabei spuckt es auch etwas Milch. Es besteht kein Anlass zur Sorge. | **Selbsthilfe** Verschluckte Luft (S. 65). Achten Sie darauf, Ihr Baby nicht zu überfüttern. |
| Spuckt Ihr unter zwei Monate altes Baby nach jeder Mahlzeit? | Magenpförtnerkrampf (S.260). | Wenden Sie sich innerhalb von 24 Stunden an den Kinderarzt. |
| Erbricht sich Ihr Baby überraschend, hat es Fieber, wirkt es benommen oder verweigert es Nahrung oder Getränke? | Dreitagefieber (S. 267) oder Meningitis (S. 294). | **Dringend!** Rufen Sie unverzüglich den Arzt! |
| Erbricht sich Ihr Baby ganz plötzlich und hat es Durchfall? | Gastroenteritis (S. 254). | **Dringend!** Rufen Sie unverzüglich den Arzt! **Selbsthilfe** Dehydrierung vorbeugen (S. 63). |
| Erbricht sich Ihr Baby plötzlich und hat es Husten? | Bronchiolitis (S. 228) oder Keuchhusten (S. 269). | Wenden Sie sich innerhalb von 24 Stunden an den Kinderarzt. **Selbsthilfe** Fieber senken (S. 59) und Husten lindern (S. 197). |
| Erbricht sich Ihr Baby plötzlich; ist das Erbrochene grünlich-gelb? | Darmverschluss (S. 256). | **Notfall!** Rufen Sie den Notarzt! Geben Sie Ihrem Baby in der Zwischenzeit nichts zu essen oder zu trinken. |

# FÜTTERPROBLEME

W ENN DAS FÜTTERN SCHWIERIGKEITEN BEREITET, leiden Eltern und Baby darunter. Besonders in den ersten Wochen nach der Geburt können Probleme auftreten, bis sich das Stillen eingespielt hat. Doch solange Ihr Baby wohlauf ist und an Gewicht zunimmt, besteht in der Regel kein Anlass zur Sorge.

| SYMPTOM | MÖGLICHE URSACHE | WAS SIE TUN SOLLTEN |
|---|---|---|
| Nimmt Ihr Baby unzureichend zu? | Gedeihstörung. | Wenden Sie sich an den Kinderarzt. |
| Befürchten Sie, nicht genügend Milch zu bilden, obwohl Ihr Baby zunimmt? | Viele Mütter fürchten, nicht ausreichend Milch zu bilden, wenn ihr Baby viel schreit und unzufrieden wirkt. | Wenn Ihr Baby weiterhin schreit und Sie sich Sorgen machen, sprechen Sie mit dem Kinderarzt. Siehe Exzessives Schreien (S. 65f.). |
| Verweigert Ihr Baby, das normalerweise gut trinkt, seine Mahlzeit? | Erkältung (S. 221) oder es kann auch eine ernstere Ursache haben. | **Dringend!** Rufen Sie sofort den Kinderarzt. |
| Trinkt Ihr Baby nur widerwillig, nimmt aber dennoch zu? | Solange das Baby wohlauf ist, besteht kein Anlass zur Sorge. | Wenn weitere Symptome auftreten, wenden Sie sich an den Kinderarzt. |
| Trinkt Ihr Baby öfter als andere Babys? | Häufige Mahlzeiten, sogar zweistündlich, sind bei Stillkindern, besonders in den ersten Lebenswochen, normal (*siehe* Stillen, *S. 18 ff.*). | **Selbsthilfe** Pumpen Sie Milch ab, damit Ihr Partner das Baby nachts füttern kann. Wenn sich Depressionen oder Gereiztheit einstellen, sprechen Sie mit dem Frauenarzt. |
| Schreit Ihr Baby oft zu Beginn einer Mahlzeit? | Vielleicht funktioniert der Milchspendereflex nicht sofort oder die Milch fließt zu stark. | **Selbsthilfe** Wenn die Milch einschießt, versuchen Sie, sich zu entspannen. Bei zu starkem Milchfluss massieren Sie Milch aus, bevor Sie das Baby anlegen. |
| Verweigert Ihr Baby häufig die Beikost? | Manche Babys lehnen unbekannte Nahrungsmittel und Speisen festerer Konsistenz ab; manchmal werden sogar Nahrungsmittel, die zunächst akzeptiert worden sind, später wieder zurückgewiesen. | **Selbsthilfe** Bieten Sie Ihrem Baby weiterhin eine abwechslungsreiche Beikost an; damit stellen Sie sicher, dass es genügend Nährstoffe erhält (*siehe*Einführung von Beikost, *S. 38ff.*). |

# DURCHFALL BEI BABYS

Wenn Ihr Baby zweimal oder häufiger nacheinander flüssigen Stuhlgang bzw. innerhalb von 24 Stunden immer wieder flüssigen Stuhl hat, leidet es an Durchfall. Bei dem halbflüssigen Stuhl von Stillkindern handelt es sich allerdings nicht um Durchfall. Bei Durchfall besteht die Gefahr der Dehydrierung, wenn nicht genügend Flüssigkeit zugeführt wird.

| SYMPTOM | MÖGLICHE URSACHE |
|---|---|
| Hat Ihr Baby Fieber – liegt die Körpertemperatur über 38° C? | Gastroenteritis (S. 254). |
| Hat Ihr Baby kein Fieber, aber seit zwei Wochen oder länger Durchfall, auch mit Unterbrechungen? | Wahrscheinlich eine Virusinfektion. Weitere mögliche, aber seltene Ursachen sind Nahrungsmittelallergien (S. 252), Dünndarminfektion (S. 262), Sprue (S. 256) und Cystische Fibrose (S. 315). |
| Hat Ihr Baby seit kurzer Zeit Durchfall und litt es in den letzten Tagen an Erbrechen, Appetitlosigkeit oder Lethargie? | Gastroenteritis (S. 254). |
| Erhält Ihr Baby ein vom Arzt verschriebenes Medikament für eine andere Erkrankung? | Durchfall kann als Nebenwirkung mancher Medikamente auftreten. |
| Trinkt Ihr Baby mehr Fruchtsaft als sonst? | In großen Mengen kann Fruchtzucker Durchfall auslösen. |
| Ist der Durchfall innerhalb von 24 Stunden nach Einführung eines neuen Nahrungsmittels aufgetreten? | Neue Nahrungsmittel können Durchfall verursachen. |
| Ihr Baby ist noch nicht abgestillt und Sie haben ein ungewohntes Nahrungsmittel zu sich genommen? | Nahrungsmittelunverträglichkeit (S. 252) oder leichte Gastroenteritis (S. 254). |

Rufen Sie sofort den Kinderarzt an, wenn Ihr Baby eines der folgenden Symptome aufweist:

- Ungewöhnliche Benommenheit oder Erregbarkeit
- Verweigert sechs Stunden oder länger die Mahlzeiten
- Erbricht sechs Stunden oder länger
- Eingesunkene Augen
- Kleine Urinmengen

## WAS SIE TUN SOLLTEN

Wenden Sie sich innerhalb von 24 Stunden an den Kinderarzt.
**Selbsthilfe** Dehydrierung vorbeugen (*rechts*) und Fieber senken (*S. 59*).

Wenden Sie sich innerhalb von 24 Stunden an den Kinderarzt.
**Selbsthilfe** Geben Sie häufig kleine Milchmahlzeiten. Verzichten Sie auf Beikost.

Wenden Sie sich innerhalb von 24 Stunden an den Kinderarzt.
**Selbsthilfe** Dehydrierung vorbeugen (*rechts*) und Fieber senken (*S. 59*).

Fragen Sie den Arzt, ob Sie das Medikament absetzen sollten.

Mischen Sie Fruchtsäfte immer zu gleichen Teilen mit abgekochtem, abgekühltem Wasser. Geben Sie Ihrem Baby abgekochtes, abgekühltes Wasser anstelle von Fruchtsaft. Geben Sie Säfte ohne Fruchtfleisch.

Die Beschwerden klingen meist rasch ab. Wenn nicht, oder wenn bestimmte Nahrungsmittel häufig Probleme verursachen, sprechen Sie mit dem Kinderarzt.
**Selbsthilfe** Dehydrierung vorbeugen (*rechts*). Wenn Sie wissen, welches Nahrungsmittel den Durchfall verursacht, füttern Sie es nicht mehr, bis Sie mit dem Kinderarzt gesprochen haben.

Wenden Sie sich innerhalb von 24 Stunden an den Kinderarzt.
**Selbsthilfe** Geben Sie keine festen Speisen. Dehydrierung vorbeugen (*rechts*).

# Dehydrierung vorbeugen

Wasser ist lebenswichtig – Flüssigkeit, die der Körper verliert, muss immer ersetzt werden. Verliert das Baby mehr Wasser, als es aufnimmt, besteht die Gefahr, dass es austrocknet. Eine Dehydrierung ist sehr gefährlich. Sie kann bei anhaltendem Durchfall, Fieber oder andauerndem Erbrechen eintreten. Sie müssen Ihrem Baby unbedingt Flüssigkeit zuführen. Wenden Sie sich an den Kinderarzt, wenn Sie nicht wissen, in welcher Form Sie die Flüssigkeit ersetzen sollen.

- Die benötigte zusätzliche Flüssigkeit wird am besten in Form einer Elektrolytlösung zum Trinken gegeben. Elektrolytlösung ist rezeptfrei in der Apotheke erhältlich.

- Wenn erforderlich, können Sie zu Hause selbst eine Lösung zubereiten: Lösen Sie zwei gestrichene Teelöffel Zucker in 200 ml abgekochtem, abgekühltem Wasser auf. Dieses Getränk verabreichen Sie Ihrem Baby, bis Sie Gelegenheit haben, eine Elektrolytlösung zu kaufen.

- Ein Baby muss täglich zwischen 500 und 1500 ml Flüssigkeit zu sich nehmen. Die genaue Menge hängt von seinem Körpergewicht ab – auf der Tabelle unten können Sie ablesen, wie viel Flüssigkeit Ihr Baby jeden Tag aufnehmen muss.

- Geben Sie Ihrem Baby im Abstand von ein bis zwei Stunden eine kleine Menge Elektrolytlösung, bis der Durchfall abgeklungen ist.

- Wenn der Durchfall von Erbrechen begleitet ist, verabreichen Sie stündlich eine noch geringere Menge der Lösung – größere Mengen werden wieder erbrochen.

| FLÜSSIGKEITSBEDARF DES BABYS | | | |
|---|---|---|---|
| GEWICHT | | FLÜSSIGKEITSZUFUHR | |
| kg | | ml | |
| unter 4 | | 500 | |
| 4 | | 600 | |
| 6 | | 900 | |
| 7 | | 1050 | |
| 8 | | 1200 | |
| 9 | | 1350 | |
| über 10 | | 1500 | |

# EXZESSIVES SCHREIEN

DURCH SCHREIEN ÄUSSERT DAS BABY SEINE BEDÜRFNISSE. Wenn es hungrig, durstig oder unzufrieden ist, schreit es. Sie werden bald verstehen, was Ihr Baby Ihnen mitteilen will. Wenn das Schreien jedoch trotz Ihrer Bemühungen um das Kind anhält oder ungewöhnlich klingt, wenden Sie sich an den Kinderarzt.

| SYMPTOM | MÖGLICHE URSACHE |
|---|---|
| Hört das Baby auf zu schreien, sobald es gefüttert wird? | Kleine Babys schreien meistens aus Hunger. |
| Schreit Ihr Baby anders als sonst und hat es seine letzte Mahlzeit verweigert? | Ihr Baby ist vielleicht krank und hat Schmerzen; vielleicht leidet es an einer Mittelohrentzündung (S. 240). |
| Gab es eine Veränderung im Tagesablauf oder herrscht zu Hause eine angespannte Atmosphäre? | Die Veränderungen zu Hause oder die angespannte Atmosphäre machen das Baby unruhig. |
| Lässt sich Ihr Baby durch das Trinken von abgekochtem, abgekühltem Wasser beruhigen? | Vielleicht hat Ihr Baby großen Durst; das ist vor allem möglich, wenn es Flaschennahrung bekommt oder wenn sehr heißes Wetter herrscht. |
| Hört Ihr Baby auf zu schreien, wenn Sie es aufstoßen lassen? | Aufstoßen (S. 17). |
| Ist Ihr Baby jünger als drei Monate und schreit es immer am späten Nachmittag oder in den frühen Abendstunden? | Drei-Monats-Koliken (S. 25). |
| Ist Ihr Baby älter als drei Monate und hört es auf zu schreien, wenn Sie es hochnehmen und ihm Ihre volle Aufmerksamkeit schenken? | Ihr Baby braucht vielleicht mehr elterliche Zuwendung als andere gleichaltrige Babys. |

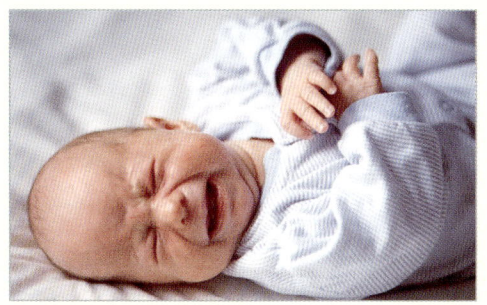

**SCHREI BABY!** *Schreien ist die wirksamste Methode, um Ihre Aufmerksamkeit zu erregen. Sie werden bald erkennen, was Ihr Baby Ihnen sagen will.*

## WAS SIE TUN SOLLTEN

**Selbsthilfe** Wenn Ihr Baby aus Hunger weint, füttern Sie es in kürzeren Abständen, um seinem Bedarf gerecht zu werden.

**Dringend!** Rufen Sie sofort den Arzt!

**Selbsthilfe** Wenn zu Hause Unruhe herrscht, schenken Sie Ihrem Baby zusätzliche Zuwendung. Wenn sich Ihre eigene Anspannung auf das Baby übertragen könnte, versuchen Sie, die Ursache auszuschalten. Oft hilft es, wenn man mehr Zeit für sich selbst hat. Setzen Sie Entspannungstechniken ein oder sprechen Sie mit Freunden oder Verwandten über Ihre Probleme. Wenn sich Ihre Wut gegen das Baby und sein Geschrei richtet, wenden Sie sich an den Kinderarzt.

**Selbsthilfe** Geben Sie Ihrem Baby zusätzlich abgekochtes, abgekühltes Wasser aus einem sterilisierten Fläschchen oder vom Löffel.

**Selbsthilfe** Verschluckte Luft (*rechts*).

**Selbsthilfe** Füttern Sie Ihr Baby und versuchen Sie dann, es durch wiegen, auf den Rücken klopfen oder Bauchmassage zu beruhigen.

**Selbsthilfe** Schmusen Sie mit Ihrem Baby, so oft es danach verlangt; es besteht keine Gefahr, dass Sie es in diesem Alter verwöhnen.

# Verschluckte Luft

**Wenn Ihr Baby direkt vor einer Mahlzeit schreit oder wenn es gierig trinkt, kann es dabei Luft verschlucken. Mit Hilfe folgender Tipps können Sie verhindern, dass Ihr Baby Luft schluckt, oder ihm helfen, die Luft wieder freizusetzen:**

- Wenn Sie das Fläschchen geben, achten Sie darauf, dass der Sauger nicht verstopft ist und die richtige Größe hat.

- Halten Sie Ihr Baby beim Füttern in einer halb aufrechten Position, damit die Milch in den Magen fließt.

- Lassen Sie Ihr Baby nach jeder Mahlzeit aufstoßen. Halten Sie es gegen Ihre Schulter oder legen Sie es bäuchlings über Ihren Schoß. Tätscheln Sie seinen Rücken.

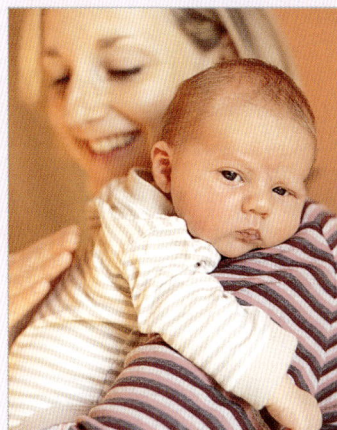

**DAS BABY AUFSTOSSEN LASSEN**
*Verändern Sie nach jeder Mahlzeit die Haltung Ihres Babys und nehmen Sie es z.B. aufrecht gegen Ihre Schulter, damit es aufstoßen kann.*

# Das Baby beruhigen

### Handauflegen
Manche manuelle Praktiken können Beschwerden lindern, die Ursache für das Weinen des Babys sind. Siehe Osteopathie (*S. 323*), Chiropraktik (*S. 323*) und craniale Osteopathie (*S. 324*).

### Homöopathie
Bei Koliken helfen manchmal homöopathische Mittel (*S. 321*). Wenn sich die Symptome Ihres Babys durch festen Druck auf den Bauch bessern, versuchen Sie Colocynth C30. Wenn sich sein Befinden beim Tragen bessert, geben Sie Chamomilla C30.

### Geräusche
Das Abspielen rhythmischer Geräusche kann eine beruhigende Wirkung haben.

# HAUTPROBLEME

DIE EMPFINDLICHE HAUT DES BABYS neigt zu Entzündungen oder Reizungen. Wenn eine Hauterkrankung nicht von allein abheilt oder von anderen Symptomen begleitet wird, konsultieren Sie den Kinderarzt. Wenn Ihr Kind krank wirkt und Fieber hat, lesen Sie unter AUSSCHLAG MIT FIEBER (S. 186) nach, wenn es kein Fieber hat, unter PICKEL UND AUSSCHLÄGE (S. 184).

| SYMPTOM | MÖGLICHE URSACHE | WAS SIE TUN SOLLTEN |
|---|---|---|
| Ist Ihr Baby jünger als drei Monate und hat es einen entzündeten, schuppigen Ausschlag an Hals, Gesicht, Leiste, hinter den Ohren oder in den Achseln? | Ekzem (*Ekzema seborrhoicum*) (S. 230). | Wenn der Ausschlag nicht innerhalb weniger Wochen abheilt oder sehr großflächig ist oder nässt, wenden Sie sich an den Kinderarzt. |
| Hat Ihr Baby einen schuppigen, Ausschlag im Gesicht, an den Ellbogen oder den Kniekehlen? | Atopisches Ekzem (S. 234). | Wenn der Ausschlag großflächig ist, nässt und sehr stark juckt, wenden Sie sich an den Kinderarzt. |
| Hat Ihr Baby gelbliche Krusten auf dem Kopf? | Milchschorf (*siehe* »Ekzem«, S. 230). | Wenn der Schorf großflächig ist, wenden Sie sich an den Kinderarzt. |
| Hat Ihr Baby entzündete Pickel im Genitalbereich oder am Po? | Windelausschlag (S. 56). | Wenn der Ausschlag mehr als zehn Tage anhält, wenden Sie sich an den Kinderarzt. |
| Hat Ihr Baby Pickel oder Flecken am Körper, obwohl es ihm gut geht und es normal trinkt? | Geringfügige Hautreizung. | Wenn der Ausschlag mehr als einen Tag anhält, wenden Sie sich an den Kinderarzt. |

## SELBSTHILFE

# Juckreiz lindern

**Wenn Ihr Kind juckende Stellen aufkratzt, kann sich eine Infektion entwickeln. Beugen Sie dem vor:**

• Cremes, Gels oder Salben auf Pflanzenbasis, z.B. Ringelblume, Kamille und Aloe vera, lindern wirkungsvoll Juckreiz bei trockener Haut; bei nässenden Wunden sind Lotionen besser geeignet.

• Verwenden Sie zum Baden des Kindes Pflegemittel auf Wasser-Öl-Basis oder ein spezielles Öl. Achten Sie darauf, dass das Wasser nicht zu heiß ist.

• Auf trockener Haut ist der Juckreiz meist stärker. Fetten Sie die Haut mehrmals am Tag ein, z.B. mit einer Creme auf Wasser-Öl-Basis.

• Ziehen Sie Ihrem Baby keine Kleidung aus synthetischen Materialien an.

# GEWICHTSPROBLEME

WENN SIE NACH DER RÜCKKEHR AUS DEM KRANKENHAUS von einer Hebamme nachbetreut werden, kann sie einmal wöchentlich Ihr Baby wiegen. Dann haben Sie einen guten Anhaltspunkt, ob Ihr Baby genügend zunimmt. Im Vorsorgeheft finden Sie eine Tabelle mit dem normalen Verlauf der Gewichtszunahme.

| SYMPTOM | MÖGLICHE URSACHE | WAS SIE TUN SOLLTEN |
|---|---|---|
| Wirkt Ihr Baby krank? | Der mangelnden Gewichtszunahme liegt möglicherweise eine Erkrankung zugrunde. | Wenden Sie sich an den Kinderarzt. |
| Bekommt Ihr Baby seit kurzem Beikost? | Vielleicht reicht die Beikost nicht aus, um die Nährstoffbedürfnisse des Babys zu befriedigen. | Gehen Sie zum Kinderarzt. Eventuell rät er Ihnen, die Ernährung des Babys umzustellen. *Siehe auch Einführung von Beikost, S. 38ff.* |
| Stillen Sie Ihr Baby, sobald es schreit? | Vielleicht bilden Sie nicht genügend Milch, um das Baby mit allen notwendigen Nährstoffen zu versorgen. Ab dem sechsten Lebensmonat sollte ein Baby Beikost bekommen. | Gehen Sie zum Kinderarzt. Eventuell empfiehlt er Ihnen, dem Baby zusätzlich das Fläschchen zu geben oder Beikost einzuführen (*siehe Einführung von Beikost, S. 38ff.*). |
| Stillen oder geben Sie die Flasche nach Zeitplan? | Eine unzureichende Milchmenge kann Ursache der mangelhaften Gewichtszunahme sein. | Wenn Ihr Baby zwei Wochen lang nicht zunimmt, wenden Sie sich an den Kinderarzt. **Selbsthilfe** Bieten Sie Ihrem Baby eine Mahlzeit an, sobald es schreit, und nicht nur nach Zeitplan. |
| Bereiten Sie die Milchnahrung mit zu viel Wasser oder zu wenig Milchpulver zu? | Wenn die Milchnahrung zu stark verdünnt ist, erhält Ihr Baby nicht genügend Nährstoffe. | Wenn Ihr Baby zwei Wochen lang nicht zunimmt, wenden Sie sich an den Kinderarzt. **Selbsthilfe** Bereiten Sie die Milchnahrung genau nach Anweisung zu. |
| Trinkt Ihr Baby sein Fläschchen immer leer? | Ihr Baby braucht vielleicht mehr Nahrung, als Sie ihm geben. | Wenn Ihr Baby zwei Wochen lang nicht zunimmt, wenden Sie sich an den Kinderarzt. **Selbsthilfe** Lassen Sie Ihr Baby so viel trinken, wie es will. Mit sechs Monaten Beikost geben. |

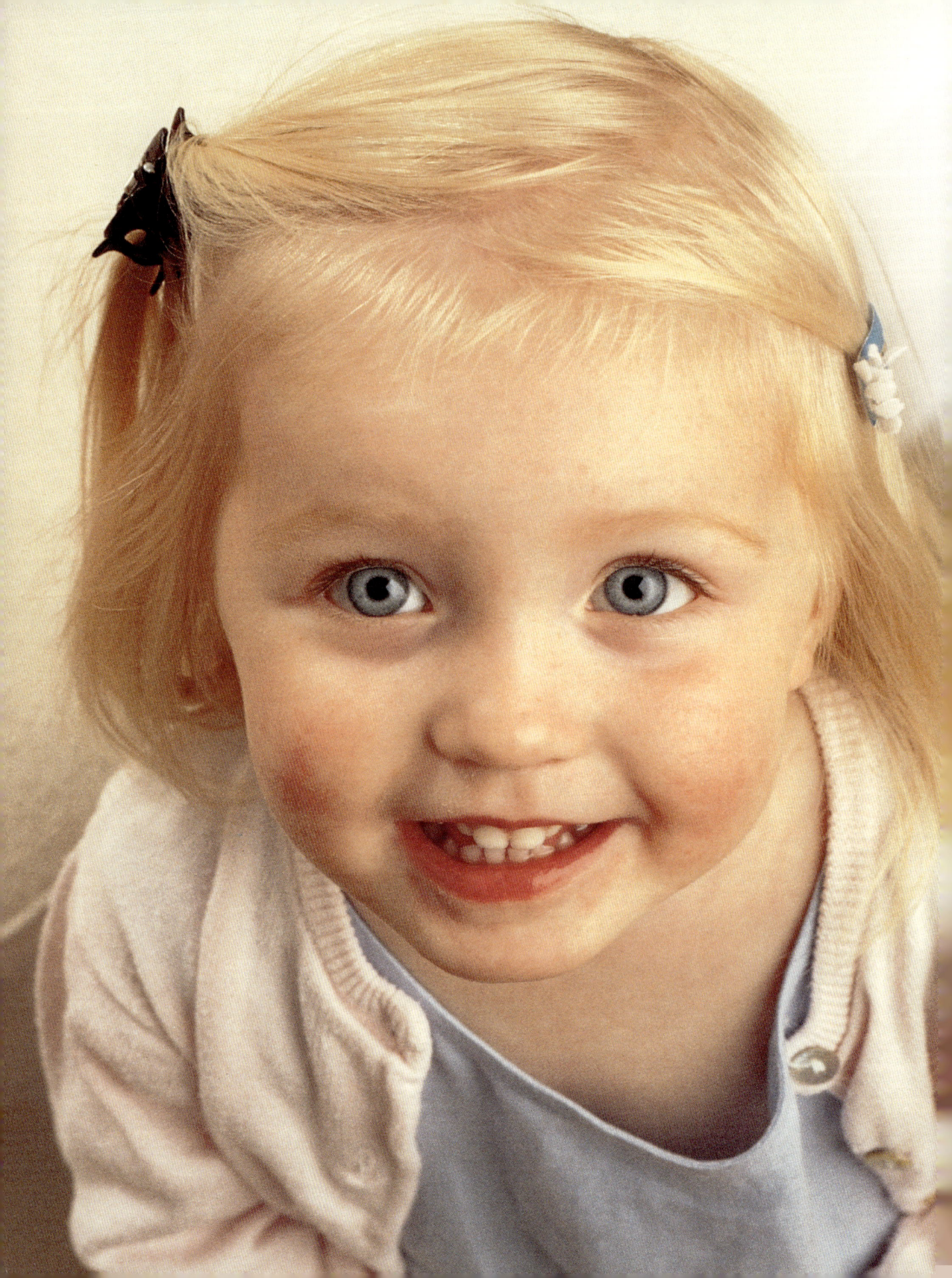

# SO WÄCHST IHR KIND GESUND HERAN

# GRÖSSER WERDEN

IM VERGLEICH ZUM ERSTEN LEBENSJAHR wächst das Kind im zweiten Jahr bedeutend langsamer. In anderen Bereichen vollzieht sich die Entwicklung individuell sehr unterschiedlich, wobei der Normbereich sehr breit ist. Bei den Vorsorgeuntersuchungen überprüft der Kinderarzt regelmäßig den Entwicklungsstand Ihres Kindes, damit Sie wissen, ob alles in Ordnung ist.

> »Eine Faustregel lautet, dass ein Kind mit zwei Jahren etwa halb so groß ist wie später als Erwachsener.«

## WACHSTUM

Die Körpergröße eines Menschen ist genetisch bestimmt. Meist werden Kinder mindestens so groß wie ihre Eltern; die Größe bei der Geburt spielt dabei keine wesentliche Rolle. Große Eltern haben größere Kinder und kleine Eltern kleinere. Eine Faustregel lautet, dass ein Kind mit zwei Jahren etwa halb so groß ist wie später als Erwachsener.

Aber nicht nur das Längenwachstum verändert sich nach dem ersten Lebensjahr auffällig. Der Kopf des Kindes, der bei der Geburt etwa ein Drittel des Kopfumfangs eines Erwachsenen besaß, erreicht im zwei-

ten Lebensjahr beinahe seine volle Größe. Die Muskulatur kräftigt sich und die Knochen sind weniger biegsam. Der Herzmuskel wird kräftiger, der Herzschlag verlangsamt sich und der Blutdruck steigt. Das Verdauungssystem reift weiter aus und das Immunsystem, das sich im ersten Jahr ständig weiterentwickelt hat, ist widerstandsfähiger.

Studien belegen, dass Kinder heute immer größer werden. Die Gründe dafür sind kleinere Familien, eine bessere Ernährung und verbesserte Lebensumstände. Fünfjährige sind heute im Durchschnitt sieben bis acht Zentimeter größer als vor 100 Jahren.

Das Wachstum erfolgt in Schüben. Im Frühling und Sommer wachsen Kinder schneller als im Herbst und im Winter. Eine Untersuchung bei sieben- bis zehnjährigen Kindern ergab, dass sie zwischen März und Juli dreimal schneller wuchsen als in den drei Monaten ihres langsamsten Wachstums.

Zwischen den Wachstumsschüben scheint sich der Körper auszuruhen. Kinder wachsen nachts vermutlich mehr als am Tag, da im Schlaf vermehrt Wachstumshormone ausgeschüttet werden. In manchen Fällen wachsen Kinder bis zu 1,5 cm in einer Nacht. Manche Kinder leiden dadurch an Schlafstörungen. Sorgen Sie also dafür, dass Ihr Kind genügend schläft.

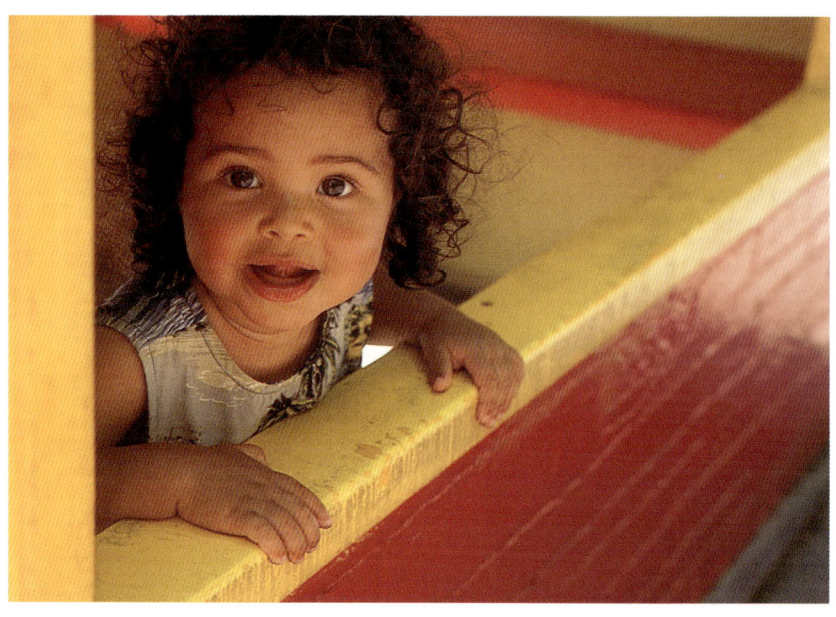

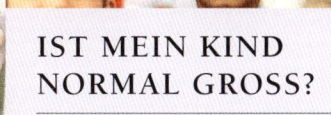

## Wachstumsverlauf

Abgesehen vom schnellen Wachstum im ersten Jahr und den späteren Wachstumsschüben, wachsen Jungen und Mädchen etwa sieben bis acht Zentimeter pro Jahr. Das Wachstum verlangsamt sich kurz vor der Pubertät auf fünf Zentimeter pro Jahr, wobei Jungen meist etwas größer sind als Mädchen (bei Mädchen beginnt die Pubertät durchschnittlich mit elf Jahren, bei Jungen mit zwölf Jahren). Während der Pubertät wachsen Jungen und Mädchen ungefähr um 30–45 cm. Mädchen erreichen ihre vollständige Größe mit etwa 16 Jahren, Jungen mit ungefähr 18 Jahren. Mädchen kommen nicht nur früher in die Pubertät als Jungen, sie wachsen im ersten Drittel der Pubertät auch schneller, während Jungen im letzten Drittel einen Wachstumsschub erleben. Mädchen sind oft zwei Jahre lang größer als gleichaltrige Jungen.

## Vorpubertät

In der Vorpubertät sind Mädchen manchmal etwas pummelig, was als »Babyspeck« bezeichnet wird. Während des Wachstumsschubs zu Beginn der Pubertät verschwinden diese Pölsterchen meist sehr schnell. Jungen wirken während ihres Wachstumsschubs manchmal etwas untergewichtig, nehmen dann aber wieder zu. Dieses zeitweise unvorteilhafte Aussehen verursacht häufig die typische Gehemmtheit vieler Teenager. Viele Jugendliche brauchen nun mehr Schlaf. Während Jungen in der Pubertät einen enormen Appetit entwickeln, achten Mädchen oft besonders auf ihr Gewicht und werden sehr wählerisch beim Essen. Jungen wie Mädchen brauchen aber regelmäßige, gesunde Mahlzeiten.

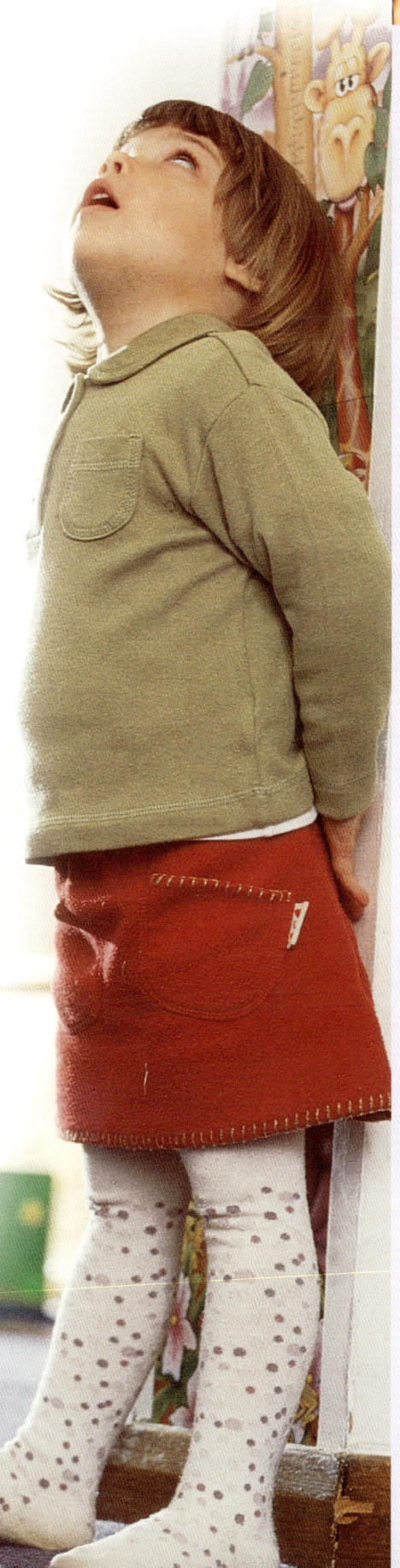

## IST MEIN KIND NORMAL GROSS?

**Die »normale« Größe eines Kindes in einem bestimmten Alter liegt innerhalb eines breiten Spektrums. Die Größe kann individuell sehr unterschiedlich sein und trotzdem dem normalen Wachstumsverlauf entsprechen.** Die Größe eines Menschen ist erblich bedingt; wenn beide Eltern eher groß bzw. eher klein sind, kann davon ausgegangen werden, dass ihre Kinder als Erwachsene eine ähnliche Größe erreichen. Hat ein Kind eine große Mutter und einen kleinen Vater, wird es bei der Geburt wahrscheinlich eher groß sein. Während der ersten beiden Lebensjahre tritt jedoch die vererbte Größenentwicklung, die von beiden Eltern beeinflusst wird, deutlich zutage.

**Für die Feststellung von Wachstumsstörungen spielt nach dem ersten Lebensjahr das Größenwachstum eines Kindes eine größere Rolle als das Gewicht.** Während einer Krankheit nimmt ein Kind oft ab und wächst langsamer. Sobald es wieder gesund ist, holt es diesen Rückstand schnell wieder auf.

**Wenn Sie den Eindruck haben, dass Ihr Kind im Vergleich zu Gleichaltrigen oder anderen Familienmitgliedern zu klein ist, beobachten Sie seine Entwicklung über einen gewissen Zeitraum und wenden Sie sich dann an den Kinderarzt.** Messen Sie Ihr Kind während der folgenden sechs Monate regelmäßig und tragen Sie die Maße auf einer Größentabelle ein. Sie erhalten diese bei Ihrem Kinderarzt oder in einer Beratungsstelle. Eine Wachstumsverzögerung wird erkennbar, wenn die Wachstumskurve nicht parallel zum typischen Wachstumsverlauf verläuft. Die genau aufgezeichneten Messwerte sind sehr nützlich, um mit dem Arzt einen begründeten Verdacht besprechen zu können.

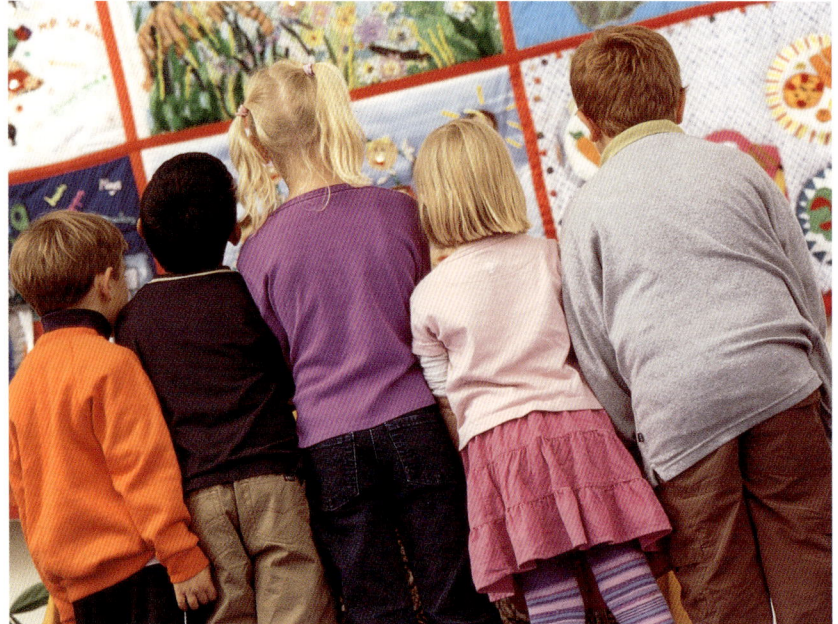

Verzichten Sie bei der Ernährung Ihres Kindes weitgehend auf Fastfood und süße Getränke, die viele »leere« Kalorien enthalten. Heranwachsende Jungen und Mädchen brauchen für die Knochenentwicklung viel Kalzium aus Milch, Milchprodukten, Joghurt und Käse. Mädchen können so dem Risiko, später an Osteoporose zu erkranken, vorbeugen.

### Wachstumsverzögerung

Etwa drei Prozent aller Kinder liegen in ihrer Größenentwicklung unter dem Durchschnitt – Jungen sind davon zehnmal häufiger betroffen als Mädchen.

Kinder mit Asthma oder Ekzemen leiden häufiger an Verzögerungen des Längenwachstums. Wachstumsverzögerungen können in der frühen Kindheit, aber auch in der Pubertät auftreten. Sie können auch erblich bedingt sein. Bei den meisten Kindern braucht man sich jedoch keine Sorgen zu machen. Sie sind einfach Spätentwickler und holen das Größenwachstum später auf.

Manchmal liegen aber auch ernste Ursachen für die Wachstumsverzögerung vor, z.B. eine Hormonstörung, die behandelt werden muss. Zur Abklärung der Ursache muss das Kind von einem Spezialisten untersucht werden. Es werden Röntgenaufnahmen vom Handgelenksknochen gemacht, um das Alter des Knochenwachstums zu bestimmen. Mithilfe eines Bluttests wird außerdem ein Hormonspiegel erstellt.

Manche Kinder leiden an Stoffwechselerkrankungen, an Verdauungsstörungen oder an Anämie. Oft weisen betroffene Kinder noch andere Symptome auf, wie Teilnahmslosigkeit und generelles Unwohlsein. In seltenen Fällen kann auch eine psychische Belastung die Bildung von Wachstumshormonen negativ beeinflussen. Das normale Wachstum setzt wieder ein, sobald die Stressfaktoren ausgeschaltet worden sind.

## SAUBERKEITSERZIEHUNG

»Sauberkeitserziehung« ist im Grunde eine irreführende Bezeichnung, denn man kann kein Kind zum Benutzen des Töpfchens oder der Toilette erziehen, wenn es dazu körperlich noch nicht reif ist. Sauberkeitserziehung ist erst möglich, wenn Ihr Kind in der Lage ist, seinen Darm und seine Blase zu kontrollieren; das ist ungefähr mit 18 bis 30 Monaten der Fall. Daher sollten Sie erst nach dem zweiten Lebensjahr mit der Sauberkeitserziehung beginnen. Mädchen sind in der Regel früher so weit als Jungen.

### Wann soll ich beginnen?

Wenn die Blase Ihres Kindes groß genug ist, um eine bestimmte Menge Urin aufzunehmen, und das Kind den Harndrang oder den Druck im Darm spürt, dann ist es Zeit, mit der Sauberkeitserziehung zu beginnen. Wichtig ist allerdings, dass Ihr Kind mitmachen will. Sehr hilfreich ist es, wenn Sie schon einige Monate zuvor ein Töpfchen ins Badezimmer stellen, auf das das Kind probeweise sitzen kann, um sich daran zu gewöhnen. Gelegentliches, erfolgreiches Benutzen des Töpfchens ist ein guter Start zum »Sauberwerden«. Außer der Fähigkeit, die Darm- und Blasenmuskulatur zu kontrollieren, sind noch weitere Fertigkeiten für die Sauberkeitserziehung von Bedeutung. Kann das Kind seine Hosen und Unterhosen ohne fremde Hilfe herunterziehen? Kann es sich allein auf das Töpfchen setzen und allein wieder aufstehen? Kann es Ihnen rechtzeitig sagen, wann es aufs Töpfchen muss?

Untersuchungen haben ergeben, dass Kinder, bei denen man vor dem 18. Lebensmonat mit der Sauberkeitserziehung begann, erst nach dem vierten Lebensjahr vollständig trocken waren, während Kinder, bei denen man um das zweite Lebensjahr herum damit begann, bereits vor dem dritten Geburtstag trocken waren.

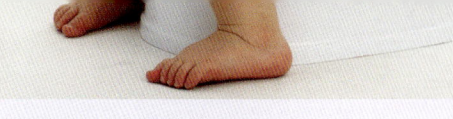

Wenn Sie mit der Sauberkeitserziehung beginnen, können Sie zunächst so genannte Trainerhöschen benutzen. Doch da sich das Kind darin noch wie in einer Windel fühlt, haben Sie vielleicht mehr Erfolg, wenn Sie ihm von Anfang an eine Unterhose anziehen.

Erinnern Sie Ihr Kind regelmäßig daran, das Töpfchen zu benutzen. Setzen Sie es nur darauf, wenn es damit einverstanden ist. Vielleicht sagt es zunächst »nein«, um zwei Minuten später festzustellen, dass es doch dringend aufs Töpfchen muss. Auch wenn es für Sie anstrengender ist, so ist es doch besser, das Kind selbst die Notwendigkeit empfinden und es selbst entscheiden zu lassen.

Gelegentliche Rückfälle sind unvermeidbar. Wenn Ihr Kind von sich aus dazu bereit ist, auf die Windel zu verzichten, sollten »Unfälle« selten sein. Wenn ein Malheur passiert, erinnern Sie Ihr Kind an das Töpfchen und erklären ihm, wofür es da ist. Wechseln Sie die Kleidung ohne viel Aufhebens. Negative Reaktionen verstören das Kind und behindern seine aktive Mitarbeit. Loben Sie seine Erfolge und ignorieren Sie gelegentliche Rückfälle. Wenn Erfolge ausbleiben, benutzen Sie ein paar Wochen lang wieder Windeln.

Es ist möglich, dass Ihr Kind im Moment von seiner Entwicklung her noch nicht reif für das Töpfchen ist. Für Sie beide ist es weniger frustrie-

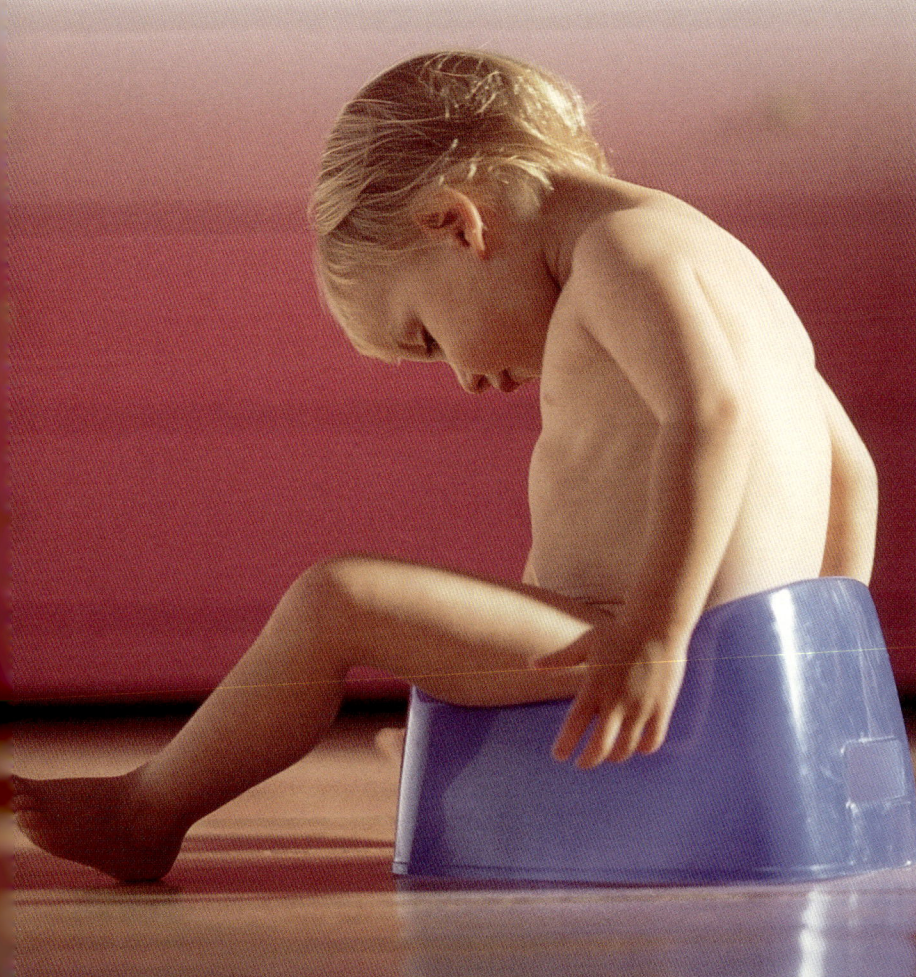

## ERFOLGREICH TROCKEN WERDEN

**Achten Sie auf Anzeichen dafür, dass Ihr Kind bereit ist, auf die Windel zu verzichten.**

- Es schaut Ihnen oder anderen Familienmitgliedern interessiert bei der Benutzung der Toilette zu.
- Es spürt den Harndrang oder Darmdruck, auch wenn es eine Windel trägt, und teilt es Ihnen mit.
- Es versucht, das Töpfchen zu benutzen, z.B. vor dem abendlichen Bad.

**Wenn Sie glauben, dass Ihr Kind bereit ist, um sich an das Töpfchen zu gewöhnen, beachten Sie folgende Tipps:**

- Beginnen Sie nicht in einer Phase, in der Ihr Kind neue Situationen bewältigen muss, z.B. einen Umzug oder die Geburt eines Geschwisterchens. Die Sauberkeitserziehung wird Ihnen leichter fallen und erfolgreicher sein, wenn kein zusätzlicher Stress besteht.
- Achten Sie darauf, dass das Kind bequem auf dem Töpfchen sitzen kann. Für Jungen ist ein Töpfchen mit vorne hoch gezogenem Spritzschutz sehr hilfreich.
- Einem Jungen müssen Sie erklären, dass sich sein Penis während des Urinierens im Töpfchen befinden muss. Es passiert sonst sehr schnell, dass ein Junge sich auf das Töpfchen setzt und daneben uriniert, was für das Kind sehr entmutigend ist.
- Erklären Sie Ihrem Kind, dass es auf das Töpfchen gehen muss, wenn es keine Windel anhat. Moderne Windeln haben einen so guten Nässeschutz, dass das Kind die unangenehme Nässe nur spürt, wenn es keine Windeln trägt. Rechnen Sie mit einigen »Unfällen«, bevor Ihr Kind die Notwendigkeit, aufs Töpfchen zu gehen, rechtzeitig spürt. Wenn alle Mühe erfolglos ist, verwenden Sie für einige Zeit wieder Windeln und versuchen es später wieder.

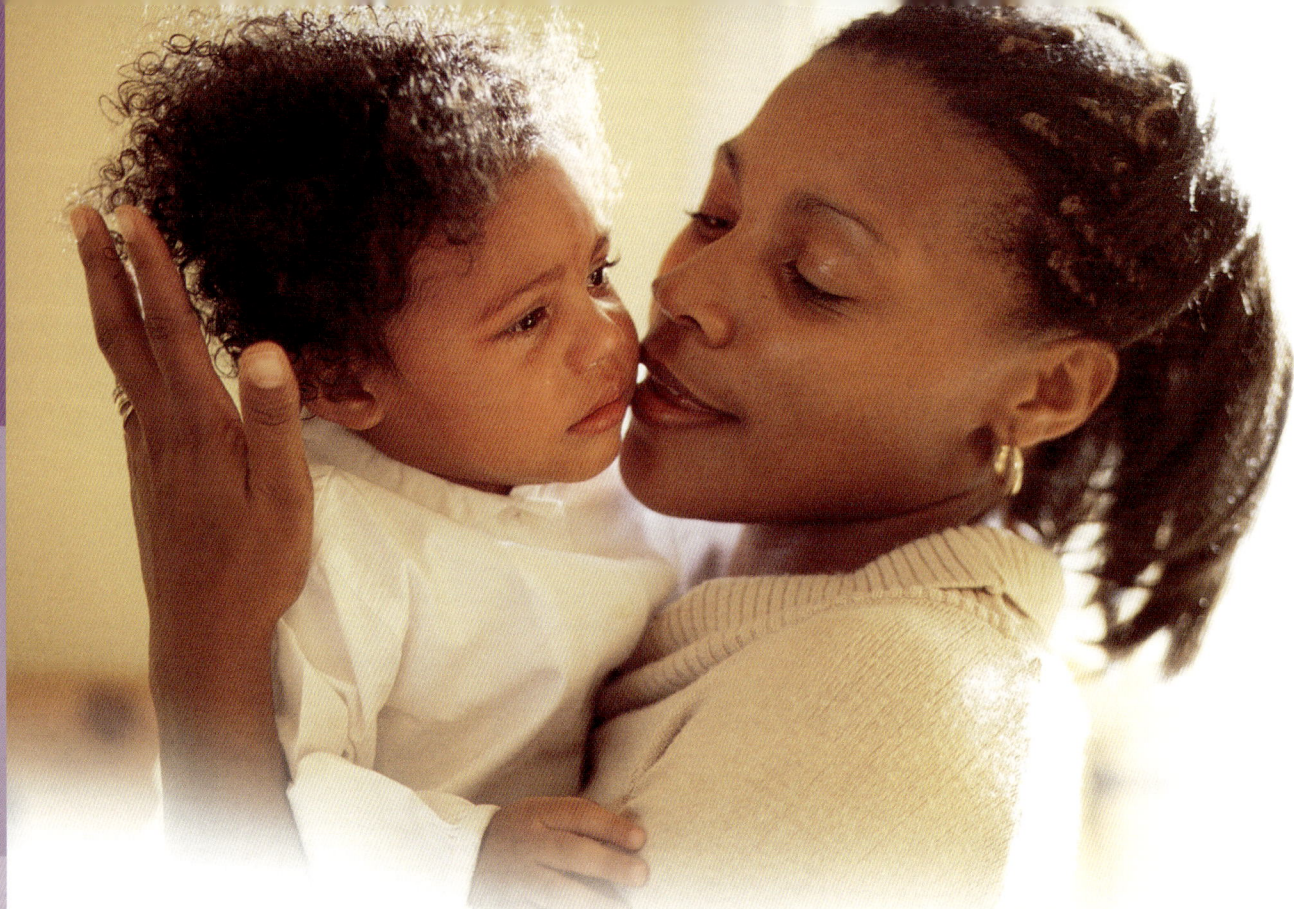

»Berührungen sind für Babys und Kinder lebensnotwendig. Sie vermitteln ihnen ein Gefühl für ihre eigene Körperlichkeit ...«

rend, wenn Sie eine Pause einlegen und es in einigen Wochen noch einmal versuchen. Denken Sie daran, dass 15 Prozent aller Kinder im Alter von drei Jahren noch nicht trocken sind und vier Prozent erst nach dem vierten Geburtstag.

Auch wenn Ihr Kind tagsüber keine Windeln mehr braucht, kann es sein, dass Sie nachts oder beim Mittagsschlaf eine anlegen müssen. Gewöhnen Sie es daran, vor dem Schlafengehen aufs Töpfchen zu gehen. Loben Sie es, wenn die Windel nach dem Mittagsschlaf trocken ist. Ist die Windel morgens regelmäßig trocken, können Sie sie nachts weglassen. Schützen Sie die Matratze mit einer wasserfesten Unterlage und sorgen Sie dafür, dass es im Flur hell genug ist, damit das Kind nachts selbstständig aufs Töpfchen oder zur Toilette gehen kann.

## ENTWICKLUNG DER SINNE

Auch wenn Ihr Kind mit allen Sinnesorganen geboren wurde – Sehsinn, Hörsinn, Geschmackssinn, Tastsinn und Geruchssinn –, garantieren allein die Übung und der Gebrauch der Sinne nach der Geburt ihre volle Entwicklung. Die Entwicklung und Reifung der Sinne ist abhängig von der Stimulation, die sie erhalten.

### Tastsinn

Der Tastsinn ist bei der Geburt noch keineswegs vollständig entwickelt, aber doch weiter ausgereift als der Seh-, Hör- oder Geschmackssinn. Berührungen sind für Babys und Kinder lebensnotwendig. Sie vermitteln ihnen ein Gefühl für ihre eigene Körperlichkeit und fördern die Entwicklung des Nervensystems.

Der Tastsinn kann sich nur entwickeln, wenn die Nervenendigungen z.B. zwischen zarter Berührung und Druck, zwischen angenehmer Temperatur und Schmerz unterscheiden können. Berührungen vermitteln dem Kind eine Vorstellung von der physikalischen Welt und fördern Tastsinn und Motorik. Die Mundregion ist in den ersten Lebensmonaten sehr sensibel und spielt bei der Erforschung der Welt und ihrer Objekte eine große Rolle. Selbst bei einem Fünfjährigen ist das Gesicht mit der Mundregion noch empfindsamer als die Hände, obwohl es diese nun ganz selbstverständlich einsetzt. Zu seinem ersten Geburtstag kann ein Kind Informationen, die es über Berührungen erhält, viermal schneller verarbeiten als bei der Geburt und im Alter von sechs Jahren fast genauso schnell wie ein Erwachsener.

Berührungen sind ungeheuer wichtig für die nonverbale Kommunikation. Sie beruhigen das Kleinkind bei einem Wutanfall, trösten einen Achtjährigen bei einer Knieverletzung und lindern den Kummer eines enttäuschten Teenagers. Die Erfahrung, körperlich geliebt und umarmt zu werden, fördert nicht nur die emotionale Entwicklung, sondern die allgemeine Entwicklung und das gesamte Wachstum.

### Geruchssinn

Der Geruchssinn ist der bei der Geburt am zweitbesten entwickelte Sinn. Anfangs kann ein Baby aus einer Entfernung von mehr als 16 cm kaum etwas riechen. Die Fähigkeit, zu riechen, ist wichtig, um eine Bindung zur eigenen Familie herzustellen. Babys ziehen den Geruch ihrer Geschwister dem anderer Kinder vor. Dadurch wird das Zugehörigkeitsgefühl zur Familie gefestigt. Vertraute Gerüche stärken das Geborgenheitsgefühl. Dies wiederum erklärt die Vorliebe für ein bestimmtes Spielzeug oder ein Schmusetuch.

### Geschmackssinn

Schon sehr kleine Kinder zeigen eine individuelle Vorliebe für bestimmte Geschmacksrichtungen. Babys haben eine Vorliebe für die süße Mutter-

milch, was aus ernährungsphysiologischer Sicht von Vorteil ist, weil es die Ernährung sicherstellt. Die Speisen, die die Mutter isst, beeinflussen den Geschmack der Muttermilch, sodass das Baby auch andere Geschmacksrichtungen kennen lernt. Der Geschmackssinn stimuliert den Speichelfluss, fördert das Schlucken und die Zungenbewegungen; dies alles ist wichtig, um später feste Nahrung aufnehmen zu können. Die Fähigkeit, zwischen den vier Geschmacksrichtungen – süß, sauer, salzig und bitter – zu unterscheiden, bildet sich im Laufe der Zeit mit den Geschmackserfahrungen des Kindes heraus. Eine Vorliebe für süße und fettreiche Nahrungsmittel bleibt bei den meisten Menschen bestehen; sie wirken, genau wie die Muttermilch, beruhigend.

### Hörsinn

Der Hörsinn ist bei der Geburt relativ gut entwickelt, denn Ihr Kind hatte zwölf Wochen lang Zeit, im Mutterleib Hörerfahrungen zu sammeln. Die Stimme der Mutter ist dem

Baby nach der Geburt vertraut und wirkt beruhigend.

Als Erstes lernen Kinder, hohe und tiefe Frequenzen zu unterscheiden. Danach können sie Töne lokalisieren. Sehr kleine Kinder haben Schwierigkeiten, bestimmte Töne aus einer allgemeinen Geräuschkulisse herauszuhören. Daran muss man denken, wenn das Kind sprechen lernt. Wenn es nicht genügend ruhige »Gespräche« ohne Hintergrundgeräusche gibt, kann sich die Sprachentwicklung verzögern. Sorgen Sie für ruhige Gesprächszeiten, ohne Fernseher oder Radio im Hintergrund. Der Hörsinn verfeinert sich bis zur Pubertät.

### Sehsinn

Der Sehsinn ist bei der Geburt der am wenigsten entwickelte Sinn. Augen- und Gehirnentwicklung sind miteinander verknüpft. Das Gehirn muss die Dinge, die das Auge sieht,

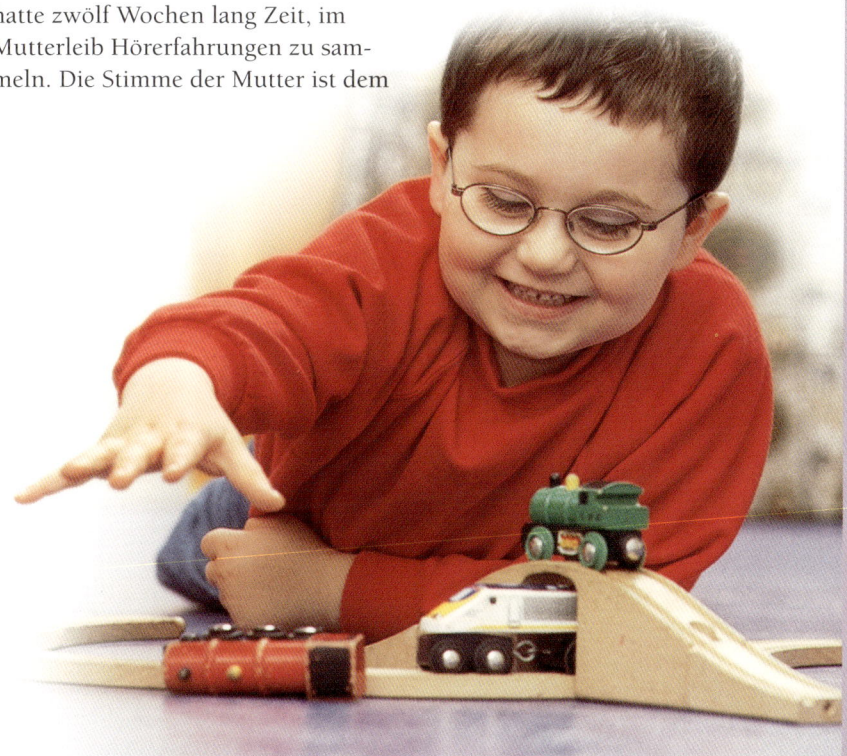

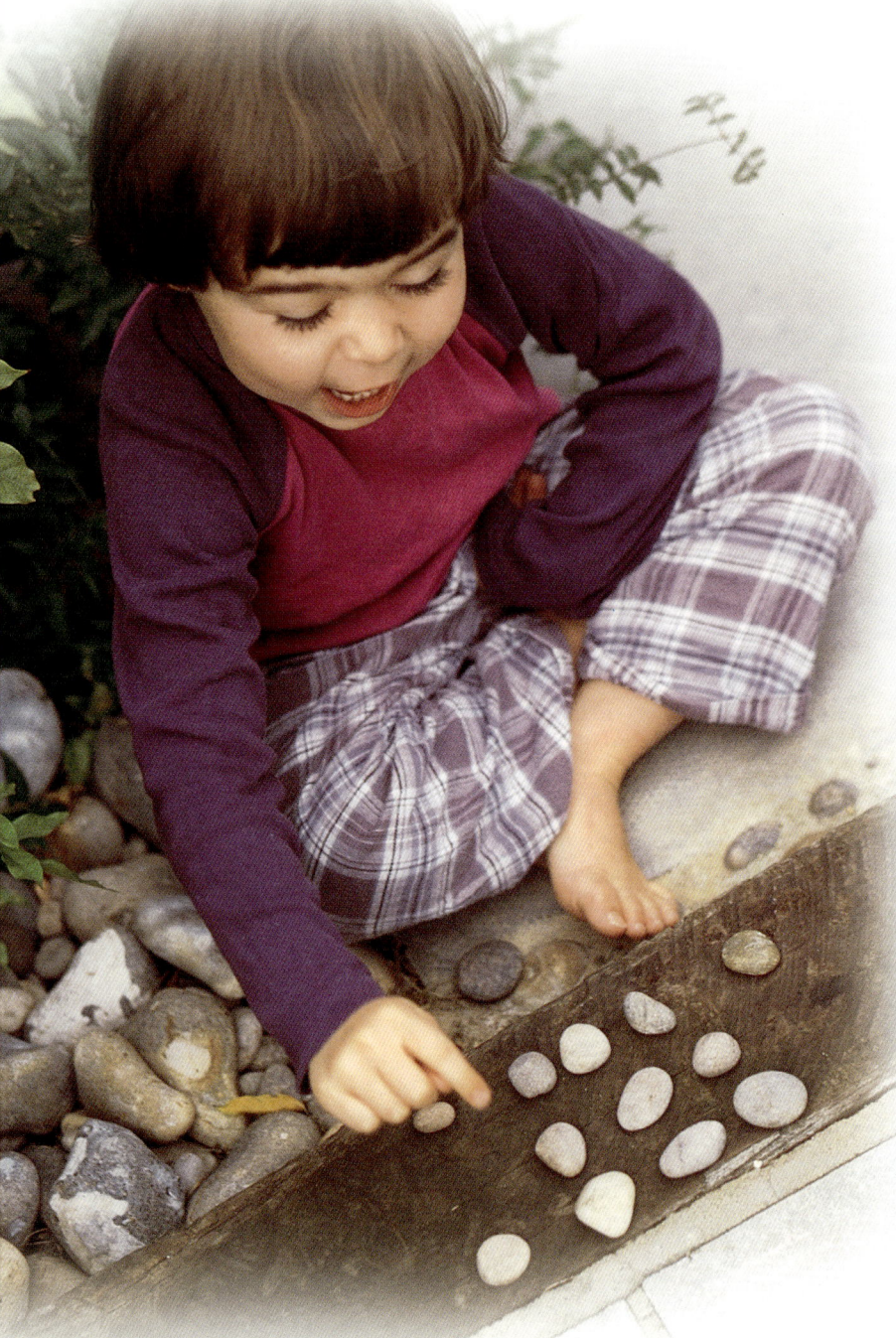

# KONZENTRATION FÖRDERN

**Die Konzentrationsfähigkeit Ihres Kindes wird sich erst langsam entwickeln, aber es gibt schon jetzt Möglichkeiten, um sie zu fördern.**

- Bieten Sie, je nach Alter des Kindes, eher ruhige und eher lebhafte Aktivitäten im Wechsel an.
- Wählen Sie dafür Zeiten, in denen Ihr Kind besonders aufnahmebereit ist.
- Schalten Sie Fernseher und/oder Radio aus, um Ablenkungen zu vermeiden.
- Spielen Sie nur mit einem Spielzeug und räumen Sie andere Sachen weg, sodass Ihr Kind nicht abgelenkt wird.
- Wählen Sie eine Beschäftigung, der Ihr Kind gut folgen kann, und versuchen Sie, diese zu Ende zu bringen.
- Fördern Sie die Aufmerksamkeit Ihres Kindes durch Fragen und Kommentare darüber, was Sie tun.
- Hören Sie auf das, was Ihr Kind sagt; beantworten Sie seine Fragen immer sofort, sodass es merkt, dass ihm zugehört wird.
- Wählen Sie Aktivitäten, die dem Alter des Kindes angemessen sind, z.B. ein Bilderbuch ansehen oder vorlesen, »Kuckuck« spielen, einen Turm bauen, einfache Puzzles legen oder ein Bild malen.
- Helfen Sie Ihrem Kind nur, wenn es selbst nicht weiterkommt. Lassen Sie ihm Zeit, eigene Erfahrungen zu sammeln.
- Ermutigen Sie Ihr Kind, eine Aktivität zu Ende zu führen, und loben Sie es für seine Bemühungen.

**Einige Kinder sind von Natur aus aktiver als andere.** Aber es gibt auch Kinder, die Hilfe brauchen, weil sie unter Konzentrationsstörungen leiden. Wenn Sie glauben, dass Ihr Kind ein Konzentrationsproblem hat, überprüfen Sie zuerst, ob es übermüdet ist oder Hunger hat. Notieren Sie seine Verhaltensweisen und sprechen Sie mit dem Kinderarzt darüber.

erst deuten können. Auch die Augenmuskeln müssen sich im Laufe der Zeit erst kräftigen.

Zunächst entwickelt sich die Koordinationsfähigkeit der Augen. Die Fähigkeit, Einzelheiten sehen zu können, entwickelt sich langsamer und es dauert verhältnismäßig lange, bis sie vollständig ausgereift ist. Neugeborene sind kurzsichtig und entwickeln ihre volle Sehkraft erst allmählich. Sie können nur auf eine Distanz von etwa 20 cm verhältnismäßig klar sehen und einen Gegenstand fixieren. Auch die Fähigkeit, Farben zu erkennen, entwickelt sich erst im Laufe der Zeit. Gegen Ende des dritten Lebensjahres ist die Farberkennung voll entwickelt und die Sehnerven sind ausgereift. Bei einigen Kindern besteht allerdings bis zum zehnten Lebensjahr eine leichte Kurzsichtigkeit.

## REGELMÄSSIGE KONTROLLEN

Seh- und Hörfähigkeit sollten regelmäßig überprüft werden. Sie nehmen Einfluss auf die gesamte körperliche und intellektuelle Entwicklung.

### Sehtests

Die Sehfähigkeit Ihres Kindes wird bei jeder Vorsorgeuntersuchung kontrolliert; mehrmals im ersten Lebensjahr, dann am Ende des zweiten Lebensjahres, am Ende des vierten Lebensjahres, im Alter von fünf bis fünfeinhalb Jahren sowie bei Untersuchung vor der Einschulung.

Manche Babys schielen leicht; das Schielen verschwindet in der Regel, sobald sie fähig sind, beide Augen gleichzeitig einzusetzen. Falls das Schielen bis ins Kleinkindalter andauert, muss es behandelt werden; das Schielen beeinflusst die entsprechende Hirnregion und kann die Sehfähigkeit des Kindes langfristig beeinträchtigen.

Sofern in der Familie keine erblichen Sehstörungen vorkommen, die schon in frühem Alter auftraten, sind zusätzliche regelmäßige Sehkontrollen erst im Schulalter erforderlich. Ab diesem Zeitpunkt sollte die Sehfähigkeit regelmäßig kontrolliert werden, für den Fall, dass das Kind eine Brille braucht. Eine Brille schwächt die weitere Entwicklung der Sehkraft nicht.

### Hörtests

Die Hörfähigkeit wird bereits im Krankenhaus und danach bei allen Vorsorgeuntersuchungen überprüft. Ein uneingeschränktes Hörvermögen ist eine Voraussetzung für den Spracherwerb. Kinder müssen lernen, bestimmte Geräusche vor einem Geräuschhintergrund identifizieren zu können. Hörprobleme sollten daher so schnell wie möglich erkannt und behandelt werden.

Eine leichte Schwerhörigkeit kann als Folge einer Erkältung auftreten. Wiederholte Infektionen oder Mittelohrentzündungen können das Hörvermögen schädigen und müssen behandelt werden (siehe S. 241). Wenn Sie Zweifel an der Hörfähigkeit Ihres Kindes haben, sollten Sie mit dem Arzt darüber sprechen.

## ENTWICKLUNG DER KONZENTRATIONSFÄHIGKEIT

Die Konzentrationsfähigkeit entwickelt sich bei manchen Kindern schneller, bei anderen langsamer. Sie sollte von Anfang an gefördert werden, denn sie ist Voraussetzung für die Lernfähigkeit.

Die Aufmerksamkeitsdauer ist bei kleinen Kindern noch sehr gering und wird durch Müdigkeit, Hunger, Durst oder allgemeines Unwohlsein beeinträchtigt. Kleinere Kinder verfügen über viel Energie und wollen alles erforschen. Sie sollten aber von Anfang an ermutigt werden, sich für eine bestimmte Zeit auf eine Tätigkeit zu konzentrieren.

Schon bei kleinen Babys können Eltern kurze Perioden der Aufmerksamkeit feststellen, besonders beim Miteinandersprechen oder Spielen. Aber erst gegen Ende des ersten Lebensjahres ist die für die Konzentrationsfähigkeit zuständige Hirnregion im Stirnlappen so weit ausgereift, dass das Kind sich wirklich konzentrieren kann. Zur gleichen Zeit entwickelt sich auch die Fähigkeit, Dinge »ausblenden« zu können.

Manche Kinder weisen auch im Schulalter noch eine geringe Konzentrationsfähigkeit auf; ihnen muss man beibringen, längere Zeit aufmerksam bleiben zu können. Es ist wichtig, damit so früh wie möglich zu beginnen, denn die Konzentrationsfähigkeit ist wesentlich für das Lernen und die Schullaufbahn.

## AUFMERKSAMKEITS-DEFIZIT-SYNDROM (ADS)

**Folgende Symptome können auf ein ADS hinweisen** *(siehe S. 299)*. Denken Sie aber daran, dass diese Verhaltensweisen bei Vorschulkindern häufig auftreten können, ohne dass ein ADS vorliegt. Das unruhige Verhalten verschwindet im Laufe der Entwicklung. ADS wird meist erst bei Schulkindern und älteren Kindern diagnostiziert.

- Ungeschicklichkeit
- Reizbares, widersprüchliches Verhalten
- Impulsivität
- Schlafstörungen
- Zappelei, ruhelose Aktivität
- Völlige Unfähigkeit, sich zu konzentrieren
- Schwierigkeiten bei aufeinander folgenden Tätigkeiten, wie Anziehen
- Aggressives, sozial unangemessenes Verhalten
- Geringes Selbstwertgefühl

Wenn Sie vermuten, dass Ihr Kind an ADS leidet, wenden Sie sich an den Kinderarzt, der eine genaue Diagnose stellen kann.

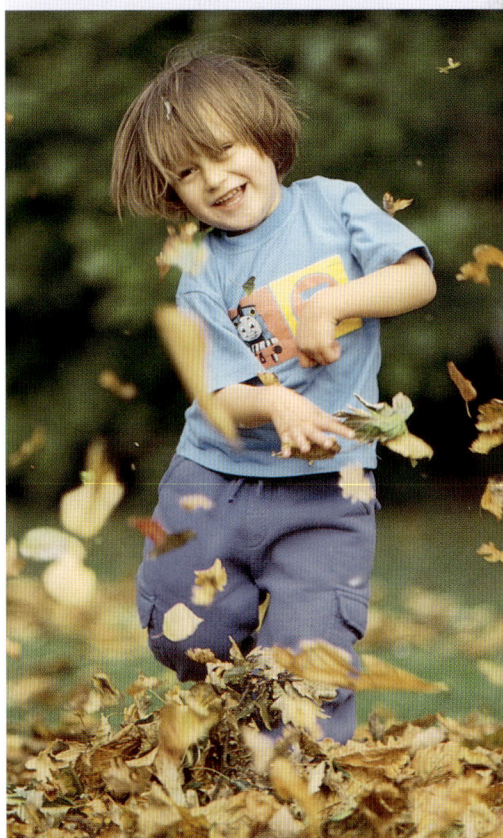

# PHYSISCHE FÄHIGKEITEN

G EGEN ENDE DES ERSTEN LEBENSJAHRES verfügen die meisten Kinder über die körperliche Kraft und die erforderliche Motivation, um ihre »Grobmotorik« zu schulen und laufen, rennen, springen und hüpfen zu lernen. Mit zunehmendem Alter entwickelt das Kind beim Spielen und Anziehen seine körperlichen Fähigkeiten immer weiter und wird dabei selbstbewusster und unabhängiger.

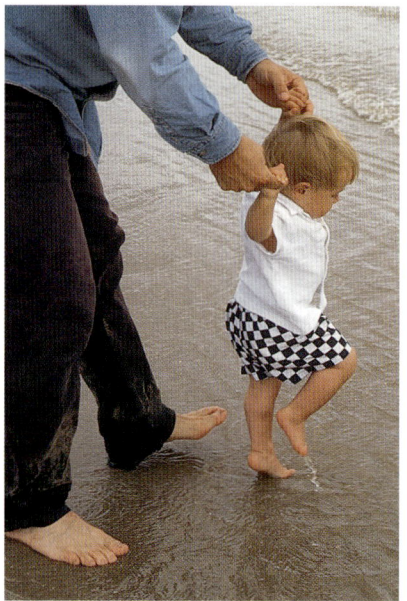

»... die Fortschritte sind individuell unterschiedlich, aber alle Kinder entwickeln sich in derselben Reihenfolge ... kein Kind kann rennen, bevor es laufen kann.«

## MEILENSTEINE DER FORTBEWEGUNG

Es gibt zwar Durchschnittswerte für die einzelnen Entwicklungsphasen, aber jedes Kind entwickelt sich individuell unterschiedlich. Während das eine Kind bereits mit zehn Monaten laufen kann, ist ein anderes mit über 14 Monaten noch nicht so weit. Eines aber trifft für das Erreichen der Meilensteine immer zu: Alle Kinder entwickeln sich in derselben Reihenfolge, wenn auch nicht gleich schnell. Ganz konkret: Kein Kind kann rennen, bevor es laufen gelernt hat.

Manche Kinder sind von Natur aus körperlich aktiver. Auch das beeinflusst das Tempo ihrer körperlichen Entwicklung. Die ruhigen, stärker in sich gekehrten Kinder haben oft weniger Antrieb zu körperlicher Aktivität und lernen oft viel später laufen. Unterstützen Sie ein ausgewogenes Verhältnis der Aktivitäten bei Ihrem Kind. Es ist wichtig, dass sich körperlich aktive Beschäftigungen mit ruhigen Betätigungen abwechseln.

Versuchen Sie, nicht übermäßig besorgt zu sein, wenn Ihr Kind zunehmend mobil wird. Es braucht Ihr Vertrauen in seine Fähigkeiten, um neue Aktivitäten in Angriff zu nehmen und sich dabei sicher zu fühlen. Ermutigen Sie es bei seinen Versuchen, aber drängen Sie ihm Ihre Hilfe nicht auf, sondern bieten Sie Ihre Hilfe nur da an, wo sie wirklich nötig ist.

## Laufen

Bevor Ihr Kind laufen lernt, lernt es, aufrecht zu stehen und sich dabei an Ihrer Hand oder an einem Möbelstück festzuhalten. Mit Ihrer Unterstützung kann es vielleicht schon ein paar Schritte gehen; das stärkt die Beinmuskeln und bereitet es auf das selbstständige Laufen vor. Diese ersten Schritte, manchmal ein Entlanghangeln von einem Möbelstück zum anderen, sind wichtige Vorübungen im Hinblick auf das eigenständige Laufen.

Als Nächstes lernt das Kind, allein das Gleichgewicht zu halten. Anfangs wirkt Ihr Kind vielleicht noch etwas unsicher, wenn es feststellt, dass es nun ganz allein stehen kann. Wenn das Kind beim aufrechten Stehen große Unsicherheit empfindet, kann es sein, dass es sich schnell hinsetzt, um nicht vornüber zu fallen. Mit weit auseinander gestellten Beinen, die Zehen nach außen gerichtet und mit ausgestreckten Armen versucht es, das Gleichgewicht zu halten und so die ersten selbstständigen Schritte zu gehen. Es wird dabei sehr vorsichtig sein. Der Versuch endet vielleicht damit, dass es sich plötzlich hinsetzt oder vornüber in Ihre Arme fällt. Nun wird es bald frei laufen können.

## Rennen

Die ersten Gehversuche entspringen einer ureigenen, unbewussten Triebkraft und sind nicht zu vergleichen mit dem bewussten Laufen. Der Geh-Automatismus ist im Gehirn ausgeprägter als der Stopp-Automatismus. Kleinkinder neigen daher dazu, sehr schnell zu rennen und sich dann durch Hinsetzen abzubremsen. Mit viel Übung lernen die Kinder gegen Ende des zweiten Lebensjahres, wenn sie auch mit der Schwerkraft besser umgehen können und die Beine beim Gehen nicht mehr so weit auseinander spreizen, das Gehen besser zu kontrollieren. Um richtig rennen zu können, muss Ihr Kind lernen, abzubremsen, zu starten und die Richtung zu wechseln. Wenn die Beinmuskeln kräftiger sind und die Koordinationsfähigkeit besser entwickelt ist, wird Rennen zur natürlichsten Sache der Welt. Wahrscheinlich wird Ihr Kind gegen Ende des zweiten Jahres problemlos rennen können.

### Springen

Mit etwa zwei Jahren wird Ihr Kind erste Springversuche machen, aber irgendwie lösen sich die Füße nicht vom Boden. Das Springen auf einem kleinen Trampolin, das entsprechend abgesichert ist, bietet gute Übungsmöglichkeiten. Lassen Sie das Kind an Ihrer Hand von einem nicht zu hohen Objekt herunterspringen. Mit drei Jahren, wenn es Übung hat und die Muskeln kräftiger sind, kann ein Kind gut springen. Anfangs wird Ihr Kind beim Springen die Beine weit anziehen und die Knie beugen, um den Aufprall beim Landen abzufedern.

### Hüpfen

Wie das Springen erfordert auch das Hüpfen eine kraftvolle Muskulatur und die Fähigkeit, das Gleichgewicht zu halten. Auch um auf einem Bein zu stehen, muss das Kind das Gleichge-

## ERSTE SCHUHE

**Ihr Kind lernt leichter laufen, wenn es barfuß geht.** Der enge Kontakt mit der Oberfläche, auf der es läuft, vermittelt ihm ein Gefühl der Sicherheit, das verloren geht, wenn die Füße in Schuhen stecken. Lassen Sie Ihr Kind so oft wie möglich barfuß auf Entdeckungsreise gehen. Wenn Sie ihm Schuhe anziehen müssen, wählen Sie weiche mit rutschfesten Sohlen.

**Feste Schuhe braucht das Kind erst, wenn es im Freien läuft.** Die Schuhe müssen die richtige Größe haben und gut sitzen. Das Kind gewöhnt sich leichter daran Schuhe zu tragen, wenn es schon sicher laufen kann. Kaufen Sie anfangs keine Schuhe mit harten, unbiegsamen Sohlen.

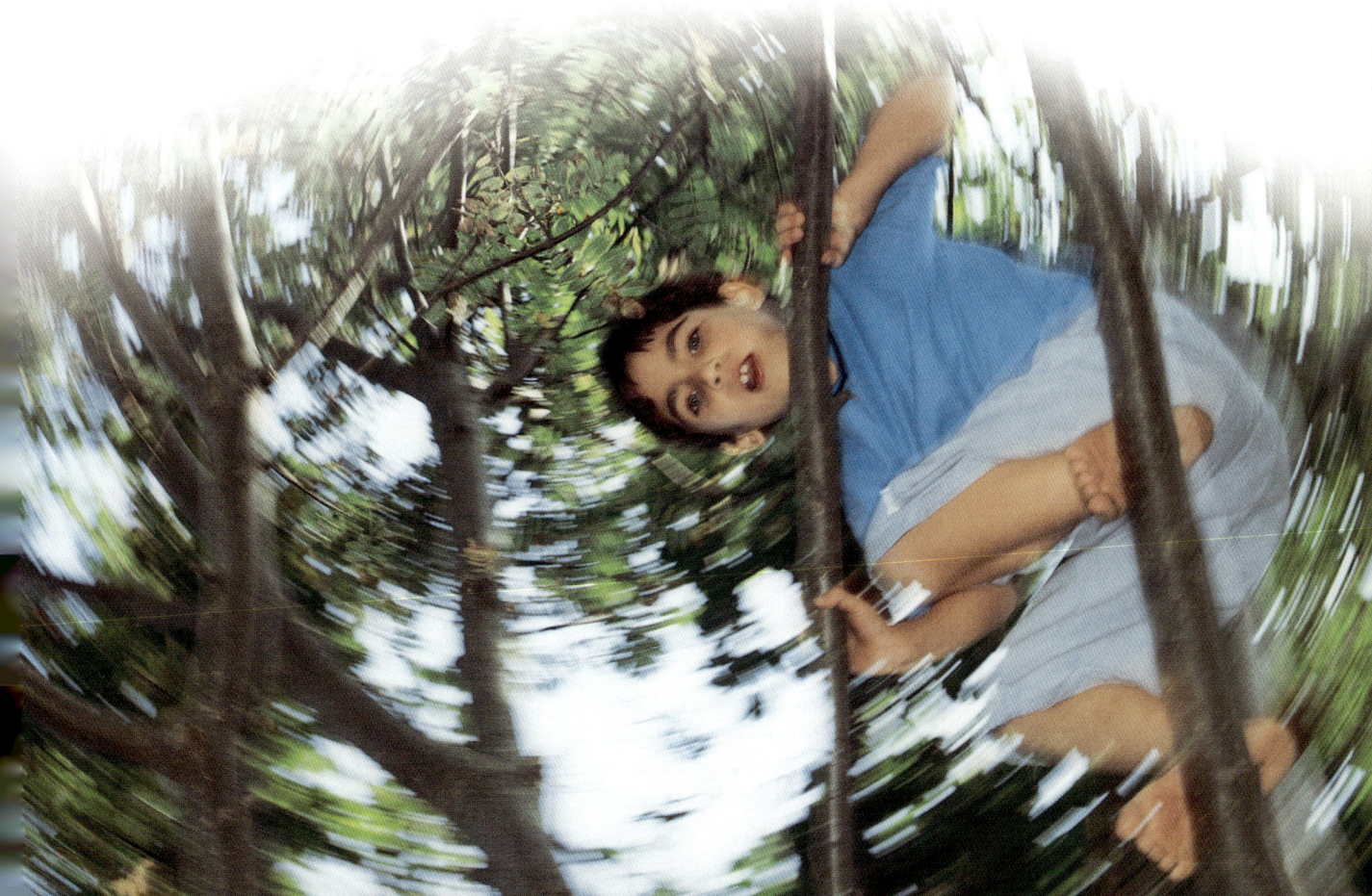

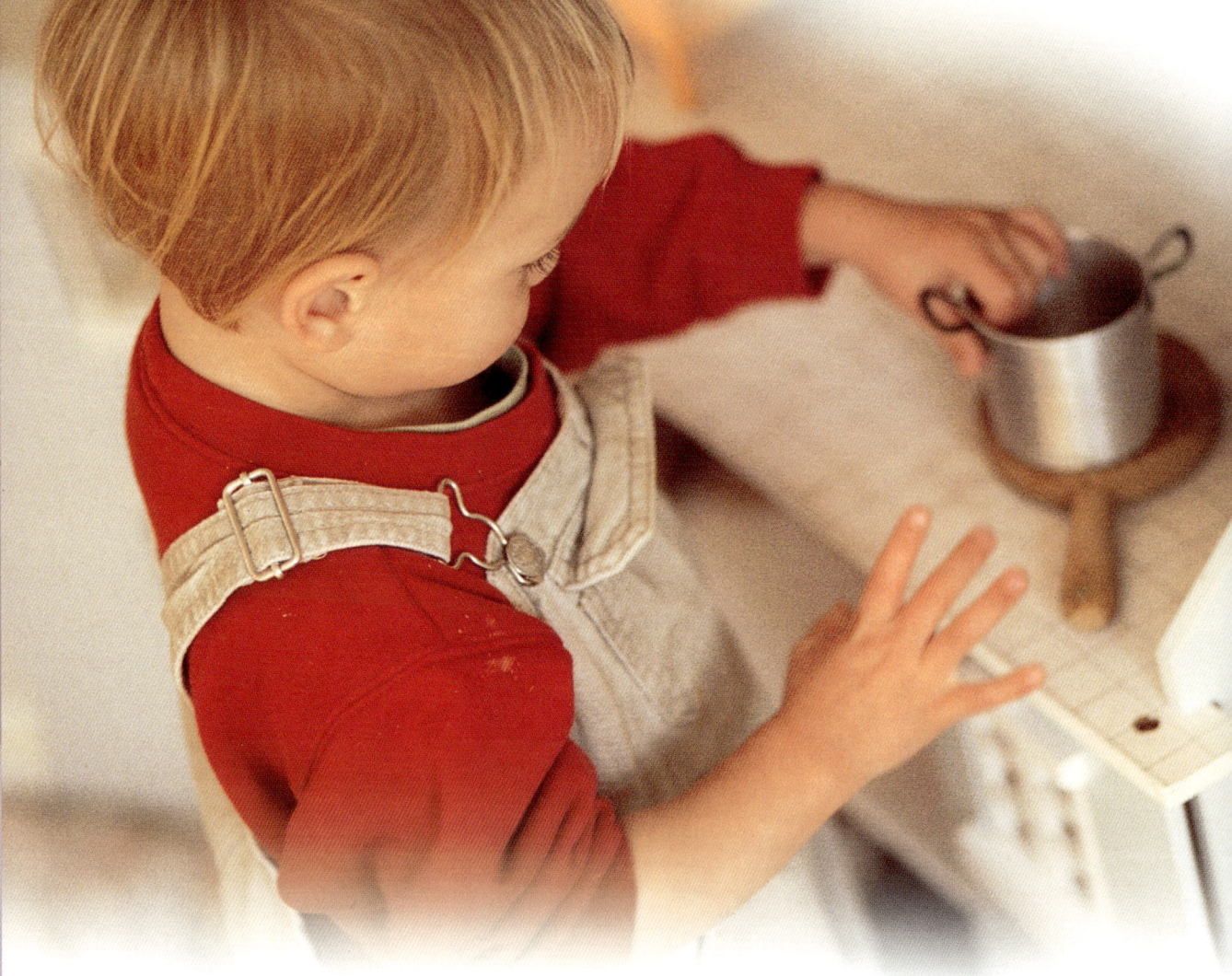

wicht halten können. Ermutigen Sie Ihr Kind zunächst, von einem Bein auf das andere zu hüpfen; diese Bewegung ist dem Springen sehr ähnlich. Danach kann es versuchen, auf einem Bein zu hüpfen. Ihr Kind wird sicherlich zuerst von einem Bein auf das andere hüpfen können, bevor es auf einem Bein still stehen kann.

## Auf Zehenspitzen stehen

Auf Zehenspitzen stehen und laufen ist eine weitere Möglichkeit, die Entwicklung des Gleichgewichtsgefühls und die Koordinationsfähigkeit zu unterstützen. Vielleicht wird Ihr Kind sich von allein auf die Zehenspitzen stellen, um etwas besser sehen oder erreichen zu können. Unter Umständen macht es das ganz

unbewusst. Nach dem dritten Geburtstag können fast alle Kinder auf Zehenspitzen stehen und laufen.

## Einen Ball schießen

Anfangs reicht der Gleichgewichtssinn nicht aus, um einen Ball mit Schwung wegzuschießen. Das Kind bewegt den Ball etwas mit dem Fuß vorwärts. Mit etwa drei Jahren hat das Kind genügend Übung, um einen Ball gezielt mit dem Fuß wegzuschießen; dabei bevorzugt es einen Fuß. Ebenso wie wir rechts- oder linkshändig sind, bevorzugen wir auch den rechten oder linken Fuß.

## Einen Ball werfen und fangen

Einen Ball kann das Kind erst werfen, wenn es gelernt hat, einen Gegen-

stand bewusst loszulassen. Das geschieht meist gegen Ende des ersten Lebensjahres. Fordern Sie Ihr Kind nicht auf, mit Gegenständen zu werfen, bevor es versteht, dass man mit manchen Dingen werfen darf, mit anderen aber nicht. Einen Ball zu fangen ist schwieriger, als ihn zu werfen, denn dazu ist eine gute Hand-Augen-Koordination erforderlich. Sie werden vielleicht feststellen, dass Ihr Kind bei den ersten Fangversuchen beide Hände ausstreckt und dabei Sie und nicht den Ball anschaut – in Erwartung der Dinge, die nun geschehen. Die Fähigkeit, das Wurfobjekt zu beobachten, muss geübt werden. Manche Kinder sind dabei geschickter als andere. Mit etwa drei Jahren können fast alle Kinder einen

Ball aus kurzer Entfernung auffangen, wenn er groß genug ist.

### Treppen steigen

Ein zweijähriges Kind kann Treppen steigen, indem es beide Füße nacheinander auf eine Stufe stellt und sich am Geländer oder an der Wand festhält. Mit drei Jahren kann es vielleicht schon die Treppe hinaufsteigen und dabei die Füße abwechselnd aufsetzen. Beim Heruntersteigen wird es wahrscheinlich wieder beide Füße auf eine Stufe setzen und sich am Geländer festhalten. Helfen Sie Ihrem Kind dabei, die Treppe sicher hinauf- und hinabsteigen zu lernen. So ist es weniger unfallgefährdet. Halten Sie es aber anfangs noch davon ab, während des Treppensteigens etwas zu tragen.

### ENTWICKLUNG DER FEINMOTORIK

Die feinmotorischen Fähigkeiten sind abhängig von der Entwicklung der Hände und Arme. Der zwei Monate alte Säugling, der noch grob auf sein Spielzeug einschlägt, wird bis zum Ende des ersten Jahres noch viel lernen. Doch die Entwicklung wird noch viel weiter gehen.

Am Anfang hält das Baby ein Spielzeug fest in der Hand und lässt es irgendwann unbeabsichtigt fallen. Später kann es den Gegenstand ganz gezielt loslassen. Um den ersten Geburtstag herum kann das Kind einen Gegenstand mit den Händen aufnehmen, ihn von einer Hand in die andere geben, ihn an einen anderen Platz legen oder ihn fallen lassen. Dies erscheint zwar ganz banal, ist aber sehr wichtig, damit das Kind lernt, mehr Kontrolle über seine Umwelt zu gewinnen. Diese Fähigkeit, zu greifen, verfeinert sich immer weiter.Zunächst benutzt das Kind mehrere Finger und den Daumen, um etwas aufzuheben,

später den Zeigefinger und den Daumen – der so genannte Pinzettengriff. Die Beherrschung des Pinzettengriffs erleichtert auch das Essen mit den Fingern. Das Essen mit dem Löffel ist allerdings noch zu schwierig – und geht nicht ohne Kleckern ab.

Bei der Geburt sind die Handgelenksknochen des Babys noch kaum entwickelt; dadurch ist die Beweglichkeit eingeschränkt. In dem Maße, wie die Knochen wachsen, lernt das Baby die Hand zu drehen. Mit etwa 15 Monaten verfügt Ihr Kind über eine größere Handgeschicklichkeit. Mit 18 Monaten ist es fähig, Gegenstände mit Daumen und Fingern zu halten und sie willentlich loszulassen. Es kann z.B. Bausteine aufeinander setzen und mit großen Holzpuzzles hantieren. Die Hand-Augen-Koordination verbessert sich weiter und trägt zum Erfolg dieser Aktivitäten bei.

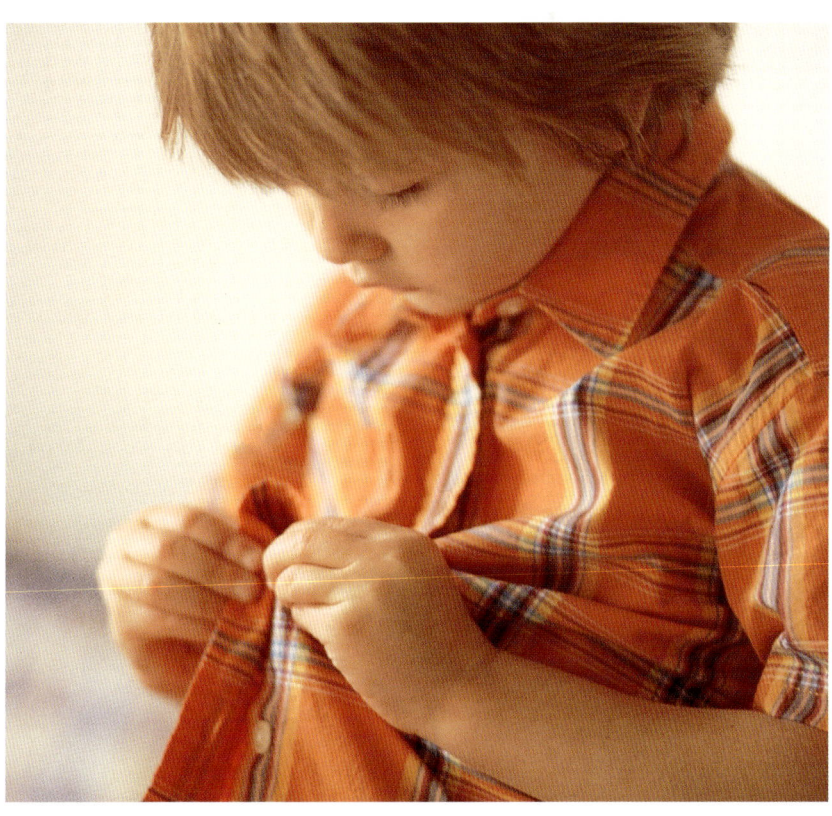

Differenziertere Bewegungen der Hände, wie strecken, drücken, zusammenballen oder drehen, lernt Ihr Kind besonders beim Spiel mit Knetmaterial. Mit etwa zwei Jahren kann das Kind Wachskreide oder einen dicken Filzstift halten und es beginnt zu kritzeln. Diese Vorstufe zum Malen und Schreiben ist eine aufregende neue Entdeckung. In dieser Phase wird auch die Bevorzugung einer Hand deutlich, mit der das Kind kritzelt, wirft oder einen Löffel benutzt. Welche Hand dominant ist, ist genetisch festgelegt, auch wenn kleinere Kinder ihre Hände auch öfter noch abwechselnd einsetzen. Die Dominanz einer Hand bildet sich jedoch bald heraus.

Mit drei Jahren sollte ein Kind mit Löffel und Gabel essen, sich anziehen (bei Knöpfen und Schnürsenkeln braucht es Hilfe), mit altersgemäßem Konstruktionsspielzeug spielen,

»Die zunehmende Mobilität wird begleitet von einem
wachsenden Wunsch nach Unabhängigkeit … Sie sollten
Ihrem Kind auch ein Gefahrenbewusstsein vermitteln …«

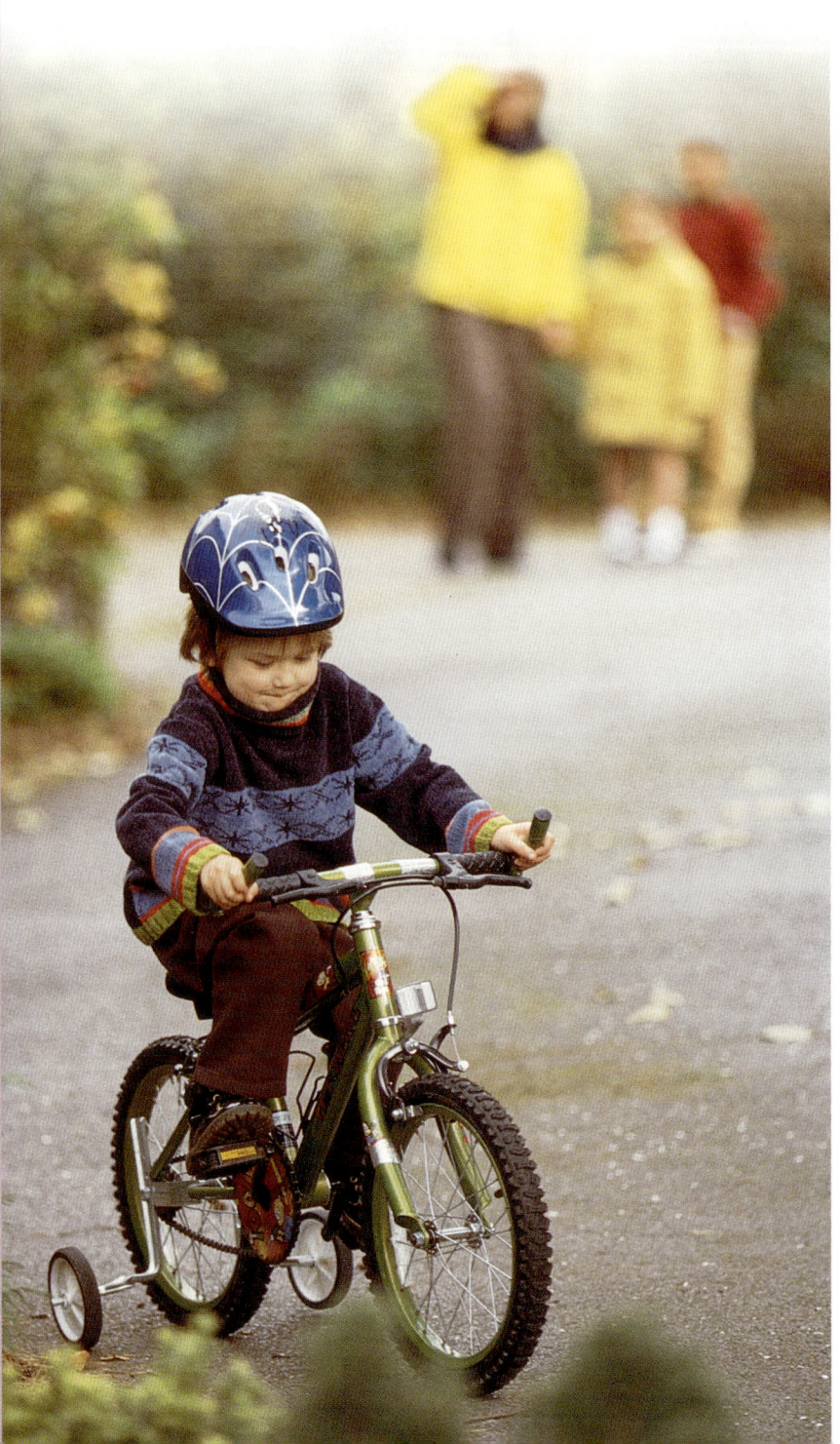

dicke Perlen auf eine Schnur aufzie-
hen und einfache Muster, wie Kreuze
oder Linien, mit einem Stift nach-
zeichnen können. Alle diese Fähigkeiten verdeutlichen die feinmotorische Geschicklichkeit und sind die
Grundlage für weitere Fertigkeiten,
wie das Zuknöpfen von Knöpfen
oder das Schneiden mit einer Schere.

## SICHERHEIT

Mit der wachsenden Mobilität und
dem Drang, die Welt zu erforschen,
werden Maßnahmen, die der Sicherheit des Kindes dienen, immer wichtiger. Diese Zeit ist für die Eltern sehr
anstrengend. Doch die intellektuellen
Fähigkeiten des Kindes ziehen nun
mit seinen körperlichen gleich. Es
kann Regeln, die Sie aufstellen müssen, teilweise auch schon verstehen.
Die zunehmende Mobilität wird
begleitet von einem wachsenden
Wunsch nach Unabhängigkeit.

   Natürlich ist es notwendig, dass Sie
Sicherheitsvorkehrungen treffen, um
Unfälle zu vermeiden. Doch Sie sollten Ihrem Kind auch ein Gefahrenbewusstsein vermitteln, damit es lernt,
sich selbst zu schützen. Dazu gehört
auch, dass es in Ihrer Gegenwart manches ausprobieren darf, um zu verstehen, warum bestimmte Dinge gefährlich sind. Es ist ebenfalls wichtig, die
Regeln festzulegen, die auf keinen Fall
missachtet werden dürfen. Zunächst
reicht es schon aus, dem Kind zu
sagen, dass es diese Regeln befolgen
muss. Wenn das Kind älter wird, können Sie ihm auch erklären, warum
diese Maßnahmen nötig sind.

## Sichere Spielsachen

Dank der zunehmenden Koordinationsfähigkeit und Mobilität wird Ihr Kind irgendwann Fahrrad fahren (anfangs mit Stützrädern), Roller fahren oder Rollschuh laufen lernen. Es ist sehr wichtig, dass Ihr Kind bei diesen Aktivitäten gut ausgerüstet ist, mit einem Helm und Knie- sowie Armschützern. Das Aufsetzen des Sturzhelmes und andere Sicherheitsmaßnahmen sollten zur Vorbereitung gehören, bevor das Kind Fahrrad fährt, den Roller benutzt oder Rollschuh läuft.

## Gefahr durch Übergriffe

Leider erfolgen mehr Übergriffe auf Kinder durch Bekannte als durch fremde Menschen. Wenn man Kinder immer wieder vor den fremden »bösen Menschen« warnt, kann dies dazu führen, dass sie ängstlich werden und ihr Selbstvertrauen verlieren. Besser ist es, ihnen einige Regeln zu vermitteln.
• Bringen Sie Ihrem Kind bei, dass es niemals mit irgendjemandem irgendwohin gehen muss oder darf, auch nicht mit einem Freund, ohne es vorher mit den Eltern oder seiner Betreuungsperson abgesprochen zu haben.
• Erklären Sie Ihrem Kind, dass man nur schöne Dinge als Geheimnis bewahren sollte, z.B. Geburtstagsüberraschungen. Alles, wobei es sich nicht gut fühlt, soll es Ihnen anvertrauen. Sagen Sie ihm, dass Sie ihm niemals böse sein werden.
• Wenn Ihr Kind älter ist, diskutieren Sie mit ihm darüber, welche Verhaltensweisen anderer Menschen ihm Unbehagen verursachen, damit es lernt, seinen Instinkten zu vertrauen.
• Sobald Ihr Kind alt genug ist (etwa mit fünf Jahren) sollte es Ihre Telefonnummer und seine Adresse auswendig kennen. Prüfen Sie regelmäßig, ob es sich noch daran erinnert.

# SO IST IHR KIND SICHER

## Sicherheit auf der Straße

*Die meisten Unfälle mit Kindern passieren beim Überqueren von Straßen. Ein kleines Kind kann weder die Entfernung noch die Geschwindigkeit eines Autos richtig einschätzen. Zwischen parkenden Autos kann es weder sehen noch gesehen werden. Bereits wenn das Kind noch im Buggy sitzt, sollten Sie mit ihm über sicheres Verhalten im Straßenverkehr sprechen. Das Kind sollte folgende Regeln mit etwa acht Jahren, wenn es allein die Straße überqueren darf, verinnerlicht haben:*
• Beim Überqueren einer Straße nach Möglichkeit einen Zebrastreifen oder Fußgängerübergang benutzen.
• Auch an einem Zebrastreifen oder Fußgängerübergang immer warten, ob das Auto stoppt, um sicher zu sein, dass der Fahrer einen gesehen hat.
• Kleinere Kinder, die noch nicht allein über die Straße gehen, müssen an der Hand eines Erwachsenen gehen. An der Bordsteinkante wird immer angehalten.
• Anhalten, nach links und nach rechts schauen und hören, ehe die Straße überquert wird. Wenn Sie die Sicherheitsregeln einüben, bitten Sie Ihr Kind immer wieder, Ihnen zu sagen, wann es seiner Meinung nach sicher ist, die Straße zu überqueren. So lernt es, bewusst auf den Verkehr zu achten.
• Zwischen parkenden Autos darf eine Straße nicht überquert werden.
• Im Winter lichtreflektierende Streifen auf der Kleidung tragen.

## Sicherheit im Auto

*Wenn ein Kind im Auto angeschnallt ist, besteht bei einem Unfall eine 90%ige Überlebenschance. Daher sollten Sie Ihr Kind selbst auf kurzen Strecken immer im Kindersitz anschnallen.*
• Sobald Ihr Kind alt genug ist, sollten Sie ihm beibringen, wie es sich anschnallen kann. Kontrollieren Sie, ob es sich richtig angeschnallt hat, und loben Sie es dafür.
• Eine Kindersicherung gibt es inzwischen bei fast allen Autotypen.

• Machen Sie Ihrem Kind klar, dass Knöpfe und Griffe im Auto kein Spielzeug sind.

## Sicherheit im Garten

*Der Garten ist ein beliebter Spielplatz für Kinder und sollte unbedingt kindersicher sein. Ausgänge, die auf die Straße führen, müssen notfalls abgeschlossen werden. Gartenteiche müssen eingezäunt oder abgedeckt sein. Beim Spiel im Planschbecken müssen Kinder immer beaufsichtigt werden. Alle Gartenutensilien, besonders Pflanzenschutzmittel, müssen sicher außer Reichweite der Kinder aufbewahrt werden.*
• Schärfen Sie Ihrem Kind ein, dass es keine Blumen, Blätter oder Beeren essen darf, denn viele Gartenpflanzen (wie Eibe oder Goldregen) sind giftig.
• Bringen Sie Ihrem Kind bei, sich nach dem Spielen im Garten und besonders vor dem Essen, die Hände zu waschen.

## Sicherheit in der Küche

*Eine Küche birgt viele Gefahren. Kinder spielen dort sehr gern. Bringen Sie Ihrem Kind die wichtigsten Sicherheitsregeln bei und sorgen Sie dafür, dass die Küche kindersicher ist (siehe S. 166).*
• Erklären Sie Ihrem Kind, was »heiß« bedeutet, und warum man Heißes nicht berühren darf. Verlassen Sie sich aber nicht darauf, dass das Kind sich daran erinnert, sondern stellen Sie heiße Töpfe, Wasserkessel und heiße Geräte außerhalb der Reichweite des Kindes ab. Dasselbe gilt für scharfe Gegenstände.
• Das Kind sollte nicht in der Küche herumtollen dürfen.

## Sicherheit am Wasser

*Kleine Kinder dürfen nicht unbeaufsichtigt am Wasser spielen, ganz egal wie flach das Gewässer ist. Lassen Sie Ihr Kind niemals im Badezimmer allein, auch nicht für einige Augenblicke. Decken Sie Gartenteiche ab oder füllen Sie die Teiche auf. Auch in Planschbecken sollten Kinder nie unbeaufsichtigt spielen.*

# DENKEN
# UND VERSTEHEN

K INDER WOLLEN VON NATUR AUS LERNEN. Sie lernen durch Versuch und Irrtum, durch Erforschen, Interaktion, in Ruhephasen und durch Fehler. Kleine Kinder lernen hauptsächlich beim Spiel, vor allem, wenn sie dabei entspannt sind und Spaß haben. Ältere Kinder sollten ermutigt werden, ihre Hausaufgaben so weit wie möglich selbstständig und eigenverantwortlich zu erledigen.

» ... denken Sie daran, dass ein Ausgleich zwischen körperlicher Aktivität und ruhigem Tun äußerst wichtig ist. «

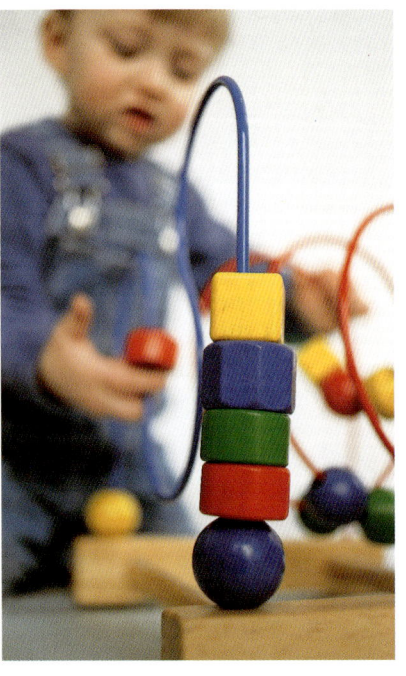

## WIE KINDER LERNEN

Um Ihrem Kind Anreize zum Lernen zu geben, müssen Sie ihm keine Unmengen an pädagogischem Spielzeug bieten oder es ständig gezielt beschäftigen. Es ist wichtig, dass Sie ungefähr wissen, in welcher Entwicklungsphase sich Ihr Kind befindet und dass Sie ihm Aktivitäten ermöglichen, die seinen Fähigkeiten entsprechen und diese fördern. Dieses Sich-Einlassen auf das Kind zahlt sich auf lange Sicht aus: Ihr Kind lernt dabei, konzentriert einer Beschäftigung nachzugehen, die Sie ihm erklärt haben. Unmengen von Plastikbausteinen nützen Ihrem Kind nichts, wenn Sie ihm nicht zeigen, was es damit alles machen kann. Bedenken Sie, dass manche Kinder mehr Anregungen brauchen, und achten Sie darauf, dass ein Ausgleich zwischen körperlicher Aktivität und ruhigem Tun besteht.

Ihr Kind braucht Material zur Beschäftigung. Dazu gehört Material, mit dem es sich ausdrücken und seine feinmotorischen Fähigkeiten und seine Vorstellungskraft schulen kann. Geeignet sind Wachskreiden und Papier zum Malen, alte Kleidung zum Verkleiden, Modelliermasse und Bausteine; alles, was ihm Möglichkeiten zum Experimentieren und Ausprobieren gibt.

Kinder lernen auch durch Nachahmung. Lange bevor sie den Sinn einer Handlung verstehen, imitieren sie das Verhalten anderer Menschen. Das Verständnis entwickelt sich erst später. Die Nachahmung bildet den Anfang des Fantasiespiels, das außerordentlich wichtig ist, da es Kreativität erfordert und fördert. Und es fördert die Fähigkeit zur Problemlösung sowie das Einfühlungsvermögen der Kinder, wenn sie sich beim Rollenspiel in verschiedenen Situationen in andere Menschen hineinversetzen können. Dies alles trägt zur emotionalen Entwicklung des Kindes ebenso bei wie zu seinem Lernvermögen.

### Soziale Fähigkeiten erwerben

Beim Spiel mit anderen Kindern übt Ihr Kind mit Gleichaltrigen soziales Verhalten in der Gruppe ein. Anders als Erwachsene nehmen Kinder nur wenig Rücksicht aufeinander. Beim Spiel bietet sich aber eine gute Gelegenheit zu lernen, wie man verhandelt und Kompromisse schließt, wie man positiv mit Ablehnung umgeht und wie man Freunde findet und Spaß hat. Diese wichtigen sozialen Verhaltensweisen können Kinder nur im Umgang mit anderen Kindern lernen. Manchen Kindern fällt dies

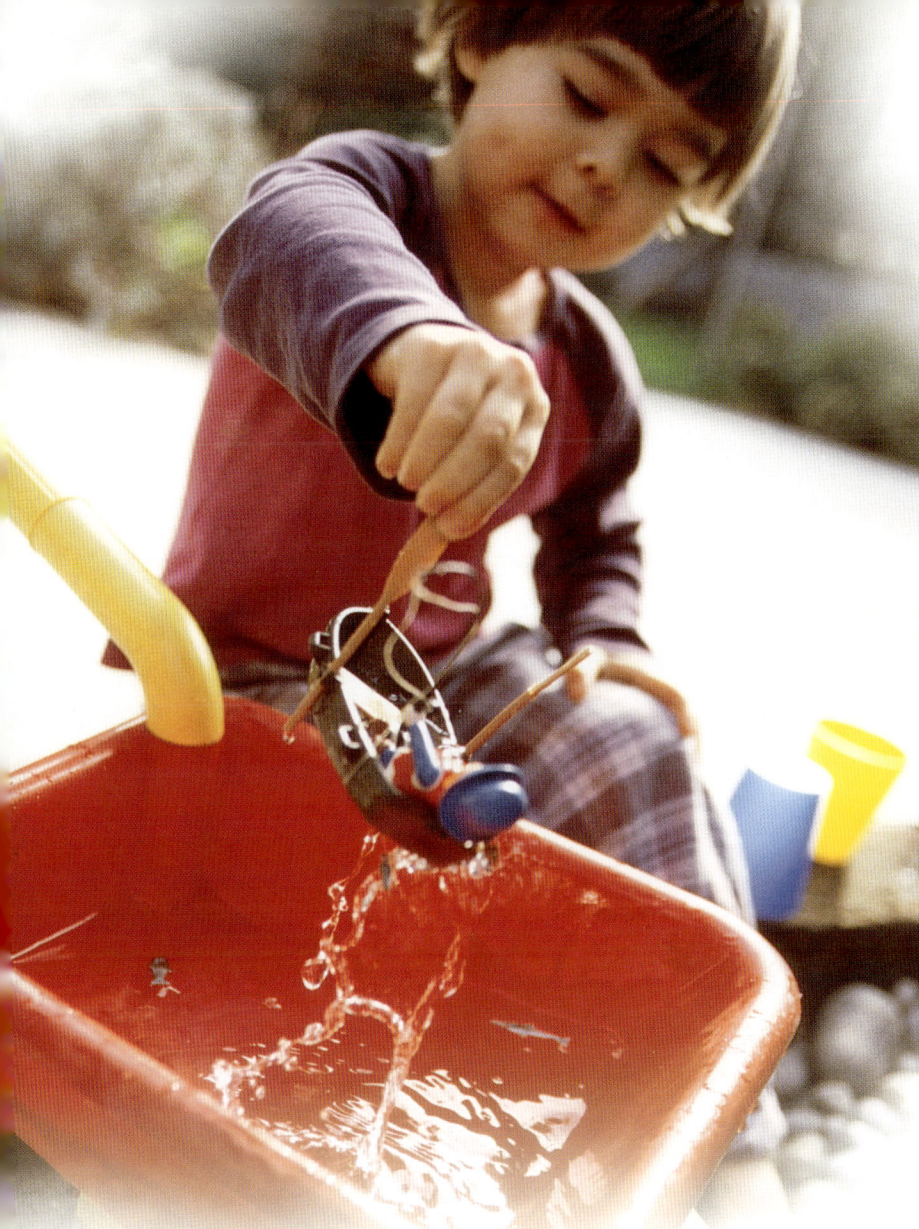

leichter. Anfangs wird Ihr Kind manchmal Ihre Hilfe brauchen, um mit bestimmten Situationen zurechtzukommen. Machen Sie Ihrem Kind deutlich, dass Sie ihm zutrauen, Freundschaften zu schließen. So gewinnt es an Selbstvertrauen.

Wichtig sind auch regelmäßige gemeinsame Beschäftigungen mit dem Kind, besonders zur Förderung der Sprachentwicklung bei jüngeren Kindern. Kinder brauchen jeden Tag eine kurze Zeit der ungeteilten Aufmerksamkeit – wenigstens eine halbe Stunde. In dieser Zeit können Sie sich gemeinsam beschäftigen, ein Buch anschauen, entspannt über den vergangenen Tag sprechen, über Gefühle oder Ereignisse reden – Dinge, die dem Kind das Gefühl geben, umsorgt zu werden. Diese täglichen Zeiten, in denen Ihr Kind Ihre ungeteilte Aufmerksamkeit bekommt, verhindern auch, dass es versucht, durch aufsässiges Verhalten auf sich aufmerksam zu machen.

### Sprache und Lernen

Der Spracherwerb spielt für die Lernfähigkeit des Kindes eine besondere Rolle. Mit Hilfe der Sprache kann es Fragen stellen, Objekte benennen, Ideen und Gefühle aussprechen. All das ist eng mit dem Lernen verbunden. Wenn Sie dem Kind aufmerksam zuhören und sich gegenseitig aussprechen lassen, lernt es dabei, ein Gespräch zu führen. Korrigieren Sie seine Sprechfehler nicht vor anderen; wiederholen Sie einfach korrekt, was es gesagt hat. Das Hören richtig ausgesprochener Wörter erleichtert dem Kind später das Wiedererkennen des geschriebenen Wortes.

Auch ruhige Zeiten sind für kleine Kinder sehr wichtig. Sie brauchen Gelegenheit, über ihre Erfahrungen nachzudenken und sie in ihr Weltbild einzuordnen. Kinder können Informationen nicht unablässig aufnehmen. Intelligenz bezeichnet die Fähigkeit, sein Wissen zu gebrauchen und darauf aufzubauen. Das erfordert einen Denkprozess, der nur in ruhigen Zeiten stattfinden kann. Es ist wichtig, dass Kinder sich manchmal langweilen. Nur dann lernen sie, mithilfe ihres Einfallsreichtums und Ihrer Fantasie die Langeweile zu überwinden. Ständige Beschäftigungsangebote und ein völlig verplanter Tagesablauf behindern die Entwicklung von Unabhängigkeit und Fantasie!

Die Fähigkeit, durch Erfahrungen zu lernen, ist auch abhängig von der Entwicklung des Gedächtnisses. Ein Grund dafür, warum kleine Kinder Wiederholungen lieben – lustige Situationen, Spiele, Geschichten oder Reime –, liegt darin, dass dadurch das Gehörte oder Erlebte verstärkt und verankert und damit das Gedächtnis gefördert wird.

### Lernen in der Schule

Wenn Ihr Kind in die Schule kommt, verändert sich die Art und Weise des Lernens. Viele Lernprozesse spielen sich nun in der Gruppe ab. Es ist wichtig, dass Ihr Kind bis dahin gelernt hat, mit anderen Kindern umzugehen. Auch aus diesem Grund ist die Zeit im Kindergarten von großer Bedeutung. Ihr Kind muss auch lernen, zuzuhören und abzuwarten, bis es an die Reihe kommt.

### LERNSTÖRUNGEN

Der Begriff »Lernstörungen« umfasst alle Umstände, die einem Kind das Lernen erschweren. Eine Lernstörung kann eine ganz bestimmte Ursache haben, z.B. Legasthenie oder Autismus. Es kann sich dabei aber auch um einen allgemeinen Entwicklungsrückstand handeln. Wenn die Geburt normal verlief, fallen spätere Entwicklungsprobleme meist als Erstes den Eltern auf. Eine Lernstörung kann

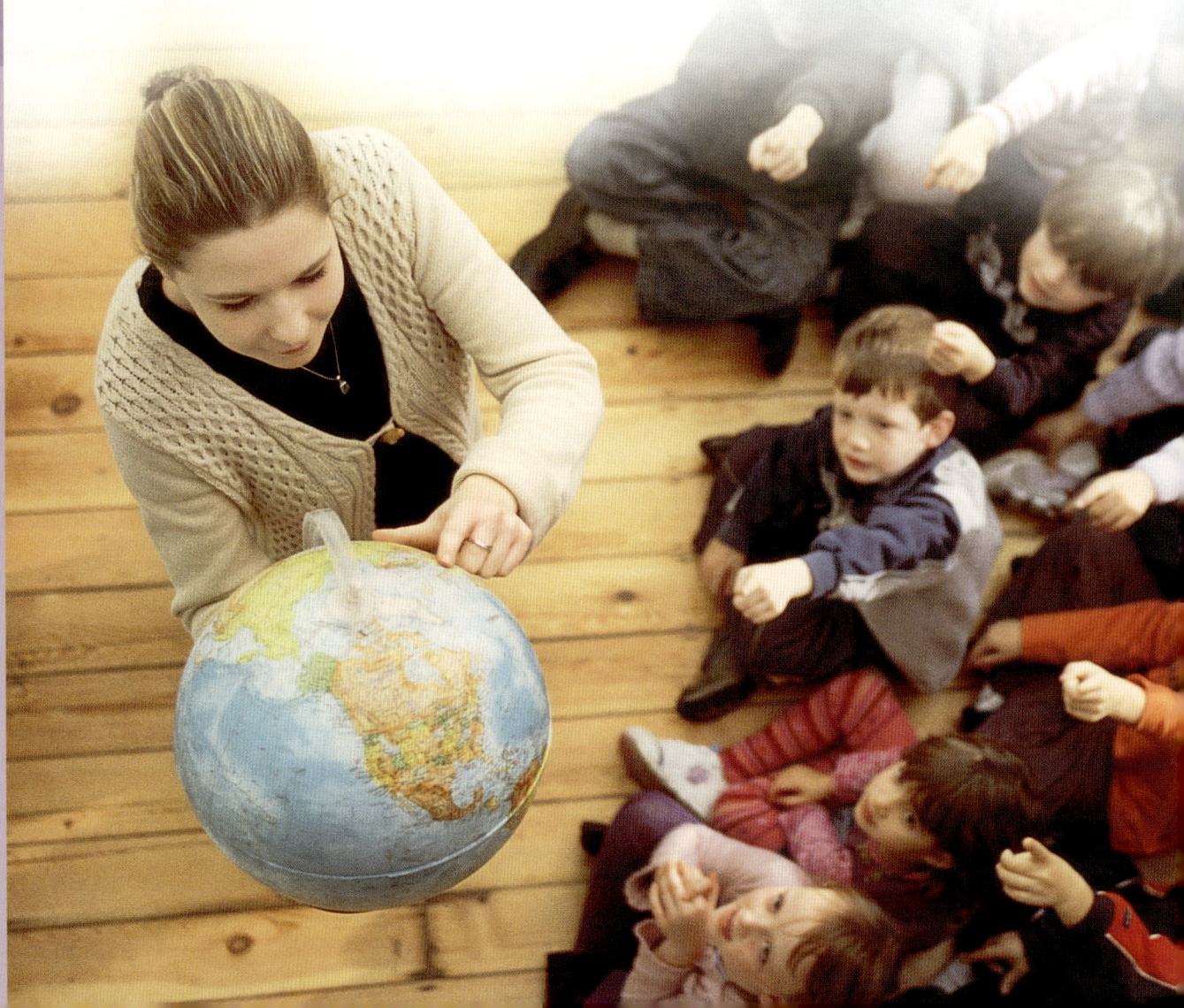

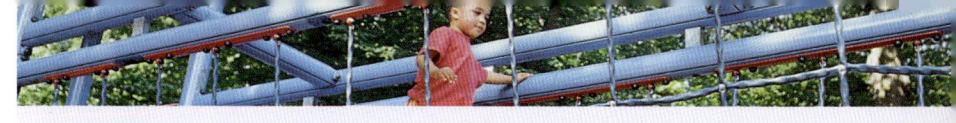

aber auch bei einer Vorsorgeuntersuchung vom Kinderarzt erkannt werden – oder später vom Lehrer.

Ein großer Vorteil der Vorsorgeuntersuchungen in den ersten Lebensjahren besteht darin, dass die Entwicklungsfortschritte und Fertigkeiten des Kindes genau kontrolliert werden, sodass der Arzt bei auftretenden Problemen rechtzeitig eingreifen kann. Je früher eine Lernstörung erkannt und behandelt wird, umso besser ist es für die weitere Entwicklung des Kindes. Seh- und Hörtests sind Bestandteil dieser Untersuchungen. Auch sie sind notwendig, um Probleme rechtzeitig zu erkennen.

Lernstörungen können in sehr unterschiedlicher Ausprägung auftreten. Sie reichen von leichten Störun-

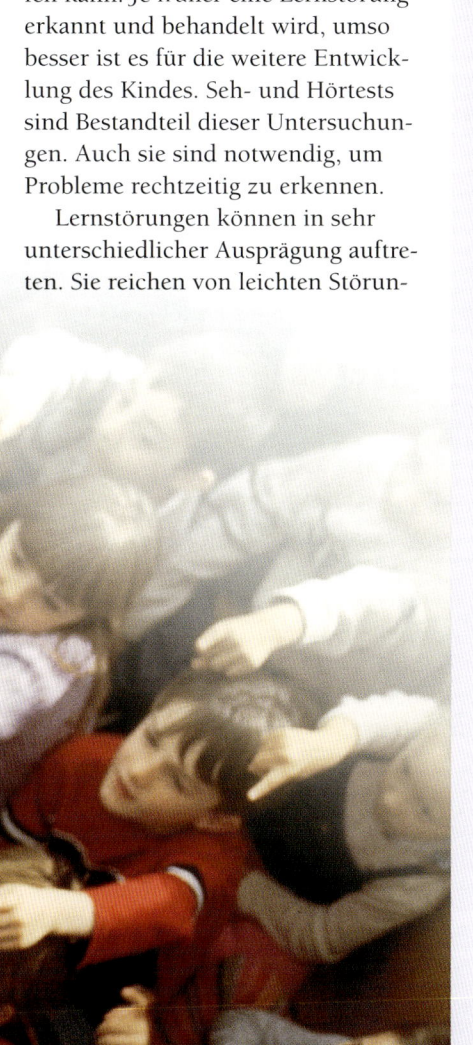

## SELBSTVERTRAUEN STÄRKEN

**Kinder, die ein stabiles Selbstvertrauen besitzen, kommen in der Welt besser zurecht.** Ihr Vertrauen rührt in erster Linie daher, dass sie sich bedingungslos geliebt und angenommen fühlen. Kinder mit viel Selbstvertrauen gehen davon aus, dass sie Schwierigkeiten bewältigen können oder dass jemand da sein wird, der ihnen hilft. Manche Kinder haben aufgrund ihrer Persönlichkeit und ihres Charakters mehr Selbstvertrauen als andere. Als Eltern können Sie viel dazu beitragen, das Selbstvertrauen Ihres Kindes vom Babyalter bis zur Pubertät zu fördern und zu stärken.

---

**Kinder müssen wissen, dass sie wichtig sind,** dass ihre Gefühle respektiert und ihre Bedürfnisse befriedigt werden, dass man auf ihre Meinung hört, auch wenn man sie nicht teilen kann. Sie brauchen das Gefühl, dass die Eltern ihnen vertrauen und nichts Unrealistisches von ihnen erwarten. Ein Kind muss spüren, dass es so, wie es ist, geliebt wird und nicht nur wegen seiner Leistungen. Ihr Kind will Ihnen Freude machen und an Ihrer Freude teilnehmen. Schenken Sie ihm Ihr Vertrauen, damit das gelingen kann.

- Loben Sie Ihr Kind für seine Bemühungen genauso wie für seine Leistungen.
- Wenn sich Ihr Kind falsch verhält, machen Sie ihm deutlich, dass Sie sein Verhalten missbilligen und nicht es selbst als Person.
- Demütigen Sie Ihr Kind nicht, wenn es eine Aufgabe nicht erfüllen kann, indem Sie es ungeschickt oder dumm nennen; es wird sich sonst nicht mehr bemühen.
- Drängen Sie Ihrem Kind keine Hilfe auf. Es wird sonst glauben, dass es allein nichts zuwege bringt. Fragen Sie lieber, ob es Hilfe wünscht.
- Vermeiden Sie Überreaktionen bei Missgeschicken und nehmen Sie sie nicht persönlich. Zeigen Sie dem Kind, wie man die Sache in Ordnung bringt.

- Suchen Sie nach Aktivitäten, die dem Kind Freude machen, und fördern Sie es dabei – der Erfolg wird sein Selbstvertrauen stärken.
- Ermutigen Sie Ihr Kind, für sich selbst zu sprechen.
- Fördern Sie Fähigkeiten, wie schwimmen oder Fahrrad fahren. Der Erfolg bei eigenen Leistungen stärkt das Kind und ermöglicht ihm gleichzeitig die Teilnahme an Aktivitäten mit anderen Kindern.
- Betonen Sie das Positive und nicht das Negative, wenn Sie dem Kind Anweisungen geben. Anstatt zu sagen »Sei vorsichtig, damit du nichts verschüttest«, sagen Sie besser »Benutz doch beide Hände, dann geht es viel besser".
- Stellen Sie keine Vergleiche zwischen dem Kind und seinen Geschwistern oder anderen Kindern an.
- Nehmen Sie die negativen Gefühle des Kindes ernst, aber überbewerten Sie die Situation nicht. Schlagen Sie ihm stattdessen Alternativen oder eine Auszeit vor, damit es seine Frustration bewältigen kann.
- Vermeiden Sie es, Ihre Zweifel und Ängste bezüglich der Fähigkeiten des Kindes zu zeigen, wenn es vor einer neuen Situation steht, z.B. die Einschulung oder eine Prüfung.
- Versichern Sie Ihrem Kind, dass ein Fehler die Möglichkeit bietet, etwas daraus zu lernen, und keinen Weltuntergang bedeutet.

---

**Ein Kind gewinnt auch Selbstvertrauen, wenn es neue Situationen bewältigen kann,** z.B., wenn es seine Schuhe allein anziehen kann oder mit einer Schere richtig umgehen kann. Das Gefühl der eigenen Leistungsfähigkeit stärkt sein Selbstvertrauen und macht Mut für neue Dinge. Aus diesem Grund sollten Kinder altersgemäße Aufgaben allein lösen und nicht immer Hilfe bekommen. Achten Sie darauf, dass die Anforderungen an das Kind nicht zu hoch sind.

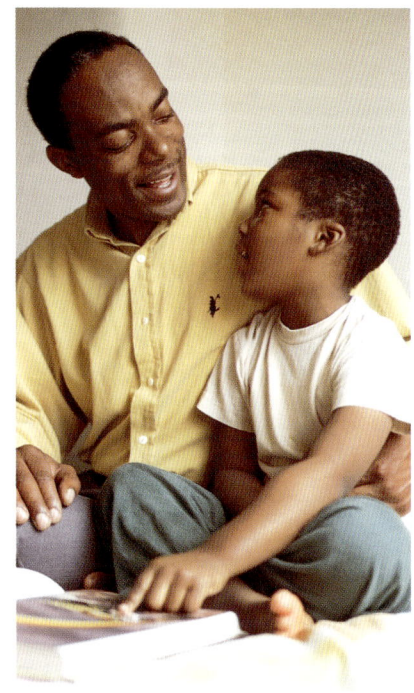

»Wenn Sie das erste Mal mit Ihrem Baby ein Bilderbuch anschauen, betritt es den Weg hin zum selbstständigen Lesen.«

gen bis zu sehr schwerwiegenden Problemen. Wenn der Verdacht auf eine Lernstörung besteht, sollten Sie sich an einen Kinderarzt oder Kinderpsychologen wenden. Es ist wichtig, die Art und das Ausmaß der Störung frühzeitig zu diagnostizieren, damit das Kind Hilfen erhält. Diese Unterstützung sichert dem Kind die größtmögliche Förderung. Eine möglichst schnelle Förderung bei Lernstörungen verhindert, dass zu große Frustrationen beim Kind entstehen, die dann wiederum zu neuen, zusätzlichen Problemen führen können. Die Zahl der Kinder, die zusätzliche Hilfen und eine besondere Förderung, speziell in der Schule, benötigen, steigt kontinuierlich an. In manchen Fällen ist der Besuch einer Förderschule notwendig.

## LESEN

Fördern Sie bei Ihrem Kind von klein an das Interesse und die Freude an Büchern. Wenn Sie das erste Mal Ihr Baby auf den Schoß nehmen und mit ihm gemeinsam ein Bilderbuch anschauen, betritt es den Weg hin zum selbstständigen Lesen. In diesem Alter zeigen Sie Ihrem Kind zwar noch nicht, wie man ein Buch liest, aber Sie vermitteln ihm die Erfahrung, dass Bücher eine Quelle der Freude und der Information sind. Das Anschauen von Büchern bietet eine Zeit der gemeinsamen Entspannung, in der Sie mit Ihrem Kind sprechen und damit auch seine Sprachentwicklung fördern.

Eine Grundvoraussetzung des Lesenlernens ist die Fähigkeit, zwischen Silben und Buchstabenlauten unterscheiden zu können. Diese Fähigkeit können Sie fördern, wenn Sie viel mit Ihrem Kind sprechen und seine Sprechfehler und Babyausdrücke nicht korrigieren, sondern einfach korrekt wiederholen, was es

gesagt hat. Wenn es z.B. im Bilderbuch auf die Abbildung eines Hundes zeigt und »Wauwau« sagt, können Sie antworten: »Ja, das ist ein Hund, und der Hund sagt Wauwau.« Dann könnten Sie die Gelegenheit nutzen und weiter fragen: »Welche Farbe hat der Hund?« Auf diese Weise kann sich ein Gespräch entwickeln. Achten Sie darauf, dass es keine Hintergrundgeräusche gibt, wenn Sie sich mit Ihrem Kind unterhalten, damit es Ihre Worte klar und deutlich verstehen kann.

Die ersten Bücher Ihres Kindes sollten auch eine Auswahl an Versen und Reimen bieten. Die Wiederholung von Reimen vermittelt Ihrem Kind eine Ahnung davon, wie Sprache – geschrieben und gesprochen – funktioniert. Es sollten auch Bücher mit Geschichten und Liedern darunter sein. Geschichten helfen einem kleinen Kind, dessen Wortschatz noch nicht sehr groß ist, sein Gedächtnis zu schulen, und sie bereiten darüber hinaus noch sehr viel Spaß. Sie werden feststellen, dass Ihr Kind dasselbe Buch wieder und wieder vorgelesen haben möchte. Lassen Sie sich in der Bibliothek beraten, welche Bilderbücher für das Alter Ihres Kindes geeignet sind. Oft werden dort auch Vorlesestunden für Kinder angeboten.

### Das Alphabet erlernen

Beim Erlernen des Alphabets muss das Kind nicht nur die Namen der Buchstaben kennen lernen, sondern auch wissen, wie sie korrekt ausgesprochen werden. Achten Sie darauf, dass das Kind die Buchstaben richtig ausspricht, besonders diejenigen, die ähnlich klingen. Auch wenn das Erkennen der Buchstaben zum Lesenlernen gehört, müssen Kinder verstehen, wie die Worte gebildet werden und wie die Buchstaben zusammenpassen. Benutzen Sie zum Lesenlernen Texte, die in Kleinbuchstaben geschrieben sind. Großbuchstaben wirken zu einheitlich, während ein Wort in Kleinbuchstaben übersichtlicher ist und das Kind das Wort viel leichter wiedererkennen kann.

### ÜBEREHRGEIZIGE ELTERN

Manche Eltern glauben genau zu wissen, was für ihr Kind gut ist, und übersehen dabei, was dem Kind Freude machen würde. Wenn Sie das zu weit treiben, ernten Sie letztendlich nur Unmut und Widerstand.

Hausaufgaben, Aktivitäten nach der Schule und Besuche bei Freunden nehmen einen breiten Raum ein, wenn das Kind in die Schule kommt. Für einen Achtjährigen sind fünf Stunden Unterricht, Aktivitäten nach der Schule, etwa täglich eine Stunde oder mehr Hausaufgaben und dann vielleicht noch ein Instrument üben einfach zu viel. Kinder brauchen genügend Freiraum, um zu entspannen und ihre eigenen, individuellen Ideen und Interessen zu finden und zu verwirklichen. Ermutigen Sie Ihr Kind, seine eigenen Interessen umzusetzen, und bemühen Sie sich dabei, so wenig wie möglich über Ihr Kind zu bestimmen.

## NICHTS ÜBERTREIBEN

*Denken Sie daran, dass es ins Gegenteil umschlagen kann, wenn ein Kind zu stark gefördert wird.*

**Wenn der Alltag des Kindes völlig verplant ist,** lernt es niemals, aus eigener Motivation heraus zu handeln; dies ist aber später für erfolgreiches Lernen notwendig.

**Wenn Sie immer wieder betonen, wie wichtig es ist, dass das Kind alle Erwartungen erfüllt,** erzeugt dies Unwillen und Widerstand, auch wenn das Kind Ihnen folgt.

**Wenn ständig betont wird, wie wichtig es ist, dass eine Leistung auf die andere folgt,** freut sich das Kind nicht mehr an seinen Leistungen.

**Stress schadet der Gesundheit des Kindes.** Er äußert sich körperlich und seelisch, durch Bauchschmerzen, Schlafstörungen und Verhaltensauffälligkeiten.

**Belohnen Sie Kinder für einen Erfolg nicht mit Geld- oder Sachgeschenken.** Ein Erfolg bedeutet selbst Belohnung genug.

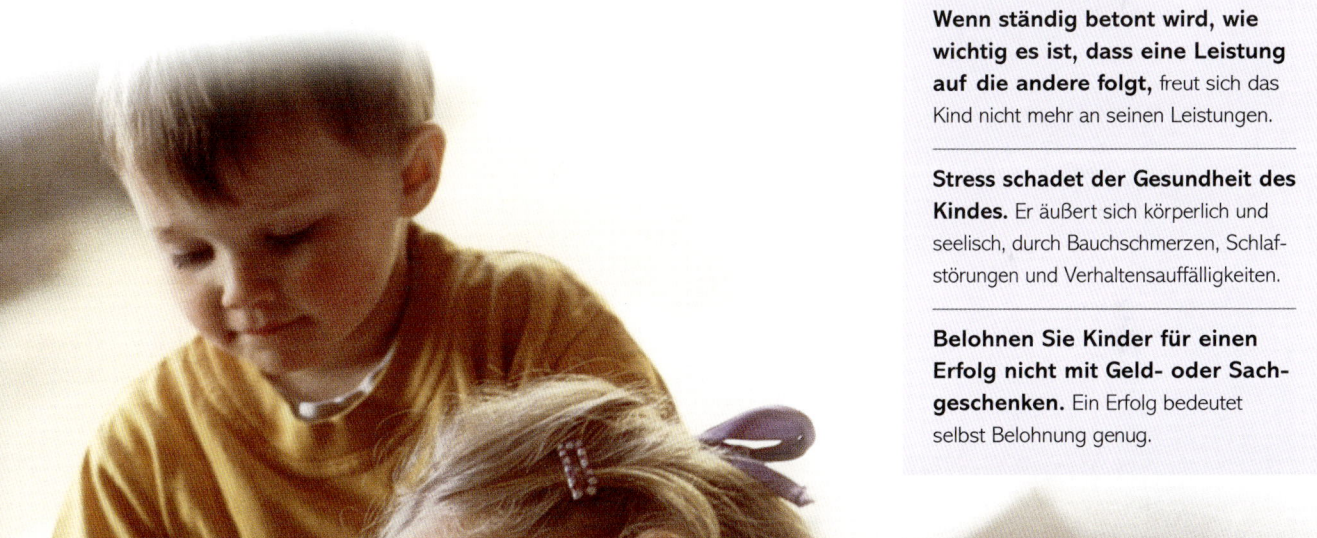

# SPRACHE UND KOMMUNIKATION

DIE MEISTEN MENSCHEN MEINEN, DASS DER SPRACHERWERB GANZ AUTOMATISCH ERFOLGT, weil alles scheinbar wie von selbst geschieht. Dieser Prozess ist sehr faszinierend, denn er vollzieht sich rasch und die Kinder scheinen sich alles selbst beizubringen. Die ersten Äußerungen ihres Kindes werden von den Eltern meist mit Stolz und Freude aufgenommen und sie beginnen, ihr Kind als eigenständige Person wahrzunehmen.

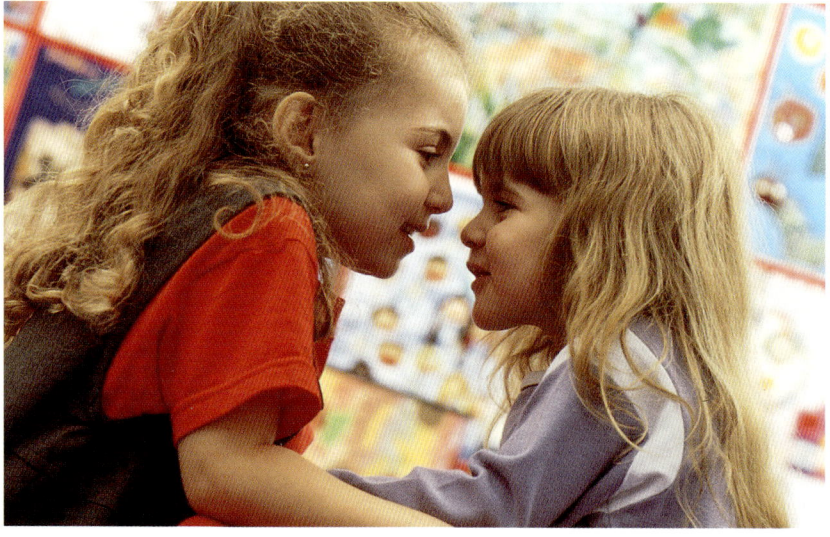

»... Sprache ist Voraussetzung für Schulreife. Sie ermöglicht die Kommunikation im Klassenzimmer und beim Spielen.«

### SPRACHE IM VORSCHULALTER

Nach dem Erwerb eines kleinen Sprachschatzes an ersten Wörtern sprechen Kleinkinder anfangs in der Regel in Zwei- oder Drei-Wort-Sätzen. Wir vergessen meist sehr schnell, wie schwierig dieser Anfang ist, und neigen dazu, mit den Kindern wie mit erwachsenen Partnern zu sprechen. Für Kinder in diesem Alter ist bedeutsamer, was sie sehen oder fühlen; sie können noch nicht perfekt kommunizieren. Es dauert aber nicht mehr lange, dann sind sie auch in der Lage, sich zu Handlungen anderer Menschen zu äußern. Mit vier Jahren kann ein Kind verstehen, was andere Menschen denken, und darauf entsprechend antworten. In diesem Alter benutzen Kinder bereits einen recht komplexen Satzbau, ähnlich wie Erwachsene. Sie machen zwar immer noch Fehler, indem sie z.B. die unregelmäßigen Verben nicht richtig konjugieren, und sie machen auch immer noch kleinere Fehler bei der Aussprache und bringen z.B. weiterhin »s« und »sch« durcheinander. Aber dies sind völlig normale Phasen auf dem Weg zum flüssigen Sprechen.

Sprache und Kommunikation sind Grundvoraussetzungen für die Schulreife. Es wird allgemein angenommen, dass der größte Teil des Spracherwerbs und der Sprachentwicklung bis zum Alter von fünf Jahren stattfindet.

Bei der Einschulung müssen Kinder in der Lage sein, zuzuhören und konzentriert zu sein, damit sie dem Unterricht folgen können. Sie müssen außerdem Sprachverständnis und sprachliche Ausdrucksfähigkeit mitbringen, damit sie verstehen, was der Lehrer sagt, auf Fragen antworten und von ihren Erfahrungen berichten können. Die Sprachfähigkeit ermöglicht Kindern auch, mit Gleichaltrigen beim Spiel zu kommunizieren, und sie stärkt die sozialen Bindungen, die notwendig sind, damit das Kind eine glückliche Schulzeit erlebt. Kinder müssen auch ein frühes Lese- und Zahlenverständnis entwickeln, damit sie neue Aufgaben bewältigen können. Denn diese Fähigkeiten sind die Grundlage, auf der ihre gesamte Ausbildung aufbauen wird.

## SPRACHE UND WEITERE ENTWICKLUNG

Manche Menschen plädieren dafür, Sprache und Kommunikation getrennt vom anderen Tun eines Kindes zu betrachten. Tatsache ist aber, dass die Entwicklung der Sprache sehr eng mit den anderen Sinnesfähigkeiten des Kindes verbunden ist. Ein Kind

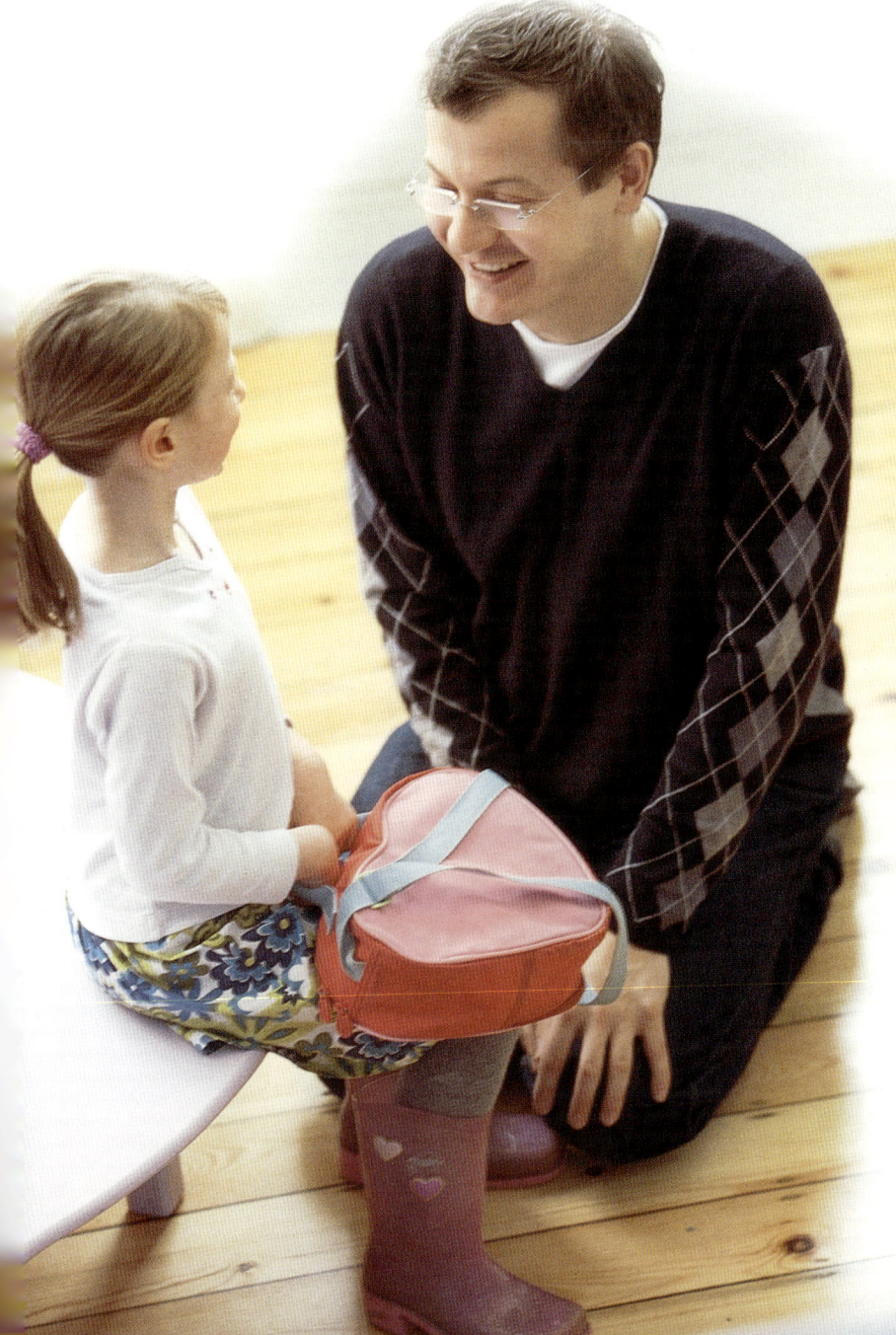

## FRÜHES SPRACHVERSTÄNDNIS

*Es gibt einige wichtige Maßnahmen, mit deren Hilfe die Eltern das frühe Sprachverständnis ihres Kindes fördern können:*

**Eine aktive, frühzeitige Kommunikation mit Ihrem Baby** vermittelt dem Kind den Eindruck, dass Kommunikation wichtig ist und dass es Spaß macht, seine eigene Meinung zu sagen.

**Ungestört zuhören zu können, ist eine wichtige Voraussetzung für die frühe Sprachentwicklung.** Laute Hintergrundgeräusche erschweren es dem Kind, die Laute korrekt zu verstehen.

**Fernsehen und Musikhören sollten eingeschränkt werden,** denn beides behindert das aktive, konzentrierte Zuhören.

**Führen Sie viele Gespräche mit Ihrem Kind, besonders über Dinge, die es interessieren.** Es lernt dadurch viel über die Bedeutung der Wörter, über Sprachmuster, Laute und Silben.

**Wenn das Kind anfängt zu sprechen, sollten Sie viel mit ihm kommunizieren und wiederholen,** was es zu Ihnen gesagt hat. Es lernt dadurch, dass andere sich dafür interessieren, was es zu sagen hat. Bedenken Sie, dass kleine Kinder vertraute Rituale lieben und oftmals noch Dinge wiederholt haben möchten, wenn die Erwachsenen schon lange das Interesse daran verloren haben. Seien Sie geduldig.

**Lesen Sie Ihrem Kind Bücher vor, denn das unterstützt die Konzentration auf die Sprache.** Kinder hören gerne zu, wenn Erwachsene Bilder in einem Bilderbuch erklären, das sie zusammen mit dem Kind anschauen. Fragen Sie Ihr Kind dabei aber nicht aus; warten Sie, bis es von selbst erzählt.

lernt leichter sprechen, wenn es richtig hören und sehen kann. Das bedeutet nicht, dass Kinder, die nicht hören oder sehen können, nicht sprechen lernen können; aber es ist für sie weitaus schwieriger. Sprache und Kommunikationsfähigkeit sind zudem sehr eng mit der Fähigkeit zu laufen, mit dem Betasten, dem Handhaben von Spielzeug oder anderen Dingen, mit dem Gedächtnis und der Aufmerksamkeit verbunden. Die Sprache steht in Verbindung mit allen Bereichen der kindlichen Entwicklung. Bestimmte Prozesse verlaufen dabei zwar individuell verschieden, doch grundsätzlich sind Kinder, die eine gute Sprachentwicklung aufweisen, meist auch in anderen Bereichen gut entwickelt.

## SPRACH- UND SPRECHPROBLEME

Es gibt aber auch Kinder, die sich mit dem Erwerb der Sprache und des Sprechens sehr schwer tun. Manche Kinder verstehen die Sprache nur schlecht, weil alle anderen schneller sprechen; andere Kinder können nicht flüssig sprechen und fangen an zu stottern. Manche Kinder können einen Laut nicht richtig aussprechen oder vermischen ihn mit anderen. Viele Kinder sprechen so unverständlich, dass nur die engsten Familienmitglieder sie verstehen können. Diese Probleme und ihre Abweichung von der normalen Entwicklung werden auf Seite 93 ausführlich behandelt. Wenn Sie sich Sorgen machen,

sollten Sie unbedingt mit einem Spezialisten darüber sprechen. Frühe Sprach- und Sprechprobleme führen häufig zu Lernschwierigkeiten in der Schule und sollten daher ernst genommen und möglichst frühzeitig behandelt werden.

## WIE KANN ICH DIE SPRACHENTWICKLUNG FÖRDERN?

Manche Eltern fragen sich, ob sie ihre Kinder beim Spracherwerb anleiten oder ob sie das Kind dabei sich selbst überlassen sollten. Kinder erweitern ihren Sprachschatz auf die gleiche Weise, wie Blumen wachsen, weil sie gegossen werden, oder wie Kinder größer werden, weil sie die entsprechenden Nährstoffe erhalten. Zum größten

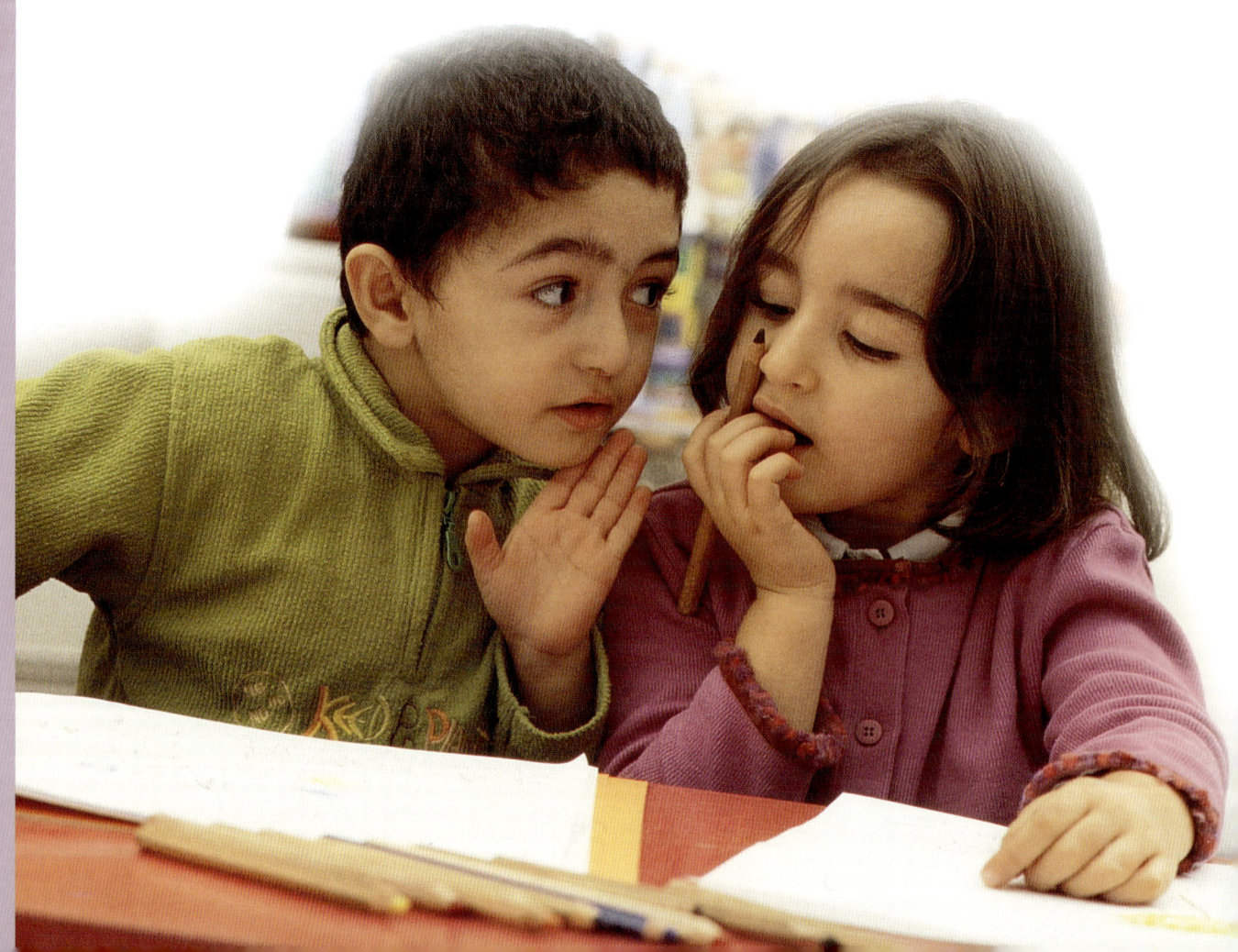

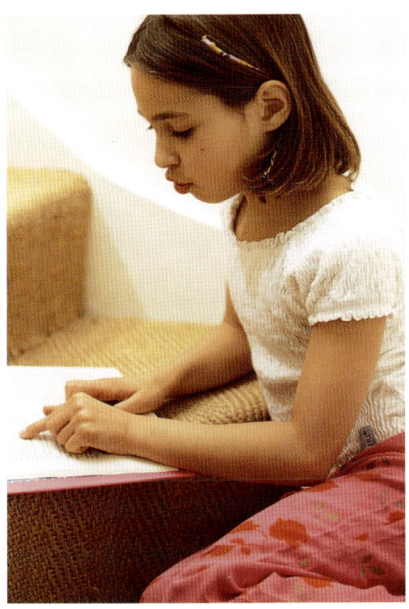

Teil entwickeln Kinder Sprache und Kommunikationsfähigkeit von allein, ohne besondere Unterweisung durch die Eltern. Das gilt jedoch nicht für Situationen, in denen wir Kindern den Sinn bestimmter, unbekannter Wörter erklären müssen oder sie im Gebrauch der korrekten Grammatik und der Verwendung höflicher Ausdrucks- und Umgangsformen unterweisen sollten. Auch die Grundregeln geschriebener Sprache müssen unterrichtet werden, z.B. die Zeichensetzung.

Auch wenn im Verlauf der Sprachentwicklung nur in verhältnismäßig geringer Weise bewusst angeleitet werden muss, so profitieren Kinder immer davon, wenn man ihnen zuhört. Das gibt ihnen das Gefühl, dass ihre Aussagen wichtig sind. Angehört zu werden, vermittelt Ihrem Kind Selbstvertrauen und ermutigt es, sich zu Hause und in der Schule an Gesprächen zu beteiligen. Dieses Vertrauen in die eigene Meinung und die Fähigkeit zu kommunizieren, verhilft ihm dazu, als Erwachsener ein kompetenter und vertrauenswürdiger Gesprächspartner zu sein.

# ÜBERBLICK ÜBER DIE NORMALE SPRACHENTWICKLUNG IM VORSCHULALTER

### 2–3 JAHRE

- Beherrscht mehrere Laute; bei p, sch, s und t kann es Schwierigkeiten geben.
- Zwei- und Drei-Wort-Sätze.
- Sprache wird mit unterschiedlicher Absicht gebraucht: um Besitz anzuzeigen, zur Erklärung, als Ablehnung, als Bezeichnung usw.
- Kann nach Aufforderung zwei oder drei Gegenstände finden.

**In diesen Fällen sollten Sie Hilfe suchen:**
- Beherrscht nur einzelne Laute; wie d.
- Wenig Kontrolle über die Gesichtsmuskulatur.
- Wird von Personen außerhalb der Familie kaum verstanden.
- Keine Wortkombinationen mit zwei Jahren.
- Sehr geringer Sprachschatz.
- Unfähig mit zwei Jahren zwei Dinge nach Aufforderung zu finden.

### 3–4 JAHRE

- Weitgehend korrekte Aussprache, Schwierigkeiten können bei ch oder j auftreten.
- Bei Aufregung ist das Kind weniger verständlich.
- Gespräche werden flüssiger.
- Fähig, sich auf vergangene und zukünftige Ereignisse zu beziehen; macht aber beim Gebrauch der unregelmäßigen Verben noch Fehler, z.B. »ich bin in den Park gegangt«.
- Fähig, abstrakte Begriffe, wie z.B. Größe oder Farben, zu verstehen.
- Versteht das meiste von dem, was die Eltern sagen.

**In diesen Fällen sollten Sie Hilfe suchen:**
- Kann nur sehr wenige Laute aussprechen, das meiste ist unverständlich.
- Das für kleine Kinder typische, nicht flüssige Sprechen hält an.
- Kein Gespür für Interaktion im Gespräch; entweder sagt das Kind kaum etwas oder es wiederholt nur.

- Verwendet wenig Verben und Adjektive.
- Verständnis der Dinge außerhalb der Alltagsroutine ist gering.

### 4–5 JAHRE

- Vollständig verständliche Aussprache, mit gelegentlichen Fehlern.
- Grammatikfehler können auftreten, der Sinn der Aussage ist jedoch klar.
- Vier- bis Sechs-Wort-Sätze.
- Es stellt viele Fragen.
- Kann eigene Geschichten erzählen.
- Kann abstrakte Worte verstehen.
- Kann eine Handlungsfolge aus einem Buch verstehen und nacherzählen.

**In diesen Fällen sollten Sie Hilfe suchen:**
- Das Gesagte ist zum großen Teil immer noch unverständlich.
- Es stottert auffallend, besonders beim Versuch, Worte und Silben zu verbinden.
- Ist sich der Problematik bewusst und frustriert im Umgang mit der Sprache.
- Das Kind vermeidet Situationen, in denen es sprechen muss.
- Antwortet weiterhin mit einzelnen Wörtern oder benutzt sehr primitive grammatikalische Strukturen.
- Kaum ein Gefühl für Zeiten.
- Kann keine Geschichte nacherzählen.
- Versteht nicht genug, um mit Veränderungen im Alltagsleben zurechtzukommen.
- Ist oft isoliert, weil es sich verbal nicht mit Gleichaltrigen austauschen kann.

**Darauf sollten Sie achten:**
- Familiäre Vorgeschichte von Sprachproblemen.
- Verlauf von Hörproblemen.
- Ablauf der Eltern-Kind-Interaktionen.
- Zusätzliche Probleme im Verhalten und mit der Aufmerksamkeit.

*Wenn Sie sich wegen der Sprachentwicklung oder der Aussprache Ihres Kindes Sorgen machen, suchen Sie einen Kinderarzt oder Logopäden auf.*

# FAMILIEN LEBEN

Es gibt viele unterschiedliche Familienformen. Es gibt Kinder, deren Eltern verheiratet sind, andere, deren Eltern zusammenleben, es gibt allein erziehende Eltern, Kinder in Pflegefamilien und Patchwork-Familien. Jede Familie hat ihre eigenen Besonderheiten und Probleme. Was für eine Familie gut ist, muss nicht auch für die andere richtig sein. Jede Familie muss den Lebensstil finden, der zu ihr passt.

»Die Herausforderung besteht darin, einen Lebensstil zu finden, der zu Ihnen und Ihren Kindern passt ...«

## FAMILIEN HEUTE

Elternsein ist nicht leicht. Die Vereinbarung von Beruf und Familie ist oft ein schwieriger Balanceakt. Aber auch die Kinder stehen verstärkt unter Druck, unter anderem durch die gestiegenen Anforderungen in der Schule. Die Herausforderung besteht darin, als Familie einen Lebensstil zu finden, der zu Ihnen und Ihren Kindern passt und Ihrem Nachwuchs den besten Start ins Leben ermöglicht.

Akzeptieren Sie, dass Stress unvermeidlich zum modernen Leben gehört und dass es wichtig ist, mit Stress umgehen zu können. Wenn Ihr Kleinkind z.B. jeden Morgen gerade dann seinen Trotzanfall bekommt, wenn sich das ältere Kind für die Schule fertig macht, versuchen Sie, etwas früher aufzustehen, damit Sie mehr Zeit haben. So wird es allen leichter fallen, rechtzeitig aus dem Hause zu kommen.

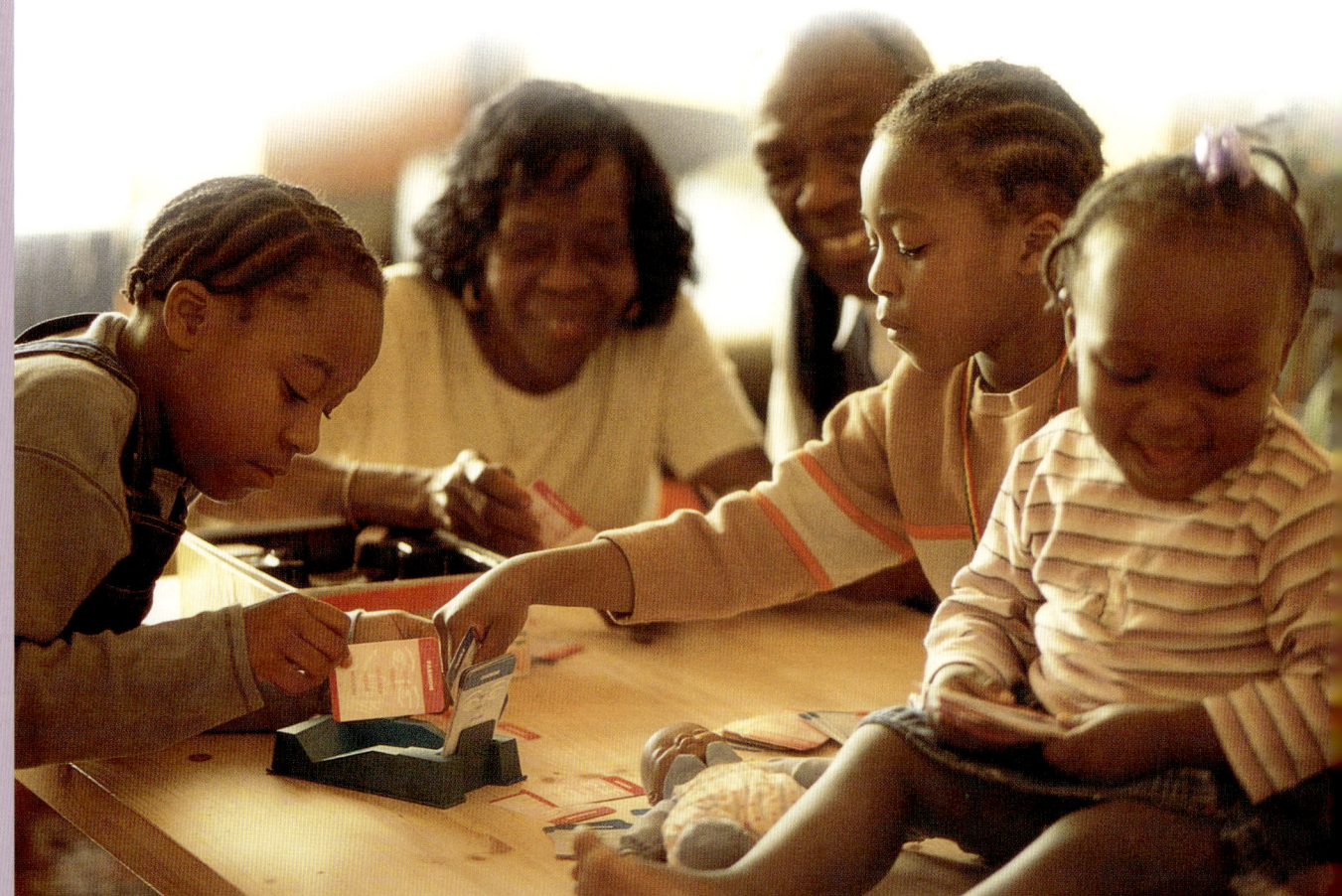

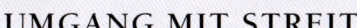

## DIE BEZIEHUNG ZUM PARTNER

Sie werden mit Ihrem Partner in Fragen der Kindererziehung nicht immer einer Meinung sein; Ihr Kind wird aber davon profitieren, wenn Sie auch in Kleinigkeiten eine gemeinsame Linie vertreten. Ihr Kind ist z.B. sehr irritiert, wenn Ihr Partner darauf besteht, dass es aufisst und Sie nicht. Dann lernt es, Sie gegeneinander auszuspielen. Einigen Sie sich auf Grundregeln und halten Sie sich beide daran. Wenn Sie sich nicht sofort einigen können, sprechen Sie die Sache in Abwesenheit des Kindes durch. Wenn Sie sich nicht einigen können, holen Sie den Rat eines Experten dazu ein.

Ist die Hausarbeit für Sie beide ein problematisches Thema, kann es sehr hilfreich sein, wenn Sie sich z.B. eine Putzhilfe leisten oder die Wäsche zum Waschen weggeben. Organisieren Sie mit dem Partner oder mit Verwandten einen Babysitterdienst, der Ihnen Zeit für Ihre Hobbies lässt. Lernen Sie andere Familien kennen. Viele Eltern bestätigen, dass sie ungeheuer davon profitieren, wenn sie sich mit anderen Eltern austauschen, über Probleme sprechen und sich gegenseitig unterstützen können. Vergessen Sie nicht, sich Zeit für sich selbst zu nehmen, auch wenn es nur eine halbe Stunde am Abend ist. Die eigenen Bedürfnisse werden leicht übergangen, wenn Kinder da sind. Planen Sie auch Zeit für sich und Ihren Partner ein. Ein Babysitter ermöglicht Ihnen gemeinsame Auszeiten.

## GESCHWISTER- BEZIEHUNGEN

Die Geburt eines Geschwisterchens ist der Beginn einer Beziehung, die großen Einfluss auf das Leben Ihres Kindes nimmt. Ihre Kinder wachsen

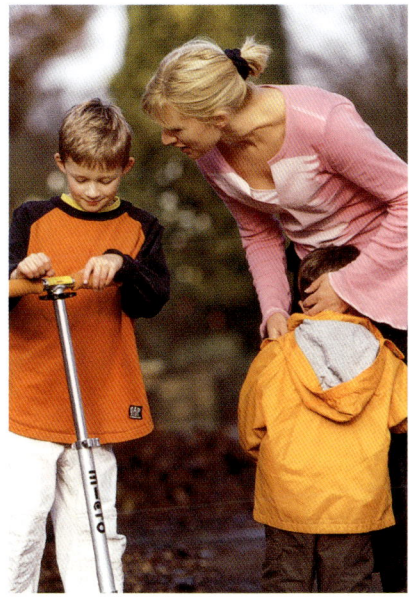

gemeinsam auf und werden dabei die besten Freunde und gleichzeitig Erzfeinde sein – manchmal beides innerhalb kürzester Zeit. Sie werden erleben, wie sie sich körperlich und verbal bekämpfen und wie sie auf Sie losgehen und sich gegenseitig verteidigen. Geschwisterrivalität ist normal, gesund und nützlich. Kinder teilen mit ihren Geschwistern ein Gefühl der Freiheit und Sicherheit, das sie mit anderen Kindern nicht erleben. Das ermöglicht ihnen, Gefühle auszudrücken, die sie vor anderen niemals zeigen würden. Die Rivalität unter Geschwistern ist besonders in den ersten Jahren sehr groß. Sie kann aber auch noch später, bis ins Teenager- oder sogar Erwachsenenalter, auftreten.

### Das können Sie tun

Eltern können sehr viel tun, um die Wogen in der Beziehung ihrer Kinder untereinander zu glätten. Bereiten Sie Ihr älteres Kind auf die Ankunft des Babys vor. Sprechen Sie mit dem Kind, sobald Ihr Bauch erkennbar runder wird. Auch Bücher

**In der Zeit ihres Heranwachsens kämpfen Kinder zwangsläufig miteinander.** Lassen Sie sie ihre Meinungsverschiedenheiten allein austragen. So lernen sie, Probleme zu lösen und mit Ablehnung umzugehen. Finden sie keinen Weg, ihr Problem zu lösen, oder besteht die Gefahr, dass sich eines verletzt, sollten Sie einschreiten.

**Versuchen Sie ein fairer Schiedsrichter zu sein und vermeiden Sie es, ein Kind vor dem anderen zu blamieren.** Fragen Sie, was vor sich geht. Bitten Sie die Kinder, sich beieinander zu entschuldigen. Gehen Sie aus dem Raum, wenn sie sich weigern. Sie können mit den Kindern später über den Vorfall sprechen, wenn sich die Wogen geglättet haben. Zeigen Sie auf, welche Alternativen anstelle des Streites es gegeben hätte.

**Hinterhältigem Verhalten ist schwer zu begegnen.** Zum Beispiel kann ein Kind etwas verstecken, was für das andere sehr wichtig ist. Wenn Sie es danach fragen, wird es vermutlich alles abstreiten. Wenn Sie sicher sind, dass es sich hinterhältig verhalten hat, sagen Sie ihm das und erklären Sie, dass sein Verhalten für das Geschwisterkind sehr verletzend ist.

**Vergleich und Wettbewerb zwischen Geschwistern sind normal.** Unabhängig davon, wer gewinnt, loben Sie die Kinder allein fürs Mitmachen. Wichtig ist im Besonderen, Vergleiche über Dinge zu vermeiden, auf die die Kinder kaum Einfluss haben, z.B. über das Aussehen oder über spezielle schulische Begabungen.

**Wenn Ihre Kinder harmonisch miteinander spielen,** loben Sie sie: »Ihr spielt heute Nachmittag sehr lieb miteinander«. Sie zeigen den Kindern damit, dass Sie ihr vernünftiges Verhalten zu würdigen wissen.

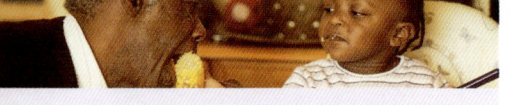

# GROSSELTERN

**Viele Menschen stellen fest, dass sich ihre Beziehung zu den eigenen Eltern stark verändert, wenn sie selbst Eltern werden.** Sie sehen die Dinge nun vom Standpunkt der Eltern aus und haben mehr Verständnis für ihre eigenen Eltern. Die Erinnerung an die eigene Kindheit spielt ebenfalls eine Rolle. Oft überlegt man auch, welche Fehler man bei den eigenen Kindern nicht machen will.

**Die Rolle, die die Großeltern im Leben Ihres Kindes spielen werden, ist davon abhängig, wo diese wohnen,** welche Persönlichkeit sie haben und wie es ihnen gesundheitlich geht. Wohnen sie in der Nähe, können sie gelegentlich aushelfen, z.B. als Babysitter. Doch auch wenn sie weiter entfernt wohnen, können Großeltern eine wunderbare Unterstützung sein. Sie haben meist eine ganz besondere Beziehung zu den Enkelkindern und diese profitieren davon in hohem Maße.

**Natürlich kann es zwischen Ihnen und einem älteren Menschen Meinungsunterschiede hinsichtlich der Kindererziehung geben.** Ihre Mutter hat vielleicht sehr viel strengere Vorstellungen zur Sauberkeitserziehung, denen Sie nicht zustimmen. Versuchen Sie unterschiedliche Meinungen ganz offen mit beiden Großelternpaaren zu besprechen. Erklären Sie ihnen, dass eine einheitliche Erziehung für das Kind von Vorteil ist, und bitten Sie sie, sich an die Regeln zu halten, die das Kind zu Hause gewöhnt ist.

**Viele Großeltern sagen, dass das Schöne an Enkelkindern ist, dass man sie für eine kurze Zeit verwöhnen kann, um sie dann wieder bei den Eltern abzugeben.** Achten Sie darauf, dass Sie die Großeltern nicht zu häufig um Hilfe bitten, um sie nicht zu überfordern.

zum Thema können hilfreich sein. Für ein Kind unter vier Jahren sind Abbildungen des Babys im Bauch noch nicht verständlich. Lesen Sie ihm lieber Geschichten von einem Kind oder einem Tier vor, das auch ein Geschwisterchen bekommt.

Sehr wichtig ist, wie die erste Begegnung des Kindes mit Ihnen und dem Baby gestaltet wird. Nach Möglichkeit sollte eine andere Person das Baby tragen oder es sollte in einer Tragetasche liegen, wenn es seinem älteren Geschwisterchen das erste Mal begegnet. Dann haben Sie die Hände frei, um Ihr älteres Kind in die Arme zu nehmen und ihm in den ersten Minuten Ihre ungeteilte Aufmerksamkeit zu schenken. Sehr hilfreich bei der ersten Begegnung ist es auch, wenn das Baby ein Geschenk für das ältere Kind mitbringt. Ihr älteres Kind fühlt sich so als etwas ganz Besonderes und es bekommt eine Vorstellung von Geben und Nehmen.

Studien haben gezeigt, dass die Art und Weise, wie die Mutter das neue Baby vorstellt, die spätere Beziehung der Geschwister untereinander mitbestimmt. Intensive Fürsorge für das Baby ist normal, doch wenn Sie es übertreiben, wird das

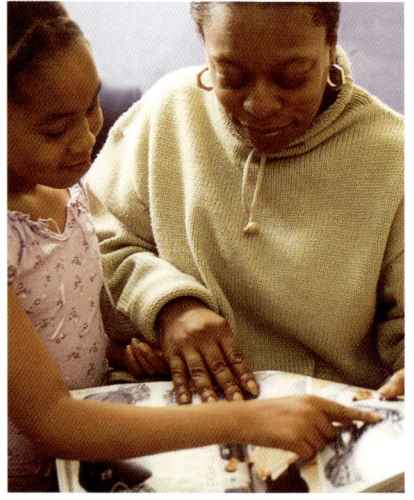

ältere Kind Widerstand zeigen und könnte aggressiv werden.

Versuchen Sie, regelmäßig mit dem älteren Kind etwas Zeit allein zu verbringen. Sie brauchen nichts Besonderes zu planen, sondern sollten einfach nur mit ihm zusammen sein. Sie können ihm ein Buch vorlesen oder gemeinsam einen Film anschauen. Solche Zeiten werden nicht immer leicht einzuhalten sein. Bitten Sie Verwandte oder Freunde um Hilfe, wenn Sie den Eindruck haben, dass Sie Unterstützung benötigen. Vielleicht lädt jemand von ihnen Ihr älteres Kind zu einer Unternehmung ein, sodass Sie Zeit für das neue Baby oder für sich selbst haben.

## DIE BEZIEHUNG ZU ÄLTEREN KINDERN

Es scheint, als hätte sich der Charakter Ihres Kindes über Nacht verändert, wenn es in die Pubertät kommt. In einem Moment kämpft es für mehr Unabhängigkeit, ist äußerst schwierig, wehrt sich mit Argumenten gegen Beschränkungen; im nächsten Moment kann es sehr kindlich sein. Dieses Verhalten ist für Eltern höchst anstrengend und frustrierend.

Ihr Kind hat nun wahrscheinlich weniger Lust, an Familienaktivitäten teilzunehmen, und möchte seine Zeit lieber mit Freunden verbringen. Das ist ein wichtiger Schritt auf dem Weg zur eigenen Identität, zur Selbstfindung in Abgrenzung zur Familie. Diese Freundschaften ermöglichen eine Identifikation mit der Gruppe.

Meinungsverschiedenheiten können jetzt auftreten, denn Ihr Kind beginnt, eigene Standpunkte zu entwickeln, die Sie wahrscheinlich nicht immer teilen. Es gibt nun zwar oft Ärger, aber Ihr Kind hat immer noch großen Respekt vor Ihnen, auch wenn es das wahrscheinlich nicht zeigt. Die Ablehnung und die Konflikte, die nun

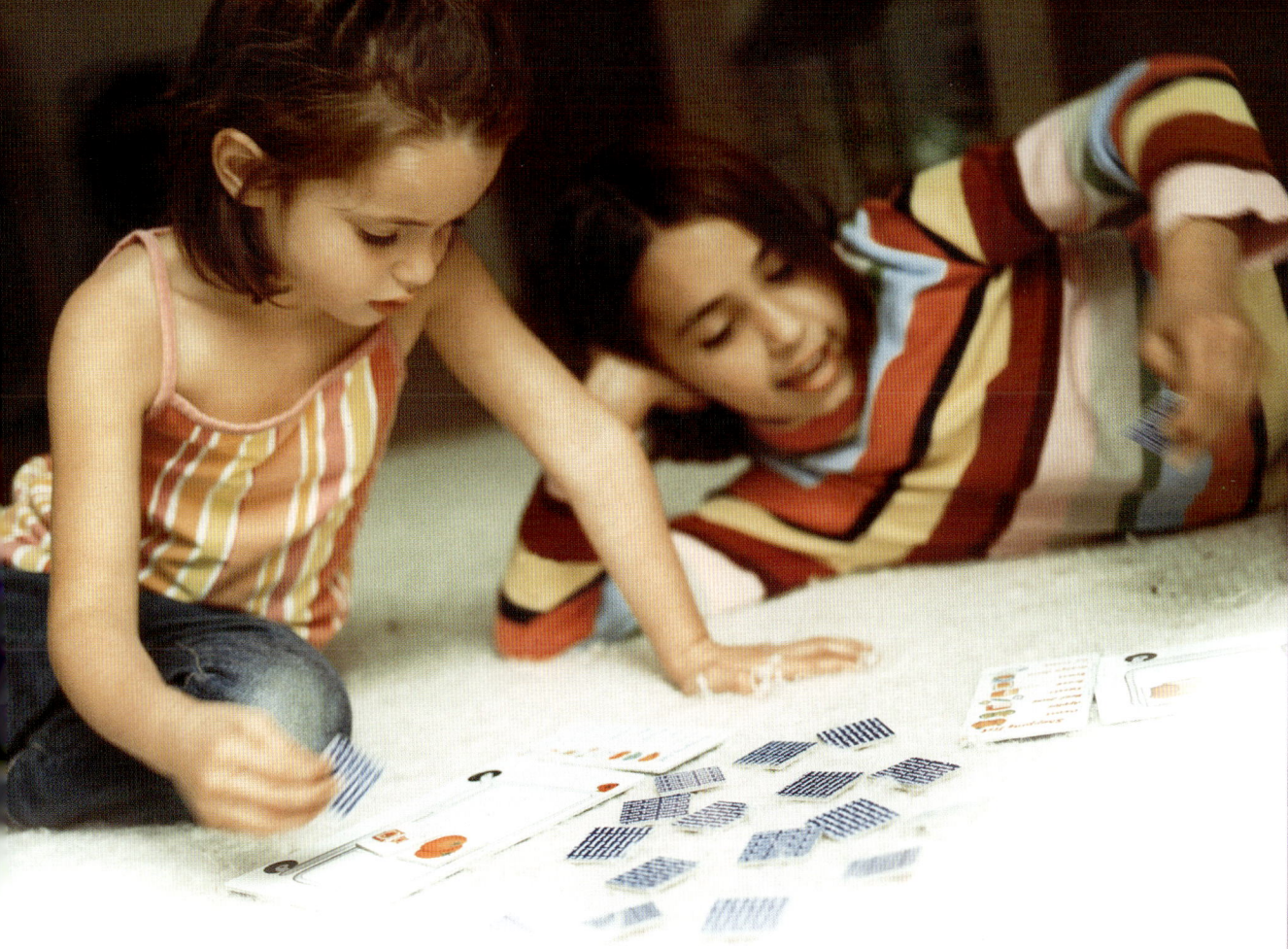

regelmäßig zutage treten, haben nichts mit Ihnen als Person zu tun, sondern mit Ihnen als Eltern, von denen sich Ihr Kind abgrenzen muss, um ein eigenes, selbstständiges Leben führen zu können.

### Regeln und Verhandlungen

Es ist sehr hilfreich, wenn Sie Ihrem Kind einen Schritt voraus sind. Sie müssen Ihrem Kind eine sichere, stabile Grundlage geben. Auch hier ist es wieder am wichtigsten, dass Sie mit Ihrem Partner einer Meinung sind und sich gegenseitig unterstützen. Steht ein Elternteil allein da und hat den anderen und das Kind gegen sich, ist das Unheil vorprogrammiert.

Setzen Sie klare Regeln und Grenzen. Machen Sie deutlich, welches Verhalten für Sie und Ihren Partner annehmbar ist und welches nicht. Wie erwachsen Ihr Kind nun zu sein scheint, Sie werden es immer noch

beschützen müssen – es ist nur verständlich, wenn Sie dabei die Grundregeln festlegen. Diese müssen so klar sein, dass jeder weiß, wo er steht, und sie müssen konsequent eingehalten werden. Diese Grundregeln sollten das Kind nicht zu stark einengen, denn ältere Kinder müssen ein Verantwortungsgefühl entwickeln.

Legen Sie mit Ihrem Partner fest, was Ihnen wichtig ist, woran Sie festhalten wollen und woran nicht, damit es nicht zu viele Regeln gibt. Während über einige Regeln grundsätzlich nicht zu verhandeln ist, sollte dies bei anderen möglich sein. Sanktionen, wie Ausgehverbot oder die Kürzung von Taschengeld, funktionieren besser, wenn sie im Voraus als Konsequenz festgelegt wurden. Es sollten niemals Strafen angedroht werden, die bei einer Regelverletzung gar nicht umgesetzt werden können. Wenn Sie »leere Drohungen« aus-

»Ihre Kinder wachsen gemeinsam auf und werden dabei die besten Freunde und gleichzeitig Erzfeinde sein …«

»… Ihr Kind braucht Regeln, um dagegen zu rebellieren … Rebellion und das Infragestellen der Autorität gehören zum Erwachsenwerden.«

sprechen, verlieren alle Sanktionen ihren Sinn. Vielleicht beruhigt es Sie zu wissen, dass Ihr Kind Regeln braucht, um sich in dieser Übergangsphase sicher zu fühlen. Paradoxerweise braucht Ihr Kind die Regeln aber auch, um dagegen zu rebellieren. Rebellion und das Infragestellen der Autorität sind ganz normal und gehören zum Erwachsenwerden. Regeln helfen Ihrem Kind auch, die Dinge zu durchdenken und eigene Moral- und Wertvorstellungen zu entwickeln.

### Dem Kind zuhören

Wenn sich Ihr Kind sich bei Familienaktivitäten langweilt, fragen Sie es, ob es Alternativen vorschlagen möchte.

Vielleicht regt es eine Aktivität an, die Sie gemeinsam machen können. Andernfalls sollten Sie nicht enttäuscht sein. Nutzen Sie jede Gelegenheit zu einem Gespräch. Bei Autofahrten kann man sich gut unterhalten. Eltern beklagen oft, dass sie nur noch Chauffeur ihrer Kinder seien; doch man kann Autofahrten auch als Chance sehen, sich die Meinung der Kinder anzuhören und darüber zu diskutieren. Vielleicht möchte Ihr Kind gelegentlich etwas mit Ihnen allein unternehmen, z.B. einen Spaziergang, einen Kinobesuch oder ein Fußballspiel besuchen. Am wichtigsten ist, dass Sie Ihrem Kind zuhören. Sie können Ihren Rat nur anbieten, wenn das Kind weiß, dass Sie ein einfühlsamer Zuhörer sind und es nicht von vornherein kritisieren und verurteilen.

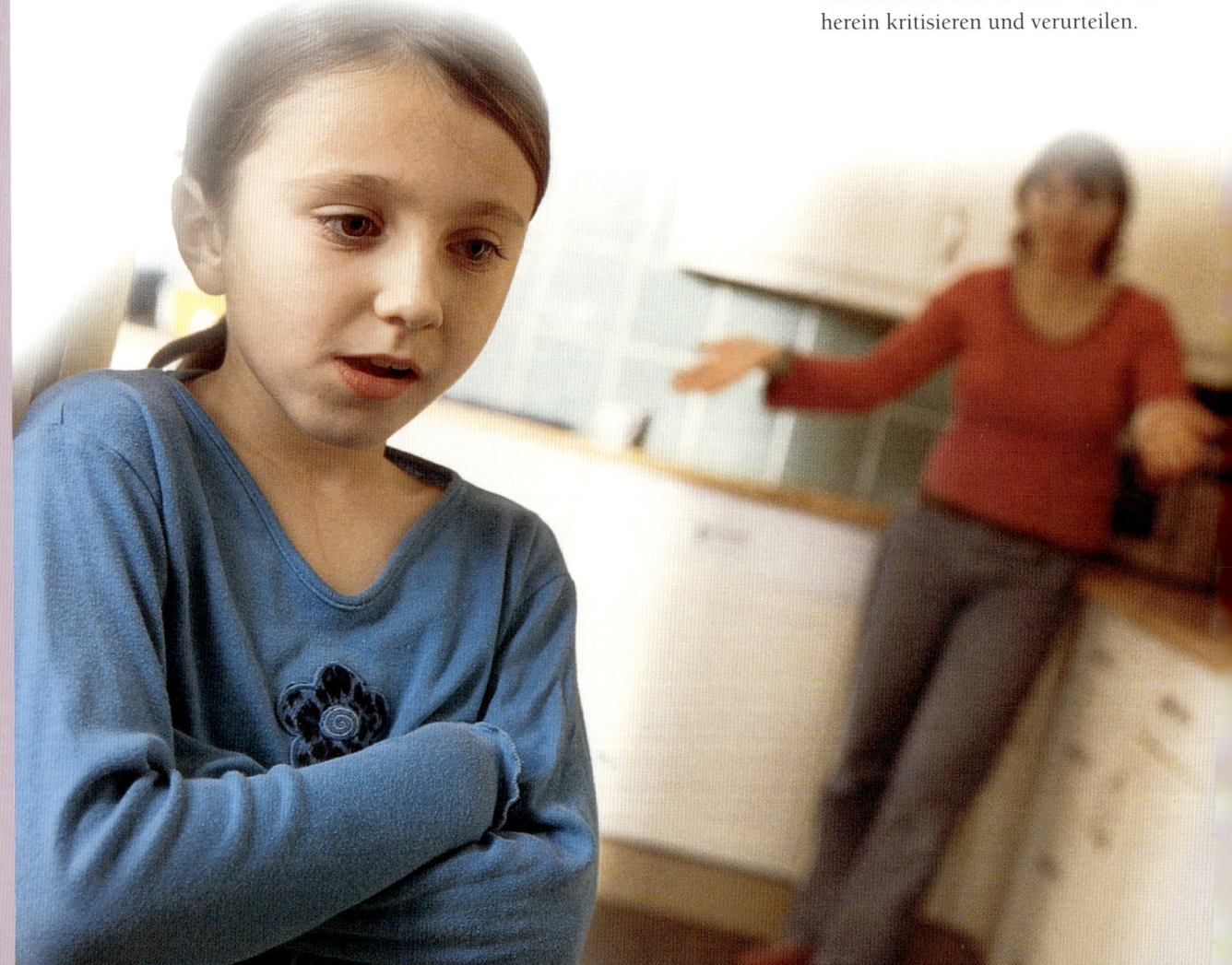

## WENN SICH DIE ELTERN TRENNEN

Etwa eines von vier Kindern, deren Eltern bei der Geburt verheiratet waren, erlebt noch vor dem 16. Lebensjahr, dass sich die Eltern scheiden lassen. Bei Eltern, die ohne Trauschein zusammenleben, ist die Zahl der Trennungen noch höher. Wenn Eltern sich trennen, gerät das Leben des Kindes aus den Fugen. Studien zeigen aber auch, dass viel Kummer verhindert werden kann, wenn die Trennung einfühlsam vollzogen wird.

Die Trennung der Eltern ist für ein Kind verwirrend. Es tauchen beängstigende Gefühle auf: Ärger, Wut, aber auch die Angst des Kindes, dass es selbst zu diesem Bruch beigetragen hat. Ein Kind erlebt dabei große Verlustgefühle, die sich manchmal bis zur Hoffnungslosigkeit ausweiten können.

### Die Folgen für das Kind

Emotionale Probleme und Verhaltensauffälligkeiten treten bei Kindern nach einer Trennung der Eltern häufig auf. Wenn Eltern zuvor lange miteinander gestritten haben, tauchen diese Probleme bereits vor der eigentlichen Trennung auf. Das Kind fühlt sich, als würde es »in der Mitte auseinander gerissen«. Als Folge kann es auch bei bisher guten Schülern zu Konzentrationsstörungen kommen. Jungen leiden unter einer Scheidung oft noch mehr als Mädchen, weil sie größere Schwierigkeiten haben, ihre Gefühle auszudrücken.

Wenn Eltern sich trennen, ist es meist der Vater, der das Zuhause verlässt. Daher leidet auch die Beziehung des Vaters zu den Kindern stärker unter der Trennung. Studien zeigen, wie wichtig der Vater für das Wohlergehen des Kindes und seine schulische Entwicklung ist. Kinder müssen sicher sein, dass beide Eltern sie weiterhin lieben, an ihrem Leben teilnehmen,

sich engagieren und dass auch sie weiterhin beide Eltern lieben dürfen.

### Die Trennung vorbereiten

Eine gute Möglichkeit, Kindern durch diese schwierige Zeit zu helfen, ist es, wenn beide Eltern gemeinsam einen Plan aufstellen, wie sie in Zukunft verantwortlich am Leben ihrer Kinder teilhaben wollen. Der Plan sollte flexibel sein und die Persönlichkeiten und die sich ändernden Bedürfnisse der Kinder berücksichtigen.

Es ist hilfreich, wenn man genau festhält, welche konkreten Aufgaben der Partner, der das Heim verlässt, übernimmt. Er könnte z.B. die Kinder einmal pro Woche vom Sport abholen. Die Absprachen zwischen den Eltern müssen auf jeden Fall eingehalten werden. Dabei ist ein diszipliniertes Verhalten notwendig.

Es ist auch wichtig, den zukünftigen Kontakt zu den Großeltern zu besprechen. Sie spielen nicht nur im Leben der Kinder weiterhin eine große Rolle und wollen daran beteiligt sein, sondern sie können gerade jetzt dem hauptsächlich erziehenden Elternteil eine große Hilfe sein.

### Wenn es keine gemeinsame Basis mehr gibt

Wenn die Eltern nicht mehr vernünftig miteinander sprechen können, kann eine professionelle Beratung hilfreich sein. Doch sie sollte erst als letzte Möglichkeit in Betracht kommen, denn sie ist kostspielig, zeitaufwendig und hilft nicht immer, die Schwierigkeiten zu lösen.

Auch wenn es für Sie schwer ist, miteinander im Gespräch zu bleiben, sollten Sie während des gesamten Trennungsprozesses den Kontakt zu den Kindern aufrechterhalten. Sie helfen ihnen so, das Geschehen zu verstehen und damit umgehen zu können. Eltern wollen ihre Kinder

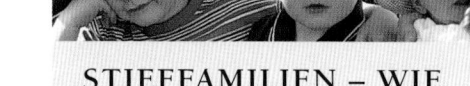

## STIEFFAMILIEN – WIE KINDER DAMIT LEBEN

**Immer mehr Kinder leben heute in Stieffamilien, da sich viele Elternpaare trennen und neue Partner finden.** Die meisten Kinder finden sich im Laufe der Zeit in einer Stieffamilie gut zurecht und empfinden das Familienleben als positiv. Es gibt allerdings auch Kinder, die sich dort fremd und ausgeschlossen fühlen. Kinder in Stieffamilien brauchen einen einfühlsamen Gesprächspartner.

**Oftmals geht man davon aus, dass man automatisch auch die Kinder des neuen Partners liebt und von ihnen geliebt wird.** Doch so einfach ist es in der Regel nicht. Für ein Kind, das bereits von einem Elternteil getrennt worden ist und die Scheidung der Eltern erlebt hat, stellt das Hineinfinden in eine Stieffamilie eine große Veränderung dar. Jeder Partner bringt unter Umständen einen anderen Erziehungsstil mit, was für Kinder in sich neu bildenden Stieffamilien anfangs schwierig und verwirrend ist.

**Es erfordert sehr viel Einfühlungsvermögen und Geduld, um zu einer Stieffamilie zusammenzuwachsen.** Normalerweise dauert es etwa vier Jahre (manchmal auch bis zu zehn Jahren), bis sich die neue Familie stabilisiert hat.

meist vor Kummer bewahren, doch die Kinder möchten wissen, was vor sich geht. Es ist wichtig, den Kindern eine verständliche Erklärung zu geben, ohne einem Partner allein die Schuld für die Trennung zu geben.

Es ist auch wichtig, den Kindern Raum und Zeit zum Ausdruck ihrer Verlust- und Angstgefühle zu geben. Ältere Kinder sprechen manchmal gern mit einem Dritten, den Großeltern, Verwandten oder einem Kinderpsychologen; dies gilt besonders dann, wenn sie Loyalitätsprobleme oder Schuldgefühle haben.

# SPIEL

WENN WIR AN KINDER DENKEN, FALLEN UNS FAST IMMER SPIELENDE KINDER EIN. Das Spiel ist es, was die Kindheit ausmacht; dies gilt für ältere Kinder ebenso wie für jüngere. Spielen ist nicht nur eine Beschäftigung, die Ihr Kind glücklich macht – es ist unerlässlich für seine seelische, körperliche und soziale Entwicklung. Und doch betrachten nicht wenige Eltern das Spiel als unbedeutende Betätigung, wenn nicht gar als Zeitverschwendung.

»Spielen ist die den Kindern eigene, einzigartige, natürliche Form des Lernens.«

## WARUM SPIELEN WICHTIG IST

Kinder spielen nicht, um dabei zu entspannen, auch wenn ein Spiel durchaus entspannend sein kann. Spielen ist die den Kindern eigene, natürliche Form des Lernens. Von den ersten Lebensmonaten an ist das Spiel das einzige Mittel, durch das sich ein Kind die Fähigkeiten aneignen kann, die es braucht, um sich körperlich, seelisch und sozial zu entwickeln.

Sie erklären einem Kind sicher nicht, wie es ein Bilderbuch benutzen muss. Es lernt es spielerisch; ein Erwachsener dagegen kann z.B. eine Fremdsprache nur durch Unterricht erlernen. Mit Ihrem Kind sehen Sie sich gemeinsam Bücher an und singen ihm Kinderlieder vor; auf diese Weise erwirbt es sein Sprachvermögen. Statt Ihr Kind in einen Physikkurs zu schicken, kaufen Sie ihm eine Rassel. Wenn es sie schüttelt und die Rassel klappert, begreift

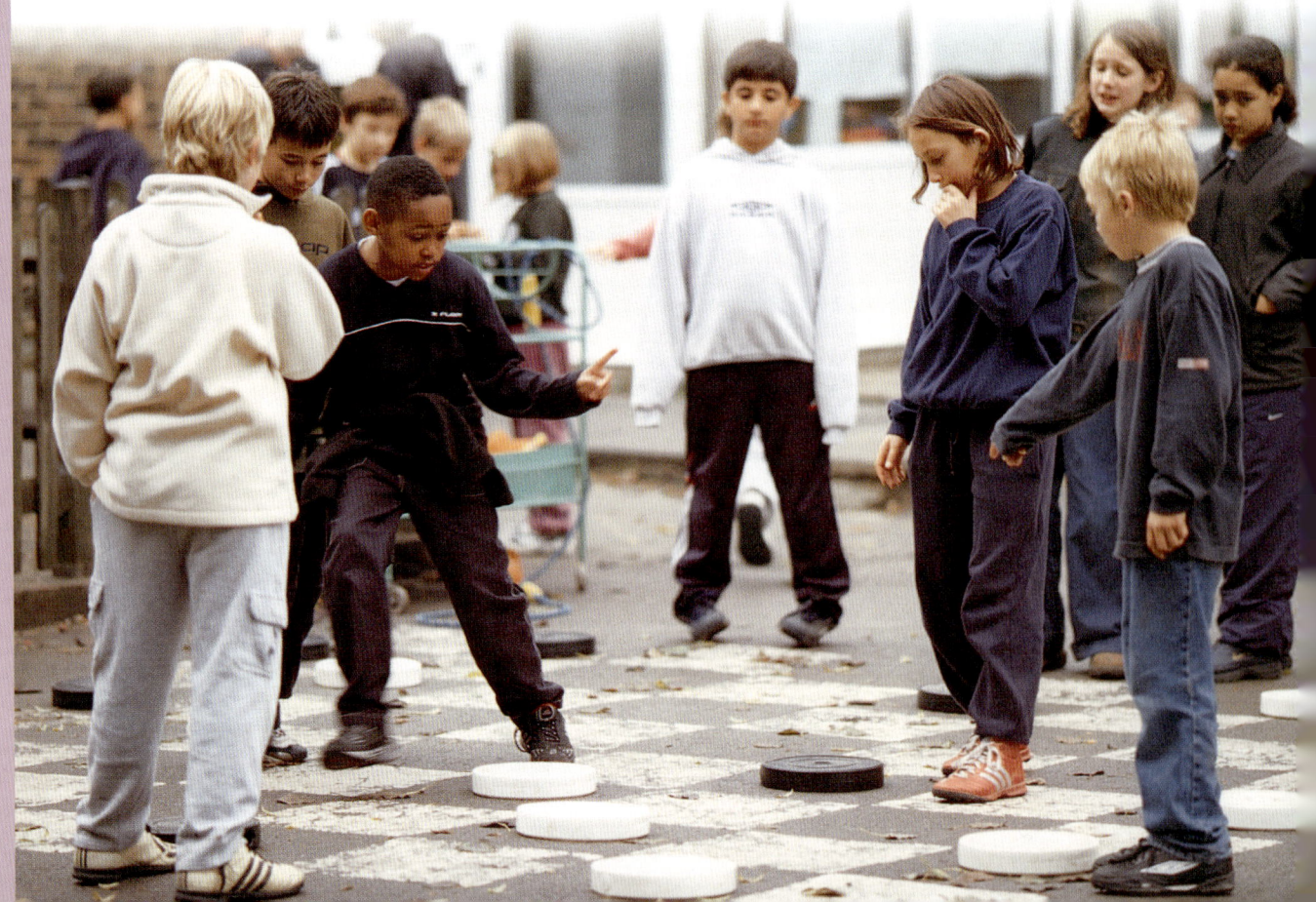

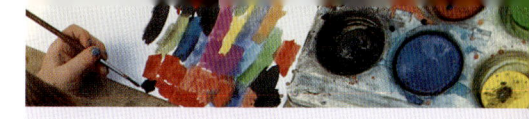

es, dass es selbst eine Reaktion auslösen kann. Es lernt etwas über Ursache und Wirkung.

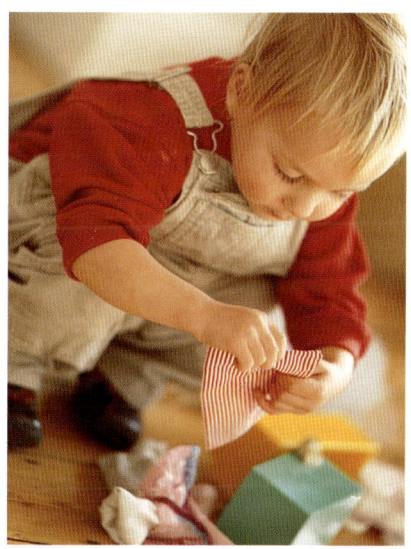

Jedes Spiel hat seine Bedeutung. Körperliche Spiele fördern die Entwicklung von Kraft, Gleichgewichtssinn und Koordinationsfähigkeit. Spiele mit Materialien, wie Wasser, Matsch oder Sand, ermöglichen dem Kind, seine Umwelt zu erforschen.

Das Spiel mit anderen Kindern fördert das Sozialverhalten. Ihr Kind erwirbt dabei Einfühlungsvermögen und Kooperationsfähigkeit. Im Spiel lernt es, Probleme zu lösen und mit anderen zu kommunizieren. Da ist nur ein Ball und beide Kinder wollen ihn – welche Lösung gibt es?

Auf diese Weise ist das Spiel auch immer eine konstruktive Aktivität – es ist unerlässlich für die Entwicklung eines glücklichen, gesunden Kindes.

## DAS SPIELEN FÖRDERN – WAS SIE TUN KÖNNEN

Kinder lieben das Spiel. Natürlich ist es gut, wenn Eltern Zweck und Bedeutung des Spieles zu würdigen wissen, aber sie sollten nie die Tatsache aus den Augen verlieren, dass Spielen auch einfach Spaß bereitet.

Mit diesem Wissen können Sie viel tun, um Ihrem Kind vielfältige Spielmöglichkeiten zu bieten. Von klein an liebt Ihr Kind Spielzeug. Dieses muss nicht teuer sein, aber es sollte dem Alter des Kindes entsprechen. Besonders sinnvoll sind Spielsachen, die mehrere Jahre lang benutzt werden können, z.B. Bausteine oder Konstruktionsmaterial, das Sie immer wieder ergänzen können.

Kinder brauchen aber auch Gelegenheit zum Spielen. Spielzeug nützt Ihrem Kind nichts, wenn es keine Zeit zum Spielen hat. Viele Eltern, die ihrem Kind einen guten Start ins Leben bieten wollen, neigen dazu, es mit einem vollen Terminkalender und vielen Förderkursen und Unterricht zu überfordern. Ungestörte Zeit zum kreativen Spielen, bei dem z.B. das Kinderzimmer zu einem Laden wird, kann wertvoller sein als das neueste Computerspiel oder gelenkte Beschäftigungsangebote.

### Anregungen

Mit zunehmendem Alter des Kindes wird es schwieriger, ihm Spielanregungen zu geben. Eine andere Umgebung kann neue Anreize und Anregungen bieten. Während ein Vierjähriger noch gerne Höhlen aus Decken und Stühlen baut, braucht ein Achtjähriger neue Aufgaben. Ein Picknick im Wald könnte Ihr Kind z.B. dazu anregen, ein Lager aus Blättern, Zweigen und Steinen zu bauen.

Das Spiel im Freien ist besonders wichtig, um Kindern die Möglichkeit zu geben, ihr Selbstvertrauen, ihre Entscheidungsfähigkeit und ihre Risikobereitschaft zu stärken. Für viele Kinder sind die normalen Spielplätze einfach zu langweilig. Manche Eltern wiederum sehen es nicht gern, wenn ihre Kinder Fahrrad oder Skateboard fahren, wenn sie auf Bäume klettern oder andere

## ALLEIN SPIELEN

*Ein Kind, das daran gewöhnt ist, Spielkameraden zu haben – z.B. die Eltern, Geschwister oder Freunde – wird sich nur schwer allein beschäftigen können. Die Eltern sollten aber darauf achten, dass sich ihr Kind zeitweise auch allein beschäftigen kann, damit sie ihm nicht ständig zur Verfügung stehen müssen und die Aufgaben des Alltags erledigen können. Die Fähigkeit, allein zu spielen, sollte aber auch deshalb gefördert werden, weil das Kind dabei seine eigenen Ideen entwickeln kann. Die folgenden Vorschläge helfen, das Kind zur Selbstbeschäftigung hinzuführen.*

**Bieten Sie Material für Aktivitäten an, die Ihr Kind allein ausführen kann und will** z.B. Modellbaukasten, Zeichenmaterial, Farben usw.

**Schlagen Sie Ihrem Kind vor,** dass Sie später mit ihm spielen werden, wenn es sich vorher eine halbe Stunde allein beschäftigt, während Sie das Abendessen vorbereiten.

**Loben Sie Ihr Kind, wenn es allein spielt;** besonders dann, wenn es das von ganz allein gemacht hat.

**Erwarten Sie nicht zu viel in zu kurzer Zeit.** Kleine Kinder können sich noch nicht über einen längeren Zeitraum konzentrieren – selbst ein neues Spielzeug ist für sie nur kurze Zeit interessant.

*Während die meisten Schulkinder in der Lage sind, über längere Zeit allein in einem Zimmer zu bleiben, brauchen jüngere Kinder noch immer ein Gefühl der Sicherheit durch Ihre Anwesenheit.*

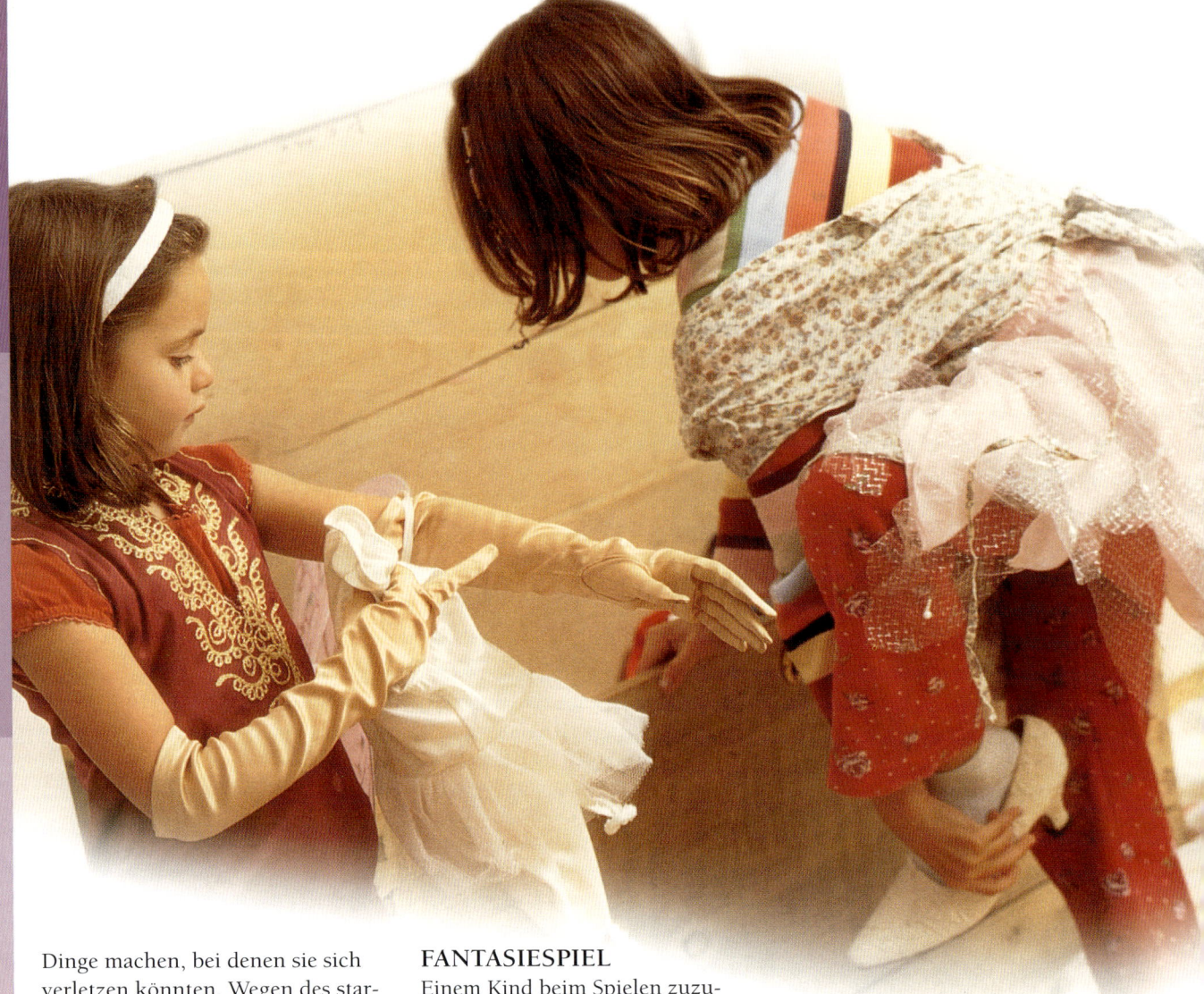

Dinge machen, bei denen sie sich verletzen könnten. Wegen des starken Straßenverkehrs sind wir heute oftmals viel zu ängstlich, um unseren Kindern dieselbe Freiheit zu lassen, die wir hatten, um unsere Umgebung zu erforschen.

Wie viel Freiheit und Abenteuerlust Sie Ihrem Kind zugestehen, um selbstständig seine Umgebung zu entdecken, müssen Sie selbst entscheiden. In erster Linie hängt es von Ihrer Wohnumgebung, vom Alter und der Reife des Kindes ab. Für viele Familien bieten Aktivitäten in den Ferien und an den Wochenenden eine Gelegenheit, ihren Kindern die Möglichkeit zu geben, selbstständig und frei die Welt zu entdecken, z.B. wenn sie aufs Land fahren, ein Ferienhaus mieten oder einen Strandurlaub machen.

## FANTASIESPIEL

Einem Kind beim Spielen zuzuschauen ist für Eltern ein großes Vergnügen. Ihr Kleinkind tut so, als ob es Tee aus der Puppentasse trinkt, Ihr Vorschulkind verwandelt das Etagenbett in eine Burg, den Besenstiel in ein Pferd und will von Ihnen mit »Herr Ritter« zum Essen gerufen werden. Wenn Ihr Kind zur Schule geht, spielt es immer noch gerne Fantasiespiele, aber jetzt ist es auch öfter der Anführer, der eine ganze Mannschaft kommandiert. Oder es erweckt eine ganze Geschichte mit verschiedenen Charakteren zum Leben. Viele Kinder beziehen Freunde oder Geschwister in ihr Fantasiespiel ein, andere gehen völlig auf in ihrer eigenen imaginären Welt. Nicht selten erfinden kleinere Kinder imaginäre Spielgefährten.

Das Fantasiespiel ist für Ihr Kind sehr wichtig. Es regt Vorstellungskraft, Kreativität und Problemlösungsverhalten an. Sigmund Freud war der Meinung, dass Kinder im Fantasiespiel lernen, ihre Ängste zu bewältigen. Kinder spielen oft, dass sie von einem Monster oder Bösewicht angegriffen werden. Dabei sind sie natürlich der Held und entwickeln so ein Gefühl für Macht und Kontrolle.

## SPIELEN SIE MIT IHREM KIND

Vom ersten Tag an sind Sie der liebste Spielgefährte Ihres Kindes – ob Sie wollen oder nicht. Ihr Kind wird Sie stundenlang bedrängen, seine Lieblingsspiele mit ihm zu spielen. Für manche Eltern ist Spielen ganz unkompliziert. Andere finden es nicht sehr verlockend, den ganzen Nachmittag als Pirat verkleidet in einem behelfsmäßigen Boot zu sitzen, besonders, wenn jede Menge Hausarbeit auf sie wartet.

Das Spiel ist jedoch wichtig, um die Bindung zwischen Eltern und Kind zu stärken. Und wenn Sie eine gute Beziehung zu Ihrem Kind pflegen wollen, sollten Sie die Hausarbeit eben für ein paar Stunden liegen lassen – auch wenn es Ihnen noch so schwer fällt.

Miteinander spielen ist auch eine soziale Handlung. Beim Spielen lernen Kinder am besten, mit anderen Menschen umzugehen. Erinnern Sie sich an die Zeit, die Sie und Ihr Baby damit verbrachten, sich immer wieder die Rassel hin und her zu reichen? Diese Form des Gebens und Nehmens ist die erste Übung, um Austauschen und Teilen zu lernen. Diese Fähigkeit wird in späteren Jahren die Grundlage guter Beziehungen sein.

### Kompromisse schließen
In manchen Entwicklungsphasen Ihres Kindes werden Ihnen seine Bedürfnisse eher entsprechen. Manche Eltern können mit einem Baby mehr anfangen und lieben Krabbel- und Kitzelspiele. Vielleicht langweilen Sie sich bei albernen Fantasiespielen, sind aber glücklich, wenn Sie eine halbe Stunde mit Ihrem Kind in Ruhe malen können. In diesem Fall gibt es keinen Grund für Schuldgefühle. Sie müssen sich nicht zu Aktivitäten zwingen, die Sie überhaupt nicht mögen. Ihr Kind wird Ihren Widerwillen spüren. Suchen Sie stattdessen nach Aktivitäten, die Ihnen beiden Freude machen. Wenn Sie selbst auch Spaß haben und ihn

nicht vortäuschen (was Kinder meist spüren), wird Ihr Kind selbst auch mehr davon haben.

### FERNSEHEN, COMPUTER, VIDEO – GUT ODER SCHLECHT?
Viele Eltern beklagen, dass ihre Kinder zu viel vor dem Fernseher oder dem Computer sitzen. Aber wie viel ist zu viel? Und ist es schädlich? Ohne Frage wird es Ihrem älteren Kind kaum schaden, wenn Sie zweimal in der Woche abends mit ihm gemütlich auf dem Sofa sitzen, um seine Lieblingssendung anzusehen. Das Fernsehen ist auch eine gute Informationsquelle. Bewusst eingesetzt, kann es das Wissen des Kindes über die Welt sehr erweitern.

Auch Computer sind ein wichtiges Lernmittel. Sie sind Teil des täglichen Lebens, privat wie auch gesellschaftlich. Wenn Sie Ihr Kind dabei aber sich selbst überlassen, wird es vermutlich stundenlang fasziniert vor dem Monitor sitzen. Die Hauptsorge der Eltern ist, dass das Kind etwas für sein Alter Unpassendes sieht oder spielt. Viele Computerspiele haben aggressive Inhalte und Gewaltszenen erscheinen regelmäßig auf den Fernsehschirmen. Bedenklich ist auch, dass ein Kind, das zu Hause vor dem Bildschirm sitzt, körperlich passiv und allein ist.

Wenn Sie sich Sorgen machen, dass Fernsehen oder Computer zu viel Raum im Leben Ihres Kindes einnehmen, setzen Sie Grenzen. Erlauben Sie Ihrem Kind täglich oder wöchentlich eine bestimmte Fernseh- oder Computerzeit. Mit einem Wecker neben dem Computer erübrigen sich Diskussionen, wann die Zeit abgelaufen ist. Stellen Sie Fernseher und Computer in Gemeinschaftsräumen auf, damit Sie Ihr Kind im Auge behalten können.

»Erlauben Sie Ihrem Kind täglich oder wöchentlich eine bestimmte Zeitspanne vor dem Fernseher oder Computer.«

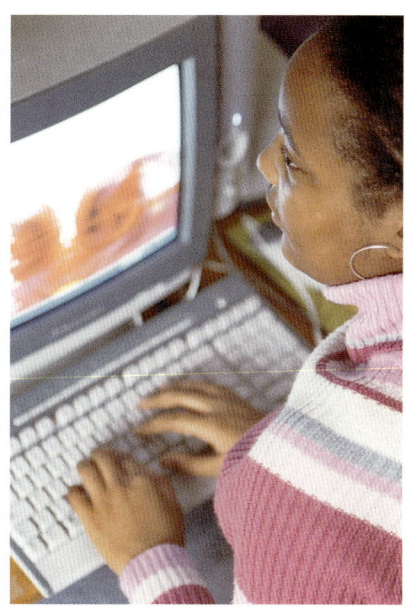

# BEWEGUNG

U M GESUND ZU BLEIBEN, brauchen Kinder Bewegung. Ungeachtet dessen, ob Ihr Kind sportlich ist oder nicht, und unabhängig davon, ob Sie an Sport interessiert sind, gibt es viele Möglichkeiten, Freude an der Bewegung zu haben. Ermutigen Sie Ihr Kind von Anfang an zu körperlichen Aktivitäten, dann wird ihm Sport zur Gewohnheit und es wird bis ins Erwachsenenalter hinein gesund bleiben.

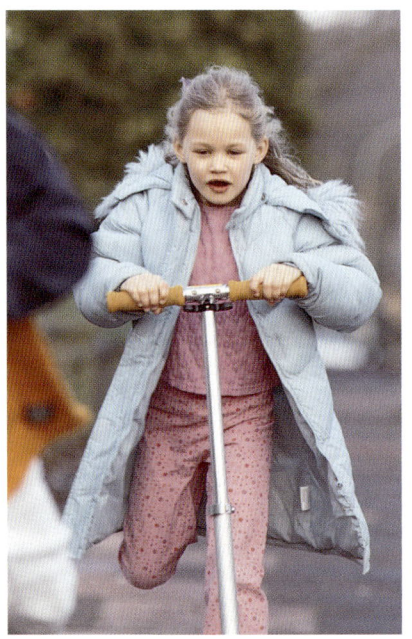

### WARUM BEWEGUNG WICHTIG IST

Bemühen Sie sich darum, dass Ihr Kind fit und gesund ist, denn das ist unverzichtbar für sein Wohlbefinden. Runter vom Sofa und sich bewegen – das stärkt Herz, Muskeln und Knochen und baut Körperfett ab! Bewegung nimmt außerdem positiven Einfluss auf die Stimmung. Denn bei Bewegung bildet das Gehirn bestimmte Hormone, die so genannten Endorphine, die den Körper entspannen und Wohlgefühl auslösen. In einer Sportart, die Spaß macht gut zu sein, stärkt außerdem das Selbstbewusstsein. Die Teilnahme an sportlichen Aktivitäten bringt zudem sozialen Gewinn. Sie ermöglicht Kindern das Zusammensein mit anderen, hilft ihnen, Freunde zu finden und Kameradschaft zu üben.

Wenn Kinder von klein auf an Bewegung gewöhnt sind, werden sie auch später im Leben fit bleiben. Sportlich aktive Erwachsene erkranken seltener an Herzinfarkt, Diabetes oder Osteoporose.

### WIE VIEL BEWEGUNG BRAUCHT MEIN KIND?

Forschungen haben ergeben, dass Kinder in jedem Alter täglich mindestens eine Stunde Bewegung brauchen, um ein durchschnittliches Fitness-Niveau zu erreichen. Zu den sportlichen Aktivitäten gehört schnelles Gehen, Schwimmen, Tanzen, Bewegungsspiele, Rad fahren usw.

Das Kind sollte sich die Sportart aussuchen dürfen, die es besonders gern mag. Gesundheitsexperten fordern, dass Kinder mindestens zweimal pro Woche an Aktivitäten teilnehmen, die sich positiv auf die Entwicklung ihrer Muskulatur und ihrer

»... runter vom Sofa und sich bewegen – das stärkt Herz, Muskeln und Knochen.«

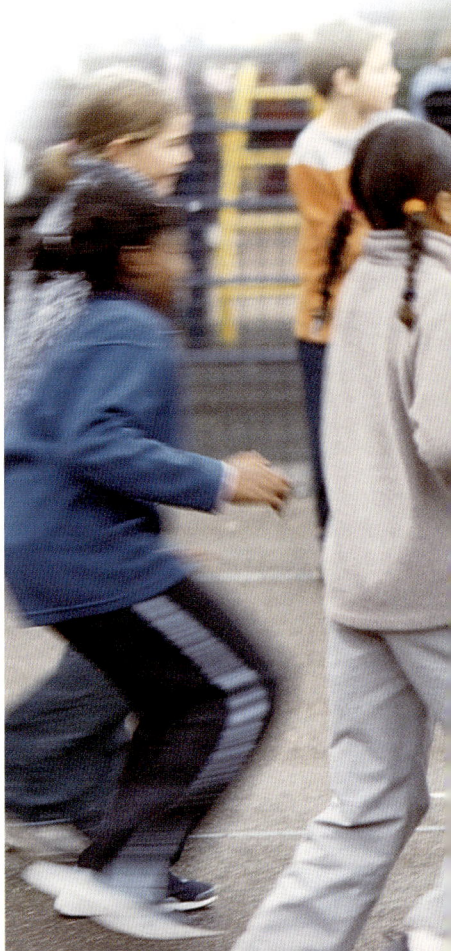

Knochen auswirken. Aktivitäten wie Klettern, Seilspringen, Hüpfen und Gymnastik sind besonders geeignet.

Natürlich muss der Sport nicht täglich eine Stunde am Stück ausgeführt werden. Kinder bevorzugen mehrere kurze Aktivitäten als eine länger andauernde. Ein Kind, das täglich zu Fuß zur Schule geht, oft im Freien spielt, eine Sportart betreibt, z.B. Fußball oder Tanzen, und am Wochenende mit der Familie aktiv ist, hat über die Woche gesehen genügend Bewegung.

## FAMILIENAKTIVITÄTEN
Im Grundschulalter lassen sich Kinder meist für die Sportarten begeistern, die auch die Eltern mögen. Dabei sind der Spaß und das gemeinsame Tun oft wichtiger als der Sport an sich. Von dieser Begeisterung lassen sich oft auch bewegungsunwillige Kinder anstecken. Wenn Ihr Kind erlebt, dass Sie selbst an Aktivitäten und sportlichen Unternehmungen teilnehmen, wird es stärker motiviert sein.

Versuchen Sie, an den Wochenenden spezielle Bewegungsangebote für die ganze Familie zu organisieren, z.B. Schwimmen, Rad fahren, Eis laufen oder Wandern. Die Vorfreude darauf vergrößert den Spaß. Kein Kind hat Spaß daran, auf einen Berg zu steigen, nur weil das gesund sein soll. Wenn Sie aber einen Picknickkorb und einen Drachen mitnehmen, wird es diesen Nachmittag nicht so schnell vergessen.

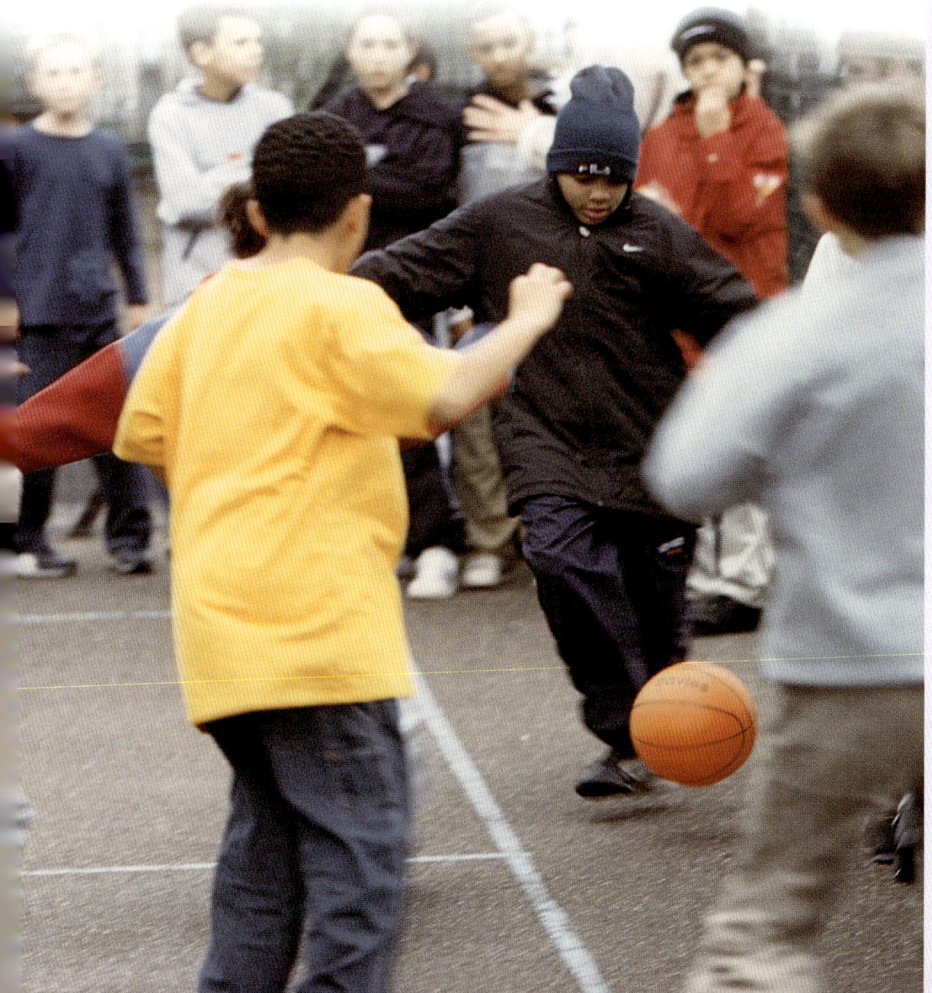

## IST IHR KIND AKTIV GENUG?

*Überprüfen Sie mit folgenden Fragen, ob Ihr Kind genügend Bewegung hat.*

Sieht Ihr Kind weniger als drei Stunden täglich fern?
**Ja/Nein**

Fährt Ihr Kind regelmäßig mit dem Fahrrad bzw. geht es zu Fuß zur Schule?
**Ja/Nein**

Spielt Ihr Kind oft im Freien (Schulpausen nicht mitgerechnet)?
**Ja/Nein**

Nimmt Ihr Kind regelmäßig an freiwilligen Sportangeboten teil?
**Ja/Nein**

Werden in Ihrer Familie sportliche Aktivitäten unternommen wie Wandern, Schwimmen oder Bewegungsspiele?
**Ja/Nein**

*So werten Sie die Antworten aus:*

**Nur »Ja«**
Ihr Kind hat genügend körperliche Bewegung außerhalb der Schule – machen Sie weiter so!

**Nur »Nein«**
Ihr Kind bewegt sich nicht genügend. Es braucht mindestens eine Stunde Bewegung täglich. Beginnen Sie schrittweise damit.

**Ja und Nein**
Sie haben das Ziel fast erreicht. Führen Sie eine weitere Aktivität ein oder verändern Sie das Freizeitverhalten der Familie, um das geforderte Mindestmaß an Bewegung für Ihr Kind zu erreichen.

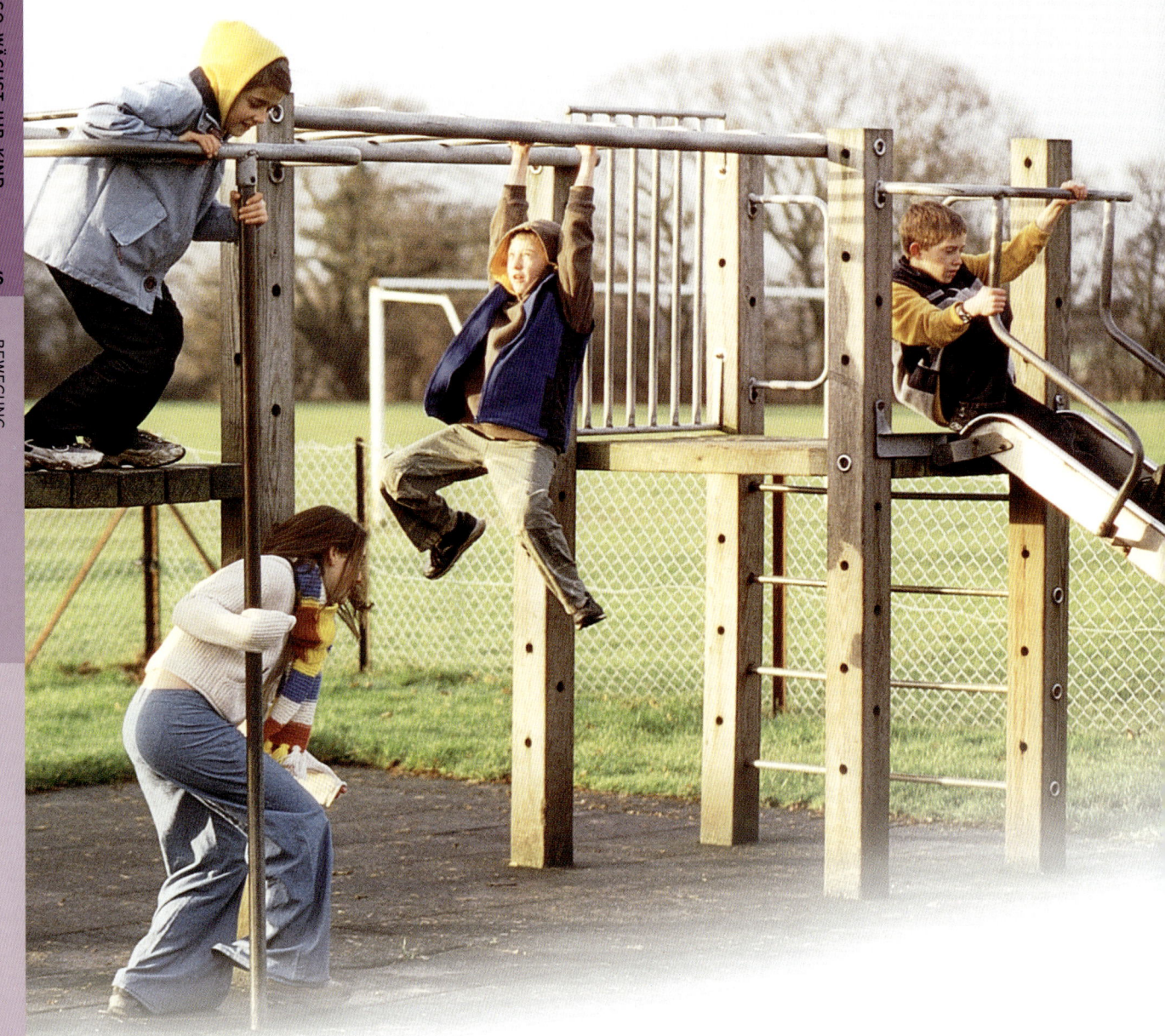

Es bietet auch einen Anreiz, gemeinsam zum Sportplatz oder Tennisplatz zu gehen. Sie können dort gemeinsam Sport treiben; viele Vereine bieten auch spezielle Kurse für Vorschul- und Schulkinder an.

Sie können aber auch zu Hause Sport treiben. Ideal ist es, wenn Sie einen Garten haben. Wenn Sie keine Zeit für ein Fußballspiel haben, lassen Sie sich von Ihren Kindern bei der Gartenarbeit helfen, z.B. beim Unkrautjäten.

Im Winter ist man oft etwas träge und bleibt im Haus. Mit der richtigen Kleidung gibt es aber keine Entschuldigung für schlechtes Wetter oder Kälte. Mit einem warmen Mantel, Regenkleidung und festen Gummistiefeln bekleidet haben Kinder auch zu dieser Jahreszeit viel Spaß im Freien.

An Regentagen können Sie auch im Haus für Bewegung sorgen, besonders mit jüngeren Kindern. Legen Sie eine Kassette oder eine CD auf: Tanzen macht Ihnen und Ihrem Kind Spaß und bietet schwungvolle Bewegung. Auch Hüpf-, Spring- und Laufspiele kann man zu Hause durchführen.

Kleine Kinder sind von Natur aus körperlich aktiv; sie lieben Bewegung. Sie werden die Kinder also nicht lange bitten müssen. Wenn Sie selbst körperlich aktiv sind und Freude an regelmäßiger Bewegung haben, hat Ihr Kind ein gutes Vorbild. Es macht einen großen Unterschied, ob Sie mit dem Fahrrad zum Einkaufen fahren oder einfach ins

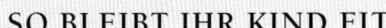

Auto steigen. Wenn körperliche Bewegung zum normalen Tagesablauf des Kindes gehört, wird es sein ganzes Leben sportlich bleiben.

## AKTIVITÄTEN FÜR KINDER UNTER 5 JAHREN

Klein- und Vorschulkinder brauchen selten eine besondere Aufforderung, um sich zu bewegen. Sobald Kinder mobil werden, sind sie fast ständig in Bewegung und die Eltern müssen versuchen, diesen natürlichen Bewegungsdrang in sinnvolle Bahnen zu lenken. Aktivitäten, an denen Eltern teilnehmen, sind für Kinder unter drei Jahren besonders gut geeignet, während Vorschulkinder auch gern etwas allein machen – die Eltern sollten nur zuschauen. Musik, Bewegung und spielerische Gymnastik sind besonders beliebt. Kinder schulen dabei körperliche Fertigkeiten wie Klettern, Springen, Koordinationsfähigkeit, Gleichgewichtssinn und Geschicklichkeit. Das Kind trainiert seine Muskeln und hat Spaß dabei. Auch Schwimmen ist empfehlenswert.

In diesem Alter ist es wichtig, dass sich Aktivitäten, die körperliche Anstrengung erfordern, mit ruhigen Phasen abwechseln, damit das Kind sich regenerieren kann. Kinder kennen oftmals ihre eigenen Grenzen nicht und es fällt ihnen schwer, wieder zur Ruhe zu finden. Überaktive Kinder schlafen oft zu wenig, was zu Verhaltensproblemen führen kann. Sorgen Sie als Ausgleich für körperliche Verausgabung für Ruhe und entspannende Tätigkeiten im Tagesablauf Ihres Kindes. So bewahrt es seine Energie und behält seine gute Laune.

## AKTIVITÄTEN FÜR ÄLTERE KINDER

Wenn Ihr Kind in der Schule ist, hat es vielleicht Freude daran, am Nachmittag in einen Sportklub oder anderen Verein zu gehen. Informieren Sie sich über Kurse und Angebote der Vereine in Ihrer Nähe, die für das Alter Ihres Kindes geeignet sind. Bei der Auswahl der Aktivitäten sollten Gesundheit und Fitness des Kindes im Vordergrund stehen, nicht das leistungsorientierte Training. Das Angebot reicht von Fußball, Tennis, Eislauf bis zu Judo und anderen Kampfsportarten.

Lassen Sie Ihr Kind verschiedene Aktivitäten ausprobieren, bis es eine findet, die ihm Spaß macht. Diese Versuchsphase kann für Eltern anstrengend und auch kostspielig sein. Kaufen Sie spezielle Ausrüstung für eine Sportart erst, wenn sich das Kind definitiv dafür entschieden hat. Anfangs kann man Sportgeräte auch ausleihen. Hören Sie immer darauf, was Ihr Kind wirklich möchte. Vielleicht gefällt Ihnen die Vorstellung, dass Ihre Tochter Tennis spielt, weil Sie es sich immer gewünscht haben, als Sie ein Kind waren. Aber hat Ihre Tochter wirklich Spaß daran? Lassen Sie sie zuschauen und einen Schnupperkurs mitmachen, bevor sie sich entscheiden muss. Dabei können auch Sie sich einen Eindruck vom Verein und dem Training verschaffen. Haben die Kinder wirklich Spaß dabei? Machen sie Fortschritte? Sind die Trainer freundlich und engagiert? Berücksichtigen sie die unterschiedlichen Bedürfnisse und Fähigkeiten der Kinder?

Kinder nehmen viel lieber an einer neuen Aktivität teil, wenn sie von einem Freund begleitet werden. Sprechen Sie mit den Eltern der Freunde Ihres Kindes – vielleicht hat ein anderes Kind Lust, mitzumachen. Ein weiterer Vorteil ist, dass Sie die Verantwortung für die Aufsicht teilen und sich beim Hinfahren und Abholen der Kinder ablösen können.

Bei der Auswahl der Aktivität sollte vor allem auch die Persönlich-

## SO BLEIBT IHR KIND FIT

**Gehen Sie mit gutem Beispiel voran** – wenn Sie Spaß an Bewegung haben, wird Ihr Kind mitmachen wollen.

**Mindestens einmal pro Woche sollten Sie als Familie gemeinsam aktiv werden,** z.B. beim Schwimmen oder Radfahren.

**Melden Sie Ihr Vorschulkind** in der Tanzschule, im Sportverein oder beim Kinderturnen an.

**Ermutigen Sie Ihr älteres Kind,** einem Verein oder Klub beizutreten.

**Fördern Sie Ihr Kind, indem Sie ihm grundlegende Bewegungsarten,** wie Hüpfen, Springen, Seilspringen, Werfen und Fangen, beibringen.

**Laden Sie Freunde ein** – aktives Spiel macht in der Gruppe mehr Spaß.

**Begrenzen Sie** die Zeit, die Ihr Kind mit Fernsehen und Computer verbringt.

**Halten Sie Sportgeräte bereit:** Fahrräder, Springseile und Bälle in verschiedener Größe.

**Lassen Sie Ihr Kind einen Teil des Tages im Freien verbringen.**

»Lassen Sie Ihr Kind verschiedene Aktivitäten ausprobieren, bis es eine findet, die ihm Spaß macht.«

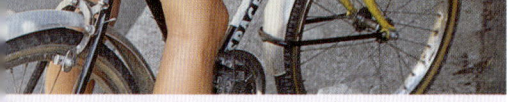

## DARAUF SOLLTEN SIE ACHTEN

*Wenn Ihr Kind Mitglied in einem Verein oder Sportklub werden will, sollten Sie sich zunächst über einige Dinge informieren, z.B. welchen Ruf der Trainer hat und wie das Training gestaltet wird.*

**Erkundigen Sie sich, ob der Kursleiter** kompetent und qualifiziert ist.

**Überprüfen Sie, ob der Unterricht** von einer übergeordneten Stelle kontrolliert wird.

**Gehen Sie sicher, dass der Lehrer** das Training auf die Bedürfnisse und Fähigkeiten Ihres Kindes abstimmen kann.

**Prüfen Sie, ob der Lehrer** den Kindern beibringt, dass Spaß und Mitmachen wichtiger sind als individuelle Leistung und Erfolge.

**Versichern Sie sich, dass der Übungsort** ungefährlich ist und alle Geräte in gutem Zustand sind.

keit Ihres Kindes berücksichtigt werden. Kinder, die von Natur aus sportlich sind, bevorzugen oft Sportarten mit Wettbewerbscharakter. Fällt es Ihrem Kind schwer, selbstbewusst und bestimmt aufzutreten, könnte es bei einer Mannschaftssportart, wie z.B. Fußball, Schwierigkeiten haben. In diesem Fall sind Schwimmen oder Reiten besser, denn hier kann das Kind sein eigenes Tempo bestimmen.

Wenn sich Ihr Kind für eine Aktivität entschieden hat, will es anfangs vielleicht nur zuschauen. Ein guter Trainer wird auf Ihr Kind zugehen und sich freundlich mit ihm unterhalten, damit es sich aufgenommen fühlt. Vielleicht fühlt sich das Kind dann beim nächsten Mal selbstsicher genug, um mitzumachen. Setzen Sie es nicht unter Druck. Betonen Sie stattdessen, wie viel Spaß alle daran haben, und versichern Sie Ihrem Kind, dass dieser Sport auch ihm Freude machen wird.

Vergessen Sie nicht, es bei seinen ersten Versuchen zu loben und zu ermutigen; besonders dann, wenn es eine neue Sportart erlernt. Geben Sie ihm positive Rückmeldung und vermeiden Sie zu viel Druck. Denken Sie daran, dass der Spaß an oberster Stelle stehen sollte.

### STARTKLAR

Wenn Ihr Kind bisher wenig aktiv war, sollte es langsam beginnen. Das gilt natürlich auch, wenn Ihr Kind krank war oder aus einem anderen Grund wenig Kondition hat. Wenn in zu kurzer Zeit zu viel vom Kind erwartet wird, ist es schnell erschöpft und will vielleicht aufgeben. Beginnen Sie mit einer halben Stunde täglich und steigern Sie die Trainingszeit allmählich über einen gewissen Zeitraum hinweg.

Ihr Kind wird mehr Freude am Sport haben, wenn es sich dabei fit und schwungvoll fühlt. Besonders kleinere Kinder ermüden schnell; sie brauchen Pausen und öfter eine Kleinigkeit zu essen. Geben Sie Ihrem Kind vor dem Sport einen Snack, damit es zu Kräften kommt, bevor das Training beginnt. Achten Sie darauf, dass das Kind morgens nicht ohne Frühstück in die Schule geht, und bringen Sie ihm bei, vor einer ausgedehnten Wanderung oder Fahrradtour ausreichend zu essen.

Kinder verbrennen Energie sehr rasch; daher sollten sie nährstoffreiche Snacks, z.B. Bananen, bei sich haben, um schnell Kraft zu tanken. Wenn sie sich bewegen, verlieren Kinder auch viel Flüssigkeit. Sie werden dann reizbar und teilnahmslos. Erklären Sie Ihrem Kind, dass es beim Sport viel trinken soll und geben Sie ihm immer eine Wasserflasche zum Training mit.

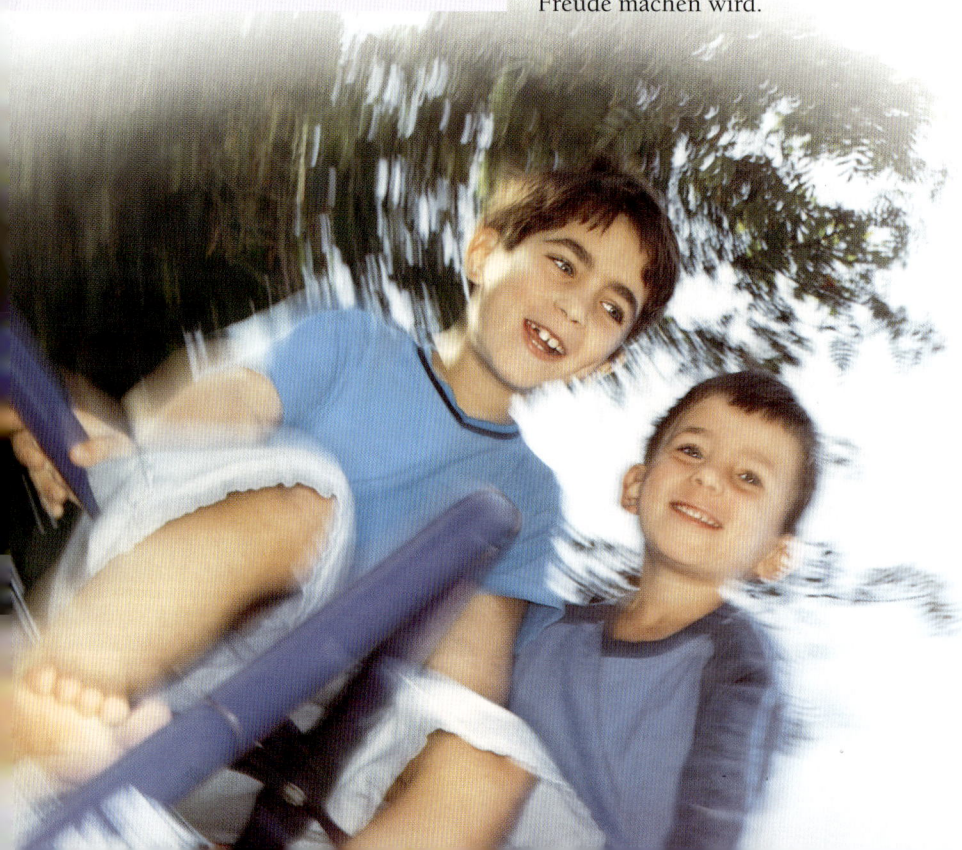

Heranwachsende Kinder werden schnell müde. Pausen sind notwendig. Im Alter zwischen fünf und neun Jahren brauchen Kinder nachts etwa neun Stunden Schlaf. Oft finden sie nur schwer in den Schlaf, wenn sie überreizt sind. Beenden Sie Spiele rechtzeitig vor dem Schlafengehen, damit Ihr Kind wieder zur Ruhe finden kann.

## BEWEGUNG IM FREIEN

Wenn Sie einen Garten haben, sollten Sie ihn auch so oft wie möglich nutzen! Spielgeräte benötigen nicht allzu viel Platz. Neue Geräte sind oft teuer, doch vieles gibt es auch gebraucht gut erhalten. Ein Klettergerüst, eine Schaukel oder ein dickes Seil, das von einem Baum herabhängt, bieten viele Möglichkeiten zum Spiel im Freien. Weitere Spielsachen, die Kinder draußen benutzen können, sind Gummireifen, Hula-Reifen, Trampoline, Fahrräder und Roller.

Gehen Sie auch regelmäßig mit Ihrem Kind auf den öffentlichen Spielplatz. Hier findet Ihr Kind viele Betätigungsmöglichkeiten. Das Spielen im Sand fördert bei kleineren Kindern Muskelkraft und Koordinationsfähigkeit. Ältere Kinder sollten Platz zum Fußballspielen, Räuber-und-Gendarm-Spielen, für Federball oder Fangspiele haben. Laden Sie auch die Freunde Ihres Kindes ein. Organisieren Sie mit anderen Eltern abwechselnd Spielnachmittage an verschiedenen Orten und wechseln Sie sich bei der Beaufsichtigung der Kinder ab.

Auch wenn Faulenzen am Strand sehr entspannend ist, ein Aktiv-Urlaub bringt neuen Schwung in das Familienleben. Das Angebot an Aktiv-Ferien und Unternehmungen für Familien ist groß. Eine Woche Kanu-

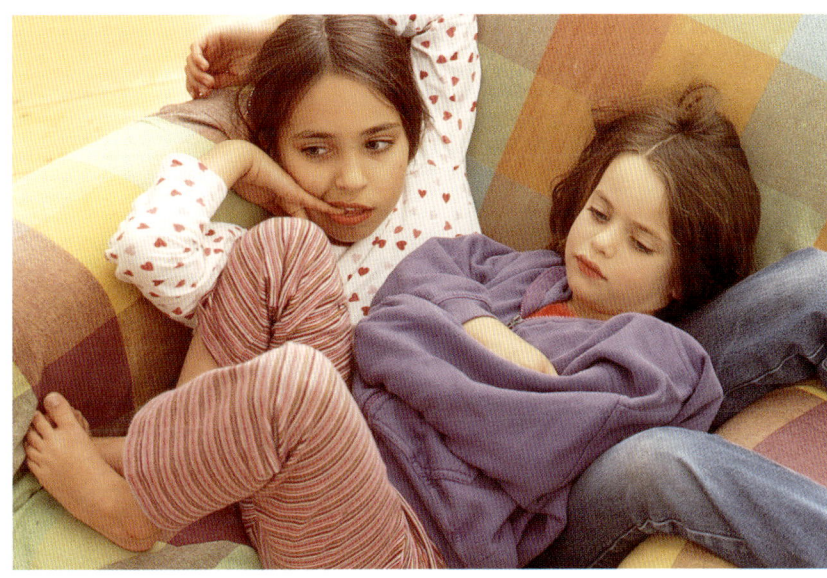

fahren oder Segeln stellt oft den Beginn eines lebenslangen Hobbys dar.

## VORSICHT VOR ÜBERDRUSS!

Lassen Sie Ihr Kind zunächst verschiedene Aktivitäten ausprobieren, anstatt sich zu früh auf eine zu spezialisieren. Sportexperten berichten, dass Kinder, die eine Sportart besonders intensiv ausüben, diese bald überdrüssig finden und ausgelaugt sind. Verschiedene Sportarten auszuüben, fördert auch eine größere Bandbreite an Fertigkeiten.

## ZU FUSS ZUR SCHULE

Wenn Sie Ihr Kind zu Fuß zur Schule gehen lassen, anstatt es zu fahren, kommt dies nicht nur seiner Gesundheit zugute, sondern auch der Umwelt. Vielleicht kann Ihr Kind ja einen Schulfreund aus der Nachbarschaft abholen und mit ihm gemeinsam den Schulweg zurücklegen. Der gemeinsame Schulweg fördert auch Freundschaften unter den Kindern. Oft werden dabei Verabredungen für den Nachmittag getroffen.

»Heranwachsende Kinder werden schnell müde. Pausen sind daher notwendig, um die ›Batterien aufzuladen‹ … sie müssen vor dem Schlafengehen wieder zur Ruhe finden.«

# SCHLAF

K INDER BRAUCHEN VIEL SCHLAF. SCHLAF STIMULIERT DAS WACHSTUM, er spielt eine entscheidende Rolle bei der Entwicklung des Gehirns und entscheidet darüber, wie Ihr Kind den Alltag bewältigt. Wir alle wissen, dass Kinder ihren Schlaf brauchen, und zwar nicht nur, damit Eltern endlich etwas Zeit für sich haben! Schlaf ist unverzichtbar, weil er Kindern die Energie schenkt, die sie zu einem gesunden Leben brauchen.

»Schlaf ist entscheidend für die Entwicklung des Gehirns und die Aufnahme neuer Informationen.«

## WARUM SCHLAF WICHTIG IST

Eltern wissen, dass Kinder ohne regelmäßigen Schlaf schlecht gelaunt und schwierig sind und sich nicht konzentrieren können. Die Kinder leiden an Appetitlosigkeit, ihr Immunsystem ist geschwächt und sie sind oft krank.

Schlaf ist auch für das Wachstum unerlässlich. Babys schlafen fast die ganze Zeit – weil sie sich körperlich überaus schnell entwickeln. Während des Schlafs werden Wachstumshormone ausgeschüttet und die Zellteilung vollzieht sich besonders rasant. Wenn das Kind älter wird, läuft das Wachstum schubweise ab, manchmal über Nacht, und das Kind braucht dazu zusätzlichen Schlaf.

Schlaf ist für die Entwicklung des Gehirns von entscheidender Bedeutung. Babys benötigen 50 Prozent mehr REM-Schlafphasen als Erwachsene. Während der REM-Phase ist der Körper entspannt, aber das Gehirn unwahrscheinlich aktiv. Es wird Ihnen auffallen, dass das Gesicht des Babys zuckt und die Augenlider flattern. Das schlafende Baby verarbeitet in dieser Zeit die Informationen, die es während seiner wachen Stunden aufgenommen hat.

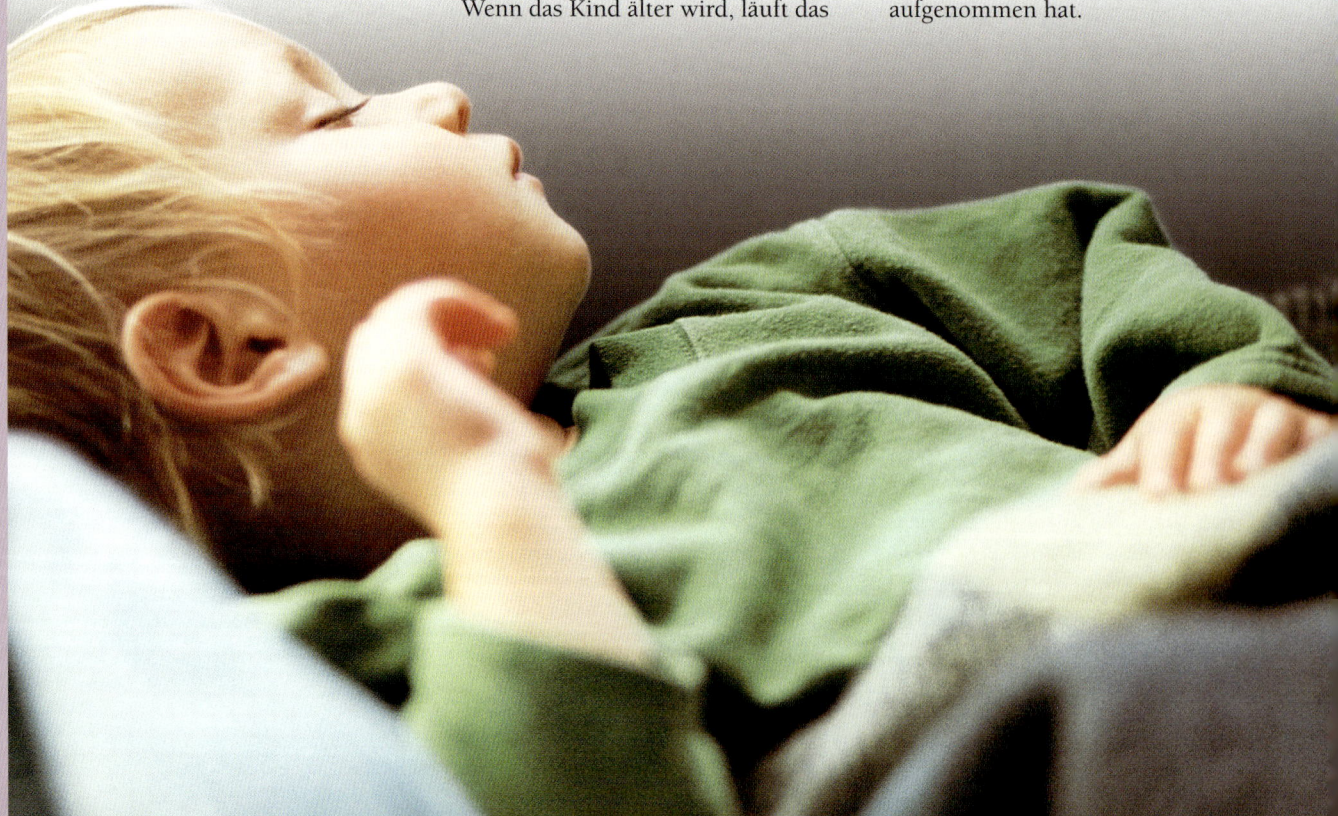

## WIE VIEL SCHLAF BRAUCHEN KINDER?

Ein Neugeborenes schläft zwischen 16 und 18 Stunden täglich. Mit sechs Monaten schläft ein Baby noch etwa 14 Stunden; darin sind mehrere ein- oder zweistündige Schlafphasen am Tag enthalten. Mit zwei Jahren brauchen Kinder zwischen zehn und zwölf Stunden Schlaf; darin ist ein Mittagsschlaf von 20 Minuten bis zu mehreren Stunden enthalten. Mit drei Jahren schläft ein Kind nachts zwischen neun und zwölf Stunden und macht nur noch selten einen Mittagsschlaf.

Im weiteren Verlauf der Kindheit bleibt das Schlafbedürfnis in etwa konstant. In den Wochen nach der Einschulung sind Kinder oft sehr müde und brauchen zum Ausgleich wieder einen Mittagsschlaf.

Wenn Sie nicht sicher sind, ob Ihr Kind genügend Schlaf bekommt, achten Sie darauf, wie es sich tagsüber verhält. Ein schwieriges, reizbares Kind sollte wahrscheinlich etwas früher zu Bett gehen. Oft bringt schon eine halbe Stunde mehr Schlaf eine deutliche Verbesserung.

## SCHLAFRITUALE

Achten Sie darauf, dass das Schlafengehen immer ähnlich abläuft. Sie können mit einem entspannenden Bad beginnen, dann folgt eine Geschichte, ein Gute-Nacht-Kuss, eine Umarmung, und schließlich wird das Licht ausgemacht. Der Sinn dieser Abfolge liegt darin, dass das Kind zur Ruhe findet. Aufregende Spiele sind jetzt nicht angebracht. Es ist auch wichtig, dass das Kind noch wach ist, wenn es zu Bett geht. Nur wenn es lernt, beim Schlafengehen selbst zur Ruhe zu finden und nicht in den Armen der Eltern einzuschlafen, wird es auch selbst wieder in den Schlaf zurückfinden können, wenn es nachts aufwacht.

Auch Kinder, die schon allein zu Bett gehen können, brauchen häufig noch die Unterstützung der Eltern, um zur Ruhe finden zu können. Manche Aktivitäten können kurz vor dem Schlafengehen zur Überreizung führen, z.B. Fernsehen oder mit Freunden telefonieren. Schlagen Sie stattdessen vor, leise Musik oder eine Kassette zu hören.

## SCHLAFSTÖRUNGEN BEI ÄLTEREN KINDERN

Ältere Kinder neigen zu gelegentlichen Schlafstörungen. Wenn sie sich hin und her wälzen, wird die Sache meist noch schlimmer. Vielleicht ist Ihr Kind noch nicht müde und es ist an der Zeit, dass es etwas später zu Bett geht. Oder Sie schlagen ihm vor, dass es noch eine Geschichte liest oder eine Kassette hört. Erlauben Sie Ihrem Kind, das Licht erst dann zu löschen, wenn es schlafen will.

## ALBTRÄUME UND NÄCHTLICHER SCHRECK

Wenn Ihr Kind nachts voller Angst erwacht, versichern Sie ihm, dass alles nur ein Traum gewesen ist und Träume ihm nichts anhaben können. Sagen Sie ihm, dass alle Menschen träumen und dass der Traum vorüber ist, wenn es wieder schläft. Bleiben Sie bei ihm, bis es eingeschlafen ist. Der nächtliche Schreck ist eine besonders schwere Form des Albtraums; doch auch dabei gibt es keinen Grund zur Sorge, solange diese Art von Traum nicht gehäuft und regelmäßig auftritt. In manchen Fällen liegt das Kind mit offenen Augen und ängstlichem Gesicht im Bett. Bleiben Sie ruhig und versuchen Sie nicht, das Kind zu wecken. Es wird sich bald beruhigen, ohne aufzuwachen. Am nächsten Morgen wird es sich an nichts mehr erinnern.

## NACHTS AUFWACHEN

*Manche Kinder wachen während der Kleinkindjahre und auch später noch nachts häufig auf. Es ist für die Eltern körperlich wie emotional sehr anstrengend, dem Kind abzugewöhnen, nachts regelmäßig nach ihnen zu verlangen. Doch es kommt letztlich allen zugute.*

*Die Methode des »Kontrollierten Schreiens« (siehe S. 31) ist nicht nur für Babys geeignet, sondern kann auch bei Kindern angewandt werden, die nachts ständig aufwachen. Die Eltern werden dabei allerdings bei älteren Kindern über einen längeren Zeitraum hinweg sehr konsequent vorgehen müssen. Versuchen Sie es zunächst auf folgende Weise:*

**Wenn Ihr Kind aufwacht,** verzichten Sie darauf, es zu füttern, in den Arm zu nehmen oder sich mit ihm zu unterhalten.

**Prüfen Sie, ob Ihrem Kind nichts fehlt,** sagen Sie ihm ein paar beruhigende Worte und geben Sie ihm einen Gute-Nacht-Kuss. Ist das Kind in Ihr Bett gekommen, bringen Sie es in sein eigenes zurück.

**Schreit das Kind erneut, gehen Sie nicht sofort zu ihm.** Es braucht Zeit und die Möglichkeit, sich zu beruhigen und selbst wieder in den Schlaf zu finden.

**Gehen Sie zu ihm, wenn das Schreien immer verzweifelter klingt** und wiederholen Sie die oben genannten Schritte.

Möglicherweise müssen Sie diese Maßnahmen mehrere Stunden lang wiederholen, bis Ihr Kind zur Ruhe findet. Aber es lohnt sich, jetzt und auch in den nächsten Nächten standhaft zu bleiben. Die meisten Kinder lernen nach etwa einer Woche, allein wieder einzuschlafen.

# GESUNDE ERNÄHRUNG

WÄHREND DER FOLGENDEN ZEHN JAHRE WIRD IHR KIND SICH STETIG WEITERENTWICKELN – je nach Alter in unterschiedlichem Tempo. Auch seine Ernährung verändert sich; es nimmt nicht mehr überwiegend Milchprodukte zu sich, sondern eine ganz vielseitige Kost. In den ersten fünf Lebensjahren gibt es dabei gelegentlich noch kleine Probleme, denn das Kind muss lernen, selbstständig zu essen, und sich an neue Geschmacksrichtungen gewöhnen.

## GUTE ESSGEWOHNHEITEN VON KLEIN AUF

Jeder weiß, wie schwer es ist, festgefahrene Gewohnheiten zu verändern; das gilt besonders für Essgewohnheiten. Natürlich dauert es noch eine Weile, bis das Kind erwachsen ist, doch früh erworbene gute Essgewohnheiten wird es wahrscheinlich während der Jugendzeit und des gesamten Erwachsenenlebens beibehalten. Vielleicht ist es das größte Geschenk, das Sie Ihrem Kind machen können, wenn Sie es schon sehr früh an eine gesunde Ernährung gewöhnen.

Zu einer gesunden Ernährung gehört nicht nur eine ausgewogene Kost, sondern auch die Beachtung der sozialen und psychologischen Aspekte des Essens. Es ist erwiesen, dass gute Essgewohnheiten, wie regelmäßige Mahlzeiten in der Familie, die Kommunikationsfähigkeit und die Sprachentwicklung des Kindes fördern.

## WAS IST AUSGEWOGENE ERNÄHRUNG?

Eine ausgewogene Ernährung versorgt das Kind mit allen Nährstoffen, die es für das Wachstum und die Entwicklung benötigt. Ihr Kind wird ausgewogen ernährt, wenn es möglichst viele verschiedene Nahrungsmittel isst.

Die Nahrungsmittel werden von der Deutschen Gesellschaft für Ernährung in sieben Gruppen unterteilt:

- Getreideprodukte und Kartoffeln
- Gemüse und Hülsenfrüchte
- Frisches Obst
- Getränke
- Milch und Milchprodukte
- Fisch, Fleisch und Eier
- Fette und Öle (sollten sehr sparsam verwendet werden).

Eine Ernährung mit Nahrungsmitteln aus diesen Gruppen sichert die Versorgung mit allen lebenswichtigen Nährstoffen. Man sollte viele Kohlenhydrate aufnehmen und täglich fünf kleine Portionen frisches Obst und Gemüse sowie Milchprodukte und eiweißhaltige Speisen zu sich nehmen. Diese Regel sollte für Kinder unter fünf Jahren abgewandelt werden: Sie benötigen mehr Kohlenhydrate und Fette. Die Energie aus diesen Nahrungsmitteln ist notwendig, um das schnelle Wachstum und die Entwicklung in dieser Altersstufe sicherzustellen. Kinder sollten nicht zu viele ballaststoffreiche und fettarme Nahrungsmittel zu sich nehmen. Kleine Kinder können von diesen Nahrungsmitteln keine ausreichend große Menge essen, um genügend Nährstoffe aufzunehmen. Auch fettreduzierte Produkte sind für Kinder unter zwei Jahren nicht zu empfehlen.

## DIE ERNÄHRUNG DES VORSCHULKINDES

Für das rasante Wachstum während der Vorschulzeit braucht Ihr Kind entsprechend viele Kalorien und Nährstoffe. Jüngere Kinder haben einen sehr kleinen Magen. Sie können nicht so viel auf einmal essen und benötigen daher häufigere Mahlzeiten.

Etablieren Sie schon in den ersten Lebensjahren gute Essgewohnheiten bei Ihrem Kind. Kleinkinder und Vorschulkinder sind von ihren Eltern und Betreuern abhängig. Ihre Essgewohnheiten orientieren sich am Vorbild der Erwachsenen und Geschwister.

In den ersten drei Jahren nimmt Ihr Kind etwa die Hälfte der benötigten Kalorien mit der Milch auf. Danach sind feste Nahrungsmittel ein

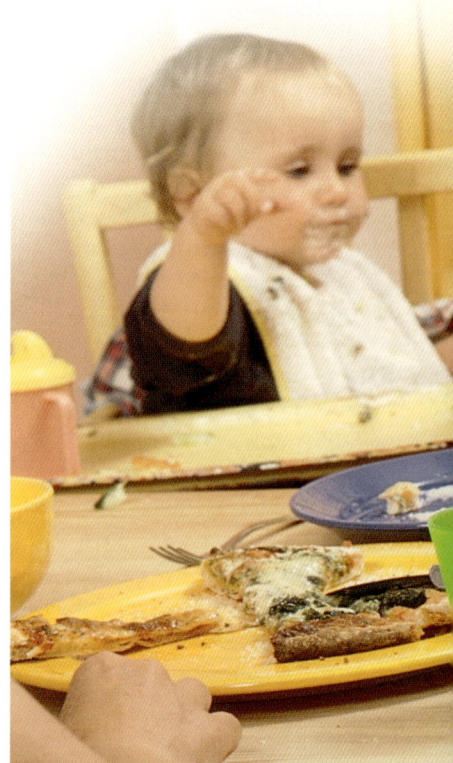

besserer Kalorienlieferant. Manchmal ist es nicht einfach, ein Kind an verschiedene Nahrungsmittel zu gewöhnen. Auch deshalb ist es so wichtig, dass die Familie die Mahlzeiten gemeinsam einnimmt und das gemeinsame Essen zu einer sozialen Handlung wird.

In Studien wurde festgestellt, dass Vorschulkinder manchmal eine Unterversorgung mit den Vitaminen A und D aufweisen. Unter Umständen ist eine Nahrungsergänzung mit den Vitaminen A, C und D für Kinder zwischen einem und fünf Jahren sinnvoll. Sprechen Sie mit Ihrem Kinderarzt darüber.

## BEWEGUNG IST WICHTIG

Die Zunahme von Verdauungsstörungen wird mit Bewegungsmangel in Verbindung gebracht. Kinder verbringen ihre Zeit immer mehr mit Computerspielen, Video und Fernsehen und sind körperlich immer weniger aktiv.

Gehen Sie mit Ihrem Kind so oft wie möglich auf den Spielplatz. Gehen Sie zum Schwimmen oder am Wochenende mit der ganzen Familie zum Wandern. Auf diese Weise können Sie Ihr Kind zur Aktivität anleiten. Fördern Sie generell Aktivitäten in der Familie, spielen Sie Fußball oder Federball, laufen Sie um die Wette, spielen Sie Fangen und andere Spiele.

# GENMANIPULIERTE & BIOLOGISCHE NAHRUNGSMITTEL

**Genmanipulierte Nahrungsmittel werden gelobt, aber auch scharf kritisiert.** Was steckt dahinter? Bei genmanipulierten Nahrungsmitteln werden aus einem Organismus spezielle Gene mit bestimmten Eigenschaften isoliert, kopiert und auf andere Organismen übertragen. Alle genmanipulierten Nahrungsmittel unterliegen strengen Kontrollen der EU. Ein Komitee prüft neue Nahrungsmittel und Produkte. Die Produkte werden im Tierversuch getestet. Langzeitstudien zeigten bisher keine Nebenwirkungen für den Menschen. Alle Nahrungsmittel, deren Anteil an genmanipulierten Stoffen ein Prozent oder mehr beträgt, müssen entsprechend gekennzeichnet werden. Genmanipulierte Substanzen können auch ungewollt in die Nahrungskette gelangen, denn eine Einkreuzung durch Wind oder Bienen kann nicht verhindert werden. Weitere Informationen *siehe* »Hilfreiche Adressen« (*Seite 344*).

**Nahrungsmittel aus kontrolliert ökologischem Anbau werden mit einem Minimum an Pestiziden produziert und enthalten deutlich weniger Rückstände an Pestiziden als konventionell angebaute Produkte.** Es gibt allerdings bis jetzt keine Beweise dafür, dass ökologische Produkte nährstoffreicher sind als konventionell angebaute Nahrungsmittel (auch wenn das allgemein angenommen wird).

Artgerecht gehaltene Tiere auf Biohöfen bekommen keine regelmäßigen Antibiotikagaben als Prophylaxe gegen Krankheiten und keine Wachstumshormone. Die höheren Kosten der biologischen Landwirtschaft schlagen sich in den Preisen der Produkte nieder. Ob Sie diese Produkte kaufen oder nicht, bleibt Ihnen überlassen. Die größere Nachfrage nach biologischen Nahrungsmitteln könnte in Zukunft zu einer Preissenkung führen.

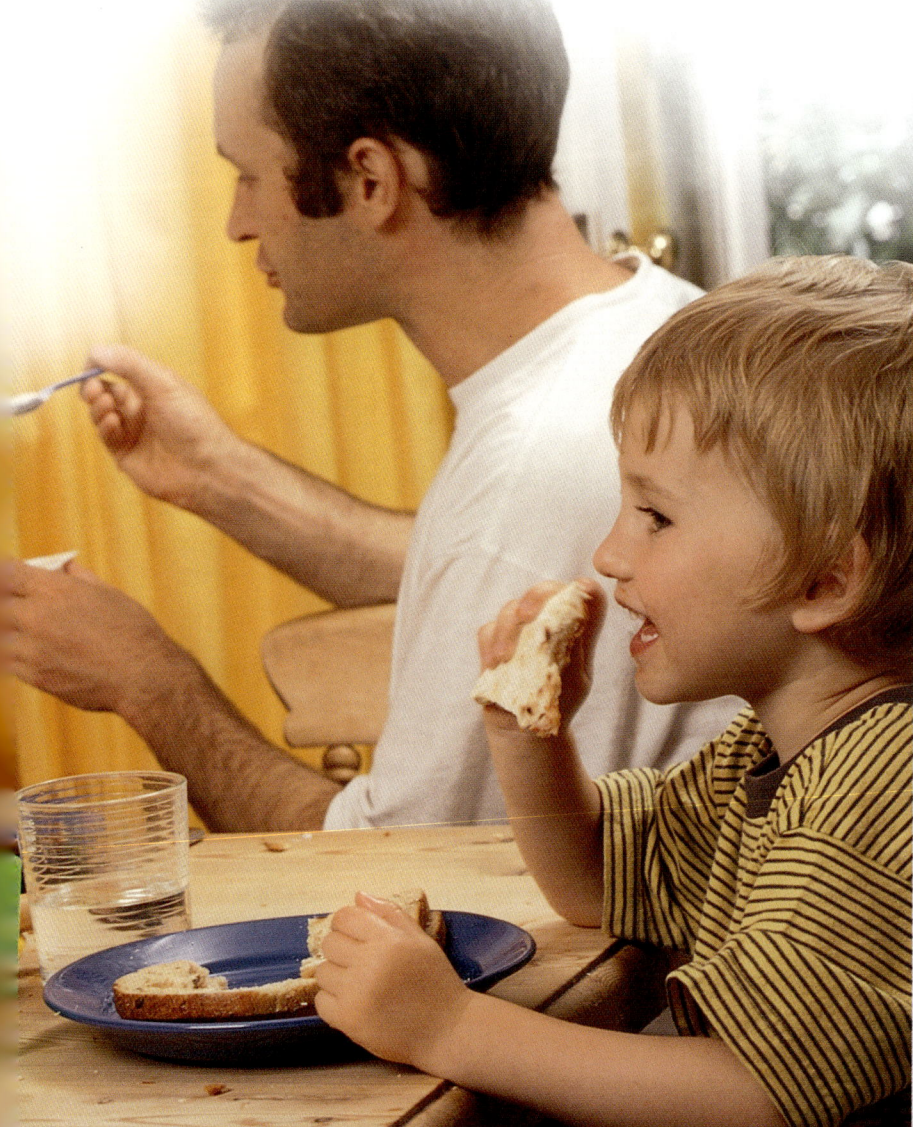

## GESUNDES FÜR DIE PAUSE

**Vollkornbrot mit vegetarischem Aufstrich**, Karotte, Banane, Vollkornkeks, Joghurt- oder Soja-Drink

**Schinken-Käse-Sandwich** mit Mehrkornbrot, zwei Clementinen, Müsli-Riegel, Mineralwasser

**Pittabrot**, gefüllt mit Salatblatt und Kräuterquark, Joghurt, Trockenobst, Dinkelkeks, Fruchtsaft

**Käse-Gurken-Brötchen**, Trauben, Rosinenbrötchen, Joghurt, Apfelsaft

**Gebratenes Hühnchen**, Mais, Tomate, Apfel, Vollkornbrötchen, Nussriegel, Fruchtsaft

**Thunfisch-Gurken-Brot**, eine Hand voll Rosinen, Vollkornkekse, Mineralwasser

**Brötchen mit vegetarischem Aufstrich**, Banane, Schokoladenkeks, Orangensaftschorle

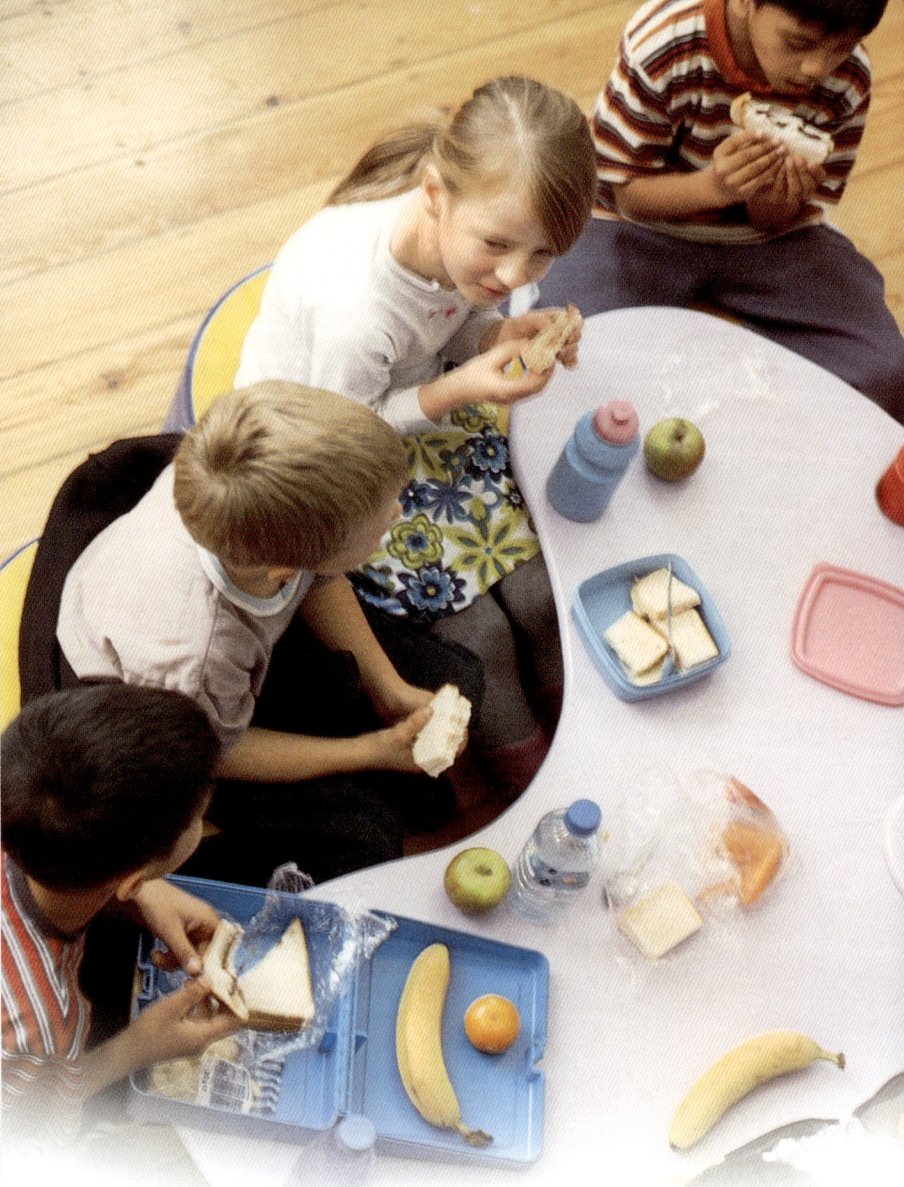

Achten Sie darauf, dass sich Ihr Kind täglich mindestens eine Stunde lang aktiv bewegt. Dies beugt nicht nur Verstopfung und Herzproblemen vor, sondern unterstützt die Ausbildung fester Knochen und verbessert in kurzer Zeit Wohlbefinden und Konzentrationsfähigkeit. Mehr Ideen dazu finden Sie auf Seite 107.

### DIE GEWÖHNUNG AN ERWACHSENENKOST

Etwa mit fünf Jahren ist die Experimentierphase Ihres Kindes abgeschlossen und es sollte nun an den Mahlzeiten der Familie teilnehmen. Bald kommen auch neue Herausforderungen auf Sie und Ihr Kind zu; denn mit der Einschulung verändert sich auch sein soziales Umfeld. Auch seine Essgewohnheiten und Aktivitäten werden sich verändern. Ihr Kind wird bei den Mahlzeiten bald genau so viel essen wie ein Erwachsener, denn es ist körperlich aktiv und hat nun weniger Zeit für Zwischenmahlzeiten.

Das Wachstum schreitet kontinuierlich voran. Im Schulalter können Sie das Kind allmählich an die Ernährungsgrundsätze der Erwachsenen hinführen – fettarm und ballaststoffreich essen, das Gewicht kontrollieren und den Salzkonsum einschränken. Wenn sich Ihr Kind schon während der Vorschulzeit an verschiedene Obst- und Gemüsesorten, Vollkornflocken und Vollkornbrot gewöhnt hat, fällt der Übergang zur gesunden Kost eines Erwachsenen leichter.

### AUSGEWOGENHEIT

Ihr älteres Kind wird in seinem neuen sozialen Umfeld und bei Gleichaltrigen neue und vielleicht auch »ungesunde« Nahrungsmittel und Essgewohnheiten kennen lernen. Es wird öfter außerhalb essen und Sie haben dann keinerlei Einfluss auf die Wahl seiner Speisen. Kinder verfügen mittlerweile über relativ viel Taschengeld. Umso wichtiger ist es, dass Sie früh beginnen, Ihrem Kind gesunde Essge-wohnheiten zu vermitteln, damit es sich auch selbstständig für gesunde Nahrungsmittel entscheiden kann. Ihr Kind wird unter dem Gruppendruck vielleicht bestimmte Abneigungen entwickeln. Lassen Sie die Mahlzeiten aber nie zu einem Machtkampf wer-den. Bieten Sie Ihrem Kind weiterhin dieselben Speisen an wie dem Rest der Familie und achten Sie darauf, dass die gemeinsamen Mahlzeiten in einer angenehmen Atmosphäre verlaufen.

## GESUNDE ZÄHNE

Es ist sehr wichtig, nicht nur von klein auf gesunde Essgewohnheiten zu erwerben, sondern auch eine gute Zahn- und Mundpflege. Zuckerhal-tige Nahrungsmittel und Getränke schädigen nicht nur die Zähne, son-dern enthalten auch »leere« Kalorien – Kalorien ohne Nährstoffe.

Doch Eltern sollten auch realis-tisch bleiben – es ist unmöglich, Süßigkeiten ganz zu verbieten. Bei-nahe alle Menschen haben eine Vor-liebe für Süßes. Wahrscheinlich, weil unsere Vorfahren mit Hilfe dieser Ge-schmacksrichtung reife Früchte von rohen, faulen oder giftigen Früchten, die bitter oder sauer schmecken, unterscheiden konnten. Auch Mutter-milch schmeckt süßlich. Auf jeden Fall lässt sich der Schaden, den Süßes an den Zähnen anrichten kann, be-grenzen. Studien zeigten, dass die Häufigkeit und nicht die Menge des Zuckerkonsums den größten Schaden an den Zähnen anrichtet. Wenn also Süßes gegessen wird, sollte es zu den Mahlzeiten geschehen und nicht stän-dig zwischendurch.

## TRINKT MEIN KIND GENUG?

Flüssigkeit ist notwendig, um eine Dehydrierung zu verhindern. Durst ist ein frühes Zeichen für diese Aus-trocknung des Körpers. Kinder haben

# GESUNDE ERNÄHRUNG FÜR VORSCHULKINDER & SCHULKINDER

### Tipps für Kleinkinder und Vorschulkinder

- Bieten Sie neue Nahrungsmittel immer schrittweise an, alle zwei bis drei Tage ein neues.
- Richten Sie Speisen abwechslungsreich und dekorativ an. So akzeptiert Ihr Kind neue Nahrungsmittel besser und es freut sich auf schön gestaltete Mahlzeiten.
- Bieten Sie, mit Rücksicht auf den klei-nen Magen des Kindes, mehrere kleine Mahlzeiten an; empfehlenswert sind 4–6 Mahlzeiten pro Tag.
- Bis zum zweiten Lebensjahr sollte das Kind Vollmilch bekommen; danach kann es kalorienärmere, fettarme Milch trin-ken, vorausgesetzt, es isst ausreichend.
- Versuchen Sie nach Möglichkeit, bei den Mahlzeiten alle Familienmitglieder um den Esstisch zu versammeln.
- Richtlinien zur gesunden Ernährung Erwachsener, wie ballaststoffreiche und fettarme Kost, gelten für Kleinkin-der und Vorschulkinder nicht.
- Ballaststoffe erhält Ihr Kind über Voll-kornprodukte, frisches Obst und Gemüse.
- Bringen Sie Ihrem Kind bei, täglich fünf Portionen Obst und Gemüse zu essen. Eine Portion entspricht dabei z.B. einer Mandarine oder einem halben Apfel.
- Sorgen Sie dafür, dass die Nahrungs-mittel, die Ihr Kind isst, aus allen sieben Nährstoffgruppen stammen. Verzichten Sie auf Zucker und allzu fetthaltige Speisen, denn sie enthalten verhältnis-mäßig wenig Nährstoffe.
- Erdnüsse sollten vor dem dritten Lebensjahr nicht gegeben werden, wenn in der Familie eine allergische Vorbelastung besteht (z.B. Ekzeme, Asthma, Heuschnupfen oder Lebens-mittelallergien).
- Ganze Nüsse sollten Kinder unter fünf Jahren nicht bekommen; es besteht die Gefahr, dass sie sich daran verschlucken.
- Lehnt Ihr Kind ein Nahrungsmittel ab, bieten Sie es später noch einmal in anderer Form an. Karotten können z.B. roh, gekocht, püriert, gemischt mit Kar-

toffeln oder in verschiedene Formen geschnitten angeboten werden.
- Ihr Kind wird eigene Vorlieben und Abneigungen entwickeln. Respektieren Sie das, solange das Kind genügend unterschiedliche Lebensmittel isst. Auch Sie möchten schließlich nicht gezwun-gen werden, eine Speise zu essen, die Ihnen nicht schmeckt.
- Achten Sie darauf, dass Ihr Kind genug Flüssigkeit aufnimmt. Sechs- bis acht-mal am Tag sollte es etwas trinken.
- Bieten Sie Süßigkeiten, wie Schokolade und Bonbons, nur selten an, am besten nur zu ganz besonderen Anlässen.

### Tipps für Fünf- bis Elfjährige

- Achten Sie darauf, dass Ihr Kind regel-mäßig isst, und dass es immer ein Frühstück zu sich nimmt *(siehe S. 118)*.
- Sorgen Sie dafür, dass es täglich Nah-rungsmittel aus allen sieben Nährstoff-gruppen zu sich nimmt *(siehe S. 112)*.
- Bieten Sie kohlenhydrathaltige Nah-rungsmittel an, z.B. Vollkornbrot, Reis, Kartoffeln, Getreideflocken und Nudeln.
- Bringen Sie Ihrem Kind bei, täglich fünf Portionen frisches Obst und Gemüse zu essen. Eine Portion entspricht in diesem Alter einem Apfel, einer Birne, einem Pfirsich, zwei Mandarinen oder Pflau-men, einer Hand voll Trauben, einer kleinen Schüssel (etwa 100 g) unge-zuckertem Obst aus der Dose, etwas Salat oder zwei Teelöffel gekochtem Gemüse.
- Bieten Sie Ihrem Kind mageres Fleisch, Fisch (dabei auch fettreichen Fisch, wie Lachs oder Makrele), Bohnen und Hül-senfrüchte an.
- Fettarme oder fettreduzierte Milchpro-dukte stellen die Versorgung Ihres Kin-des mit Kalzium sicher.
- Verwenden Sie beim Kochen nur wenig Öl und Butter.
- Verwenden Sie möglichst wenig Salz.
- Beschränken Sie den Verzehr von Süßigkeiten, Schokolade und gezucker-ten Getränken auf ein Minimum.

## ZAHNSCHUTZ

*Gute Zahnpflege und gesunde Ernährung gehören zusammen. Lassen Sie die Zähne des Kindes regelmäßig beim Zahnarzt kontrollieren und befolgen Sie außerdem folgende Maßnahmen, um Karies vorzubeugen:*

**Auf gezuckerte, kohlensäurehaltige Getränke sollte verzichtet werden.** Die Kohlensäure greift in Verbindung mit Zucker die Zähne besonders stark an. Zuckerfreie Limonadensorten sind wesentlich besser. Diät-Getränke allerdings sind für kleinere Kinder nicht geeignet, da bisher nicht bekannt ist, ob künstliche Süßstoffe, z.B. Saccharin, in großen Mengen schädlich sind.

**Fruchtsäfte sollten immer im Verhältnis 1 : 1 mit Wasser verdünnt werden.** Fruchtsäfte enthalten natürliche Säuren und Fruchtzucker, die die Zähne angreifen.

**Bieten Sie Ihrem Kind so früh wie möglich eine Schnabeltasse an** und zeigen Sie ihm, wie es daraus trinken kann. Geben Sie ihm kein Fläschchen zum ständigen Nuckeln.

**Bringen Sie Ihrem Kind so früh wie möglich bei, die Zähne zu putzen.** Wenn das Zähneputzen mit Spaß verbunden ist, wird es diese gute Angewohnheit sein Leben lang beibehalten. Am Anfang wird es etwas zeitaufwendig sein und wahrscheinlich werden Sie ihm die Zähne »nachputzen« müssen, doch mit sechs bis sieben Jahren sollte Ihr Kind unter Ihrer Aufsicht die Zähne selbst putzen können.

**Beginnen Sie mit regelmäßigen Kontrolluntersuchungen beim Zahnarzt, wenn Ihr Kind zwei Jahre alt ist.** Bereiten Sie Ihr Kind spielerisch auf den Zahnarztbesuch vor, damit es keine Angst hat.

einen höheren Flüssigkeitsbedarf als Erwachsene, denn sie verlieren schneller Flüssigkeit. Der Flüssigkeitsbedarf hängt davon ab, wie bewegungsfreudig und aktiv ein Kind ist. Auch bei Fieber muss zusätzlich Flüssigkeit aufgenommen werden. Ein Kind sollte sechs- bis achtmal am Tag ein Getränk zu sich nehmen, wobei die Menge des einzelnen Getränks mit zunehmendem Alter steigt. Ein Ein- bis Dreijähriger sollte pro Getränk etwa 150 ml aufnehmen, ein Zehnjähriger etwa 250 ml.

Wasser ist das Getränk erster Wahl! Während und zwischen den Mahlzeiten sollte das Kind immer Wasser trinken. Koffeinhaltige oder süße Getränke sind ungeeignet, denn sie erhöhen den Flüssigkeitsbedarf. Ein untrügliches Zeichen dafür, ob Ihr Kind genug trinkt, ist die Farbe seines Urins. Je dunkler der Urin ist, desto stärker ist die Austrocknung. Der Urin sollte eine hellgelbe, klare Farbe haben – mit Ausnahme des Morgenurins, der konzentrierter und etwas dunkler ist.

### HEIKLE ESSER

Ihr Kind wird immer wieder Vorlieben und Abneigungen in Bezug auf Nahrungsmittel entwickeln. Wenn es

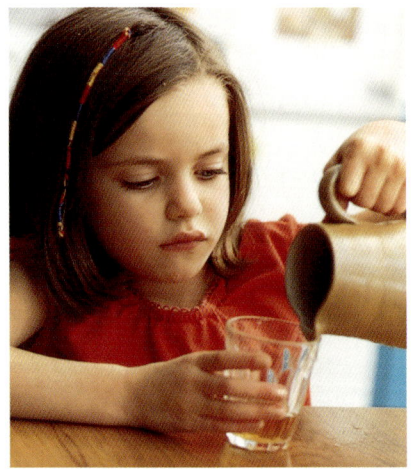

ein ihm bisher unbekanntes Nahrungsmittel ablehnt, bieten Sie es später noch einmal in anderer Form an. Lehnt es die Speise erneut ab, hat es wahrscheinlich tatsächlich eine Abneigung dagegen. Suchen Sie nach einer Alternative – wir alle haben unsere Vorlieben und Abneigungen. Wenn Ihr Kind regelmäßig ein bestimmtes Gemüse oder eine Frucht ablehnt, geben Sie ihm etwas anderes. Mag es keinen Käse, geben Sie stattdessen Joghurt. Studien zeigten, dass Kinder, die schon früh eine Auswahl treffen durften, später weniger Aversionen entwickelten.

Nicht selten wird das Essverhalten eines Kindes in einer bestimmten Entwicklungsphase unberechenbar. An einem Tag isst es alles, was auf dem Teller liegt, am anderen nur sehr wenig oder es möchte überhaupt nichts essen. Diese Schwankungen hängen mit den Entwick-

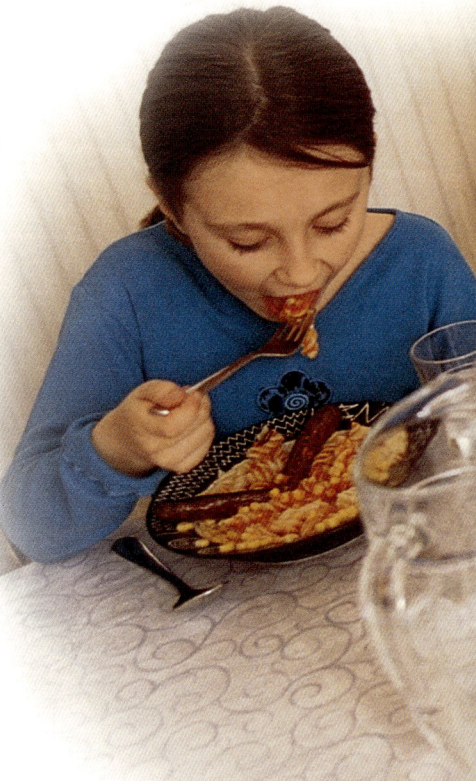

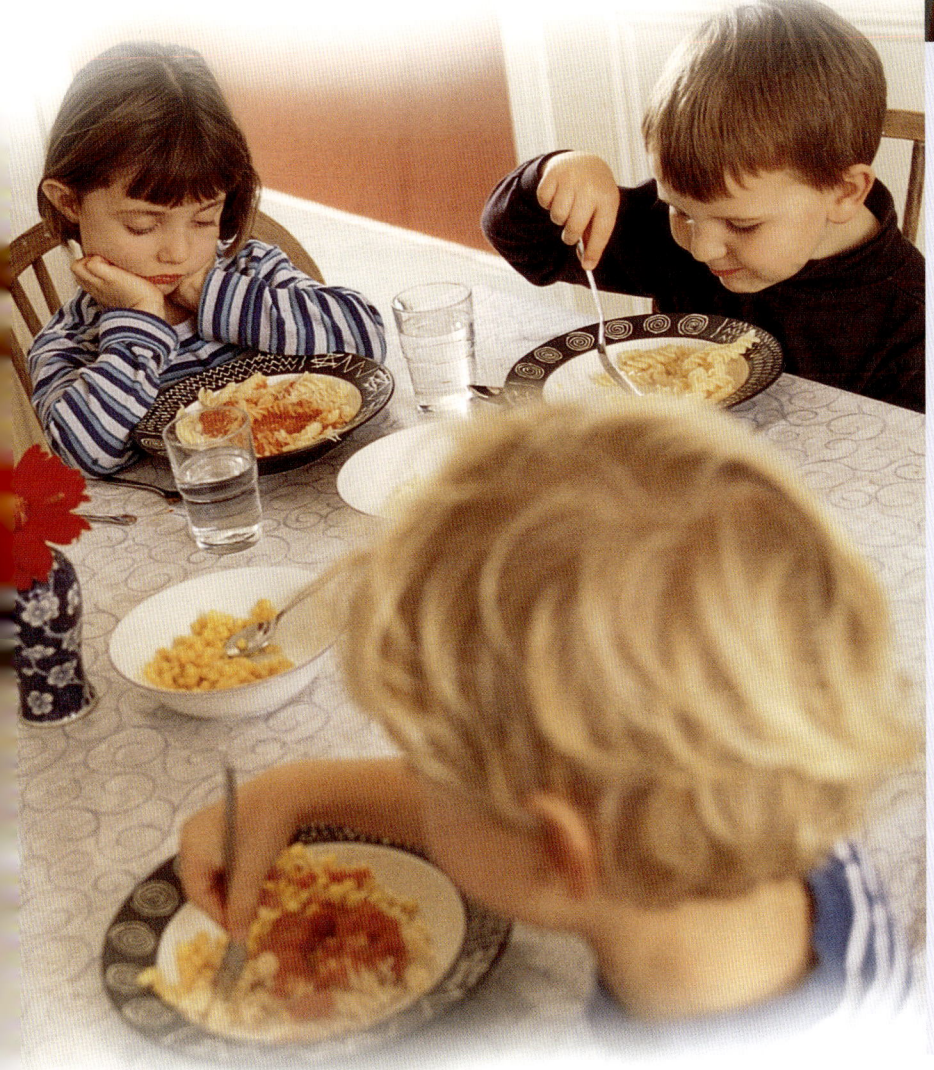

## GRÜNDE FÜR DIE VERWEIGERUNG DES ESSENS

**Krankheit oder Fieber.** Wenn Ihr Kind krank ist oder sich gerade von einer Krankheit erholt, mag es vielleicht nichts essen. Das ist völlig normal.

**Naschen zwischen den Mahlzeiten.** Wenn das Kind bei den Mahlzeiten ordentlich essen soll, geben Sie ihm zwischendurch keine Näschereien.

**Getränke.** Der Magen eines Kindes ist kleiner als der Magen eines Erwachsenen. Wenn es viel Milch oder andere Getränke trinkt, ist sein Magen voll.

**Verstopfung.** Verstopfung tritt auf, wenn die Nahrung zu wenige Ballaststoffe enthält oder wenn zu wenig getrunken wurde. Überprüfen Sie, ob der Urin des Kindes eine hellgelbe Farbe hat. Falls nicht, geben Sie ihm viel klares Wasser zu trinken.

Die meisten Kinder entwickeln bei richtiger Anleitung mit der Zeit gute Essgewohnheiten.

lungsschüben und der jeweiligen Aktivität am entsprechenden Tag zusammen. Dieses unregelmäßige Essverhalten führt aber nicht zu einer generellen Unterversorgung.

Kinder nehmen gelegentlich auch häusliche Spannungen auf und versuchen sie dann beim Essen auszutragen. Das ist zwar ärgerlich, aber es ist dennoch sinnvoll, kein großes Aufheben darum zu machen. Am besten beachten Sie das Kind nicht, wenn es sein Essen verweigert oder nur ganz wenig isst. Wenn Ihr Kind das Essen ganz verweigert, nehmen Sie seinen Teller und räumen die Speisen ab, wenn die anderen die Mahlzeit beendet haben. Bieten Sie dem Kind aber nichts anderes zu essen an. Bleiben Sie ruhig und beginnen Sie eine Unterhaltung mit den anderen Familienmitgliedern. Ihr Kind wird nicht verhungern und es wird bei der nächsten Mahlzeit wieder essen, weil es hungrig ist. Wenn es vor der nächsten Mahlzeit um etwas zu essen bittet, geben Sie ihm ein Stück Obst oder ein Glas Wasser. Es ist sehr wichtig, konsequent zu bleiben und keine Süßigkeiten anzubieten.

Wenn Sie den Eindruck haben, dass Ihr Kind nicht altersentsprechend wächst (siehe S. 70), wenden Sie sich an den Kinderarzt oder eine Ernährungsberatungsstelle.

## DAS VEGETARISCHE KIND

Es gibt keinen Grund dafür, warum sich Ihr Kind bei einer rein vegetarischen Ernährung nicht gesund und altersgemäß entwickeln sollte. Weltweit leben Millionen von Menschen als Vegetarier – und erfreuen sich dabei bester Gesundheit. Lebensmittel für Vegetarier sind inzwischen in allen größeren Supermärkten oder im Reformhaus erhältlich. Es gibt auch sehr viele entsprechende Kochbücher.

In Studien wurde nachgewiesen, dass vegetarische Kinder mehr Obst und Gemüse verzehren und als Erwachsene weitaus seltener an Übergewicht, Darmkrebs und Herzerkrankungen leiden. Besonders wichtig ist, darauf zu achten, dass vegetarische Kinder viele verschiedene Nahrungsmittel essen und der Anteil an ballaststoffreicher Nahrung nicht zu hoch ist. Das gilt insbesondere für Kinder unter fünf Jahren.

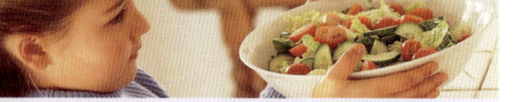

# IST VEGANE ERNÄHRUNG GEEIGNET?

**Wenn Sie Ihr Kind vegan ernähren möchten,** müssen Sie genau planen. Dank des wachsenden Angebots an entsprechenden Nahrungsmitteln ist es möglich, bei einer rein veganen Ernährung eine gesunde Entwicklung zu gewährleisten. Mahlzeiten für Kinder unter fünf Jahren müssen aber bewusst zusammengestellt werden, da bei dieser Ernährungsform viel ballaststoffreiche Kost aufgenommen wird. Ballaststoffreiche Nahrung sättigt Kinder sehr schnell; dabei besteht aber die Gefahr, dass sie nicht genügend Kalorien und Nährstoffe aufnehmen. Eltern, die ihr Kind vegan ernähren wollen, sollten gemeinsam mit einer Ernährungsberaterin einen ausgewogenen Speiseplan aufstellen.

Damit das vegan ernährte Kind genügend Kalorien und Nährstoffe erhält, sollten fettreiche und nährstoffreiche Lebensmittel auf dem Speiseplan stehen. Dazu gehören:

- Erdnussbutter (nicht für Kindern unter drei Jahren, wenn es in der Familie Fälle von Asthma, Ekzemen, Heuschnupfen oder Lebensmittelallergien gibt)
- Mandelmus
- Hummus (Paste aus pürierten Kichererbsen, Olivenöl, Gewürzen und Zitronensaft)
- Avocados (reich an lebenswichtigen Fettsäuren)
- Margarine und Öl sollten großzügig zum Kochen verwendet werden

**Bei einer veganen Ernährung besteht häufig ein Mangel an Vitamin B$_{12}$,** das unverzichtbar für die Bildung roter Blutkörperchen ist. Hefe-Brotaufstriche, angereicherte Getreideflocken und angereicherte Soja-Getränke enthalten viel Vitamin B$_{12}$. Normale Sojagetränke sind fettarm, deshalb ist es besser, dem Kind bis zum zweiten Lebensjahr weiterhin die fettreiche Sojamilch für Kinder zu geben.

## Eisenversorgung bei vegetarischer Kost

Der Körper nimmt Eisen aus Gemüse weniger gut auf als Eisen aus Fleisch. Vitamin C fördert jedoch die Aufnahme von Eisen, deshalb sollten Vitamin-C-reiche Nahrungsmittel Bestandteil jeder Mahlzeit sein, z.B. in Form von verdünntem Fruchtsaft, Gemüsesaft, frischem Gemüse (Karotten, Tomaten) oder Obst.

Die Deckung des Eiweißbedarfs ist bei einer vegetarischen Ernährung nicht ganz einfach. Achten Sie darauf, dass jede Mahlzeit Gemüse, Tofu, pflanzliches Eiweiß (aus Bohnen oder Hülsenfrüchten), Milchprodukte oder kalziumangereicherte Sojamilch, Eier, Nüsse und Sprossen enthält, damit der Eiweißbedarf gedeckt wird.

## DAS GEMEINSAME FRÜHSTÜCK

Das Frühstück sollte die wichtigste Mahlzeit des Tages sein. Meist hat man dann 12–14 Stunden lang nichts mehr gegessen und der Blutzuckerspiegel ist daher niedrig. Für Kinder ist es ganz besonders wichtig, den Tag mit einer großen Portion komplexer Kohlenhydrate zu beginnen. Das gewährleistet eine konstante Versorgung mit Energie, fördert die Konzentrationsfähigkeit in der Schule und verhindert, dass der Blutzuckerspiegel im Laufe des Vormittags absinkt.

Geben Sie Ihren Kindern keine gezuckerten Getreideflocken. Gute Alternativen sind Haferflocken, Grießbrei und Müsli (keine gezuckerten Sorten). Lesen Sie auf der Packung die Zutatenliste nach und wählen Sie Produkte mit weniger als 20 g Zucker auf 100 g Flocken.

Vielleicht ist Ihr Kind von diesem gesunden Start in den Tag nicht übermäßig begeistert, doch wenn

Sie das Frühstück mit klein geschnittenem Obst oder einen Teelöffel Honig verfeinern, wird es ihm schmecken. Sie können auch püriertes Obst darunter mischen. Und wenn die ganze Familie mit einem Müsli in den Tag startet, wird es auch Ihrem Kind schmecken.

## SIND NAHRUNGSERGÄNZUNGEN NOTWENDIG?

Der Bedarf Ihres Kindes an Vitaminen und Mineralstoffen wird normalerweise durch die Ernährung gedeckt. Trotzdem empfehlen manche Ärzte für Kinder von ein bis fünf Jahren eine Nahrungsergänzung mit den Vitaminen A, C und D. Doch je abwechslungsreicher der Speiseplan ist, umso eher enthält er alle notwendigen Vitamine und Mineralstoffe. Dann gibt es keinen Grund, zusätzliche Vitaminpräparate einzunehmen.

In Studien wurde nachgewiesen, dass Vitamine und Mineralstoffe, die isoliert zugeführt werden, längst nicht so wirkungsvoll sind wie Vitamine und Mineralstoffe, die über Nahrungsmittel aufgenommen werden. Eine Überdosierung eines bestimmten Vitamins oder Mineralstoffs kann dazu führen, dass ein anderes nicht mehr

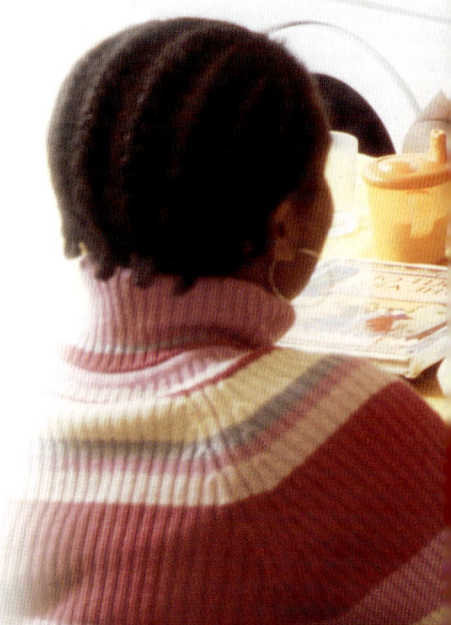

vom Körper aufgenommen wird. Hohe Dosen bestimmter Vitamine und Mineralstoffe können sogar zu Vergiftungen führen. Geben Sie Ihrem Kind daher ohne Rücksprache mit dem Kinderarzt keine Vitamin- oder Mineralstoffpräparate.

Durch Sonneneinstrahlung auf die Haut wird der größte Teil des Bedarfs an Vitamin D gedeckt. Vitamin D ist notwendig für gesunde, kräftige Knochen. Wer selten dem Sonnenlicht ausgesetzt ist, läuft Gefahr, einen Vitamin-D-Mangel zu entwickeln.

Diese Gefahr besteht bei einem langen Krankenhausaufenthalt und bei Menschen, die ans Haus gefesselt sind. In diesen Fällen ist die Gabe eines Vitamin-D-Präparats unverzichtbar – darin sind sich die Mediziner einig. Sprechen Sie mit Ihrem Kinderarzt, wenn Sie Zweifel haben, ob Ihr Kind genug Vitamin D erhält.

## ÜBERGEWICHTIGE KINDER

Deutschland gehört zu den Ländern mit der höchsten Rate an übergewichtigen Menschen in Nord- und Westeuropa. Übergewicht verkürzt die Lebenserwartung und erhöht be-

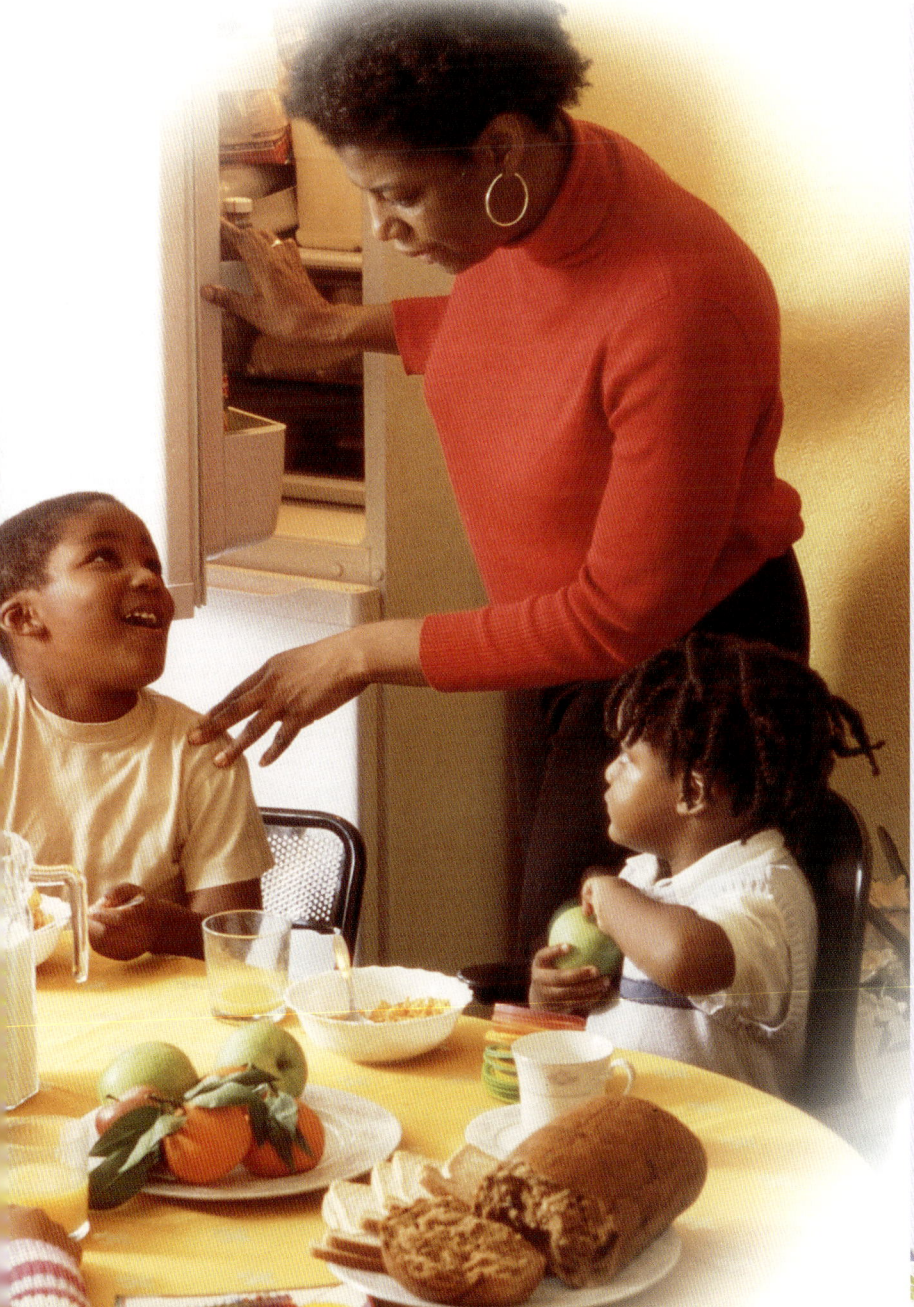

## FRÜHSTÜCK & GESUNDE SNACKS

**Frühstücksideen:**
- Haferbrei mit Milch, Bananenscheiben und einem Glas verdünntem Fruchtsaft
- Rührei (eventuell mit Schinken) auf Brot und ein Glas verdünnter Fruchtsaft
- Angereicherte Getreideflocken mit klein geschnittenen Erdbeeren
- Toast mit Margarine (mehrfach ungesättigte Fettsäuren), Hefe-Brotaufstrich und ein Glas heiße Milch
- Muffins aus Vollkornmehl mit einem gekochten Ei
- Vollkornbrötchen mit Kräuterquark

**Snack-Ideen:**
- Butterkekse oder Dinkelplätzchen
- Rosinenbrötchen, Teekuchen, Milchbrötchen oder Obstkuchen
- Toast oder Brot mit Margarine und Marmelade
- Sandwich mit Banane und Erdnussbutter (für Kinder ab drei Jahren)
- Ungezuckerte Getreideflocken mit Milch (für Kinder unter zwei Jahren nur mit Vollmilch)
- Obststücke
- Brotstreifen oder Brotstangen mit einem Dip
- Käse und Vollkorncracker

»Ihr Kind früh im Leben an eine gesunde Ernährung zu gewöhnen, ist vielleicht das größte Geschenk, das Sie ihm machen können.«

trächtlich das Risiko, an Diabetes, Herzerkrankungen und Rücken- und Gelenkleiden zu erkranken.

Besonders besorgniserregend ist der Anstieg übergewichtiger Kinder. Bei einem übergewichtigen Siebenjährigen beträgt die Wahrscheinlichkeit, auch als Erwachsener an Übergewicht zu leiden, über 40 Prozent.

### Liegt es an den Genen?

Die Theorie, dass die Gene bei Übergewicht eine Rolle spielen, ist nicht falsch – aber die Gene sind nur ein Faktor. Kinder, bei denen beide Eltern übergewichtig sind, werden mit einer Wahrscheinlichkeit von 80 Prozent später selbst übergewichtig, während das Risiko bei Kindern schlanker Eltern nur bei 20 Prozent liegt.

Studien belegen eindeutig, dass die Lebensführung der entscheidende Faktor für die Entstehung von Übergewicht ist. Übergewichtige Eltern sind kaum körperlich aktiv, sie essen kalorien- und energiereiche Nahrungsmittel und geben diese schlechten Gewohnheiten an ihre Kinder weiter, die dann ihrerseits übergewichtig werden. Und es liegt eben nicht nur daran, welche Lebensmittel die Kinder zu sich nehmen, sondern auch, wie viel Bewegung sie haben.

Übergewicht sollte bei einem Kind immer ernst genommen werden. Entsprechende Maßnahmen müssen ergriffen werden. Neben den gesundheitlichen Beeinträchtigungen, die auftreten können, kommt es häufig auch zu psychosozialen Problemen, wie Depressionen und dem Verlust des Selbstwertgefühls. Übergewichtige Kinder werden gehänselt, tyrannisiert und ausgeschlossen.

### Was die Eltern tun können

Oft sind die Eltern gar nicht in der Lage zu beurteilen, ob ihr Kind zu

dick ist. Ein Blick in eine Gewichtstabelle oder auf das Kurvenblatt im Vorsorgeuntersuchungsheft ist in diesem Fall ratsam. Dort finden Sie Angaben zum Gewicht. Die angegebenen Zahlen sind aber nur Durchschnittswerte, denn die Entwicklung eines Kindes verläuft sehr unterschiedlich. Eine andere Möglichkeit: Markieren Sie die Größe Ihres Kindes zweimal im Jahr mit einem Strich am Türpfosten und schreiben Sie das jeweilige Gewicht dazu.

Kinder mit Gewichtsproblemen brauchen Anreize und Hilfen, um anders oder weniger zu essen und sich mehr zu bewegen. Das kann ihnen am besten eine Gruppe mit anderen übergewichtigen Kindern bieten. Übergewicht abzubauen bedeutet ein Langzeitprogramm. Es kann bereits ein Erfolg sein, wenn das Kind nicht mehr zunimmt.

Die Behandlung übergewichtiger Kinder unterscheidet sich von der Behandlung übergewichtiger Erwachsener. Denn es gilt bei einem Kind zu berücksichtigen, dass es noch wachsen und sich körperlich entwickeln muss. Diätvorschriften sollten immer mit einem Arzt oder einem Ernährungsberater abgesprochen werden. Speisepläne müssen sehr sorgfältig zusammengestellt werden. Ein Kind sollte auf keinen Fall eine Erwachsenendiät befolgen. Der Schlüssel zum Erfolg liegt in der Änderung des Lebensstils. Das bedeutet, dass man sich gemeinsam neue Gewohnheiten aneignet und sie beibehält. Ihr Kind muss aber auch motiviert sein und selbst abnehmen wollen, denn sonst wird sich kein Erfolg einstellen.

Wenn Ihr Kind pummelig, aber nicht wirklich übergewichtig ist, besteht das Ziel darin, das Gewicht zu halten, denn mit zunehmendem Längenwachstum wird es so automatisch schlanker. Bei stark übergewichtigen

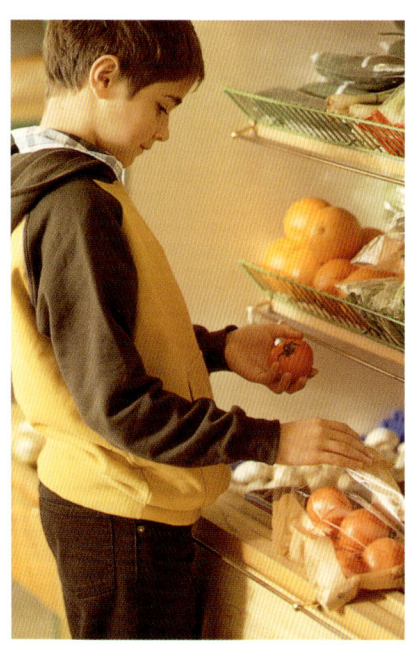

Kindern ist eine sofortige Reduzierung des Gewichts notwendig. Das kann nur unter ärztlicher Aufsicht geschehen. Kalorienarme Diäten und strenge Diäten, die zu einem schnellen Gewichtsverlust führen, schädigen Kinder in ihrer Entwicklung und dürfen nicht gemacht werden.

Bei kleineren Kindern ist es für die Eltern einfacher, auf eine vernünftige, kalorienärmere Kost zu achten, da die Kinder meist zu Hause sind. Ältere Kinder essen auch mal außer Haus und sind öfter unterwegs. Sie müssen dem Kind dann vertrauen, dass es sich an die Ernährungsregeln hält. In diesem Alter achtet das Kind meist von selbst auf sein Gewicht. Dabei sollte es auf die Unterstützung der gesamten Familie zählen können; am besten ist es, wenn die anderen Familienmitglieder ebenfalls ihr Ess- und Bewegungsverhalten verändern. Das Thema »Übergewicht und Ernährung« muss jedoch ganz sensibel angegangen werden, sonst besteht die Gefahr, dass das Kind Essstörungen entwickelt.

## ESSSTÖRUNGEN

Zu den Essstörungen gehören Erkrankungen wie Anorexie, bei der exzessiv gehungert wird, und Bulimie, bei der Unmengen von Nahrung verschlungen und anschließend durch Erbrechen oder mit Hilfe von Abführmittel wieder ausgeschieden werden. Auch wenn Essstörungen bei Kindern im Vorschul- und Schulalter heute noch selten sind, steigt auch in diesen Altersgruppen die Zahl der Kinder, die das Schönheitsideal »Schlanksein« entwickeln und sich mit Diäten beschäftigen, an.

Beugen Sie bei Ihrem Kind der Entstehung einer Essstörung vor, indem Sie ihm von klein an vermitteln, wie wichtig eine gesunde Ernährung und Bewegung sind – am besten,

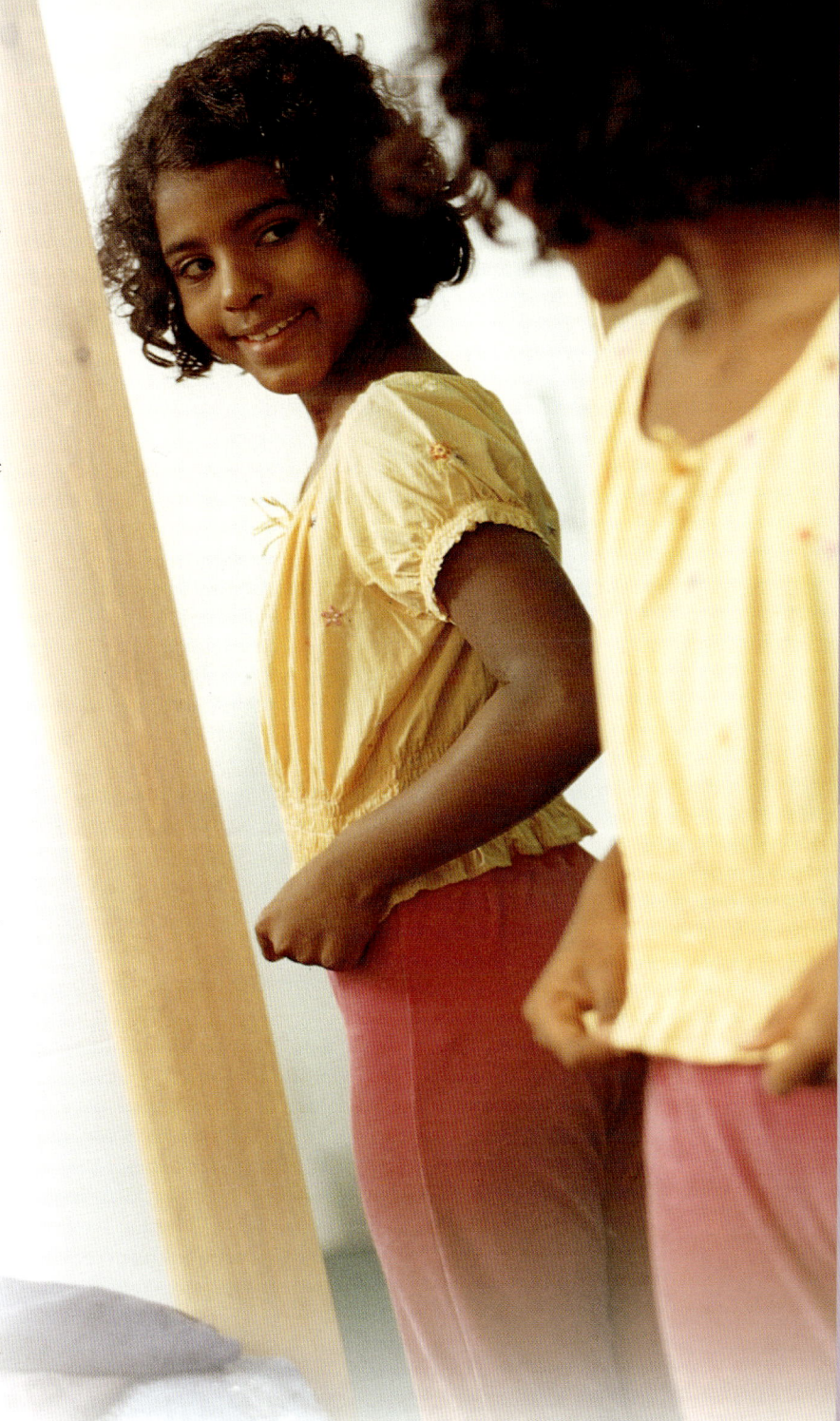

indem Sie mit gutem Beispiel vorangehen. Wenn Sie selbst Probleme mit Ihrem Gewicht haben oder Diät halten, machen Sie vor Ihrem Kind nicht viel Aufhebens darum. Es könnte sonst Ihre Ängste bezüglich des Gewichts aufnehmen und auf sich übertragen. Ein völlig verzerrtes Bild vom eigenen Körper, Gewichtsverlust und Reizbarkeit können Hinweise auf Essstörungen sein. Kinder, die zu Perfektionismus neigen, und Kinder, die unter starkem Erfolgsdruck stehen, entwickeln häufiger Essstörungen. Wenn Sie befürchten, dass Ihr Kind eine Essstörung entwickelt, wenden Sie sich so schnell wie möglich an den Kinderarzt.

# WACHSENDE
# UNABHÄNGIGKEIT

Die Entwicklung des Kindes bringt es mit sich, dass es immer mehr Dinge selbst tun will. Fördern Sie als Eltern die Unabhängigkeit Ihres Kindes, indem Sie es – anfangs mit Ihrer Hilfe – dabei unterstützen, neue Fertigkeiten zu erwerben. Später ermutigen Sie es, Aufgaben ganz allein zu erledigen, z.B. Hausaufgaben oder sich für die Schule fertig zu machen. Das fördert die Entstehung von Verantwortungsgefühl.

»... das Erledigen einfacher Aufgaben, z.B. das Ausführen des Hundes, gibt Ihrem Kind das Gefühl, wichtig zu sein.«

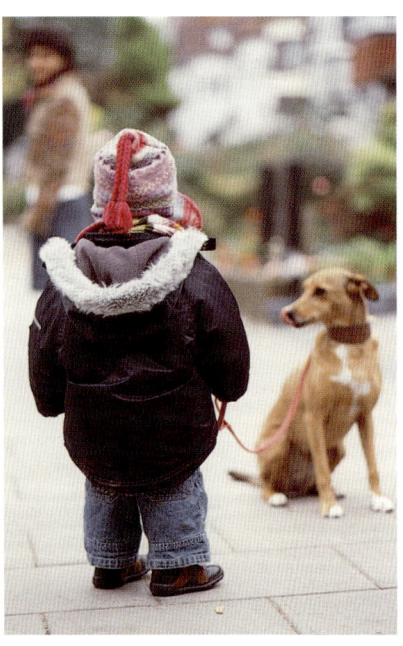

## ENTWICKLUNGSSTUFEN

Was ein Kind kann, ist abhängig vom Stadium seiner seelischen und körperlichen Entwicklung. Diese wiederum wird vom Wachstum und der Reife des Gehirns, der Nerven, der Knochen und Muskeln beeinflusst. Das Gehirn, das über das Nervensystem den Körper kontrolliert, entwickelt sich während der ersten beiden Lebensjahre sehr schnell. Zunächst erwirbt das Kind die Kontrolle über seinen Kopf, dann über Gliedmaßen und den Rumpf und schließlich entwickelt sich die Feinmotorik der Finger. Im Verlauf der weiteren Ausreifung des Nervensystems wird Ihr Kind auch die Nerven für Blase und Darm kontrollieren können.

Komplexe Verknüpfungen, die das Nervensystem herstellt, stehen in Verbindung mit dem Erlernen vielfältiger Fähigkeiten während der Kindheit. Knochen und Muskeln wachsen und kräftigen sich. In der Pubertät bildet sich die sexuelle Reife heraus.

### Das können Sie tun

Sie werden lernen, die Signale Ihres Kindes zu verstehen; es macht deutlich, wann es bereit ist, etwas selbst zu tun. Wenn Ihr Baby z.B. nach einem Gegenstand greifen will, warten Sie ab, ob es ihm gelingt; greifen

Sie nicht sofort ein. Geben Sie ihm einen Löffel, damit es essen lernt. Überlassen Sie Ihrem Kleinkind bestimmte Entscheidungen: Möchte Ihr Kind einen Apfel oder eine Birne? Eine rote oder eine gelbe Zahnbürste?

Sobald das Kind die dazu erforderliche Handgeschicklichkeit besitzt, geben Sie ihm eine Haarbürste. Zeigen Sie ihm, wie es sie halten muss, um damit allein die Haare zu bürsten. Lassen Sie es selbst die Zähne zu putzen, auch wenn Sie dabei noch »nachputzen« müssen, bis es sechs oder sieben Jahre alt ist. Mit drei Jahren kann es vielleicht schon sein Gesicht waschen und sich kämmen, mit vier Jahren zieht es sich selbst an, benötigt dabei aber noch Hilfe bei den Knöpfen.

Geben Sie Ihrem Kind zum Erwerb einer Fähigkeit, z.B. Schuhe binden, so viel Zeit wie nötig. Das vermittelt ihm, dass Sie Vertrauen in seine Fähigkeiten haben. Bieten Sie Ihre Hilfe nur an, wenn es wirklich nötig ist.

## SELBSTWERTGEFÜHL ENTWICKELN

Selbstwertgefühl ist die Grundlage für Unabhängigkeit. Kinder entwickeln Selbstwertgefühl, wenn sie sich von ihren Eltern geliebt und akzeptiert fühlen. Das Wissen, geliebt und in seinen Meinungen und Gedanken

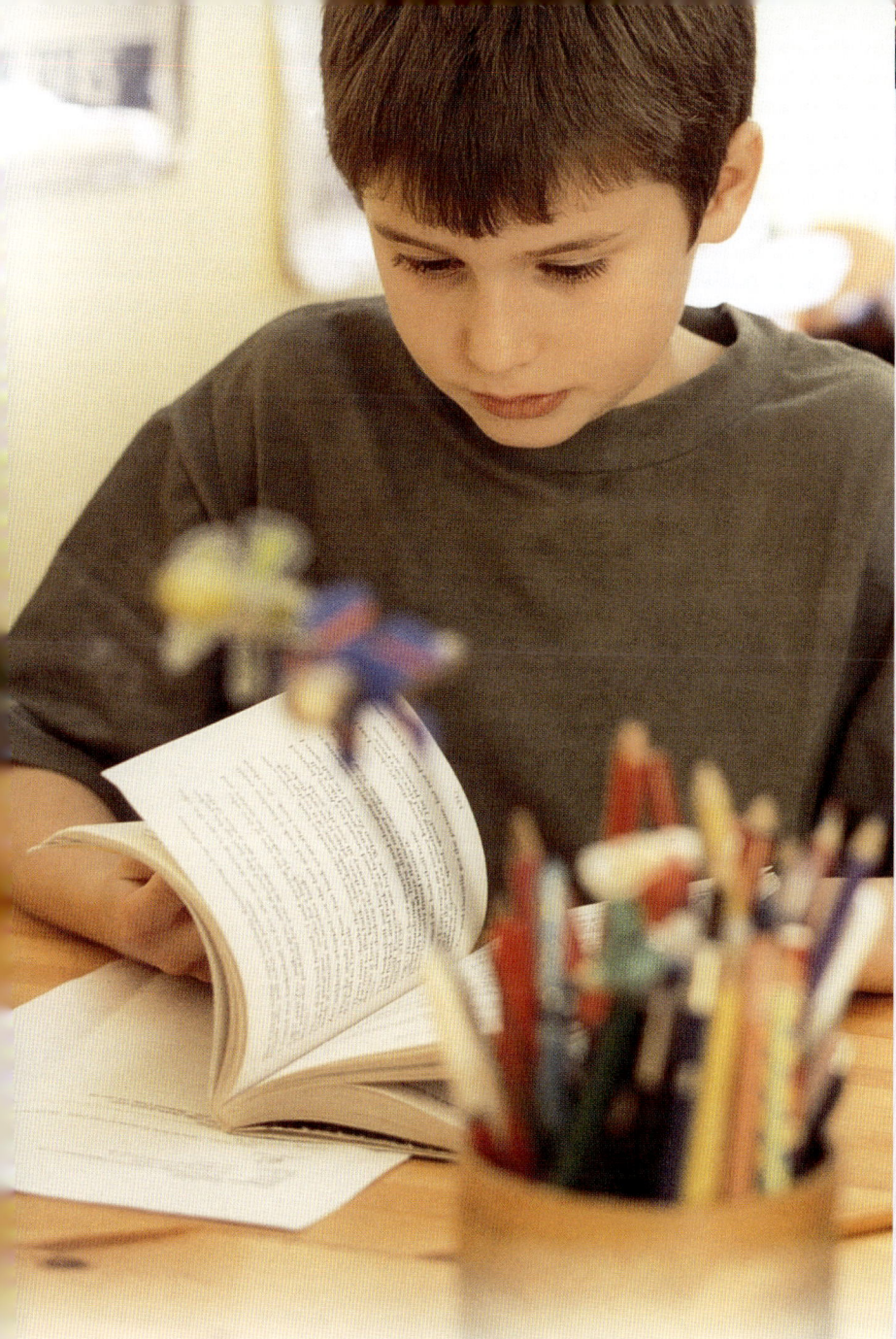

## FREIRÄUME UND SELBSTSTÄNDIGKEIT

**Wenn ein Kind älter wird, sucht es die Unabhängigkeit.** Es möchte einkaufen gehen, Freunde besuchen oder allein auf den Spielplatz gehen. Das ängstigt viele Eltern: sie haben Angst vor Verkehrsunfällen und Kindesmissbrauch. Aber Kinder müssen lernen, auf sich selbst Acht zu geben – dazu müssen sie eigene Erfahrungen machen.

**Wenn Ihr Kind etwa acht Jahre alt ist, können Sie beginnen, seine Selbstständigkeit schrittweise zu fördern.** Schicken Sie es zum Bäcker am Ende der Straße. Mit neun können Sie es allein zu Freunden gehen lassen, die ein paar Straßen weiter wohnen. Es soll Sie anrufen, wenn es dort angekommen ist. Mit zehn Jahren kann es allein zur Schule gehen, wenn Sie es zuvor mit ihm üben: Zeigen Sie ihm, wo es sicher die Straße überqueren kann und schärfen Sie ihm ein, wie lange es für die Strecke brauchen darf. Das vermittelt ihm das Gefühl, dass Sie an seine Fähigkeiten glauben.

**Unabhängigkeit bedeutet aber auch, dass ein Kind Zeit zur Muße haben muss.** Nur allzu leicht packt man den Tag des Kindes mit Aktivitäten voll; doch es braucht auch einen Ausgleich. Ihr Kind benötigt Zeit für sich allein, für ruhiges, freies Spiel. Gelegentliche Langeweile fördert den Einfallsreichtum eines Kindes, denn dann muss es überlegen, wie es sich beschäftigen kann.

**Kinder brauchen auch ihre Privatsphäre.** Das stärkt die Selbstachtung des älter werdenden Kindes. Nicht alle Kinder haben oder wollen ein eigenes Zimmer; aber sie müssen wenigstens einen kleinen Bereich haben, der ihnen allein gehört.

geachtet zu werden, schenkt dem Kind Geborgenheit und hilft ihm dabei, Selbstvertrauen zu entwickeln.

Sie müssen Ihrem Kind nichts Besonderes bieten oder ihm teure Geschenke kaufen, damit es weiß, wie wichtig es Ihnen ist. Es genügt, wenn Sie sich die Zeit nehmen, mit ihm spazieren zu gehen, zu sprechen und ihm zuzuhören und ihm so zeigen, dass Sie gern mit ihm zusammen sind. Sagen Sie Ihrem Kind,

dass Sie es lieben und warum Sie es lieben. Loben Sie es auch, wenn es Dinge unaufgefordert allein erledigt Reagieren Sie positiv darauf, indem Sie z.B. sagen »Danke, dass du dein Spielzeug aufgeräumt hast, das hast du wirklich gut gemacht«. Loben Sie es für bestimmte Dinge und nicht ganz allgemein. Lob ist auch für ältere Kinder wichtig, z.B. bei guten Schulleistungen, bei Mithilfe im Haushalt und bei Rücksichtnahme.

### Fördern Sie die Interessen Ihres Kindes

Unternehmen Sie viel mit Ihrem Kind. Sie entdecken dabei seine Fähigkeiten und Interessen. Darüber hinaus wird sein Selbstvertrauen gestärkt und das Kind lernt sich dabei auch selbst besser kennen. Vielleicht sind Sie enttäuscht, wenn Ihr Kind kein Hobby hat oder keine Sportart betreibt, das bzw. die auch Ihnen gefällt. Trotzdem sollte das Kind selbst entscheiden können. Hören Sie Ihrem Kind immer zu und zeigen Sie ihm, dass Sie verstanden haben, was es ausdrücken wollte. Sie müssen nicht immer einer Meinung sein, aber die Tatsache, dass Sie seine Gedanken und Gefühle ernst nehmen, hilft ihm dabei, seinen eigenen Standpunkten zu vertrauen. Sie werden manchmal Kritik üben müssen; doch wenn Sie auf konstruktive Weise kritisieren, kann das Kind daraus lernen. Wählen Sie hierzu einen günstigen Zeitpunkt: Kritisieren Sie das Kind nicht vor Freunden und Geschwistern oder wenn es hungrig oder müde ist. Beginnen Sie mit einer positiven Aussage, z.B.: »Du kannst normalerweise richtig gut lesen, aber in den letzten Tagen hat es nicht so gut geklappt.«

### Körperbeherrschung

Die Beherrschung verschiedenster körperlicher Fertigkeiten stärkt das Selbstvertrauen Ihres Kindes. Wenn es laufen, Fahrrad fahren, einen Baum hochklettern kann und viele Möglichkeiten hat, sich zu bewegen, entwickelt es Vertrauen in seine eigenen Fähigkeiten. In den ersten fünf Lebensjahren unterscheiden sich Jungen und Mädchen in ihrem Wachstum und ihrem Körperbau kaum. Mädchen sind allerdings tendenziell bei Spielen besser, die Genauigkeit und Urteilskraft erfordern, z.B. Hüpfspielen, während Jungen lieber Werfen und Fangen spielen und oftmals stärker wirken als Mädchen.

Zeigt Ihr Kind Interesse an einer bestimmten Aktivität, ermutigen und unterstützen Sie es darin – die Betätigung stärkt das Selbstvertrauen und verbessert die Fitness. Die meisten Kinder finden eine Sportart, die ihnen Freude macht: Die Auswahl reicht von

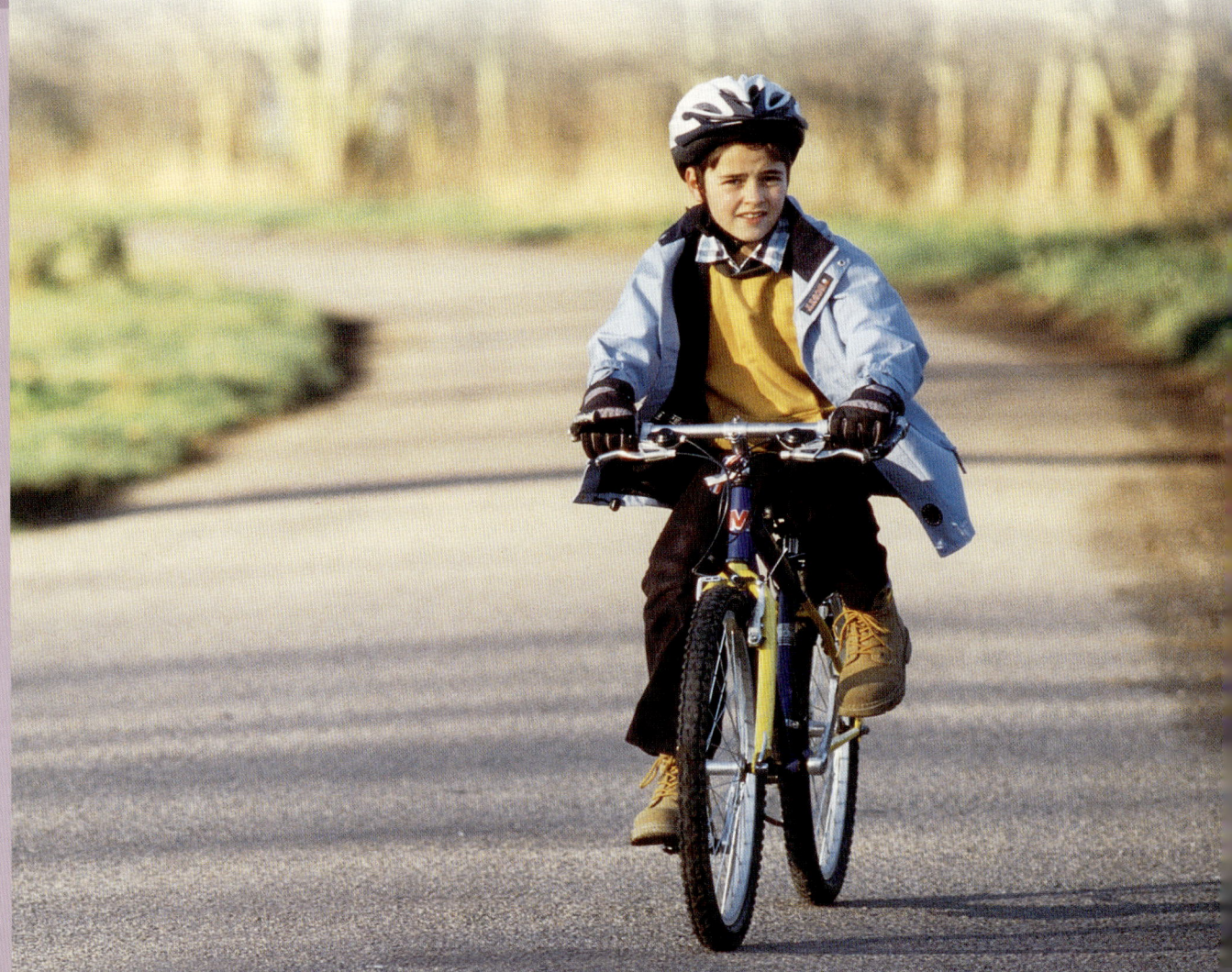

Fußball spielen, Schwimmen, Fahrrad fahren über Tanzen und Gymnastik bis zu Judo.

Helfen Sie Ihrem Kind auch, seine Fähigkeiten auf anderen Gebieten zu üben – z.B. ein Musikinstrument spielen, zeichnen oder basteln. Loben Sie es für die Ausübung seines Hobbys und sagen Sie ihm, wie gut es ist.

Kinder lernen am Vorbild. Die Eltern spielen in den ersten Jahren die wichtigste Rolle und üben den größten Einfluss aus. Auch Ihr eigenes Selbstwertgefühl spielt eine Rolle. Wenn die Kinder noch klein sind, hat man oft kaum Zeit für eigene Interessen. Doch es kommt auch Ihren Kindern zugute, wenn Sie sich gelegentlich etwas Zeit für einen Friseurbesuch oder ein Tennismatch nehmen.

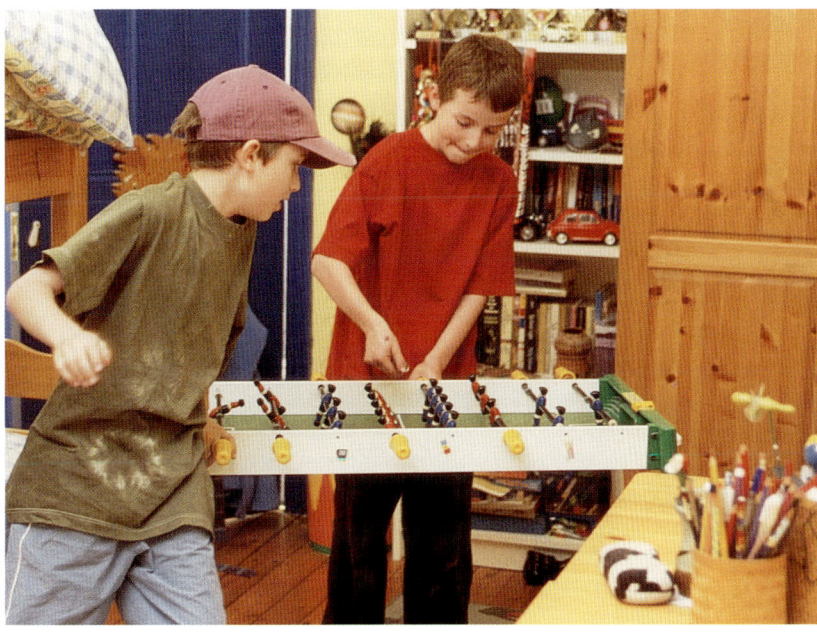

## UNABHÄNGIGKEIT & REGELN

Wenn Ihr Kind älter und unabhängiger wird, muss es die Grenzen kennen, die Sie seinem Verhalten setzen. Nur wer lernt, sich an Regeln zu halten, kann in einer Gemeinschaft leben. In Familien sind Regeln erforderlich, damit alle Familienmitglieder zu ihrem Recht kommen. Schon ein Baby sollte die Bedeutung von »Ja« und »Nein« kennen. Normalerweise mögen Kinder Regeln, denn sie geben ihnen eine klare Vorstellung davon, was von ihnen erwartet wird; wenn sie älter sind, sind Regeln etwas, gegen das sie rebellieren können.

Bei kleineren Kindern können Sie ganz einfache Regeln aufstellen. Es genügt, das Verhalten, das Sie vom Kind erwarten, in groben Zügen festzulegen. Wenn die Kinder älter werden, müssen einige Regeln neu ausgehandelt werden; an grundlegenden Prinzipien können Sie jedoch festhalten. Beteiligen Sie Ihr Kind an der Festlegung der Regeln, damit es versteht, wozu sie da sind. Ihr Kind

muss wissen, dass auch seine Meinung dazu von Bedeutung ist. Ermutigen Sie es, eigene Standpunkte und Meinungen zu entwickeln; das fördert seine Selbsterkenntnis und stärkt sein Selbstvertrauen. Unterhalten Sie sich mit ihm über seine Erlebnisse in der Schule. Lassen Sie sich erzählen, was Ihr Kind mag und was nicht. Bitten Sie es um Begründungen. Wenn das Kind älter wird, können Sie den Themenkreis ausweiten.

Beteiligen Sie Ihr Kind an Entscheidungen, die die ganze Familie betreffen. In manchen Familien gibt es Familienkonferenzen, bei denen über die Belange der Familie diskutiert wird. Andere Familien empfinden festgelegte Zeiten als zu formell.

Unterhalten Sie sich während der Hausarbeit, beim Essen oder bei einer Autofahrt mit Ihrem Kind. Natürlich werden Sie nicht immer einer Meinung sein. Argumente, Widersprüche und Diskussionen sind unvermeidlich und stellen einen wichtigen Teil des Familienlebens dar. Das Kind erhält dadurch die Gelegenheit, zu experi-

»... mit dem Kind wachsen bedeutet, ihm zu vertrauen und seine Entscheidungen, z.B. die Wahl seiner Freunde, zu respektieren.«

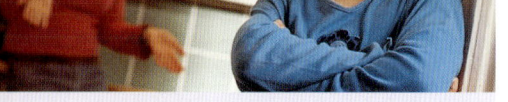

## MEINUNGS-VERSCHIEDENHEITEN MIT DEM ÄLTEREN KIND

**Immer wieder werden Sie feststellen, dass Ihr Kind eine falsche Entscheidung getroffen hat.** Passen Sie bei älteren Kindern einen geeigneten Zeitpunkt ab und diskutieren Sie Ihren Standpunkt mit ihm. Geben Sie dem Kind Gelegenheit, seine Entscheidung und seinen Standpunkt zu erklären, und hören Sie ihm zu. Benennen Sie präzise die Gründe, warum Sie seine Entscheidung für falsch halten. Sehen Sie es als Erfolg, wenn Sie sich auf einen Kompromiss einigen können.

**Wenn das Kind gelernt hat, eigene Entscheidungen zu treffen,** besitzt es mit etwa elf Jahren Vertrauen in seine eigenen Fähigkeiten. Es weiß, wer es ist, und kann gut vorbereitet in die nächste Phase seines Lebens treten – die turbulenten Jahre der Pubertät.

mentieren, seine Standpunkte und Meinungen vorzutragen und für seine Bedürfnisse einzustehen. Im familiären Kreis kann es sich so auf das Leben außerhalb der Familie vorbereiten, wo es oft keine Zustimmung erhalten wird. Wenn Sie das Gefühl haben, dass Ihr Kind besser argumentieren sollte, nehmen Sie den gegensätzlichen Standpunkt ein und üben Sie das Diskutieren mit ihm.

### VERHALTEN & ROUTINE

Kleine Kinder lieben Routinehandlungen, denn sie vermitteln ihnen Sicherheit. Einschlafrituale helfen, das Baby zur Ruhe zu bringen. Aber auch bei älteren Kindern sind Einschlafrituale noch hilfreich. Auch im Alltag erleichtern Routinehandlungen das Leben. Wenn Ihre Kinder wissen, was sie wann tun müssen, können sie sich darauf einstellen.

Kinder müssen auch lernen, sich gut zu benehmen. Sonst werden sie keine Freunde finden und können sich nicht anpassen; beides ist Voraussetzung für eine erfolgreiche Schulzeit. Disziplin hat nichts mit Bestrafung zu tun, sondern mit der Anleitung zu angemessenem Verhalten. Dabei lernt das Kind, sein eigenes Verhalten zu kontrollieren.

Es gibt einige grundlegende Erziehungsziele, denen fast alle Menschen zustimmen. In den meisten Familien werden die Kinder angehalten, ehrlich und höflich zu sein und nicht unverschämt oder aggressiv aufzutreten. Respekt und Achtung erwirbt das Kind, wenn es sich selbst geborgen und geliebt fühlt. Wichtig ist, dass das Kind für wünschenswertes Verhalten Aufmerksamkeit erhält. Beobachten Sie auch Ihr eigenes Verhalten, um sicherzugehen, dass Sie ein gutes Vorbild sind.

### Umgang mit problematischen Verhaltensweisen

Wenn Sie deutlich machen, welches Verhalten Sie erwarten, weiß Ihr Kind, was akzeptabel ist und was nicht. Bleiben Sie bei der Einhaltung von Regeln konsequent. Stellen Sie ein Ultimatum, wenn eine Regel verletzt wird; bei Nichtbeachtung folgt unverzüglich eine vorher festgelegte Bestrafung.

Bei unangemessenem Verhalten des Kindes machen Sie deutlich, dass sein Verhalten störend ist und nicht das Kind selbst. Wenn Ihr Sohn z.B. ein anderes Kind schlägt, erklären Sie ihm, dass man niemandem wehtun darf. Sagen Sie ihm nicht, dass er ein »böser Junge« ist.

Sie sollten Ihr Kind niemals schlagen. Zum einen würden Sie dann selbst körperliche Gewalt anwenden, zum anderen bestätigen viele Unter-

> »Kinder müssen auch lernen, sich gut zu benehmen. Sonst werden sie kaum Freunde finden und können sich nicht anpassen ...«

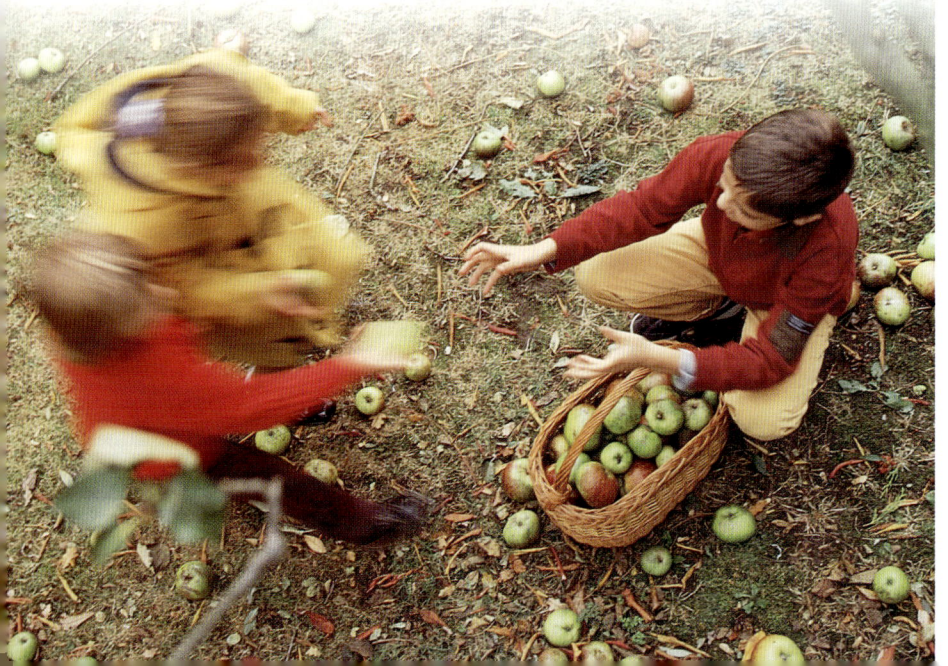

suchungen, dass Schläge nie zu einer Verbesserung des kindlichen Verhaltens führen. Andere Sanktionen, z.B. das Verbot bestimmter Aktivitäten, sind sehr viel erfolgreicher.

**Konsequenz**

Wichtige Erziehungsgrundsätze sollten von beiden Eltern sowie anderen Betreuungspersonen des Kindes konsequent eingehalten werden. Wenn Ihr Kind zwischen zwei Haushalten hin und her pendelt, sollten Sie dafür sorgen, dass diese Grundregeln in beiden eingehalten werden. Stellen Sie sicher, dass Ihr Kind versteht, was von ihm erwartet wird. Manchmal liegen negativem Verhalten auch Hörprobleme, Hyperaktivität oder Kummer infolge von häuslichen oder schulischen Problemen zugrunde.

Wenn sich Ihr Kind problematisch verhält, wird das Zusammenleben im Alltag erheblich beeinträchtigt. Gemeinsame Zeiten, in denen Sie Spaß haben, sind dann besonders wichtig. Planen Sie solche Phasen regelmäßig ein – und selbst wenn Sie nur eine halbe Stunde auf den Spielplatz gehen oder dem Kind eine Gute-Nacht-Geschichte vorlesen. Wenn die Verhaltensprobleme des Kindes andauern, wenden Sie sich an den Kinderarzt, eine Beratungsstelle oder einen Kinderpsychologen.

## MIT DEM KIND WACHSEN

Sie wachsen gewissermaßen mit Ihrem Kind – Sie entdecken seine Fähigkeiten und helfen ihm, sie in jeder Entwicklungsphase umzusetzen. Dabei entwickelt Ihr Kind ein Gefühl für Unabhängigkeit und baut Selbstvertrauen auf. Kleine Kinder spornen Sie zum Erlernen von Basisfertigkeiten, wie Anziehen, an. Älteren Kindern zeigen Sie Ihren Respekt gegenüber ihren eigenen Entscheidungen, z.B. bei der Wahl ihrer Freunde.

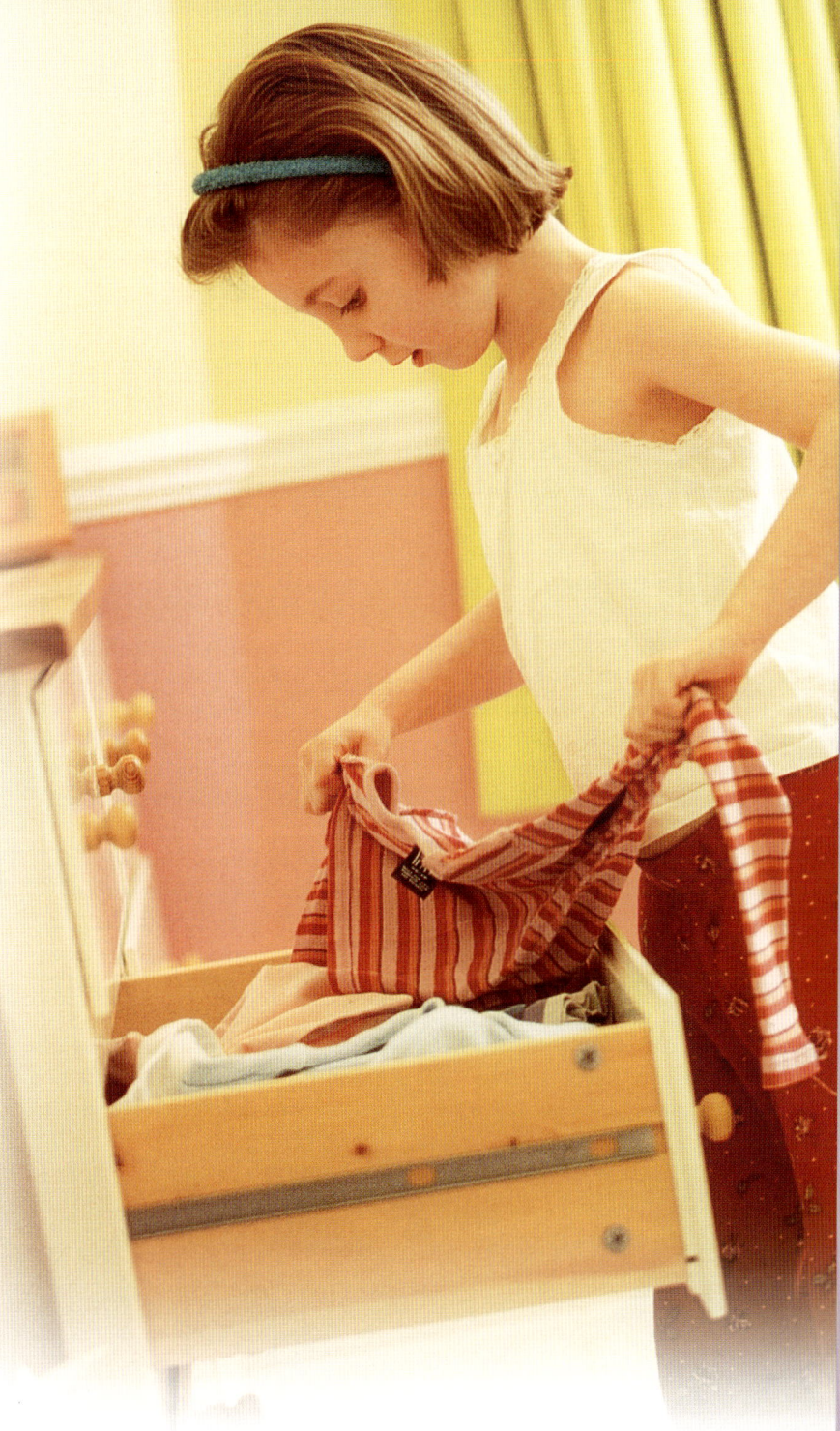

»... die Förderung der Entscheidungsfähigkeit, z.B. bei der Auswahl der Kleidung, stärkt das Selbstvertrauen des Kindes.«

# EMOTIONALE
# ENTWICKLUNG

Zu den wichtigsten Eigenschaften, die Sie bei Ihrem Kind fördern können, gehört die Fähigkeit, Gefühle in offener und angemessener Weise auszudrücken. Wer seine Gefühle klar und ohne Aggression ausdrücken kann, versteht sich selbst besser und kann auch anderen seine Empfindungen verständlich machen.

## HELFEN SIE IHREM KIND, GEFÜHLE AUSZUDRÜCKEN

Es fällt einem Kind oft schwer, seine Gefühle auszudrücken – Jungen mehr als Mädchen. Wenn sich ein Kind zu laut oder zu aggressiv äußert, wird es zurechtgewiesen. Wenn es aber zu leise und schüchtern ist, wird es überhört. Mit Ihrer Hilfe kann es lernen, sich in angemessener Weise zu behaupten.

Der erste Schritt besteht darin, die unterschiedlichen Gefühle zu benennen. Beginnen Sie damit, in alltäglichen Gesprächen auch positive wie negative Gefühle zu benennen. Es mag schwer fallen, über negative Gefühle wie Traurigkeit, Wut oder Ärger, zu sprechen aber ein Kind muss lernen, diese Gefühle zu erkennen und mit ihnen umzugehen. Sagen Sie z.B.: »Ich sehe, dass du wütend bist, weil Tim dir dein Buch weggenommen hat« oder »Du siehst heute glücklich aus. Freust du dich, dass wir heute Nachmittag zu den Großeltern fahren?«.

Wenn sich der Wortschatz des Kindes erweitert, ermutigen Sie es, seine Gefühle selbst zu beschreiben. Sie können z.B. fragen: »Du siehst unglücklich aus. Bist du ärgerlich oder müde?« Stellen Sie offene Fragen, z.B. »Was denkst du darüber?« oder »Wie fühlst du dich dabei?« Dabei lernt das Kind nachzudenken und Gefühle in Worte zu fassen.

Sie müssen Ihrem Kind beibringen, Wege zu finden, um seine Gefühle auszudrücken. Sagen Sie ihm, dass es in Ordnung ist, wütend zu sein, dass man aber nicht um sich schlagen darf, weil man wütend ist. Bieten Sie ihm Alternativen, z.B. erst einmal bis zehn zu zählen, bevor es etwas sagt. oder den Raum zu verlassen und erst zurückkehren, wenn man sich wieder unter Kontrolle hat.

## MIT WUTANFÄLLEN UMGEHEN

Mit etwa zwei Jahren kommt das Kind ins Trotzalter. Wutanfälle treten nun häufig auf, oft mehrmals am Tag. In dieser Phase entwickeln sich die intellektuellen und kognitiven Fähigkeiten des Kindes sehr schnell. Es begreift, dass es ein selbstständiges Wesen ist, und es wird immer unabhängiger.

Die Wahrscheinlichkeit eines Wutanfalls ist größer, wenn das Kind hungrig, müde, gelangweilt oder überreizt ist. Es stößt nun immer wieder an seine eigenen Grenzen: Es kann seine Knöpfe am Hemd nicht

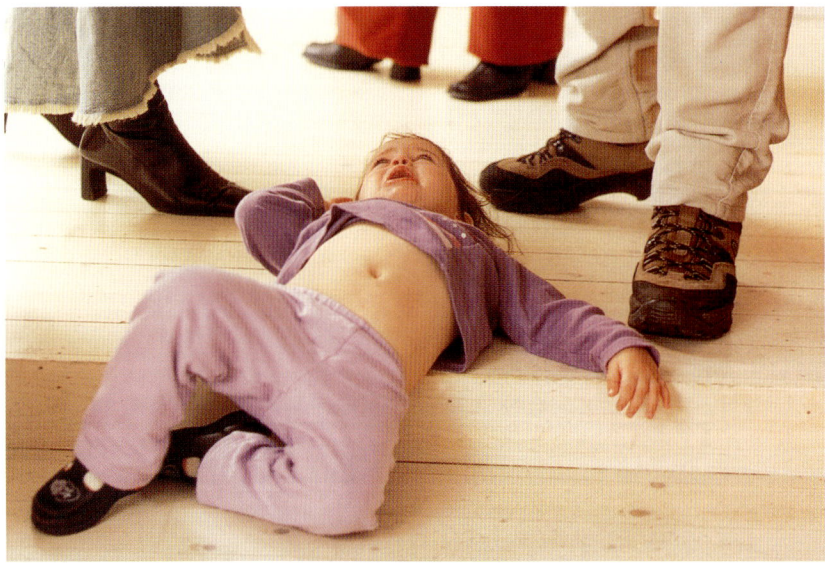

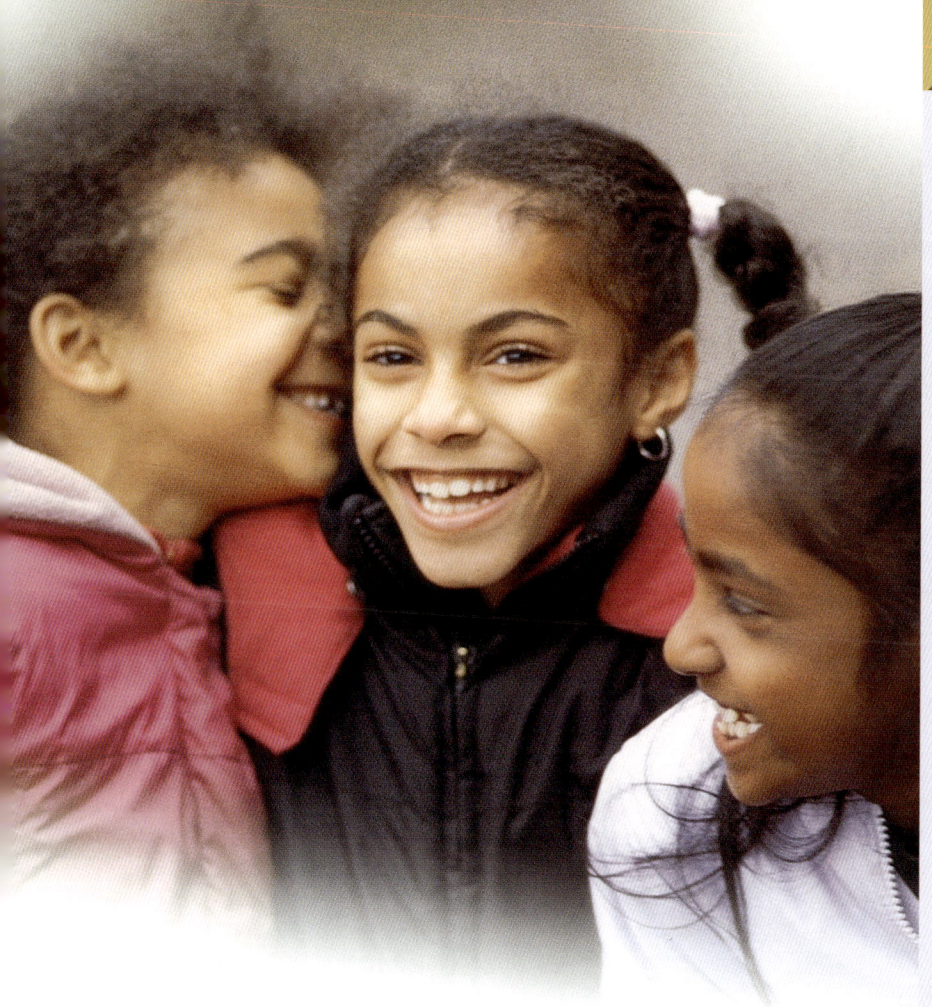

schließen oder es möchte Ihnen etwas erzählen, aber sein Sprachvermögen reicht nicht aus.

Ein Wutanfall wird am besten ignoriert. Achten Sie darauf, dass sich das Kind nicht verletzten kann und lassen Sie es in Ruhe. Wenn Sie nachgeben, lernt es, dass Wutanfälle das beste Mittel sind zu bekommen, was es will.

### Ihre Reaktionen

Wenn Ihr Kind einen Wutanfall hat, nützt es nichts, nach den Gründen zu fragen. Lachen Sie Ihr Kind nicht aus, selbst wenn der Anlass für den Wutanfall nichtig erscheint. Die Wut und die Frustration, die das Kind empfindet, sind echt. Gehen Sie nicht auf den Anfall ein. Ihr Kind merkt so, dass Sie sich unter Kontrolle haben. Gelegentlich halten Kinder bei einem Wutanfall den Atem an. Das kann für die Eltern beängstigend sein. Geraten Sie nicht in Panik. Es wird automatisch wieder aus- und weiteratmen.

### Ablenkungs- und Vermeidungstaktiken

Manchmal gelingt es, ein Kind von einem Wutanfall abzulenken. Sie können ihm sein Lieblingsbuch oder -spielzeug anbieten oder ruhig mit ihm sprechen. Vielleicht wird dadurch seine Aufmerksamkeit gefesselt.

Schenken Sie Ihrem Kind Ihre Aufmerksamkeit, sobald es sich wieder beruhigt hat. Schlagen Sie eine Beschäftigung vor, die ihm Freude macht. Vielleicht möchte es in die Arme genommen werden.

Einem Wutanfall vorzubeugen ist besser, als einen ertragen zu müssen: Bieten Sie Ihrem Kind genügend Mög-

## TRENNUNGSÄNGSTE BEI KINDERN

**Es ist normal, wenn ein kleines Kind weint, sobald es in einer fremden Umgebung, im Kindergarten oder in der Schule zurückgelassen wird.** In den meisten Fällen dauert es nicht lange, bis sich das Kind beruhigt hat. Ihr Kind lernt, neue Beziehungen zu knüpfen und neue soziale Verhaltensweisen zu entwickeln, wenn es mit anderen Menschen zusammen ist. Bereiten Sie das Kind auf solche Situationen vor. Vor dem Kindergarteneintritt besuchen Sie gemeinsam die Einrichtung und sprechen mit den Erzieherinnen. Sagen Sie Ihrem Kind, dass es dort Freunde finden und schöne Dinge machen wird. Sehen Sie sich gemeinsam Bilderbücher zu diesem Thema an.

**Geben Sie Ihrem Kind zum Abschied einen Kuss und sagen Sie ihm, dass Sie nun gehen und wann Sie wiederkommen werden.** Nennen Sie eine bestimmte Zeit und halten Sie sich daran. Winken Sie Ihrem Kind zu und gehen Sie dann. Kehren Sie nicht um, auch dann nicht, wenn es anfängt zu weinen. Die meisten Kinder haben sich nach ein paar Wochen an die Trennung gewöhnt. Wenn Ihr Kind beim Abschied jedoch weiterhin weint, bleiben Sie draußen noch ein paar Minuten stehen, um sicherzugehen, dass es aufhört. Manche Kinder weinen auch, wenn sie wieder abgeholt werden. Bis zum Alter von drei oder vier Jahren werden Kinder häufig von ihren Gefühlen überwältigt, wenn sie ihre Eltern wieder sehen. Wenn Ihnen die Erzieherin bestätigt, dass es dem Kind in Ihrer Abwesenheit gut ging, vertrauen Sie darauf. Zeigen Sie Ihrem Kind, dass Sie ihm das Alleinbleiben zutrauen, dann wird es selbst auch sicherer sein.

**Nach dem fünften oder sechsten Lebensjahr sind Trennungsängste weitaus seltener.** Wenn Ihr Kind mit sieben Jahren immer noch ungern in die Schule geht, könnte das auf ein Problem hinweisen. In diesem Fall sollten Sie mit dem Lehrer Ihres Kindes sprechen.

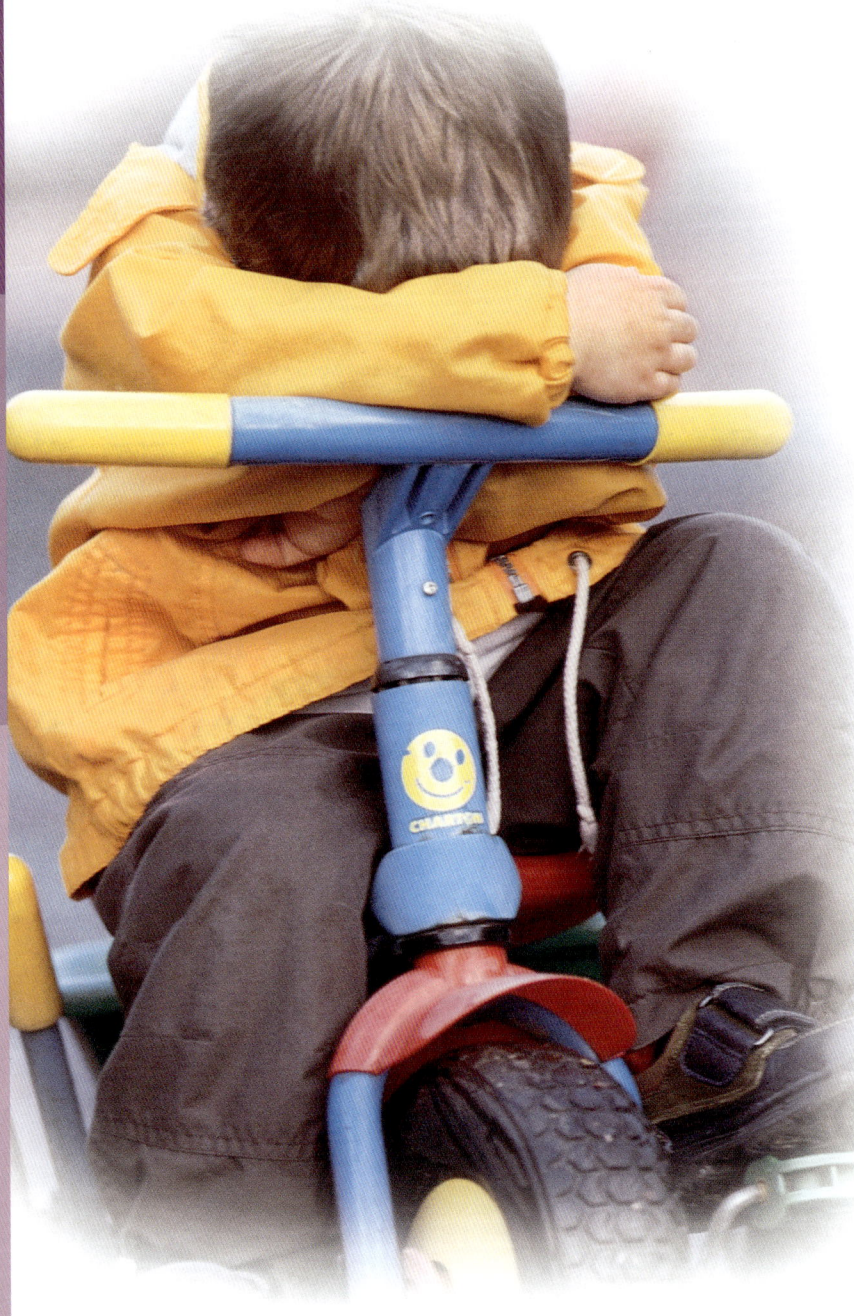

lichkeiten, um seine Energien auszuleben, z.B. Herumtoben im Garten oder auf dem Spielplatz. Lassen Sie es an Regentagen auch im Haus herumtoben. Achten Sie auf regelmäßige Rituale beim Mittagsschlaf, Baden und Schlafengehen. Achten Sie darauf, dass Ihr Kind nicht ausgehungert ist, indem Sie z.B. auf Ausflüge immer Snacks mitnehmen. Lassen Sie Ihr Kind entscheiden, welchen Brotaufstrich es zum Frühstück möchte. Ihr Kind hat so das Gefühl, in manchen Bereichen selbst die Kontrolle zu besitzen; dies kann Wutanfälle verhindern.

Wenn Sie berufstätig sind, müssen Sie Ihrem Kind in Ihrer Freizeit keine besonderen Aktivitäten bieten. Schenken Sie Ihrem Kind Ihre Aufmerksamkeit. Schauen Sie sich gemeinsam ein Buch oder einen Film an und genießen Sie das Zusammensein.

Es kann hilfreich sein, die Wutanfälle des Kindes zu protokollieren. So können Sie sehen, wann sie am häufigsten auftreten und welche Auslöser es gibt. Versuchen Sie in Zukunft, diese Situationen zu vermeiden.

Die Wutanfälle werden irgendwann aufhören. Wenn Ihr Kind täglich mehr als zwei heftige Wutanfälle hat und sie auch noch regelmäßig nach dem vierten Lebensjahr auftreten oder wenn Sie sich überfordert fühlen, sprechen Sie mit dem Kinderarzt.

### ÄNGSTLICHEN KINDERN HELFEN

Es ist ganz natürlich, dass Babys und Kleinkinder Angst vor bestimmten Dingen haben. Besonders häufig tritt in diesem Alter Angst vor Wasser, Hunden, lauten Geräuschen und fremder Umgebung auf.

Diese Angst ist ein natürlicher Schutzfaktor, wenn das Baby die Welt entdeckt. Sie bereitet den Körper darauf vor, zu fliehen oder sich den Angst auslösenden Dingen zu stellen.

»Einem Wutanfall vorzubeugen ist besser, als einen zu erleben; mit Hilfe einiger Tricks kann dies gelingen. Wenn nicht, ist Ignorieren oftmals die beste Strategie.«

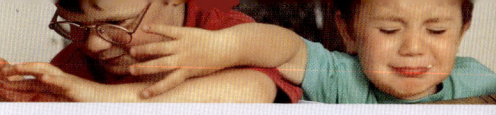

Sie können Ihrem Kind helfen, seine Ängste zu bewältigen. Wenn es sich z.B. vor Wasser fürchtet, fühlt es sich vielleicht in einer Babywanne sicherer, die Sie in die große Badewanne stellen. Geben Sie ihm Badespielzeug und ermutigen Sie es, im Wasser zu planschen. Wird Ihr Kind durch ein lautes Geräusch erschreckt, nehmen Sie es in den Arm.

Im Alter von drei oder vier Jahren entwickeln Kinder viel Fantasie und für Erwachsene unverständliche Ängste. Hinter diesen Ängsten können aber auch andere Probleme des Kindes stehen, die in Zeiten des Umbruchs und des Wechsels auftreten, z.B. wenn es in den Kindergarten oder in die Schule kommt oder wenn ein Geschwisterchen geboren wird.

Nehmen Sie die Ängste Ihres Kindes ernst. Fragen Sie nach, was ihm Angst macht. Kinder entwickeln oft eigenartige Vorstellungen von ganz einfach zu erklärenden Erscheinungen. Wenn es vor einem bestimmten Gegenstand Angst hat, machen Sie es schrittweise damit vertraut. Wenn es z.B. das Geräusch des Staubsaugers nicht mag, sagen Sie ihm, dass Sie Staub saugen werden und dass es in einen anderen Raum gehen darf.

Es hilft auch, wenn eine andere Person das Kind tröstet. Loben Sie Ihr Kind immer, wenn es tapfer war. Fürchtet es sich vor der Dunkelheit, stellen Sie ein Nachtlicht neben sein Bett und lassen im Flur nachts ein Licht brennen. Versichern Sie ihm, dass Sie in der Nähe sind.

Viele Kinder bewältigen ihre Ängste instinktiv beim Spielen. Wenn Ihr Kind Freude am Zeichnen hat, geben Sie ihm Farbstifte, Wachsmalkreide und Papier, damit es seine Gefühle auf diese Weise umsetzen kann. Machen Sie sich keine Sorgen, wenn es nichts von dem preisgibt, was Sie als Auslöser der Angst betrachten.

In einigen wenigen Fällen kann auch ein medizinisches Problem hinter der Angst des Kindes stecken. Wenn es z.B. auf laute Geräusche ängstlich reagiert oder wegläuft, kann eine Hörschädigung bestehen. Wenden Sie sich an den Kinderarzt.

### Vorpubertäre Ängste
Es kommt häufig vor, dass Kinder kurz vor der Pubertät Ängste vor bestimmten Dingen entwickeln. Es gibt Anzeichen dafür, dass dabei auch die genetische Veranlagung eine Rolle spielt. Ängste können auch von Personen in der näheren Umgebung übernommen werden. Auch bestimmte Lebensereignisse spielen für das Entstehen von Angst eine Rolle.

Versuchen Sie herauszufinden, ob sich bei den vorpubertären Ängsten Ihres Kindes bestimmte Muster abzeichnen. Versuchen Sie abzuklären, ob nicht etwas anderes hinter der Angst steckt. Hat es irgendein Problem in der Schule oder wird es von anderen gemobbt (s. Seite 151)?

Die meisten Ängste gehen von selbst vorüber; andere wird das Kind mit Ihrer Hilfe bald überwunden haben. Wenn Sie den Eindruck haben, dass Ihr Kind zusätzliche Hilfe benötigt, kann Ihnen ein Kinderpsychologe weiterhelfen.

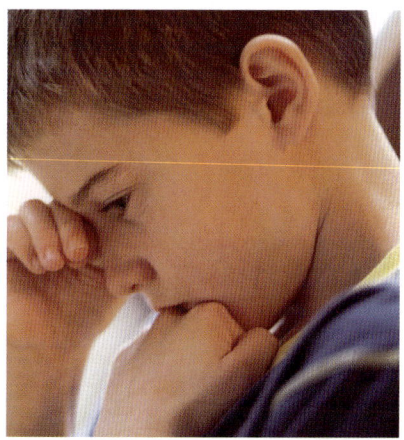

## STIMMUNGS-SCHWANKUNGEN

*Nach dem zweiten Lebensjahr sind Kinder nur selten über längere Zeit hinweg launisch und reizbar – und wenn, dann gibt es meist einen Grund dafür.*

**Hunger, Müdigkeit und Durst können auf die Stimmung eines Kindes Einfluss nehmen.** Wenn Sie sicherstellen, dass Ihr Kind genug isst und nicht übermüdet oder durstig ist, wird sich seine Laune verbessern. Nehmen Sie auf Ausflüge gesunde Snacks, wie Rosinen oder Vollkornkekse und eine Flasche Wasser mit; auch dadurch kann man einem plötzlichen Stimmungswechsel vorbeugen.

**Wenn Ihr Kind plötzlich launisch wird, ohne dass es an Hunger oder Müdigkeit leidet,** versuchen Sie die Ursache herauszufinden. Gibt es ein Problem im Kindergarten, in der Schule oder mit Freunden? Oder gab es irgendwelche Veränderungen in Ihrer Familie oder eine Veränderung im Alltag? Bei manchen Kindern lösen Depressionen *(s. unten)* bestimmte Symptome, einschließlich Stimmungsschwankungen, aus.

**Schon vor Einsetzen der Pubertät erlebt Ihr Kind starke Hormonschwankungen, die ebenfalls zu Launenhaftigkeit führen können.** Die Pubertät setzt normalerweise bei Mädchen mit elf und bei Jungen mit zwölf Jahren ein, doch der Hormonspiegel, der diesen Prozess auslöst, verändert sich schon einige Jahre früher. Ihr Kind versteht sich und seine Gefühle nicht mehr und es ist nicht in der Lage, seine Gefühle klar zu beschreiben. Diese Zeit kann für die ganze Familie sehr belastend sein.

**Wenn Ihr Kind so bedrückt und unglücklich ist, dass sein Alltag und seine Lebensfreude beeinträchtigt werden,** kann ein ernsteres Problem die Ursache sein. Vielleicht leidet das Kind an einer Depression. In diesem Fall sollten Sie sich an den Kinderarzt wenden.

»Kinder sind häufig schüchtern, aber mit Zuspruch und Unterstützung können sie ihre Schüchternheit überwinden.«

## SCHÜCHTERNE KINDER

Durch Zuspruch und Unterstützung können Kinder ihre Schüchternheit überwinden. Entscheidend dafür sind Vertrauen und Selbstwertgefühl. Machen Sie mit Ihrem Kind Spiele, von denen Sie wissen, dass es sie bewältigt, und sparen Sie dabei nicht mit Lob. Beziehen Sie das Kind in Aktivitäten ein, die sichtbare Erfolge aufweisen, wie z.B. Kochen. Loben Sie das Kind, wenn es Dinge unaufgefordert erledigt, z.B. Aufräumen. Erklären Sie ihm seine Aufgaben im Vorfeld. Besprechen Sie jeden Abend, was das Kind am nächsten Tag tun wird. Wenn es von einer anderen Person betreut wird, kündigen Sie ihm klar und verständlich an, wann Sie zurück sein werden, z.B. vor dem Mittagessen oder zur Kaffeezeit.

Wenn Ihr Kind in den Kindergarten bzw. in die Schule kommt, bitten Sie die Erzieherin oder Lehrerin, Sie zu informieren, wenn es nach etwa einem Monat immer noch keine Kontakte hat. Vielleicht braucht es Unterstützung und muss lernen, richtig zu kommunizieren. Nur dann kann es Beziehungen zu Lehrern und anderen Kindern aufbauen und erfolgreich lernen.

## VERHALTENSPROBLEME

Verhaltensprobleme zeigen sich oft schon sehr früh; sie können aber in jedem Alter auftreten. Wutanfälle, Beißen, Schlagen oder Treten sind vorübergehende Erscheinungen der normalen Entwicklung. Ein älteres Kind wird vielleicht gelegentlich lügen, mogeln oder stehlen, Regeln verletzen oder mit anderen Kindern raufen.

Wenn auf Probleme angemessen und rasch reagiert wird, können sie meist schnell gelöst werden. Manchmal jedoch entwickeln sich schwerwiegende Verhaltensstörungen in

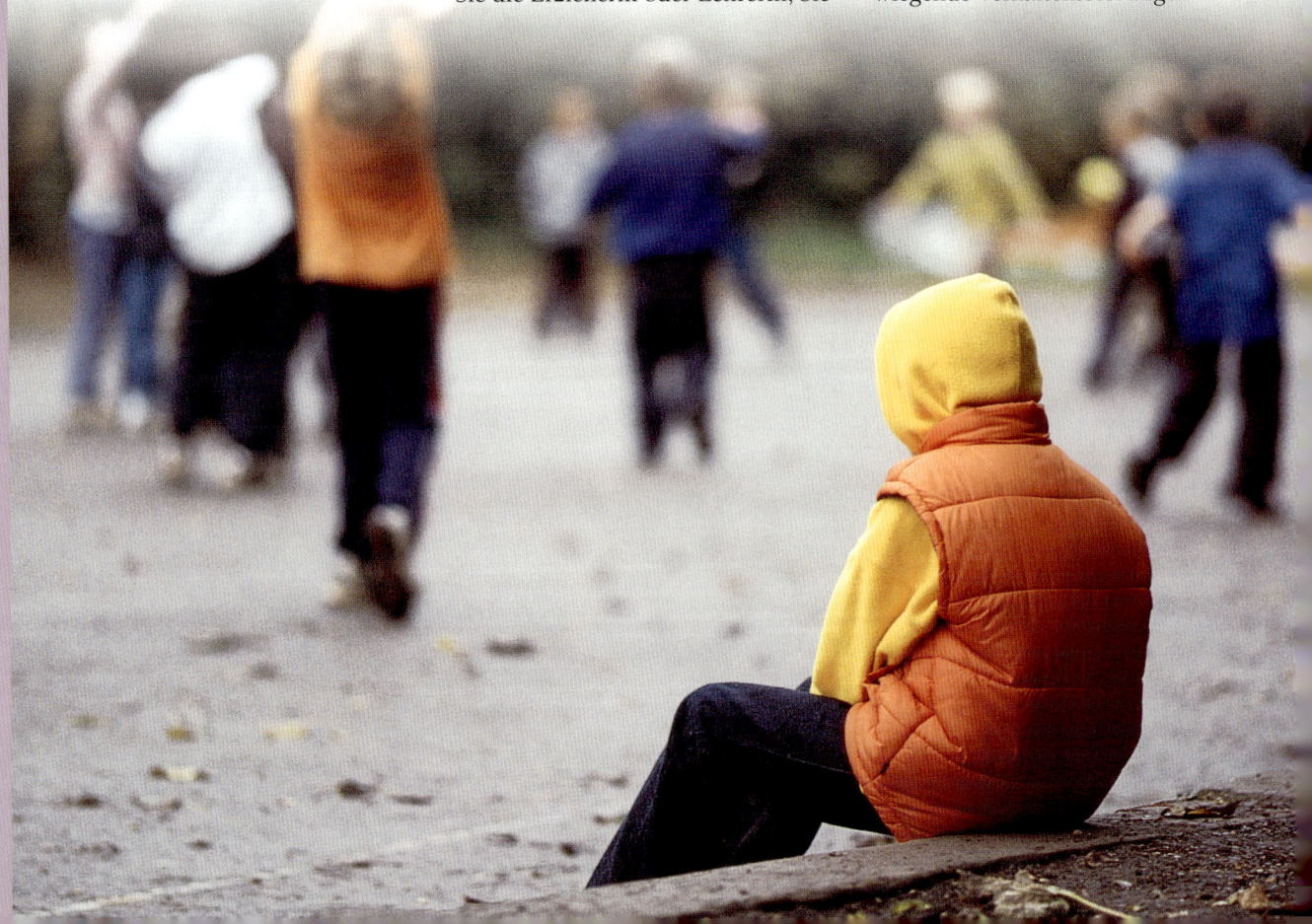

Form von Feindseligkeit, andauerndem Trotz oder Ungehorsam, zwanghaftem Lügen oder Stehlen ohne Reue oder Schuldgefühle. Die Weigerung, Regeln zu befolgen, kann bis zum Gesetzesbruch führen.

Bestimmte Faktoren begünstigen eine solche negative Entwicklung. Ein Kind, das schon immer einen schwierigen Charakter hatte, das depressiv ist, gemobbt oder missbraucht wurde, ist eher gefährdet, Verhaltensstörungen zu entwickeln. Auch hyperaktive Kinder haben Probleme mit Selbstkontrolle, Aufmerksamkeit und der Beachtung von Regeln. Ein Kind mit einer nicht therapierten Lese-Rechtschreibschwäche hat Schwierigkeiten, dem Unterricht zu folgen, was zu Langeweile und Verhaltensauffälligkeiten führen kann.

Doch auch ein hoch begabtes Kind, das in der Schule nicht ausreichend gefördert wird, kann aus denselben Gründen auffällig werden. Betroffene Eltern sind mit den Problemen ihrer verhaltensauffälligen Kinder oft überfordert und brauchen dringend Hilfe.

Schenken Sie Ihrem Kind von Anfang an Aufmerksamkeit und loben Sie es für gutes Verhalten. So versteht es, welches Verhalten von ihm erwartet wird. Erhält Ihr Kind vor allem dann Aufmerksamkeit, wenn es sich schlecht benimmt, wird es dieses Verhalten beibehalten. Denn für ein Kind ist negative Aufmerksamkeit immer noch besser als gar keine Beachtung. Halten Sie konsequent an Regeln fest, bleiben Sie fair bei der Anwendung – dann lernt Ihr Kind, dass Regeln wichtig sind.

Wenn Sie das Verhalten Ihres Kindes zu Hause als bedenklich erachten, sollten Sie mit seinem Lehrer sprechen. Oft liegen die Ursachen in der Schule. Vielleicht braucht es eine besondere Förderung. Holen Sie sich Hilfe bei einer Beratungsstelle.

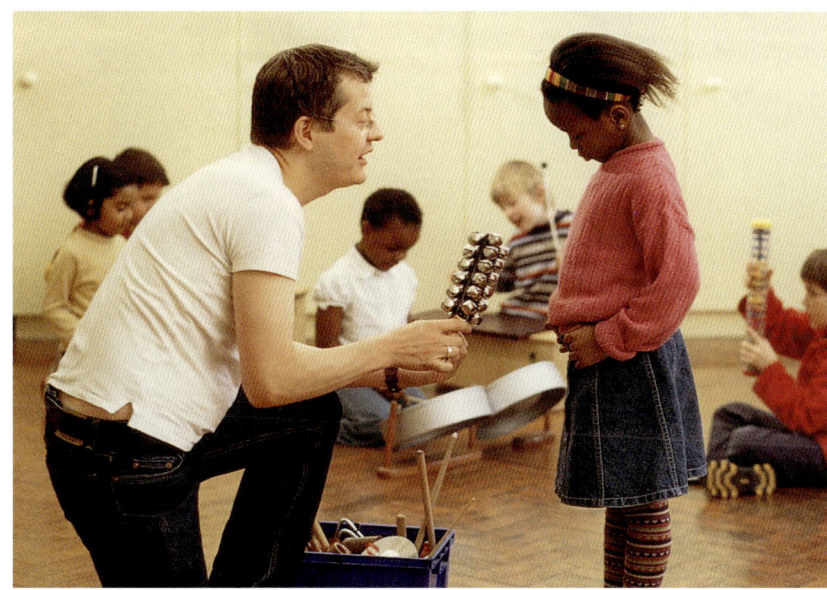

Wenn schwerwiegende Probleme länger als drei Monate bestehen, sollten Sie einen Fachmann zu Rate ziehen. Wenden Sie sich an den Kinderarzt oder an eine Erziehungsberatungsstelle oder einen Psychologen. Dort können Fachleute helfen, den Grund für das problematische Verhalten zu finden, und Lösungen zur Verbesserung des Verhaltens vorschlagen.

**Lügen**
Sehr kleine Kinder lügen nur selten, doch mit drei oder vier Jahren entwickeln Kinder oft sehr viel Fantasie.

Es fällt ihnen dann schwer, Fantasie und Realität zu unterscheiden. Oft glauben sie an das, was sie geträumt oder sich ausgedacht haben. Was den Eltern als Lüge erscheint, kann von dem Kind als Realität betrachtet werden. Wenn Ihr Kind älter wird und in der Lage ist, Fantasie und Realität zu unterscheiden, lügt es vielleicht, wenn es etwas angestellt hat, um sich selbst zu schützen; oder es lügt, um andere Kinder zu beeindrucken oder um Ihnen zu gefallen.

»Wenn auf Probleme angemessen und rasch reagiert wird, können sie meist angemessen und schnell gelöst werden.«

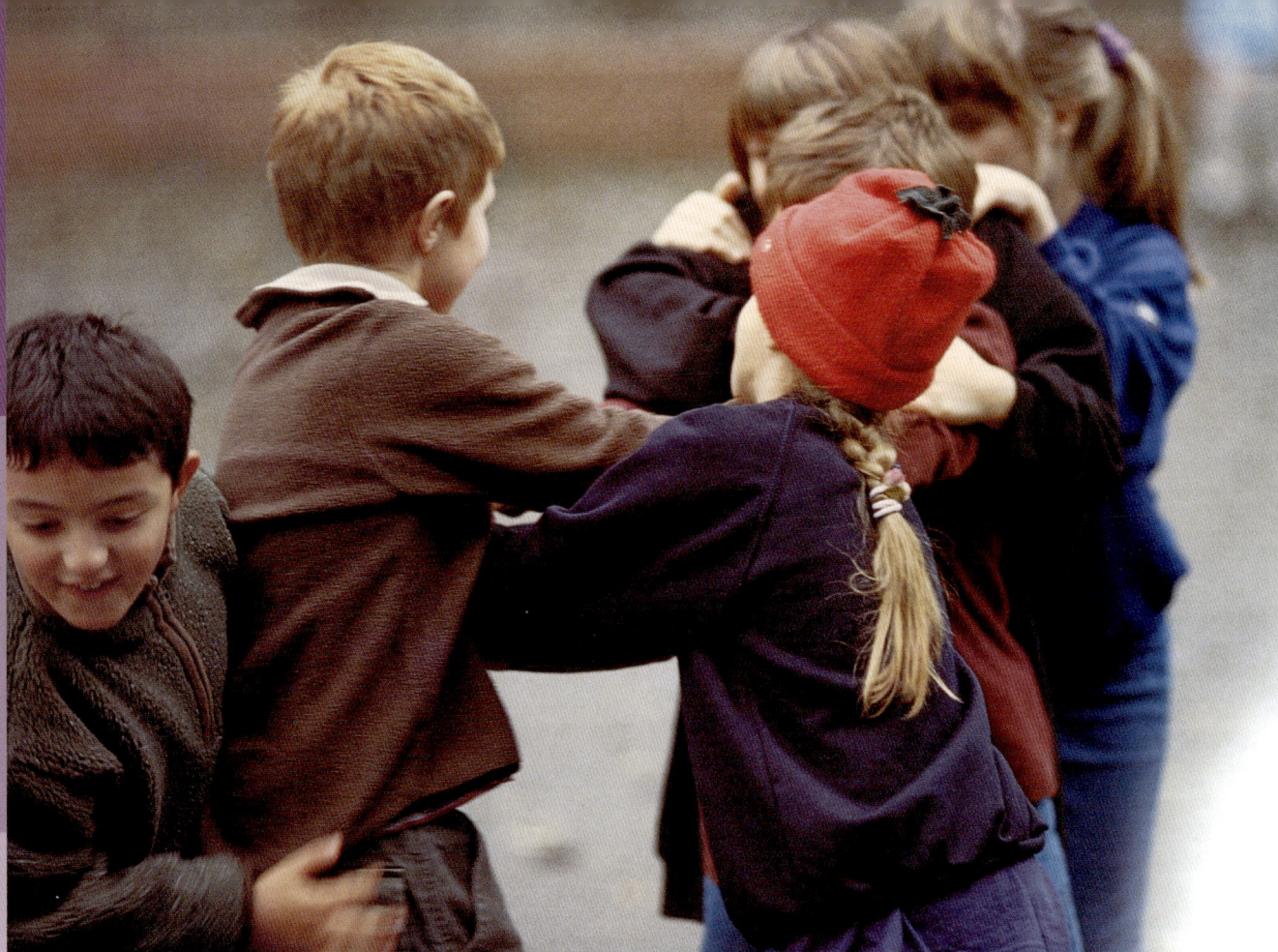

»Für die meisten Kinder ist es wichtiger, zu gewinnen, als sich an die Regeln zu halten. Aber Ihr Kind muss lernen, fair zu spielen.«

Erklären Sie Ihrem Kind, dass es außerordentlich wichtig ist, die Wahrheit zu sagen. Loben Sie Ihr Kind, wenn es bei der Wahrheit bleibt. Wenn es Ihnen eine eindeutig unglaubwürdige Geschichte erzählt, sprechen Sie mit ihm darüber, was wahr ist und was nicht.

Wenn Sie sehen, dass Ihr Kind etwas anstellt, z.B. seine Schwester kneift und dann leugnet, es getan zu haben, sagen Sie ihm, dass Sie es dabei beobachtet haben. Wenn Sie aber nur einen Verdacht haben, sollten Sie die Sachlage zuerst vorsichtig abklären – das Kind könnte schließlich die Wahrheit gesagt haben. Seien Sie Ihrem Kind immer ein gutes Vorbild und greifen Sie auch selbst nicht zu Notlügen.

### Mogeln und schummeln

Für die meisten Kinder ist es viel wichtiger, zu gewinnen, als sich an die Regeln zu halten. Aber Ihr Kind muss lernen, im Spiel fair zu bleiben. Wenn Sie es mogeln lassen, gewöhnt es sich mit Sicherheit daran, auf hinterhältige Weise zu gewinnen, anstatt durch Glück oder Anstrengung.

Sorgen Sie dafür, dass Ihr Kind die Spielregeln kennt. Erklären Sie ihm, dass das Spiel mehr Spaß macht, wenn man sich an die Regeln hält. Fragen Sie Ihr Kind, wie es sich fühlen würde, wenn ein anderer es betrügen würde. Wenn Sie sehen, dass jemand schummelt, beenden Sie das Spiel. Bei kleineren Kindern ist es hilfreich, wenn Erwachsene beim Spiel dabei sind. Erfahren Sie von Mogeleien in der Schule, sprechen Sie mit dem Kind und seinem Lehrer. Vielleicht braucht es Hilfe.

### Grausamkeit

Wenn ein kleines Kind einen Menschen oder ein Tier verletzt oder ihm wehtut, geschieht das meist nicht absichtlich. Das Kind kann sich noch nicht in andere hineinversetzen. Doch manchmal wird grausames Verhalten zur Gewohnheit, besonders dann, wenn das Kind dadurch viel Aufmerksamkeit erhält. Wenn Ihr Kind einem Mensch oder Tier gegenüber grausam ist, sagen Sie klar und deutlich »Nein« und bringen es fort. Beachten Sie es ein oder zwei Minuten lang nicht und beschäftigen Sie sich anderweitig. Dann begreift das Kind, dass es keine Aufmerksamkeit bekommt, wenn es anderen wehtut.

Bei älteren Kindern sind grausame Verhaltensweisen außerordentlich bedenklich, denn sie wissen schon ganz genau, was sie tun. Wenn Sie vermuten, dass Ihr Kind allein oder zusammen mit anderen ein anderes Kind quält und schikaniert, müssen Sie sofort handeln (siehe S. 151). Tierquälerei kann bei älteren Kindern ein Ausdruck emotionaler Störungen sein. Das Kind braucht in diesem Fall unbedingt Hilfe. Sprechen Sie mit einem Kinderpsychologen.

**Stehlen**

Wenn ein kleines Kind einem anderen Kind etwas wegnimmt, versteht es meist noch nicht, dass dies falsch ist. Am besten bringen Sie mit ihm gemeinsam den Gegenstand zurück und machen klar, dass es ein Versehen war. Erklären Sie Ihrem Kind, dass Stehlen unrecht ist und sich der Bestohlene sehr ärgert.

Wenn ein Schulkind etwas stiehlt, ist es außerordentlich wichtig, die Umstände genau abzuklären. Versuchen Sie ruhig zu bleiben. Es kommt immer wieder vor, dass Kinder etwas stehlen. Besprechen Sie mit Ihrem Kind, wie man die Situation in Ordnung bringen kann. Schlagen Sie dem Kind vor, dass es den Gegenstand zurückbringen und sich bei dem Bestohlenen entschuldigen soll.

Wiederholtes Stehlen ist Ausdruck einer schweren emotionalen Störung. Versuchen Sie, in Ruhe mit dem Kind zu sprechen, oder schlagen Sie vor, dass es sich einem anderen Menschen anvertraut, z.B. einem Freund der Familie.

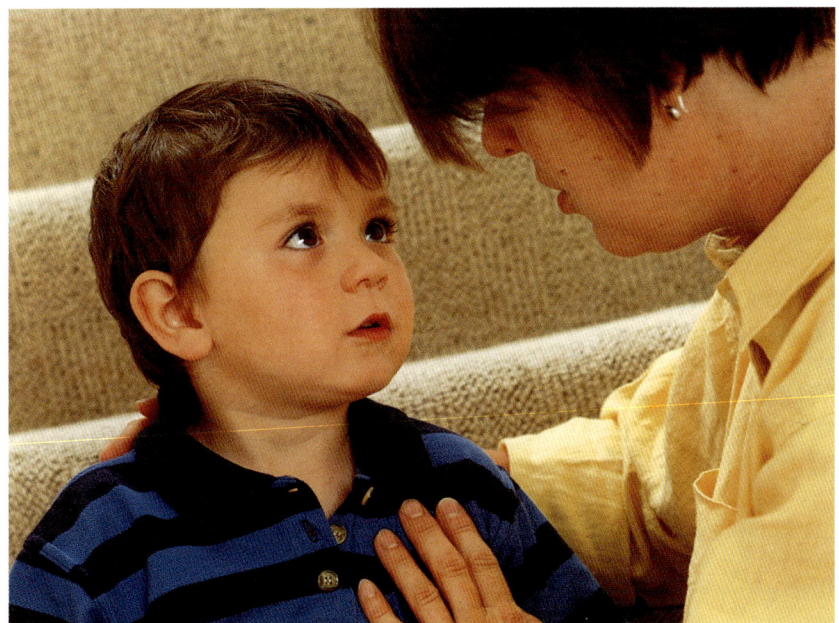

## AGGRESSION

**Beißen, Schlagen, Kneifen und An-den-Haaren-Ziehen kommen bei Schulkindern gelegentlich vor.** Meist ist dem Kind bewusst, dass es dem anderen wehtut. Normalerweise legen Kinder diese Verhaltensweisen im Laufe der Zeit ab, aber manchmal kann diese Aggressivität auch zur Gewohnheit werden. Unterbinden Sie dieses Verhalten, bevor es zur Gewohnheit wird.

**Wenn Ihr Kind Sie gebissen hat, setzen Sie es ab, wenn Sie es auf dem Arm hatten,** oder setzen Sie es von sich fort, um ihm zu zeigen, dass es Ihnen wehgetan hat. Sagen Sie: »Nein, nicht beißen.« Hat es ein anderes Kind gebissen, bringen Sie es unverzüglich weg und sagen: »Nein.« Widmen Sie Ihre ganze Aufmerksamkeit einige Minuten lang dem anderen Kind.

**Schulkinder beißen gelegentlich andere und wissen dabei genau, wie sehr sie dem anderen wehtun.** Meist geschieht das beim Kämpfen. Das Gleiche gilt für Schlagen, Kneifen und An-den-Haaren-Ziehen.

**Wenn ein Kind Wutausbrüche hat und jemanden schlägt, müssen Sie einschreiten.** Vielleicht braucht Ihr Kind ein Ventil für Wutgefühle und Aggressionen. Akzeptieren Sie seine Wut, aber machen Sie ihm klar, wo die Grenzen angemessenen Verhaltens liegen. Schlagen Sie Alternativen vor, um mit der Wut fertig zu werden. Vielleicht kann sich Ihr Kind körperlich abreagieren, z.B. beim Fußballspielen, Tanzen, Boxen.

**Ist Ihr Kind seinen Geschwistern gegenüber aggressiv,** schlagen Sie ihm vor, dass es Ihnen rechtzeitig von seiner Wut erzählen soll. Bleibt das Problem bestehen, versuchen Sie herauszufinden, welche Sorgen Ihr Kind bedrücken. Probleme in der Schule oder mit Freunden können Ursache der Aggressivität sein.

# SOZIALE ENTWICKLUNG

Während des Kleinkind- und Vorschulalters sind Sie das wichtigste Vorbild Ihres Kindes. Seine Vorstellungen über Menschen und Beziehungen und viele Verhaltensweisen wird es von Ihnen übernehmen. In der Schulzeit gewinnen dann Gleichaltrige einen wachsenden Einfluss auf sein Denken. Der Austausch mit Freunden ist sehr wichtig für die Entwicklung Ihres Kindes, aber er wird auch zu Spannungen zwischen Ihnen und dem Kind führen.

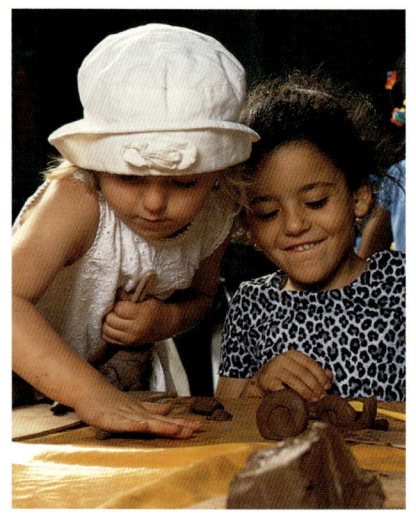

»... Freundschaften spielen im Leben eines Kindes eine wichtige Rolle und mit zunehmendem Alter gewinnen Cliquen einen immer größeren Einfluss.«

## MORALISCHE GRUNDSÄTZE

Die meisten Kinder haben ein ausgeprägtes Gespür für faires und ungerechtes Verhalten. Selbst kleine Kinder haben ein differenziertes moralisches Empfinden, als wir gemeinhin vermuten.

Eltern können auf verschiedene Weise dazu beitragen, bei ihrem Kind ein Gefühl für Moral und Gerechtigkeit zu entwickeln. Die moralischen Werte der Eltern sind ausschlaggebend dafür, welche Werte das Kind ausbildet und wie sein Charakter geprägt wird. Ein wichtiger erster Schritt besteht darin, die Werte zu benennen, die in der Familie gelten. Machen Sie dem Kind klar, was Sie als richtig und falsch betrachten, und diskutieren Sie darüber.

Werte werden vor allem über das Vorbildverhalten vermittelt. Die Einstellung Ihres Kindes wird sich daran orientieren, wie sehr Sie sich an das halten, was Sie sagen. Wenn Sie Ihrem Kind z.B. beibringen, immer die Wahrheit zu sagen, müssen Sie es auch selbst tun. Natürlich ist eine Notlüge manchmal bequem, aber für Ihr Kind ist dieses Verhalten nicht nachzuvollziehen.

Wenn Ihr Kind älter wird, sollten Sie nicht mehr strikt auf Ihren Einstellungen beharren. Denn

Ihr Kind wird nun manches in Frage stellen. In manchen Familien werden bei regelmäßigen Familienkonferenzen aktuelle Themen besprochen.

Im Laufe seiner Entwicklung fühlt sich das Kind nur angenommen und wertvoll, wenn es erlebt, dass das, was es tut und wie es sich verhält, Ihnen Freude bereitet. Erklären Sie Ihrem Kind daher, welche Handlungen und welches Verhalten richtig sind.

## TOLERANZ ÜBEN

Rassismus spielt keineswegs nur zwischen dunkel- und hellhäuti-

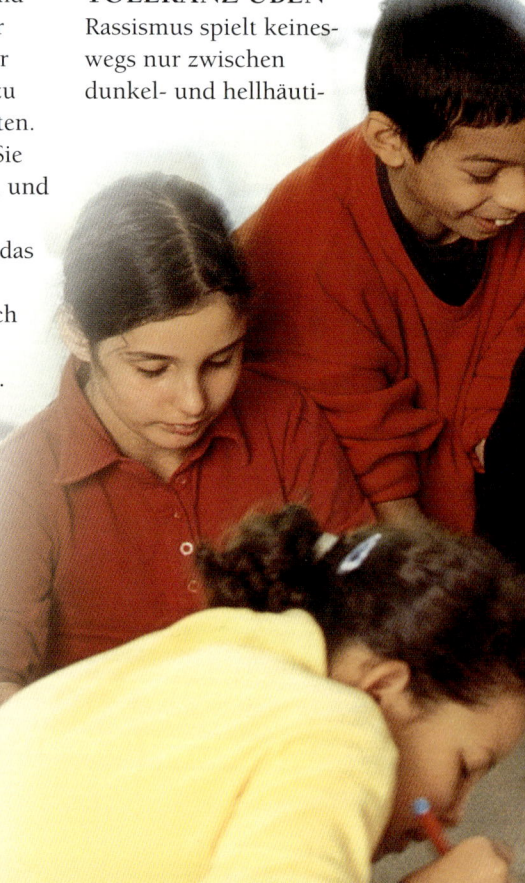

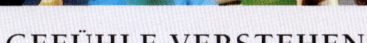

gen Menschen eine Rolle. Betroffen sind vielmehr Menschen aus vielen verschiedenen ethnischen Gruppen, mit unterschiedlichem kulturellem Hintergrund. Eltern sollten, ungeachtet ihrer eigenen Abstammung, sehr aufmerksam auf Formen des Rassismus achten und rassistisches Verhalten bei ihren Kindern unterbinden.

Rassismus tritt nicht immer offen zutage. Versteckter Rassismus äußert sich als generelle Intoleranz gegenüber Menschen, die anders sind und einer anderen Rasse angehören, die eine andere Religion, Sprache, sexuelle Orientierung, ein anderes Geschlecht, Alter, Aussehen haben.

Die meisten Menschen lieben die Vielfalt des Lebens und empfinden Einförmigkeit als langweilig. Wir genießen verschiedenste Nahrungsmittel, Getränke, lieben unterschiedliche Kleidung und Pflanzen und kaufen Produkte, die überall auf der Welt hergestellt werden.

Doch es gibt auch Menschen, die mit Vielfalt nicht zurechtkommen und sich vor Fremdem fürchten. Wenn wir unsere Kinder zu Toleranz gegenüber anderen Menschen und zu Weltoffenheit erziehen möchten, müssen wir zu Hause damit anfangen.

Wenn Sie Ihr Kind von klein an mit verschiedensten Sichtweisen vertraut machen, wird es auf die Welt, in der es lebt, vorbereitet. Wenn Kinder im Laufe der Zeit die Namen der verschiedenen Nahrungsmittel lernen, können Sie erklären, aus welchen Ländern sie stammen.

## GEFÜHLE VERSTEHEN

*Die meisten Kinder müssen erst lernen, die Gefühle anderer Menschen zu respektieren. Dabei lernen sie auch, die Konsequenzen ihrer Handlungsweise zu verstehen.*

**Beginnen Sie schon früh, Emotionen zu benennen, damit Ihr Kind sie erkennen lernt.** Sagen Sie z.B.: „Deine Schwester weint, weil sie sehr traurig ist." Wenn Ihr Kind älter wird, stellen Sie den Zusammenhang zwischen seinem Tun und einem daraus folgenden Gefühl her. Sagen Sie z.B.: »Du hast mir ein schönes Bild gemalt, das freut mich sehr.« Oder: »Du hast deinem Bruder das Spielzeug weggenommen und er ist wütend. Bitte, gib es zurück und spiel mit etwas anderem.«

**Auch wenn das Kind älter wird, muss man es immer wieder an die Empfindungen anderer Menschen erinnern.** Vielleicht müssen Sie Ihren Elfjährigen darauf aufmerksam machen, dass er jemanden verärgert hat. Helfen Sie Ihrem Kind dabei, Verantwortung für seine Handlungen und seine Gefühle zu übernehmen.

**Es kommt Ihnen und Ihrem Kind zugute, wenn es lernt, seine Gefühle ins Positive zu wenden.** Sie können mit diesem Lernprozess schon frühzeitig beginnen. Wenn ein Zweijähriger z.B. über eine Stufe stolpert und sich wehtut, neigen Eltern dazu, ihr Kind von jeglicher Verantwortung freizusprechen, indem sie »böse Stufe« sagen. Doch die Stufe hat keine Schuld. Nehmen Sie das Kind in den Arm und erinnern Sie es daran, dass man über Stufen stolpern kann – es ist also besser, man passt auf.

**Ihr älteres Kind wird vielleicht versuchen, Ihnen die Schuld zuzuschieben.** Vielleicht sagt Ihr Kind: »Du zwingst mich, in die Schule zu gehen.« Nehmen Sie die Schuldzuweisung nicht an. Antworten Sie z.B.: »Alle Kinder müssen in die Schule gehen, aber du scheinst heute nicht glücklich darüber zu sein. Gibt es etwas, was dir Sorgen bereitet?«

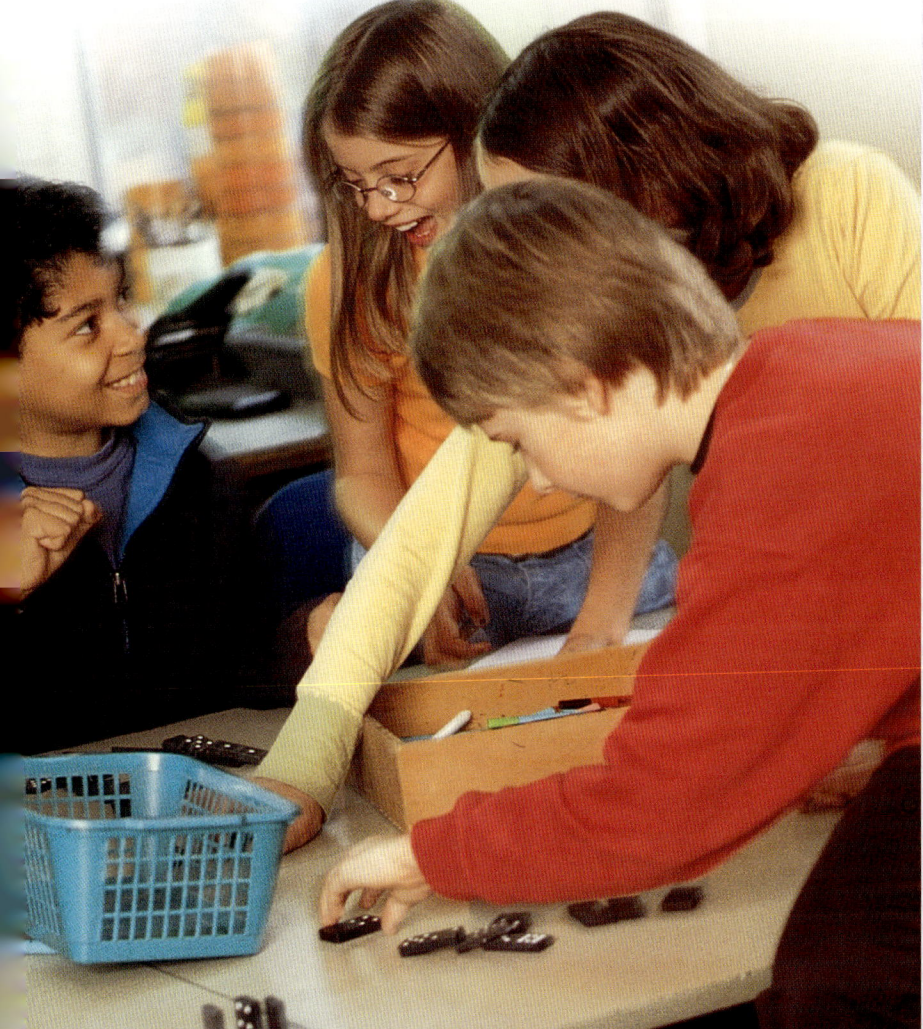

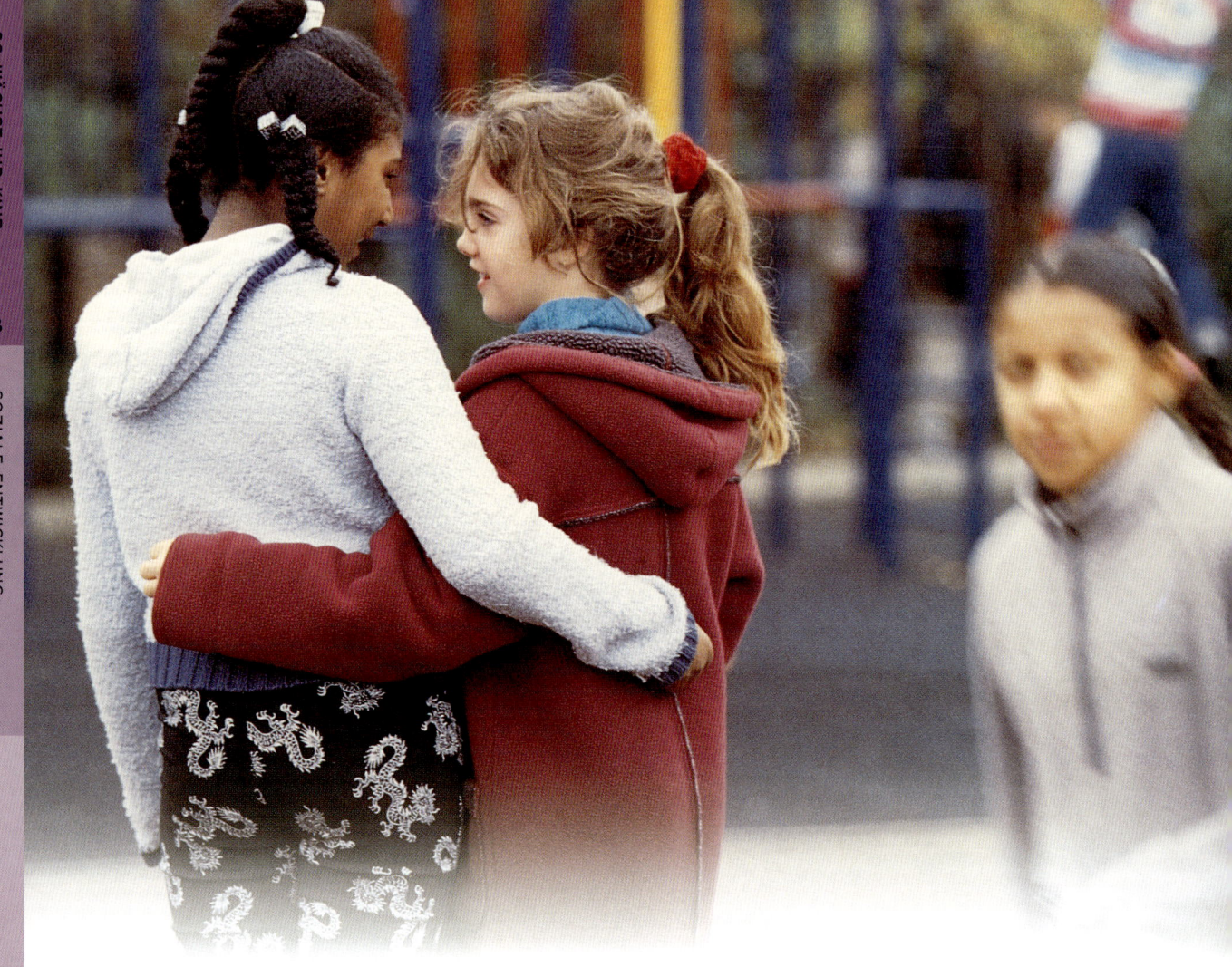

»... wenn Sie das Kind von klein an mit unterschiedlichen Sichtweisen vertraut machen, wird es auf die Welt, in der es lebt, gut vorbereitet.«

Sehen Sie sich einmal das Spielzeug Ihres Kindes an. Hat es schwarze, braune und weiße Puppen und Figuren, die ganz unterschiedliche Rollen ausdrücken? Eine solche Vielfalt fördert die spätere Toleranz gegenüber Menschen, die eine andere Hautfarbe haben. Auf diese einfache Weise können Sie in Ihrem Kind den Respekt gegenüber anderen Ländern und Menschen begründen. Genauso wichtig ist es, dass Sie Ihrem Kind von klein an erlauben, Kontakt zu Menschen anderer Volksgruppen, Kulturen und Religionen aufzunehmen. Dabei wird es bald erkennen, dass wir Menschen im Wesentlichen gar nicht so verschieden sind! Leben an Ihrem Wohnort nur wenige Kinder aus anderen Kulturen, können Sie auch Filme zu diesem Thema anschauen. Es gibt auch viele Kinderbücher und Fernsehsendungen, die von Kindern aus fremden Ländern und anderen Kulturen berichten.

**In der Schule**

Fremdenfeindlichkeit sollte im Unterricht thematisiert werden, denn wir tragen Verantwortung dafür, was unsere Kinder lernen. Rassistische Gedanken, die Kinder zu Hause hören, tauchen in der Klasse, auf dem Spielplatz und auf dem Schulweg wieder auf.

Was Kinder in frühem Alter lernen, prägt sie ihr Leben lang. Auch in der Schule Ihres Kindes sollten antirassistische Grundsätze gelten. Es sollte allgemein bekannt sein, wie die Schule auf jegliche Form von Fremdenhass reagiert. Regen Sie an, an der Schule multikulturelle Feste zu organisieren und Referenten aus verschiedenen Kulturen zu Vorträgen einzuladen.

Wenn Ihr Kind in die Schule kommt, sollten Sie zu Hause weiterhin bewusst eine antirassistische Einstellung fördern. Laden Sie Eltern und Kinder aus verschiedenen ethnischen Gruppen zu sich nach Hause ein. Bemühen Sie sich, fremd klingende Namen korrekt auszusprechen. Geben Sie Ihrem Kind Bücher über Menschen aus verschiedenen Kulturen und auch aus verschiedenen sozialen Schichten zu lesen. Achten Sie darauf, wie im Lesebuch des Kindes auf fremde Länder, aber auch auf Rollenverhalten eingegangen wird.

Machen Sie ihrem Kind verständlich, dass alles Wissen, über das wir heute verfügen, die Technik, Speisen und Kleidung aus allen Teilen der Welt stammen. Machen Sie Ihr Kind mit der Vorstellung vertraut, dass die Welt ein Ganzes ist und dass wir entsprechend global denken sollten und nicht auf Kosten anderer Länder und Menschen leben dürfen. Erklären Sie ihm, dass Menschen aller ethnischen Gruppen zu Wohlstand, Gesundheit und Sicherheit von uns allen beitragen. Weisen Sie es darauf hin, dass es Mischehen gibt und Kinder, die Eltern aus verschiedenen Kulturen haben.

Seien Sie aufmerksam, welche Gedanken Ihr Kind äußert. Manches wird es von anderen Menschen aufschnappen. Achten Sie auch auf sein Verhalten und das seiner Freunde und Klassenkameraden. Reagieren Sie sofort auf fremdenfeindliche Einstellungen und rassistisches Verhalten Ihres Kindes.

## ASOZIALES VERHALTEN
Alle Kinder probieren irgendwann einmal provozierende Verhaltensweisen aus; sie sind dann unverschämt, ungehorsam, aggressiv oder sie machen absichtlich etwas kaputt, das für einen anderen Menschen sehr wertvoll war. Die Art und Weise, wie Sie auf solche Provokationen reagieren, ist entscheidend dafür, ob Ihr Kind sein Verhalten wiederholt oder nicht. Es dauert einige Zeit, bis Kinder sozial verträgliches Benehmen erlernt haben. Doch mit der Unterstützung durch Eltern und Lehrer sollte das sehr bald gelingen.

Viele kleine Kinder benehmen sich nur gegenüber den Eltern und engen Betreuungspersonen ungezogen. Sie versuchen dabei, die Grenzen in der vertrauten Umgebung zu testen, in der sie sich sicher fühlen.

Wenn Ihr Kind in die Schule kommt, muss es sich zwangsläufig an bestimmte Verhaltensvorschriften und Regeln halten. Gewöhnen Sie das Kind von klein auf an bestimmte Verhaltensregeln. Überfordern Sie es dabei aber nicht. Einfache Regeln, z.B. das Spielzeug des Bruders nicht ohne Erlaubnis wegzunehmen, helfen dem Kind, sich an Vorschriften zu gewöhnen. Es begreift, dass Regeln dazu die-

»Es dauert einige Zeit, bis Kinder sozial verträgliches Benehmen erlernt haben. Doch mit der Unterstützung durch Eltern und Lehrer gelingt es meistens bald.«

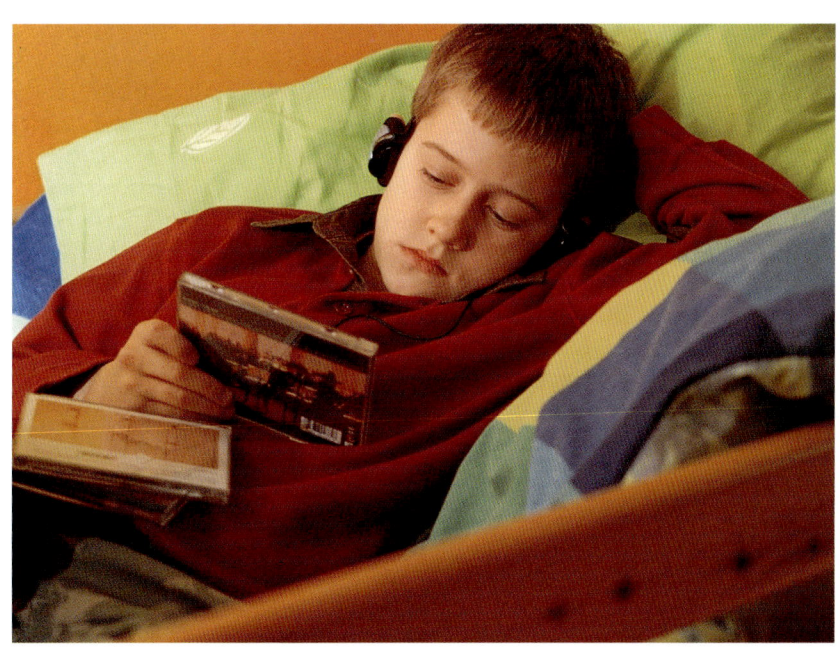

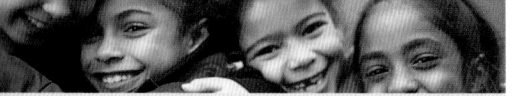

# CLIQUEN VON GLEICHALTRIGEN

**Freundschaften spielen im Leben eines Kindes eine wichtige Rolle.** Die Gruppe der Gleichaltrigen gewinnt mit zunehmendem Alter großen Einfluss.

**Einer der Gründe, warum die Clique für Jugendliche so wichtig ist,** liegt in den sich dort bietenden Möglichkeiten, mit unterschiedlichen Verhaltensweisen in verschiedenen sozialen Situationen zu experimentieren. Dabei lernen Kinder wichtige Grundsätze hinsichtlich Ablehnung und Kooperation. Und sie erfahren, wie sie mit Konflikten und Konkurrenz umgehen können, wenn keine Erwachsenen zugegen sind.

**Kinder bemühen sich normalerweise, sich an die Gruppe anzupassen. Sie wollen wie ihre Freunde sein.** Manche Kinder haben viele Freunde. Andere haben ein oder zwei enge Freunde. Besonders Mädchen neigen dazu, sich einer Freundin ganz eng anzuschließen. Wichtig ist nur, dass Ihr Kind wenigstens einen guten Freund hat. Wenn Sie feststellen, dass Ihr Kind keine Freunde hat, sollten Sie ihm helfen, Freunde zu gewinnen *(siehe S. 150)*.

**Freundschaften sind wechselhaft: Der »beste« Freund Ihres Kindes ist plötzlich jemand anderer.** Das ist völlig normal und es besteht in der Regel auch kein Grund zur Besorgnis, solange Ihr Kind darunter nicht leidet.

**Es ist wichtig, dass Sie Ihrem Kind beibringen, sich schon vor der Pubertät eigene Gedanken zu machen, Urteile zu bilden und seine Meinung auszudrücken.** Damit helfen Sie Ihrem Kind, eine Vorstellung von sich selbst zu gewinnen, und stärken seine Fähigkeit, eigene Meinungen zu vertreten. Wenn es in die weiterführende Schule kommt, hat es so bessere Chancen, kein »Mitläufer« zu werden.

nen, das Leben für jeden Einzelnen zu erleichtern.

Achten Sie darauf, dass Sie selbst ein gutes Vorbild bieten und sich konsequent an die aufgestellten Regeln halten. Es macht wenig Sinn eine »Nicht-Fluchen«-Regel aufzustellen, wenn Sie selbst vor dem Kind fluchen.

Es ist von Vorteil, das Kind an der Festlegung der Regeln zu beteiligen. Vergewissern Sie sich, dass Ihr Kind die Regeln als annehmbar empfindet und versteht, wozu sie dienen.

## Maßnahmen bei Grobheit und Frechheit

Ist Ihr Kind grob oder frech, fordern Sie es auf, sofort damit aufzuhören. Geben Sie ihm die Möglichkeit, sein Verhalten zu ändern, indem Sie mit einer präzisen, sofortigen Konsequenz drohen. Das ist wirksamer als die Androhung langfristiger Strafen. Wenn Sie Ihrem Kind drohen, zur Strafe ein bestimmtes Geschenk nicht zum Geburtstag oder zu Weihnachten zu bekommen, wird es diese Ankündigung nicht ernst nehmen – und Sie werden sie sehr wahrscheinlich auch nicht umsetzen.

Entscheidend ist, dass Sie die Bestrafung tatsächlich durchführen, wenn das Kind weiterhin an seinem Verhalten festhält. Die Bestrafung fällt den Eltern oft schwer, aber leere Drohungen untergraben die Autorität und können das Verhalten des Kindes über längere Zeit sogar verschlimmern.

Manchmal fällt es schwer, ruhig zu bleiben, wenn sich das Kind absichtlich ungezogen benimmt. Aber wütend zu werden nützt gar nichts. Reagieren Sie sofort, ruhig und bestimmt, und schicken Sie das Kind z.B. sofort für ein paar Minuten in sein Zimmer. Auf diese Weise hat jeder von Ihnen Gelegenheit, sich wieder zu beruhigen.

## WENN DAS BENEHMEN ZUM PROBLEM WIRD

Manche Kinder zeigen über Wochen und Monate hinweg Verhaltensweisen, die weit über das normale Maß an »Frechsein« hinausgehen. Ihr Verhalten sprengt jede Grenze akzeptablen Verhaltens – in der Familie, in der Schule und unter Freunden. Für Eltern ist dies eine schwierige Situation. Diese schwere Form unangemessenen Verhaltens wird als Verhaltensstörung bezeichnet *(siehe S. 301)*.

Ein Kind mit einem schwierigen Charakter ist stärker gefährdet, eine Verhaltensstörung zu entwickeln; ebenso Kinder, die Probleme beim Lesen und Schreiben haben, die missbraucht oder gemobbt wurden. Auch Kinder, die hyperaktiv sind und denen es schwer fällt, sich zu konzentrieren und Regeln zu befolgen, entwickeln häufiger Verhaltensstörungen.

In manchen Fällen klingen die Verhaltensstörungen mit zunehmendem Alter und größerer Reife ab – aber nicht bei allen Kindern. Wenn Verhaltensstörungen nicht rechtzeitig behandelt werden, besteht die Gefahr, dass das Kind mit zunehmendem Alter ständig in Prügeleien verwickelt ist und aggressiv, feindselig und provokant wird. Es besteht auch die Gefahr, dass es lügt und stiehlt, ohne dabei Schuldgefühle zu haben.

Teenager mit Verhaltensstörungen können in die Kriminalität abgleiten. Sie gefährden ihre Gesundheit und Sicherheit, z.B. wenn sie mit gestohlenen Autos durch die Gegend rasen oder illegale Drogen konsumieren. Solch dissoziales Verhalten stellt eine große Belastung für die ganze Familie dar. In der Schule findet das Kind keine Freunde, weil es grob und aggressiv ist. Selbst aufgeweckte Kinder können dann schulische Probleme bekommen, weil sie ständig stören. Ein Kind mit einer Verhaltens-

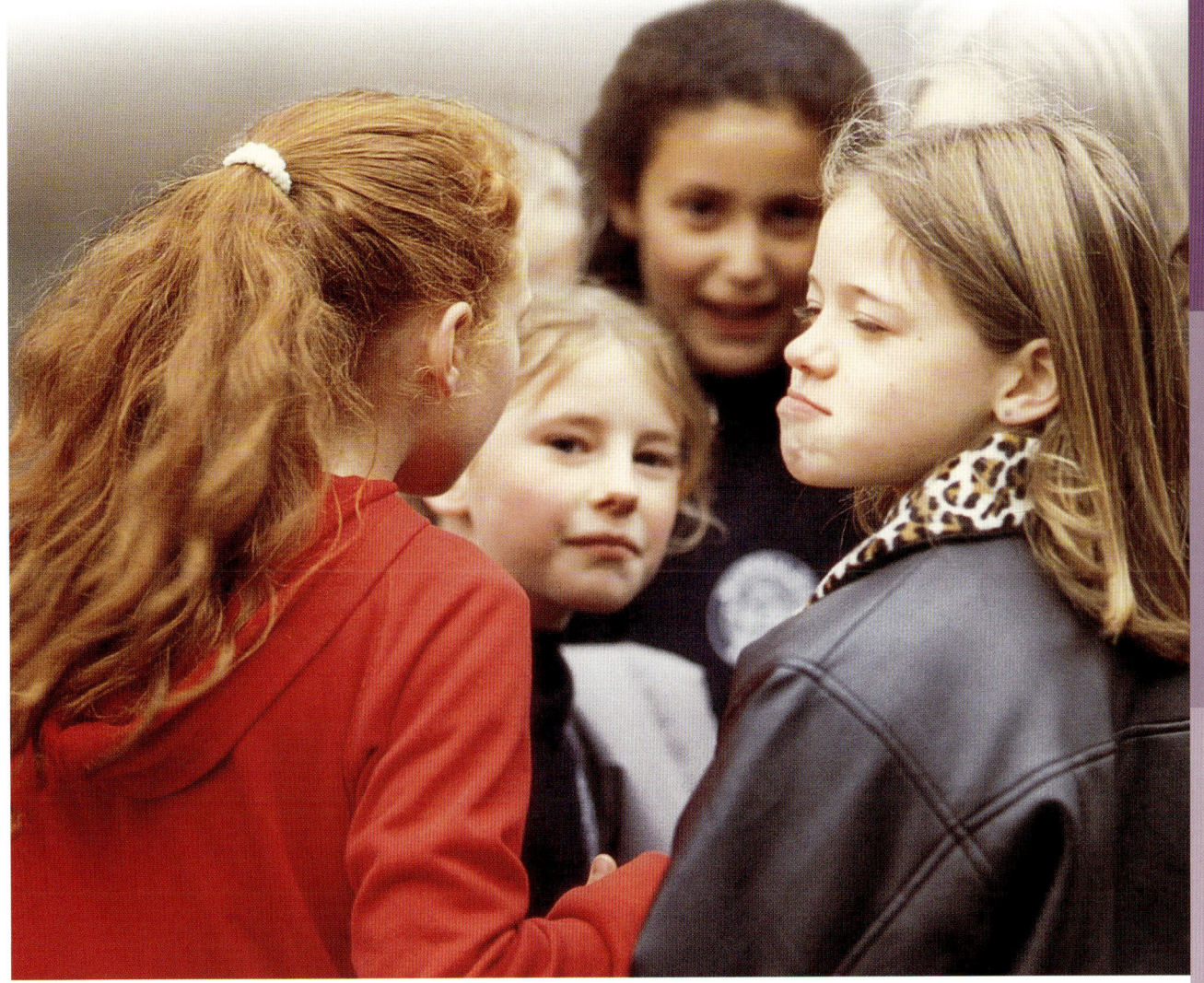

störung mag provokant und lästig wirken, ist innerlich aber sehr schwach. Es fühlt sich wertlos und weiß nicht, wie es sein Verhalten zum Guten verändern kann.

**Das können Sie tun**

Eltern haben durchaus die Möglichkeit, Einfluss auf Verhaltensstörungen zu nehmen. Hilfreich ist eine klare, faire und konsequente Erziehung, aber auch Lob und Belohnung, wenn sich das Kind richtig verhält und an seinem Verhalten arbeitet.

Sie können sich aber auch die Unterstützung von Fachleuten holen. Wenn Sie sich Sorgen über das Verhalten Ihres Kindes machen, sprechen Sie zunächst mit seinem Lehrer. Vielleicht braucht Ihr Kind Nachhilfeunterricht. Empfehlenswert ist es auch, sich an einen Psychologen oder eine Erziehungsberatungsstelle zu wenden. Das sollten Sie auf jeden Fall tun, wenn das auffällige Verhalten Ihres Kindes länger als drei Monate anhält. Oft ist eine spezielle Therapie erforderlich. An der Erziehungsberatungsstelle wird man Sie an die richtige Stelle verweisen. Psychologen und Lehrer werden zunächst versuchen, die Gründe für das Verhalten Ihres Kindes herauszufinden. Sie werden Ihnen praktische Ratschläge geben, wie Sie mit dem schwierigen Verhalten Ihres Kindes fertig werden, und eventuell Therapien vorschlagen, die weiterhelfen können.

»Mit Gleichaltrigen üben Kinder verschiedene Verhaltensweisen in sozialen Situationen ein.«

# MIT KRANKHEIT &
# BEHINDERUNG LEBEN

Die Diagnose einer chronischen Krankheit oder Behinderung bei ihrem Kind ist für die meisten Eltern ein Schock. Sie brauchen Zeit, um sich darauf einzustellen. Sie fühlen sich isoliert und blicken voller Angst in die Zukunft. Doch denken Sie daran: Sie sind nicht allein. Jeden Tag werden viele Kinder mit einer schweren Behinderung oder seltenen Krankheit geboren.

## ERSTE REAKTIONEN

Manche Krankheitsbilder können schon im Mutterleib festgestellt werden, z.B. Herzfehler oder ein genetischer Defekt wie das Down-Syndrom. In anderen Fällen wird die Abnormität erst bei der Geburt diagnostiziert. Auch infolge von Verletzungen oder Infektionen können Behinderungen oder chronische Krankheiten entstehen.

Eltern empfinden bei der Diagnose einer seltenen Krankheit ihres Kindes zunächst Trauer- und Verlustgefühle. Danach folgen oft eine Art Erstarrung und Verdrängung der Wahrheit, schließlich Zorn und Verzweiflung; doch am Schluss steht letztlich die Akzeptanz der Situation. Allmählich stellt sich das Gefühl ein, die Situation meistern zu können, und die Eltern beginnen, für die Zukunft zu planen. Wenn eine lange Zeit der Unklarheit über den Zustand des Kindes vorausging, erleben die Eltern die Diagnose als große Erleichterung, weil nun mit der Behandlung des Kindes begonnen werden kann. In einigen Fällen kann jedoch keine Diagnose gestellt werden. In anderen Fällen ist eine Diagnose zwar möglich, aber es gibt derzeit noch keine spezielle Behandlung für die Erkrankung. Dennoch ist es möglich, Hilfen zu finden, um Ihrem

Kind und sich selbst das Leben zu erleichtern.

Manche Eltern berichten, dass sie in den ersten Monaten sehr unterschiedliche Gefühle gegenüber ihrem behinderten Kind erlebten. Ein gewisses Gefühl der Ablehnung ist normal – das Kind wird viel Zeit und Aufmerksamkeit beanspruchen. Aber diese Gefühle dauern nicht lange an.

Die meisten Familien kommen im Lauf der Zeit gut zurecht. Viele Eltern entwickeln eine Kraft und innere Stärke, die sie sich nie zugetraut hätten. Für manche Eltern bleibt das Leben mit ihrem kranken Kind jedoch ein täglicher Kampf; haben Sie den Mut, sich in diesem Fall um Hilfe zu bemühen, und werten Sie dies nicht als persönliches Versagen.

Oft hilft es den Eltern, wenn Sie sich auf das nächstliegende Problem konzentrieren und sich nicht von der gesamten Situation vereinnahmen lassen. Freuen Sie sich über kleine Erfolge und seien Sie bereit, Enttäuschungen wie Erfolge zu erleben. Wenn Sie eine neue Behandlungsmethode für Ihr Kind ausprobieren, bleiben Sie realistisch: Machen Sie sich nicht zu große Hoffnungen.

Die meisten Menschen in Ihrer Umgebung haben wahrscheinlich keine Erfahrung im Umgang mit kran-

ken oder behinderten Kindern. Es ist fast unvermeidlich, dass Sie immer wieder mit taktlosen Bemerkungen konfrontiert werden. Machen Sie deutlich, dass Ihr behindertes oder krankes Kind ebenso wertvoll ist wie jeder andere Mensch. Stellen Sie klar, dass es ein Recht hat, geliebt und geschätzt zu werden. Andere Menschen werden Ihrem Beispiel folgen.

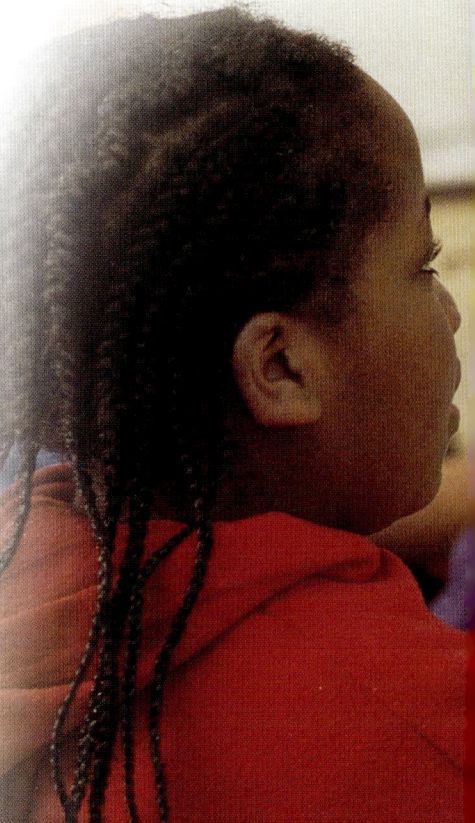

## GESCHWISTER BRAUCHEN UNTERSTÜTZUNG

Eine neue Studie, die das Verhalten von Geschwistern behinderter Kindern untersuchte, ergab, dass die Geschwister mit vielen Schwierigkeiten zu kämpfen haben. Sie werden in der Schule gehänselt oder gemobbt, sie sind oft eifersüchtig, weil ihr Bruder oder ihre Schwester so viel Aufmerksamkeit bekommt, sie leiden darunter, dass die Familie in ihren Unternehmungen eingeschränkt ist, sie leiden oft an Schlafstörungen, sind in der Schule übermüdet und haben Schwierigkeiten bei den Hausaufgaben. Oft ist ihnen das Auftreten ihres Bruders oder ihrer Schwester in der Öffentlichkeit peinlich und sie haben Angst vor den Reaktionen anderer Menschen.

Geschwister bewältigen die Situation am besten, wenn die Eltern die besonderen Bedürfnisse des kranken Geschwisterkindes akzeptieren und es als Persönlichkeit schätzen. Aber natürlich spüren die Geschwister, dass die größte Aufmerksamkeit der Familie dem behinderten Kind gilt und oft keine Zeit für ihre eigenen Bedürfnisse bleibt. Für die Eltern ist es nicht einfach, hier ein Gleichgewicht zu finden, zumal sie selbst oft über die Maßen beansprucht sind.

Die Geschwister sollten die Gelegenheit haben, über die Situation zu sprechen und ihre Gefühle auszudrücken. Spezielle Zeiten, die für die Geschwister reserviert sind, z.B. die Gute-Nacht-Geschichte vor dem Schlafengehen oder eine besondere Unterneh-

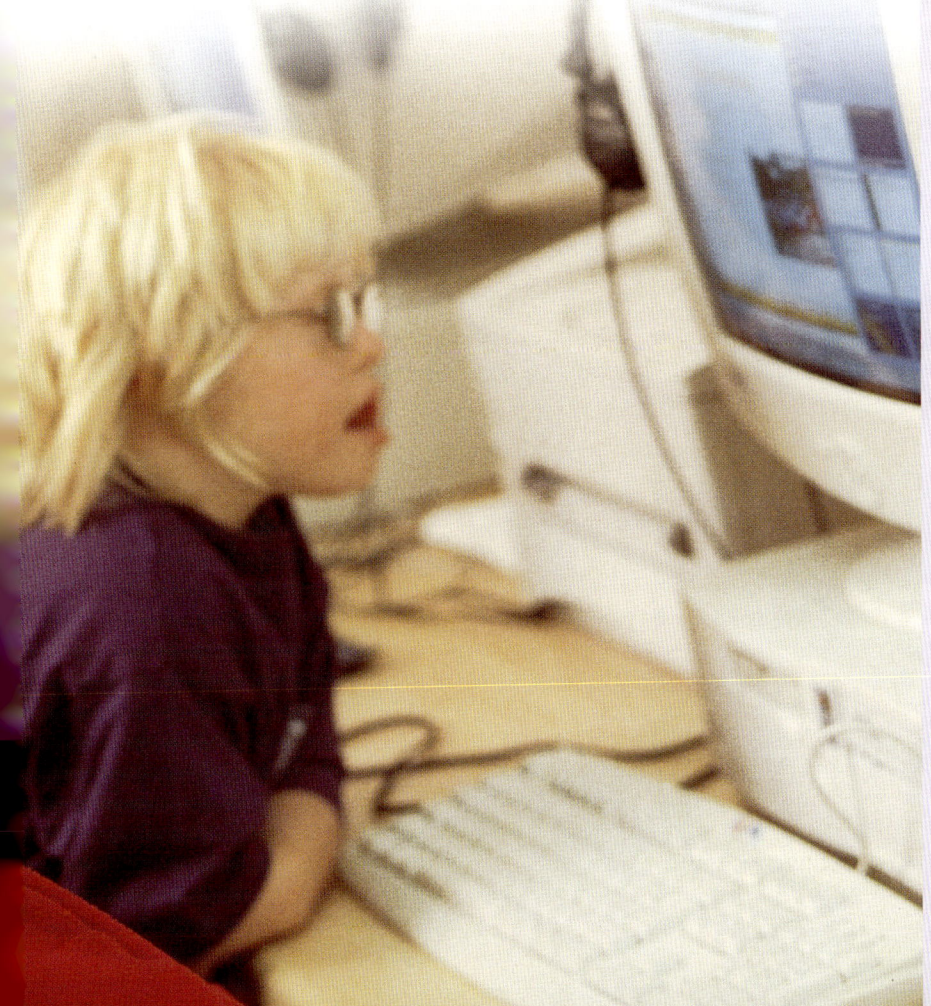

## MÖGLICHE HILFEN

*Vielleicht brauchen Sie und Ihr Kind spezielle Hilfe, Unterstützung oder Informationen. Der Kinderarzt oder das Krankenhaus kann Sie an Fachleute, Beratungsstellen oder Selbsthilfegruppen verweisen.*

**Eine Gemeinde- oder Kinderkrankenschwester,** die Ihnen praktische Ratschläge gibt, wie Sie das Kind zu Hause pflegen, wie Sie es anziehen, ernähren oder Injektionen verabreichen können.

**Die Krankenkasse,** bei der Sie erfahren, für welche Therapien die Kosten übernommen und welche Hilfen finanziert werden.

**Ein Beschäftigungstherapeut,** der Ihrem Kind alltägliche Fertigkeiten, wie sich anzukleiden oder zur Toilette zu gehen, beibringt. Er kann Ihnen auch wichtige Ratschläge geben, welche unterstützenden Hilfsmittel oder Umbauten bei Ihnen zu Hause hilfreich wären.

**Ein Physiotherapeut,** der die Beweglichkeit Ihres Kindes fördert und schmerzlindernde Maßnahmen durchführt. Er kann Ihnen auch viele Tipps geben, z.B. wie Sie Ihr Kind am besten bewegen.

**Ein Kinder- und Jugendpsychiater,** der Ihr Kind bei geistigen Behinderungen oder Verhaltensproblemen betreut.

**Ein Zahnarzt,** wenn die Behinderung Einfluss auf die Zähne des Kindes hat.

**Ein Urologe,** falls Ihr Kind an Inkontinenz leidet. Lassen Sie sich auch über Windeln und andere Hilfsmittel bei Inkontinenz beraten.

**Eine Kinderklinik,** in der das Kind regelmäßig untersucht und sein Entwicklungsstand beurteilt wird; dort können weiterführende Therapien eingeleitet werden.

**Ein Buggy oder Rollstuhl,** wenn Ihr Kind nicht laufen kann.

mung pro Monat, sind wichtig. Auch in der Schule kommen die Geschwisterkinder besser zurecht, wenn die Eltern sich die Zeit nehmen, ihnen zu erklären, was ihrem Bruder oder ihrer Schwester fehlt, und mit ihnen gemeinsam Antworten auf mögliche Fragen von Mitschülern finden.

Freunde und Verwandte können helfen, indem sie Zeit mit den Geschwistern verbringen. In Selbsthilfegruppen können Sie sich mit anderen Eltern austauschen. Es gibt auch spezielle Selbsthilfegruppen für Geschwister von behinderten Kindern.

## WIE DIE GROSSELTERN DIE SITUATION BEWÄLTIGEN

Wenn ein behindertes oder chronisch krankes Kind geboren wird, ist davon die gesamte Großfamilie betroffen – nicht nur die Eltern und Geschwister.

Auch Großeltern können Gefühle wie Zorn, Kummer und Ablehnung erfahren, die denen der Eltern ähnlich sind.

Die Großeltern sind heute infolge der starken Belastung junger Familien durch Berufstätigkeit und finanzielle Zwänge oft in die Erziehung der Enkel eingebunden. Den Großeltern kommt eine noch bedeutendere Rolle zu, wenn ein behindertes Enkelkind geboren wird. Die meisten Großeltern haben jedoch wenig Erfahrung im Umgang mit behinderten Kindern, die früher oft in speziellen Einrichtungen untergebracht wurden. Oft möchten die Großeltern gerne helfen, wissen aber nicht, in welcher Form.

Viele Großeltern glauben, dass sie in ihrer momentanen Lebensphase besonders gut in der Lage sind, ihren Familien Zeit, Aufmerksamkeit und Unterstützung zu schenken. Viele betroffene Großeltern erleben, dass sie der Umgang mit dem behinderten Kind persönlich bereichert. Sie erwer-

ben Verständnis und Kenntnisse im Umgang mit Behinderten. Wichtig dabei ist, dass auch die Großeltern sich ausführlich über das Krankheitsbild des Enkelkindes informieren.

Großeltern spielen auch für die Geschwisterkinder eine wichtige Rolle. Die Großeltern können ihnen ihre Zeit widmen oder sie zu Aktivitäten einladen, auf die sie sonst verzichten müssten. Oft sind auch praktische Hilfsangebote, z.B. bei den Großeltern in Ruhe die Hausaufgaben erledigen zu können, sehr wertvoll. In manchen Regionen gibt es Selbsthilfegruppen für betroffene Großeltern – auch sie profitieren sehr von gegenseitiger Unterstützung.

## DIE RICHTIGE HILFE FINDEN

Wer mit einem kranken oder behinderten Kind lebt, muss sich ständigen Herausforderungen stellen. Bei einer Berufstätigkeit beider Eltern kann auch die Frage der Betreuung des Kindes ein

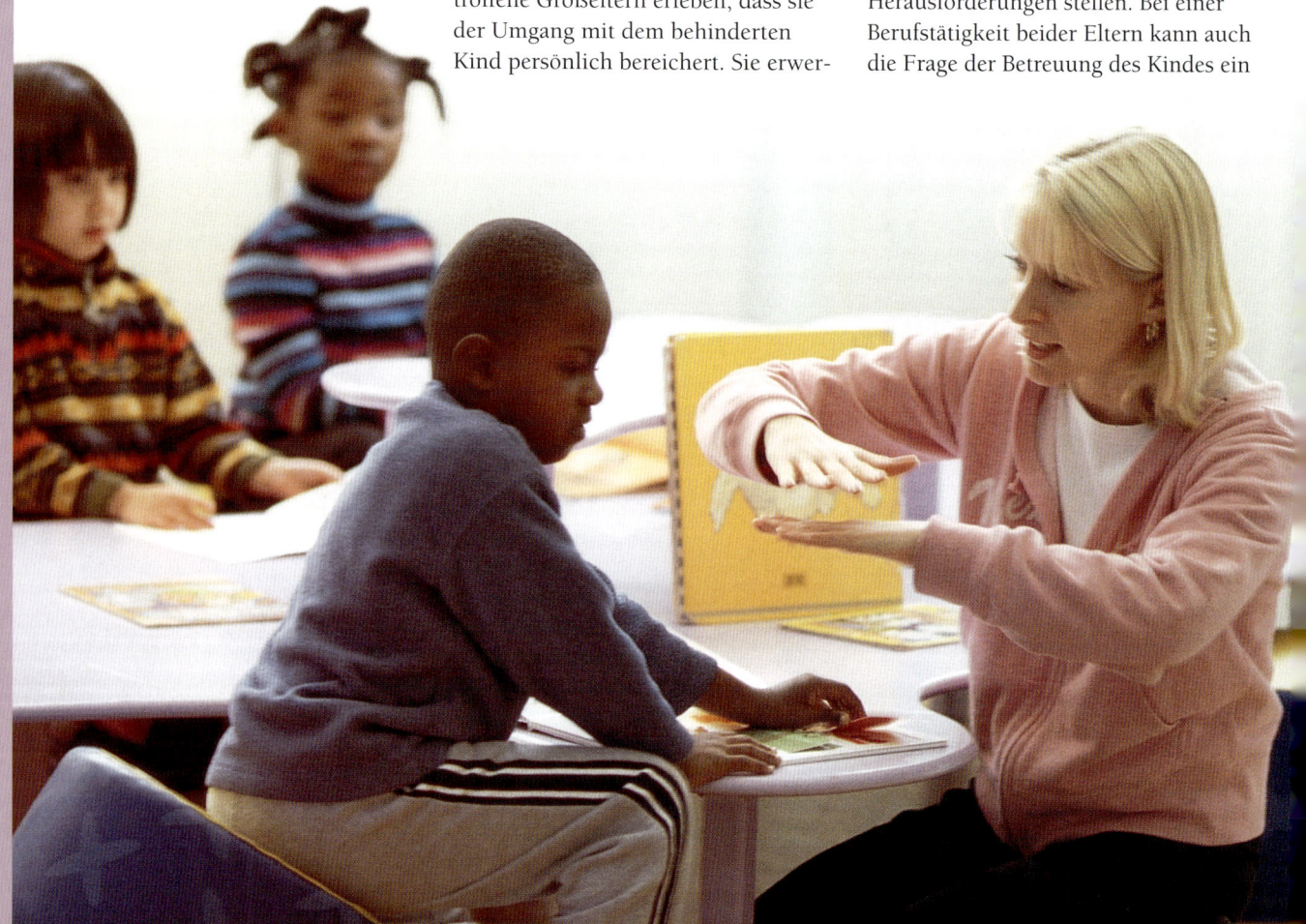

Problem darstellen. Alleinerziehende benötigen Hilfe von der Familie, von Freunden, Fachpersonal oder Organisationen. Es gibt spezielle Gesetze sowie Richtlinien der Krankenkassen, die den Eltern eines behinderten Kindes Unterstützung bei der Pflege und Erziehung zusichern.

Der erste Schritt besteht in der Einschätzung, welche Hilfen benötigt werden. Dazu sind ärztliche Atteste erforderlich. Das Jugendamt kann einbezogen werden. Auch die besonderen medizinischen Bedürfnisse Ihres Kindes werden beachtet und es wird berücksichtigt, was Ihr Kind für seine Entwicklung braucht, welche Hilfsmittel es für seine spezielle Behinderung benötigt und welche weiteren Fördermöglichkeiten es gibt.

Zu den Angeboten gehören der Anspruch auf praktische Hilfe im Haushalt, Mutter-Kind-Kuren oder andere Erholungskuren, Erziehungshilfen, Transporthilfen, Ansprüche auf häusliche Umbauten, Zuschüsse zur Ernährung und Gebührennachlass oder -befreiung von Fernseh- und Telefongebühren (siehe auch »Hilfreiche Adressen«, S. 344).

Behörden, Ämter und Krankenkassen bieten unter Umständen auf Antrag weitere Hilfen an, z.B. Beratung, Wäschehilfe oder finanzielle Unterstützung in besonderen Situationen. Sorgen Sie dafür, dass Sie in regelmäßigen Abständen auch ohne Ihr Kind ein paar Tage ausspannen können. Ohne gelegentliche Auszeiten sind Sie bald erschöpft. In dieser Zeit kann Ihr Kind zu einer Pflegemutter kommen oder zu Hause von einer Krankenschwester betreut werden. Sprechen Sie mit Ihrer Krankenkasse darüber. Ihrem Kind schadet ein solcher »Kurzurlaub« nicht. Es bekommt währenddessen Kontakt zu anderen Menschen und sammelt neue Erfahrungen.

## AUSBILDUNG & BEHINDERUNG

Eine Ihrer Hauptsorgen gilt sicherlich der Ausbildung Ihres Kindes. Wenn Ihr Kind eine chronische Krankheit hat, kann es normalerweise die Regelschule besuchen. Sprechen Sie mit dem Kinderarzt, dem Schulleiter und dem Klassenlehrer, welche besonderen Maßnahmen getroffen werden müssen. Ist die regelmäßige Einnahme von Medikamenten erforderlich, informieren Sie Lehrer und Schulleitung darüber und legen der Schule eine schriftliche Anleitung vor. Informieren Sie die Lehrer, wann und wie die Medizin eingenommen werden muss.

Wenn Ihr Kind neben seiner Behinderung unter einer Lernbehinderung leidet, ist der Besuch des normalen Kindergartens oder der Regelschule vielleicht dennoch möglich, wenn das Kind zusätzliche Betreuung und Förderung erhält.

Bei einer stärkeren intellektuellen Beeinträchtigung sollte Ihr Kind eine Förderschule besuchen. Sie haben die Möglichkeit, Ihrem Kind zusätzlich eine Einzelförderung zukommen zu lassen; wegen der Übernahme der Kosten sollten Sie sich mit der Krankenkasse beraten. Fragen Sie auch beim Sozialamt nach bezahlten Einzelfördermöglichkeiten für Ihr Kind. Auch bei entsprechenden Selbsthilfegruppen werden Sie weitere Informationen und Hilfe erhalten.

Oft werden Kinder mit einer Körper- oder Lernbehinderung von klein auf, zumindest in Tagespflege, in speziellen Einrichtungen betreut. Hier erhalten sie individuelle Förderung. Die Entscheidung, ob ein Kind in einer solchen Einrichtung betreut werden soll, sollte unter Berücksichtigung der speziellen Bedürfnisse und Entwicklungsmöglichkeiten des Kindes getroffen werden.

## SPIELMÖGLICHKEITEN FÜR BEHINDERTE KINDER

**Das Spiel nimmt eine wichtige Rolle in der Entwicklung jedes Kindes ein und fördert alle seine Fähigkeiten.** Es bietet auch eine gute Möglichkeit für Ihr Kind, mit anderen Kindern zusammen zu sein. Für behinderte Kinder gibt es meist wenig öffentliche Spielmöglichkeiten. Aber die Situation scheint sich allmählich zu verbessern. Viele Organisationen und Verbände bemühen sich mittlerweile, mehr Spielmöglichkeiten für behinderte Kinder zu schaffen.

**Überlegen Sie, welche Aktivitäten für Ihr chronisch krankes oder behindertes Kind interessant sein könnten.** Vielleicht möchte Ihr Kind an einer Gruppe teilnehmen. Manche Schulen bieten nachmittags verschiedene Freizeitaktivitäten und Projekte an. Informieren Sie sich dort auch über Aktivitäten, die von Sportklubs oder anderen Vereinen angeboten werden.

**Informationen über die Spiel- und Beschäftigungsmöglichkeiten in Ihrer Nähe erhalten Sie auch hier:**

• Regionale Freizeitzentren, Sportklubs oder kommunale Einrichtungen
• Büchereien (manche bieten das ganze Jahr über Aktivitäten für Kinder an)
• Spezielle Spiel- und Freizeiteinrichtungen in Ihrer Nähe. (manchmal gibt es spezielle Angebote für Kinder mit Besonderheiten und Behinderungen), Spielgruppen, Abenteuerspielplätze
• Freiwillige Organisationen und private Verbände bieten auch häufig spezielle Freizeit- und Spielmöglichkeiten für behinderte Kinder an.
• Verbände und Selbsthilfegruppen für bestimmte Erkrankungen bieten häufig ein umfangreiches Freizeit- und Sportprogramm für Kinder und ihre Familien an.

# EINSCHULUNG

Zur Schule gehen bedeutet viel mehr als »nur« zu lernen. Auch soziale Fähigkeiten erwerben Kinder hauptsächlich in der Schule. Die Einschulung markiert zudem einen großen Schritt in Richtung Unabhängigkeit. Die Eingewöhnung fällt Ihrem Kind leichter, wenn es grundlegende alltägliche Verrichtungen selbstständig beherrscht und sich zu benehmen weiß. Es muss allein zur Toilette gehen, zuhören und abwarten können.

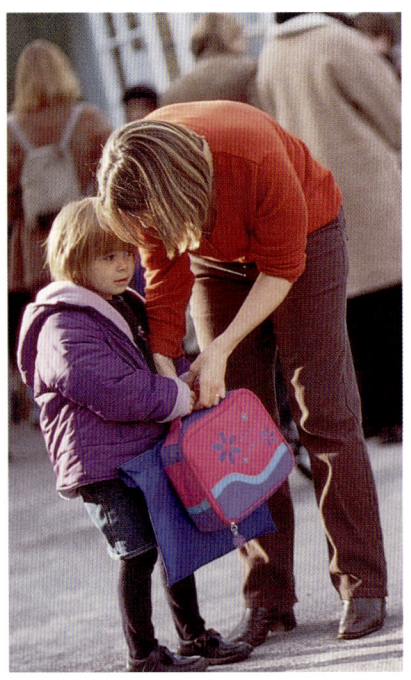

## DAS KIND AUF DIE SCHULE VORBEREITEN

Bereiten Sie Ihr Kind möglichst früh auf die Schule vor. Für einen erfolgreichen Schulbesuch sind ein breiter Wortschatz und eine gute Ausdrucksfähigkeit von vorrangiger Bedeutung. Lesen Sie Ihrem Kind von klein auf viel vor. Das fördert sein Sprachverständnis, erweitert seinen Wortschatz und bereitet Ihnen beiden außerdem viel Freude. Reservieren Sie eine bestimmte Zeit für das Vorlesen, z.B. eine halbe Stunde vor dem Schlafengehen, und behalten Sie dieses Ritual bei, wenn das Kind älter wird.

Auch in einer Spielgruppe oder im Kindergarten wird Ihr Kind auf die Schule vorbereitet. Achten Sie aber darauf, dass dort das Spielen im Vordergrund steht. Hier sollte Ihr Kind lernen, mit anderen Kindern umzugehen und gemeinsam Spaß zu haben.

### Die Schule kennen lernen

Im letzten halben Jahr vor der Einschulung sollten Sie mit Ihrem Kind immer wieder über diesen neuen Lebensabschnitt sprechen. Es gibt auch Bilderbücher zu diesem Thema, die Sie gemeinsam anschauen können. Viele Schulen bieten Besuchszeiten an, damit sich die »Neuen« die Einrichtung anschauen können, ihr Klassenzimmer und oft auch schon die Lehrer kennen lernen können. Oft werden solche Schnupperbesuche auch vom Kindergarten organisiert. Erklären Sie Ihrem Kind, wie ein Schultag verläuft; zeigen Sie ihm, wo die Toilette und die Turnhalle sind. Bei der Führung durch die Schule sollte auch die Möglichkeit bestehen, Fragen zu stellen.

Wenn bei Ihrem Kind besondere Umstände berücksichtigt werden müssen, z.B. eine Allergie oder eine andere Beeinträchtigung, informieren Sie vorab schriftlich den Klassenlehrer und die Schulleitung. Wenn erforderlich, sollten Sie sich auch nach der medizinischen Betreuung und Ausstattung an der Schule erkundigen.

### Die ersten Tage

Bereiten Sie am Abend vor dem ersten Schultag alles vor, damit Ihr Kind sich gut vorbereitet fühlt. Legen Sie seine Kleidung zurecht und stellen Sie den gepackten Schulranzen bereit. Behalten Sie diese Gewohnheit während der ersten Wochen bei. Später sollte Ihr Kind seine Sachen selbst für den nächsten Tag vorbereiten.

Ihre eigene Einstellung zur Schule spielt für das Kind eine große Rolle. Wenn Sie der Schule gegenüber positiv eingestellt sind, wird sich auch Ihr Kind auf die Schule freuen. Wenn Sie Ihrem Kind vermitteln, dass es in der Schule erfolgreich sein wird, entwickelt es Selbstvertrauen. Wenn Sie jedoch ängstlich wirken, entmutigen Sie es und es wird selbst Angst vor der Schule haben.

»Wenn Sie der Schule gegenüber positiv eingestellt sind, wird sich auch Ihr Kind auf die Schule freuen.«

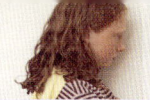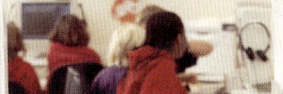

Am wichtigsten ist es, dass Ihr Kind schnell Freunde findet. Laden Sie Klassenkameraden, die Ihr Kind mag, zu sich ein. Machen Sie sich keine Gedanken, wenn Ihr Kind nicht sofort von seinen Erlebnissen in der Schule erzählt. Es braucht Abstand und wird später darüber berichten.

## DIE SCHULLEISTUNGEN

Es gibt immer wieder Phasen in der Entwicklung Ihres Kindes, in denen es Ihnen Sorgen bereitet. Wenn es z.B. mit acht Jahren noch nicht flüssig lesen kann, sollten Sie mit seinem Klassenlehrer sprechen.

Denken Sie aber daran, dass die meisten Kinder durchschnittlich begabt sind. Höherbegabung ist eher die Ausnahme als die Regel. Sie sollten auch bedenken, dass Mädchen in der Schule oft besser sind als Jungen.

Mädchen verfügen in der Regel über ein besseres Sprachverständnis und Ausdrucksvermögen als Jungen. An weiterführenden Schulen holen

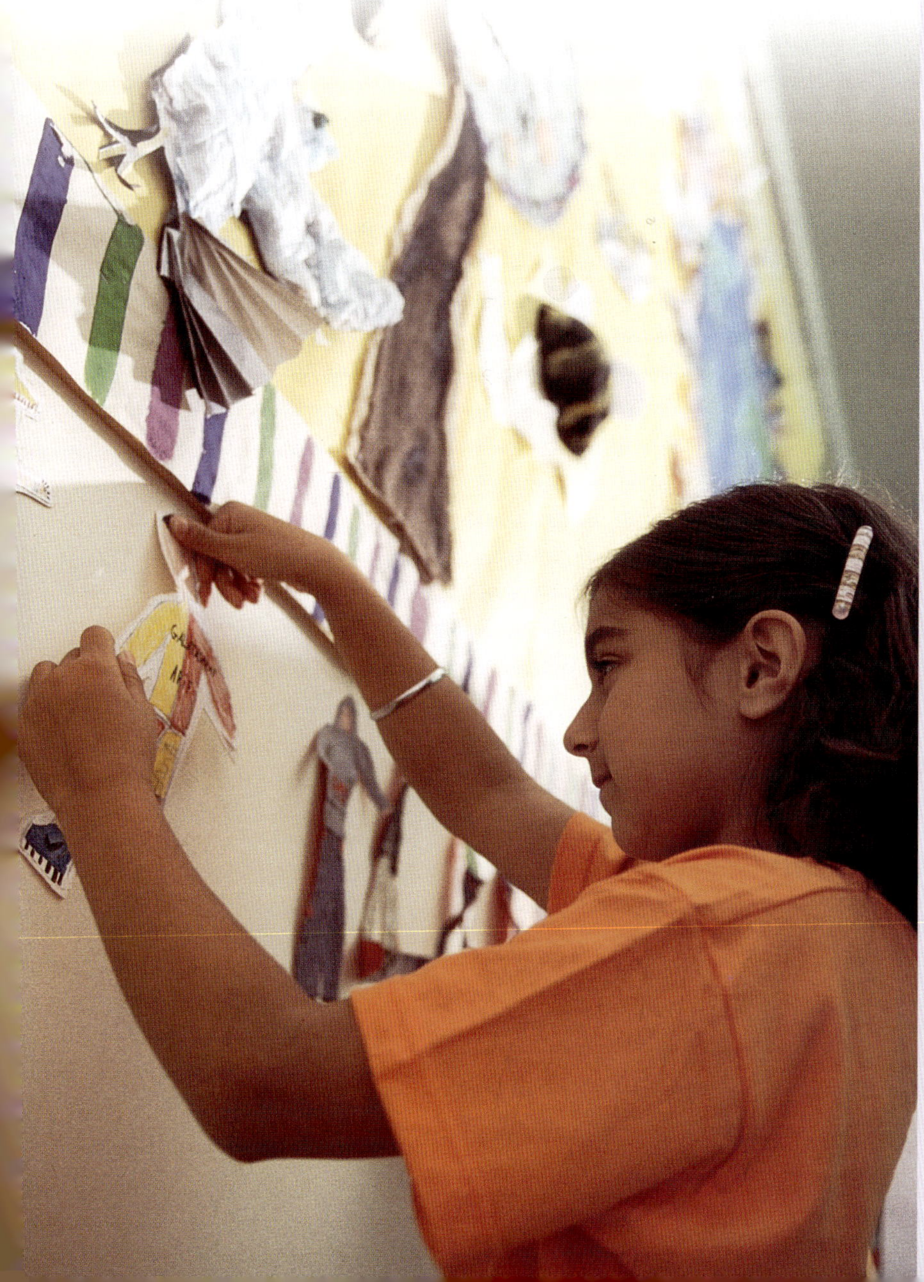

## KINDER, DIE ZUSÄTZLICHE FÖRDERUNG BENÖTIGEN

**Wenn Sie feststellen, dass Ihr Kind mit seinen Schulleistungen in allen Fächern zurückbleibt oder wenn ein spezielles Problem auftaucht, z.B. beim Lesen, sollten Sie nicht zögern, professionelle Hilfe in Anspruch zu nehmen.** Sprechen Sie zunächst mit dem Klassenlehrer, wie er die Leistungen Ihres Kindes einschätzt und welche Maßnahmen er vorschlägt. Lassen Sie dann beim Kinderarzt überprüfen, ob es körperliche Ursachen gibt, z.B. Hör- oder Sehfehler. Liegt das Sprachvermögen Ihres Kindes deutlich unter dem Durchschnitt, werden Sie an einen Logopäden überwiesen. Danach kann von allen Beteiligten ein spezielles Förderprogramm ausgearbeitet werden, um die Defizite auszugleichen. Ziel ist, dass das Kind sein gesamtes Potenzial entfalten kann. Dazu können Förderkurse in der Schule wie auch eine Einzelförderung nötig sein.

**Zusätzliche Förderung sollte möglichst nicht zu einer Dauereinrichtung werden, sondern nur dazu dienen, akute Schwierigkeiten und Probleme zu überwinden.** In den folgenden begründeten Ausnahmen sollte ein Kind zusätzlichen Förderunterricht erhalten:
• Bei Anfangsschwierigkeiten nach dem Übertritt in eine andere Schulart.
• Wenn Grundkenntnisse in einem Fach fehlen und das Kind keine Chance hat, Anschluss zu finden.
• Bei besonderen Problemen innerhalb der Familie, wie Umzug, Scheidung oder Todesfall, kann ein Kind in seinen Leistungen stark nachlassen und braucht zeitweilig zusätzliche Förderung.
• Bei großen Schwierigkeiten in einem einzelnen Fach oder nach längerer Krankheit kann es notwendig werden, dass Ihr Kind über einen längeren Zeitraum zusätzliche Förderung erhält. Sprechen Sie in jedem Fall vorher mit dem Lehrer; er weiß am besten, ob zusätzlicher Unterricht notwendig ist.

»Vergleichen Sie Ihr Kind nicht mit anderen ... Schauen Sie auf die Dinge, die es kann und die ihm Freude bereiten, machen Sie ihm Mut und loben Sie es.«

Jungen diesen Vorsprung oft auf. Kinder ehrgeiziger Eltern haben es in der Schule häufig schwer. Unter Umständen sind sie nicht so begabt, wie ihre Eltern wünschten, und sie spüren, dass sie die elterlichen Erwartungen nicht erfüllen können. Kinder geraten unter großen Stress, wenn von ihnen Leistungen erwartet werden, die sie nicht erbringen können.

Bemühen Sie sich, Ihr Kind nicht zu überfordern. Wenn Ihr Kind in den ersten Schuljahren aufmerksam ist, Lesen und Schreiben lernt und die Grundrechenarten erwirbt, brauchen Sie sich wegen seiner schulischen Entwicklung keine Sorgen zu machen.

Dennoch ist man immer wieder versucht, Vergleiche mit anderen Kindern anzustellen. Einige Kinder sind besser im Zeichnen oder Schreiben, andere können sich gewandt ausdrücken oder sind besonders sportlich. Schauen Sie auf die Dinge, die Ihr Kind kann und die ihm Freude bereiten, machen Sie ihm Mut und loben Sie es.

Wichtig ist allerdings, dass Ihr Kind nicht nur in den Bereichen aktiv ist, in denen seine Stärken liegen, sondern dass Sie es anspornen, sich auch in schwächeren Bereichen zu bemühen. Wenn Sie den Eindruck haben, dass Ihr Kind mehr leisten könnte, vertrauen Sie auf dieses Gefühl. Als Eltern kennen Sie Ihr Kind am besten. Grundschüler sind normalerweise sehr lernwillig; vielleicht steckt hinter der mangelnden Leistungsbereitschaft ein tiefer liegendes Problem. Sprechen Sie mit dem Klassenlehrer Ihres Kindes.

Wenn Sie den Eindruck haben, dass Ihr Kind in der Schule nicht ausgelastet ist, bieten Sie zu Hause Zusatzangebote an. Anspruchsvollere Bücher können seine Sprachfähigkeit verbessern und sein Denkvermögen anregen. Einfache Brettspiele, wie Mensch-ärgere-dich-nicht, Halma oder Mühle, fördern die mathematischen Fähigkeiten, ebenso wie Kartenspiele, z.B. »17 und 4«.

Integrieren Sie Mathematik und den Umgang mit Zahlen in das alltägliche Leben. Lassen Sie Ihr Kind z.B. beim Einkaufen bezahlen. Kochen Sie gemeinsam und lassen Sie Ihr Kind die Zutaten abwiegen. Auf diese Art und Weise lernt ein Kind sehr viel nachhaltiger als aus einem Schulbuch.

### WENN IHR KIND NICHT ZUR SCHULE WILL

Manchmal dauert es mehrere Monate, bis sich ein Kind an den Schulbesuch gewöhnt hat. Lassen Sie Ihrem Kind Zeit und erwarten Sie zu Anfang nicht zu viel von ihm. Wenn das Kind sehr unglücklich wirkt, sprechen Sie mit seinem Lehrer. Vielleicht gibt es Möglichkeiten, die Eingewöhnung zu erleichtern. Manchmal hilft es, wenn sich ein Kind mit einem älteren Schulkameraden anfreundet, der sich schon gut auskennt.

Wenn Sie ein oder zwei Kinder aus der Klasse Ihres Kindes zu sich einladen, stärkt dies ebenfalls das Ver-

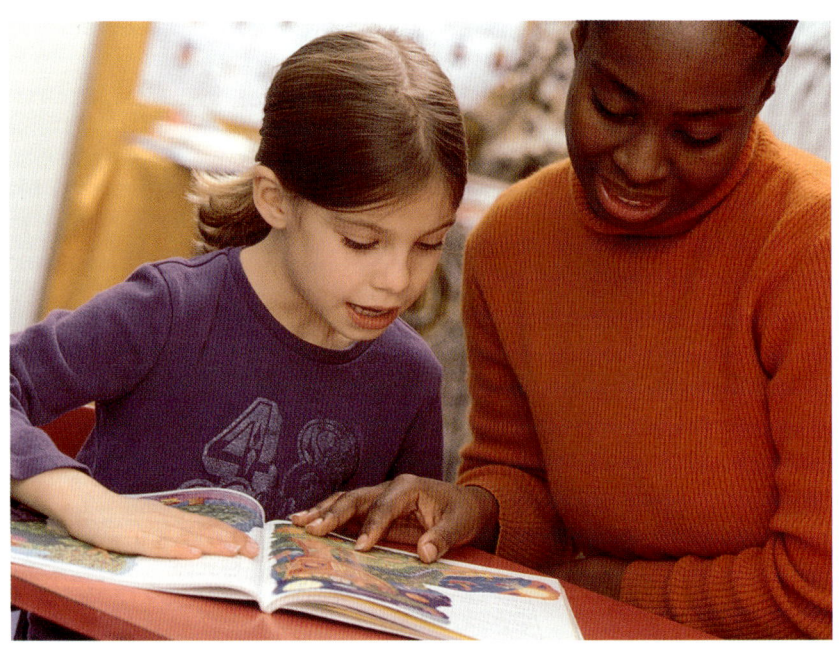

trauen und Selbstwertgefühl Ihres Kindes. Nach spätestens sechs Monaten sollte sich das Kind in der Schule eingewöhnt haben. Geht es weiterhin nur widerwillig zur Schule, gibt es vielleicht einen ernsthaften Grund dafür. Sprechen Sie mit dem Lehrer. Eventuell müssen Sie sich auch an einen Schulpsychologen wenden.

### Ältere Kinder

Ältere Kinder erfinden manchmal Ausreden, um nicht zur Schule gehen zu müssen. Das Kind klagt vielleicht über Kopfschmerzen. Es sagt, dass es sich krank fühlt, obwohl es ihm eindeutig gut geht. Wenn Sie ihm erlauben, zu Hause zu bleiben, sollten Sie ihm nicht zu viel Aufmerksamkeit schenken. Wenn es ihm gut geht, wird es dann bestimmt lieber wieder in die Schule gehen.

Ist Ihr Kind bisher gern in die Schule gegangen und weigert sich plötzlich, hat es sicher Sorgen, die es bedrücken. Vielleicht kommt es mit einem Lehrer nicht zurecht oder es wird von Mitschülern schikaniert. Wenn Ihr Kind in der Schule bedrückt wirkt, auf dem Schulweg weint und morgens nicht aufstehen will, sollten Sie die Sache ernst nehmen. Mobbing unter Schülern ist ein schwerwiegendes Problem (*siehe S. 151*).

Sprechen Sie mit dem Klassenlehrer und gegebenenfalls mit dem Schulpsychologen. Sprechen Sie mit dem Kind über jede einzelne Schulstunde und jedes Fach. Fragen Sie das Kind, ob es sich neben einen bestimmten Klassenkameraden setzen möchte. Betonen Sie die Stärken des Kindes, z.B.: »Du bist so gut in Deutsch.« Fragen Sie den Lehrer, ob das Kind ein Kuscheltier oder ein Spielzeug mit in die Schule nehmen darf.

Manche Kinder empfinden einen sehr starken Leistungsdruck. Überlegen Sie, ob Sie zu hohe Erwartungen

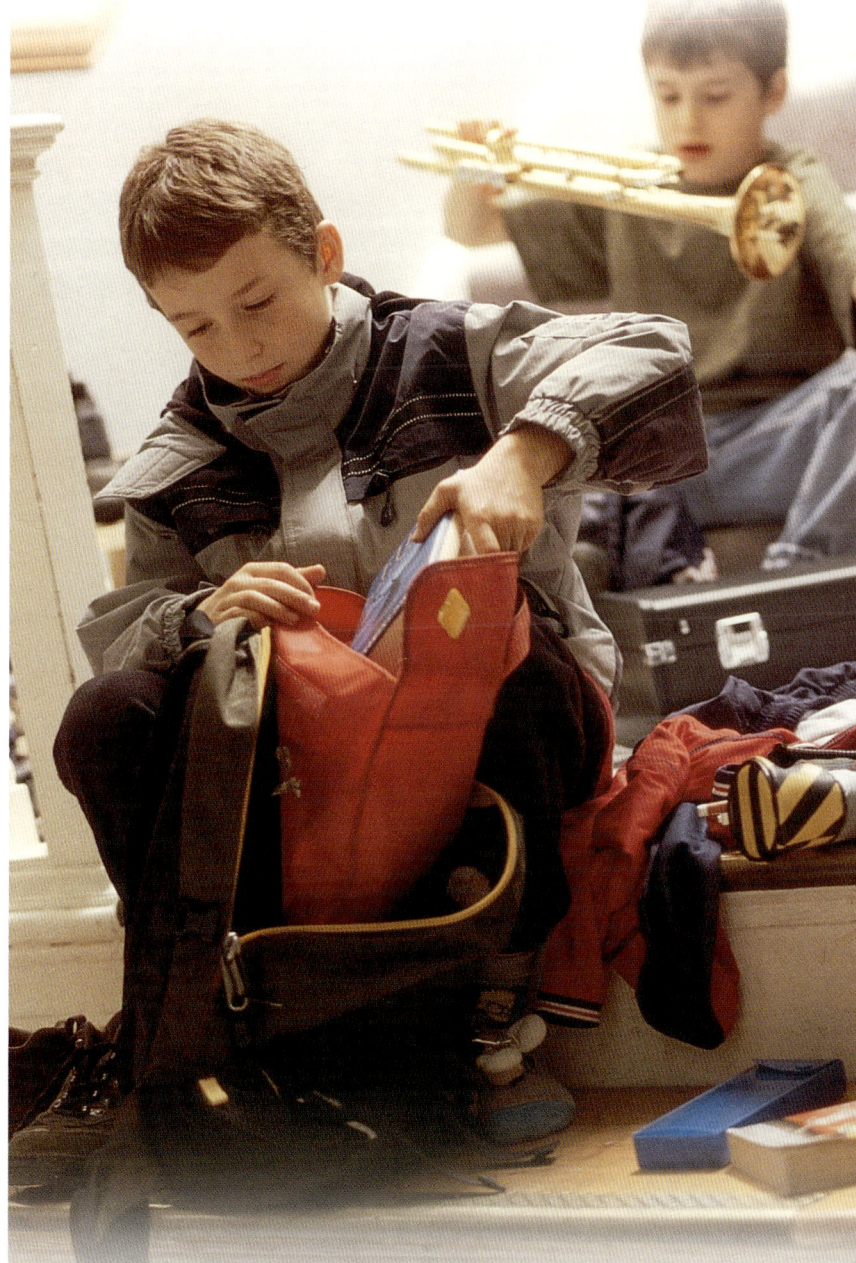

an Ihr Kind stellen. Achten Sie darauf, dass täglich genügend Zeit für nicht leistungsorientierte Aktivitäten bleibt.

### BEGABTE KINDER FÖRDERN

Wenn Ihr Kind überdurchschnittlich begabt ist, benötigt es zusätzliche Herausforderungen, um sein Potenzial entfalten zu können.

Lehrer erleben immer wieder, dass besonders begabte Kinder in der Schule gelangweilt und frustriert sind, weil das Unterrichtstempo für

sie zu langsam ist. Nicht selten entwickelt sich ein betroffenes Kind zum Störenfried. Dennoch ist das Überspringen einer Klasse nicht immer eine Lösung. Das Kind ist vielleicht sozial oder emotional noch nicht so reif wie die älteren Kinder. Sinnvoller ist es oft, das Kind im bestehenden Klassenverband durch zusätzliche Aufgaben zu fördern.

Auch Kinder, die besondere Leistungen in Sport, Musik oder Kunst erbringen, gelten als hoch begabt. Vie-

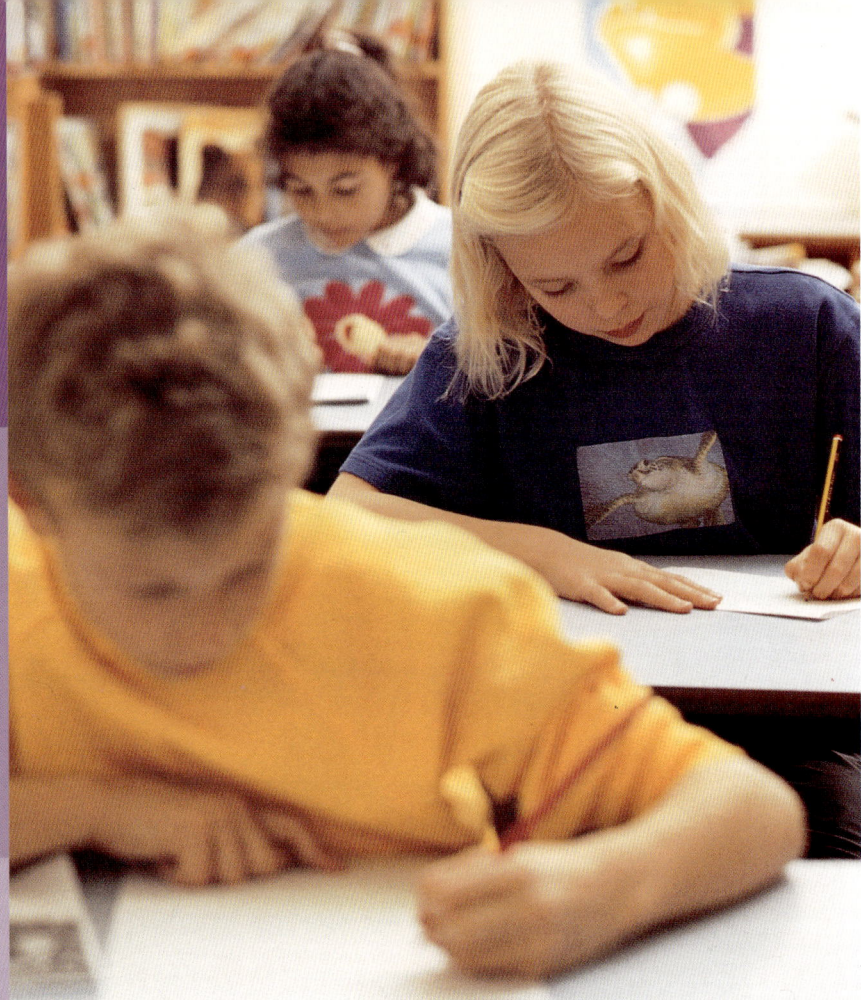

lerorts gibt es inzwischen Vereinigungen, die hoch begabte Kinder fördern. Auch Selbsthilfegruppen bieten vielfältige Kurse an. Auch an Schulen gibt es zunehmend spezielle Fördermaßnahmen. Sie sollten Ihr überdurchschnittlich begabtes Kind aber auch zu Hause fördern. Einem musikalisch begabten Kind ermöglichen Sie z.B. Instrumentalunterricht, nehmen es mit zu Konzerten und hören sich gemeinsam Musiksendungen im Radio an.

## KLASSENARBEITEN, PRÜFUNGEN UND NOTEN

Heute werden mehr Klassenarbeiten und Tests geschrieben als jemals zuvor. Das bedeutet für Kinder, Lehrer und auch Eltern eine große Belastung.

### So können Sie Ihr Kind unterstützen

Klassenarbeiten, Prüfungen und Tests sind Stresssituationen, in denen auch

Kinder versagen können, die sich gut vorbereitet haben. Erwachsene erleben das Gleiche bei Vorstellungsgesprächen oder wichtigen Präsentationen: Die gründlichste Vorbereitung scheint keinerlei Spuren im Gedächtnis hinterlassen zu haben, kein Satz kommt wie geplant über die Lippen, die Lösung ist entfallen und erst wenn alles vorüber ist, fällt es einem wieder ein.

Ein möglichst gelassener Umgang mit Klassenarbeiten und Noten ist das Wichtigste, was Eltern ihren Kindern in dieser Situation an Unterstützung bieten können. Kinder, die sicher sein können, dass eine verpatzte Klassenarbeit zu Hause kein Drama bedeutet, werden weniger verkrampfen.

Sie können Ihrem Kind aber auch bei der Vorbereitung helfen, indem Sie ihm sinnvolle Arbeitstechniken vermitteln. Achten Sie darauf, dass Ihr Kind nicht erst kurz vor einer Arbeit zu lernen beginnt. Wer erst zwei Tage

vorher beginnt, hat unweigerlich das Gefühl, nicht ausreichend vorbereitet zu sein. Erklären Sie Ihrem Kind, dass es bei schriftlichen Arbeiten immer mit der leichtesten Aufgabe beginnen soll. Das Erfolgserlebnis, eine Aufgabe gelöst zu haben, hilft, die übrigen Aufgaben besser zu bewältigen. Das Kind sollte auch lernen, sich die Zeit einzuteilen. Wenn es für eine Aufgabe keine Lösung findet, sollte es sich den anderen zuwenden und erst zum Schluss zur ungelösten Aufgabe zurückkehren.

## PROBLEME MIT FREUNDEN ODER LEHRERN

Immer wieder wird Ihr Kind in seiner Schulzeit einen Lehrer haben, den es nicht mag. Doch es muss lernen, sich auf solche Situationen einzustellen. Sprechen Sie mit Ihrem Kind darüber, wie wichtig es ist, im Leben auch mit unterschiedlichen Menschen zurechtzukommen, und machen Sie ihm Vorschläge, wie es die Situation bewältigen kann. Besser ist es, wenn Sie nicht direkt eingreifen, sondern das Kind sein Problem selbst lösen lassen.

Es wird auch immer wieder Phasen geben, in denen Ihr Kind mit seinen Freunden Probleme hat. Wenn Sie bemerken, dass Ihr Kind von Mitschülern schikaniert wird, sollten Sie das ernst nehmen (*siehe S. 151*). Wenn eine Freundschaft Ihres Kindes eine schwierige Phase durchläuft, überlegen Sie, wie Sie helfen können. Vielleicht können Sie die Freunde zu sich nach Hause einladen oder Sie schlagen Ihrem Kind und seinen Freunden eine gemeinsame Unternehmung nach der Schule vor.

## MOBBING

Leider sind Gewalt und Mobbing heutzutage an Schulen keine Seltenheit. Es muss sich dabei nicht unbedingt um körperliche Gewalt in Form von Treten, Schlagen o.Ä. handeln.

Weitaus häufiger sind emotionale und soziale Formen der Schikane, wie Beschimpfen, Verspotten, Gerüchte verbreiten, ständige Hänseleien oder völliges Ausgrenzen. Diese Formen des Mobbing sind schwieriger nachzuweisen und zu überwinden. Anhaltendes Mobbing kann bei betroffenen Kindern zu Depressionen, geringem Selbstwertgefühl, Schüchternheit, schlechten schulischen Leistungen und Isolation führen.

Wenn Sie befürchten, dass Ihr Kind auf diese Weise schikaniert wird, sollten Sie die Sache ernst nehmen. Halten Sie die Fakten schriftlich fest und fragen Sie das Kind, was genau passiert ist. Sprechen Sie mit dem Klassenlehrer, dem Schulleiter und der Pausenaufsicht. An der Schule sollten Maßnahmen für den Umgang mit Gewalt existieren. Wird Ihr Kind auch körperlich bedroht, üben Sie mit ihm bestimmte Verhaltensweisen ein, z.B. laut »Nein!« rufen, selbstsicheres Auftreten oder Weglaufen. Erfolgen die Angriffe auf Ihr Kind auf dem Schulweg, begleiten Sie das Kind oder sorgen Sie dafür, dass die Täter in der Schule zurückgehalten werden, bis die anderen Kinder zu Hause sind.

Wenn Ihr Kind ausgelacht und ausgegrenzt wird, raten Sie ihm zunächst, den Kindern, die es belästigen, nach Möglichkeit aus dem Weg zu gehen. Ermutigen Sie Ihr Kind, Freundschaften mit anderen Kindern zu schließen. Sagen Sie Ihrem Kind, dass es die Beschimpfungen und Hänseleien ignorieren soll, weil die anderen dann das Interesse verlieren.

## WENN IHR KIND DER TÄTER IST

Wenn Sie feststellen müssen, dass Ihr Kind ein anderes Kind drangsaliert, sollten Sie Ruhe bewahren. Sprechen Sie mit Ihrem Kind und schreiben Sie die Zwischenfälle auf. Sprechen Sie auch mit dem Klassenlehrer und der Schulleitung. Erklären Sie Ihrem Kind, warum sein Verhalten falsch ist. Versichern Sie ihm, dass Sie es immer noch lieben, aber machen Sie deutlich, dass Sie sein Verhalten nicht akzeptieren können. Ein Belohnungssystem kann einen Anreiz für richtiges Verhalten bieten. Wenn Ihr Kind sein Fehlverhalten nicht einsieht und dann aufgibt, sollten Sie einen Kinder- und Jugendpsychotherapeuten aufsuchen.

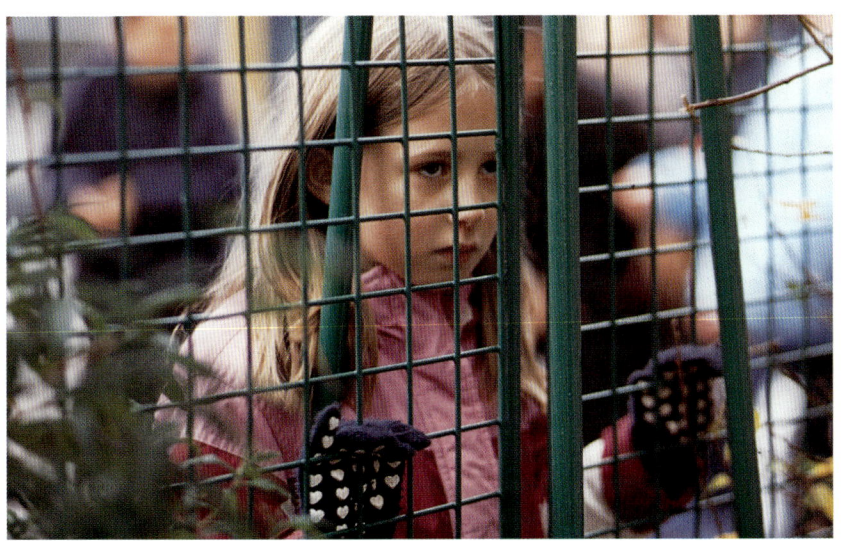

## ANZEICHEN FÜR MOBBING

*Folgende Anzeichen können auf Mobbing und Gewaltanwendung hinweisen. Ihr Kind:*

**hat Angst** vor dem Schulweg oder nimmt einen anderen Weg.

**weigert sich,** mit dem Schulbus zu fahren.

**bittet, zur Schule gefahren** zu werden.

**weigert sich,** zur Schule zu gehen.

**fühlt sich morgens** regelmäßig krank.

**schwänzt** die Schule.

**lässt in** seinen schulischen Leistungen stark nach.

**kommt regelmäßig mit beschädigter Kleidung** und Büchern oder mit fehlenden Sachen nach Hause.

**zieht sich zurück,** stottert, verliert das Selbstvertrauen.

**weint sich in den Schlaf,** hat Albträume.

**bittet um Geld** oder fängt an zu stehlen (wenn es erpresst wird).

**»verliert« fortwährend** sein Taschengeld.

**weigert sich, zu erzählen,** was passiert ist.

**gibt keine Erklärung für blaue Flecken,** Schnitte und Kratzer.

**beginnt andere Kinder zu schikanieren,** auch die Geschwister.

**wird aggressiv** und aufsässig.

**wirkt bekümmert** und ängstlich, hat keinen Appetit.

# PUBERTÄT

Denken Sie einmal an Ihre eigene Pubertät zurück – ganz sicher war es keine einfache Zeit. Die hormonellen Veränderungen in dieser Entwicklungsphase bringen einige Turbulenzen mit sich. Die emotionale Entwicklung Ihres Kindes bleibt in dieser Zeit hinter seiner körperlichen zurück. Daher ist es noch nicht so vernünftig wie ein Erwachsener, was manchmal recht verwirrend sein kann.

»Vor allem die Hormone Östrogen und Testosteron lösen die körperlichen Veränderungen bei pubertierenden Mädchen und Jungen aus.«

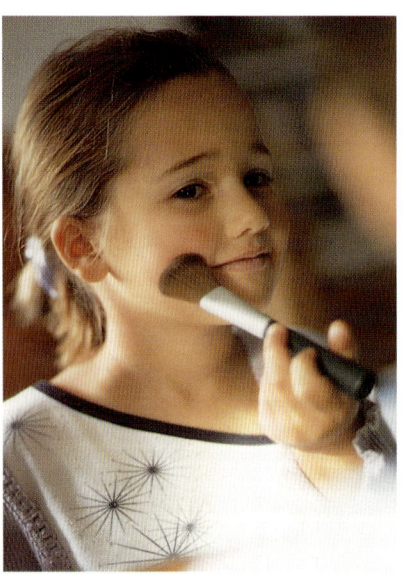

## HORMONELLE VERÄNDERUNGEN

Im Körper von Mädchen wie Jungen sind von Geburt an in geringer Menge sowohl weibliche als auch männliche Hormone vorhanden. In der Pubertät verschiebt sich das Gleichgewicht dieser Hormone. Bei Jungen steigt der Testosteronspiegel stark an, bei Mädchen der Östrogenspiegel.

Etwa ein Jahr, bevor die ersten körperlichen Veränderungen sichtbar werden – bei Mädchen mit etwa acht Jahren, bei Jungen mit zehn Jahren –, verändert sich die Menge bestimmter Hormone, die im Hypothalamus, einer Drüse im Gehirn, gebildet werden. Diese Hormone bewirken, dass sich bei Mädchen in den Eierstöcken die Follikel entwickeln, die zunächst das weibliche Sexualhormon Östrogen und später Progesteron produzieren. Bei Jungen bewirken diese Hormone, dass sich die Hoden vergrößern und die Bildung des männlichen Sexualhormons Testosteron einsetzt.

Östrogen und Testosteron sind für die körperlichen Veränderungen in der Pubertät verantwortlich. Einen kleinen Beitrag leistet auch die Nebennierendrüse, die das Wachstum von Scham- und Achselbehaarung anregt.

## KÖRPERLICHE VERÄNDERUNGEN BEI MÄDCHEN

Bei Mädchen setzt die Bildung von Sexualhormonen normalerweise zwischen acht und elf Jahren ein; das Durchschnittsalter bei Beginn der Pubertät liegt bei elf Jahren. Erstes sichtbares Zeichen für das Einsetzen der Pubertät ist die Entwicklung von Brustknospen.

Die Brustentwicklung geht meist mit einem Wachstumsschub einher. Das Mädchen wirkt unproportioniert und linkisch. Hände und Füße wachsen sehr schnell, während Beine und Rumpf sich langsamer strecken. Auch die Körperform verändert sich; Fettzellen bilden sich im Bereich der Brüste und der Hüften. Diese Verteilung des Körperfetts und die breiteren Hüften (die erforderlich sind, um ein Baby zu gebären) sorgen dafür, dass der erwachsene weibliche Körper eine rundlichere Form hat als der männliche.

Auch die inneren Organe verändern sich in ihrer Größe und Form. Gebärmutter und Vagina vergrößern sich, die Schleimhaut in der Scheide verdickt sich und beginnt mit der Produktion klarer Sekrete.

Am Ende der Pubertät (sie dauert bei Jungen und Mädchen von der ersten sichtbaren Veränderung bis zum Erlangen der endgültigen Körpergröße etwa fünf Jahre) wird ein Mädchen etwa 21 cm gewachsen sein; nur 6 cm dieses Wachstums erfolgt nach der ersten Periode.

Das Schamhaar wächst bei Mädchen zunächst an den Rändern der Schamlippen und ist dunkel und fest,

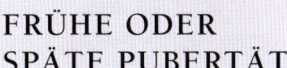

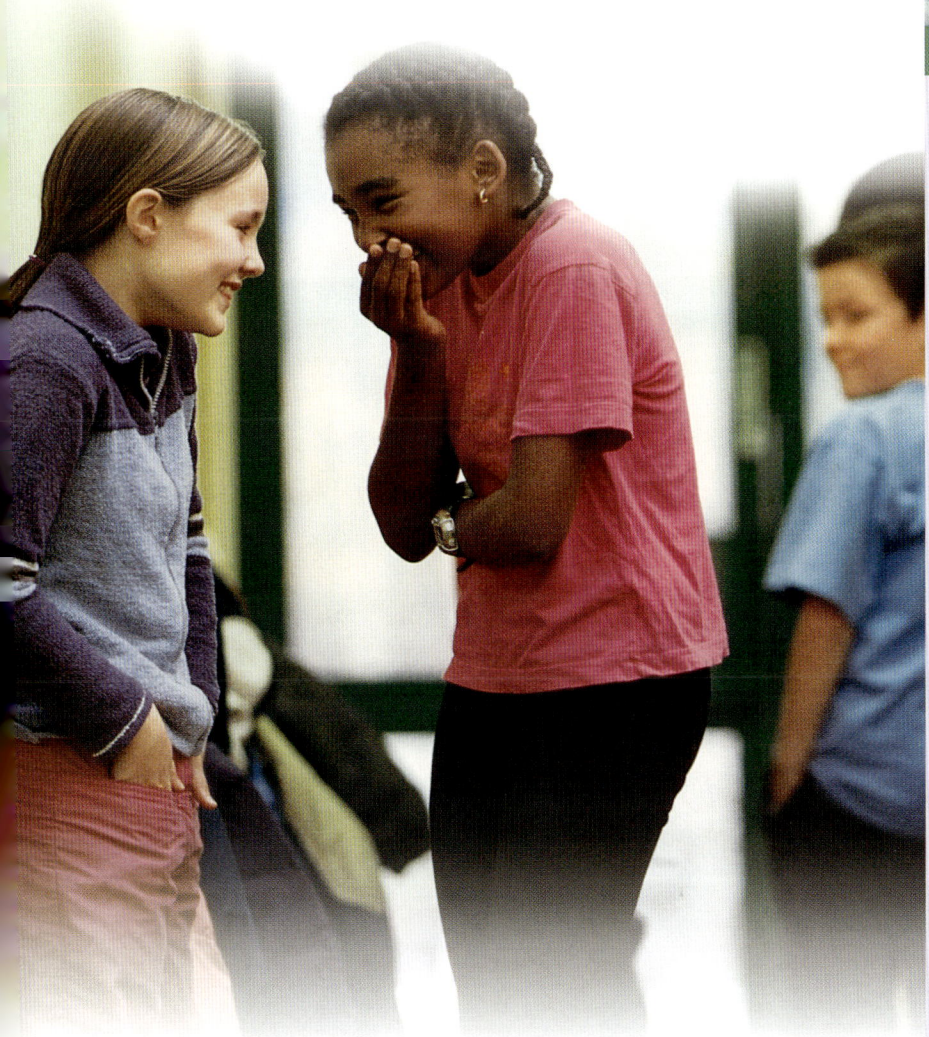

bevor es sich zu beiden Seiten hin ausbreitet. Das Wachstum der Schamhaare beginnt meist nach der Entwicklung der Brustknospen. In manchen Fällen kann es schon im Alter von sieben Jahren einen frühen Ausstoß von Hormonen der Nebennierendrüse geben, die das Wachstum der Schamhaare auslösen.

Zusätzlich zur Schambehaarung beginnen in der Pubertät auch die Achselhaare zu wachsen und manchmal entsteht Körpergeruch. Die Achselbehaarung wird von Androgenen ausgelöst, die auch andere Veränderungen der Haut verursachen können, z.B. Akne im Gesicht und auf dem Rücken, fettige, unreine Haut, Schuppen und Körpergeruch. Ihre Tochter wird feststellen, dass sie ihre Haare öfter waschen muss. Wahr-

scheinlich wird sie nun ein Deodorant benutzen. Achselhaare entwickeln sich in individuell unterschiedlichem Alter und wachsen manchmal auch erst in der späten Pubertät.

### Menstruation

Die erste Regelblutung (Menarche) erfolgt in den meisten Fällen gegen Ende der Pubertät – normalerweise dann, wenn die Brüste bereits gut entwickelt und der letzte Wachstumsschub beendet ist. Durchschnittlich setzt die erste Regelblutung zwischen zwölf und 13 Jahren ein. Sie kann aber auch schon mit zehn Jahren oder erst mit 15 Jahren auftreten.

Im ersten Jahr der Menstruation findet noch kein regelmäßiger Eisprung (Ovulation) statt. Aus diesem Grund ist die Periode zunächst unre-

## FRÜHE ODER SPÄTE PUBERTÄT

### Frühe Pubertät bei Mädchen

Wenn Ihre Tochter schon vor dem achten Lebensjahr Brustknospen und Schamhaare entwickelt, sollten Sie einen Arzt dazu befragen. Manchmal ist das frühe Einsetzen der Pubertät familiär bedingt, in anderen Fällen wird es durch eine abnorme, übermäßige Hormonproduktion ausgelöst, der ein Krankheitsbild zugrunde liegen kann. Durch das Feststellen des Hormonspiegels (Bluttest) kann man die Ursache feststellen. Es kann auch eine Ultraschallaufnahme des Beckens gemacht werden, ähnlich wie in der Schwangerschaft, um die Größe von Gebärmutter und Eierstöcken festzustellen.

### Späte Pubertät bei Mädchen

Man spricht von einer verspäteten Pubertät, wenn ein Mädchen mit 14 Jahren immer noch keine Brustknospen und keine Schambehaarung entwickelt hat. Wenn die Regelblutung fünf Jahre nach der Brustentwicklung noch nicht eingesetzt hat, sollte man sich an den Arzt wenden. Auch das späte Einsetzen der Pubertät tritt familiär gehäuft auf. Auch in diesem Fall sollte der Hormonspiegel im Blut gemessen werden. Wenn erforderlich, kann die Pubertät durch die Gabe von Hormonen eingeleitet werden.

### Frühe Pubertät bei Jungen

Wenn bei Ihrem Sohn die Hoden und/oder der Penis vor dem neunten Lebensjahr stark vergrößert sind oder bereits Schamhaare wachsen, sollten Sie den Arzt aufsuchen. Es könnte ein Hormontest notwendig sein.

### Späte Pubertät bei Jungen

Sie sollten zum Arzt gehen, wenn bei Ihrem Sohn mit 14 Jahren noch keine Anzeichen der beginnenden Pubertät erkennbar sind. Vielleicht ist er ein Spätentwickler, was in manchen Familien gehäuft vorkommt. Es kann aber auch sein, dass sein Körper zu wenig Hormone produziert. Dann sind Untersuchungen notwendig, um die Ursache festzustellen.

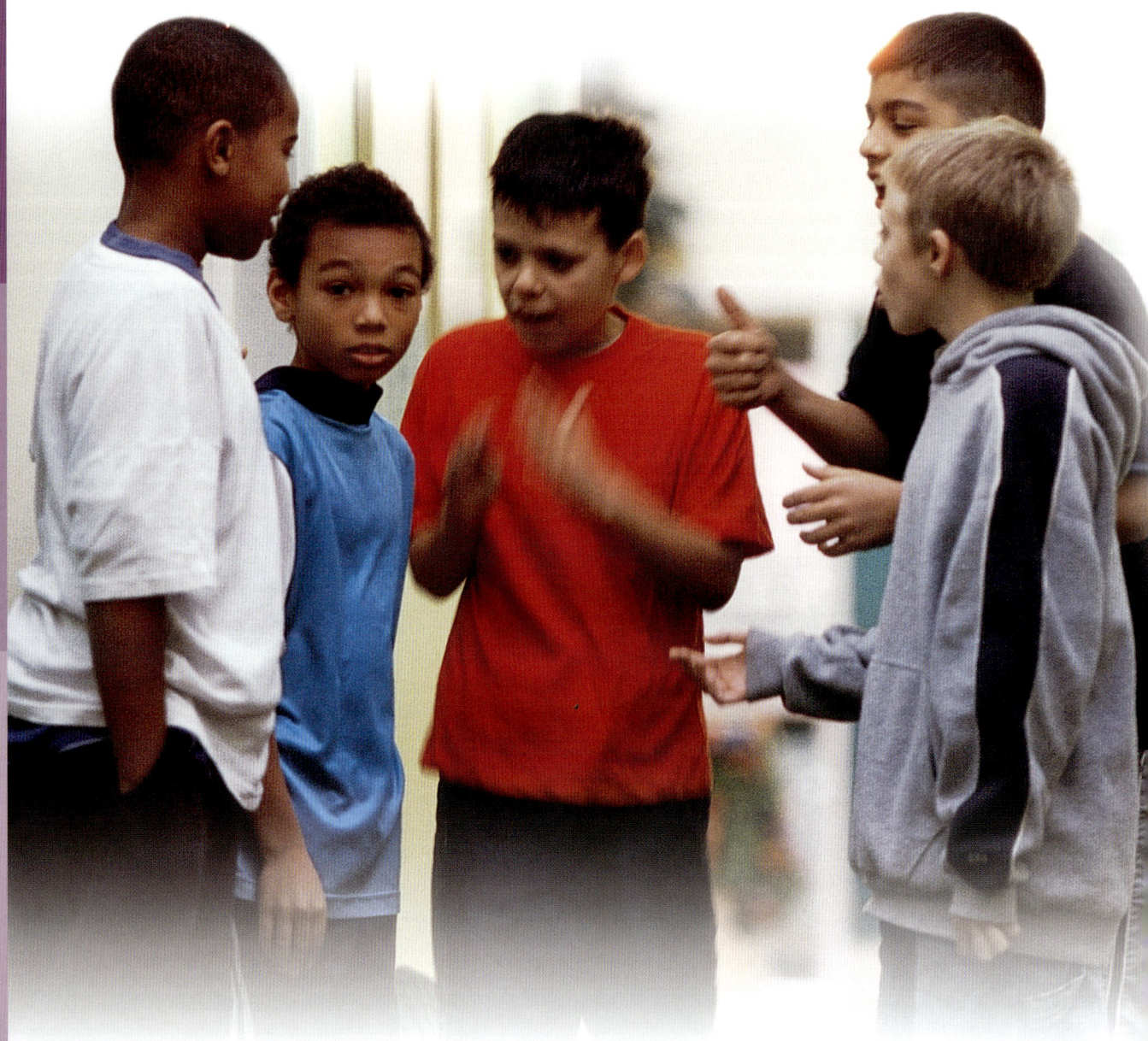

gelmäßig, ehe sie sich bei einem Zyklus zwischen 28 und 35 Tagen einspielt. Verläuft der Zyklus länger als ein Jahr unregelmäßig, sollte das Mädchen ärztlich untersucht werden.

Mädchen bekommen heute früher ihre erste Regel als noch vor 30 oder 40 Jahren. Das Menstruationsalter, und das Einsetzen der Pubertät scheinen sich schon seit Jahrhunderten um durchschnittlich zwei bis drei Monate pro Jahrzehnt nach vorne zu verschieben. Wahrscheinlich ist dies eine Folge der verbesserten Ernährung und Lebensbedingungen in den westlichen Ländern. Allerdings scheint dieser Prozess inzwischen seine Grenze erreicht zu haben.

## KÖRPERLICHE VERÄNDERUNGEN BEI JUNGEN

Bei Jungen beginnt die Pubertät durchschnittlich sechs Monate später als bei Mädchen. Erstes Anzeichen der Pubertät ist das einsetzende Wachstum der Hoden mit etwa zwölf Jahren, wobei eine Altersspanne zwischen 10,5 und 14 Jahren im Bereich des Normalen liegt. Die Entwicklung des Schamhaares und das Wachstum des Penis setzen normalerweise sechs Monate nach dem Beginn des Hodenwachstums ein. Der signifikante Wachstumsschub des Körpers erfolgt bei Jungen relativ spät, durchschnittlich erst mit etwa 14 Jahren. Aus diesem Grund ist es zunächst äußerlich kaum erkennbar, wenn ein Junge in die Pubertät gekommen ist.

Parallel zu den anderen körperlichen Veränderungen wachsen die Hoden symmetrisch weiter. Wenn die Hoden nicht gleich groß sind oder Schmerzen in einem Hodensack auftreten, sollten Sie mit Ihrem Sohn zum Arzt gehen. Das Schamhaar wächst zunächst als festes, dunkles Haar im Bereich des Penis und breitet sich dann weiter aus. Die Ausbreitung der Schambehaarung auf den Unterbauch und das Auftreten der Brustbehaarung erfolgt erst verhältnismäßig spät und bleibt bei manchen Jungen sogar ganz aus.

Mit der Ausbreitung der Körperbehaarung beginnt auch der Penis zu wachsen. Zunächst wird er länger und später auch dicker; zudem entwickelt sich die Eichel, die empfindsame Spitze des Penis.

Die Achselhaare beginnen zu wachsen und die Haut wird fettig und unrein. Manche Jugendliche leiden nun unter Akne. Mit durchschnittlich 15 Jahren wachsen die ersten Barthaare. Der Stimmbruch setzt normalerweise zwischen 13 und 15 Jahren ein. Er wird durch das Wachstum des Kehlkopfes und die Ausdehnung der Stimmbänder verursacht.

Bei einem normalen Verlauf der Pubertät kommt es mit 13 oder 14 Jahren zu nächtlichen Ejakulationen oder »feuchten Träumen«. Bereiten Sie Ihren Sohn auf diese Form des Samenergusses vor, damit er nicht davon überrascht wird. Nächtliche Ejakulationen sind eine Folge der Samenproduktion. Die Eltern sollten nun mit ihrem Sohn offen über Sexualität, erste Liebe und Beziehungen zu Mädchen sprechen. In dieser Phase zeigt ein Junge zunehmend Interesse an Mädchen, die in diesem Alter körperlich schon weiter entwickelt sind.

Wie bei einem Mädchen entwickelt sich auch der Körper des Jungen zunächst sehr ungleichmäßig. Hände und Füße wachsen schneller als Arme und Beine. Danach wiederum strecken sich Arme und Beine, bevor sich der Oberkörper entwickelt. Jungen wirken in dieser Phase oft etwas tollpatschig. Auch ihr Gesicht ist zeitweise unproportioniert, denn Kinn, Nase, Lippen und Ohren wachsen, bevor der Kopf auch insgesamt größer wird.

Wenn die Pubertät zu Ende geht, wird Ihr Sohn etwa 28 cm gewachsen sein. Er wird schlanker sein und mehr Muskeln als Fett besitzen. Und er wird die typisch männliche Körperform entwickelt haben, mit relativ breiten Schultern und schmalen Hüften. Auch das Kopfhaar wird voller geworden sein und vielleicht muss er sich jetzt auch gelegentlich schon rasieren.

Die Ausschüttung der Hormone und die körperlichen Veränderungen verursachen Stimmungsschwankungen. Jungen sind nun launisch, in sich gekehrt oder aggressiv. Vermeiden Sie zu häufige Auseinandersetzungen. Geben Sie ihm Zeit, sich zu einem Erwachsenen zu entwickeln, wobei Sie aber gleichzeitig auf die Einhaltung grundsätzlicher Regeln des Familienlebens bestehen sollten.

»Wenn die Pubertät beginnt, zeigt ein Junge zunehmend Interesse an Mädchen, die in diesem Alter körperlich schon weiter entwickelt sind.«

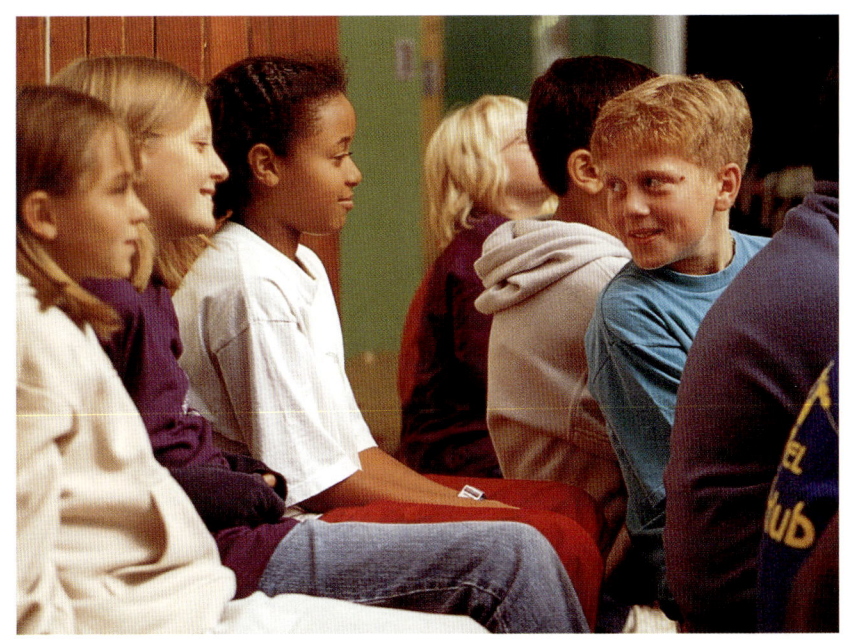

# SEXUALERZIEHUNG

Vielen Eltern fällt es schwer, mit ihren Kindern über Sexualität zu sprechen. Wie viel Informationen sollte man seinem Kind geben? Und wann? Wie Sie Ihr Kind an die Sexualität heranführen, kommt ganz auf Sie selbst und Ihr Kind an. Sie können dieses Thema nicht in einer halben Stunde abhandeln. Aufklärung ist ein langfristiger Prozess. Ihr Kind benötigt in den verschiedenen Altersstufen unterschiedliche Informationen.

»Den besten Zugang zum Thema Aufklärung bekommen Sie, wenn Sie sich vom Kind leiten lassen.«

## WANN SOLLTE MAN MIT DER AUFKLÄRUNG BEGINNEN?

Experten sind sich darin einig, dass man den besten Zugang zum Thema Aufklärung findet, wenn man sich vom Kind leiten lässt und wartet, bis es Fragen stellt. Die erste Frage lautet oftmals: »Wo kommen die Babys her?« Es ist wichtig, dass Sie offen und ehrlich sind und keine Geschichten vom Klapperstorch und Ähnlichem erzählen. Solche Erklärungen sind zwar manchmal bequem, aber wenn Ihr Kind mit zunehmendem Alter erfährt, wie alles vor sich geht, wird es Ihnen nicht mehr vertrauen.

Bereiten Sie sich auf mögliche Fragen Ihres Kindes vor. Ihre Antworten sollten dem Alter des Kindes und seinem Verständnis entsprechend sein. Ein fünfjähriges Kind ist meist zufrieden, wenn es erfährt, dass ein Baby von Mama und Papa gemacht wird und in Mamas Bauch heranwächst. In diesem Alter ist es nicht notwendig, den biologischen Vorgang in allen Einzelheiten darzustellen. Reden Sie auch nicht über Dinge, nach denen Ihr Kind nicht gefragt hat. Das würde Ihr Kind nur verwirren.

Wenn Sie von einer Frage überrascht sind und nicht wissen, was Sie darauf antworten sollen, geben Sie dies zu. Sagen Sie z.B.: »Das ist eine interessante Frage. Ich kann sie aber nicht beantworten. Lass mich noch etwas nachdenken und uns später darüber reden.« Auf diese Weise haben Sie die Möglichkeit, in Ruhe eine geeignete Antwort zu überlegen, und Ihrem Kind bietet sich eine weitere Gelegenheit zu einem Gespräch über dieses Thema. Altersgemäße Bücher mit einfachen Abbildungen zum Thema veranschaulichen dem Kind Ihre Erklärungen.

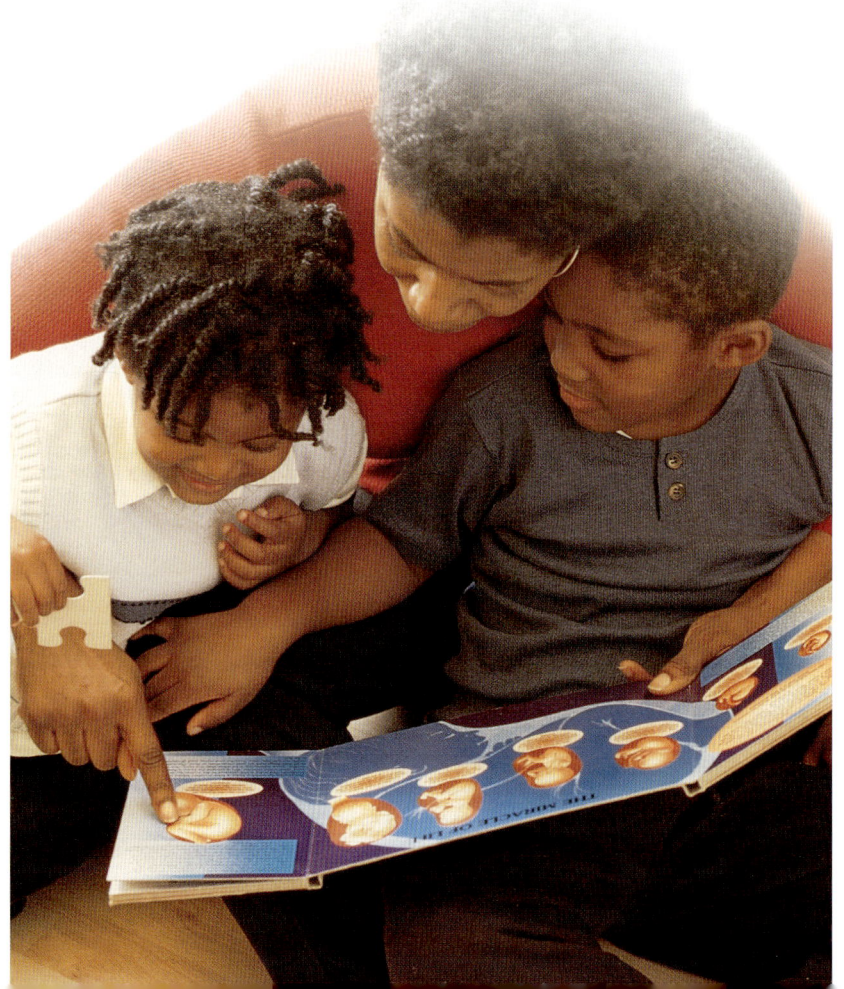

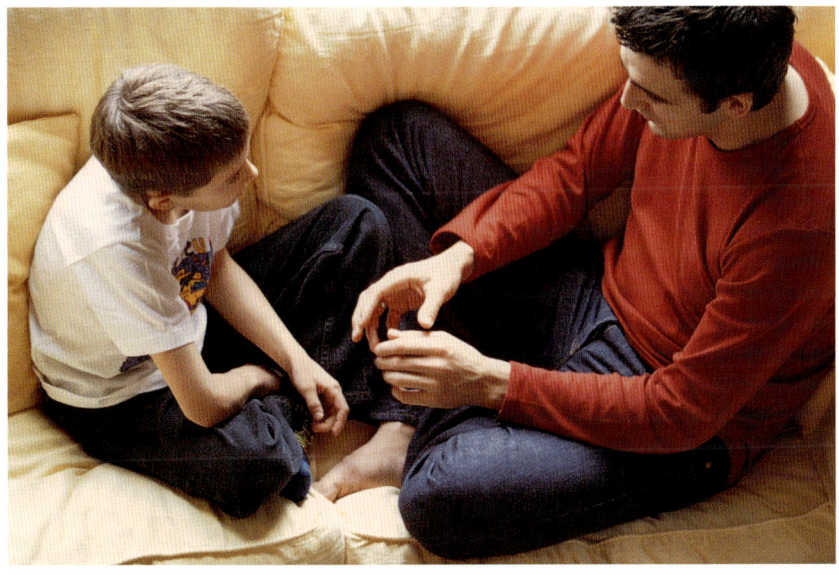

## SEXUALERZIEHUNG IN DER SCHULE

In der Grundschule lernen die Kinder in den ersten Klassen, wie Tiere und Menschen aufwachsen und sich vermehren. In der Regel gibt es in der sechsten Klasse eine weitere Unterrichtseinheit zum Thema Sexualerziehung, bei der die Schüler umfassend aufgeklärt werden. An vielen Schulen werden dazu auch Elternabende veranstaltet, um die Eltern über die Form und Inhalte dieses Unterrichts zu informieren. Sinnvoll ist es, wenn sie zu Hause mit dem Kind darüber sprechen, was es in der Schule erfahren hat. Vergewissern Sie sich, dass es alles richtig verstanden hat, und geben Sie ihm die Möglichkeit, weitere Fragen zu stellen.

Inhalte und Form des Sexualkundeunterrichts werden von der Schule in Abstimmung mit den Schulämtern, offiziellen Lehrplänen, übergeordneten Behörden und beratenden Eltern festgelegt. Die Schulbehörden legen die grundsätzlichen Rahmenbedingungen des Sexualkundeunterrichts fest.

Dass Sexualerziehung notwendig ist, zeigt die zunehmende Zahl junger Menschen, die an Geschlechtskrankheiten leiden. Trotz vielfältiger Aufklärungsarbeit, auch in den Medien, scheint die Anzahl der Jugendlichen, die als unzureichend aufgeklärt bezeichnet werden können, zu steigen.

### Die Qualität der Sexualerziehung

Studien kamen zu dem Ergebnis, dass der Sexualkundeunterricht in der Schule die Schüler nur mangelhaft über die Gefahren von Geschlechtskrankheiten aufklärt. Dabei wurden Unterrichtsstunden in Grund- und weiterführenden Schulen untersucht. Man stellte fest, dass das Thema »Sexualität und Gesundheit« im Unterricht viel zu kurz behandelt wird. Bedenklich ist auch, dass die Rate der schwangeren Teenager in der Bundesrepublik Deutschland steigende Tendenz aufweist.

Im Sexualkundeunterricht werden Kinder auch über Geschlechtsverkehr, Beziehungen, Aids und andere Geschlechtskrankheiten aufgeklärt. Dieser Unterricht kann

## DAS SCHAMGEFÜHL

**Kleine Kinder haben noch kein Gefühl für Intimität.** Sie sind glücklich, wenn sie völlig nackt sind, und zeigen viel Interesse für ihren Körper. Einigen Eltern machts es überhaupt nichts aus, wenn ihre Kinder sie selbst auch unbekleidet sehen. Andere fühlen sich dann unwohl. Wenn Sie dabei völlig ungeniert sind, übernimmt Ihr Kind wahrscheinlich dieses entspannte und selbstbewusste Verhältnis zum Körper. Wenn Kinder ihre Eltern nackt sehen, gewinnen sie auch ein erstes Verständnis davon, dass Männer und Frauen unterschiedlich sind.

**Ungefähr zum Zeitpunkt der Einschulung werden sich Kinder stärker ihres Körpers bewusst und entwickeln zunehmend Schamgefühl.** Das Kind achtet nun auf seine Intimsphäre. Sie sollten diese auf jeden Fall respektieren. Platzen Sie nicht in das Badezimmer hinein, wenn Ihr Achtjähriger sich darin aufhält, oder in sein Zimmer, wenn er die Tür geschlossen hat.

**Wenn Sie sich Sorgen machen, weil Ihr Kind überhaupt keine Hemmungen hat, können Sie es schrittweise mit dem Begriff der Intimsphäre vertraut machen.** Schließen Sie z.B. Ihre Schlafzimmertür oder die Badezimmertür und erklären Sie dem Kind behutsam, dass es Dinge gibt, die Menschen lieber allein machen. Es ist wichtig, dass Sie ihm den Unterschied zwischen Intimsphäre und einem Geheimnis erklären. Wenn ein Kind z.B. seinen eigenen Körper erforscht, ist das kein Geheimnis, sondern es ist Teil seiner Intimsphäre.

**Wenn Ihr kleines Kind unbekümmert nackt herumläuft, können Sie eventuelle Auffälligkeiten seines Körpers entdecken.** Wenn Ihr Kind älter wird und Schamgefühl entwickelt, erklären Sie ihm, dass es nun selbst auf seinen Körper achten muss und Ihnen sagen soll, wenn sich etwas auffällig verändert.

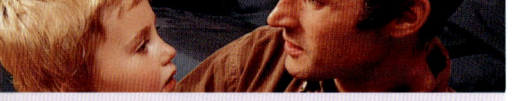

## SO BEANTWORTEN SIE DIE FRAGEN IHRES KINDES

**Wenn Ihr Kind anfängt, danach zu fragen, woher Babys kommen, sollten Sie seine Fragen immer ehrlich beantworten.** Sie müssen ihm keine Einzelheiten erklären, die es noch nicht versteht. Sie können ihm ganz einfach sagen, dass es aus Ihrem Bauch gekommen ist.

**Wenn Ihr Kind etwas älter ist, kann ein Buch mit altersgemäßen Illustrationen** Ihre Erklärungen zum Thema Fortpflanzung veranschaulichen.

**Verlassen Sie sich nicht auf die Sexualerziehung in der Schule.** Erklären Sie Ihrem Kind alles, was es wissen muss. Manche Dinge wird es nicht sofort verstehen.

**Sorgen Sie in jeder Entwicklungsphase Ihres Kindes dafür, dass das Kind weiß, dass es jederzeit mit Ihnen sprechen kann,** wenn es Probleme oder Fragen zu Sexualität und Beziehungen hat. Lassen Sie es wissen, dass Sie immer für es da sind und ihm zuhören werden, egal, welche Fragen oder Probleme es hat.

allerdings nur relativ oberflächlich (und auch unpersönlich) über diese Themen informieren.

### AUFKLÄRUNG IST MEHR!

Oft geht man davon aus, dass Kinder alles, was sie wissen müssen, in der Schule lernen werden. Das kann dazu führen, dass man bei Jugendlichen ein größeres Wissen über Sexualität voraussetzt, als sie tatsächlich besitzen.

Kinder sind heutzutage sehr weltoffen und in Bezug auf Mode und neue Musik ständig auf dem Laufenden. In den Medien werden sie ständig mit Sexualität konfrontiert. Doch über Beziehungen und Gefühle wissen sie oft nur sehr wenig.

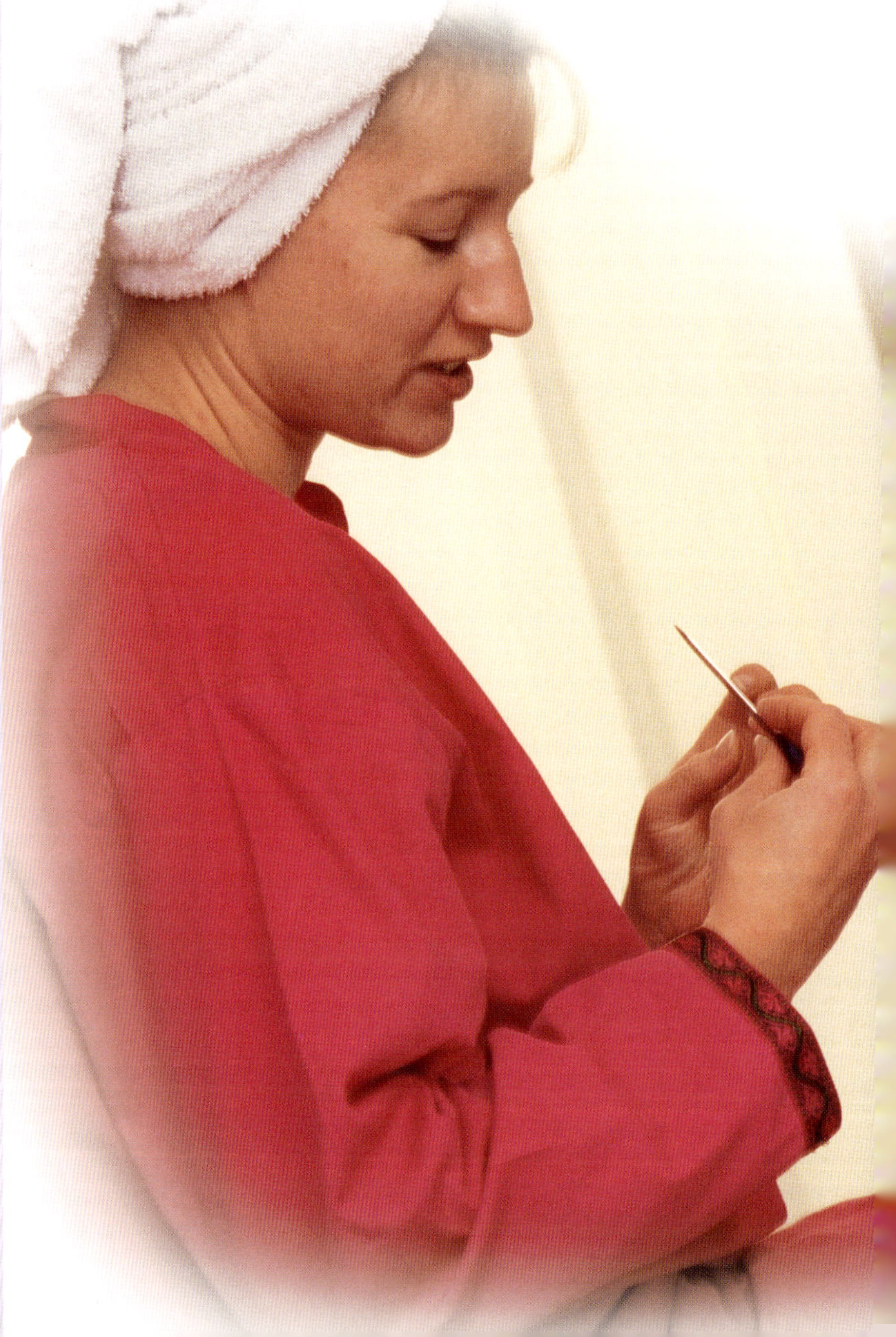

Mädchen wissen in der Regel besser über Sexualität Bescheid als Jungen. Sie lesen Jugendzeitschriften und Bücher, in denen sexuelle Themen verantwortungsbewusst behandelt werden. Jungen beziehen ihre Sachinformationen hauptsächlich aus dem Sexualkundeunterricht in der Schule. Jungen wie Mädchen erhalten aber durch Kinofilme, Videos, Werbung und Musik die unbewusste und vage Botschaft, dass alle jungen Leute sexuell aktiv sind. Eine Studie ergab, dass 80 Prozent der 14-Jährigen meinen, dass die meisten Mädchen ihre Jungfräulichkeit vor dem 16. Lebensjahr verlieren würden. Tatsache ist aber, dass nur ungefähr ein Drittel der Mädchen und noch weniger Jungen vor dem 16. Lebensjahr Geschlechtsverkehr haben.

Auch im Internet findet man viele Informationen zum Thema Sexualität. Es gibt dabei durchaus empfehlenswerte Websites; doch es gibt auch sehr viele drastische oder gewalttätige Darstellungen von Sexualität.

Die meisten Kinder geben an, dass sie von ihren Eltern gern mehr über Sexualität und Beziehungen erfahren würden und das Thema nicht nur in der Schule behandelt werden sollte. Eltern sollten darauf achten, dass ihr Kind genaue Informationen erhält, und sie sollten ihm vermitteln, dass sie immer als Gesprächspartner bereitstehen. Mit Ihrer Unterstützung wird Ihr Kind genügend Selbstvertrauen entwickeln, um zur rechten Zeit die richtigen Entscheidungen zu treffen. Wenn Ihre Tochter gerne Jugendzeit-

schriften liest, können Sie gemeinsam über bestimmte Beiträge sprechen. Dabei können Sie erfahren, welche Informationen Ihre Tochter aufnimmt, und sie haben die Möglichkeit, falsche Vorstellungen zu korrigieren. Und Ihre Tochter hat die Gelegenheit, Ihnen Fragen zu stellen.

Jungen ist es manchmal peinlich, offen über Sexualität zu sprechen. Sprechen Sie beiläufig Themen an, die in der Sexualität eine Rolle spielen und die Sie in der Zeitung gelesen haben. Schauen Sie sich gemeinsam Fernsehsendungen an und geben Sie Ihrem Sohn die Möglichkeit, Ihnen Fragen zu stellen.

**Das Gespräch mit älteren Kindern**

Wenn Kinder schon grundlegende Informationen zur Sexualität erhalten haben und mitten in der Pubertät sind, ist es oft schwierig, das Thema Sexualität anzuschneiden. Das Kind will dann meist den Eindruck erwecken, dass es ohnehin schon alles weiß. Oder es ist tatsächlich der Meinung, dass es bereits alles weiß.

Es kann zwar durchaus sein, dass Ihr Kind zwar bestimmte Details kennt, aber die vollständigen Zusammenhänge noch nicht begreift. Vielleicht versteht es auch noch nicht, worauf es in Beziehungen wirklich ankommt. Oft weiß ein Jugendlicher auch nicht, wie er dem Druck von Gleichaltrigen oder Freunden widerstehen soll, die ihn auffordern, sexuell aktiv zu sein, ohne dass er es selbst will. Für Jugendliche ist es schwierig, all diese Probleme einzugestehen.

Sagen Sie Ihrem Kind, dass es normal ist, wenn man in seinem Alter noch nicht weiß, wie man mit Beziehungsfragen oder Gruppendruck umgehen soll. Bleiben Sie offen und ermutigen Sie Ihr Kind, Probleme mit Ihnen zu besprechen.

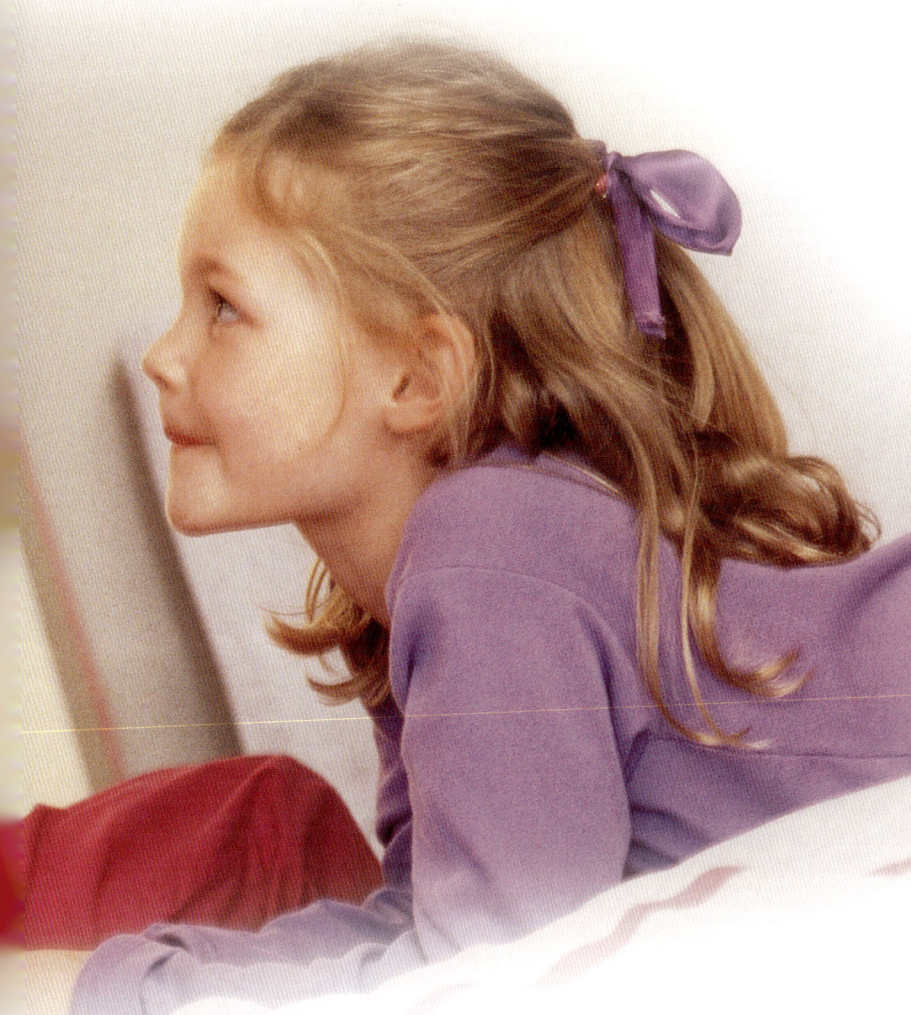

# ALKOHOL, NIKOTIN & DROGEN

VIELE ELTERN SORGEN SICH, DASS IHR KIND ALKOHOL, NIKOTIN ODER DROGEN konsumieren könnte. Diese Drogen sind leicht erhältlich und es lässt sich kaum verhindern, dass Kinder damit in Kontakt kommen. Immer mehr Jugendliche rauchen und trinken regelmäßig Alkohol. Das Einstiegsalter sinkt immer weiter. Bereits ein Drittel aller Kinder hat bis zum elften Lebensjahr schon Zigaretten geraucht.

»Fragen Sie Ihr Kind, wie es über Alkohol, Rauchen und Drogen denkt, und diskutieren Sie darüber.«

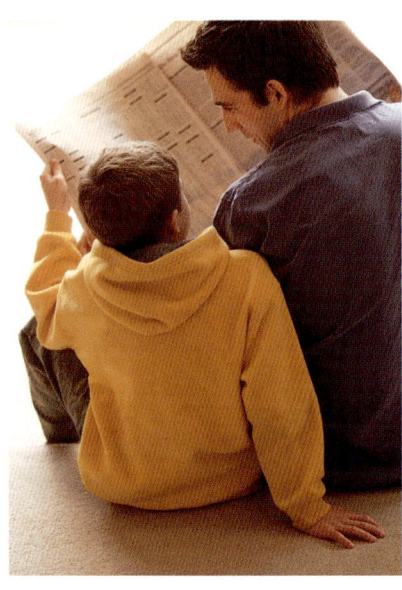

## WAS SIE TUN KÖNNEN

In den ersten Schuljahren kommen Kinder meist noch nicht mit Alkohol, Zigaretten oder Drogen in Kontakt. Doch in dieser Zeit sollten Sie es über die Gefahren der Genuss- und der illegalen Drogen aufklären. Es ist wichtig, dass das Kind ein Verständnis für die gesundheitlichen Gefahren entwickelt und eine gefestigte Haltung erwirbt. So kann es Verhaltensmuster entwickeln, die ihm später bewusste Entscheidungen über seinen Lebensstil ermöglichen.

Eltern haben viele Möglichkeiten, ihren Kindern einen bewussten Umgang mit Drogen beizubringen und sie über die Suchtgefahren aufzuklären. Fragen Sie Ihr Kind, wie es über Alkohol, Rauchen und Drogen denkt, und diskutieren Sie dann mit ihm über seine Ansichten. Haben Sie teil am Leben Ihres Kindes und lernen Sie seine Freunde kennen. Suchen Sie auch das Gespräch mit anderen Eltern, Freunden und Lehrern.

Warum experimentiert ein Kind mit all diesen Dingen? Es kann aus Neugierde passieren, aus Langeweile, wegen dem Reiz des Verbotenen oder aus dem Wunsch, erwachsen zu wirken. Eine wichtige Rolle spielt der Gruppendruck. Für die meisten jungen Menschen, die mit Drogen experimentiert haben, bleibt dies eine vorübergehende Erfahrung und sie werden nicht abhängig. Die so genannten legalen Drogen Alkohol und Nikotin stellen das viel größere Problem dar, da deren Genuss gesellschaftlich anerkannt ist und sie letztlich viel mehr gesundheitliche und soziale Probleme verursachen als die harten illegalen Drogen.

## ALKOHOL

Wenn Sie selbst Alkohol konsumieren, ist es weitaus schwieriger, Ihr Kind davor zu bewahren. Untersuchungen zeigen, dass die Wahrscheinlichkeit, später ein Alkoholproblem zu entwickeln, umso größer ist, je jünger die Person beim Erstkonsum von Alkohol ist. Es gibt keinen »geeigneten« Zeitpunkt, um Ihrem Kind das erste Mal Alkohol anzubieten.

Natürlich können Sie nicht ausschließen, dass Ihr Kind anderswo Alkohol konsumiert. Eine besondere Gefährdung stellen die alkoholischen Mixgetränke dar, die bei Jugendlichen immer beliebter werden. Sie sind süß, bunt und poppig und der enthaltene hochprozentige Alkohol ist geschmacklich kaum auszumachen. Hieran finden auch Kinder Geschmack, die kein Bier bzw. keine Spirituosen konsumieren.

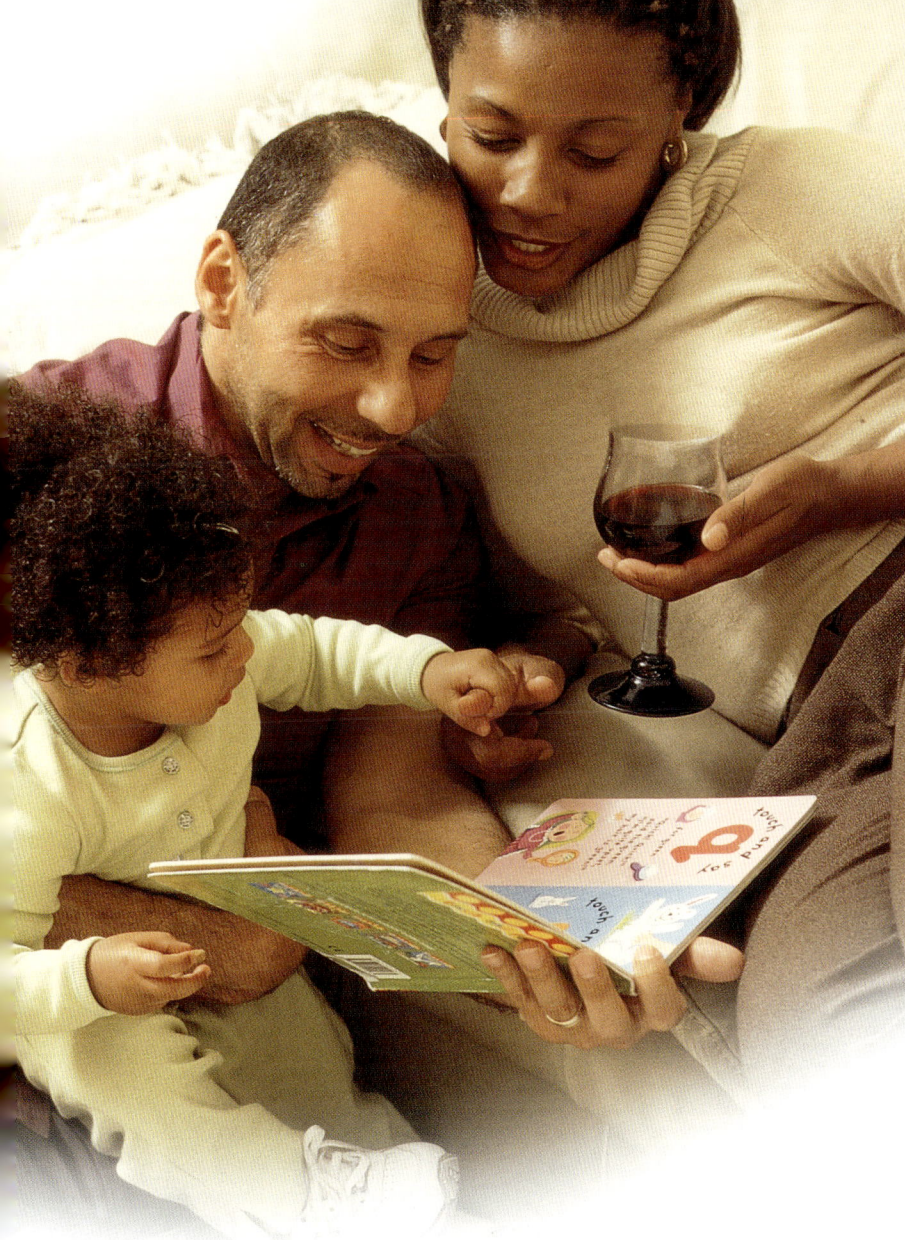

## DROGEN & IHR KIND

**Die meisten Grundschulkinder wissen schon etwas über Drogen,** auch wenn Drogen im Grundschulalter normalerweise noch kein Problem darstellen.

**Drogenkonsum ist bei Teenagern und jungen Menschen Anfang 20 am stärksten verbreitet.** Das Einstiegsalter für den Drogenkonsum sinkt jedoch in den letzten Jahren immer weiter. Typische Drogenerfahrungen bei Jugendlichen sind das Schnüffeln von Lösungsmitteln, wie Klebstoff oder Butangas, und das Rauchen von Cannabis.

**Gelegentlicher Drogenkonsum bleibt häufig unbemerkt.** Wenn ein Jugendlicher regelmäßig Drogen nimmt, verändert sich jedoch meist das Verhalten in auffälliger Weise. Auf folgende Anzeichen sollten Sie achten:
- Unerklärbare Launenhaftigkeit
- Verhalten, das nicht zum Charakter passt
- Nachlassendes Interesse an Schule und Freunden
- Unerklärliches Verschwinden von Geld oder Kleidung
- Ungewöhnlicher Geruch

**Wenn Sie vermuten, dass Ihr Kind Drogen nimmt, gehen Sie dem Verdacht nach.** Bleiben Sie freundlich, bieten Sie Hilfe an, vermitteln Sie Rückhalt, aber bleiben Sie konsequent in Ihrer Haltung zu Drogen. Ihre Hilfe und Unterstützung muss über einen längeren Zeitraum gewährleistet sein.

**Haben Sie keine Scheu, Hilfe in Anspruch zu nehmen.** Sprechen Sie mit Ihrem Arzt, dem Kinderarzt, dem Lehrer Ihres Kindes oder einem Erwachsenen Ihres Vertrauens. Außerdem gibt es vielerorts Beratungsstellen für Drogen- und Alkoholprobleme.

**Vergessen Sie nicht, dass das Experimentieren mit Drogen** bei den meisten Kindern und Jugendlichen eine vorübergehende Phase darstellt.

## RAUCHEN

Untersuchungen haben ergeben, dass drei von vier Kindern mit fünf Jahren wissen, was Zigaretten sind, auch wenn ihre Eltern nicht rauchen. Mit elf Jahren hat ein Drittel aller Kinder erste Erfahrungen mit dem Rauchen gesammelt. Mädchen rauchen im Teenageralter häufiger als Jungen. Die Zahl der Raucher steigt mit zunehmendem Alter stark an. Etwa ein Prozent der Elfjährigen raucht regelmäßig, während es bei den 15-Jährigen bereits 22 Prozent sind. Kinder, deren Eltern beide rauchen, werden dreimal häufiger ebenfalls zu Rauchern. Das Verhalten der Eltern hat großen Einfluss darauf, ob das Kind später rauchen wird oder nicht. Großen Einfluss üben aber auch Freunde oder ältere Geschwister aus.

Die gesundheitlichen Auswirkungen des Rauchens auf Kinder und Jugendliche sind erschreckend. Die Anfälligkeit für Erkältungen ist um das Zwei- bis Sechsfache erhöht. Atembeschwerden, Atemnot und Verschleimung der Bronchien sind weitere Folgen. Auch das Passivrauchen schädigt Kinder stärker als Erwachsene.

# GESUND BLEIBEN

ELTERN WÜNSCHEN SICH NICHTS MEHR, ALS DASS IHRE KINDER GESUND SIND. Sie tun alles, damit es ihnen gut geht. Als Eltern oder Betreuer sind wir Tag für Tag für das Wohlergehen unserer Kinder verantwortlich. Es ist vor allem die tägliche Fürsorge – gesunde Mahlzeiten und ausreichend Schlaf und Bewegung –, die die Grundlage für die Gesundheit des Kindes bildet.

»Mit einfachen Mitteln kann man problemlos einen gesunden Lebensstil führen.«

## GESUNDE LEBENSWEISE
Es kommt vor allem darauf an, Krankheiten vorzubeugen und dem Kind eine gesunde Lebensweise zu vermitteln. Helfen Sie Ihrem Kind, körperlich in bester Verfassung zu bleiben, indem Sie es ausgewogen und gesund ernähren und dafür sorgen, dass es genügend Schlaf und Bewegung hat. Aber auch seine geistige Verfassung und sein seelisches Wohlbefinden sind wichtig. Ein Kind, das in einer liebevollen, Halt gebenden Umgebung aufgewachsen ist und Selbstwertgefühl, Selbstvertrauen und eigenes Urteilsvermögen entwickeln konnte, hat die besten Voraussetzungen für ein erfülltes Leben.

### Was Sie tun können
Um das Unfallrisiko zu senken, sollten Sie Ihre Wohnung kindersicher machen. Jeden Tag geschehen viele schwere Unfälle im Haushalt, in die Kinder verwickelt sind. Außerdem sollten Sie Ihr Kind vor zu viel Sonne schützen. Am wichtigsten aber ist, dass Sie Ihr Kind für Gefahren sensibilisieren und ihm das erforderliche Wissen vermitteln, damit es auf sich selbst aufpassen kann. Darüber hinaus sollte es auch wissen, wie es sich in einem Notfall zu verhalten hat.

## IMPFUNGEN
Seit Einführung der Impfprogramme ist die Häufigkeit gefährlicher Kinderkrankheiten drastisch zurückgegangen. In den ersten zwei Lebensjahren werden mehrere Impfungen durchgeführt: vier Injektionen gegen Diphtherie, Keuchhusten und Tetanus (Kombinationsimpfung), zwei Injektionen gegen Masern, Mumps und Röteln (MMR), drei HIB-Injektionen (Haemophilus influenzae Typ B) und drei Injektionen gegen Polio (Kinder-

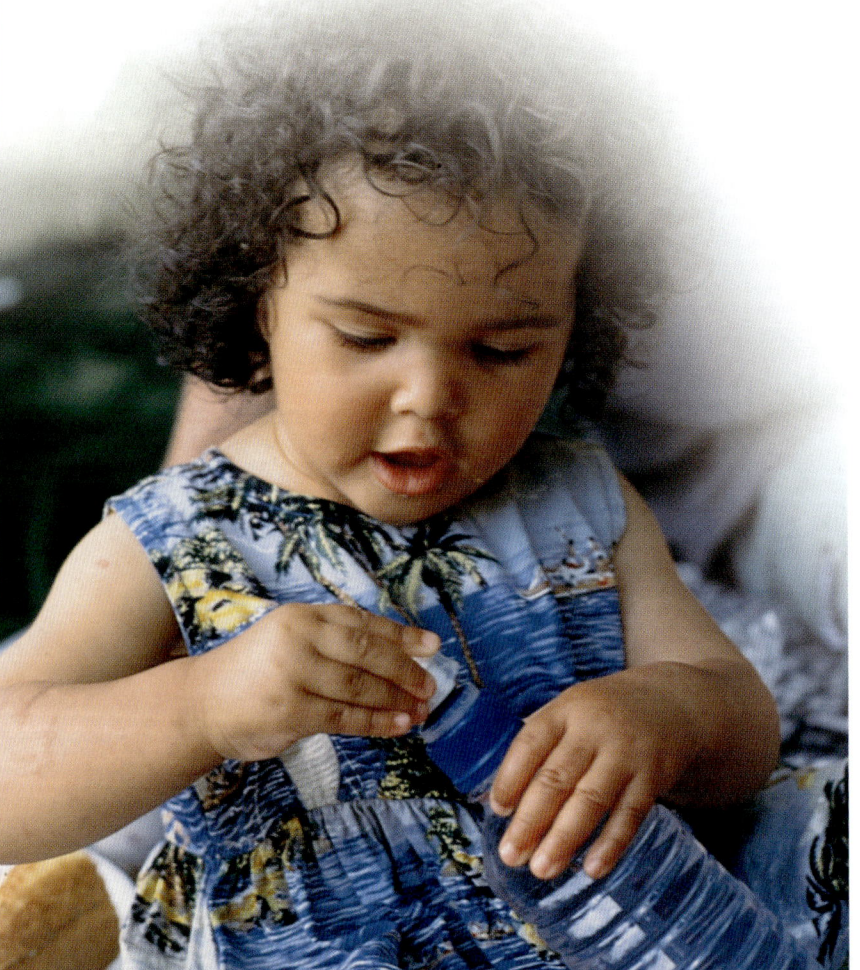

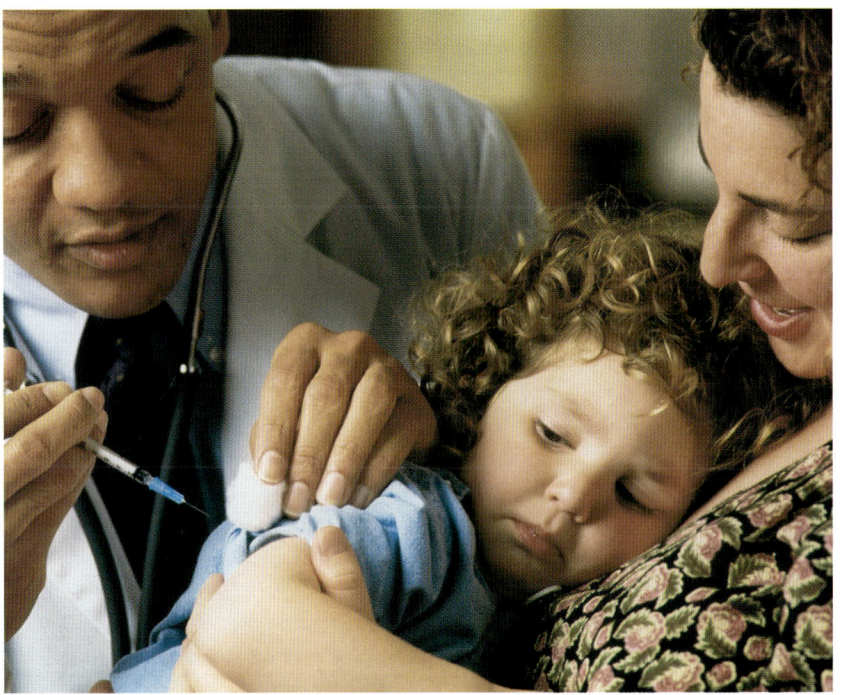

## KANN ICH DAS IMMUN-SYSTEM MEINES KINDES STÄRKEN?

**Viele Eltern glauben, dass sie die Abwehrkräfte Ihres Kindes vor allem im Winter** durch die Gabe von Vitamin-C-Präparaten stärken und es so vor Husten und Erkältungen bewahren könnten. Es gibt aber keinen wissenschaftlichen Beweis dafür, dass Vitaminpräparate einen zusätzlichen Schutz bieten; grundlegend sind vielmehr eine ausgewogene Ernährung und eine gesunde Lebensweise.

**Viel frische Luft, Bewegung und ausreichend Schlaf sind Voraussetzung,** damit Ihr Kind gesund bleibt. Außerdem benötigt es eine Kost, die reich ist an natürlichem Vitamin C – Orangen und andere Zitrusfrüchte, Kartoffeln, Tomaten, rote Paprika und grünes Blattgemüse sind gute Lieferanten.

lähmung). Eine Impfung bietet aber keinen sofortigen Schutz gegen die Krankheit; in manchen Fällen erfolgt die Immunisierung erst nach vier Wochen. Mögliche Impfbeschwerden können Sie durch die Gabe von Paracetamolzäpfchen oder -saft lindern.

Wenn ein Kind zum Zeitpunkt des vorgesehenen Impftermins Fieber hat, muss die Impfung verschoben werden. Eine leichte Erkältung dagegen stellt kein Hindernis dar. Gelegentlich treten leichte Impfreaktionen auf, in Form von Reizbarkeit, leichtem Fieber oder lokalen Hautrötungen an der Impfstelle. So kommt es häufig vor, dass sich an der Einstichstelle eine Schwellung von der Größe eines Eurostücks entwickelt. Wenn die Schwellung größer wird, wenden Sie sich an den Kinderarzt.

## ANGST VOR IMPFSCHÄDEN
Viele Eltern haben Angst vor Impfschäden, wie z.B. Gehirnhautentzündung, und stehen daher den empfohlenen Impfungen skeptisch gegenüber. Doch solche Folgen sind extrem selten. Aus dem deutschen Impfschadensregister geht hervor, dass z.B. 1999 bundesweit 21 Impfschäden anerkannt worden sind. Kinderärzte sind sich einig, dass schwere Folgekrankheiten nach Impfungen viel seltener sind als bei den natürlichen Krankheiten. Das Risiko, das besteht, wenn das Kind nicht geimpft wird und an der entsprechenden Krankheit erkrankt, ist bedeutend höher.

**Die Masern-Mumps-Röteln-Debatte**
Der MMR-Impfstoff gegen Masern, Mumps und Röteln wird in der Öffentlichkeit besonders stark diskutiert, weil es immer wieder Berichte über Nebenwirkungen gab und viele Eltern der Meinung sind, dass es sich hierbei um vermeintlich »harmlose« Kinderkrankheiten handelt. Doch diese Erkrankungen können gefährlich werden. So können Masern Hirnhautentzündungen und Taubheit verursachen.

»Kinderärzte sind sich einig, dass schwere Folgekrankheiten nach Impfungen sehr viel seltener sind als bei den natürlichen Krankheiten.«

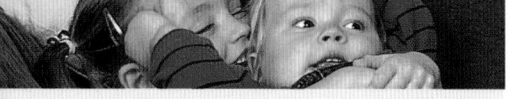

# WARUM MMR?

*Es gibt viele gute Gründe, die für die Masern-Mumps-Röteln-Impfung sprechen.*

**Es ist erwiesen,** dass die MMR-Impfung nicht gefährlich ist.

**Zwei Kombinationsimpfungen** ersetzen sechs Einzelimpfungen.

**Bei Einzelimpfungen dauert es fünf Jahre,** bis das Kind einen gleichwertigen Schutz hat wie bei zwei Kombinationsimpfungen. Damit ist das Kind unnötig lange gefährdet, die Krankheiten zu bekommen. Aber auch die Immunität der gesamten Gesellschaft nimmt ab und das Risiko einer Epidemie steigt. Menschen, die nicht geimpft werden können, sehr junge Babys, Schwangere oder Menschen, die an bestimmten Erkrankungen leiden, tragen dann auch ein höheres Infektionsrisiko.

**Ein weiterer Nachteil der Einzelimpfungen besteht darin, dass die Verträglichkeit** geringer ist. Es wird weniger Impfstoff verabreicht und dies wiederum birgt das Risiko, dass alle drei Erkrankungen erneut auftreten können.

**Masern sind eine hoch ansteckende, gefährliche Infektionskrankheit,** bei der vor allem auch das zentrale Nervensystem, also auch das Gehirn, betroffen ist.

**Die Verabreichung von Einzelimpfstoffen ist unüblich.** Es gibt so gut wie keine Erfahrungen über Verträglichkeit und Nebenwirkungen. Demgegenüber wird die Kombinationsimpfung von Masern-Mumps-Röteln sehr gut vertragen.

Demgegenüber wird nur bei einem von einer Million Kindern durch die Impfung eine Hirnhautentzündung ausgelöst. Bei ungeschützten Kindern bekommt eines von 500 bis 2000 Kindern eine Hirnhautentzündung, die zu Dauerschäden führen kann.

In letzter Zeit gab es immer wieder Berichte über einen möglichen Zusammenhang zwischen der MMR-Impfung und Autismus und Darmerkrankungen. Doch ein Beweis konnte bisher nicht erbracht werden.

Viele Untersuchungen bestätigen hingegen, dass die MMR-Impfung am besten vor Masern, Mumps und Röteln schützt. Weltweit wird in über 100 Ländern mit diesem kombinierten Impfstoff geimpft und nirgends wurden schwerwiegende Nebenwirkungen bekannt.

Mumps ist eine Entzündung einer oder beider Ohrspeicheldrüsen unter dem Kiefer. Die Erkrankung dauert etwa sieben bis zehn Tage. Symptome sind Fieber, Kopfschmerzen, Bauchschmerzen und allgemeines Unwohlsein. In manchen Fällen tritt ein Hörverlust auf, der später meist wieder verschwindet. In einem von 30 Krankheitsfällen kommt es zu einer Bauchspeicheldrüsenentzündung mit Schmerzen, Übelkeit und Erbrechen. Vor der Einführung des MMR-Impfstoffs war Mumps die Hauptursache für Gehirnhautentzündungen bei Kindern. Bei männlichen Teenagern und Männern, die an Mumps erkranken, kommt es in einem von fünf Fällen zu einem sehr schmerzhaften Anschwellen der Hoden, das in seltenen Fällen zur Unfruchtbarkeit führen kann.

Röteln sind im Grunde eine harmlose Erkrankung, die zwei bis drei Tage dauert. Symptome sind Ausschlag, Halsentzündung, leichtes Fieber und Kopfschmerzen. Gefährlich ist die Erkrankung für schwangere Frauen. Bei einer Infektion in den ersten Schwangerschaftsmonaten kann

die Krankheit schwere Schädigungen des Ungeborenen verursachen.

**Sind Einzelimpfungen besser?**
Viele Eltern fragen sich, ob es nicht besser ist, Einzelimpfungen anstelle der Dreifachimpfung MMR zu verabreichen. Die Gabe von drei Impfungen auf einmal, so fürchten sie, könnte das Immunsystem ihres Kindes überfordern. Die einzelnen Komponenten der Masern-Mumps-Röteln-Impfung wirken jedoch zu unterschiedlichen Zeiten. Der Masernimpfstoff wird nach sieben bis zehn Tagen aktiv, die Mumps- und Röteln-Stoffe wirken erst später. Außerdem wird das Immunsystem eines Kindes täglich mit Hunderten von Viren und anderen Stoffen aus seiner Umgebung bombardiert, sodass es spielend mit diesen Impfstoffen fertig wird.

**Impfmüdigkeit**
Aus der Furcht vor Nebenwirkungen und Komplikationen lassen zu viele Eltern ihre Kinder nicht impfen. Viele Impfgegner sind außerdem der Meinung, dass Kinderkrankheiten das Immunsystem stärken würden und auch für die seelische Entwicklung wichtig seien. In Deutschland liegen die Impfraten im Schnitt unter denen anderer EU-Länder und der USA. Diese Impfmüdigkeit ist gefährlich. Fachleute gehen davon aus, dass eine Infektionskrankheit, z.B. Masern, nur dann ausgerottet werden kann, wenn mindestens 95 Prozent der Bevölkerung über einen ausreichenden Impfschutz verfügen. Dagegen sind in Deutschland etwa 85 Prozent der ostdeutschen und nur 59 Prozent der westdeutschen Kinder zweimal gegen Masern geimpft.

Die Entscheidung, ob und gegen was ihre Kinder geimpft werden, liegt bei den Eltern. Kinderärzte und Gesundheitsämter richten sich nach den Empfehlungen der Ständigen Impfkommission, die aufgrund neuester Erkenntnisse regelmäßig Empfehlungen erarbeitet. Ihr Anliegen ist es, die Ziele der Weltgesundheitsorganisation durchzusetzen, Krankheiten auszurotten und das Impfen zu vereinfachen.

## DIE SICHERHEIT DES KINDES

Vielen Unfällen kann man vorbeugen. Es gilt, einen kritischen Blick für mögliche Gefahrenquellen zu entwickeln. Machen Sie sich bewusst, welchen Risiken Ihr Kind ausgesetzt ist. Achten Sie darauf, dass Ihr Haushalt kindersicher ist. Kinder sind neugierig und lernen durch Experimentieren. Dabei ist es für die Eltern oft schwierig, das richtige Maß zwischen Überbehütung und Loslassen des Kindes zu finden.

Kinder unter fünf Jahren verunglücken häufig im Haushalt. Babys unter einem Jahr verletzen sich oft bei Stürzen, sogar schon in den ersten Monaten. Denn das Baby lernt früh, sich durch Robben fortzubewegen und sich zu drehen. Lassen Sie Ihr Baby nicht unbeaufsichtigt auf einer erhöhten Fläche liegen; stellen Sie die Wippe nicht auf einen Tisch, selbst wenn das Baby darin angeschnallt ist. Bringen Sie an Treppen oben und unten Schutzgitter an, bevor das Baby krabbeln lernt. Bringen Sie an den Fenstern Sicherungen an, damit sie sich höchstens zehn Zentimeter öffnen lassen.

Selbst niedriges Wasser kann gefährlich sein. Lassen Sie ein Baby oder Kleinkind nicht allein in der Badewanne und sorgen Sie dafür, dass spielende Kinder im Planschbecken beaufsichtigt werden. Gartenteiche müssen eingezäunt oder abgedeckt werden, wenn der Garten von kleinen Kindern benutzt wird.

Babys stecken sich alles in den Mund. Sie können Gegenstände verschlucken und daran ersticken. Selbst beim Trinken besteht diese Gefahr. Achten Sie darauf, dass Ihr Baby

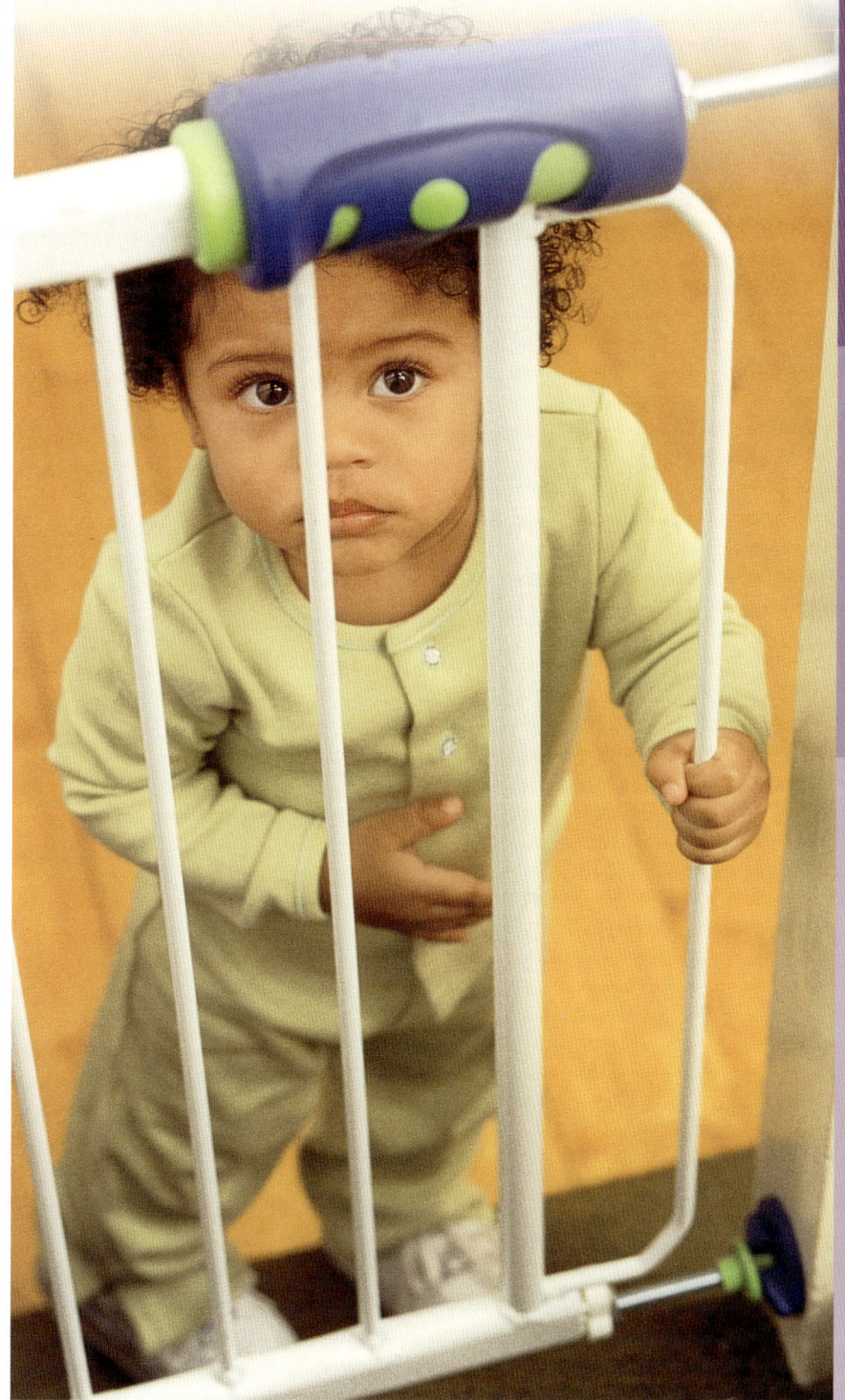

»Versperren Sie die Küche mit einem Schutzgitter, sodass Ihr Kind Sie sehen kann, aber nicht gefährdet ist.«

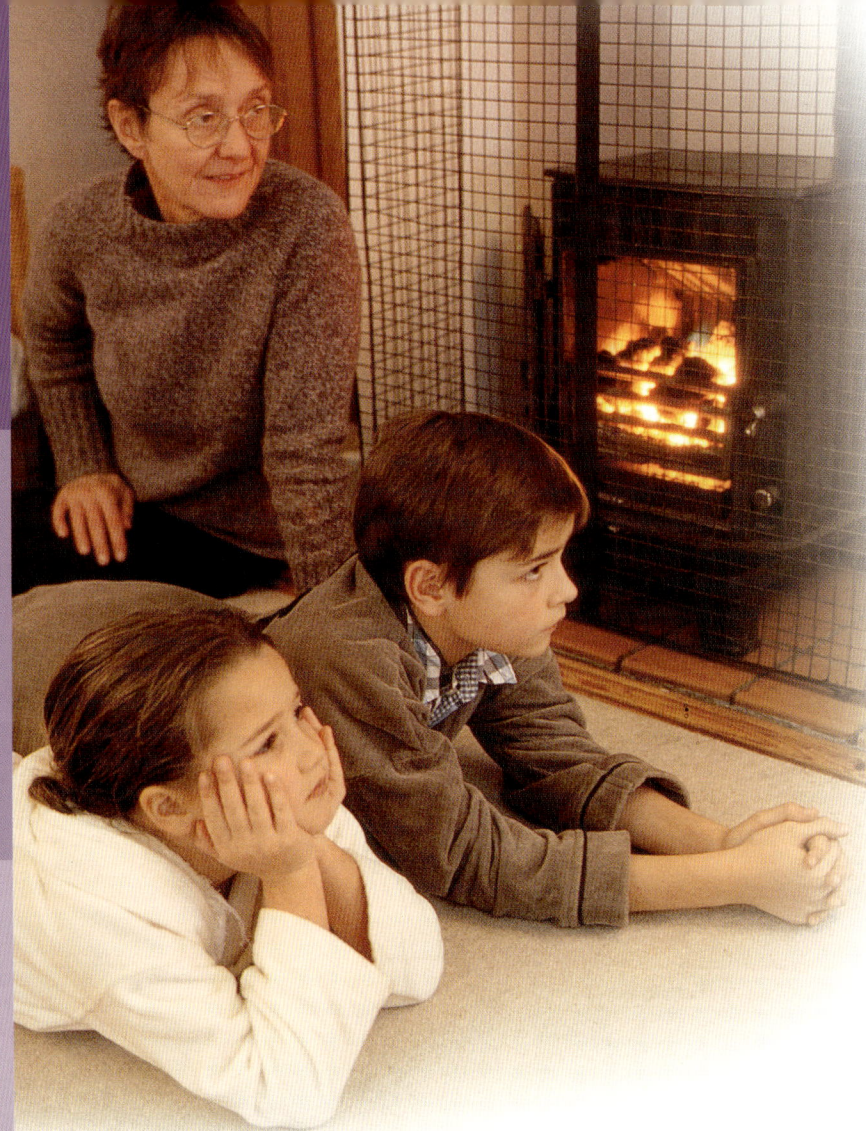

sen und Getränke, die in der Mikrowelle erhitzt werden, können ebenfalls Verbrennungen verursachen. Verrühren Sie Speisen aus der Mikrowelle, bevor Sie sie Ihrem Kind geben.

Hausbrände werden häufig durch mit Streichhölzern spielende Kinder verursacht. Bewahren Sie Streichhölzer und Feuerzeuge außer Reich- und Sichtweite Ihrer Kinder auf. Bringen Sie Rauchmelder an und kontrollieren Sie diese regelmäßig. Achten Sie darauf, dass alle Feuerstellen mit einem Schutz versehen sind.

In der Vorschulzeit verursachen Stürze die häufigsten Unfälle. Es ist fast unmöglich, Kinder vom Klettern abzuhalten. Kontrollieren Sie aber, ob die Möbel gesichert sind und nicht in der Nähe von Stufen oder Glasscheiben stehen.

### Die Sicherheit des älteren Kindes

Wenn die Kinder in die Schule kommen, steigt die Zahl der Unfälle, die außerhalb des Hauses passieren. Bis zum Alter von sechs Jahren sollte es vielbefahrene Straßen nur in Begleitung eines Erwachsenen überqueren. Üben Sie mit ihm die Grundregeln im Straßenverkehr. Ihr Kind sollte noch nicht mit dem Fahrrad auf öffentlichen Straßen fahren. Es kann in Parks oder auf Feldwegen üben. Dabei sollte es einen Fahrradhelm tragen. Ihr Kind ist jetzt auch alt genug, um schwimmen zu lernen.

Laut Statistik steigen Verkehrsunfälle bei Kindern im Alter von sieben bis elf Jahren stark an; dazu gehören auch Fahrradunfälle. Bringen Sie Ihrem Kind das richtige Verhalten im Straßenverkehr bei, indem Sie Fahrradausflüge mit ihm unternehmen. Lassen Sie Ihr Kind eigenverantwortlich für sein Fahrrad sorgen. Wenn Ihr Kind bei schlechten Lichtverhältnissen unterwegs ist, sollte es Kleidung mit reflektierenden Streifen tragen.

keine kleinen Gegenstände zu fassen bekommt und lassen Sie es nicht mit seinem Fläschchen allein.

Vergiftungen kommen im Alter von zwei Jahren häufig vor. Schon ab 18 Monaten können Kleinkinder Behälter öffnen. Bewahren Sie Reinigungsmittel außer Reichweite Ihres Kindes auf und lagern Sie Medikamente, Alkohol und Kosmetika in einem verschließbaren Schrank.

### Verbrennungen und Verbrühungen vorbeugen

Schwere Verbrennungen und Verbrühungen können bei Kindern – auch wenn sie nur kleine Teile der Körperoberfläche betreffen – lebensbedroh-

lich sein. In die meisten Unfälle dieser Art sind Kinder bis zum fünften Lebensjahr verwickelt. Über die Hälfte dieser Unfälle passieren in der Küche. Ihr Kleinkind sollte sich nicht in der Küche aufhalten, während Sie kochen. Versperren Sie die Küche mit einem Schutzgitter, sodass Ihr Kind Sie sehen kann, aber nicht gefährdet ist. Heißes Wasser stellt eine große Gefahr dar. Noch längere Zeit nach dem Aufkochen kann es Verbrühungen verursachen. Stellen Sie heiße Getränke außer Reichweite Ihres Kindes ab. Benutzen Sie Platzdeckchen und keine Tischtücher, die das Kind herunterziehen kann. Wasser aus dem Wasserhahn sollte höchstens 46° C heiß sein. Spei-

## SONNENSCHUTZ

Die Haut eines Babys ist weitaus dünner als die eines Erwachsenen und viel anfälliger für Sonnenbrand. Wenn sich die Haut rötet, ist sie bereits geschädigt. Schützen Sie Ihr Kind durch Kleidung und/oder Sonnencreme. Ohne Sonnencreme und Sonnenhut sollte ein Kind nicht in die Sonne gehen. Besser noch ist es, ihm auch ein T-Shirt drüber zu ziehen. Babys sollten keiner direkten Sonneneinstrahlung ausgesetzt werden.

Kleinkinder und ältere Kinder sollten mit einem Sonnenschutzmittel mit hohem Schutzfaktor (30 oder höher) eingecremt werden. Tragen Sie das Mittel 30 Minuten, bevor das Kind in die Sonne geht, großzügig auf. Wiederholen Sie das mehrmals täglich, vor allem, nachdem das Kind im Wasser war. Dies gilt auch bei wasserfesten Produkten. Ein Sonnenhut mit einer Krempe und Nackenschutz ist notwendig. Um die Mittagszeit sollten Sie sich besser im Haus aufhalten.

An heißen Tagen besteht die Gefahr eines Hitzschlags. Symptome sind Kopfschmerzen, Schwindel und Verwirrung. Das Kind kann auch eine heiße, gerötete, trockene Haut haben. Wenn Symptome eines Hitzschlags auftreten, bringen Sie das Kind an einen kühlen Ort, ziehen seine Oberbekleidung aus und rufen den Notarzt. Bedecken Sie das Kind mit einem feuchten Tuch. Sie können Gesicht und Körper auch mit lauwarmem Wasser und einem Schwamm kühlen oder dem Kind Luft zufächeln.

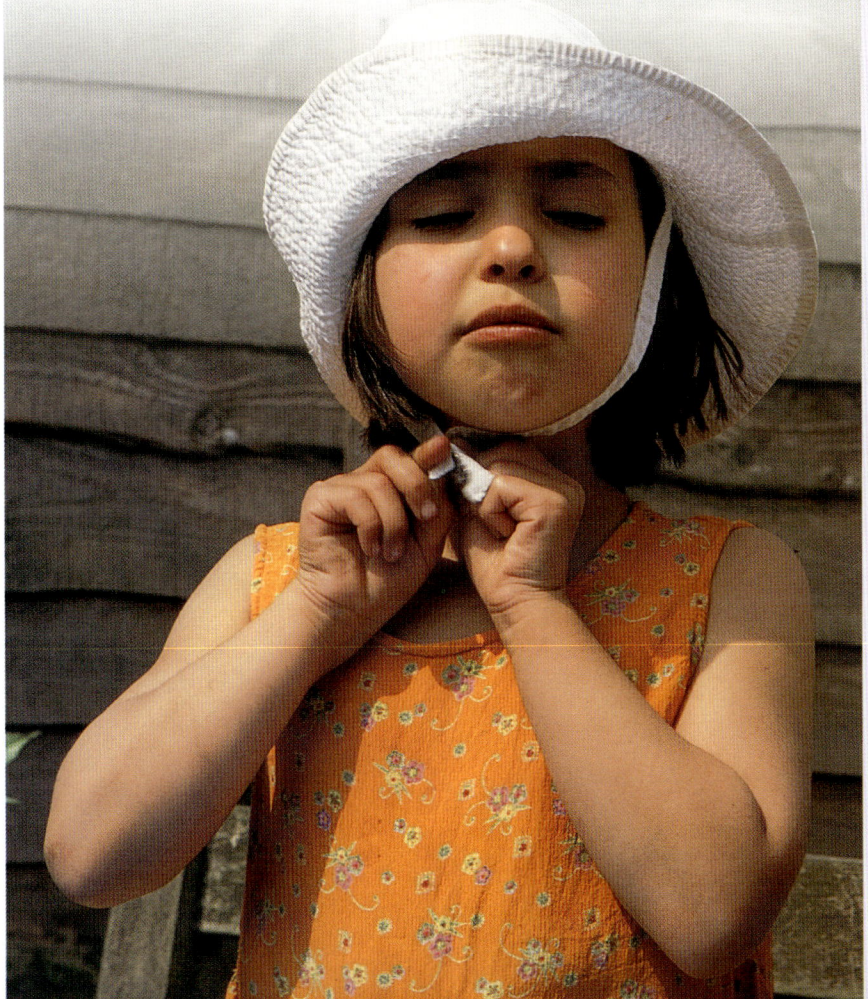

## ERZIEHUNG IN SACHEN SICHERHEIT

**Von klein auf sollten Sie Ihr Kind auf Gefahren hinweisen.** Wenn es drei oder vier Jahre alt ist, können Sie ihm bestimmte Verhaltensweisen, die seiner Sicherheit dienen, beibringen.

**Ihr Kind muss seinen vollen Namen und seine Adresse kennen.** Manche Kinder können auch schon ihre Telefonnummer auswendig lernen. Besprechen Sie mit Ihrem Kind, wie es sich verhalten soll, wenn Sie sich beim Einkaufen verlieren. Sagen Sie ihm, dass es an Ort und Stelle bleiben und laut Ihren Namen rufen soll. Es kann auch einen Passanten, der Kinder bei sich hat, oder einen Verkäufer um Hilfe bitten.

**Sprechen Sie mit Ihrem Kind über sicheres Verhalten auf dem Spielplatz.** Ihr Kind sollte sich nicht vor einer schwingenden Schaukel oder an anderen sich bewegenden Spielgeräten aufhalten. Erklären Sie ihm auch, dass es auf hohen Spielgeräten, wie Klettergerüsten, besonders gefährdet ist. Auch beim Schwimmen müssen klare Regeln gelten: Das Kind muss über die Gefahren, die am Wasser bestehen, Bescheid wissen. So darf es z.B. am Schwimmbeckenrand nicht rennen, weil es ausrutschen könnte. Und es darf nie in ein Gewässer springen, dessen Tiefe es nicht kennt.

**Wecken Sie das Gefahrenbewusstsein Ihres Kindes auch für andere Bereiche.** Erklären Sie z.B., was passieren kann, wenn es Spielzeug auf der Treppe liegen lässt.

**Erklären Sie Ihrem Kind, wozu die Notrufnummer dient.**

**Bitten Sie Ihr Kind, Ihnen immer zu erzählen, wenn ihm etwas Angst oder Sorgen bereitet.** Das Kind sollte es Ihnen erzählen, wenn es von einem Fremden angesprochen worden ist.

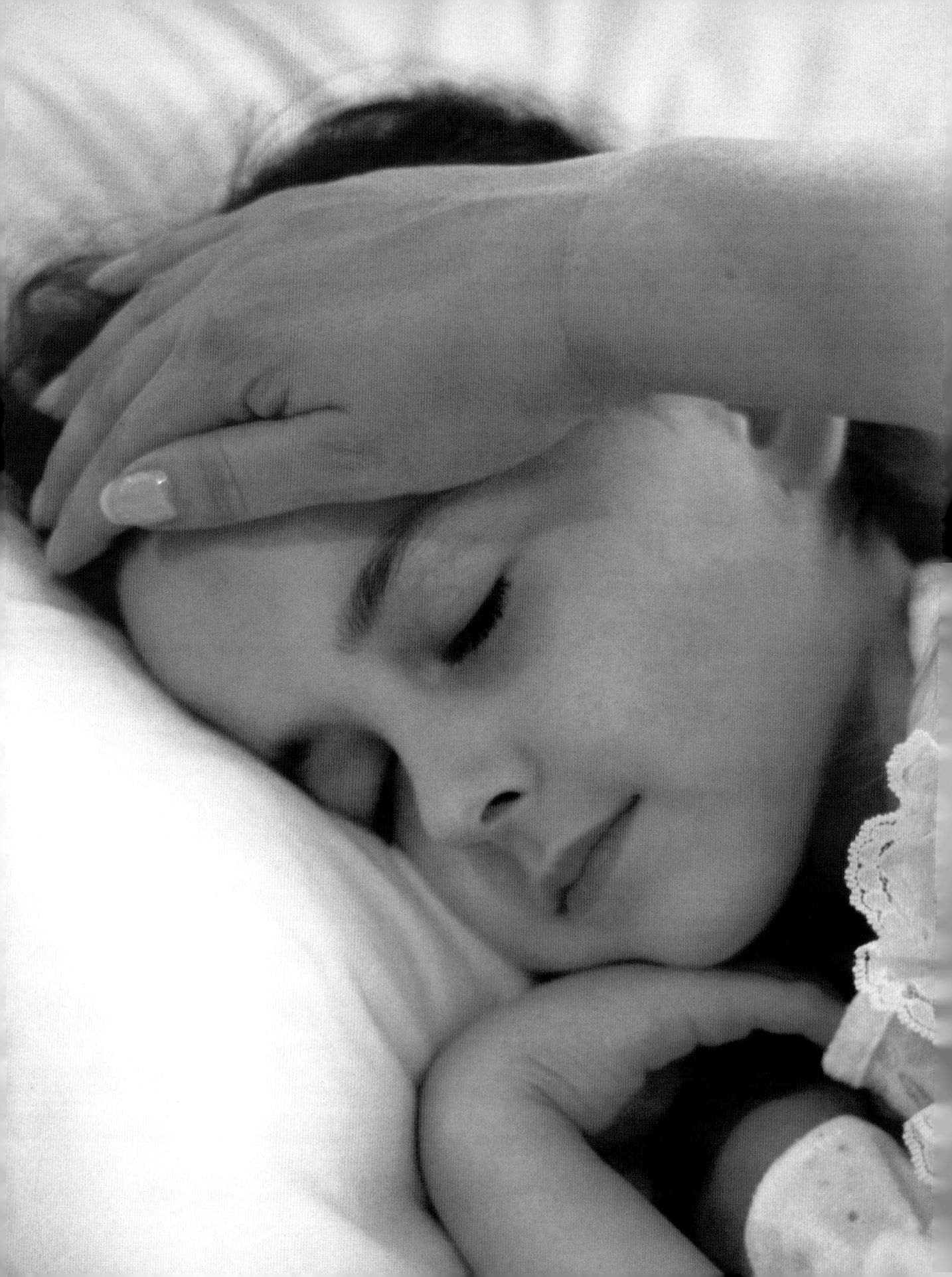

# DIAGNOSE-
## TAFELN

## KAPITEL DREI

*Wenn ihr Kind krank ist, machen sich die Eltern Sorgen. Es ist oft schwer zu entscheiden, ob man eine Krankheit selbst behandeln kann oder den Arzt aufsuchen sollte. Anhand der Diagnosetafeln in diesem Kapitel können Sie diese Frage leichter beantworten. Im Zweifelsfall wenden Sie sich jedoch immer an den Arzt.*

# FIEBER

ALS FIEBER BEZEICHNET MAN EINE KÖRPERTEMPERATUR ÜBER 38 °C. Es ist ein Zeichen dafür, dass der Körper eine bakterielle oder eine Virusinfektion bekämpft. Aber auch eine Überhitzung kann Fieber auslösen. Achten Sie auf weitere Symptome, die dem Arzt die Diagnosestellung erleichtern. Siehe auch AUSSCHLAG MIT FIEBER (S. 186) und FIEBER BEI BABYS (S. 58).

| SYMPTOM | MÖGLICHE URSACHE |
|---|---|
| Hat Ihr Kind Halsschmerzen oder verweigert es feste Nahrung? | Mandelentzündung (siehe »Rachenentzündung« und »Mandelentzündung«, S. 223). |
| Hat Ihr Kind Husten, Schnupfen und atmet es ungewöhnlich laut? | Pseudokrupp (S. 224), Asthma (S. 226) oder Bronchitis (S. 228). |
| Hat Ihr Kind Husten, Schnupfen und atmet es ungewöhnlich schnell? | Lungenentzündung (S. 227). |
| Hat Ihr Kind Husten und Schnupfen, atmet aber normal? | Erkältung (S. 221) oder Grippe (S. 225). Möglicherweise auch Masern (S. 264). |
| Hat Ihr Kind ein- oder beidseitig eine Schwellung zwischen Ohr und Unterkiefer? | Mumps (S. 268). |
| Lässt Ihr Kind häufiger Wasser als gewöhnlich oder verspürt es Schmerzen oder ein Brennen beim Wasserlassen? | Harnwegsinfektion (S. 275). |
| Erbricht sich Ihr Kind und hat es Durchfall? | Gastroenteritis (S. 254). |
| Hat Ihr Kind Ohrenschmerzen oder zieht es an einem Ohr oder wacht es nachts schreiend auf? | Mittelohrentzündung (S. 240). |
| War Ihr Kind stundenlang draußen in der Sonne oder in einem überheizten Raum? | Ihr Kind ist möglicherweise überhitzt. |
| Wirkt Ihr Kind krank, hat es einen steifen Nacken, Kopfschmerzen und ist es schläfrig oder unruhig? | Hirnhautentzündung (S. 294). |

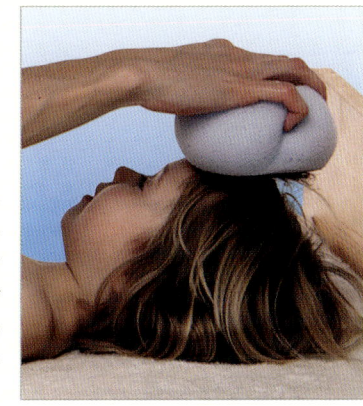

*ABKÜHLEN Befeuchten Sie einen Schwamm mit lauwarmem Wasser und legen Sie ihn Ihrem Kind auf die Stirn. Lassen Sie das Wasser verdunsten, damit die Haut abkühlt.*

## WAS SIE TUN SOLLTEN

Wenn innerhalb von 24 Stunden keine Besserung eintritt, wenden Sie sich an den Arzt.
**Selbsthilfe** »Temperatur senken« (rechts) und »Halsschmerzen lindern« (S. 198).

Rufen Sie den Arzt. **Selbsthilfe** »Atmung erleichtern bei einem Asthmaanfall« (S. 195).

**Dringend!** Rufen Sie sofort den Arzt!
**Selbsthilfe** »Temperatur senken« (*rechts*).

Wenn innerhalb von 48 Stunden keine Besserung eintritt oder sich weitere Symptome entwickeln, wenden Sie sich an den Arzt. **Selbsthilfe** »Temperatur senken« (*rechts*) und »Husten lindern« (S. 197).

Lassen Sie sich vom Arzt die Diagnose bestätigen.
**Selbsthilfe** »Temperatur senken« (*rechts*).

Holen Sie sich innerhalb von 24 Sunden ärztlichen Rat ein.
**Selbsthilfe** »Temperatur senken« (*rechts*).

Holen Sie sich innerhalb von 24 Stunden ärztlichen Rat ein.
**Selbsthilfe** »Flüssigkeitszufuhr« (S. 172).

Holen Sie sich innerhalb von 24 Stunden ärztlichen Rat ein.
**Selbsthilfe** »Temperatur senken« (*rechts*) und »Ohrenschmerzen lindern« (S. 205).

Wenn sich das Fieber nicht innerhalb einer Stunde senken lässt (*rechts*), rufen Sie sofort den Arzt.

**Notfall!** Rufen Sie den Notarzt!

# Temperatur senken

Machen Sie sich keine Sorgen, wenn Ihr Kind Fieber hat. Ein Temperaturanstieg ist eine normale Reaktion des Körpers auf eine Infektion. Es wird Ihrem Kind aber besser gehen, wenn Sie die Temperatur nicht zu hoch ansteigen lassen. Hohes Fieber schwächt das Kind und es besteht die Gefahr eines Fieberkrampfs. Mit folgenden Maßnahmen können Sie die Temperatur des Kindes auf einfache Weise senken und kontrollieren.

- Messen Sie die Körpertemperatur mit einem Thermometer (S. 328). Probieren Sie ein Digitalthermometer (*unten*), ein Stirnthermometer oder ein Ohrthermometer aus, bei dem die Körpertemperatur im Ohr gemessen wird.

- Geben Sie Ihrem Kind die altersgemäße Dosis Paracetamol (in flüssiger Form); wenn es sich erbricht, verabreichen Sie ihm ein Zäpfchen. Sie können Kindern über sechs Monate auch Ibuprofen geben.

- Ziehen Sie das Kind eventuell bis auf die Unterwäsche oder die Windel aus.

- Decken Sie es im Bett nur leicht zu.

- Achten Sie darauf, dass der Raum gut belüftet und kühl ist – etwa 15 °C. Er darf aber nicht zugig sein.

- Waschen Sie Körper und Kopf des Kindes mit einem in lauwarmes Wasser getauchten Schwamm ab (*oben links*). Sie können das Kind auch lauwarm abduschen oder baden. Lassen Sie das Wasser auf seiner Haut verdunsten, statt es mit einem Handtuch abzutrocknen; die Verdunstung trägt ebenfalls zur Abkühlung bei.

- Achten Sie darauf, dass es viel trinkt – geben Sie ihm regelmäßig kleine Mengen, damit es sich nicht erbricht.

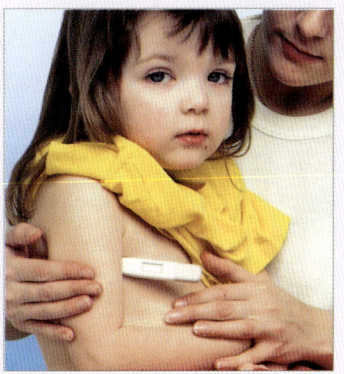

*DIGITALTHERMOMETER Klemmen Sie das Digitalthermometer in die Achselhöhle des Kindes und halten Sie seinen Arm vorsichtig fest. Wenn der Signalton ertönt, können Sie die Temperatur auf dem Display ablesen.*

# DURCHFALL

W ENN EIN KIND MEHRMALS FLÜSSIGEN STUHLGANG HAT, liegt meist eine Infektion zugrunde. Durchfall klingt in der Regel nach einigen Tagen ab. Achten Sie darauf, dass Ihr Kind in dieser Zeit viel trinkt. Wenn der Durchfall erneut auftritt oder länger als eine Woche andauert, wenden Sie sich an den Arzt. Siehe auch DURCHFALL BEI BABYS (S. 62).

| SYMPTOM | MÖGLICHE URSACHE | WAS SIE TUN SOLLTEN |
|---|---|---|
| Hat das Kind auch Bauchschmerzen oder Fieber oder erbricht es? | Gastroenteritis (S. 254). | Rufen Sie den Arzt. **Selbsthilfe** »Flüssigkeitszufuhr« (unten). |
| Bekam das Kind vor einem aufregenden Ereignis oder während einer Stressphase Durchfall? | Eine Reaktion auf Aufregung oder Stress. Der Durchfall wird bald vorübergehen. | Wenn der Durchfall andauert oder das Kind stark schwächt, wenden Sie sich an den Arzt. |
| Hat Ihr Kind gleichzeitig Durchfall und Verstopfung? | Chronische Verstopfung (S. 255). | Wenden Sie sich an den Arzt. |
| Haben Sie Ihrem Kind irgendein Medikament gegeben? | Eine Nebenwirkung der eingenommenen Arznei. | Fragen Sie den Arzt oder Apotheker, ob das Medikament die Ursache sein kann. |
| Enthält der Stuhl Ihres Kindes erkennbare Nahrungsbestandteile? | Siehe auch »Durchfall bei Kleinkindern« (S. 255). | Wenden Sie sich an den Arzt. |
| Ist der Stuhl Ihres Kindes völlig flüssig? | Wahrscheinlich eine Reaktion auf bestimmte Nahrungsmittel (S. 252) oder Giardiasis (S. 262). | Wenden Sie sich an den Arzt. **Selbsthilfe** »Flüssigkeitszufuhr« (unten). |

## ALARMSIGNALE

Rufen Sie sofort den Arzt an, wenn Ihr Kind eines der folgenden Symptome aufweist:
- Bauchschmerzen seit drei Stunden
- Erbrechen seit zwölf Stunden (bei Babys seit sechs Stunden)
- Verweigerung von Getränken seit sechs Stunden
- Eingesunkene Augen oder ungewöhnliche Schläfrigkeit
- Kein Wasserlassen seit sechs Stunden

## SELBSTHILFE

# Flüssigkeitszufuhr

Geben Sie dem Kind eine Elektrolytlösung. Oder lösen Sie 2 TL Zucker in 200 ml abgekochtem, abgekühltem Wasser auf. Sie können auch ungesüßten Fruchtsaft im Verhältnis 1 : 1 mit Wasser mischen. Bei Durchfall keine Milch geben. Je nach Alter benötigt das Kind 1–1,5 l Flüssigkeit am Tag. Bieten Sie dem Kind alle zwei bis drei Stunden Flüssigkeit an. Wenn Ihr Kind erbricht, geben Sie ihm stündlich einige Schlucke.

# APPETITLOSIGKEIT

J E NACHDEM, WIE VIEL ENERGIE IHR KIND VERBRAUCHT, und abhängig davon, ob es sich in einer Wachstumsperiode befindet, verändert sich sein Appetit. Solange keine weiteren Symptome auftreten und das Kind normal wächst, müssen Sie sich bei Appetitlosigkeit keine Sorgen machen. Bei Kindern unter einem Jahr lesen Sie auf S. 61 nach.

| SYMPTOM | MÖGLICHE URSACHE | WAS SIE TUN SOLLTEN |
|---|---|---|
| Besteht die Appetitlosigkeit seit weniger als einer Woche und hat das Kind Fieber, Halsschmerzen oder einen Ausschlag? | Siehe »Fieber« (S. 170), »Halsschmerzen« (S. 198) oder »Pickel und Ausschläge« (S. 184) nach. | Wenden Sie sich an den Arzt. |
| Besteht die Appetitlosigkeit seit weniger als einer Woche und gibt es keine weiteren Symptome? | Solange es dem Kind gut geht, besteht kein Anlass zur Sorge. | Wenn sich Ihr Kind krank fühlt, holen Sie ärztlichen Rat ein. **Selbsthilfe** Gesunde Ernährung und »Appetit anregen« (*unten*). |
| Nimmt Ihr Kind nicht genügend zu? | Gedeihstörung. | Gehen Sie zum Arzt. |
| Sind die Lymphdrüsen am Hals geschwollen? | Pfeiffer-Drüsenfieber (S. 270) | Gehen Sie zum Arzt. |
| Hat Ihr Kind hellen Stuhl und dunklen Urin? | Hepatitis (S. 261). | Gehen Sie zum Arzt. |
| Muss Ihr Kind häufiger Wasser lassen oder nässt es das Bett ein? | Harnwegsinfektion (S. 275). | Holen Sie sich innerhalb von 24 Stunden ärztlichen Rat ein. |

## SELBSTHILFE

## Appetit anregen

**Wenn das Kind nicht essen will, muss sein Appetit angeregt werden. Befolgen Sie diese Tipps:**

• Wenn die Appetitlosigkeit durch eine Erkrankung verursacht wird, zwingen Sie das Kind nicht zum Essen. Ein krankes Kind will oft nur trinken; Eiscreme und Joghurt lindern Halsschmerzen und enthalten auch einige Nährstoffe.

• Einem kleinen Kind bieten Sie lustig angerichtete Speisen an; belegen Sie z.B. Pizzen in Form eines Gesichts.

• Erwarten Sie nicht, dass Ihr Kind genauso viel isst wie Sie; fünf oder sechs kleine Mahlzeiten oder Snacks am Tag sind normal.

• Locken Sie einen heiklen Esser mit kleinen Portionen verschiedener Speisen.

# ERBRECHEN

WIEDERHOLTES ERBRECHEN WIRD MEIST DURCH EINE INFEKTION DES VERDAUUNGSTRAKTS ausgelöst; ursächlich kann aber auch eine Infektion in einem anderen Teil des Körpers sein. Einmaliges Erbrechen ist meist harmlos und oft die Folge von Aufregung oder dem Verzehr zu großer Portionen. Siehe auch ERBRECHEN BEI BABYS (S. 60).

| SYMPTOM | MÖGLICHE URSACHE |
|---------|------------------|
| Ist das Erbrochene grünlich gelb? | Darmverschluss (S. 256). |
| Hat Ihr Kind Durchfall? | Gastroenteritis (S. 254). |
| Hat Ihr Kind seit sechs Stunden ununterbrochen Bauchschmerzen? | Blinddarmentzündung (S. 253). |
| Hat Ihr Kind hellen Stuhl und dunklen Urin? | Hepatitis (S. 261). |
| Ist Ihr Kind ungewöhnlich schläfrig und hat es kürzlich einen Schlag auf den Kopf erhalten? | Kopfverletzung (S. 291). |
| Ist Ihr Kind ungewöhnlich schläfrig und hat es Kopfschmerzen, einen steifen Hals oder flächige Flecken, die nicht verschwinden, wenn man darauf drückt? | Hirnhautentzündung (S. 294). |
| Weist Ihr Kind zwei oder mehr der folgenden Symptome auf: Fieber, Schmerzen beim Wasserlassen, Bauchschmerzen oder Bettnässen? | Harnwegsinfektion (S. 275). |
| Hat sich Ihr Kind nach einem Hustenanfall erbrochen? | Keuchhusten (S. 269). |
| Hat sich Ihr Kind vor oder nach einem aufregenden oder stressigen Ereignis erbrochen? | Kinder reagieren auf aufregende Ereignisse oder Stress häufig mit Erbrechen. |
| Hat sich Ihr Kind auf einer Reise erbrochen? | Reisekrankheit. |

Rufen Sie sofort den Arzt, wenn bei Ihrem Kind eines der folgenden Symptome auftritt:

- Länger als zwölf Stunden anhaltendes Erbrechen
- Ungewöhnliche Schläfrigkeit
- Verweigerung von Getränken seit mehr als sechs Stunden
- Eingesunkene Augen oder trockene Zunge
- Kein Wasserlassen seit sechs Stunden

Rufen Sie sofort den Notarzt, wenn bei Ihrem Kind eines der folgenden Symptome auftritt:

- Grünlich gelbe Farbe des Erbrochenen
- Bauchschmerzen seit mehr als sechs Stunden
- Flache, pinkfarbene oder purpurrote Flecken, die nicht verschwinden, wenn man darauf drückt

## WAS SIE TUN SOLLTEN

**Notfall!** Rufen Sie den Notarzt! Geben Sie Ihrem Kind in der Zwischenzeit nichts zu essen oder trinken.

Holen Sie sich innerhalb von 24 Stunden ärztlichen Rat ein. **Selbsthilfe** »Flüssigkeitszufuhr« (*S. 172*).

**Notfall!** Rufen Sie den Notarzt. Geben Sie Ihrem Kind in der Zwischenzeit nichts zu essen oder trinken.

Holen Sie innerhalb von 24 Stunden ärztlichen Rat ein.

**Notfall!** Rufen Sie den Notarzt. Geben Sie Ihrem Kind in der Zwischenzeit nichts zu essen oder trinken.

**Notfall!** Rufen Sie den Notarzt!

Holen Sie innerhalb von 24 Stunden ärztlichen Rat ein. **Selbsthilfe** »Temperatur senken« (*S. 171*).

Holen Sie innerhalb von 24 Stunden ärztlichen Rat ein. **Selbsthilfe** »Maßnahmen bei Erbrechen« (*rechts*) und »Husten lindern« (*S. 197*).

Wenn das Erbrechen andauert, wenden Sie sich an den Arzt.

Geben Sie Ihrem Kind ein Mittel gegen Reisekrankheit, z.B. ein homöopathisches Mittel (*S. 321*). Versuchen Sie, Autofahrten in Zeiten zu legen, in denen wenig Verkehr herrscht, und öffnen Sie zur Belüftung das Fenster.

## SELBSTHILFE

# Maßnahmen bei Erbrechen

Versuchen Sie, die Beschwerden Ihres sich erbrechenden Kindes mit folgenden Maßnahmen zu lindern:

- Halten Sie den Kopf des Kindes, während es sich erbricht. Danach waschen Sie ihm Stirn und Gesicht mit einem Schwamm ab. Geben Sie ihm einen Schluck Wasser zu trinken, um den Geschmack loszuwerden.

- Trösten Sie Ihr Kind, denn seine körperlichen Reaktionen können es verängstigen.

- Ermuntern Sie Ihr Kind, stündlich eine kleine Menge (30 ml) Wasser oder Elektrolytlösung zu trinken. Dadurch wird die Flüssigkeit, die es beim Erbrechen verliert, ersetzt (*siehe* »Flüssigkeitszufuhr«, *S. 172*).

- Bitten Sie es, sich hinzulegen und auszuruhen. Stellen Sie eine Schüssel neben sein Bett, falls es sich nochmals erbrechen muss.

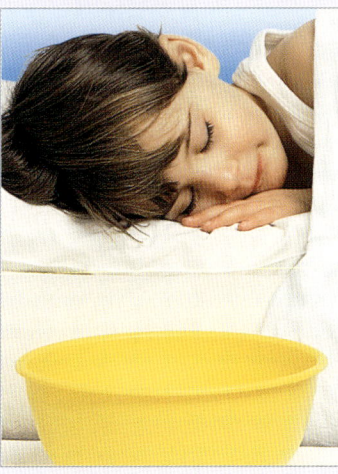

**EIMER** *Stellen Sie einen Eimer neben das Bett Ihres Kindes, falls es sich erneut erbrechen muss.*

# KOPFSCHMERZEN

EINE AKUTE INFEKTION, DIE FIEBER AUSLÖST, kann auch mit Kopfschmerzen einhergehen. Kopfschmerzen können aber auch isoliert auftreten. Liegen weitere Symptome vor, liegt oft eine ernstere Erkrankung zugrunde. Wenden Sie sich an den Arzt, wenn die Kopfschmerzen stark oder ungewöhnlich sind, andauern oder wiederholt auftreten.

| SYMPTOM | MÖGLICHE URSACHE |
| --- | --- |
| Hat Ihr Kind vor irgendetwas Angst? | Spannungskopfschmerzen (siehe »Wiederkehrende Kopfschmerzen«, S. 291) können durch Angst ausgelöst werden. |
| Leidet Ihr Kind gelegentlich unter Kopfschmerzen? | Es besteht kaum Anlass zur Sorge. |
| Hat Ihr Kind jeden Tag Kopfschmerzen? | Häufige Kopfschmerzen (siehe »Wiederkehrende Kopfschmerzen«, S. 291), können, vor allem wenn sie nachts oder am frühen Morgen auftreten, durch einen Überdruck im Kopf entstehen. |
| Bekommt Ihr Kind nach dem Lesen, Spielen am Computer oder Fernsehen Kopfschmerzen? | Sehprobleme (siehe »Brechungsfehler«, S. 291) lösen in manchen Fällen Kopfschmerzen aus. |
| Werden die Kopfschmerzen von Bauchschmerzen, Übelkeit oder Erbrechen, Flimmern vor den Augen oder anderen Sehstörungen begleitet oder treten diese Beschwerden zuerst auf? | Migräne (siehe »Wiederkehrende Kopfschmerzen«, S. 291). |
| Hat Ihr Kind kürzlich einen Schlag auf den Kopf erhalten? | Gehirnerschütterung (siehe »Kopfverletzung«, S. 291). |
| Hatte Ihr Kind gerade eine Erkältung? | Nebenhöhlenentzündung (S. 221). |
| Hatte Ihr Kind vor kurzem Fieber oder hat es sich erbrochen? | Lesen Sie unter »Fieber« (S. 170) oder »Erbrechen« (S. 174) nach. |
| Fühlt sich Ihr Kind äußerst unwohl und weist es zwei oder mehrere der folgenden Symptome auf: Schläfrigkeit, steifer Nacken, Fieber, Erbrechen, Weigerung zu trinken und flache, rote Flecken, die bei Druck nicht verblassen? | Hirnhautentzündung (S. 294). |

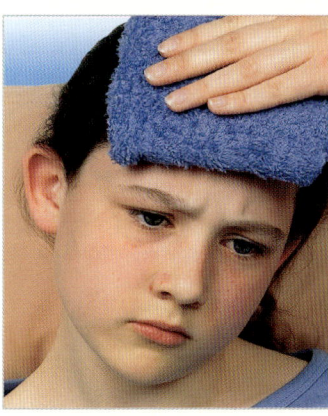

*KALTE KOMPRESSEN* Falten Sie ein kleines Handtuch oder einen Waschlappen und tauchen ihn in kaltes Wasser. Wringen Sie ihn aus und legen Sie ihn auf die Stirn des Kindes. Lassen Sie die Kompresse zwei bis drei Minuten aufgelegt und erneuern Sie sie einige Male. Sie können auch abwechselnd heiße und kalte Kompressen auf den Nacken des Kindes legen.

## WAS SIE TUN SOLLTEN

Wenn die Kopfschmerzen regelmäßig auftreten und das Kind stark belasten, wenden Sie sich an den Arzt. **Selbsthilfe** »Kopfschmerzen lindern« (*rechts*).

**Selbsthilfe** »Kopfschmerzen lindern« (*rechts*).

Wenden Sie sich an den Arzt.

Wenden Sie sich an den Kinder- oder Hausarzt oder einen Augenarzt.

Wenn der erste Migräneanfall schwer ist oder lange anhält oder wenn die Anfälle häufig auftreten, wenden Sie sich an den Arzt.

**Dringend!** Rufen Sie sofort den Arzt oder bringen Sie Ihr Kind ins Krankenhaus.

Wenden Sie sich an den Arzt.

Wenden Sie sich an den Arzt.

**Notfall!** Rufen Sie den Notarzt!

# Kopfschmerzen lindern

Die meisten Kopfschmerzen können Sie auf einfache und effiziente Weise zu Hause selbst behandeln. Manche Kopfschmerzformen sind jedoch ernsthafter Natur und sollten sofort vom Arzt untersucht werden. Dazu gehören Kopfschmerzen, die länger als vier Stunden andauern; Kopfschmerzen, die auftreten, wenn das Kind sehr krank ist; Kopfschmerzen, die von weiteren Symptomen begleitet werden; oder Kopfschmerzen, die Ihnen seltsam erscheinen. Mit folgenden Selbsthilfemaßnahmen können Sie die Schmerzen lindern:

- Geben Sie Ihrem Kind Paracetamolsaft. Überschreiten Sie die für sein Alter angegebene Dosis nicht.

- Ermuntern Sie Ihr Kind, sich an einem kühlen, dunklen, ruhigen Ort hinzulegen und die Augen zu schließen.

- Manchmal werden Kopfschmerzen durch Hunger verursacht. Wenn Ihr Kind hungrig ist, geben Sie ihm ein Glas Milch oder einen leicht verdaulichen Snack, z.B. Kekse.

- Dehydrierung ist eine häufige Ursache für Kopfschmerzen. Fragen Sie Ihr Kind, ob es Durst hat und geben Sie ihm etwas Wasser. Kinder, die Schmerzen haben, erbrechen sich leicht; ermuntern Sie es also, ein paar Schlucke zu nehmen. Geben Sie keine Colagetränke, da Koffein Kopfschmerzen auslösen kann.

- Ein ballaststoffreicher Snack, z.B. eine Banane oder Vollkornkekse, lässt den Blutzucker im Blut langsam ansteigen. Sagen Sie Ihrem Kind, dass es beim ersten Anzeichen von Kopfschmerzen eine Kleinigkeit essen soll. Wenn Ihr Kind in der Schule oft unter Kopfschmerzen leidet, kann es eine kleine »Notfallration« mitnehmen.

- Bringen Sie dem Kind bei, richtig zu atmen und die Muskeln in Schultern und Nacken zu entspannen. Wenn die Kopfschmerzen mit Verspannungen zusammenhängen, massieren Sie das Kind. Sie können Ihr Kind auch einem Osteopathen oder einem Chiropraktiker vorstellen oder Akupressur versuchen (*S. 325*).

- Wenn Sie den Verdacht haben, dass eine Nahrungsmittelunverträglichkeit die Kopfschmerzen auslöst, führen Sie Tagebuch über die Speisen, die Ihr Kind isst, oder wenden Sie sich an eine Ernährungsberaterin. Wenn Sie vermuten, dass Ihr Kind auf ein bestimmtes Nahrungsmittel empfindlich reagiert, lassen Sie es weg. Zu den Nahrungsmitteln, die Kopfschmerzen auslösen können, gehören Weißbrot, getrocknete Früchte, Schokolade, Tee und Hartkäse.

# ZAHNSCHMERZEN

Wenn Ihr Kind an Zahnschmerzen leidet, hat es wahrscheinlich Karies. Bringen Sie es so schnell wie möglich zum Zahnarzt, wenn es Schmerzen an den Zähnen oder im Kiefer hat. In der Zwischenzeit können Sie die Schmerzen mit Selbsthilfemaßnahmen lindern. Bei Zahnschmerzen müssen Sie aber in jedem Fall einen Zahnarzt aufsuchen.

| SYMPTOM | MÖGLICHE URSACHE |
|---|---|
| Hat Ihr Kind anhaltend starke Schmerzen mit oder ohne Fieber? | Eventuell ein Zahnabszess (S. 250). |
| Treten nach dem Genuss von kalten oder warmen Speisen oder Getränken plötzlich pochende oder stechende Schmerzen auf, die einige Minuten anhalten? | Ihr Kind hat möglicherweise Karies (siehe »Karies«, S. 248), ein tiefes Loch oder einen Riss im Zahn, was zu einer Entzündung des Nervengewebes geführt haben kann. |
| Leidet Ihr Kind an anhaltenden, dumpfen Schmerzen an mehreren oberen Backenzähnen? | Vielleicht bricht ein Weisheitszahn durch. |
| Ist das Zahnfleisch direkt hinter den Backenzähnen empfindlich? | Ihr Kind leidet vielleicht an einer Nebenhöhlenentzündung (S. 221). Dabei handelt es sich um eine Entzündung der mit Luft gefüllten Kieferhöhlen im Bereich der Nase; sie kann auch Schmerzen an den Zähnen verursachen. |
| Hat Ihr Kind kürzlich eine Zahnfüllung erhalten und leidet es nun unter unregelmäßig auftretenden Schmerzen? | Ihr Kind hat vielleicht eine Füllung, die uneben oder höher ist als die Kaufläche der anderen Zähne; dies kann beim Beißen Schmerzen verursachen. |
| Hat Ihr Kind kürzlich eine Zahnfüllung erhalten und hat nun Schmerzen beim Beißen oder Kauen auf dem entsprechenden Zahn? | Ein frisch gefüllter Zahn ist oft höchst empfindlich, besonders gegenüber Kälte. Dies ist vor allem wahrscheinlich, wenn es sich um eine tiefe Füllung handelt. |
| Ist das Zahnfleisch rot, geschwollen und schmerzhaft und brechen neue Zähne durch? | Zahnen (S. 57). |

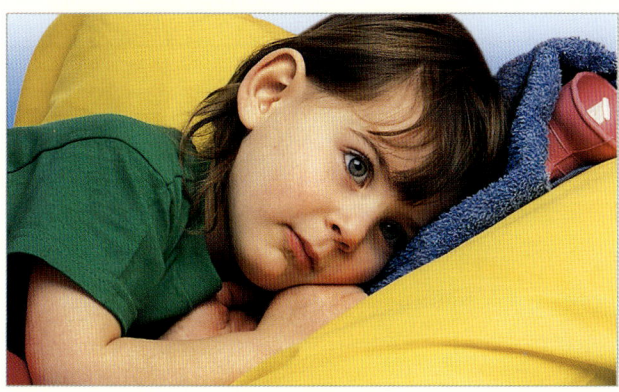

**ZAHNSCHMERZEN LINDERN** *Wenn Ihr Kind eine gut eingewickelte Wärmflasche gegen die Backe hält, lassen die Zahnschmerzen nach.*

## WAS SIE TUN SOLLTEN

**Dringend!** Rufen Sie sofort beim Zahnarzt an! Bis zur Behandlung führen Sie Selbsthilfemaßnahmen durch (*rechts*).

Gehen Sie innerhalb von 24 Stunden zum Zahnarzt. Probieren Sie unterdessen die Selbsthilfemaßnahmen aus (*rechts*).

Wenden Sie sich an den Zahnarzt.

Wenden Sie sich an den Arzt.

Wenden Sie sich an den Zahnarzt. Bis zum Behandlungstermin geben Sie Ihrem Kind weiche und flüssige Nahrungsmittel und bitten es, auf der anderen Seite des Kiefers zu kauen.

Wenn das Kind empfindlich auf warme Speisen reagiert oder die Schmerzen intensiver werden oder länger als einige Sekunden anhalten, vereinbaren Sie einen Termin beim Zahnarzt.

Geben Sie Ihrem Baby einen harten Gegenstand, auf dem es kauen kann, z.B. einen Beißring. Auch Zahnungsgels aus der Apotheke können die Schmerzen lindern.
**Selbsthilfe** »Zahnschmerzen lindern« (*rechts*) und »Naturheilmittel bei Zahnschmerzen« (*rechts*).

# Zahnschmerzen lindern

**Mit folgenden Maßnahmen können Sie die Zahnschmerzen Ihres Kindes lindern:**

- Geben Sie Ihrem Kind eine altersgemäße Dosis Paracetamolsaft, wenn es älter als drei Monate ist. Geben Sie den Saft nicht direkt auf die Zähne, da ein längerer Kontakt mit dem Zahnfleisch eine Verätzung verursachen kann.

- Ein kleines Kind fühlt sich oft besser, wenn es sich gegen Kissen lehnen kann.

- Eine gut eingewickelte Wärmflasche, die gegen die schmerzende Backe gehalten wird, kann die Zahnschmerzen lindern.

- Bitten Sie Ihr Kind, seinen Mund mit warmem Salzwasser auszuspülen.

# Naturheilmittel bei Zahnschmerzen

**Mit folgenden Naturheilmitteln lassen sich Zahnschmerzen bei Kindern lindern:**

### Pfefferminzöl
Verdünnen Sie einen Tropfen Pfefferminzöl mit 1 TL Olivenöl. Tränken Sie einen Wattebausch mit der Mixtur und legen ihn auf die schmerzende Stelle.

### Nelkenöl
Verdünnen Sie einen Tropfen Nelkenöl mit 1 TL Olivenöl. Tränken Sie einen Wattebausch mit der Mixtur und legen ihn auf die schmerzende Stelle.

### Lavendelöl
Verdünnen Sie einen Tropfen Lavendelöl mit 1 TL Olivenöl. Reiben Sie das Zahnfleisch am Gaumen damit ein, um die Schmerzen zu lindern.

### Dampfinhalation (bei Nebenhöhlenentzündung)
Heißes Wasser in eine Schüssel gießen. Einige Tropfen Lavendel- oder Teebaumöl hinzugeben. Bedecken Sie die Schüssel und den Kopf des Kindes mit einem Handtuch. Bitten Sie das Kind, den Dampf einige Minuten lang durch die Nase einzuatmen. Lassen Sie Ihr Kind nicht unbeaufsichtigt. Wiederholen Sie die Inhalation so oft wie nötig.

### Homöopathie
Homöopathische Mittel (*S. 321*) können verschiedene Arten von Zahnschmerzen lindern. Wenden Sie sich zur Diagnosestellung an einen Homöopathen.

# UNWOHLSEIN

WENN IHREM KIND NICHT GUT IST, messen Sie seine Temperatur und kontrollieren, ob es einen Ausschlag hat. Rufen Sie sofort den Arzt, wenn Ihr Kind außergewöhnlich apathisch oder schläfrig ist, Fieber über 38 °C hat oder sich seit mehr als zwölf Stunden immer wieder erbricht, schnell oder geräuschvoll atmet oder seit mehr als sechs Stunden nichts mehr getrunken hat.

| SYMPTOM | MÖGLICHE URSACHE | WAS SIE TUN SOLLTEN |
|---|---|---|
| Hat Ihr Kind Fieber und einen Ausschlag? | Siehe »Ausschlag mit Fieber« (S. 186). | |
| Hat Ihr Kind Fieber, aber keinen Ausschlag? | Wenn Ihr Kind jünger als ein Jahr ist, siehe »Fieber bei Babys« (S. 58). Wenn es älter ist, siehe »Fieber« (S. 170). | |
| Hat Ihr Kind einen Ausschlag? | Siehe »Pickel & Ausschläge« (S. 184). | |
| Hat Ihr Kind Schmerzen im Bauch? | Siehe »Bauchschmerzen« (S. 208). | |
| Hat Ihr Kind Durchfall und erbricht es sich? | Gastroenteritis (S. 254). | Holen Sie sich innerhalb von 24 Stunden ärztlichen Rat ein. **Selbsthilfe** »Dehydrierung bei Babys vorbeugen« (S. 63) oder »Flüssigkeitszufuhr« (S. 172). |
| Verweigert Ihr Kind Essen und Trinken? | Eine ansteckende Kinderkrankheit, vor allem wenn das Kind apathisch oder reizbar ist oder an weiteren Symptomen leidet. | Wenn es Ihrem Kind nach 24 Stunden nicht besser geht oder sich weitere Symptome entwickeln, wenden Sie sich an den Arzt. |
| Verweigert Ihr Kind das Essen? | Siehe »Halsschmerzen« (S. 198). | |
| Hatte Ihr Kind in den vergangenen drei Wochen Kontakt zu einer Person, die an einer ansteckenden Krankheit litt? | Ihr Kind brütet vielleicht eine ansteckende Kinderkrankheit aus (Inkubationszeit). | Wenn es Ihrem Kind nach 24 Stunden nicht besser geht oder sich weitere Symptome entwickeln, wenden Sie sich an den Arzt. |
| Macht sich Ihr Kind möglicherweise Sorgen oder hat es Angst vor irgendetwas? | Probleme in der Schule können bei einem Kind Unwohlsein hervorrufen (siehe »Ängste und Schüchternheit«, S. 131f.). | Wenn der Zustand länger als einen Tag anhält, wenden Sie sich an den Arzt. |

# JUCKREIZ

Juckreiz kann viele Ursachen haben – von Allergien bis zu Parasitenbefall; er kann den gesamten Körper oder nur einen Teil betreffen. Schwerer Juckreiz kann sehr quälend sein und das Kratzen kann eine Infektion auslösen; lassen Sie daher vom Arzt unverzüglich die Ursache abklären.

| SYMPTOM | MÖGLICHE URSACHE | WAS SIE TUN SOLLTEN |
|---|---|---|
| Hat Ihr Kind einen Ausschlag aus juckenden Pusteln oder Flecken auf entzündeter Haut | Siehe »Pickel & Ausschläge« (S. 184) oder »Ausschlag mit Fieber« (S. 186). | |
| Juckt es zwischen den Zehen oder an den Fußsohlen? | Fußpilz (siehe »Fußprobleme«, S. 192). | Wenn der Ausschlag nicht innerhalb von zwei Wochen abklingt oder wenn er die Zehennägel befällt, wenden Sie sich an den Arzt oder Apotheker. **Selbsthilfe** Tragen Sie Puder, Salbe oder Spray gegen Fußpilz auf den Ausschlag auf. |
| Tritt der Juckreiz in der Afterregion auf? | Fadenwürmer (S. 262). | Wenden Sie sich an den Arzt. |
| Juckt es auf der Kopfhaut? | Siehe »Haarprobleme« (S. 182). | |
| Hat Ihre Tochter einen Juckreiz in der Genitalregion? | Siehe »Genitalprobleme bei Mädchen« (S. 215). | |
| Wenn sich der Juckreiz über einen weiten Teil des Körpers erstreckt – hat Ihr Kind Wollkleidung oder Kleidung aus synthetischen Materialien direkt auf der Haut getragen? | Empfindliche Haut. | Verwenden Sie ein spezielles Waschmittel für empfindliche Haut. Achten Sie darauf, dass Ihr Kind direkt auf der Haut Baumwolle trägt. |
| Können Sie schmale, graue Linien an den Fingerseitenflächen, den Beugeseiten der Handgelenke, den Fußknöcheln und im Genitalbereich erkennen? | Krätze (S. 232). | Wenden Sie sich an den Arzt. |

# HAARPROBLEME

Haar- und Kopfhautprobleme sind bei Kindern sehr verbreitet, geben aber nur selten Anlass zur Sorge. Beschwerden auf der Kopfhaut gehen meist auf eine Infektion, eine Hauterkrankung oder Parasitenbefall zurück. Haarausfall wird oft durch ständiges Spielen mit den Haaren oder straffes Zurückbinden der Haare verursacht.

| SYMPTOM | MÖGLICHE URSACHE |
| --- | --- |
| Hat Ihr Kind kahle Stellen, wobei die betroffene Haut normal aussieht? | Eine Form kreisrunden, begrenzten Haarausfalls, oft mit unbekannter Ursache. |
| Hat Ihr Kind kahle Stellen, wobei der betroffene Hautbereich schuppig und entzündet ist? | Ringelflechte (S. 236). |
| Hat Ihr Kind schuppige oder juckende Kopfhaut, die nach gründlichem Shampoonieren einige Tage beschwerdefrei ist? | Schuppen (siehe »Seborrhoische Dermatitis«, S. 230). |
| Lässt der Juckreiz auf der Kopfhaut trotz gründlichem Shampoonieren nicht nach? | Kopfläuse (rechts und S. 236). |
| Bekommt Ihr Kind, das jünger als ein Jahr ist, ganz dünnes Haar? | Wenn das Baby seinen ersten Flaum verliert, werden seine Haare deutlich dünner, bis die neuen, kräftigeren Haare nachwachsen. Dieser Prozess ist normal. |
| Hat Ihr Kind nach einer überstandenen Krankheit Haarausfall? | Das Dünnerwerden der Haare kann Folge einer überstandenen Krankheit sein. Das Haar wird in den nächsten Monaten seine normale Dichte wiedererlangen. |
| Bekommt Ihr Kind in der Zeit, in der es ein bestimmtes Medikament nimmt Haarausfall? | Das Ausdünnen der Haare kann eine Nebenwirkung der Medikamente sein. |
| Zieht oder dreht Ihr Kind ständig an seinen Haaren? | Wenn das Haareziehen zum Tick wird, kann dies auf ein psychisches Problem hinweisen. |
| Leidet Ihr Kind unter zeitweiligem Haarausfall? | Schädigung der Haarwurzeln, die durch das exzessive Haareziehen oder das straffe Zurückbinden der Haare verursacht wird. |

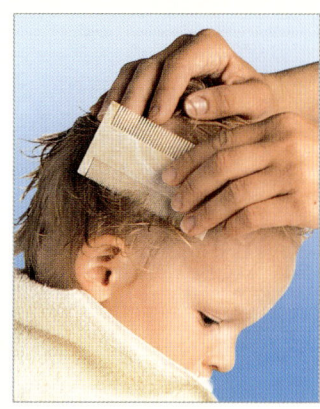

*KOPFLÄUSE BEKÄMPFEN*
*Spezialshampoos und andere*
*Mittel zur Bekämpfung der*
*Kopfläuse sind rezeptfrei*
*erhältlich. Manche Methoden*
*sind wirksamer als andere.*
*Die sicherste Methode ist es,*
*das Haar mit einem Läuse-*
*shampoo zu waschen und es*
*mit einem engzinkigen Kamm*
*durchzukämmen, um Läuse*
*und Nissen zu entfernen.*

## WAS SIE TUN SOLLTEN

Wenden Sie sich an den Arzt.

Wenden Sie sich an den Arzt.

**Selbsthilfe** Antischuppen-Shampoo benutzen. Wenn sich die Symptome nicht innerhalb von zwei Wochen bessern, wenden Sie sich an den Arzt.

**Selbsthilfe** Rezeptfreies Anti-Läusemittel aus der Apotheke anwenden. Wenn Ihr Kind jünger als zwei Jahre oder allergisch veranlagt ist, halten Sie vor der Behandlung Rücksprache mit dem Arzt.

**Selbsthilfe** Schützen Sie den Kopf Ihres Kindes mit einem Hut vor der Sonne und halten Sie ihn bei Kälte warm.

Wenn Sie sich Sorgen machen, wenden Sie sich an den Arzt.

Fragen Sie den Arzt oder Apotheker, ob das Medikament die Symptome verursacht haben kann und ob Sie es absetzen sollen.

Wenn Ihr Kind viele Haare verliert oder weitere Verhaltensauffälligkeiten zeigt, wenden Sie sich an den Kinderarzt.

Regen Sie Ihr Kind an, seine Frisur zu ändern oder lassen Sie seine Haare kurz schneiden.

## SELBSTHILFE

# Schuppen und Kopfläuse behandeln

### Schuppen

Drei Tropfen Teebaumöl mit 1 TL Olivenöl mischen und in die Kopfhaut einmassieren. Das Haar normal shampoonieren und die Schuppen wegbürsten.

### Kopfläuse

Wenn Ihr Kind Kopfläuse hat, schicken Sie es nicht zur Schule, damit sich die Läuse nicht weiterverbreiten können. Waschen und kämmen Sie seine Haare wie links oben beschrieben. Das tägliche Bürsten mit einem Läusekamm aus der Apotheke bietet die sicherste Methode, um den Lebenszyklus der Läuse zu unterbrechen. Als Kontrolle empfiehlt es sich, eine Spülung auf die Haare zu geben und sie mit einem engzinkigen Kamm auszukämmen (*siehe oben*). Fügen Sie der Spülung einen Tropfen Teebaumöl zu, um einem Wiederbefall vorzubeugen.

# Natürliche Haarpflege

**Fördern Sie das Wachstum gesunder Haare auf natürliche Weise.**

- Bringen Sie Ihrem Kind bei, sich gesund zu ernähren; mindestens fünf Portionen Obst und Gemüse am Tag und zweimal in der Woche fettreicher Fisch. Nährstoffmangel kann Haar- und Kopfhautprobleme verursachen; in diesem Fall kann ein Multivitamin- und Mineralstoffpräparat sinnvoll sein.

- Ihr Kind sollte in der Sonne einen Hut tragen.

- Massieren Sie die Kopfhaut Ihres Kindes regelmäßig, um die Blutzirkulation anzuregen und Stress und Spannung zu lindern.

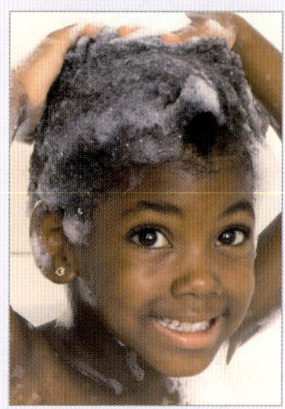

*NATÜRLICHE KOPFWÄSCHE*
*Waschen Sie die Haare Ihres*
*Kindes regelmäßig mit einem*
*milden, biologischen Sham-*
*poo; trocknen Sie sie vor-*
*sichtig ab und tragen Sie*
*eine Spülung auf. Vermeiden*
*Sie scharfe Chemikalien, wie*
*Chlor in Schwimmbädern.*
*Föhnen Sie die Haare nicht*
*bei hoher Temperatur, da die*
*Hitze das Haar schädigt.*

# PICKEL & AUSSCHLÄGE

Pickel und Ausschläge sind in den meisten Fällen eine Folge von Infektionen und allergischen Reaktionen. Wenn Ihr Kind keine anderen Krankheitszeichen zeigt, bedeuten Pickel oder Ausschlag meist nichts Ernstes. Wenn die Haut jedoch stark juckt oder entzündet ist oder wenn das Kind sehr unter der Hauterkrankung leidet, wenden Sie sich an den Arzt.

| SYMPTOM | MÖGLICHE URSACHE |
| --- | --- |
| Hat das Kind Hautknubbel, die in Gruppen zusammenstehen und eine Vertiefung aufweisen? | Dellwarzen (S. 235), eine Virusinfektion, die Papeln auf der Haut hervorruft. |
| Hat das Kind Eiterpickelchen oder goldgelben Schorf, vor allem im Gesicht? | Grindflechte (S. 235). |
| Hat das Kind einen oder mehrere feste, raue Knubbel? | Warzen (S. 231). |
| Hat das Kind einen schmerzhaften, roten Knoten? | Furunkel (rechts und S. 233). |
| Hat es winzige, rote, juckende Pickel oder mit Flüssigkeit gefüllte Blasen? | Hitzeausschlag, verursacht durch Schweiß, der nicht verdunstet. |
| Juckt der Ausschlag, ist er rot, schuppig oder bläschenartig (Gesicht und Beugegelenke)? | Atopisches Ekzem (S. 234). |
| Flecken auf Kopfhaut, Rumpf oder den Gliedern? | Ringelflechte (S. 236). |
| Besteht der Ausschlag aus kleinen entzündeten Pickeln in einem begrenzten Bereich? | Insektenstich, möglicherweise von Katzen- oder Hundeflöhen. |
| Erstreckt sich der Juckreiz auf die Hautbezirke, die nicht vom Ausschlag befallen sind? | Krätze (S. 232). |
| Ausschlag aus erhabenen, roten, fleckigen Stellen? | Nesselsucht (S. 233). |
| Hat Ihr Kind den oben beschriebenen Ausschlag und ein geschwollenes Gesicht? | Anaphylaktischer Schock (S. 189). |
| Verlaufen entlang der Rippen linienförmig kleine, ovale, pinkfarbige Pickelchen? | Röschenflechte (S. 237). |
| Geben Sie Ihrem Kind irgendein Medikament? | Eine allergische Reaktion auf bestimmte Medikamente. |

**Rufen Sie den Notarzt, wenn bei Ihrem Kind eines der folgenden Symptome auftritt:**

- **Anschwellen von Gesicht oder Mund**
- **Geräuschvolle oder erschwerte Atmung**
- **Schwierigkeiten beim Schlucken**
- **Ungewöhnliche Benommenheit**

## WAS SIE TUN SOLLTEN

Gehen Sie zum Arzt, um die Diagnose bestätigen zu lassen.

Holen Sie innerhalb von 24 Stunden ärztlichen Rat ein.

Wenn die Warzen stören, wenden Sie sich an den Arzt.

Wenn der Furunkel schmerzhaft ist, wenden Sie sich an den Arzt. **Selbsthilfe** »Furunkel behandeln« (*rechts*).

Legen Sie kalte Kompressen auf und verzichten Sie auf Seife.

Wenn der Ausschlag stark juckt, großflächig ist oder nässt, wenden Sie sich an den Arzt.

Wenden Sie sich an den Arzt.

Legen Sie kalte Kompressen auf, tragen Sie Zinksalbe oder eine Antihistaminsalbe auf, um den Juckreiz zu lindern.

Wenden Sie sich an den Arzt.

Wenden Sie sich an den Arzt.

**Notfall!** Rufen Sie den Notarzt!

Wenden Sie sich an den Arzt. **Selbsthilfe** »Juckreiz lindern« (*S. 66*).

**Dringend!** Fragen Sie den Arzt oder Apotheker, ob das Medikament die Ursache sein kann.

## SELBSTHILFE

# Furunkel behandeln

Ein Furunkel entsteht, wenn sich ein Haarfollikel entzündet. Nach zwei oder drei Tagen bildet er eine weiße oder gelbe Spitze und platzt dann entweder auf oder heilt von selbst ab. Drücken Sie den Furunkel nicht aus und halten Sie Ihr Kind vom Kratzen ab. Furunkel bilden sich oft im Gesicht oder an Druckstellen, wo etwas an der Haut des Kindes scheuert.

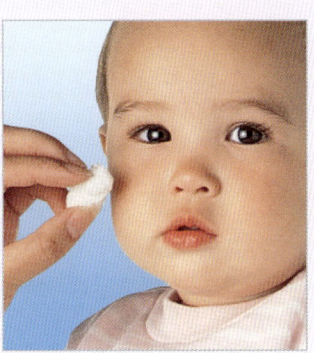

*EINEN FURUNKEL ABTUPFEN*
*Wischen Sie den Furunkel mit einem in Salzlösung (einen Teelöffel Salz in einer Tasse warmem Wasser auflösen) getunkten Wattebausch oder einer antiseptischen Lösung ab. Decken Sie ihn mit einem Pflaster ab.*

# Mundekzem

Wenn sich das Kind ständig die Lippen ableckt oder am Daumen lutscht, kann am Mund ein Ekzem entstehen. Der ständige Speichelfluss reizt die Haut, trocknet die Lippen aus und macht sie rissig, während sich die Haut im Mundbereich entzündet und schuppt. Eine milde, rezeptfreie Kortisonsalbe kann Abhilfe schaffen; besser jedoch ist es, die Lippen des Kindes mit einem Fettstift feucht zu halten und die Haut mit Vaselin zu schützen.

Sobald das Kind diese Gewohnheit ablegt, heilt die Haut ab. In der Regel verliert sich das Problem von selbst. Versuchen Sie, das Kind davon abzuhalten, sich die Lippen abzulecken.

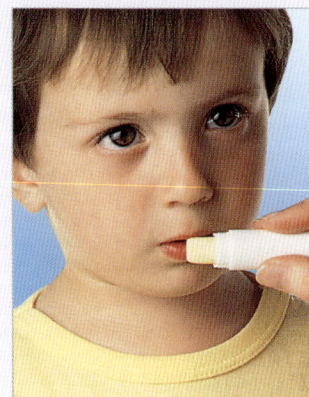

*DIE LIPPEN BEFEUCHTEN*
*Sie können ein Kind nicht davon abhalten, ständig am Daumen zu lutschen oder sich die Lippen abzulecken. Sie können seine Lippen aber mit einem Fettstift feucht halten. Dadurch wird die reizende Wirkung des Speichels gemildert.*

# AUSSCHLAG MIT FIEBER

DIE URSACHE EINES AUSSCHLAGS, DER MIT FIEBER (eine Körpertemperatur über 38 °C) einhergeht, ist gewöhnlich eine Infektionskrankheit. Die Auslöser dieser Infektionskrankheiten sind meist Viren. Der Körper wird in der Regel ohne spezielle medizinische Behandlung mit ihnen fertig. Trotzdem sollten Sie Ihr Kind immer dem Arzt vorstellen, wenn es einen fieberhaften Ausschlag hat.

| SYMPTOM | MÖGLICHE URSACHE |
|---|---|
| Besteht der Ausschlag aus flachen Flecken, die nicht verschwinden, wenn man dagegen drückt? | Infektion des Blutes mit Meningokokken, einem Bakterium, das Hirnhautentzündung auslöst (S. 294). |
| Besteht der Ausschlag aus erhabenen, kleinen Flecken oder aus winzigen Pickelchen, die beim Dagegendrücken weiß werden, und hatte das Kind zuvor Schnupfen, Husten oder gerötete Augen? | Masern (S. 264), in seltenen Fällen Kawasaki-Krankheit. |
| Litt das Kind vor Auftreten des Ausschlags an Halsschmerzen oder Erbrechen? | Scharlach (S. 267). |
| Trat der Ausschlag nach der Einnahme eines Medikaments auf? | Medikamentenallergie. |
| Besteht der Ausschlag aus juckenden Bläschen, die aufplatzen und beim Austrocknen verschorfen? | Windpocken (S. 265). |
| Besteht der Ausschlag aus flachen, pinkfarbenen Flecken und lag die Temperatur des Kindes in den drei oder vier Tagen vor Auftreten des Ausschlags über 38 °C? | Dreitagefieber (S. 267). |
| Lag die Körpertemperatur in den drei oder vier Tagen vor Auftreten des Ausschlags unter 38 °C? | Röteln (S. 264). |
| Ist der Ausschlag des Kindes hellrot und auf die Wangen beschränkt? | Ringelröteln (S. 266). |

## ALARMSIGNALE

**Rufen Sie sofort den Arzt, wenn Ihr Kind im Verlauf einer Kinderkrankheit oder nach der Gesundung eines der folgenden Symptome entwickelt:**

- Ungewöhnliche Benommenheit oder Schlaffheit
- Krampfanfälle
- Körpertemperatur von 40 °C oder mehr
- Ungewöhnlich schnelle Atmung
- Geräuschvolle oder erschwerte Atmung
- Schwere Kopfschmerzen
- Verweigerung von Getränken seit mehr als sechs Stunden

## WAS SIE TUN SOLLTEN

**Notfall!** Rufen Sie den Notarzt!

Holen Sie innerhalb von 24 Stunden ärztlichen Rat ein.
**Selbsthilfe** »Temperatur senken« (*S. 59* und *S. 171*).

Holen Sie innerhalb von 24 Stunden ärztlichen Rat ein.
**Selbsthilfe** »Temperatur senken« (*S. 59* und *S. 171*) und »Halsschmerzen lindern« (*S. 198*).

**Dringend!** Rufen Sie sofort den Arzt oder Apotheker an, um abzuklären, ob das Medikament die Symptome verursacht haben kann und ob Sie es absetzen sollen.

Wenn sich die Pickel infizieren, wenden Sie sich an den Arzt.
**Selbsthilfe** »Temperatur senken« (*S. 59* und *S. 171*).

Wenn Sie sich wegen des Zustandes Ihres Kindes Sorgen machen, wenden Sie sich an den Arzt.
**Selbsthilfe** »Temperatur senken« (*S. 59* und *S. 171*).

Wenden Sie sich an den Arzt; bringen Sie Ihr Kind aber nicht ins Wartezimmer, um einen Kontakt mit schwangeren Frauen zu vermeiden.
**Selbsthilfe** »Temperatur senken« (*S. 59* und *S. 171*).

Wenn Sie sich Sorgen machen oder Ihr Kind unter Sichelzellenanämie leidet (*S. 313*), wenden Sie sich an den Arzt.
**Selbsthilfe** »Temperatur senken« (*S. 59* und *S. 171*).

## SELBSTHILFE

# Ausschläge bei Kinderkrankheiten

Die sechs Abbildungen unten helfen Ihnen, die Ausschläge, die bei den üblichen Kinderkrankheiten auftreten, zu identifizieren (siehe auch »Infektionskrankheiten«, S. 263–272). Beachten Sie jedoch, dass ein Ausschlag, je nach Schweregrad der Erkrankung und abhängig von der Beschaffenheit oder Farbe der Haut, unterschiedlich aussehen kann. Daher sollte eine endgültige Diagnose immer vom Kinderarzt gestellt werden. Wenn Sie vermuten, dass der Ausschlag des Kindes auf eine Hirnhautentzündung hinweist, rufen Sie den Notarzt.

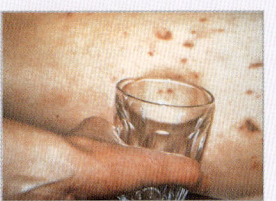

**HIRNHAUTENTZÜNDUNG**
*Der purpurfarbene Ausschlag tritt auf dem Rumpf auf. Er verschwindet nicht, wenn Sie mit einem Glas dagegen drücken.*

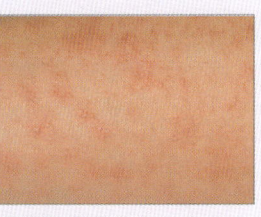

**SCHARLACH**
*Der kleinfleckige Ausschlag beginnt hinter den Ohren und greift dann auf den gesamten Körper über.*

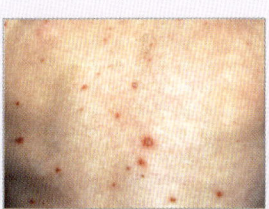

**WINDPOCKEN**
*Die Bläschen treten nach drei bis vier Wochen Inkubationszeit in Flecken auf und sind mit Flüssigkeit gefüllt.*

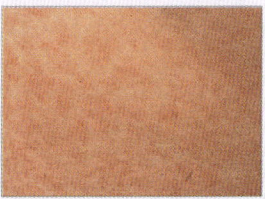

**RÖTELN**
*Die kleinen rosa Flecken beginnen hinter den Ohren und breiten sich auf Stirn, Brust und Gliedmaßen aus.*

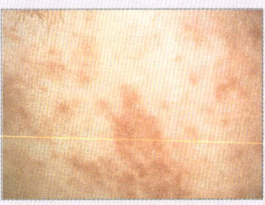

**MASERN**
*Der rotbraune Ausschlag aus kleinen Flecken beginnt am Haaransatz und breitet sich bis zu den Beinen aus.*

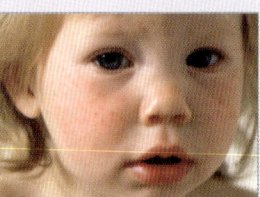

**DREITAGEFIEBER**
*Der Ausschlag aus einzelnen, flachen, rosa Flecken erscheint auf Kopf und Rumpf.*

# SCHWELLUNGEN

KNOTEN ODER SCHWELLUNGEN, DIE AUF ODER DIREKT UNTER DER HAUTOBERFLÄCHE ERSCHEINEN, können vielerlei Ursachen haben. Vielleicht sind die Lymphdrüsen geschwollen, weil sie eine Infektion in einem nahe gelegenen Körperbereich bekämpfen; Bisse und Stiche sind weitere Ursachen. Wenn eine Schwellung andauert oder schmerzhaft ist, wenden Sie sich an den Arzt.

| SYMPTOM | MÖGLICHE URSACHE |
|---|---|
| Hat Ihr Kind eine schmerzhafte, rote Schwellung? | Furunkel (*S. 185* , *233*) oder Abszess. |
| Hat Ihr Kind eine leicht erhabene, hellrote Schwellung? | Ihr Kind ist vielleicht von einem Insekt, z.B. einer Biene oder Wespe, gestochen worden. |
| Hat Ihr Kind eine weiche Schwellung in der Leiste oder im Bereich des Nabels? | Leisten- oder Nabelbruch (*siehe »Bruch«, S. 260*). |
| Hat Ihr Kind eine berührungsempfindliche Schwellung in der Nähe eines infizierten Schnitts oder einer Schürfwunde? | Wahrscheinlich ist ein benachbarter Lymphknoten geschwollen, um die Infektion zu bekämpfen. |
| Hat Ihr Kind nach einem Schlag eine große, berührungsempfindliche Beule am Kopf ? | Kopfverletzung (*S. 291*). |
| Liegt der Knoten oder die Schwellung im Nacken des Kindes? | Atopisches Ekzem (*S. 234*) oder eine Virusinfektion, wie Röteln (*S. 264*). |
| Befindet sich die Schwellung seitlich am Hals und treten Halsschmerzen und Appetitlosigkeit auf? | Mandelentzündung (*siehe »Rachenentzündung« und »Mandelentzündung«, S. 223*) |
| Liegt der Knoten oder die Schwellung seitlich am Hals und treten auch Ohrenschmerzen auf? | Mittelohrentzündung (*S. 240*), die eine Vergrößerung der Lymphknoten verursacht. |
| Liegt die Schwellung zwischen Ohr und Kiefer? | Mumps (*S. 268*). |
| Befindet sich die Schwellung am Hals, in den Achselhöhlen und/oder der Leiste? | Pfeiffer-Drüsenfieber (*S. 270*), das eine Vergrößerung der Lymphdrüsen verursacht. |
| Ist der Hodensack oder der Penis geschwollen? | Siehe »Genitalprobleme bei Jungen« (*S. 214*). |
| Ist der Knöchel Ihres Kindes geschwollen? | Zerrung oder Verstauchung (*S. 281*). |

# Einen Stachel entfernen

Der Stich einer Biene, Wespe oder eines anderen Insekts ist normalerweise nicht gefährlich. Der Körper reagiert darauf mit einer Schwellung. Wenn Sie den Stachel erkennen können, streichen Sie ihn seitlich mit einer Kreditkarte, einem stumpfen Messer oder Ihrem Fingernagel weg. Legen Sie mindestens zehn Minuten lang eine kalte Kompresse auf die Stelle, damit Schwellung und Schmerzen nachlassen.

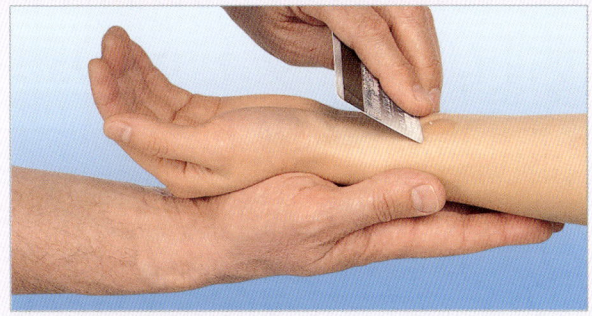

Wenn eine Eiterbeule sehr schmerzhaft ist oder sich mehr als ein Furunkel bildet, wenden Sie sich an den Arzt.

Wenn Ihr Kind schon einmal allergisch auf einen Stich reagiert hat oder Symptome eines anaphylaktischen Schocks (*rechts*) zeigt, bringen Sie es ins Krankenhaus.

Holen Sie innerhalb von 24 Stunden ärztlichen Rat ein.

Wenn die Schwellung oder die Schmerzen länger als eine Woche andauern, wenden Sie sich an den Arzt.

Arzt rufen. Kind ins Krankenhaus bringen, wenn Kopfschmerzen, Erbrechen oder Benommenheit auftreten.

Wenden Sie sich an den Arzt.

Wenn nach 24 Stunden keine Besserung eintritt, wenden Sie sich an den Arzt.
**Selbsthilfe** »Halsschmerzen lindern« (*S. 198*).

Holen Sie innerhalb von 24 Stunden ärztlichen Rat ein.
**Selbsthilfe** »Ohrenschmerzen lindern« (*S. 205*).

Wenden Sie sich an den Arzt.

Wenden Sie sich an den Arzt.

Nach 24 Stunden wenden Sie sich an den Arzt.

# Anaphylaktischer Schock

Manchmal löst der Stich eines Insekts oder der Kontakt mit einer Qualle eine schwere allergische Reaktion aus. Gesicht und Hals schwellen an, die Luftwege verengen sich und es kommt zu Atemnot. Der Körper erleidet einen anaphylaktischen Schock. Dieser kann auch eintreten, wenn das Kind ein bestimmtes Nahrungsmittel gegessen hat, z.B. Erdnüsse. Wenn Ihr Kind einen anaphylaktischen Schock erleidet, ergreifen Sie folgende Maßnahmen:

• Rufen Sie sofort den Notarzt!

• Finden Sie eine Stellung für das Kind, in der es am besten atmen kann. Beruhigen Sie es.

• Wenn das Kind das Bewusstsein verliert, überwachen Sie seinen Zustand. Wenn es atmet, legen Sie es in die Seitenlage. Wenn nicht, beatmen Sie es (*S. 330ff.*).

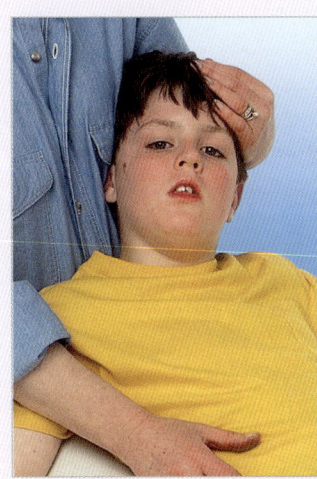

**DIE ATMUNG ERLEICHTERN**
*Am wichtigsten ist es, bei einem anaphylaktischen Schock die Atmung aufrechtzuerhalten. Lockern Sie die Kleidung des Kindes an Hals und Taille, damit es besser Luft bekommt. Halten Sie das Kind in einer halb sitzenden Position und beruhigen Sie es.*

# SCHMERZENDE GLIEDMASSEN

I MMER WIEDER EINMAL HABEN KINDER NACH KLEINEREN STÜRZEN ODER VERLETZUNGEN Schmerzen im Arm oder im Bein. Meist ist kein Arztbesuch notwendig. Eine sofortige Behandlung ist aber erforderlich, wenn ein Knochen gebrochen oder ein Gelenk ausgerenkt ist. Bei Schmerzen unklarer Ursache oder anhaltenden Schmerzen wenden Sie sich an den Arzt.

| SYMPTOM | MÖGLICHE URSACHE | WAS SIE TUN SOLLTEN |
|---|---|---|
| Hat Ihr Kind sich verletzt und hat es Schmerzen bei bestimmten Bewegungen? Ist die Beweglichkeit eingeschränkt oder sind Gliedmaßen missgestaltet? | Ein Knochenbruch oder ein verrenktes Gelenk (*siehe* »Brüche und Verrenkungen«, S. 283). | **Notfall!** Rufen Sie den Notarzt, wenn das Bein oder der Ellbogen verletzt ist. Bei einer Arm- oder Schulterverletzung stellen Sie das Gelenk ruhig und bringen Ihr Kind ins Krankenhaus. **Selbsthilfe** »Knochenbrüche« (S. 338). |
| Ist ein Arm oder Bein des Kindes angeschwollen? | Gezerrte oder überdehnte Muskeln oder gezerrte Bänder (*siehe* »Zerrungen und Verstauchungen«, S. 281) | Wenn innerhalb von 24 Stunden keine Besserung eintritt, wenden Sie sich an den Arzt. **Selbsthilfe** Behandeln Sie die Zerrung oder Verstauchung (S. 339). |
| Zentriert sich der Schmerz um ein oder mehrere Gelenke oder ist er auf die Füße beschränkt? | Siehe »Gelenkschmerzen« (S. 191) oder »Fußprobleme« (S. 192). | |
| Hat Ihr Kind Fieber mit Kopfschmerzen, Husten oder Halsschmerzen? | Grippe (S. 225). | Wenn innerhalb von 48 Stunden keine Besserung eintritt, rufen Sie den Arzt. **Selbsthilfe** »Fieber senken« (S. 59 und S. 171). |
| Hat Ihr Kind Fieber und eine rote, empfindliche Stelle oberhalb eines Knochens? | Knochenentzündung (*siehe* »Knochen- und Gelenksentzündung«, S. 288). | **Dringend!** Rufen Sie sofort den Arzt! |
| Hat Ihr Kind Schmerzen in der Wade, die einige Minuten dauern? | Muskelkrampf (S. 282). | **Selbsthilfe** Massieren oder dehnen Sie das betroffene Bein vorsichtig. |
| Klagt Ihr Kind über keines der oben angeführten Symptome, hat aber dennoch Schmerzen? | Gezerrte oder überdehnte Muskeln oder Bänderzerrung (*siehe* »Zerrungen und Verstauchungen«, S. 281). | Wenn Ihr Kind starke Schmerzen hat oder sich sein Zustand innerhalb von 24 Stunden nicht bessert, wenden Sie sich an den Arzt. |

# GELENKSCHMERZEN

ERNSTE GELENKERKRANKUNGEN SIND BEI KINDERN ÄUSSERST SELTEN. Wenn Schmerzen auftreten, sind sie in der Regel Folge einer Verstauchung oder Zerrung eines Muskels oder Bandes im Bereich eines Gelenks. Wenn Ihr Kind an anhaltenden Schmerzen in einem Gelenk leidet oder wenn weitere Symptome bestehen, z.B. Fieber, wenden Sie sich an den Arzt.

| SYMPTOM | MÖGLICHE URSACHE | WAS SIE TUN SOLLTEN |
|---|---|---|
| Hat Ihr Kind sich verletzt und hat es Schmerzen bei Bewegungen? Ist die Beweglichkeit eingeschränkt oder wirkt ein Gelenk missgestaltet? | Ein ausgerenktes Gelenk oder ein Knochenbruch im Bereich eines Gelenks (siehe »Brüche und Verrenkungen«, S. 283). | **Notfall!** Notarzt rufen, wenn Bein oder Ellbogen betroffen sind. Arm, Finger oder Schulter: Kind ins Krankenhaus bringen. **Selbsthilfe** Knochenbrüche (S. 338). |
| Ist das Gelenk geschwollen? | Muskelzerrung oder überdehnte Bänder im Bereich des Gelenks (siehe »Zerrungen und Verstauchungen«, S. 281). | Wenn die Schmerzen oder die Schwellung ernst sind und innerhalb von 24 Stunden keine Besserung eintritt, rufen Sie den Arzt. |
| Ist das Gelenk gerötet, heiß oder geschwollen und hat das Kind Fieber oder wirkt es krank? | Entzündung eines Gelenks (siehe »Knochen- und Gelenksentzündung«, S. 288). Falls mehrere Gelenke betroffen sind, evtl. chronische jugendliche Polyarthritis (S. 288). | **Dringend!** Rufen Sie sofort den Arzt! |
| Hinkt Ihr Kind oder tut seine Hüfte weh? | Angeborene Hüftverrenkung (S. 286), Perthes-Krankheit (S. 286). Knochen-/Gelenksentzündung (S. 288) oder Hüftgelenksentzündung (S. 285). S. a. »Humpeln« (S. 281). | Holen Sie sich innerhalb von 24 Stunden ärztlichen Rat ein. |
| Tut Ihrem Kind das Knie weh? | Zerrung/Verstauchung (S. 281), Knochen-/Gelenksentzündung (S. 288). Knie: evtl. Knorpelerweichung oder Osgood-Schlatter-Syndrom. S. a. »Humpeln«(S. 281). | Wenn innerhalb von 24 Stunden keine Besserung eintritt, wenden Sie sich an den Arzt. **Selbsthilfe** Behandeln Sie die Verstauchung oder Zerrung (S. 339). |
| Ist mehr als ein Gelenk betroffen und hat das Kind einen purpurfarbenen Ausschlag auf den Gliedmaßen? | Henoch-Schoenlein Purpura (S. 307). | **Dringend!** Rufen Sie sofort den Arzt! |

# FUSSPROBLEME

PROBLEME MIT DEN FÜSSEN SIND IN DER KINDHEIT MEIST EINE FOLGE VON STÜRZEN, Hauterkrankungen an einem oder beiden Füßen und schlecht sitzenden Schuhen. Nur wenige dieser Beschwerden sind ernst. Wenn ein Fuß jedoch stark schmerzt oder geschwollen ist oder das Kind Schwierigkeiten beim Gehen hat, wenden Sie sich an den Arzt.

| SYMPTOM | MÖGLICHE URSACHE |
| --- | --- |
| Wenn der Fuß nach einer Verletzung schmerzt – kann das Kind mit dem Fuß auftreten? | Evtl. ist ein Knochen im Fuß, Zeh oder Fußgelenk gebrochen (siehe »Brüche und Verrenkungen«, S. 283). |
| Ist Gehen möglich, bereitet aber Schmerzen? | Überdehnte oder gezerrte Muskeln oder verstauchte Gelenke (siehe »Zerrungen und Verstauchungen«, S. 281). |
| Wenn keine Verletzung die Ursache ist – hat das Kind Schmerzen, wenn es Schuhe trägt? | Die Schuhe passen vielleicht nicht richtig oder das Futter ist zerschlissen. |
| Hat Ihr Kind nur Schmerzen, wenn es den Fuß belastet, und ist auf der Fußsohle eine flache Erhebung zu erkennen? | Dornwarze (S. 193 und »Warzen« S. 231). |
| Besteht ein juckender Ausschlag, der sich schält? | Fußpilz (S. 193). |
| Wenn keine Verletzung die Ursache ist und das Kind andauernd Schmerzen hat – sind die Füße oder Zehen gerötet oder geschwollen? | Eine Infektion infolge eines Schnitts oder eines Fremdkörpers, z.B. ein Dorn oder Splitter, kann eine Rötung und Schwellung hervorrufen. |
| Wirken die Füße bei einem Kind, das über drei Jahre alt ist, sehr flach? | Plattfüße (siehe »Harmlose Skelettprobleme«, S. 284). |
| Wirken die Füße bei einem Kind, das jünger als drei Jahre ist, sehr flach? | Unterentwickelte Muskeln und Bänder in den Fußsohlen geben in diesem Alter keinen Anlass zur Sorge (siehe »Harmlose Skelettprobleme«, S. 284). |
| Sind die Zehen gekrümmt oder nach innen gebogen – sind Socken und Schuhe des Kindes zu klein? | Zu enge Schuhe können dazu führen, dass sich die Zehen nach innen biegen. |

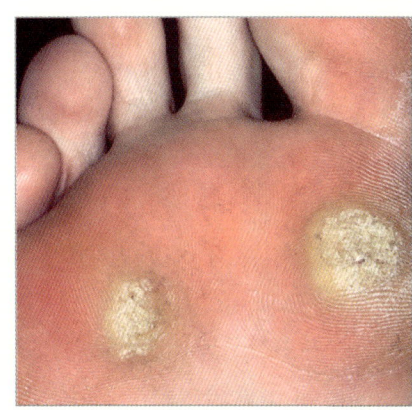

***DORNWARZEN
ENTFERNEN***
*Schaben Sie die obers-
te Hautschicht der
Warze ab und bede-
cken Sie die Stelle
jeden Tag mit einem
neuen Warzenpflaster.*

## WAS SIE TUN SOLLTEN

Bringen Sie Ihr Kind ins nächste Krankenhaus. Wenn
Sie es nicht bewegen können, rufen Sie den Notarzt.

Bei schweren Schmerzen oder einer Schwellung wenden Sie sich an den Arzt. **Selbsthilfe** Behandeln Sie die
Verstauchung oder Zerrung (*S. 339*).

Ersetzen Sie die Schuhe Ihres Kindes, sobald sie zu
eng oder abgetragen sind. Kaufen Sie Kinderschuhe in
einem Fachgeschäft und lassen Sie sich beraten.

**Selbsthilfe** „Dornwarzen behandeln« (*rechts*).

**Selbsthilfe** Puder, Salbe oder Spray gegen Fußpilz auftragen. Füße des Kindes nach dem Waschen und Baden
gründlich abtrocknen. Wenn der Ausschlag nicht innerhalb von zwei Wochen abheilt oder die Zehnägel befallen sind, wenden Sie sich an den Arzt.

Holen Sie innerhalb von 24 Stunden ärztlichen Rat ein.
**Selbsthilfe** Fremdkörper mit einer sterilisierten Pinzette
entfernen. Stelle mit einer sterilen Bandage bedecken;
Fuß hochlagern und abstützen.

Wenn die Füße stark schmerzen oder Sie sich Sorgen
machen, wenden Sie sich an den Arzt.

Wenn Sie den Eindruck haben, dass sich die Füße Ihres
Kindes nicht richtig entwickeln, wenden Sie sich an
den Arzt.

Ersetzen Sie die Schuhe und Socken des Kindes, sobald
sie zu eng werden.

# Dornwarzen behandeln

**Dornwarzen sind harte, schwielige Warzen auf der
Fußsohle. Sie werden von einem Virus hervorgerufen
und durch das Gewicht des Körpers flach gedrückt.
Dornwarzen können schmerzhaft sein. Drücken oder
kratzen Sie nicht an einer Dornwarze herum, weil
sich das Virus auf diese Weise ausbreiten kann.**

- Dornwarzen sind höchst ansteckend und werden beim
  Barfußlaufen übertragen. Ihr Kind sollte in der Umklei-
  dekabine und im Schwimmbad Schlappen tragen.

- Schaben Sie mit Bimsstein die oberste Schicht der
  Warze ab und bedecken Sie die Warze jeden Tag mit
  einem neuen Warzenpflaster, bis sie verschwunden ist.

- Ihr Apotheker kann Sie über die frei verkäuflichen
  Warzenmittel informieren.

- Echinacea (*S. 322*) stärkt das Immunsystem und kann
  direkt aufgetragen oder oral eingenommen werden.

- Hartnäckige, schmerzhafte Warzen müssen vom Hautarzt behandelt werden.

# Fußpilz behandeln

**Es handelt sich um eine Infektion mit einem Pilz,
der in der Umgebung zwischen den Zehen gedeiht.**

- Halten Sie die Füße des Kindes sauber und trocken.
  Ziehen Sie ihm Baumwollsocken an und wechseln Sie
  sie täglich. Lüften Sie die Schuhe des Kindes.

- Geben Sie zweimal täglich Puder oder Salbe gegen Fußpilz zwischen die Zehen.

- Teebaumöl ist ein wirksames, natürliches Antipilzmittel.

- Calendula lindert die Entzündung, beruhigt die Haut
  und unterstützt die Heilung.

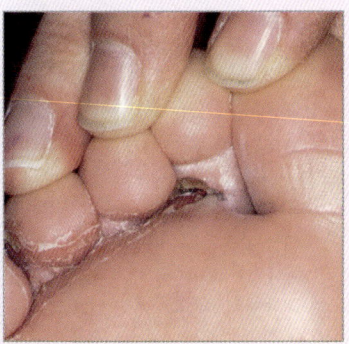

***PUDER GEGEN FUSSPILZ***
*Halten Sie die Füße
des Kindes sauber
und trocken und
streuen Sie spe-
ziellen Puder gegen
Fußpilz zwischen
seine Zehen, in seine
Socken und Schuhe.*

# ATEMBESCHWERDEN

ATEMBESCHWERDEN SIND BEI KINDERN OFT ERNST. Es können Schwierigkeiten beim Einatmen bestehen oder die Atmung kann laut oder beschleunigt sein. Bei einer leichteren Atemwegsinfektion atmen viele Kinder keuchend. Wenn zusätzlich Alarmsignale auftreten (rechts), müssen die Atemprobleme unverzüglich behandelt werden.

| SYMPTOM | MÖGLICHE URSACHE |
| --- | --- |
| Die Atembeschwerden Ihres Kindes haben vor wenigen Minuten unvermittelt eingesetzt – kann es sein, dass es einen kleinen Gegenstand verschluckt hat? | Verschlucken eines Fremdkörpers. |
| Zeigt Ihr Kind eines oder mehrere der Alarmzeichen (*oben rechts*), hatte es schon einmal einen Asthmaanfall oder wird es wegen Asthma behandelt? | Schwerer Asthmaanfall (S. 226). |
| Zeigt Ihr Kind eines oder mehrere der Alarmsignale (*oben rechts*), obwohl es nicht an Asthma leidet? | Bronchiolitis (S. 228), Lungenentzündung (S. 227), schwerer Pseudokruppanfall (S. 224) oder Asthma (S. 226). |
| Treten nachts immer wieder Keuchen, Kurzatmigkeit oder Husten auf? | Asthma (S. 226). |
| Ist die Atmung Ihres Kindes von Geburt an krächzend und geräuschvoll? | Angeborener Stridor laryngealis, ein pfeifendes Atemgeräusch, das sich auswachsen wird. |
| Ist die Atmung Ihres Kindes von Geburt an krächzend und geräuschvoll, aber seit kurzem auch beschleunigt und treten zusätzlich Fieber und Husten auf? | Lungenentzündung (S. 227) oder Bronchiolitis (S. 228). |
| Ist die Atmung Ihres Kindes seit kurzem beschleunigt und hat es Fieber und Husten? | Lungenentzündung (S. 227) oder Bronchiolitis (S. 228). |
| Hat Ihr Kind eine heisere Stimme, eine geräuschvolle Atmung und einen bellenden Husten? | Pseudokrupp (S. 224). |

## WAS SIE TUN SOLLTEN

**Notfall!** Rufen Sie den Notarzt!
**Selbsthilfe** »Verschlucken« (*S. 333*).

---

**Notfall!** Rufen Sie den Notarzt!
**Selbsthilfe** Geben Sie Asthmamedikamente wie verschrieben. *Siehe auch* »Atmung erleichtern bei einem Asthmaanfall« (*rechts*) und »Beatmung« (*S. 331f.*).

**Notfall!** Rufen Sie den Notarzt!
**Selbsthilfe** »Wiederbelebungsmaßnahmen«(*S. 331f.*).

---

Wenn Ihr Kind krank wirkt oder Atemprobleme auftreten, rufen Sie sofort den Arzt.
**Selbsthilfe** »Atmung erleichtern bei einem Asthmaanfall« (*rechts*).

Fragen Sie den Kinderarzt bei den Vorsorgeuntersuchungen.

**Dringend!** Rufen Sie sofort den Arzt!
**Selbsthilfe** »Atmung erleichtern bei einem Asthmaanfall« (*rechts*) und »Atemfrequenz überprüfen« (*oben rechts*).

**Dringend!** Rufen Sie sofort den Arzt!
**Selbsthilfe** »Atmung erleichtern bei einem Asthmaanfall« (*rechts*) und »Atemfrequenz überprüfen« (*oben rechts*).

**Dringend!** Rufen Sie sofort den Arzt.

---

# Atemfrequenz überprüfen

Um die Atemfrequenz zu kontrollieren, beruhigen Sie das Kind und zählen seine Atemzüge pro Minute. Je größer ein Kind wird, umso geringer ist die Anzahl. Bei einem Baby unter zwei Monaten liegt die Atemfrequenz unter 60; zwischen zwei und elf Monaten unter 50. Bei einem Kind zwischen ein und fünf Jahren beträgt sie weniger als 40 und bei einem Kind über fünf Jahren weniger als 30 Atemzüge pro Minute.

# Natürliche Hilfe

### Entspannungstechniken
Entspannungstechniken, z.B. Yoga, helfen Ihrem Kind, Verkrampfungen zu lösen und ruhig zu atmen. So gewinnt es ein Gefühl der Selbstkontrolle bei Atembeschwerden.

### Bessere Haltung
Auch eine bessere Körperhaltung hilft dem Kind, den Brustkorb zu entspannen, und beugt so Atembeschwerden vor.

### Arzneimittel
Die Verabreichung natürlicher Arzneimittel ist abhängig von der zugrunde liegenden Ursache. Siehe »Pflanzenheilkunde« (*S. 322*) und »Homöopathie« (*S. 321*).

# Atmung erleichtern während eines Asthmaanfalls

**Wenn Ihr Kind während eines Asthmaanfalls keine Luft bekommt, versuchen Sie folgende Maßnahmen:**

- Helfen Sie Ihrem Kind aufzusitzen (*unten*).

- Geben Sie ihm sofort das verschriebene Medikament.

- Halten Sie andere Menschen fern, um unnötige Aufregung zu vermeiden.

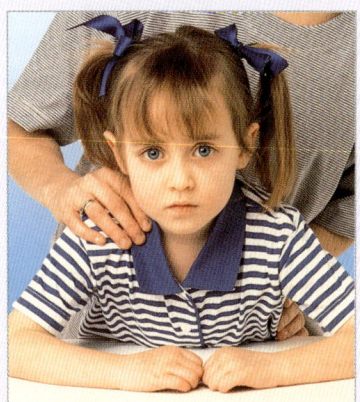

**ATEMPOSITION** *Helfen Sie Ihrem Kind, eine gute Haltung einzunehmen, um ihm das Atmen zu erleichtern. Bitten Sie es, aufrecht zu sitzen, sich gegen einen Tisch oder eine Stuhllehne zu lehnen und sich dabei auf den Armen abzustützen.*

# HUSTEN

EI ÄLTEREN KINDERN WIRD HUSTEN normalerweise durch eine harmlose Atemwegsinfektion verursacht, z.B. eine Erkältung. Bei sehr kleinen Babys ist Husten ungewöhnlich und kann Symptom einer schweren Lungeninfektion sein. Seien Sie in jedem Fall wachsam, wenn ein gesundes Kind plötzlich hustet, weil die Atemwege verlegt sein können.

| SYMPTOM | MÖGLICHE URSACHE |
|---|---|
| Ist Ihr Kind jünger als ein Jahr? | Erkältung (S. 221) oder selten auch Bronchiolitis (S. 228) oder Lungenentzündung (S. 227). |
| Hat Ihr Kind Fieber und hustet es immer wieder? | Erkältung (S. 221) oder Grippe (S. 225). |
| Hat Ihr Kind Fieber, Husten und einen Ausschlag – oder hatte es kürzlich Kontakt mit Masern? | Masern (S. 264). |
| Hustet Ihr Kind vor allem nachts, egal ob es Fieber hat oder nicht? | Keuchhusten (S. 269) oder Asthma (S. 226). |
| Enden die Hustenanfälle mit einem Keuchen und erbricht sich das Kind? | Keuchhusten (S. 269) oder eine andere Infektion. |
| Hat Ihr Kind seit weniger als 24 Stunden Husten und hat er ganz plötzlich eingesetzt? | Verschlucken eines Fremdkörpers. |
| Hustet Ihr Kind seit weniger als 24 Stunden und ist seine Nase verstopft oder läuft? | Erkältung (S. 221). |
| Hustet Ihr Kind seit 24 Stunden oder länger und läuft seine Nase ständig? | Eine Allergie oder wiederkehrende Erkältung (siehe »Erkältung«, S. 221). |
| Hustet Ihr Kind seit 24 Stunden oder länger oder hat es Schnupfen und ist es anfällig für Ohrentzündungen oder spricht es näselnd? | Vergrößerte Rachenmandeln (S. 222). |
| Wenn Ihr Kind seit 24 Stunden oder länger hustet, aber seine Nase nicht läuft – hatte es kürzlich Keuchhusten oder eine Virusinfektion? | Ein nach einer Keuchhustenerkrankung (S. 269) andauernder Hustenreiz oder eine Virusinfektion. |

## WAS SIE TUN SOLLTEN

Wenn es Ihrem Kind nicht gut geht oder Atembeschwerden auftreten, rufen Sie sofort den Arzt. **Selbsthilfe** »Husten lindern« (*rechts*).

Bei Atembeschwerden: Arzt rufen. Bei einem Ausschlag: Innerhalb von 24 Stunden ärztlichen Rat einholen. **Selbsthilfe** »Husten lindern« (*rechts*) und »Temperatur senken« (*S. 59 und S. 171*).

Holen Sie innerhalb von 24 Stunden ärztlichen Rat ein. **Selbsthilfe** »Temperatur senken« (*S. 59 und S. 171*).

Holen Sie innerhalb von 24 Stunden ärztlichen Rat ein. **Selbsthilfe** »Husten lindern« (*rechts*).

Wenden Sie sich innerhalb von 24 Stunden an den Arzt. **Selbsthilfe** »Husten lindern« (*rechts*).

**Dringend!** Rufen Sie sofort den Arzt! **Selbsthilfe** »Verschlucken« (*S. 333*).

Wenn Ihr Kind leidet, wenden Sie sich an den Arzt. **Selbsthilfe** »Husten lindern« (*rechts*).

Wenden Sie sich an den Arzt. **Selbsthilfe** Wenn die Ohrentzündung Schmerzen verursacht, *siehe* »Ohrenschmerzen lindern« (*S. 205*).

Wenden Sie sich an den Arzt. **Selbsthilfe** Wenn die Ohrentzündung Schmerzen verursacht, *siehe* »Ohrenschmerzen lindern« (*S. 205*).

Wenn Ihr Kind sehr krank wirkt oder der Husten länger als drei Monate andauert, wenden Sie sich an den Arzt. **Selbsthilfe** »Husten lindern« (*rechts*).

## SELBSTHILFE

# Husten lindern

**Mit folgenden Maßnahmen können Sie die Hustenbeschwerden Ihres Kindes lindern:**

- Lassen Sie das Kind mit Honig gesüßtes, warmes Wasser trinken. Kindern unter einem Jahr dürfen Sie keinen Honig geben, da er eine Lebensmittelvergiftung verursachen kann. Bieten Sie Ihrem Kind häufig warme oder kalte Getränke an. Fragen Sie Ihren Apotheker nach rezeptfreiem Hustensaft für Kinder.

- Hängen Sie ein nasses Handtuch über den Heizkörper, um die Luft zu befeuchten.

- Meiden Sie überheizte Zimmer, in denen die Luft sehr trocken ist, was den Husten verschlimmert.

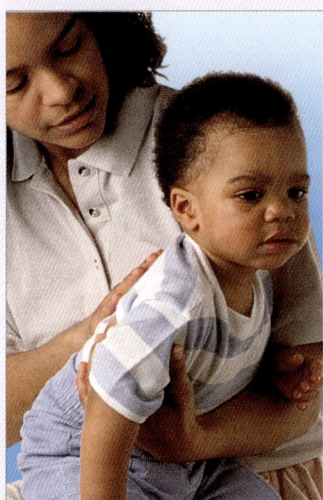

**EINEN HUSTENANFALL LINDERN** *Nehmen Sie das kleine Kind auf Ihren Schoß und bitten Sie es, sich leicht nach vorn zu beugen. Klopfen Sie behutsam auf seinen Rücken, um den Schleim zu lösen.*

# Natürliche Hustenmittel

### Pflanzenheilmittel
Einige Tropfen Echinacea, aufgelöst in warmem Wasser, stärken das Immunsystem Ihres Kindes. Ein Tee aus Holunderbeeren hilft Ihrem Kind, Viren zu bekämpfen, die für Husten verantwortlich sind. Ein heißer Tee aus Thymian, Eibisch oder Ysop löst Schleim in der Lunge.

### Aromatherapie
Eukalyptus- und Pfefferminzöl lindern den Husten. Geben Sie einige Tropfen eines Öls in eine Schüssel mit heißem Wasser und bedecken Sie den Kopf des Kindes und die Schüssel mit einem Handtuch. Bitten Sie das Kind, den Dampf einige Minuten lang zu inhalieren. Lassen Sie es dabei nicht allein.

# HALSSCHMERZEN

Viele harmlose Virusinfektionen gehen mit Halsschmerzen einher. Normalerweise klingen sie auch ohne medikamentöse Therapie bald ab. Wenn ein sehr kleines Kind Halsschmerzen hat, verweigert es oft das Essen oder Trinken. Gelegentlich können Halsschmerzen Symptom einer bakteriellen Infektion sein, die mit Antibiotika behandelt werden muss.

| SYMPTOM | MÖGLICHE URSACHE | WAS SIE TUN SOLLTEN |
|---|---|---|
| Hat Ihr Kind Fieber, Erbrechen, einen Ausschlag und sind Zunge und Hals hellrot? | Scharlach (S. 267). | Wenden Sie sich innerhalb von 24 Stunden an den Arzt. **Selbsthilfe** »Temperatur senken« (S. 59 und S. 171). |
| Hat Ihr Kind Fieber und verweigert es feste Kost? | Mandelentzündung (siehe »Rachenentzündung« und »Mandelentzündung«, S. 223). | Nach 24 Stunden wenden Sie sich an den Arzt. **Selbsthilfe** »Husten lindern« (S. 197). |
| Schnieft Ihr Kind und hat es Schnupfen und Husten? | Erkältung (S. 221) oder allergische Rhinitis (S. 224). | Wenn die Symptome länger als eine Woche andauern, wenden Sie sich an den Arzt. **Selbsthilfe** »Husten lindern« (S. 197). |
| Weist Ihr Kind außer den Halsschmerzen keine weiteren Symptome auf? | Entzündung des Halses infolge einer geringfügigen Infektion oder Reizung. | Wenn der Hals nach 48 Stunden immer noch entzündet ist, wenden Sie sich an den Arzt. |

## SELBSTHILFE

## Halsschmerzen lindern

**So können Sie Halsschmerzen lindern:**

- Geben Sie dem Kind kalte, kohlensäurefreie Getränke, z.B. Milch – am besten mit Strohhalm oder geben Sie ihm ein Eis.

- Geben Sie ihm regelmäßig Paracetamolsaft; überschreiten Sie aber die empfohlene Dosis nicht.

- Wenn das Kind älter als acht Jahre ist, lassen Sie es mit einem verdünnten antiseptischen Mittel gurgeln.

- Halsbonbons sind geeignet, wenn Ihr Kind alt genug ist, um sie zu lutschen, und sie nicht zerbeißt.

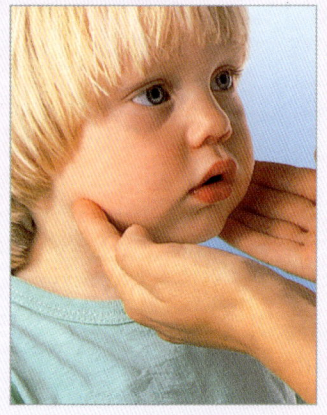

**VERGRÖSSERTE DRÜSEN**
*Vielleicht klagt Ihr Kind auch über Schluckbeschwerden. Bitten Sie es still zu sitzen und tasten Sie mit den Fingerspitzen unterhalb des Kiefers den Hals ab, von den Ohren bis zum Kinn, um die Größe der Drüsen zu kontrollieren. Wenn sie erbengroß sind, sind sie geschwollen.*

# BENOMMENHEIT

BAGATELLERKRANKUNGEN, SCHLAFMANGEL, ABER AUCH EINE SCHWERE KRANKHEIT, z.B. Hirnhautentzündung, können zu Benommenheit führen. Rufen Sie sofort den Notarzt, wenn Ihr Kind drei Minuten lang bewusstlos ist, unregelmäßig, langsam oder schnell atmet, nicht reagiert oder kaum aufzuwecken ist oder wenn Blut oder Flüssigkeit aus Nase oder Ohren austritt.

| SYMPTOM | MÖGLICHE URSACHE | WAS SIE TUN SOLLTEN |
|---|---|---|
| Hat Ihr Kind kürzlich einen Schlag auf den Kopf erlitten? | Kopfverletzung (S. 291). | **Notfall!** Rufen Sie den Notarzt! Geben Sie dem Kind nichts zu essen oder trinken. |
| Hat Ihr Kind etwas Giftiges verschluckt? | Vergiftungen können zu Bewusstlosigkeit führen. | **Notfall!** Rufen Sie den Notarzt! |
| Hat Ihr Kind Fieber? | Hohes Fieber, ausgelöst durch eine Infektion, kann ein Delirium verursachen, besonders wenn die Temperatur über 39 °C steigt. | **Dringend!** Rufen Sie den Arzt! **Selbsthilfe** »Temperatur senken« (S. 59 und S. 171). |
| Hat Ihr Kind Durchfall mit oder ohne Erbrechen? | Dehydrierung infolge einer Gastroenteritis (S. 254). | **Dringend!** Rufen Sie den Arzt! **Selbsthilfe** »Dehydrierung bei Babys vorbeugen« (S. 63) oder »Flüssigkeitszufuhr« (S. 172). |
| Hat Ihr Kind einen steifen Hals, Kopfschmerzen, Erbrechen oder Flecken, die nicht verschwinden, wenn man darauf drückt? | Hirnhautentzündung (S. 294). | **Notfall!** Rufen Sie den Notarzt! |
| Hat Ihr Kind großen Durst und scheidet es viel Urin aus; oder hat es in letzter Zeit abgenommen und ist ungewöhnlich müde? | Diabetes mellitus (S. 309). | **Dringend!** Rufen Sie den Arzt! |
| Hat Ihr Kind rote Augen, keinen Appetit, Stimmungsschwankungen, zieht es sich zurück oder ist es aggressiv? | Drogenmissbrauch (S. 160f.). | Wenden Sie sich an den Arzt. |
| Haben Sie Ihrem Kind ein Medikament gegeben? | Bestimmte Medikamente, z.B. Antihistaminika, können Verwirrung oder Schläfrigkeit verursachen. | Fragen Sie den Arzt oder Apotheker, ob das Medikament die Symptome verursacht haben kann. |

# SCHWINDEL

Das Gefühl des Sich-Drehens bei Schwindel kann mit einem Rauschen im Kopf oder einem Ohnmachtsanfall einhergehen. Bei einer Ohnmacht verursacht der Abfall des Blutdrucks einen kurzzeitigen Verlust des Bewusstseins. Die Bewusstlosigkeit während eines Anfalls oder Krampfes wird durch eine anomale elektrische Aktivität im Gehirn verursacht.

| SYMPTOM | MÖGLICHE URSACHE |
| --- | --- |
| Ist Ihr Kind über fünf Jahre alt oder ist es jünger, hat aber kein Fieber? | Krampfanfall (siehe »Epilepsie«, S. 293). |
| Ist Ihr Kind ohnmächtig zu Boden gefallen oder sieht es blass und verschwitzt aus? | Die Bewusstlosigkeit Ihres Kindes geht wahrscheinlich auf einen Ohnmachtsanfall zurück. Eine Ohnmacht wird durch einen Abfall des Blutdrucks verursacht. |
| Wenn Ihr Kind bewusstlos geworden ist – zuckten zuvor sein Gesicht oder seine Gliedmaßen und ging Urin ab oder biss es sich auf die Zunge? | Epilepsie (S. 293). |
| Hat Ihr Kind das Gefühl, dass sich alles um es herum dreht? | Innenohrentzündung (S. 242). |
| Weiß Ihr Kind kurzzeitig nicht mehr, wo es ist? | Petit mal-Anfall (siehe »Epilepsie«, S. 293). |
| Wird Ihr Kind wegen Diabetes behandelt und fühlt es sich schwach oder ist ihm schwindelig? | Ein extrem niedriger Blutzuckerspiegel, verursacht durch Diabetes mellitus (S. 309), kann dazu führen, dass das Kind das Bewusstsein verliert oder einen Krampfanfall bekommt. |
| Wenn Ihr Kind nicht wegen Diabetes behandelt wird – ist es jünger als fünf Jahre und hat es Fieber? | Fieberkrämpfe (S. 292). |
| Fühlt sich Ihr Kind schwach oder ist ihm schwindelig? | Niedriger Blutzuckerspiegel (Hypoglykämie), verursacht durch Diabetes mellitus (S. 309). Niedriger Blutdruck, verursacht durch einen lagebedingten Blutdruckabfall. |

ALARMSIGNALE

**Rufen Sie sofort den Notarzt, wenn Ihr Kind das Bewusstsein verliert und eine der folgenden Situationen eintritt:**

- **Das Bewusstsein wird nach drei Minuten nicht wiedererlangt.**
- **Die Atmung verlangsamt sich.**
- **Die Atmung ist unregelmäßig oder laut.**

## WAS SIE TUN SOLLTEN

Rufen Sie den Arzt, wenn der Schwindelanfall länger als zehn Minuten anhält. Wenden Sie sich an den Arzt, wenn der Schwindelanfall kürzer war, aber erneut auftritt.

Wenn Ihr Kind regelmäßig ohnmächtig wird, gehen Sie zum Arzt.
**Selbsthilfe** »Maßnahmen bei Schwindel und Ohnmacht« (*rechts*).

**Dringend!** Rufen Sie den Arzt! Öffnen Sie nicht den Mund des Kindes.

Wenden Sie sich an den Arzt.

Wenden Sie sich an den Arzt. **Selbsthilfe** Setzen Sie Ihr Kind ruhig hin, bis es sich wieder erholt hat.

**Notfall!** Rufen Sie bei einem Krampfanfall den Notarzt! Wenn Diabetes diagnostiziert wurde, spritzen Sie dem Kind Glucagon.
**Selbsthilfe** Geben Sie Ihrem Kind Traubenzucker, sobald es das Gefühl hat, ohnmächtig zu werden.

**Dringend!** Rufen Sie den Arzt!
**Selbsthilfe** »Temperatur senken« (*S. 59 und S. 171*).

Wenn Ihr Kind häufig das Gefühl hat, ohnmächtig zu werden, wenden Sie sich an den Arzt.
**Selbsthilfe** Sobald Ihr Kind ohnmächtig zu werden droht, geben Sie ihm Traubenzucker oder ein zuckerhaltiges Getränk. Siehe »Maßnahmen bei Schwindel und Ohnmacht« (*rechts*).

SELBSTHILFE

# Maßnahmen bei Schwindel und Ohnmacht

**Wenn Ihr Kind das Gefühl hat, ohnmächtig zu werden, legen Sie es hin und legen seine Beine hoch.**

- Lockern Sie eng sitzende Kleidung und sorgen Sie für frische Luft.

- Vermitteln Sie Ruhe und Trost.

- Bieten Sie Ihrem Kind ein zuckerhaltiges Getränk oder einen Snack an. Geben Sie aber keine Speisen und Getränke, wenn das Kind nicht voll bei Bewusstsein ist.

- Wenn das Kind das Bewusstsein verliert, überwachen Sie seinen Zustand (*S. 330ff.*). Wenn es atmet, legen Sie es in die Seitenlage (*S. 330*). Notarzt rufen, wenn es das Bewusstsein nicht binnen drei Minuten wiedererlangt.

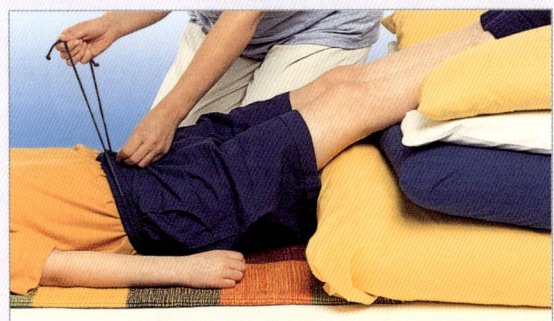

**EIN OHNMÄCHTIGES KIND** *Erhöhen Sie die Beine mit Kissen, um die Blutzufuhr zum Gehirn zu verbessern, und lockern Sie eng sitzende Kleidung.*

# Maßnahmen bei einem Krampfanfall

**Kinder zwischen sechs Monaten und fünf Jahren sind anfällig für Fieberkrämpfe. Das Kind schwitzt und hat eine heiße Stirn; es schielt, die Augen rollen oder sind starr ausgerichtet. Die Fäuste können geballt sein, der Rücken gekrümmt und der Körper versteift. Helfen Sie Ihrem Kind, während Sie auf den Arzt warten:**

- Legen Sie das Kind hin und polstern Sie es mit Handtüchern und Kissen ab, damit es sich nicht verletzen kann.

- Ziehen Sie es aus, damit es abkühlt.

- Wenn das Kind abgekühlt ist, lassen die Anfälle nach. Legen Sie es in die Seitenlage (*S. 330*) und decken Sie es mit einer dünnen Decke zu.

# AUGENPROBLEME

D IE MEISTEN BESCHWERDEN DER AUGEN, WIE AUGENJUCKEN, Rötung, tränende oder verklebte Augen, werden durch eine Infektion oder Reizung verursacht und sind in der Regel harmlos. Wenn Sie bei einer Augenverletzung oder einem Fremdkörper im Auge Ihres Kindes keine Selbsthilfemaßnahmen durchführen können, gehen Sie zum Arzt oder ins Krankenhaus.

| SYMPTOM | MÖGLICHE URSACHE | WAS SIE TUN SOLLTEN |
|---|---|---|
| Besteht eine erkennbare Verletzung des Auges? | Augenverletzung. | **Notfall!** Bringen Sie Ihr Kind ins Krankenhaus. |
| Ist ein Fremdkörper erkennbar, z.B. ein Schmutzpartikel? | Ein Fremdkörper verursacht oft eine Rötung des Auges und vermehrten Tränenfluss. | Wenn Sie den Fremdkörper nicht entfernen können oder Ihr Kind Schmerzen hat, rufen Sie den Arzt. **Selbsthilfe** »Fremdkörper im Auge« (S. 341). |
| Hat Ihr Kind einen roten Pickel an einem Augenlid? | Gerstenkorn (S. 243). | Wenn das Auge schmerzt und sich rötet und das Gerstenkorn nicht innerhalb einer Woche abheilt oder erneut auftritt, gehen Sie zum Arzt. |
| Tränen die Augen des Kindes, auch wenn es nicht weint? | Bei einem Kind unter einem Jahr: blockierter Tränengang. | Wenden Sie sich an den Arzt. |
| Ist das Augenweiß gerötet? | Eine Reizung des Auges kann durch Chemikalien, Rauch, eine virale oder allergische Bindehautentzündung (S. 244) verursacht worden sein. Evtl. Regenbogenhautentzündung (S. 244). | **Dringend!** Rufen Sie den Arzt, wenn das Kind Schmerzen hat. Wenn es keine Schmerzen hat, aber die Rötung länger als 24 Stunden anhält, wenden Sie sich an den Arzt. **Selbsthilfe** »Fremdkörper im Auge« (S. 341). |
| Hat Ihr Kind gerötete und verklebte Augen? | Schwere Bindehautentzündung (S. 244). | Holen Sie innerhalb von 24 Stunden ärztlichen Rat ein. |
| Hat Ihr Kind gerötete, juckende Augenlider? | Augenlidentzündung (S. 243) oder Bindehautentzündung (S. 244). | Wenden Sie sich an den Arzt. |
| Jucken die Augen Ihres Kindes? | Allergie (siehe Allergische Rhinitis S. 224). | Wenden Sie sich an den Arzt oder Apotheker. |

# SEHPROBLEME

BEEINTRÄCHTIGUNGEN DES SEHVERMÖGENS WERDEN NORMALERWEISE bei den Vorsorgeunter-suchungen erkannt. Wenn Ihr Kind jedoch in der Schule schlecht sieht oder Sie sogar von einem Lehrer darauf hingewiesen werden oder das Kind eine andere Sehbehinderung hat, müssen Sie dieses Problem sofort abklären lassen.

| SYMPTOM | MÖGLICHE URSACHE | WAS SIE TUN SOLLTEN |
|---|---|---|
| Sieht Ihr Kind doppelt oder verschwommen? | Brechungsfehler (S. 245) oder Schielen (S. 245). | Wenden Sie sich an den Arzt oder Optiker. |
| Folgt das Doppel- bzw. das verschwommene Sehen auf eine kürzlich erfolgte Kopfverletzung? | Blutung im Schädel (siehe »Kopfverletzung«, S. 291). | **Notfall!** Rufen Sie den Notarzt! |
| Geht das Doppelsehen oder verschwommene Sehen mit Kopfschmerzen einher? | Migräne (siehe »Wiederkehrende Kopfschmerzen«, S. 291). | Beim ersten Anfall: Arzt anrufen. Wenn häufiger Anfälle auftreten: zum Arzt gehen. |
| Hat Ihr Kind sein gesamtes oder einen Teil seines Sehvermögens verloren? | Möglicherweise eine Verletzung des Auges oder eine Hirnverletzung. | **Notfall!** Bringen Sie Ihr Kind ins Krankenhaus. |
| Hat Ihr Kind Probleme, nahe und entfernte Gegenstände zu unterscheiden? | Brechungsfehler (S. 245). | Wenden Sie sich an den Augenarzt. |
| Bewegen sich die Augen Ihres Kindes unabhängig voneinander? | Schielen (S. 245). | Wenn Ihr Kind älter als vier Monate ist: an den Arzt wenden. |
| Sieht es regelmäßig ein Flackern oder schwimmende Punkte und hat starke Kopfschmerzen? | Migräne (siehe »Wiederkehrende Kopfschmerzen«, S. 291). | Beim ersten Anfall: Arzt anrufen. Wenn häufiger Anfälle auftreten: zum Arzt gehen. |
| Ist eines oder sind beide Augen gerötet oder schmerzen? | Regenbogenhautentzündung (S. 244). | **Dringend!** Rufen Sie den Arzt! |
| Nimmt Ihr Kind irgendein Medikament? | Manche Medikamente können Sehstörungen verursachen. | Arzt oder Apotheker, ob das Medikament die Ursache sein kann. |
| Hat Ihr Kind versehentlich ein Medikament eingenommen? | Medikamente, z.B. Antidepressiva, können Sehstörungen verursachen. | **Dringend!** Rufen Sie den Arzt. |

# OHRPROBLEME

ROBLEME MIT DEN OHREN, Z.B. OHRENSCHMERZEN, werden gewöhnlich durch eine Infektion hervorgerufen. Bei kleinen Kindern kommen häufig Mittelohrentzündungen vor, weil die eustachische Röhre, die die Ohren mit der Nase und dem Hals verbindet, kurz ist und oft durch Sekret blockiert wird, was die Anfälligkeit für eine Infektion erhöht. Bei Erkrankungen des äußeren Gehörgangs treten vor allem Juckreiz oder Ausfluss auf.

| SYMPTOM | MÖGLICHE URSACHE |
| --- | --- |
| Die Ohrenschmerzen Ihres Kindes sind nicht so schlimm – hat es vielleicht etwas im Ohr? | Fremdkörper, z.B. ein Insekt oder eine Perle, im Ohr. |
| Tritt Ausfluss aus dem Ohr aus und verschlimmert leichtes Ziehen am Ohr die Schmerzen? | Atopisches Ekzem (S. 234) oder Entzündung des Gehörgangs (S. 240). |
| Juckt das Ohr? | Atopisches Ekzem (S. 234) oder Entzündung des Gehörgangs (S. 240). |
| Begannen die Schmerzen im Ohr während oder kurz nach einer Flugreise? | Barotrauma (S. 242). |
| Besteht Ausfluss aus dem Ohr, aber verschlimmert das Ziehen am Ohrläppchen die Schmerzen nicht? | Mittelohrentzündung (S. 240). |
| Hat Ihr Kind Ohrenschmerzen ohne weitere Symptome oder in Verbindung mit Hörproblemen? | Mittelohrentzündung (S. 240). |
| Sind die Ohrenschmerzen stark und hat Ihr Kind Fieber, eine Erkältung oder fühlt es sich insgesamt schlecht? | Mittelohrentzündung (S. 240). |
| Können Sie eine rote Schwellung im Ohr erkennen? | Ein Furunkel (S. 233) im äußeren Gehörgang. |
| Sind die Ohrenschmerzen zwar stark, aber wirkt Ihr Kind trotzdem gesund und besteht keine Schwellung im Inneren des Ohrs? | Entzündung des Gehörgangs (S. 240). |

# Hörprobleme

**Bei Babys sind fehlende Reaktionen auf Geräusche Anzeichen für eine Taubheit. Bei älteren Kindern verursachen Hörbeeinträchtigungen einen Abfall der schulischen Leistungen. Wenden Sie sich an den Arzt.**

- Die Gänge zwischen Ohren und Nase können blockiert sein. Siehe »Erkältung« (S. 221) und „Allergische Rhinitis" (S. 224).

- Hörprobleme können während oder kurz nach einer Flugreise auftreten; ursächlich ist ein Barotrauma (S. 242).

- Hörprobleme, die in Verbindung mit Ohrschmerzen oder kurz danach auftreten, können Folge einer Mittelohrentzündung (S. 240) sein. Wenn sie nach den Ohrenschmerzen auftreten, können sie Folge eines Tubenkatarrhs (S. 241) sein.

- Wenn das Problem isoliert auftritt, wird der äußere Gehörgang wahrscheinlich durch Ohrschmalz blockiert.

- In seltenen Fällen führen Erkrankungen, wie Mumps, Masern und Meningitis, zu einer langwierigen Schädigung des Gehörs.

Holen Sie innerhalb von 24 Stunden ärztlichen Rat ein. **Selbsthilfe** Wenn der Fremdkörper nicht festklemmt, versuchen Sie, ihn herauszuholen (*siehe* »Fremdkörper im Ohr«, S. 341). Im Zweifelsfall wenden Sie sich an den Arzt. Ein Insekt kann man mit lauwarmem Wasser herausspülen (*siehe* »Fremdkörper im Ohr«, S. 341).

Holen Sie sich innerhalb von 24 Stunden ärztlichen Rat ein. **Selbsthilfe** »Ohrenschmerzen lindern« (*rechts*).

Holen Sie sich innerhalb von 24 Stunden ärztlichen Rat ein. **Selbsthilfe** »Ohrenschmerzen lindern« (*rechts*).

Wenn die Schmerzen andauern, wenden Sie sich an den Arzt. **Selbsthilfe** »Ohrenschmerzen lindern« (*rechts*).

Holen Sie sich innerhalb von 24 Stunden ärztlichen Rat ein. **Selbsthilfe** »Ohrenschmerzen lindern« (*rechts*).

Holen Sie sich innerhalb von 24 Stunden ärztlichen Rat ein. **Selbsthilfe** »Ohrenschmerzen lindern« (*rechts*).

Holen Sie sich innerhalb von 24 Stunden ärztlichen Rat ein. **Selbsthilfe** »Ohrenschmerzen lindern« (*rechts*) und »Temperatur senken« (S. 59 und S. 171).

Holen Sie sich innerhalb von 24 Stunden ärztlichen Rat ein. **Selbsthilfe** »Ohrenschmerzen lindern« (*rechts*).

Holen Sie sich innerhalb von 24 Stunden ärztlichen Rat ein. **Selbsthilfe** »Ohrenschmerzen lindern« (*rechts*).

# Ohrenschmerzen lindern

**So können Sie die Schmerzen Ihres Kindes lindern:**

- Geben Sie ihm Paracetamolsaft in der altersgemäßen Dosis.

- Wickeln Sie eine Wärmflasche in ein Handtuch und lassen Sie sie das Kind gegen sein Ohr halten. Bei einem Baby verwenden Sie ein weiches Tuch.

- Legen Sie Ihr Kind hin oder lassen Sie es aufsitzen und stützen Sie seinen Kopf mit Kissen ab.

- Geben Sie keine Ohrentropfen oder Öl in das Ohr.

# Wiederkehrende Ohrenschmerzen

**Wenn Ihr Kind häufig an Ohrenschmerzen leidet, versuchen Sie folgende Maßnahmen:**

- Stärken Sie sein Immunsystem (S. 163).

- Achten Sie darauf, dass es keine Nahrungsmittel zu sich nimmt, auf die es empfindlich reagiert. Nahrungsmittelunverträglichkeiten können die Anfälligkeit für Ohrenschmerzen und Infektionen erhöhen.

- Lassen Sie Ihr Kind eventuell von einem Osteopathen oder Chiropraktiker (S. 323f.) behandeln.

- Trocknen Sie seine Ohren nach dem Schwimmen sorgfältig mit einem Föhn bei schwacher Hitze.

- Lassen Sie sein Gehör regelmäßig überprüfen.

# BESCHWERDEN IM MUND

ZUNGE, GAUMEN UND MUNDSCHLEIMHAUT SIND NUR SELTEN VON ERNSTEN PROBLEMEN BETROFFEN. Eine Entzündung im Mund kann für ein Kind quälend sein, vor allem, weil sie beim Essen und Trinken Schmerzen verursacht. Ein Säugling kann Beschwerden beim Zahnen haben – das Kauen auf einem harten oder kalten Gegenstand verschafft meist Linderung.

| SYMPTOM | MÖGLICHE URSACHE |
|---|---|
| Hat Ihr Kind Bläschen auf oder um die Lippen? | Herpes (S. 231). |
| Ist der Bereich um den Mund gerötet oder sind die Mundwinkel eingerissen? | Mundekzem (S. 185). |
| Hat Ihr Kind erdbeerfarbene Krusten auf oder um die Lippen? | Grindflechte (S. 235). |
| Ist nur die Zunge wund? | Reizung der Zunge durch einen rauen Zahn. |
| Tut das Zahnfleisch weh und ist es gerötet und entzündet? | Zahnfleischentzündung (S. 249). |
| Hat Ihr Kind schmerzende, weißlich graue Gruben im Mund oder auf der Zunge? | Mundgeschwüre (S. 247). |
| Fühlt sich Ihr Kind unwohl, hat es gelbliche Flecken im Mund oder auf der Zunge und Fieber? | Mundschleimhautentzündung (S. 247) |
| Hat Ihr Kind gelbliche, schmerzende Flecken im Mund oder auf der Zunge und auch Flecken auf Händen und Füßen? | Hand-Fuß-Mund-Exanthem (S. 266). |
| Hat Ihr Kind hellgelbe oder weiße, raue Flecken auf den Mundschleimhäuten und der Zunge, die wund werden, wenn man sie abwischt? | Mundsoor (S. 248). |

# Entzündeter Mund

**So lindern Sie die Beschwerden Ihres Kindes:**

- Spülen Sie den Mund stündlich mit ¼ TL Natriumbikarbonat, aufgelöst in 100 ml warmem Wasser, aus.

- Geben Sie die altersgemäße Dosis Paracetamolsaft.

- Bieten Sie Suppe und Eiscreme an. Geben Sie keine säurehaltigen Getränke, z.B. Fruchtsäfte.

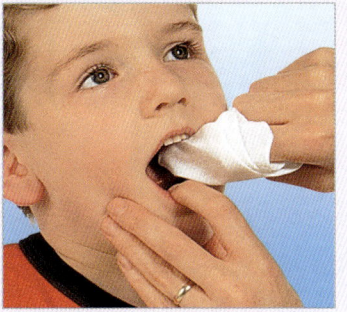

*MUNDGESCHWÜRE*
*BEHANDELN*
*Manche Mundgeschwüre sehen aus wie Quark. Wickeln Sie ein sauberes Taschentuch um Ihren Zeigefinger und wischen Sie den Belag weg. Spülen Sie den Mund mit einer Natriumbikarbonatlösung aus.*

Wenn die Bläschen großflächig oder länger als zwei Wochen auftreten oder dem Kind unangenehm sind, wenden Sie sich an den Arzt. **Selbsthilfe** Mehrmals am Tag eine rezeptfreie Salbe gegen Herpes auftragen.

**Selbsthilfe** Tragen Sie alle paar Stunden Vaselinsalbe auf den betroffenen Bereich auf. Halten Sie die Lippen mit einem Fettstift feucht.

Holen Sie sich innerhalb von 24 Stunden ärztlichen Rat ein.

Gehen Sie mit Ihrem Kind zum Zahnarzt.

Wenden Sie sich an den Zahnarzt. **Selbsthilfe** Ihr Kind sollte weiterhin sorgfältig die Zähne putzen. Eine antibakterielle Munddusche kann die Entzündung lindern. *Siehe* »Vorbeugung« (»Karies«, S. 248f.).

Wenn die Geschwüre nicht innerhalb von zehn Tagen abheilen, gehen Sie zum Arzt. **Selbsthilfe** »Entzündeter Mund« (*oben*).

Wenden Sie sich an den Arzt. **Selbsthilfe** »Entzündeter Mund« (*oben*) und »Temperatur senken« (*S. 59 und S. 171*).

Wenden Sie sich an den Arzt. **Selbsthilfe** »Entzündeter Mund« (*oben*).

Wenden Sie sich an den Arzt.

# Herpes bekämpfen

**Kleine Bläschen auf und um die Lippen können während einer Infektion, nach Sonneneinstrahlung oder kaltem Wind oder infolge von Stress auftreten. Diese Herpesbläschen werden vom Herpes-simplex-Virus ausgelöst. Ein Heilmittel gibt es nicht. Sie können die Beschwerden Ihres Kindes aber lindern.**

- Ein kaltes Getränk kann lindernd wirken.

- Eine rezeptfrei erhältliche antivirale Salbe mit dem Wirkstoff Aciclovir ist oft wirksam, besonders wenn sie schon beim ersten Jucken aufgetragen wird.

- Calendula-Salbe ist ein homöopathisches Mittel, das die Hautschrunden abheilen lässt.

# Zahnfleischentzündung behandeln

Kinder mit gerötetem, geschwollenem und empfindlichem Zahnfleisch putzen meist ihre Zähne nicht richtig – und wenn sie sie putzen, blutet das Zahnfleisch. Eine Zahnfleischentzündung heilt ab, wenn man regelmäßig die Zähne putzt und den bakteriellen Zahnbelag entfernt. Eine antibakterielle Munddusche wirkt entzündungshemmend.

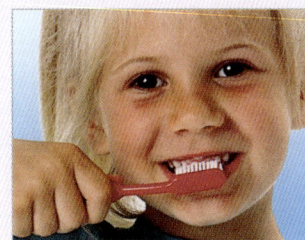

*ZÄHNE PUTZEN*
*Das Kind soll zweimal täglich mit einer weichen Zahnbürste Zähne und Zahnfleisch putzen. Kontrollieren Sie das Zähneputzen, bis das Kind sechs oder sieben Jahre alt ist.*

# BAUCHSCHMERZEN

Bauchschmerzen sind bei Kindern nichts Ungewöhnliches; manche Kinder leiden häufig darunter. Die Ursache ist selten ernst und meist verschwinden die Schmerzen ohne ärztliche Behandlung; auch Selbsthilfemaßnahmen sind nur selten erforderlich. Gelegentlich kann der Schmerz auf eine tiefer liegende Ursache hinweisen, die eine sofortige ärztliche Abklärung erfordert.

| SYMPTOM | MÖGLICHE URSACHE |
|---|---|
| Hat Ihr Kind eine schmerzhafte Schwellung in der Leiste oder am Hodensack? | Leistenbruch (*siehe* »Bruch«, *S. 260*) oder Hodentorsion (*siehe* »Penis- und Hodenprobleme«, *S. 277*). |
| Verschlimmern sich die Schmerzen Ihres Kindes, wenn man vorsichtig auf seinen Bauch drückt? | Blinddarmentzündung (*S. 253*). |
| Hat Ihr Kind seit sechs Stunden ununterbrochen Schmerzen? | Blinddarmentzündung (*S. 253*). |
| Erbricht sich Ihr Kind und hat es seit drei Stunden ständig Schmerzen? | Blinddarmentzündung (*S. 253*). |
| Ist das Erbrochene grünlich gelb? | Darmverschluss (*S. 256*). |
| Lassen die Schmerzen nach, wenn das Kind Stuhlgang hatte oder sich erbrochen hat, oder hat es Durchfall mit oder ohne Erbrechen? | Gastroenteritis (*S. 254*). |
| Erkennen Sie rote Spuren im Stuhl Ihres Babys? | Darmeinstülpung (*siehe* »Darmverschluss«, *S. 256*). |
| Hat Ihr Kind Halsschmerzen, Husten oder Schnupfen? | Infektion der oberen Luftwege, z.B. eine Erkältung (*S. 221*), die ein Anschwellen der Lymphknoten im Bauch verursacht. |
| Weist Ihr Kind zwei oder mehr der folgenden Symptome auf: Fieber, Schmerzen beim Wasserlassen, Bettnässen? | Harnwegsinfektion (*S. 275*). |
| Leidet Ihr Kind an häufig wiederkehrenden Bauchschmerzen, ohne dass es krank wirkt? | Angst (*S. 131*) oder Nahrungsmittelunverträglichkeit (*S. 252*); oft gibt es keine offensichtliche Ursache. |

Rufen Sie sofort den Notarzt, wenn Ihr Kind eines der folgenden Symptome zeigt:

- Bauchschmerzen seit sechs Stunden
- Schmerzen oder Schwellung in der Leiste oder den Hoden
- Grünlich gelbe Farbe des Erbrochenen
- Rote Spuren im Stuhl.

## WAS SIE TUN SOLLTEN

**Notfall!** Rufen Sie den Notarzt. In der Zwischenzeit geben Sie Ihrem Kind nichts zu essen oder trinken.

Wenn die Schmerzen länger als drei Stunden anhalten, rufen Sie den Arzt.
**Selbsthilfe** »Bauchschmerzen lindern« (*rechts*).

**Dringend!** Rufen Sie sofort den Arzt. In der Zwischenzeit geben Sie Ihrem Kind nichts zu essen oder trinken.

**Dringend!** Rufen Sie den Arzt!
**Selbsthilfe** »Bauchschmerzen lindern« (*rechts*).

**Notfall!** Rufen Sie den Notarzt! In der Zwischenzeit geben Sie Ihrem Kind nichts zu essen oder trinken.

Holen Sie innerhalb von 24 Stunden ärztlichen Rat ein.
**Selbsthilfe** »Dehydrierung bei Babys vorbeugen« (*S. 63*).

**Notfall!** Rufen Sie den Notarzt. In der Zwischenzeit geben Sie Ihrem Kind nichts zu essen oder trinken.

Wenn Ihr Kind leidet, wenden Sie sich an den Arzt.
**Selbsthilfe** »Husten lindern« (*S. 197*), »Halsschmerzen lindern« (*S. 198*), »Bauchschmerzen lindern« (*rechts*).

Holen Sie innerhalb von 24 Stunden ärztlichen Rat ein.
**Selbsthilfe** Wenn Ihr Kind Fieber hat, siehe »Temperatur senken« (*S. 59* und *S. 171*).

Wenden Sie sich an den Arzt. **Selbsthilfe** Kind beruhigen. Wenn Sie vermuten, dass eine Nahrungsmittelunverträglichkeit die Ursache ist: entsprechendes Nahrungsmittel meiden. Siehe »Bauchschmerzen lindern« (*rechts*).

# Bauchschmerzen lindern

**So können Sie die Schmerzen Ihres Kindes lindern:**

- Füllen Sie eine Wärmflasche mit warmem Wasser und wickeln sie in ein Handtuch. Lassen Sie sie Ihr Kind gegen seinen Bauch halten. Ermuntern Sie es, sich aufs Bett oder Sofa zu legen oder sich auf einen Stuhl zu setzen.

- Solange Ihr Kind unter Bauchschmerzen leidet, geben Sie ihm nichts zu essen; bieten Sie ihm nur Wasser zu trinken an.

- Wenn Sie vermuten, dass eine Blinddarmentzündung oder eine andere schwere Erkrankung die Ursache sein könnte, muss Ihr Kind vielleicht operiert werden. Geben Sie ihm daher nichts zu essen oder trinken, bis Sie mit dem Arzt gesprochen haben.

# Ängste bewältigen

**Versuchen Sie herauszufinden, ob die Bauchschmerzen mit möglichen Sorgen und Ängsten Ihres Kindes zusammenhängen.**

- Kinder klagen manchmal über Schmerzen, wenn sie Angst haben – wenn man über die Sorgen spricht, vergehen oft auch die Schmerzen.

- Wenn die Schmerzen wiederholt auftreten und Sie einen Zusammenhang mit Ängsten vermuten, massieren Sie Ihr Kind (*S. 325*). Sie können Ihr Kind auch einem Osteopathen oder Chiropraktiker vorstellen (*S. 323*).

- Erwägen Sie, einen erfahrenen Homöopathen aufzusuchen, der ein Konstitutionsmittel verschreiben kann (*S. 321*).

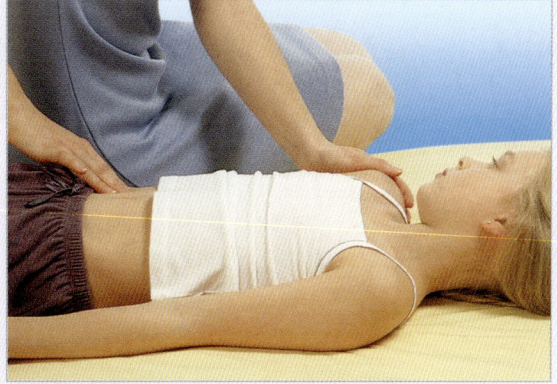

**BAUCHSCHMERZEN SPÜREN** *Lokalisieren Sie mit den Fingerspitzen vorsichtig, ohne abrupte Bewegungen, den Schmerz.*

# VERSTOPFUNG

Die Häufigkeit des Stuhlgangs ist bei Kindern höchst verschieden. Manche Kinder haben viermal am Tag Stuhlgang, andere nur einmal in vier Tagen. Beides ist normal. Veränderungen der Kost, eine Bagatellerkrankung oder eine emotionale Belastung können den Stuhlgang kurzfristig beeinflussen. Wenn der Stuhlgang hart oder schmerzhaft ist, leidet das Kind an Verstopfung.

| SYMPTOM | MÖGLICHE URSACHE |
|---|---|
| Wenn Ihr Kind in den vergangenen 24 Stunden Stuhlgang hatte – war der Stuhlgang mit Schmerzen verbunden und war Blut im Stuhl zu erkennen? | Analfissur (siehe »Verstopfung«, S. 255). |
| War der Stuhlgang in den vergangenen 24 Stunden hart und bestand aus kleinen Kügelchen? | Die Kost Ihres Kindes enthält evtl. nicht genügend Ballaststoffe oder Flüssigkeit. |
| Hat Ihr Kind Bauchschmerzen? | Siehe »Bauchschmerzen« (S. 208). |
| Hat Ihr Kind normalerweise täglich Stuhlgang und nun Verstopfung, und litt es zuvor an Fieber oder Erbrechen? | Flüssigkeitsmangel infolge von Fieber oder Erbrechen kann Verstopfung verursachen; sobald das Kind wieder gesund ist, wird sich der Stuhlgang normalisieren. |
| Hat Ihr Kind meistens weniger als einmal in vier Tagen Stuhlgang? | Verstopfung (S. 255). |
| Haben Sie gerade mit der Sauberkeitserziehung begonnen? | Kinder, die eine strenge Sauberkeitserziehung erleben, unterdrücken oft den Stuhldrang. |
| Leidet Ihr Kind unter Verstopfung, aber haben Sie die Sauberkeitserziehung noch nicht begonnen oder war Ihr Kind schon längere Zeit sauber und haben Sie kürzlich seine Ernährung verändert? | Die Ernährung Ihres Kindes enthält möglicherweise nicht genügend Ballaststoffe oder Flüssigkeit. |

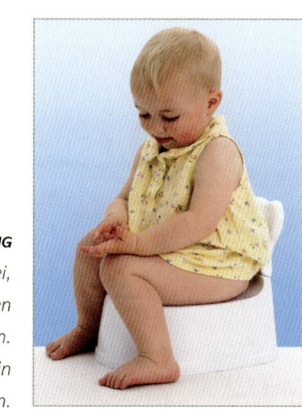

*REGELMÄSSIGER STUHLGANG*

*Bringen Sie Ihrem Kind bei,
jeden Tag zur gleichen
Zeit aufs Töpfchen zu gehen.
Die Knie sollten höher sein
als die Hüften.*

## WAS SIE TUN SOLLTEN

Wenden Sie sich an den Arzt.
**Selbsthilfe** »Verstopfung vorbeugen« (*rechts*).

**Selbsthilfe** »Verstopfung vorbeugen« (*rechts*).

**Selbsthilfe** Fordern Sie Ihr Kind auf, viel zu trinken.
*Siehe* »Temperatur senken« (*S. 59* und *S. 171*), »Dehydrierung bei Babys vorbeugen« (*S. 63*) oder »Flüssigkeitszufuhr« (*S. 172*).

Wenden Sie sich an den Arzt.
**Selbsthilfe** »Verstopfung vorbeugen« (*rechts*).

**Selbsthilfe** Vielleicht machen Sie sich wegen der Sauberkeitserziehung Sorgen und Ihr Kind übernimmt Ihre Unruhe. Bemühen Sie sich um eine entspanntere Einstellung zu diesem Thema.

**Selbsthilfe** »Verstopfung vorbeugen« (*rechts*).

# Verstopfung vorbeugen

**Befolgen Sie die folgenden Tipps, um Verstopfung bei Ihrem Kind zu lindern oder ihr vorzubeugen.**

• Achten Sie darauf, dass Ihr Kind eine Auswahl an nährstoffreichen Nahrungsmitteln erhält. Wenn nötig, erhöhen Sie den Anteil an Obst, Gemüse und anderen ballaststoffreichen Nahrungsmitteln, z.B. Vollkorncerealien und Brot, Bohnen, Karotten, Bananen und getrocknete Aprikosen. Runden Sie seinen Speiseplan mit Energielieferanten, z.B. Nudeln, Eiern und Käse, ab.

• Erhöhen Sie die Flüssigkeitsmenge. Ihr Kind sollte frisch gepressten und zur Hälfte mit Mineralwasser verdünnten Fruchtsaft trinken. Reduzieren Sie den Milchkonsum, da Milch Verstopfung verursachen kann; verwenden Sie Milch aber weiterhin fürs Müsli und zum Kochen.

• Regelmäßige Bewegung ist wichtig für eine gesunde Verdauung. Ermuntern Sie Ihr Kind, sich zu bewegen.

• Bringen Sie Ihrem Kind bei, jeden Tag zur gleichen Zeit aufs Töpfchen oder die Toilette zu gehen. Auf diese Weise spielt sich regelmäßiger Stuhlgang ein. Achten Sie darauf, dass die Knie höher sind als die Hüften, und lassen Sie Ihr Kind nach vorn und hinten wippen. Zwingen Sie Ihr Kind aber nicht auf das Töpfchen oder die Toilette und machen Sie sich keine Sorgen, wenn es keinen Stuhlgang hat.

• Geben Sie Ihrem Kind kein Abführmittel, sofern es nicht vom Arzt empfohlen oder verschrieben worden ist. Abführend wirkende Nahrungsmittel, wie Pflaumen oder Feigen, können bei gelegentlicher Verstopfung gegeben werden.

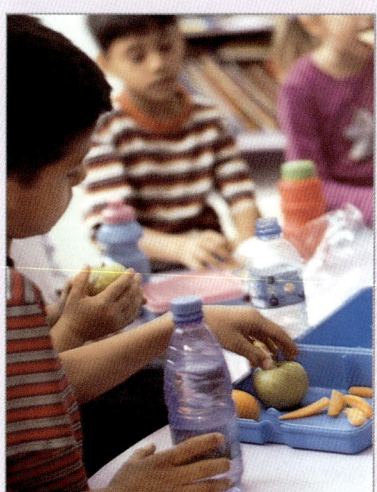

*BALLASTSTOFFREICHE NAHRUNGSMITTEL*

*Bringen Sie Ihrem Kind bei, zu jeder Mahlzeit wenigstens ein ballaststoffreiches Nahrungsmittel, z.B. Vollkornbrot, Salat oder Obst, zu essen.*

# VERÄNDERUNGEN DES STUHLS

VERÄNDERUNGEN IN GERUCH ODER AUSSEHEN DES STUHLGANGS GEHEN BEINAHE immer auf eine ungewohnte Kost zurück. Abweichungen in Farbe, Geruch, Konsistenz und Menge dauern gewöhnlich nur wenige Tage an und sind harmlos. Treten weitere Symptome auf oder normalisiert sich der Stuhlgang nicht, stellen Sie Ihr Kind dem Arzt vor.

| SYMPTOM | MÖGLICHE URSACHE | WAS SIE TUN SOLLTEN |
| --- | --- | --- |
| Ist der Stuhlgang Ihres Babys grünlich und evtl. flüssig und wird es mit der Brust und der Flasche ernährt? | Säuglingsmilch kann den Stuhl grünlich verfärben. Wenn der Stuhl auch flüssig ist, leidet Ihr Kind evtl. an Gastroenteritis (S. 254). | Gehen Sie innerhalb von 24 Stunden zum Arzt, wenn Sie eine Gastroenteritis vermuten. **Selbsthilfe** »Dehydrierung vorbeugen« (S. 63). Neue Milchnahrung ausprobieren. |
| Wird Ihr Kind ausschließlich gestillt und hat es gelblich grünen, flüssigen Stuhl? | Grünlich gelber, flüssiger Stuhl ist bei Stillbabys normal. | Wenn das Kind krank wirkt oder andere Symptome aufweist, wenden Sie sich an den Arzt. |
| Bekommt Ihr Kind irgendein Medikament? | Manche Medikamente können die Beschaffenheit des Stuhls beeinflussen. | Fragen Sie den Arzt oder Apotheker, ob das Medikament die Ursache sein kann. |
| Ist Ihr Kind älter als ein Jahr und hat es hellen Stuhlgang, nachdem es unter Durchfall oder Erbrechen gelitten hat? | Gastroenteritis (S. 254) kann dazu führen, dass der Stuhl einige Tage lang sehr hell ist. | Wenn Ihr Kind krank wirkt, wenden Sie sich an den Arzt. |
| Ist der Stuhlgang Ihres Kindes hell, der Urin dunkel und ist die Haut gelblich verfärbt? | Hepatitis (S. 261), die Gelbsucht verursacht. | Holen Sie sich innerhalb von 24 Stunden ärztlichen Rat ein. |
| Ist der Stuhlgang Ihres Kindes schaumig und faul riechend? | Malabsorption (S. 258), oft Symptom einer Nahrungsmittelunverträglichkeit (S. 252). | Wenden Sie sich an den Arzt. |
| Ist Blut im Stuhl erkennbar? | Gastroenteritis (S. 254), Analfissur (S. 255) oder Reizkolon (S. 257). | Holen Sie sich innerhalb von 24 Stunden ärztlichen Rat ein. |
| Ist der Stuhlgang flüssig? | Siehe Durchfall (S. 62 und S. 172). | |
| Ist Ihr Kind jünger als ein Jahr und ist sein Stuhlgang rötlich? | Darmeinstülpung (siehe »Darmverschluss«, S. 256). | **Notfall!** Notarzt rufen! Nichts zu essen oder zu trinken geben. |

# HARNWEGSPROBLEME

Eine Veränderung des Urins kann Folge einer harmlosen Infektion, aber auch einer ernsten Erkrankung, z.B. Diabetes, sein. Wenn Ihr Kind an manchen Tagen häufiger zur Toilette muss als gewöhnlich oder sich die Farbe des Urins verändert, ist es nicht zwangsläufig krank. Wenn das Wasserlassen ihm jedoch Schmerzen bereitet, wenden Sie sich an den Arzt.

| SYMPTOM | MÖGLICHE URSACHE | WAS SIE TUN SOLLTEN |
|---|---|---|
| Muss Ihr Kind häufig Wasser lassen und fühlt es sich insgesamt unwohl oder es hat Fieber? | Harnwegsinfektion (S. 275). | Rufen Sie innerhalb von 24 Stunden den Arzt. **Selbsthilfe** »Temperatur senken« (S. 59 und S. 171). |
| Wenn Ihr Kind häufig Wasser lässt – hat es kürzlich ein Medikament eingenommen? | Manche Medikamente verursachen eine erhöhte Harnausscheidung. | Fragen Sie den Arzt oder Apotheker, ob das Medikament die Ursache sein kann. |
| Hat Ihr Kind Schwierigkeiten in der Schule, bestehen familiäre Belastungen oder hat sich die Alltagsroutine verändert? | Angst (S. 131) oder Stress können einen verstärkten Harndrang verursachen. | Wenn sich das Problem nicht innerhalb einiger Tage legt, sprechen Sie mit dem Arzt. |
| Hat Ihr Kind Schmerzen beim Wasserlassen? | Harnwegsinfektion (S. 275). | Rufen Sie innerhalb von 24 Stunden den Arzt. |
| Ist der Urin pinkfarben, rötlich oder rauchgrau verfärbt? | Nierenentzündung (S. 276) oder Harnwegsinfektion (S. 275). | **Dringend!** Rufen Sie den Arzt! |
| Ist der Urin dunkelbraun und klar und der Stuhlgang hell? | Hepatitis (S. 261). | Sprechen Sie innerhalb von 24 Stunden mit dem Arzt. |
| Ist der Urin dunkelgelb oder orange, der Stuhlgang aber normal? | Zu geringe Flüssigkeitszufuhr, Erbrechen, Fieber oder Durchfall konzentrieren den Urin; dadurch wird er dunkler. | Geben Sie Ihrem Kind viel zu trinken. Wenn Ihr Kind Fieber oder Durchfall hat oder sich erbrochen hat, geben Sie ihm zusätzliche Flüssigkeit (S. 172). |
| Ist der Urin dunkelgrün oder bläulich? | Künstliche Farbstoffe in Nahrungsmitteln, Getränken oder Medikamenten. | Die Farbstoffe werden vom Körper bald ausgeschieden. |
| Muss Ihr Kind oft und viel Wasser lassen, und nimmt es ab oder ist ungewöhnlich müde? | Diabetes mellitus (S. 309). | Rufen Sie innerhalb von 24 Stunden den Arzt. |

# GENITALPROBLEME
## BEI JUNGEN

SCHMERZEN IM GENITALBEREICH ODER BEIM WASSERLASSEN oder ein Anschwellen des Penis oder Hodensacks wie auch Ausfluss aus dem Penis können bei Jungen in jedem Alter auftreten. Verletzungen der Genitalien kommen bei Jungen im Schulalter am häufigsten vor. Wenn Ihr Sohn an starken oder anhaltenden Schmerzen leidet, gehen Sie mit ihm zum Arzt.

| SYMPTOM | MÖGLICHE URSACHE | WAS SIE TUN SOLLTEN |
|---|---|---|
| Hat Ihr Sohn eine schmerzlose Schwellung in der Leiste oder am Hodensack? | Leistenbruch (*siehe* »Bruch«, S. 260) oder Hydrozele (*siehe* »Penis- und Hodenprobleme«, S. 277f.). | Holen Sie innerhalb von 24 Stunden ärztlichen Rat ein. |
| Hat Ihr Sohn eine schmerzhafte Schwellung in der Leiste oder am Hodensack und kürzlich eine Verletzung der Genitalien erlitten? | Schmerzen, die nach einer Verletzung nicht abklingen, können auf eine Schädigung des Hodensacks hinweisen. | **Dringend!** Rufen Sie den Arzt! |
| Hat Ihr Sohn eine schmerzhafte Schwellung in der Leiste oder am Hodensack und hatte er in den vergangenen zwei Wochen Mumps? | Orchitis (*siehe* »Penis- und Hodenprobleme«, S. 277f.). | Holen Sie innerhalb von 24 Stunden ärztlichen Rat ein. |
| Hat Ihr Sohn eine schmerzhafte Schwellung in der Leiste oder am Hodensack, die weder auf eine Verletzung noch auf Mumps zurückgeht? | Hodentorsion (*siehe* »Penis- und Hodenprobleme«, S. 277f.) oder Leistenbruch (*siehe* »Bruch«, S. 260). | **Notfall!** Rufen Sie den Notarzt! Geben Sie Ihrem Sohn nichts zu essen oder zu trinken. |
| Hat Ihr Sohn Schmerzen oder ein Brennen beim Wasserlassen? | Harnwegsinfektion (S. 275). | Holen Sie innerhalb von 24 Stunden ärztlichen Rat ein. |
| Hat Ihr Sohn eine Schwellung an der Penisspitze oder sondert die Vorhaut einen Ausfluss ab? | Balanitis (*siehe* »Penis- und Hodenprobleme«, S. 277). | Holen Sie innerhalb von 24 Stunden ärztlichen Rat ein. |
| Hat Ihr Sohn einen grau-gelben Ausfluss aus dem Penis? | Ein Fremdkörper im Harnleiter. | Wenden Sie sich an den Arzt. |

# GENITALPROBLEME
## BEI MÄDCHEN

Zu den häufigsten Symptomen einer Genitalerkrankung bei Mädchen gehören Jucken und eine Entzündung. Diese können Schmerzen oder einen ungewöhnlichen Ausfluss aus der Scheide verursachen und auf eine Pilz- oder bakterielle Infektion zurückgehen. Auch parfümierte Seife, Schaumbäder oder Deodorants können Beschwerden auslösen.

| SYMPTOM | MÖGLICHE URSACHE | WAS SIE TUN SOLLTEN |
|---|---|---|
| Wenn der Genitalbereich Ihrer Tochter juckt oder wund ist – hat sie grau-gelben oder grünlichen Ausfluss aus der Scheide? | Infektion der Scheide (*siehe* unten und »Vulvovaginitits«, *S. 279*). | Holen Sie innerhalb von 24 Stunden ärztlichen Rat ein. |
| Wenn der Genitalbereich Ihrer Tochter juckt oder wund ist – hat sie einen dicken, weißlichen Ausfluss aus der Scheide? | Soor (*siehe unten* und »Vulvovaginitis«, *S. 279*). | Holen Sie innerhalb von 24 Stunden ärztlichen Rat ein. |
| Juckt der Genitalbereich Ihrer Tochter oder ist er wund, ohne dass Ausfluss vorliegt? | Mangelnde Hygiene, Vulvovaginitis (*siehe unten* und *S. 279*) oder Fadenwürmer (*S. 262*). | Wenden Sie sich an den Arzt. **Selbsthilfe** Ihre Tochter soll ihre Unterwäsche täglich wechseln und den Genitalbereich sorgfältig waschen. |
| Hat Ihre über zehnjährige Tochter einen dünnflüssigen, weißlichen Ausfluss? | Erhöhte Produktion von Geschlechtshormonen in der Pubertät. | Wenn der Ausfluss von einer Reizung begleitet wird, wenden Sie sich an den Arzt. |

## SELBSTHILFE

## Vulvovaginitis lindern

Wenn der Juckreiz anhält oder Ihre Tochter Ausfluss hat, stellen Sie sie dem Arzt vor, um abzuklären, ob eine Pilz- oder bakterielle Infektion besteht (*siehe auch* »Vulvovaginitis«, *S. 279*).

• Eine Salbe mit Milchsäurebakterien kann direkt auf den Genitalbereich aufgetragen werden, um den Juckreiz und die Entzündung bei einer Pilzinfektion wie Candida albicans, bekannt als Soor, zu lindern. Milchsäurebakterien sind besonders empfehlenswert, wenn zur Bekämpfung der Infektion Antibiotika eingesetzt werden.

• Wenn Ihre Tochter anfällig für Pilzinfektionen ist, geben Sie Ihr zur Stärkung des Immunsystems Echinacea. Siehe auch »Kann ich das Immunsystem meines Kindes stärken?« (*S. 163*).

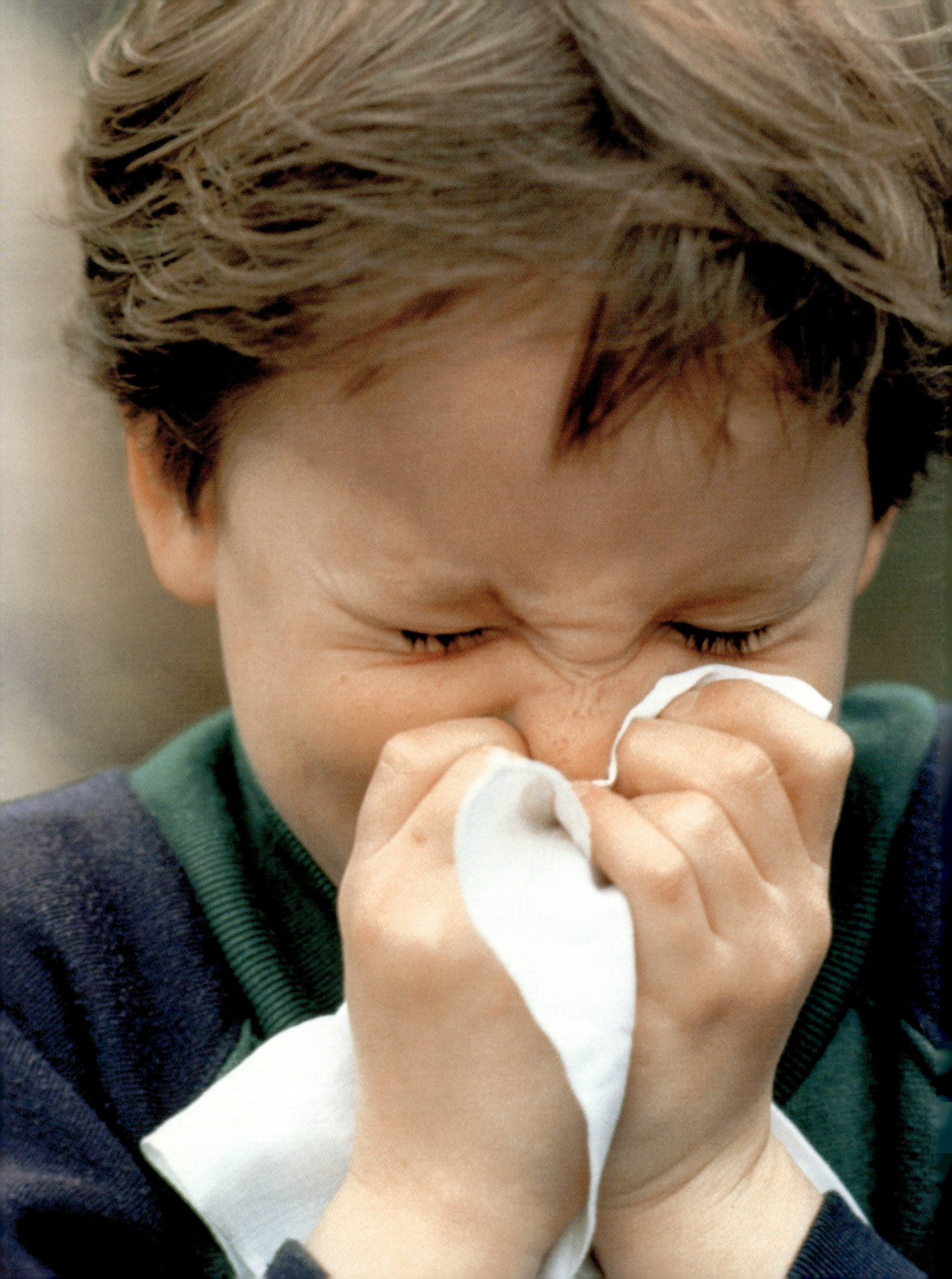

# KRANKHEITEN
# & STÖRUNGEN

## KAPITEL VIER

*Trotz bester Vorsorge und Vorbeugung wird jedes Kind gelegentlich krank. Dieses Kapitel vermittelt Ihnen einen kurzen, aber fundierten Überblick über die Krankheiten und Störungen, die vorwiegend bei Kindern auftreten. Es informiert Sie über Symptome, medizinische Behandlungsformen und Selbsthilfemaßnahmen.*

# ARZTBESUCH & KRAN-KENHAUSAUFENTHALT

WENN IHR KIND KRANK IST, BEMÜHEN SIE SICH UM EINEN INTENSIVEN AUSTAUSCH mit den Ärzten, die es betreuen. Es nutzt niemandem, wenn Sie sich voller Sorge im Hintergrund halten – am allerwenigsten Ihrem Kind. Stellen Sie auch gegenüber dem Arzt die Interessen Ihres Kindes an oberste Stelle. Manchmal muss ein Kind auch auf einen Krankenhausaufenthalt vorbereitet werden.

»Wir hatten wegen unserer Tochter mit vielen Ärzten zu tun – mit Freundlichkeit erreichten wir immer am meisten.«

## EIN GUTES VERHÄLTNIS ZUM ARZT

Der Kinderarzt bleibt während der gesamten Kindheit Ihres Kindes ein wichtiger Ansprechpartner. Deshalb sollten Sie Vertrauen zu ihm haben – und das Gefühl, mit Ihren Sorgen ernst genommen zu werden. Achten Sie darauf, wie er mit Ihrem Kind umgeht, und ob Ihr Kind Zutrauen zu ihm fasst. Wenn Ihr Kind im Schulalter ist, können Sie Erkältungen und andere harmlose Erkrankungen auch von Ihrem Hausarzt behandeln lassen. Bei Krankheiten und Störungen, die nur im Kindesalter auftreten, ist es aber immer sinnvoll, sich an einen Kinderarzt zu wenden.

Wichtig ist, dass Sie während des Arztgesprächs – auch bei den Vorsorgeuntersuchungen – alle Fragen stellen, die Sie beschäftigen. Scheuen Sie sich nicht, direkt und gezielt zu fragen und nachzuhaken, wenn Ihnen eine Auskunft des Arztes unklar ist.

Notieren Sie sich, welche Symptome Ihr Kind hat, wann sie eingesetzt haben und welche Veränderungen Ihnen im Essverhalten oder im Benehmen des Kindes aufgefallen sind.

Für die Zeit im Wartezimmer nehmen Sie das Lieblingsspielzeug Ihres Kindes und etwas zu trinken mit. Machen Sie sich während der Untersuchung Notizen und fragen Sie nach, wenn Sie etwas nicht verstehen.

Wenn Sie mit der vom Arzt vorgeschlagenen Behandlungsweise nicht einverstanden sind, fragen Sie nach Alternativen. Denken Sie daran, dass Sie immer die Möglichkeit haben, sich noch eine zweite Meinung einzuholen.

Wenn ein Medikament verordnet wird, lassen Sie sich beschreiben, wie und wann es eingenommen werden muss, und fragen Sie nach möglichen Nebenwirkungen. Weitere Informationen können Sie auch von Ihrem Apotheker erhalten.

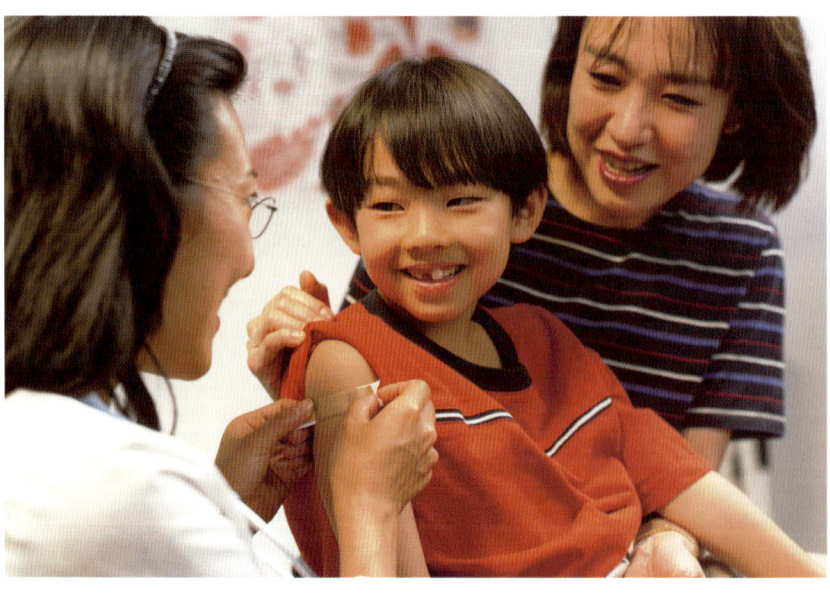

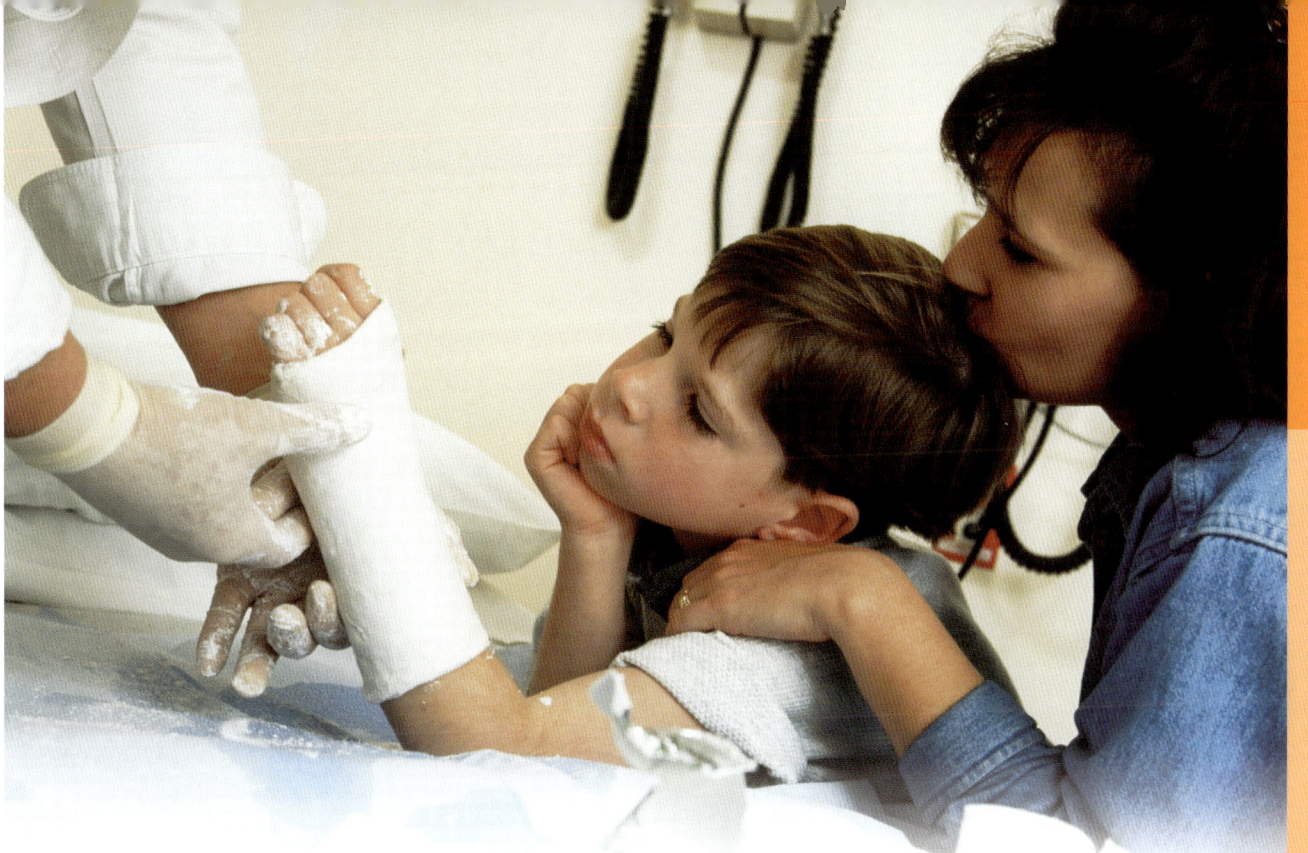

Wenn Ihnen zu einem späteren Zeitpunkt noch eine wichtige Frage einfällt, versuchen Sie, sie telefonisch oder per E-Mail abzuklären.

## VORBEREITUNG AUF EINEN KRANKENHAUSAUFENTHALT

Untersuchungen haben gezeigt, dass Kinder, die auf einen Krankenhausaufenthalt vorbereitet wurden, weniger Angst hatten, ihre Krankheit und die Behandlung besser bewältigten und sich auch zu Hause wieder schneller einlebten als Kinder, die nicht wussten, was sie erwartete.

Wenn Ihrem Kind ein Krankenhausaufenthalt bevorsteht, bereiten Sie es sorgfältig darauf vor. Vor allem jüngere Kinder haben häufig falsche Vorstellungen hinsichtlich der Ursache ihrer Krankheit und profitieren daher sehr von klärenden Gesprächen. Manchmal glauben die Kinder sogar, ihre Krankheit sei eine Strafe für Ungehorsam.

Denken Sie darüber nach, wie Sie das Thema am besten ansprechen können. Kinder werden stark von den Reaktionen ihrer Eltern beeinflusst. Wenn Sie selbst dem Krankenhaus gegenüber negativ eingestellt sind, kann Ihr Kind diese Haltung übernehmen und Ängste entwickeln. Oft ist es besser, das Thema über mehrere Tage hinweg immer wieder anzuschneiden, als nur ein intensives Gespräch zu führen. So kann sich das Kind allmählich mit dem Gedanken vertraut machen. Denken Sie auch über den richtigen Zeitpunkt nach – je jünger das Kind ist, desto zeitnaher am Termin sollte das Gespräch stattfinden.

Informieren Sie sich über das Krankenhaus. Vielleicht können Sie vorab einen Besuch machen, damit sich das Kind umschauen und vielleicht sogar mit dem Personal sprechen kann. Oft haben Kinder Angst vor der Narkose. Vielleicht können Sie während dieses Krankenhausbesuchs mit einem Narkosearzt sprechen.

Beschreiben Sie offen und ehrlich in einfachen Worten, was das Kind im Krankenhaus erwartet. Spiele sind dabei sehr hilfreich. Beziehen Sie das Lieblingskuscheltier des Kindes in das Gespräch ein oder schenken Sie Ihrem Kind einen Arztkoffer mit Stethoskop und Blutdruckmessgerät. Es gibt für alle Altersstufen auch gute Bücher zu diesem Thema.

Schwieriger zu bewältigen sind Notfallsituationen. Jeden Tag erleiden Kinder einen Unfall und müssen in der Notaufnahme eines Krankenhauses versorgt werden. Bleiben Sie in einem solchen Fall bei Ihrem Kind und beruhigen Sie es. Fragen Sie die Krankenschwestern, was als Nächstes geschehen wird, sodass Sie Ihr Kind laufend informieren können. Verwenden Sie dazu möglichst einfache Formulierungen, die es versteht.

Wenn Sie wieder zu Hause sind, regen Sie Ihr Kind an, die Situation nachzuspielen, vielleicht mit einem Stofftier in der Rolle des Patienten. Beim Malen und Zeichnen kann das Kind seine Gefühle ausdrücken. Mit einem älteren Kind können Sie über den Krankenhausaufenthalt sprechen und mögliche Ängste aufspüren.

# ATEMWEGSERKRANKUNGEN

*Virusinfektionen, z.B. Erkältungen, sind bei Kindern die häufigste Ursache für Erkrankungen der Atemwege.*

IHR UNAUSGEREIFTES IMMUNSYSTEM MACHT KLEINE KINDER besonders anfällig für Erkältungen und andere Krankheiten. Allergische Erkrankungen, wie Asthma oder allergische Rhinitis (Heuschnupfen), verursachen ebenfalls häufig Atemwegsprobleme bei Kindern; vor allem Asthma tritt immer öfter auf. Den besten Schutz vor Atemwegserkrankungen bietet eine umfassende Vorbeugung: Eine gesunde Ernährung, viel Bewegung und frische Luft stärken das Immunsystem Ihres Kindes und damit seine Widerstandskraft.

## ANATOMIE DES ATEMWEGSSYSTEMS

▶ *SO FUNKTIONIERT DAS ATEMWEGSSYSTEM*

*Das Atemwegssystem besteht aus Lunge, Luftwegen, wie Nase und Luftröhre, und der Atemmuskulatur, einschließlich des Zwerchfells. Die Luftwege verzweigen sich in kleine Bronchiolen, die in winzigen Lungenbläschen enden, die mit einem feinen Netz von kleinsten Blutgefäßen in Verbindung stehen, in denen die Versorgung des venösen Bluts mit Sauerstoff stattfindet.*

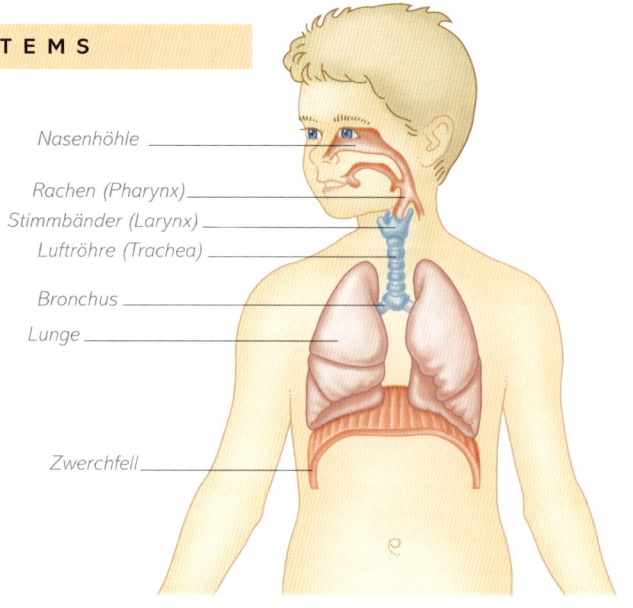

Nasenhöhle

Rachen (Pharynx)

Stimmbänder (Larynx)

Luftröhre (Trachea)

Bronchus

Lunge

Zwerchfell

# ERKÄLTUNG

Die Erkältung, eine Virusinfektion von Nase und Hals, ist eine der häufigsten Erkrankungen im Kindesalter. Die meisten Kinder haben mindestens sechs Erkältungen im Jahr. Manche Kinder erkälten sich sogar bis zu zehnmal im Jahr.

### Ursachen
Eine Erkältung kann von verschiedensten Viren ausgelöst werden. Kindergarten- und Schulkinder sind besonders anfällig, weil sie einer Vielzahl an Viren ausgesetzt sind, gegen die sie noch keine Immunität besitzen. Erkältungsviren werden durch Tröpfcheninfektion übertragen. Beim Schnäuzen oder Husten werden sie freigesetzt und von anderen Personen eingeatmet. Sie können auch durch direkten Kontakt mit einer erkrankten Person oder einem infizierten Gegenstand übertragen werden.

### Behandlung
Stellen Sie Ihr Kind dem Arzt vor, wenn sich der Husten nach fünf Tagen nicht gebessert hat, wenn andere Symptome länger als zehn Tage bestehen oder sich weitere entwickeln.

Bringen Sie Ihr Baby innerhalb von 24 Stunden zum Arzt, wenn es die Nahrung verweigert, das Fieber über 39 °C steigt oder es sehr krank wirkt. Treten diese Symptome bei einem Baby unter zwei Monaten auf, sollte es in den nächsten Stunden ärztlich untersucht werden.

### Was können die Eltern tun?
Erkältungen klingen meist innerhalb einer Woche von selbst ab. Durch folgende Maßnahmen können Sie den Heilungsprozess unterstützen:

Sorgen Sie dafür, dass das Zimmer nicht überheizt ist und ausreichende Luftfeuchtigkeit herrscht: Stellen Sie einen Luftbefeuchter auf oder hängen ein nasses Handtuch über den Heizkörper. Geben Sie Ihrem Kind viel zu trinken. Wenn Ihr Baby erkältet ist, geben Sie ihm häufig kleine Mahlzeiten. Halsschmerzen und andere Schmerzen können Sie durch die Verabreichung von Paracetamolsaft in der altersgemäßen Dosis lindern.

### SYMPTOME

*Symptome (1-3 Tage nach Ansteckung):*
- Kribbeln oder Kratzen im Hals
- Schnupfen
- Niesen
- Verstopfte Nase; dadurch Trinkprobleme beim Baby
- Husten und Halsschmerzen
- Tränende Augen
- Gliederschmerzen
- Möglicherweise Fieber

### Mögliche Komplikationen
Erkältungen können auf die Bronchien und Bronchiolen übergreifen und Bronchiolitis (*siehe S. 228*), Bronchitis (*siehe S. 228*) oder Lungenentzündung (*siehe S. 227*) auslösen.

Die Virusinfektion kann sich über die eustachische Röhre auf die Ohren ausbreiten und zu einer Mittelohrentzündung (*siehe S. 240*) führen; sie kann auch auf die Nebenhöhlen übergreifen und eine Nebenhöhlenentzündung (*siehe unten*) verursachen. Bei asthmakranken Kindern (*siehe S. 226*) kann eine Erkältung einen Asthmaanfall auslösen.

# NEBENHÖHLENENTZÜNDUNG

Anzeichen einer Entzündung der Schleimhäute der Nebenhöhlen (luftgefüllte Schädelhöhlen im Bereich von Nase, Augen, Wangen und Stirn) sind Erkältungssymptome, wie Schnupfen und Husten, die über die akute Erkältung hinaus bestehen bleiben.

### Ursachen
Eine Nebenhöhlenentzündung (Sinusitis) ist meist Folge einer Sekundärinfektion, wenn sich in dem in den Nebenhöhlen bei einer Erkältung gebildeten Schleim Bakterien ansiedeln.

Die Flimmerhärchen, die von den Schleimhäuten der Nebenhöhlen ausgehen, transportieren den Schleim normalerweise weiter, bis er durch enge Passagen in Nase und Hals abfließt. Eine Erkältung verursacht eine Entzündung des Gewebes und damit eine Verengung dieser Passagen. Schleim staut sich in den Nebenhöhlen; darin können sich Bakterien vermehren.

### SYMPTOME

- Laufende Nase
- Druckgefühl oder Schmerzen in den Wangen und evtl. der Stirn
- Husten
- Kopfschmerzen
- Möglicherweise starke Schmerzen in den oberen Backenzähnen
- Verlust des Geruchsinns
- Manchmal Fieber

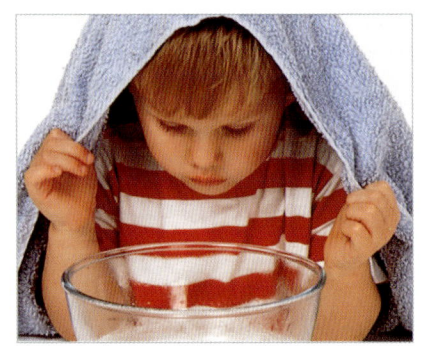

**DAMPFINHALATION** *Lassen Sie Ihr Kind heißen Wasserdampf einatmen. Das löst den Schleim. Legen Sie dabei ein Handtuch über den Kopf des Kindes.*

### Behandlung

Bringen Sie Ihr Kind innerhalb von 24 Stunden nach Auftreten der Symptome zum Arzt. Bei einer Nebenhöhlenentzündung wird er Antibiotika und/oder schleimlösende Mittel verschreiben. Unter dieser Behandlung klingen die Symptome gewöhnlich innerhalb von sieben Tagen ab.

### Was können die Eltern tun?

Bei starken Schmerzen geben Sie Ihrem Kind Paracetamol. Regen Sie es an, viel zu trinken. Eine Dampfinhalation kann festsitzenden Schleim lösen. Stellen Sie

dazu eine Schüssel mit heißem Wasser auf den Tisch, bitten Sie Ihr Kind, sich darüber zu beugen, und bedecken Sie Schüssel und Kopf mit einem Handtuch. Lassen Sie das Kind dabei nicht unbeaufsichtigt. Ein Tropfen Eukalyptusöl verstärkt die Wirkung. Lassen Sie Ihr Kind dreimal täglich inhalieren.

Sie können das Kind auch ins Badezimmer bringen und das heiße Wasser laufen lassen, um die Luft zu befeuchten. Bitten Sie Ihr Kind, tief einzuatmen. Sorgen Sie in allen Räumen für ausreichende Luftfeuchtigkeit und gehen Sie mit Ihrem Kind spazieren.

# VERGRÖSSERTE RACHENMANDELN

Die Rachenmandeln sind lymphatisches Gewebe, das Infektionen abwehrt. Bei manchen Kindern vergrößern sie sich infolge wiederholter Infektionen und können die Atmung behindern oder den Abfluss aus dem Mittelohr verlegen.

### Behandlung

Bei leichten Symptomen ist in der Regel keine Behandlung erforderlich, weil sich die Rachenmandeln („Polypen") mit zunehmendem Alter von selbst zurückbilden. Wenn das Kind schnarcht, Probleme beim Sprechen oder häufige Ohrentzündungen hat, stellen Sie es dem Arzt vor.

Der Kinderarzt kann das Kind an einen Hals-Nasen-Ohrenarzt überweisen; dieser wird mit Hilfe von Ultraschall oder einer Röntgenaufnahme die Größe der Rachenmandeln bestimmen. Bei starken Beschwerden ist eventuell eine operative Entfernung nötig. Die Operation wird im Krankenhaus unter Vollnarkose vorgenommen. Danach ist die Nasenatmung erleichtert und das Kind schnarcht nachts nicht mehr.

### Was können die Eltern tun?

Durch die Mundatmung trocknet der Mund aus; sorgen Sie für ausreichende

Luftfeuchtigkeit, indem Sie einen Luftbefeuchter aufstellen oder ein nasses Handtuch über den Heizkörper hängen. Regen Sie Ihr Kind an, auf der Seite oder dem Bauch zu schlafen, weil es so besser atmen kann.

### Prognose

Wenn die Rachenmandeln nicht entfernt werden, bessern sich die Symptome gewöhnlich im Alter von sieben Jahren – dann bilden sich die Rachenmandeln spontan zurück. Bis zur Pubertät dürften sie dann vollständig verschwunden sein.

**LAGE DER RACHENMANDELN**
*Die Rachenmandeln bestehen aus lymphatischem Gewebe; sie sind am Übergang von der Nasenhöhle zum Rachen im Rachendach lokalisiert.*

**SYMPTOME**

- Schnarchen
- Nächtliches Aufwachen infolge von Atemproblemen; dadurch Müdigkeit
- Mundatmung
- Näselnde Stimme

*Ohrentzündungen treten auf, wenn die eustachische Röhre verstopft ist (siehe »Mittelohrentzündung«, S. 240); dies kann zu Tubenkatarrh (S. 241) und Schwerhörigkeit führen.*

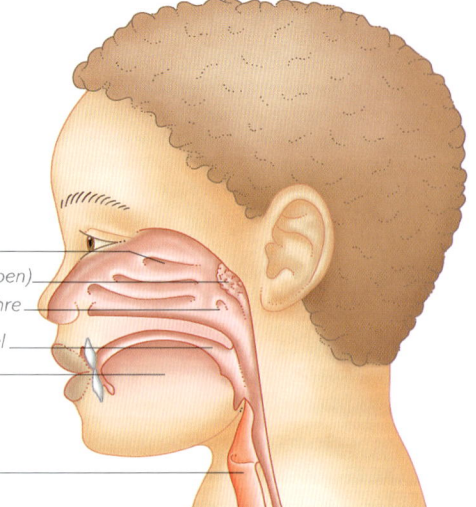

Nasenhöhle

Rachenmandeln (Polypen)

Eustachische Röhre

Gaumenmandel

Zunge

Luftröhre

# RACHEN- UND MANDELENTZÜNDUNG

Während einer Erkältung kommt es oft zu einer Rachenentzündung (Pharyngitis); sie ist die häufigste Ursache von Halsschmerzen. Eine Mandelentzündung (Tonsillitis) geht bei Kindern unter acht Jahren häufig mit einer Rachenentzündung einher.

### Ursachen
Beide Erkrankungen können durch Viren oder Streptokokken sowie andere Bakterien verursacht werden. Die Symptome sind bei einer Mandelentzündung gewöhnlich stärker ausgeprägt.

### Behandlung
Wenn die Symptome länger als 24 Stunden andauern, rufen Sie den Arzt an. Er wird bei einer bakteriellen Infektion wahrscheinlich Antibiotika verschreiben. Zur Bestätigung der Diagnose kann ein Rachenabstrich vorgenommen werden. In seltenen Fällen entsteht ein Mandelabszess, der operativ entfernt werden muss.

### Was können die Eltern tun?
Geben Sie Ihrem Kind Paracetamol und viel zu trinken. Das Kind ist nach Auftreten der Halsschmerzen etwa drei Tage lang ansteckend.

### Prognose
Wenn ein Kind öfter als viermal im Jahr an einer Streptokokkeninfektion der Mandeln erkrankt, kann eine Entfernung der Mandeln angebracht sein.

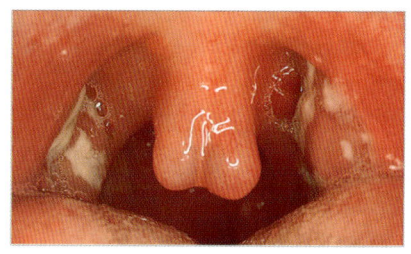

**GESCHWOLLENE MANDELN** *Bei einer Mandelentzündung sind die Mandeln geschwollen, feuerrot und eventuell mit gelben und weißen Eiterstippen überzogen. Selten schwellen die Mandeln so stark an, dass sie die Luftwege verlegen.*

### ■ SYMPTOME

- Entzündeter, schmerzender Hals
- Fieber
- Schluckbeschwerden (kleine Kinder verweigern meist das Essen)
- Vergrößerte, empfindliche Drüsen am Hals
- Ohrenschmerzen
- Bei Mandelentzündung gerötete, geschwollene Mandeln

*Die Symptome verschwinden meist binnen drei Tagen. Selten bildet sich ein Mandelabszess, der hohes Fieber verursacht.*

# EPIGLOTTITIS

Eine Entzündung des Kehldeckels, der den Eingang zur Luftröhre verschließt, wenn das Kind schluckt. Sie tritt vor allem bei Kindern zwischen zwei und sechs Jahren auf und kann tödlich verlaufen. Durch Impfungen ist sie jedoch selten geworden.

### Ursachen
Eine Epiglottitis wird durch das Bakterium *Haemophilus influenzae* verursacht, das den Kehldeckel so anschwellen lässt, dass der Atemweg versperrt wird.

### Sofortmaßnahmen
Bei starken Schluck- und Atemproblemen besteht Erstickungsgefahr. Rufen Sie den Notarzt oder bringen Sie Ihr Kind ins Krankenhaus. Öffnen Sie nicht den Mund des Kindes, um nachzusehen, ob ein Fremdkörper im Hals steckt. Das Kind könnte vor Panik schreien; da-

durch wird die Sekretbildung angeregt und die Gefahr, dass die verengten Luftwege völlig verlegt werden, steigt weiter.

### Behandlung
Nach der Untersuchung werden dem Kind intravenös Antibiotika verabreicht. Manchmal ist eine Narkose erforderlich, damit ein Schlauch durch die Nase in die Luftröhre eingeführt werden kann. Kinder, die unverzüglich behandelt werden, sind gewöhnlich nach einer Woche wieder völlig gesund.

### ■ SYMPTOME

- Schmerzhafte Schluckbeschwerden
- Speichelfluss, weil das Kind den Speichel nicht schlucken kann
- Fieber
- Laut hörbares Geräusch beim Einatmen; bei fortschreitender Krankheit wird die Atmung jedoch immer flacher und leiser
- Zunehmende Atemnot
- Bläuliche Verfärbung der Zunge und evtl. auch der Haut

### ■ VORBEUGUNG

Eine Impfung gegen *Haemophilus influenzae* senkt das Risiko einer Erkrankung beträchtlich. Nach einer Erkrankung besteht im Übrigen ebenfalls Immunität.

# PSEUDOKRUPP

Dies ist eine Entzündung und Verengung der Luftröhre durch eine Virusinfektion. Am häufigsten tritt Krupp bei Kindern zwischen sechs Monaten und drei Jahren auf. Die Krankheit kann Atemprobleme verursachen, die eine sofortige Behandlung erfordern. Krupp beginnt mit Schnupfen und Niesen. Weitere Symptome entwickeln sich in den folgenden beiden Tagen.

**Sofortmaßnahmen**

Wenn Ihr Kind einen Pseudokruppanfall mit bellendem Husten, der von Keuchen und Atemnot begleitet sein kann, erleidet, rufen Sie sofort den Arzt an.

Wenn sich die Symptome verschlimmern oder weitere Symptome auftreten, insbesondere eine Blaufärbung der Zunge und Lippen, rufen Sie den Notarzt oder bringen Ihr Kind ins nächste Krankenhaus.

**Behandlung**

Der Arzt wird den Schweregrad der Symptome beurteilen und abklären, ob andere Ursachen vorliegen. Ein schwacher Pseudokruppanfall wird mit kortisonhaltigen Präparaten zum Inhalieren, als Zäpfchen oder Tabletten, behandelt.

Selbsthilfemaßnahmen (*siehe unten*) können die Symptome lindern.

Bei einem schweren Pseudokruppanfall wird das Kind sofort ins Krankenhaus eingewiesen. Dort wird die Atmung mithilfe von Sauerstoff und Medikamenten sichergestellt. Bei einer starken Verengung der Atemwege muss ein Beatmungsschlauch über die Nase in die Luftröhre eingeführt werden. Von einem schweren Anfall erholt sich das Kind gewöhnlich innerhalb von einigen Tagen.

**Was können die Eltern tun?**

Während Sie auf den Arzt warten, geben Sie Ihrem Kind warme Getränke. Ziehen Sie das Kind warm an und gehen Sie mit ihm ans offene Fenster –

## SYMPTOME

- Geräuschvolle Atmung
- Anhaltender, bellender Husten
- Heisere Stimme
- Atemnot oder schnelle Atmung
- Bläulich verfärbte Zunge; manchmal ist auch die Haut bläulich verfärbt

*Ein Anfall tritt meist in den frühen Morgenstunden auf und dauert einige Stunden.*

feuchte Luft tut ihm gut. Sie können sich mit dem Kind auch ins Badezimmer setzen und die Dusche aufdrehen.

**Prognose**

Die meisten betroffenen Kinder erleiden nur einen Anfall. Manche bleiben allerdings anfällig; vor allem asthmakranke Kinder (*siehe Seite 226*) bekommen oft weitere Anfälle. In diesem Fall empfehlen Ärzte in der Regel eine medikamentöse Behandlung zur Asthmavorbeugung. Der Arzt kann auch kortisonhaltige Zäpfchen verschreiben, die bei den ersten Anzeichen eines Anfalls gegeben werden können.

# ALLERGISCHE RHINITIS

Es handelt sich um die Entzündung der Nasenschleimhäute infolge einer allergischen Reaktion. Es gibt zwei Formen mit ähnlichen Symptomen: der saisonal auftretende Heuschnupfen, der im Frühjahr und Sommer Beschwerden verursacht, und die ganzjährige Rhinitis. Meist besteht eine familiäre Veranlagung; betroffen sind vor allem Kinder, die auch andere Allergien haben.

**Ursachen**

Allergische Rhinitis entsteht, wenn der Körper als Reaktion auf ein Allergen, das das Kind einatmet, Antikörper bildet. Die häufigsten Allergene sind Pollen von Gräsern, Bäumen und Kräutern. Ganzjährige

Rhinitis wird von Hausstaubmilben, Tierhaaren oder Pilzsporen verursacht.

**Behandlung**

Stellen Sie Ihr Kind dem Arzt vor, wenn es schwere oder chronische

## SYMPTOME

- Jucken von Augen, Nase und Hals
- Stockschnupfen
- Niesen
- Gerötete, entzündete, tränende Augen
- Gelegentlich trockene Haut

Symptome hat. Der Arzt kann ein Nasenspray, das Kortikoide oder Cromoglicinsäure enthält, verschreiben. Bei vielen Kindern lässt der Heuschnupfen mit zunehmendem Alter nach oder verschwindet ganz.

### Was können die Eltern tun?

Wenn Sie die Ursachen der Beschwerden Ihres Kindes kennen, versuchen Sie die auslösenden Faktoren auszuschalten. Bei Heuschnupfen sollte sich das Kind während der Pollensaison überwiegend im Haus aufhalten. Halten Sie die Fenster geschlossen, vor allem bei starkem Pollenflug an heißen, trockenen, windigen Tagen.

Bei einer Allergie gegen Tierhaare halten Sie Ihr Kind von Tieren fern. Wenn Hausstaubmilben der Auslöser sind, sorgen Sie für eine möglichst staubfreie Umgebung. Wischen Sie Oberflächen mit einem feuchten Tuch sauber und behandeln Sie Teppiche mit speziellen Mitteln gegen Hausstaubmilben. Die Matratze Ihres Kindes können Sie mit einem speziellen milbendichten Überzug schützen. Verwenden Sie keine Federbetten.

Bei einer Allergie gegen Pilzsporen achten Sie auf eine gute Belüftung des Kinderzimmers, das frei von Stockflecken und Staub sein sollte. Rezeptfrei erhältliche Antihistaminika zum Inhalieren oder als Tabletten können schwere Symptome mildern oder vorbeugend genommen werden, wenn das Kind ins Freie gehen will. Bei ganzjähriger Rhinitis sind diese Mittel meist wirkungslos.

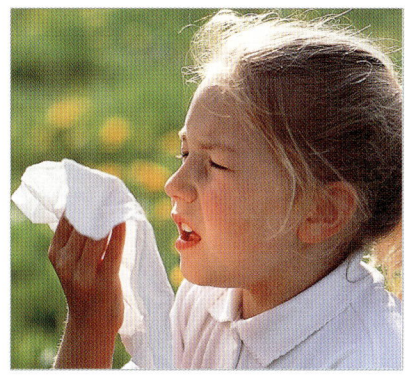

**ALLERGISCHE RHINITIS** *Die empfindliche Augenmembran ist bei allergischer Rhinitis besonders in Mitleidenschaft gezogen. Die Augen sind gerötet, entzündet und tränen.*

# GRIPPE

An Grippe, einer Virusinfektion der oberen Atemwege, können Kinder in jedem Alter erkranken. Das Grippevirus wird durch Husten, Niesen und direkten Körperkontakt übertragen. Jedes Jahr gibt es kleinere Grippeepidemien.

### Behandlung

Wenn das Kind jünger als zwei Jahre ist oder ein hohes Komplikationsrisiko besteht, rufen Sie bei einer Grippe sofort den Arzt an. Rufen Sie ebenfalls sofort den Arzt, wenn eines der folgenden Symptome auftritt: Fieber über 39 °C; ungewöhnlich schnelle Atmung; Benommenheit oder Nahrungsverweigerung.

Bei einer Sekundärinfektion kann der Arzt Antibiotika verschreiben. Bei schweren Symptomen oder hohem Komplikationsrisiko – z.B. aufgrund einer chronischen Krankheit – kann eine Einweisung ins Krankenhaus erfolgen.

### Was können die Eltern tun?

Während der ersten zwei bis fünf Tage geht es dem Kind in der Regel sehr schlecht. Meist heilt eine Grippe innerhalb von zehn Tagen ab. Ihr Kind sollte im Bett bleiben, bis das Fieber abgeklungen ist; sorgen Sie dafür, dass sein Zimmer warm und gut belüftet ist und eine hohe Luftfeuchtigkeit herrscht. Gegen die Schmerzen und das Fieber können Sie ein Paracetamolpräparat geben. Geben Sie Ihrem Kind warme Getränke.

### Mögliche Komplikationen

Das Grippevirus kann die Lunge hinabwandern und eine Lungenentzündung (*siehe S. 227*) oder Bronchitis (*siehe S. 228*) verursachen. Dabei entstehen häufig bakterielle Sekundärinfektionen. Die Infektion kann auch auf die Nebenhöhlen (*siehe* »Nebenhöhlenentzündung«, *S. 221*) oder die Ohren (*siehe* »Mittelohrentzündung«, *S. 240*) übergreifen.

Ein hohes Komplikationsrisiko besteht bei chronischen Herz-, Lungen- oder Nierenerkrankungen, bei Diabetes mellitus (*siehe S. 309*), Mukoviszidose (*siehe S. 315*) oder Immunschwäche. Fieberkrämpfe (*siehe S. 292*) sind eine mögliche Komplikation bei Babys.

# ASTHMA

Asthma verursacht Atemnot und Hustenanfälle; es ist die häufigste chronische Lungenkrankheit bei Kindern – mit steigender Tendenz. Viele betroffene Kinder erleiden ihren ersten Anfall mit vier bis fünf Jahren. Wird das Asthma nicht behandelt, kann es das Wachstum beeinträchtigen und sogar lebensbedrohlich werden. Hartnäckiger Husten, vor allem bei einer Erkältung oder nach Bewegung, ist bei kleinen Kindern oft das erste Anzeichen. Auch Husten, der nur nachts auftritt, kann ein erster Hinweis sein.

### Ursachen

Viele asthmakranke Kinder leiden an weiteren allergischen Erkrankungen, wie allergische Rhinitis (*siehe S. 224*) oder atopisches Ekzem (*siehe S. 234*). Oft besteht eine familiäre Vorbelastung. Die einzelnen Anfälle werden häufig von einer Virusinfektion oder einem Allergen, z.B. Hausstaubmilben oder ein bestimmtes Nahrungsmittel, ausgelöst. Auch Bewegung, vor allem in kalter Luft, kann zu einem Asthmaanfall führen. Angst kann ebenfalls einen Asthmaanfall auslösen oder verschlimmern.

Die Asthmasymptome sind eine Folge der Verengung der Atemwege in der Lunge. Die allergische Reaktion führt zu einer Entzündung der Bronchialschleimhäute. Diese schwellen an, die Muskulatur der Atemwege verkrampft sich und Schleim setzt sich fest.

### Behandlung

Wenn Sie vermuten, dass Ihr Kind Asthma hat, bringen Sie es innerhalb von 24 Stunden zum Arzt. Bei schweren Symptomen rufen Sie sofort den Notarzt oder bringen Ihr Kind ins Krankenhaus. Der Arzt wird fragen, ob das Kind möglichen Allergenen ausgesetzt war oder Probleme hat, etwa zu Hause oder in der Schule, die ihm Angst machen.

Um das Ausmaß der Erkrankung zu bestimmen, wird ein Lungenfunktionstest durchgeführt, z.B. mithilfe einer Peak-flow-Messung. Es kann auch eine Röntgenaufnahme der Brust gemacht werden, um eventuelle Infektionen zu erkennen.

Bei leichtem Asthma wird ein krampflösendes, bronchienerweiterndes Mittel, ein Bronchospasmolytikum, verschrieben, das meist als Dosieraerosol eingeatmet wird. Es erleichtert die Atmung während eines Asthmaanfalls.

Bei schwerem Asthma werden zusätzlich entzündungshemmende Mittel, wie Cromoglicinsäure und Kortikoide, verschrieben. Diese Medikamente werden zur Vorbeugung regelmäßig inhaliert. Manche Kinder benötigen eine Dauertherapie mit mehreren Medikamenten.

Ältere Kinder können mit einem Inhalationsspray inhalieren (*siehe ganz links*). Jüngere Kinder verwenden meist eine Inhalationshilfe (*siehe links*). Für Säuglinge gibt es Inhalationsgeräte, die den Arzneistoff über eine Düse vernebeln.

### Was können die Eltern tun?

Der Arzt wird Ihnen geeignete Selbsthilfemaßnahmen erklären. Bei schwerem Asthma ist eine umfassende Schulung von Eltern und Kind erforderlich. Verabreichen Sie Ihrem Kind die verordneten Medikamente sorgfältig. Sinnvoll ist das Führen eines Tagebuches, in dem Symp-

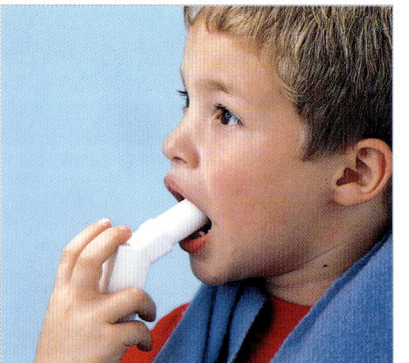

**MEDIKAMENTE ZUM INHALIEREN** *Kinder über acht Jahre können Medikamente mit einem Inhalationsgerät inhalieren. Dabei muss das Aerosolgerät genau dann gedrückt werden, wenn das Kind zu inhalieren beginnt.*

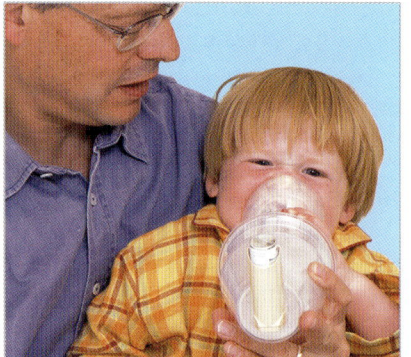

**INHALATIONSHILFE** *Kleine Kinder können das Medikament mit einem Hilfsmittel, dem Asthma-Spacer, besser inhalieren, da es dabei langsamer freigesetzt wird. Lassen Sie Ihr Kind beim Inhalieren nicht allein.*

tome, äußere Umstände sowie Medikamentengabe festgehalten werden. Dieser Bericht hilft, Auslösefaktoren zu bestimmen, und ermöglicht dem Arzt, bei Veränderungen des Asthmas die Behandlung entsprechend umzustellen.

Halten Sie ein bronchienerweiterndes Medikament (als Dosieraerosol oder in Tablettenform) griffbereit – für den Fall, dass Ihr Kind einen Anfall erleidet. Wenn die normale Inhalation bei einem schweren Asthmaanfall keine Besserung bewirkt, wiederholen Sie die Anwendung. Bleibt auch dies erfolglos, rufen Sie sofort den Arzt an oder bringen Ihr Kind ins Krankenhaus.

### Prognose

Bei über der Hälfte der Kinder, die vor dem fünften Lebensjahr an Asthma erkranken, verliert sich das Asthma bis ins Erwachsenenalter. Besteht das Asthma mit 14 Jahren immer noch, ist die Wahrscheinlichkeit groß, dass die Krankheit bis ins Erwachsenenalter bestehen bleiben wird.

# LUNGENENTZÜNDUNG

Eine Lungenentzündung wird durch eine virale oder bakterielle Infektion verursacht. Meist entsteht sie als Komplikation bei einer Infektion der oberen Atemwege, z.B. einer Erkältung, oder einer Kinderkrankheit. Kinder mit Mukoviszidose (*siehe S. 315*) sind besonders gefährdet. Eine Lungenentzündung beginnt mit Erkältungssymptomen, wie Niesen und Schnupfen.

### Sofortmaßnahmen

Rufen Sie sofort den Arzt an, wenn Ihr Kind im Bett liegend schnell atmet; wenn Husten und Fieber mehrere Tage anhalten oder wenn das Kind sehr krank wirkt. Rufen Sie den Notarzt, wenn Ihr Kind benommen ist, Essen und Trinken verweigert oder Lippen und Zunge bläulich verfärbt sind.

### Behandlung

Der Arzt hört die Brust des Kindes mit dem Stethoskop ab und lässt eventuell einen Rachenabstrich oder eine Blutprobe untersuchen, um den Erreger der Infektion zu bestimmen. Bei einer bakteriellen Lungenentzündung werden Antibiotika verschrieben.

Eine Lungenentzündung kann gewöhnlich zu Hause behandelt werden; bei einer schweren Lungenentzündung ist ein Krankenhausaufent-

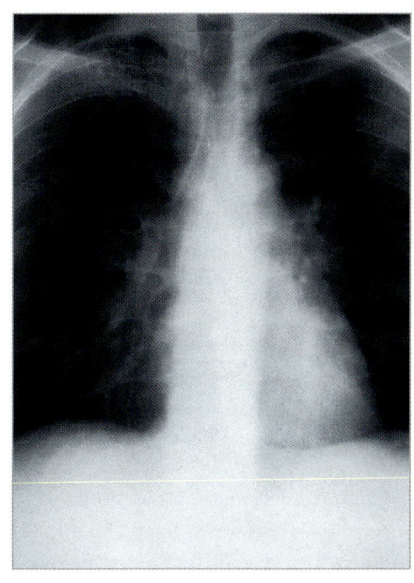

*LUNGENENTZÜNDUNG IN DER RÖNTGENAUFNAHME*
*Die Luftbläschen in der Lunge füllen sich mit Flüssigkeit. Der betroffene Teil der Lunge zeigt sich als dunkler Schatten.*

halt erforderlich. Durch eine Röntgenaufnahme der Brust kann die Diagnose bestätigt werden. Dann werden Antibiotika verabreicht. Bei Sauerstoffmangel wird Sauerstoff über eine Atemmaske zugeführt; in seltenen Fällen ist eine Beatmung erforderlich. Nach etwa vier Tagen wird das Kind nach Hause entlassen. Der Husten kann noch zwei Wochen lang anhalten. Eine Lungenentzündung führt zu keiner dauerhaften Schädigung der Lunge.

### Was können die Eltern tun?

Geben Sie Ihrem Kind warme Getränke. Paracetamol senkt das Fieber und lindert Kopfschmerzen. Nach der Entlassung aus dem Krankenhaus muss sich das Kind eine Woche lang schonen.

# BRONCHITIS

Als Bronchitis bezeichnet man die Entzündung der dicken Äste der Luftröhre. Sie entsteht normalerweise als Komplikation einer Viruserkrankung, z.B. Erkältung oder Grippe, manchmal wird sie auch durch Bakterien verursacht.

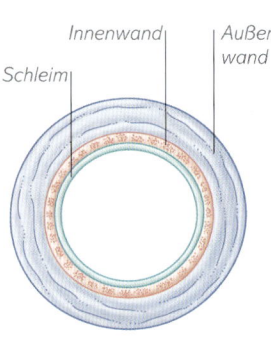

*Schleim*
*Innenwand*
*Außenwand*

**NORMALER BRONCHUS**

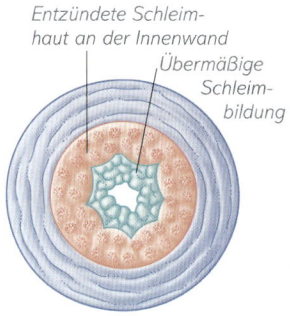

*Entzündete Schleimhaut an der Innenwand*
*Übermäßige Schleimbildung*

**BEI BRONCHITIS**

*AUSWIRKUNGEN AUF DIE ATEMWEGE Bei einer Bronchitis entzündet sich die Auskleidung der Bronchien und die Schleimhäute bilden übermäßig Schleim (siehe Querschnitt, links). Der zentrale Luftweg wird verengt und die Atmung erschwert.*

### SYMPTOME

- Schnupfen
- Hartnäckiger Husten. Bei einer bakteriellen Infektion ist er zunächst trocken, später tritt gelblich grüner Auswurf auf.
- Keuchen und Kurzatmigkeit
- Manchmal Fieber

## Was können die Eltern tun?

Durch Dampfinhalation können die Luftwege von Sekret befreit werden. Warme Getränke lindern den Husten. Paracetamol senkt das Fieber. Die meisten Kinder werden innerhalb einer Woche gesund. Wenn nach 24 Stunden keine Besserung eingetreten ist, rufen Sie den Arzt an. Tritt eine beschleunigte Atmung auf oder steigt das Fieber über 39 °C, rufen Sie den Arzt sofort an. Wenn das Kind benommen ist oder Getränke verweigert, rufen Sie den Notarzt.

## Behandlung

Es wird abgeklärt, ob eine ernstere Erkrankung besteht, z.B. eine Lungenentzündung oder Bronchiolitis. Bei einer bakteriellen Infektion werden Antibiotika verschrieben; zur Erleichterung der Atmung kann ein bronchienerweiterndes Medikament gegeben werden. Die Anfälligkeit für Bronchitis verliert sich meist bis zum fünften Lebensjahr.

# BRONCHIOLITIS

Diese Virusinfektion der Bronchiolen tritt meist im Winter epidemieartig auf; es erkranken vor allem Kinder unter einem Jahr. Bei Frühgeborenen beginnt die Erkrankung wie eine Erkältung, weitere Symptome entwickeln sich nach zwei bis drei Tagen.

### SYMPTOME

- Trockener, kratzender Husten
- Keuchen und/oder schnelle, erschwerte Atmung. Bei manchen Kindern lange Pausen (länger als zehn Sekunden) zwischen den Atemzügen
- Nahrungsverweigerung
- Bläulich verfärbte Lippen und Zunge
- Ungewöhnliche Schläfrigkeit

## Sofortmaßnahmen

Wenn Ihr Kind unter einem Jahr alt ist, rufen Sie sofort den Arzt an, wenn es hustet oder keucht. Rufen Sie den Notarzt, wenn Atemnot auftritt, wenn Lippen und Zunge bläulich verfärbt sind oder das Kind benommen ist.

## Behandlung

Bei einer leichten Bronchiolitis wird der Arzt ein bronchienerweiterndes Medikament verschreiben und Ihnen Maßnahmen für die Krankenpflege zu Hause erklären. Geben Sie Ihrem Kind viel zu trinken und häufige kleine Mahlzeiten. Mit Paracetamol können Sie das Fieber senken. Schleim in der Lunge wird gelöst, wenn Sie Ihrem Kind auf den Rücken klopfen. Eine leichte Bronchiolitis bessert sich in etwa einer Woche.

Wenn das Kind im Krankenhaus behandelt werden muss, wird ihm über einen Nasentubus Sauerstoff zugeführt. Eventuell wird es über eine Nasensonde oder intravenös ernährt. In schweren Fällen ist künstliche Beatmung erforderlich. Wenn das Kind wieder essen kann, gewöhnlich nach spätestens sieben Tagen, wird es nach Hause entlassen. Der Husten kann bis zu sechs Wochen anhalten.

## Prognose

Die Lunge wird nicht dauerhaft geschädigt. In den nächsten Jahren kann es jedoch bei einer Erkältung immer wieder zu keuchenden Hustenanfällen kommen.

# HAUTERKRANKUNGEN

*Kinder haben von Geburt an eine empfindliche Haut; Hautprobleme treten daher häufig auf.*

BEI NEUGEBORENEN UND KLEINEN BABYS BILDEN SICH OFT winzige, weißgelbe Pickelchen im Gesicht, die aber bald verschwinden. In den ersten Lebenstagen bekommen viele Babys einen roten, flächigen Ausschlag auf Gesicht, Brust und Rücken, das *Erythema neonatorum*. Auch er geht bald vorüber. In den nächsten Jahren bleiben Kinder anfällig für Hauterkrankungen – bis ihre Haut widerstandsfähiger ist. Eine Hautreaktion kann im Rahmen einer Erkrankung, z.B. Masern (*siehe auch* »Infektionskrankheiten«, S. 263ff.), oder infolge einer Reizung durch Waschmittel oder andere Substanzen auftreten. Auch Allergien können Hautreaktionen verursachen. Die meisten Hautprobleme heilen allerdings rasch ab. Auf den folgenden Seiten erfahren Sie, wodurch die Hauterkrankung verursacht wird – lesen Sie dazu auch die Diagnosetabellen auf den Seiten 180 bis 187. Im Zweifelsfall wenden Sie sich an den Arzt.

# SEBORRHOISCHE DERMATITIS

Diese Schuppung der Haut tritt auf Oberkörper, Gesicht und/
oder Kopfhaut auf und kann bereits in den ersten Lebensmonaten auffällig sein. Die Symptome sind unterschiedlich stark ausgeprägt, klingen aber meist im Alter von zwei Jahren ab.

### Behandlung

Stellen Sie Ihr Kind dem Arzt vor, wenn
der Ausschlag großflächig ist oder sich
infiziert, wenn die Kopfhaut entzündet
ist oder sich der Zustand nicht innerhalb einiger Wochen bessert. Der Arzt
kann eine Kortisonsalbe verschreiben.

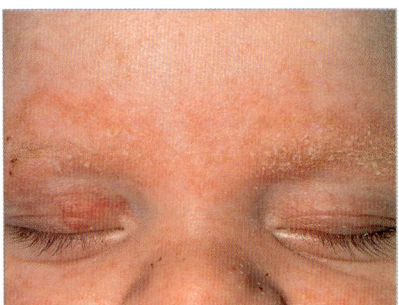

***AUSSCHLAG BEIM BABY*** *Seborrhoische Dermatitis kann jeden Bereich des Kopfes betreffen,
darunter die Kopfhaut, z.B. beim Milchschorf,
und die Augenlider.*

### Was können die Eltern tun?

Waschen Sie die betroffenen Hautstellen
mit Reinigungsmilch. Tragen Sie dann
eine milde Kortisonsalbe auf. Halten Sie
Ihr Kind vom Kratzen ab, damit keine
bakterielle Infektion, wie Grindflechte
(*siehe S. 235*) entsteht.

Milchschorf verschwindet oft innerhalb
einiger Wochen oder Monate von selbst.
Schorfkrusten auf dem Kopf können Sie
entfernen, indem Sie etwas Baby- oder
Olivenöl einmassieren und über Nacht
einwirken lassen. Dann können Sie die
Krusten durch Bürsten der Haare lockern
und den Kopf mit mildem Babyshampoo
waschen. Wenn Sie diese Behandlung
regelmäßig durchführen, lösen sich die
Krusten und der Bildung von neuem
Schorf wird vorgebeugt. Bei einem älteren Kind verwenden Sie bei starker
Schuppenbildung zum Haarewaschen
ein Antischuppenshampoo.

siehe S. 235

### SYMPTOME

**Säuglinge**
- Schuppender, flächiger Ausschlag, gewöhnlich in den Hautfalten im Windelbereich,
  aber auch an anderen Körperstellen
- Manchmal leichter Juckreiz
- Dicke gelbliche Krusten auf der Kopfhaut (Milchschorf); manchmal schuppende Bereiche auf der Stirn, hinter den
  Ohren und an den Augenbrauen

**Pubertät**
- Schuppender, flächiger Ausschlag im
  Gesicht, hinter den Ohren, an Hals,
  Brust und Rücken, in den Ellenbeugen
  und der Leiste
- Manchmal Juckreiz
- Schuppen, wenn die Kopfhaut betroffen
  ist. Weiße Hautschuppen sind am Haar-
  ansatz erkennbar.

Kinder mit schuppender Haut haben
oft auch eine erhöhte Ekzemneigung.
Regelmäßiges Eincremen der Haut beugt
Ekzemen vor. Die Neigung zu trockener,
schuppender Haut bleibt nach der
Pubertät meist bestehen.

---

# KONTAKTEKZEM

Die Haut entzündet sich infolge eines Kontakts mit reizenden
Substanzen, z.B. Nickel (in Schmuck), Gummi, Textilfärbemittel,
Pflaster, Pflanzen, Schaumbäder, Reinigungsmittel und Kosme-
tika. Bei Kindern unter zwölf Jahren ist ein Kontaktekzem selten.

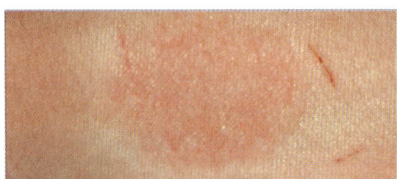

***KONTAKTEKZEM*** *Die Symptome entwickeln sich
oft erst einige Tage nach dem Kontakt; wie
lange sie bestehen, hängt von der Substanz ab.*

### Behandlung

Wird der Ausschlag z.B. durch Nickel in
Schmuck verursacht, bleibt er auf einen
kleinen Körperbereich beschränkt.
Schaumbäder dagegen können einen
großflächigen Ausschlag verursachen.

Wenn Sie die Ursache kennen, vermeiden Sie den Kontakt mit der Substanz. Zur Linderung der Symptome

### SYMPTOME

- Entzündete, sich schuppende Haut
- Intensiver Juckreiz
- Manchmal Blasenbildung und Nässen
  (häufig nach Kontakt mit Pflanzen)

tragen Sie eine Kortison- oder Zinksalbe auf. Wenn Sie den Auslöser nicht
kennen, wenden Sie sich an den Arzt.
Er wird einen Allergietest durchführen.
Nach 48 Stunden wird die Haut untersucht. Eine Rötung zeigt eine Reaktion
auf den entsprechenden Stoff an.

# HERPES (FIEBERBLÄSCHEN)

Als Herpes oder Fieberbläschen bezeichnet man kleine Bläschen, die sich auf und um die Lippen bilden können. Sie sind kleiner als die Bläschen bei Grindflechte und werden durch eine Infektion, Angst oder Stress, Sonne oder kalten Wind ausgelöst.

### Ursachen
Herpes wird durch einen Stamm der *Herpes-simplex*-Viren verursacht. Nach der oft unbemerkten Erstinfektion bleibt das Virus in den Nervenzellen, bis es reaktiviert wird.

### Was können die Eltern tun?
Die Bläschen platzen nach einigen Tagen auf, verkrusten und heilen innerhalb von zwei Wochen ab. Nur selten ist eine Behandlung erforderlich; bei Beschwerden kann ein kaltes Getränk oder ein Eiswürfel Linderung verschaffen.

Wenn Ihr Kind oft Herpes bekommt oder die Bläschen großflächig oder störend sind, können Sie eine antivirale Salbe mit dem Wirkstoff Aciclovir auftragen. Sie ist rezeptfrei erhältlich und mil-

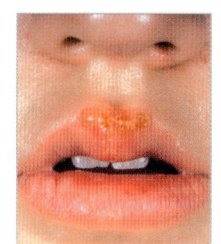

**FIEBERBLÄSCHEN** *Fieberbläschen bilden sich in Form von Geschwüren auf oder um die Lippen. Die Bläschen sind anfangs durchsichtig.*

dert Intensität und Dauer der Beschwerden. Am besten wirkt sie, wenn sie schon beim ersten Kribbeln aufgetragen wird, bevor die Bläschen sichtbar werden. Alternativ könne Sie Aloe-vera-Gel auftragen, um Unbehagen zu lindern.

Wenn Sie den auslösenden Faktor kennen, können Sie Herpes eventuell vorbeugen. Wenn sich die Bläschen z.B. nach Sonneneinstrahlung entwi-

ckeln, tragen Sie Sonnenblocker auf, bevor Ihr Kind ins Freie geht.

Damit das Virus nicht auf andere Menschen oder andere Körperteile des Kindes übertragen wird, erklären Sie ihm, dass es die Bläschen nicht berühren, die Hände nicht in den Mund nehmen darf und sich regelmäßig die Hände waschen soll.

### Prognose
Solange es keine Heilung gibt, wird Ihr Kind wahrscheinlich sein ganzes Leben lang immer wieder Herpes-Ausbrüche erleben; sie werden aber meist seltener.

# WARZEN

Warzen sind harmlose, von Viren verursachte Geschwülste auf der Haut, meist an Händen und Füßen. Sie sind ansteckend. Die meisten Warzen bilden sich innerhalb einiger Monate von selbst zurück; andere bleiben unbehandelt jahrelang bestehen.

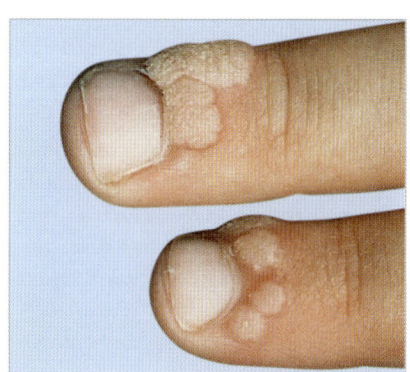

### Behandlung
Wenden Sie sich an den Arzt, wenn eine Warze im Gesicht oder am Mund sehr unangenehm oder unansehnlich ist. Der Arzt wird das Kind eventuell an einen Hautarzt überweisen, der die Warze durch Vereisung oder Verätzung entfernen kann.

**GEWÖHNLICHE WARZE** *Die harten, rauen Geschwülste auf der Hautoberfläche können vom Hautarzt verätzt werden.*

Dornwarzen (*siehe S. 193*) können mithilfe der so genannten Kurettage-Technik abgeschabt werden.

### Was können die Eltern tun?

Halten Sie Ihr Kind an, die Warzen nicht zu berühren, weil das Virus auf diese Weise auf andere Körperteile übertragen werden kann. Warzen an Händen und Füßen können Sie zu Hause selbst behandeln. Versuchen Sie aber niemals, eine Warze am Mund oder im Gesicht Ihres Kindes zu entfernen.

Es gibt verschiedene Lösungen und Pflaster, die zur Beseitigung von Warzen eingesetzt werden können. Zunächst wird meist versucht, die Warze durch Aufkleben von Warzenpflastern, die Salizylsäure enthalten, zu entfernen. Die aufgeweichte Hornschicht wird immer wieder abgetragen. Die Behandlung kann bis zu drei Monate dauern. Wenn sie erfolglos bleibt, gibt es weitere Mittel, die nach Rücksprache mit dem Arzt oder Apotheker angewandt werden können.

Im Falle von Dornwarzen entfernen Sie durch das Abschaben mit Bimsstein möglichst viel Haut und kleben danach ein Salizylsäurepflaster auf, das Sie regelmäßig erneuern.

Sie können sich in der Apotheke auch nach frei verkäuflichen Naturheilmitteln erkundigen, z.B. Aloe-vera-Gel und Teebaumöl, das starke antiseptische Eigenschaften hat. Echinacea (*siehe S. 322*) kann direkt auf die Warze aufgetragen oder zur Stärkung des Immunsystems eingenommen werden. Oft bilden sich Warzen innerhalb von sechs Monaten spontan ohne Therapie zurück.

### Prognose

Mit der Zeit bilden sich die meisten Warzen ohne Behandlung von selbst zurück. Manchmal treten sie aber auch nach einer Behandlung erneut auf. In hartnäckigen Fällen können Warzen operativ entfernt werden.

# KRÄTZE

Krätze wird durch winzige Milben verursacht. Jeder Mensch kann Krätze bekommen – die Erkrankung hat nichts mit mangelnder Hygiene zu tun. Krätze juckt stark und ist hoch ansteckend. Sie wird durch engen Körperkontakt übertragen, zum Teil auch über befallene Bettlaken und Decken, Kleidung und Handtücher.

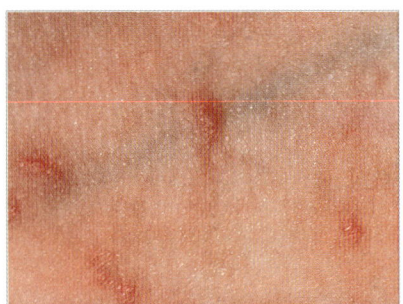

**NISTGÄNGE DER MILBEN** *Die Nistgänge bilden dünne, graue Linien auf der Haut. Wenn die Haut vom Kratzen entzündet und verschorft ist, sind sie eventuell nicht erkennbar.*

### Ursachen

Krätze wird durch die Milbe *Sarcoptes scabiei* verursacht. Das weibliche Tier gräbt zur Eiablage Nistgänge in die Haut. Dies verursacht den starken Juckreiz. Die Milben schlüpfen nach drei bis vier Tagen aus; nach zwei Wochen sind sie erwachsen, pflanzen sich auf der Haut wiederum fort und der Zyklus beginnt aufs Neue. Die Symptome können erst nach sechs Wochen auftreten.

### Behandlung

Wenn sich Ihr Kind intensiv kratzt, bringen Sie es binnen 24 Stunden zum Arzt. Krätze heilt ohne Behandlung nicht ab; durch das Kratzen kann Grindflechte (*siehe S. 235*) entstehen. Der Arzt wird eine Lotion mit dem Wirkstoff Lindan, der die Milben abtötet, verschreiben. Damit muss der ganze Körper nach dem Waschen eingerieben werden. Die Lotion darf 24 Stunden lang nicht abgewaschen werden. Die Behandlung muss mindestens einmal wiederholt werden. Wichtig ist, dass alle Familienmitglieder behandelt werden, auch wenn keine Symptome bestehen. Waschen, bügeln und lüften Sie Kleidungsstücke, Bettwäsche und Bettdecken.

Die Milben sterben gewöhnlich binnen drei Tagen ab; der Juckreiz besteht eventuell noch zwei Wochen. Der Arzt kann eine juckreizstillende Salbe verschreiben. Informieren Sie alle Personen, die mit Ihrem Kind Kontakt hatten, von der Erkrankung, damit sie daraufhin untersucht werden können.

### SYMPTOME

- Intensiver Juckreiz, besonders nachts
- Dünne, graue Linien (Nistgänge) zwischen den Fingern, auf den Handgelenken, in den Achselhöhlen, am Gesäß oder den Genitalien. Bei Säuglingen können Handflächen und Fußsohlen befallen sein.
- Wunden, Bläschen und Schorf vom Kratzen
- Ausschlag an den juckenden Stellen

# FURUNKEL

Diese mit Eiter gefüllte Beule entwickelt sich, wenn ein Haarfollikel durch Bakterien infiziert wird. Die meisten Furunkel platzen auf und der Eiter fließt ab; gelegentlich wird die benachbarte Haut infiziert. Furunkel heilen gewöhnlich in zwei Wochen ab.

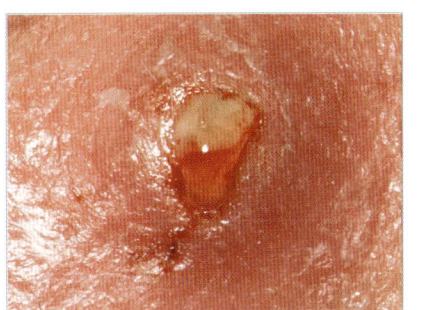

*AUSSEHEN Der von weißen Hautschuppen bedeckte Knoten ist ein Furunkel. Eiter ist aus dem Furunkel ausgetreten und hat einen grünlichen Schorf gebildet. Die umgebende Haut ist rot, da sich die Infektion ausgebreitet hat.*

### Behandlung

Gehen Sie mit Ihrem Kind zum Arzt, wenn der Furunkel länger als zwei Wochen bestehen bleibt oder groß oder schmerzhaft ist. Der Arzt kann gegen die Infektion Antibiotika zum Einnehmen verschreiben und einen kleinen Schnitt setzen, damit der Eiter abfließt.

Wenn Ihr Kind häufig Furunkel bekommt, vor allem im Bereich der Nase, kann der Arzt eine antibiotikahaltige Salbe verschreiben, die Sie vorbeugend auftragen. Empfehlenswert ist die Verwendung einer antiseptischen Seife und eines antiseptischen Badezusatzes.

**SYMPTOME**

- Ein kleiner, roter Knoten, der sich mit Eiter füllt und immer größer wird.
- Schmerzen um das Furunkel herum
- Weißer oder gelber Eiterherd in der Mitte des Furunkels

### Was können die Eltern tun?

Damit der Furunkel schneller aufbricht, können Sie eine rezeptfreie »Zugsalbe« auftragen und mit einem Pflaster abdecken. Wenn der Furunkel aufplatzt, wischen Sie den Eiter mit einem in antiseptische Lösung getauchten Wattebausch weg und decken die Haut mit einem Pflaster ab. Versuchen Sie nie, einen Furunkel auszudrücken, da sich die Infektion dadurch ausbreitet (*siehe »Einen Furunkel behandeln«, S. 185*).

# NESSELSUCHT (URTIKARIA)

Es gibt zwei Formen dieses stark juckenden, beetartigen Ausschlags: die akute Nesselsucht, die zwischen 30 Minuten und einigen Tagen andauert, und die chronische Nesselsucht, die mehrere Monate bestehen kann. Beide Formen können wiederholt auftreten.

**SYMPTOME**

- Weiche, erhabene, weiße oder gelbliche Quaddeln auf roter Haut
- Starker Juckreiz

### Ursachen

In vielen Fällen ist die Ursache unbekannt. Manchmal geht ein Nesselausschlag auf eine allergische Reaktion zurück, möglicherweise auf ein Nahrungsmittel (z.B. Fisch), einen Insektenstich, ein Medikament (z.B. Penicillin) oder eine Pflanze. Der Ausschlag kann eng begrenzt oder großflächig sein.

Selten tritt Nesselsucht bei einem anaphylaktischen Schock (*siehe S. 189*) auf. Rufen Sie den Notarzt oder bringen Sie Ihr Kind ins Krankenhaus, wenn es eine Schwellung im Gesicht oder Mund hat, laut oder schwer atmet, an Schluckproblemen und Benommenheit leidet.

### Behandlung

Bei häufig auftretender Nesselsucht versuchen Sie die Ursache herauszufinden und den Kontakt Ihres Kindes mit dem Auslöser zu verhindern. Ein Antihistaminikum kann die Symptome lindern. Setzen Sie die Behandlung nach Abklingen des Ausschlags eine Woche lang fort.

Wenn Antihistaminika nicht helfen, stellen Sie Ihr Kind dem Arzt vor, der ein Kortisonpräparat verschreiben und/oder das Kind an einen Hautarzt überweisen kann. Dort werden durch Tests die auslösenden Faktoren bestimmt. In vielen Fällen lässt die Neigung zu Nesselsucht mit zunehmendem Alter nach.

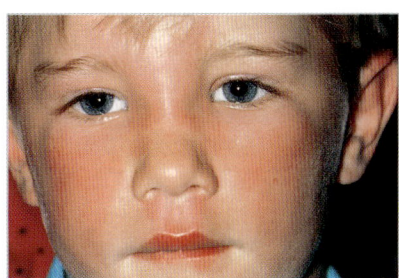

*NESSELSUCHT Die Quaddeln bei Nesselsucht unterscheiden sich in Größe und Form. Sie sind erhaben, weiß mit rotem Umriss und dadurch gut von der normalen Haut zu unterscheiden.*

# ATOPISCHES EKZEM

Etwa jedes 20. Kind entwickelt ein atopisches Ekzem. Dieser juckende Ausschlag tritt meist vor dem 18. Lebensmonat zum ersten Mal auf und kann Jahre lang immer wieder erscheinen. Die Ursache ist unbekannt; meist leiden jedoch enge Verwandte an Ekzemen oder einer allergischen Erkrankung. Auch eine Nahrungsmittelunverträglichkeit kann ursächlich sein.

## Behandlung

Wenn Ihr Kind bisher nie einen Ausschlag hatte, stellen Sie es innerhalb von 24 Stunden dem Arzt vor. Wenn bereits ein atopisches Ekzem diagnostiziert worden ist und der Ausschlag auf die Behandlung nicht anspricht oder sich verschlimmert, konsultieren Sie den Arzt.

Der Arzt wird eventuell eine schwache Kortisonsalbe oder -creme gegen die Entzündung und den Juckreiz verschreiben. Diese Salben müssen genau nach Anweisung angewandt werden; sie werden abgesetzt, sobald die Haut abgeheilt ist. Bei ersten Anzeichen der Ekzembildung tragen Sie die Creme auf, um einen Ausbruch zu verhindern. Kann das Kind wegen des Juckreizes nicht schlafen, können Sie ihm ein Antihistaminikum geben. Fettsalben halten die Haut feucht. Verwenden Sie

seifenfreie Waschlotionen. Bei schwerem oder großflächigem Ekzem kann in Absprache mit dem Arzt versuchsweise auf bestimmte Nahrungsmittel verzichtet werden.

## Was können die Eltern tun?

Tragen Sie Cremes und Salben nach Vorschrift des Arztes auf und schützen Sie die Haut Ihres Kindes durch folgende Maßnahmen vor dem Austrocknen:

Zum Baden verwenden Sie ein mildes Pflegemittel auf Wasserbasis; Sie können auch ein spezielles medizinisches Ölbad für ekzemgefährdete Haut verwenden. Verzichten Sie auf parfümierte Schaumbäder.

Halten Sie die Haut des Kindes geschmeidig, indem Sie regelmäßig eine Feuchtigkeitscreme oder -salbe auf Wasserbasis auftragen, vor allem nach dem Baden, wenn die Haut aufnahmefähig ist. Tragen Sie die Feuchtigkeitscreme mehrmals täglich auf die betroffenen Hautstellen auf.

Bei manchen Kindern verschlimmert sich das Ekzem bei Kälte, bei anderen bei Wärme. Unterwäsche aus Baumwollkleidung beugt einer Reizung vor.

Halten Sie Ihr Kind von Personen fern, die an Herpes erkrankt sind. Geben Sie ihm keine Erdnüsse, und verwenden Sie keine Cremes oder Badeöle, die Erdnussöl enthalten.

## Mögliche Komplikationen

Durch Kratzen kann sich die Haut infizieren und es können sich nässende

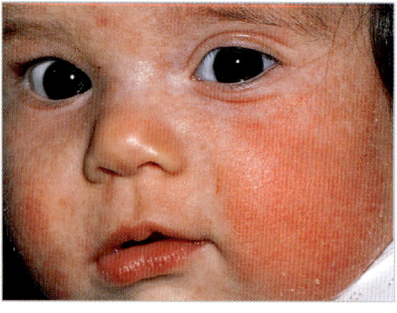

**ERSCHEINUNGSBILD** *Dieser Ausschlag ist typisch für das atopische Ekzem bei Kindern im Alter von unter vier Jahren: Die Haut ist entzündet und nässt. Der Ausschlag tritt zuerst meist auf den Wangen auf.*

### ☐ SYMPTOME

**Kinder bis 4 Jahre**
• Juckende, entzündete, eventuell auch nässende Haut
• Am schlimmsten auf Kopfhaut, Wangen, Oberarmen, Vorderseite von Beinen und Rumpf; der Ausschlag kann aber auch in jedem anderen Körperbereich auftreten

**Kinder von 4–10 Jahren**
• Juckende, trockene und sich schuppende Flecken sowie rissige Haut
• Am schlimmsten im Gesicht, an Hals, Ellenbeugen, Handgelenken, Kniekehlen und Knöcheln
• Die betroffene Haut kann sich im Laufe der Zeit verdicken

Bläschen bilden. In diesem Fall wird der Arzt eventuell ein Antibiotikum zum Einnehmen oder eine Salbe, die Kortison, ein Antibiotikum oder ein Antiseptikum enthält, verschreiben.

*Ekzema herpeticatum* ist eine seltene, aber schwere Komplikation. Es entsteht durch eine zusätzliche Infektion mit dem *Herpes-simplex*-Virus (*siehe* »Herpes«, *S. 231*). Diese Erkrankung verursacht Bläschen und offene Wunden, manchmal mit hohem Fieber von 40–41 °C. Die Lymphknoten können vergrößert sein. Eventuell ist eine Einweisung ins Krankenhaus erforderlich, wo das Medikament Aciclovir intravenös verabreicht wird.

## Prognose

Bei vielen Kindern verschwindet der Ausschlag vor dem vierten Lebensjahr völlig. Bei anderen tritt er zwischen vier und zehn Jahren erneut auf, meist jedoch weniger ausgeprägt. Oft verschwindet er in der Pubertät ganz. Bis zu 50 Prozent der betroffenen Kinder entwickeln jedoch andere Allergien, z.B. Asthma.

# DELLWARZEN (MOLLUKEN)

Diese harmlose Virusinfektion, die kleine, glänzende Knubbel auf der Haut verursacht, kommt bei Kindern zwischen zwei und fünf Jahren häufig vor. Sie wird durch direkten oder indirekten Kontakt verbreitet – z.B. durch das Berühren infizierter Kleidung.

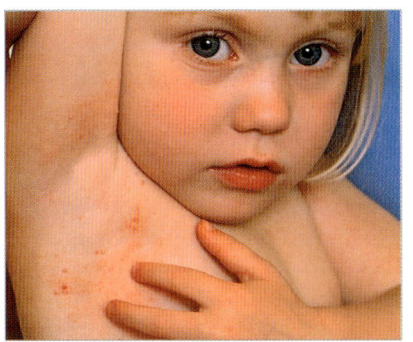

**DELLWARZEN** *Die Warzen treten in den meisten Fällen in Gruppen auf, können aber auch einzeln stehen.*

### Behandlung

Aufgrund des typischen Erscheinungsbildes kann der Arzt die Diagnose problemlos bestätigen. Die Erkrankung heilt ohne Behandlung ab; dies kann von mehreren Wochen bis zu einem Jahr dauern. Die Warzen hinterlassen normalerweise keine Narben. Die meisten Kinder weisen ungefähr 25 Dellwarzen auf. Über aufgekratzte Warzen kann sich das Virus auf andere Körperteile übertragen.

Bei einem geschwächten Immunsystem – z.B. bei einer Leukämie-

**SYMPTOME**

*Die Warzen wachsen zwei bis sieben Wochen nach der Ansteckung, meist auf Rumpf, Gesicht, Händen und (selten) auf Handflächen und Fußsohlen. Sie sind:*
• Kuppelartig mit einer Eindellung in der Mitte
• Perlweiß oder fleischfarben

Erkrankung – können allerdings weit mehr Warzen auftreten, die hartnäckig bestehen bleiben. In diesem Fall – wie auch bei entstellenden Warzen, z.B. im Gesicht – können sie vom Hautarzt entfernt werden.

Nach Auftragen eines Narkosegels auf den entsprechenden Bereich wird der Hautarzt die Warzen vereisen oder sie operativ entfernen.

# GRINDFLECHTE (IMPETIGO)

Eine hoch ansteckende, bakterielle Infektion der Haut, die vor allem kleine Kinder befällt. Die Grindflechte kann überall am Körper auftreten; sie ist jedoch bei Kindern im Mund-Nase-Bereich und bei Babys im Windelbereich am häufigsten.

### Ursachen

Bakterien dringen in die Haut ein, wenn eine Verletzung oder eine Hauterkrankung, z.B. atopisches Ekzem (*siehe links*) oder Krätze (*siehe S. 232*), vorliegt.

### Behandlung

Bringen Sie Ihr Kind innerhalb von 24 Stunden zum Arzt. Er kann eine antibiotische Salbe verschreiben, die mehrmals täglich aufgetragen wird; bei einer großflächigen Infektion wird ein Antibiotikum zum Einnehmen verordnet.

### Was können die Eltern tun?

Vor dem Auftragen der Salbe wischen Sie die Krusten mit in Salzlösung getauchter Gaze ab und trocknen den Bereich ab; dabei lösen sich die Krusten. Bei konsequenter Behandlung bessert sich die Grindflechte innerhalb von fünf Tagen.

Achten Sie darauf, dass Ihr Kind die Wunden nicht berührt, damit sich die Infektion nicht ausbreitet. Halten Sie sein Bettzeug, seine Waschlappen und Handtücher getrennt von den Sachen der anderen Familienmitglieder; von anderen Kindern sollte es sich bis zur Abheilung der Infektion fern halten. Es soll täglich duschen oder baden. Wenn es eine Erkältung hat, tragen Sie im Bereich von Nase und Oberlippe etwas Vaselin auf, damit die Haut beim Naseputzen nicht aufgescheuert wird.

**SYMPTOME**

• Die Haut rötet sich und es bilden sich kleine Bläschen.
• Die Bläschen platzen auf und hinterlassen nässende Wunden, die allmählich größer werden.
• Strohfarbige Krusten bilden sich, wenn die Wunden trocknen.

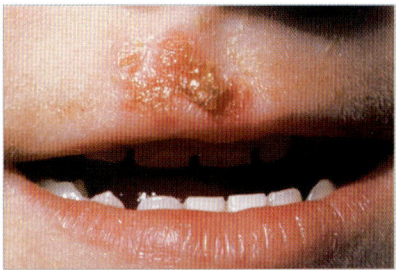

**GRINDFLECHTE** *Grindflechte kann etwas jucken, ist aber nicht schmerzhaft. Ohne Behandlung kann sie Wochen, sogar Monate, anhalten.*

# KOPFLÄUSE

Kopfläuse sind kleine, flache, flügellose Insekten, die auf der Kopfhaut leben und Blut saugen. Sie bevorzugen saubere Haare und Haut. Schulkinder fangen sich Läuse durch direkten Kontakt oder Austausch von Mützen und Kämmen ein.

### So erkennen Sie Läuse
Suchen Sie im Haar nach kleinen Eiern (Nissen); sie sind leichter zu erkennen als die ausgewachsenen Tiere. Nach dem Ausschlüpfen bleiben die leeren

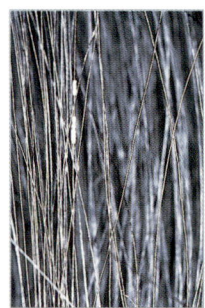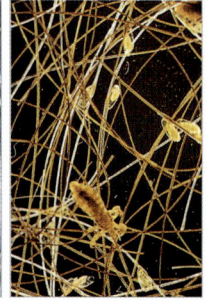

*KOPFLÄUSE UND NISSEN* Die winzigen ovalen Formen sind Läuseeier. Sie kleben fest am Haarschaft. In den Haaren sind einige Läuse erkennbar.

Nissenschalen als kleine weiße Unebenheiten am Haaransatz zurück. Wenn Sie das nasse Haar Ihres Kindes mit einem feinzinkigen Kamm über einem Stück weißem Papier auskämmen, können Sie die Läuse krabbeln sehen. Kontrollieren Sie auch die anderen Familienmitglieder und informieren Sie die Schulleitung.

### Was können die Eltern tun?
Kopfläuse können Sie selbst behandeln. Wenn Ihr Kind jünger als zwei Jahre ist oder an Allergien oder Asthma leidet, halten Sie vor der Anwendung von Läusemitteln Rücksprache mit dem Arzt.

Waschen Sie die Haare des Kindes mit einem in der Apotheke erhältlichen Spezialshampoo (*siehe S. 183*). Manche werden einmal, andere mehrmals angewandt.

(siehe S. 183)

Alle Familienmitglieder und Kontaktpersonen müssen behandelt werden (auch wenn keine Symptome bestehen), damit die Läuse vollständig entfernt werden und einem Wiederbefall vorgebeugt wird. Waschen Sie alle Kämme und Bürsten in kochendem Wasser aus, um fest hängende Nissen abzutöten.

### Kopfläusen vorbeugen
Erklären Sie Ihrem Kind, dass es Kopfbedeckungen, Kämme und Bürsten nicht mit Schulkameraden austauschen soll. Wenn an der Schule Läusebefall auftritt, können Sie zur Vorbeugung ein Mittel aus ätherischen Ölen, das Sie rezeptfrei in der Apotheke erhalten, auf die Haare auftragen.

### ☐ SYMPTOME
- Starker Juckreiz auf der Kopfhaut
- Winzige kleine Stiche auf der Kopfhaut
- Kleine weiße Nissenhüllen am Haaransatz

---

# RINGELFLECHTE

Ringelflechte ist eine Pilzinfektion der Kopfhaut oder der Haut am Rumpf oder im Gesicht. Kinder stecken sich bei anderen Personen, Tieren oder über infizierte Erde an. Auch eine Übertragung durch Kopfbedeckungen und Kleidung ist möglich.

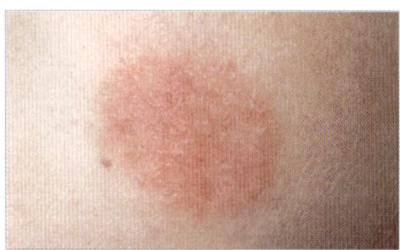

*RINGELFLECHTE* Der Pilz kann jeden Teil des Körpers befallen; am besten gedeiht er an feuchten, warmen Stellen.

### Behandlung
Stellen Sie Ihr Kind bei Verdacht auf Ringelflechte dem Arzt vor. Er wird eine antimykotische Salbe oder Creme verschreiben. Bei einer großflächigen Infektion oder einer Infektion der Kopfhaut kann der Arzt auch antimykotische Tabletten verordnen.

Zur Vorbeugung von Ringelflechte halten Sie Ihr Kind nach Möglichkeit von infizierten Menschen oder Tieren

fern und bitten es, Hygieneartikel, z.B. Kämme, nicht mit anderen Menschen auszutauschen.

### ☐ SYMPTOME

**Auf dem Körper oder im Gesicht**
- Ovale oder runde, schuppige Flecken mit erhabenem, leicht entzündetem Rand
- Juckreiz

**Auf der Kopfhaut**
- Dicke Schuppen
- Haarausfall, kahle Stellen
- Manchmal bildet sich eine entzündete, eitrige Pustel (Kerion)
- Meist Juckreiz

# AKNE

Als Akne bezeichnet man entzündete Pickel im Gesicht und an anderen Körperteilen. Sie tritt vor allem bei Jugendlichen, meist bei beginnender Pubertät, auf. Akne kommt familiär gehäuft vor und verläuft bei Jungen oft schwerer als bei Mädchen.

### Ursachen

In der Pubertät produziert die Haut vermehrt Talg. Aknepickel entstehen, wenn überschüssiger Talg und abgestorbene Hautzellen einen Pfropf bilden, der ein Haarfollikel verstopft. Vorhandene Bakterien vermehren sich und verursachen eine Entzündung der Haut um den Follikel. Ölhaltige Körperpflegemittel, wie Kosmetika oder Haaröl, verschlimmern das Problem.

### Was können die Eltern tun?

Ihr Kind darf die Pickel nicht berühren, damit sich die Bakterien nicht weiter verbreiten. Bringen Sie ihm bei, zweimal täglich das Gesicht mit Wasser und einer antiseptischen Seife zu waschen.

Rezeptfreie Aknemittel greifen die Haut oft an. Hilfreich sind Dampfbäder, die das Erscheinungsbild der Haut verbessern können. Auch maßvolle Sonnenbestrahlung ist empfehlenswert.

Bessert sich die Haut nach zwei bis drei Monaten nicht, gehen Sie mit Ihrem Kind zum Arzt. Er kann Antibiotika verschreiben. Bringen auch sie keine Verbesserung, kann der Arzt ein Retinoid-Präparat verschreiben; die Verordnung muss jedoch sorgsam überlegt werden, da diese Mittel Nebenwirkungen haben und Leberschäden verursachen können.

Untersuchungen zeigen, dass Aknepatienten häufig einen Zinkmangel aufweisen. Reich an Zink sind Schalentiere, Nüsse, mageres Fleisch und Hühnchen.

### SYMPTOME

- Pickel (kleine, erhabene, rote Pusteln)
- Schwarze Köpfe (winzige Flecken)
- Weiße Köpfe (weiche, entzündete Schwellungen mit einem weißen Zentrum)
- Zysten (mit Flüssigkeit gefüllte Schwellungen)
- Purpurfarbene Male, die nach dem Abheilen der Pickel zurückbleiben

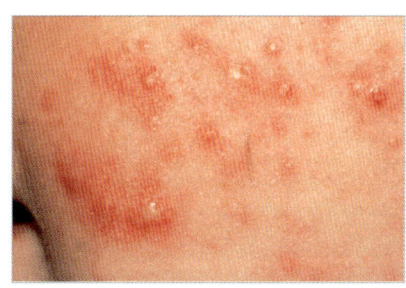

**GESICHTSAKNE** *Diese Pickel sind typisch für Akne. Nach Abheilung der Pickel bleiben leicht gezackte, purpurfarbene Male auf der Haut zurück.*

# RÖSCHENFLECHTE (PITYRIASIS ROSEA)

Dieser Ausschlag aus flachen, schuppigen Flecken tritt gewöhnlich auf Rumpf, Armen und Beinen auf und kommt überwiegend bei Jugendlichen vor. Man vermutet, dass eine Virusinfektion ursächlich ist.

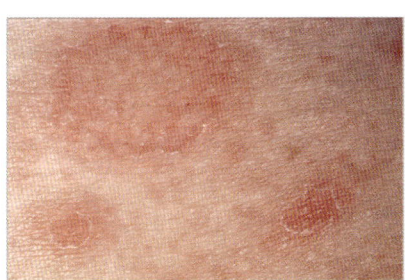

**RÖSCHENFLECHTE** *Der Ausschlag tritt zuerst auf dem Rumpf auf und zieht sich dann die Rippen entlang. Danach kann er sich zum Hals und an Armen und Beinen ausbreiten.*

### Behandlung

Auch wenn der Ausschlag harmlos ist und gewöhnlich ohne Behandlung abheilt, sollten Sie Ihr Kind dem Arzt vorstellen, um sicherzugehen, dass keine ernstere Hautkrankheit vorliegt. Eine Kortisonsalbe kann den Juckreiz lindern; bei schwerem Juckreiz kann ein Antihistaminikum zum Einnehmen verschrieben werden.

Röschenflechte klingt gewöhnlich nach drei bis acht Wochen ab. Eine Zweitinfektion ist unwahrscheinlich.

### SYMPTOME

- Der erste Fleck (Primärfleck) ist oval oder rund, flach und schuppig.
- Flache, ovale, kupferfarbene oder dunkelviolette Flecken, die drei bis zehn Tage nach dem Primärfleck auftreten. Nach einer Woche bildet jeder Fleck einen schuppigen Rand.
- Eventuell Juckreiz

### Was können die Eltern tun?

Der Ausschlag erstreckt sich normalerweise nur bis zu den Ellenbogen und Knien und erscheint nur selten im Gesicht. Halten Sie die Haut des Kindes nach Möglichkeit kühl und feucht. Sonnenlicht unterstützt die Abheilung des Ausschlags.

# SCHUPPENFLECHTE (PSORIASIS)

Diese chronische Hautkrankheit tritt nur selten bei Kindern unter zehn Jahren auf. Der Ausschlag juckt gewöhnlich nicht, kann aber unangenehm sein und ist sehr auffallend. Er verschlimmert sich oft bei Krankheit oder emotionaler Belastung.

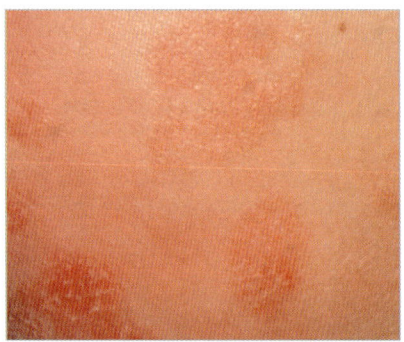

**SCHUPPENFLECHTE** *Dieser Ausschlag ist typisch für Schuppenflechte. Der betroffene Bereich ist scharf umrissen und gerötet, erhaben und mit silberweißen Schuppen aus toten Hautzellen bedeckt. Solche Plaques treten v.a. an Ellenbogen, Knien, im Lendenbereich oder am Haaransatz auf.*

## Behandlung

Schuppenflechte ist nicht heilbar und tritt meist wiederholt auf; die Krankheitsschübe können jedoch durch sofortige Behandlung unter Kontrolle gehalten werden. Bei einem schweren, großflächigen oder störenden Ausschlag wenden Sie sich an den Arzt; eventuell wird er das Kind an einen Hautarzt überweisen.

Bei einer eng begrenzten Schuppenflechte, z.B. auf der Kopfhaut, an Knie oder Ellenbogen, verschreibt der Arzt eine Salbe, die Steinkohlenteer, Salizylsäure oder Kortison enthält. Ein größerer Ausschlag wird meist mit einer Salbe, die Anthralin enthält, behandelt.

Andere Behandlungsmethoden, wie das Baden in steinkohleteerhaltigem

Wasser und mäßige Bestrahlung mit ultraviolettem Licht, können ebenfalls hilfreich sein.

## Was können die Eltern tun?

Am wichtigsten ist es, die Haut mit speziellen Cremes feucht zu halten. Auch regelmäßige, kurze Sonnenbestrahlung hilft bei der Linderung der Schuppenflechte; achten Sie aber darauf, dass kein Sonnenbrand entsteht.

# PITYRIASIS VERSICOLOR

Diese Pilzerkrankung entsteht infolge der Überproduktion einer Hefe, die auf der Haut vorkommt. Ausgelöst wird sie durch Sonneneinstrahlung oder feuchtheißes Milieu. Sie verursacht eine Verfärbung der Haut. Vor der Pubertät tritt sie nur selten auf.

## Behandlung

Bei Symptomen von Pityriasis versicolor stellen Sie Ihr Kind dem Arzt vor. Die Erkrankung ist zwar weder schädlich noch ansteckend, bleibt jedoch ohne Behandlung auf unbestimmte Zeit bestehen.

Der Arzt wird eine antimykotische Salbe oder Lotion verschreiben, die einmal täglich aufgetragen werden muss. Dadurch wird das Pilzwachstum innerhalb einer Woche gehemmt; die Behandlung sollte weitere drei Wochen

lang fortgeführt werden, um einem Rückfall vorzubeugen. Bitten Sie Ihr Kind, die betroffenen Hautstellen möglichst oft der Luft auszusetzen, da auch dadurch das Pilzwachstum gehemmt wird. Es kann mehrere Wochen oder sogar Monate dauern, bis die Haut ihr normales Aussehen zurückerlangt hat.

**PITYRIASIS VERSICOLOR** *Bei dunkler oder gelbbrauner Haut erscheinen Stellen, die von Pityriasis versicolor befallen sind, als runde, flache, helle Flecken mit klar umrissener Begrenzung.*

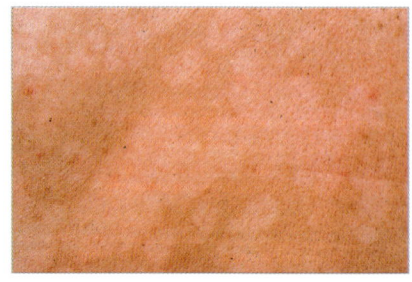

# OHR- & AUGEN-
# ERKRANKUNGEN

*Ohr- oder Augeninfektionen fangen sich viele Kinder genauso leicht ein wie eine Erkältung.*

INFEKTIONEN DER OHREN UND AUGEN WERDEN DURCH VIREN oder Bakterien verursacht und treten bei kleinen Kindern häufig auf. Mit sieben oder acht Jahren haben die meisten Kinder eine Immunität gegenüber den üblichen Viren entwickelt. Entzündungen der Ohren oder Augen können schwere Krankheiten verursachen. Anhaltende Ohrentzündungen können zu Hörproblemen führen, die die Sprachentwicklung beeinträchtigen. Sehprobleme müssen frühzeitig behandelt werden, damit sich das Sehvermögen des Kindes normal entwickeln kann.

## ANATOMIE VON AUGE UND OHR

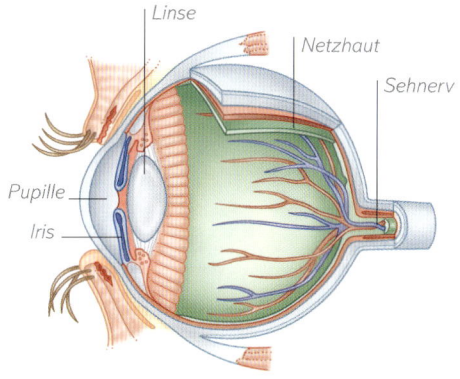

**WIE DAS AUGE FUNKTIONIERT**
Das Sehen ist der komplizierteste Sinn. Lichtstrahlen gelangen durch die Pupille ins Auge; auf der Netzhaut werden sie in Nervenimpulse umgewandelt und ans Gehirn übertragen.

Linse · Netzhaut · Sehnerv · Pupille · Iris

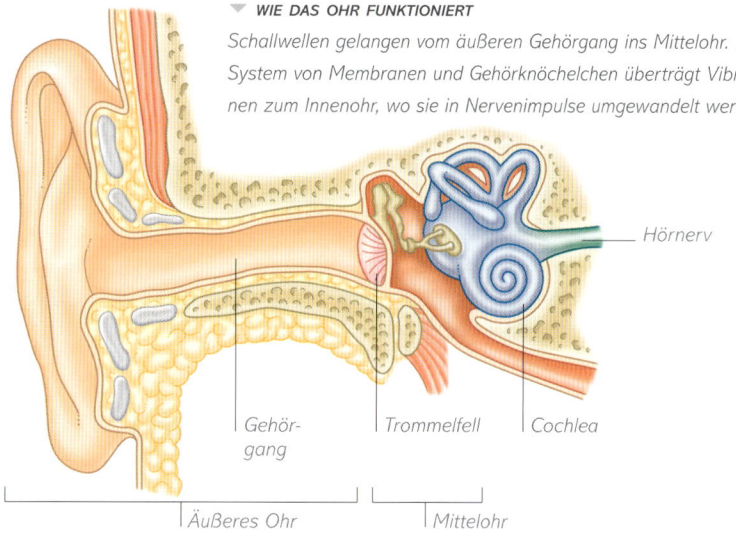

**WIE DAS OHR FUNKTIONIERT**
Schallwellen gelangen vom äußeren Gehörgang ins Mittelohr. Ein System von Membranen und Gehörknöchelchen überträgt Vibrationen zum Innenohr, wo sie in Nervenimpulse umgewandelt werden.

Hörnerv · Gehörgang · Trommelfell · Cochlea · Äußeres Ohr (Ohrmuschel/Gehörgang) · Mittelohr

# ENTZÜNDUNG DES GEHÖRGANGS

Eine Entzündung kann durch Bakterien, eine seborrhoische Dermatitis oder ein atopisches Ekzem verursacht werden. Das Ohr ist anfälliger, wenn es lange Zeit Wasser ausgesetzt war oder wenn ein Fremdkörper im Gehörgang steckt.

- Juckreiz, danach meist Schmerzen
- Dicker, weißer oder gelblicher Ausfluss aus dem Gehörgang
- Teilweise Schwerhörigkeit, wenn Schmalz oder Sekret den Gehörgang verstopft
- Nässende, verkrustete Bläschen
- Schmerzen, wenn die Ohrmuschel berührt oder bewegt wird

### Behandlung

Bei Ohrenschmerzen, Ausfluss aus dem Gehörgang oder Hörproblemen stellen Sie Ihr Kind innerhalb von 24 Stunden dem Arzt vor. Eitriger Ausfluss kann im Labor untersucht werden. Einen Fremdkörper oder Ohrschmalzpfropf wird er entfernen und anschließend den Gehörgang säubern und trocknen. Manchmal muss dies unter Narkose durch einen Hals-Nasen-Ohren-Chirurg geschehen. Eventuell werden antibiotische Ohrentropfen verschrieben.

Besteht eine seborrhoische Dermatitis oder ein atopisches Ekzem, können kortisonhaltige Ohrentropfen Juckreiz lindern. Bei Behandlung klingt die Entzündung des äußeren Gehörgangs in sieben bis acht Tagen ab.

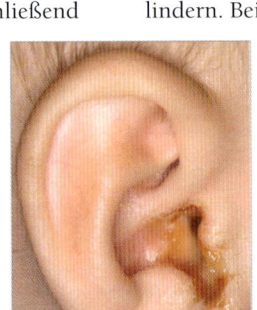

*DER ENTZÜNDETE GEHÖR-GANG Wischen Sie Ausfluss aus dem Gehörgang nicht ab. Lassen Sie ihn antrocknen, damit der Arzt zur Diagnosestellung eine Probe untersuchen lassen kann.*

### Was können die Eltern tun?

Geben Sie eventuell Paracetamol zur Schmerzlinderung. Auch eine Wärmflasche (mit warmem, nicht heißem Wasser) oder ein warmes Tuch, gegen das Ohr gehalten, kann Linderung verschaffen.

Um Ohrentropfen zu verabreichen, bitten Sie Ihr Kind, sich mit dem betroffenen Ohr nach oben auf die Seite zu legen. Halten Sie seinen Kopf noch einige Minuten nach dem Einträufeln der Tropfen ruhig.

Bis die Entzündung abgeheilt ist, darf das Ohr nicht nass werden. Setzen Sie Ihrem Kind beim Duschen eine Bademütze auf und waschen Sie die Haare mithilfe eines Schwamms.

# MITTELOHRENTZÜNDUNG

Eine Mittelohrentzündung (*Otitis media*) entwickelt sich häufig als schmerzhafte Komplikation bei einer Infektion der oberen Atemwege oder einer Halsentzündung. Bei Kindern bis acht Jahren ist sie die häufigste Ursache von Ohrenschmerzen.

- Ohrenschmerzen
- Fieber und Erbrechen
- Nächtliches Aufwachen, Schreien
- Klopfen oder Reiben an einem Ohr
- Teilweise Taubheit und Reizbarkeit
- Ausfluss aus dem Ohr

### Ursachen

Das Mittelohr ist über die eustachische Röhre mit dem Rachen verbunden. Bei kleinen Kindern ist dieser Kanal eng und kann leicht verstopfen.

Wenn sich eine Virus- oder bakterielle Infektion auf die eustachische Röhre ausbreitet, entzündet sich das empfindliche Gewebe, das das Mittelohr auskleidet; dabei bildet es Flüssigkeit, manchmal auch Eiter. Das Sekret kann nicht abfließen, weil die Röhre infolge der Entzündung oder durch Polypen (*siehe S. 222*) verstopft ist. Das Sekret staut sich und verursacht Schmerzen, wenn es gegen das Trommelfell drückt, das durch den Druck einreißen kann.

### Behandlung

Wenn Sie bei Ihrem Kind eine Mittelohrentzündung vermuten, stellen Sie es innerhalb von 24 Stunden dem Arzt vor. Wenn Ihr Kind klein ist oder starke Schmerzen hat, rufen Sie ihn sofort an. Der Arzt untersucht das betroffene Ohr mit einem Ohrenspiegel, um die Ursache der Beschwerden zu bestimmen.

Durch eine Laboruntersuchung des Sekrets kann der Erreger identifiziert werden. Wenn eine bakterielle Infektion vorliegt, wird der Arzt Antibiotika verschreiben.

Wenn die Ohrenschmerzen und das Fieber nach etwa drei Tagen nicht abgeklungen sind, wird eventuell ein anderes Antibiotikum verschrieben. Antibiotika sind allerdings nur wirksam, wenn die Entzündung von Bakterien – und nicht von einem Virus – verursacht wird.

Der Sekretstau im Ohr kann bis zu drei Monate nach der Infektion bestehen bleiben; dies kann eine vorübergehende Schwerhörigkeit des Kindes zur Folge haben.

### Was können die Eltern tun?
Geben Sie Ihrem Kind bis zum Arzttermin die altersgemäße Dosis Paracetamolsaft, um die Entzündungssymptome zu lindern. Eine in ein Handtuch gewickelte Wärmflasche lindert ebenfalls die Schmerzen – füllen Sie die Flasche mit warmem, aber nicht heißem Wasser. Bitten Sie Ihr Kind, sich mit dem erkrankten Ohr nach unten auf die Seite zu legen, damit das Sekret abfließen kann. Ein Riss im Trommelfell verheilt innerhalb einer Woche.

Der Arzt wird drei Monate nach der Erkrankung einen Hörtest durchführen. Wenn das Hörvermögen weiterhin beeinträchtigt ist, besteht Verdacht auf Tubenkatarrh (*siehe unten*).

### Prognose
Mit zunehmendem Alter Ihres Kindes wird die eustachische Röhre weiter, sodass Flüssigkeit besser abfließen

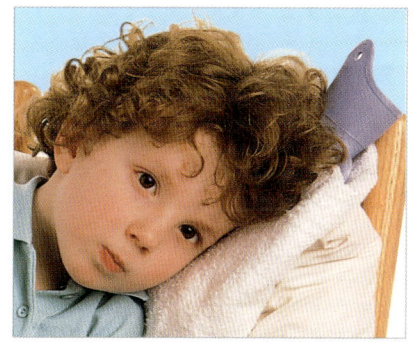

**OHRENSCHMERZEN LINDERN** *Flaches Liegen verschlimmert die Ohrenschmerzen. Betten Sie Ihr Kind mit Kissen hoch. Es soll das schmerzende Ohr auf eine Wärmflasche legen.*

kann. Die Anfälligkeit für Entzündungen lässt dadurch nach. Nach dem achten Lebensjahr treten Mittelohrentzündungen nur noch selten auf.

# TUBENKATARRH

Diese Erkrankung entsteht, wenn sich das Mittelohr mit klebrigem Sekret füllt. Das Hörvermögen wird beeinträchtigt, weil die Schallwellen nicht zum Innenohr übertragen werden können. Manche Kinder sind besonders anfällig für Tubenkatarrh.

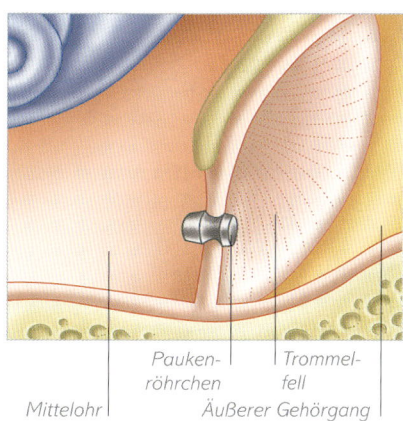

**PAUKENRÖHRCHEN** *Ein kleines Röhrchen wird in das Trommelfell eingebracht, um die Belüftung des Mittelohrs zu verbessern. Das Paukenröhrchen fällt zwei Monate bis zwei Jahre später heraus und das Trommelfell heilt ab.*

Mittelohr | Pauken-röhrchen | Trommel-fell | Äußerer Gehörgang

### Ursachen
Wenn das Mittelohr zu viel Sekret bildet, staut das Sekret sich, vor allem wenn die eustachische Röhre verengt ist. Wird eine Mittelohrentzündung (*siehe gegenüber*) nicht behandelt, kann Tubenkatarrh entstehen.

### Behandlung
Bei Verdacht auf Tubenkatarrh stellen Sie Ihr Kind dem Arzt vor; eventuell überweist er das Kind an einen Hals-Nasen-Ohrenarzt, der das Gehör überprüfen und die Schwingungen des Trommelfells messen wird. Wenn die Tests Auffälligkeiten ergeben, werden sie nach drei Monaten wiederholt. Hat sich der Zustand nicht gebessert, kann der Facharzt unter Vollnarkose Flüs-

**SYMPTOME**

- Das Kind klagt über einen teilweisen Verlust der Hörfähigkeit.
- Das Kind wirkt unaufmerksam; Sprache und Auffassungsvermögen scheinen verlangsamt. Schmerzen treten nur selten auf, sodass die Krankheit einige Zeit unbemerkt bleiben kann.

sigkeit aus dem Mittelohr ablassen. Dann wird ein Schnitt ins Trommelfell gemacht und ein winziges Plastikröhrchen, das Paukenröhrchen, eingesetzt (*siehe links*), um den Abfluss aus dem Mittelohr zu verbessern.

### Prognose
Mit zunehmendem Alter wird die eustachische Röhre weiter. Sekret aus dem Mittelohr kann besser abfließen. Bei Kindern über acht Jahren ist Tubenkatarrh selten.

# INNENOHRENTZÜNDUNG

Das Innenohr enthält mit Flüssigkeit gefüllte Kammern, die für Gleichgewichtssinn und Gehör verantwortlich sind. Eine Entzündung des Innenohrs (Labyrinthitis) verursacht Schwindel und Übelkeit.

### Ursachen

Diese seltene Erkrankung wird von einem Virus oder Bakterium ausgelöst, das eine Halsinfektion, z.B. Rachen- oder Mandelentzündung, verursacht. Das Virus oder Bakterium erreicht das Innenohr über die eustachische Röhre und führt zu einer Infektion der Flüssigkeit im empfindlichen Innenohr. Die Symptome treten schubweise auf; dabei kann das Kind das Gleichgewicht verlieren. Auch Schwindel und Übelkeit wie bei Seekrankheit sind typisch.

### Behandlung

Wenn Ihr Kind beim Gehen schwankt und Sie es für möglich halten, dass es an einer Innenohrentzündung leidet, bringen Sie es innerhalb von 24 Stunden nach Ausbruch der Symptome zum Arzt.

Er wird das Kind untersuchen und nach vorangegangenen Infektionskrankheiten fragen. In der Regel werden eine einwöchige Bettruhe sowie ein Antihistaminikum gegen das Erbrechen und den Schwindel verordnet. Eine weitere Behandlung ist nicht erforderlich.

### Prognose

Eine Innenohrentzündung klingt meist nach ein bis drei Wochen ab; sie kann aber auch Monate andauern. Die Symptome haben keine Langzeitfolgen.

# BAROTRAUMA

Es handelt sich um die zeitweilige Blockade der eustachischen Röhre (die Verbindung des Mittelohrs mit dem Hals), wobei sich eines oder beide Trommelfelle wölben. Das Barotrauma wird durch abrupte Luftdruckschwankungen verursacht.

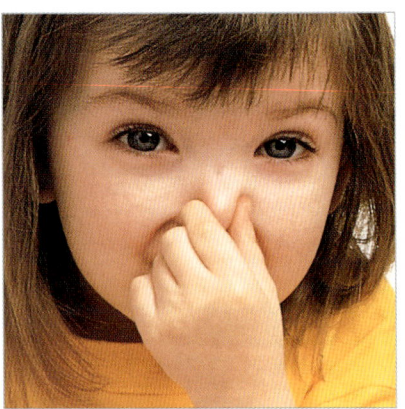

**NASE ZUSAMMENPRESSEN** *Wenn der Landeanflug beginnt, bitten Sie Ihr Kind, die Nase zusammenzudrücken, den Mund geschlossen zu halten und durch die Nase zu blasen, bis es in den Ohren »Plop« macht.*

### Ursachen

Ein Barotrauma tritt bei einer Flugreise auf. Durch den Luftaustausch durch die eustachische Röhre ist der Luftdruck in und außerhalb des Mittelohrs normalerweise gleich. Wenn ein Flugzeug steigt, sinkt der Luftdruck in der Kabine und damit auch der Druck im Mittelohr. Wenn das Flugzeug sinkt, steigt der Druck außerhalb des Mittelohrs; die eustachische Röhre verschließt sich und zieht das Trommelfell nach innen. Eine Infektion der oberen Atemwege, z.B. Erkältung (*siehe S. 221*), Heuschnupfen (*siehe »Allergische Rhinitis«, S. 224*) oder eine Ohrentzündung (*siehe »Mittelohrentzündung«, S. 240*), macht besonders anfällig für ein Barotrauma.

### Was können die Eltern tun?

Beim Landen des Flugzeugs lassen Sie Ihr Kind einen Kaugummi kauen; oder Sie regen es an, durch die zusammengedrückte Nase zu blasen (*siehe links*). Dabei öffnet sich die eustachische Röhre und Luft kann ins Mittelohr strömen. Ein Baby kann man zur Vorbeugung während des Landeanflugs stillen oder ihm das Fläschchen geben. Diese Maßnahmen sind besonders wichtig, wenn das Kind an einer Erkältung, Heuschnupfen oder Ohrentzündung leidet.

# LIDRANDENTZÜNDUNG

Die Entzündung des Augenlidrandes bezeichnet man auch als
Blepharitis. Die Erkrankung tritt häufig bei Kindern auf, die an
seborrhoischer Dermatitis leiden; sie kann auch durch eine
Virus- oder bakterielle Infektion verursacht werden.

## Ursachen

Es gibt die infektiöse und die seborrhoische Form. Eine Infektion wird durch
Bakterien oder ein Virus verursacht und
kann mit einer Bindehautentzündung
(*siehe S. 244*) einhergehen. Eine seborrhoische Blepharitis entsteht infolge einer Ansammlung von Schuppen in den
Wimpern. Manchmal wird sie durch
eine Allergie auf Make-up verursacht.

## Behandlung

Gehen Sie mit Ihrem Kind zum Arzt,
wenn Sie eine Lidrandentzündung vermuten. Der Arzt zeigt Ihnen, wie Sie
Krusten vom Augenlid entfernen können. Verwenden Sie dazu in warmes

Wasser getauchte Watte. Bei Verdacht
auf eine infektiöse Blepharitis kann der
Arzt einen Abstrich vom Lidrand untersuchen lassen. Wird die Diagnose bestätigt, verschreibt er eine antibiotische
Salbe oder Creme, die Sie auftragen,
nachdem Sie die Krusten entfernt haben.

Eine bakterielle Lidrandentzündung
klingt normalerweise innerhalb von zwei
Wochen ab; es kann sinnvoll sein, die
Salbe noch mindestens zwei Wochen aufzutragen, um einem Rückfall vorzubeugen.

Eine seborrhoische Lidrandentzündung ist oft hartnäckig. Eine übermäßige
Schuppenbildung muss verhindert werden, damit die Entzündung nicht immer
wieder auftritt.

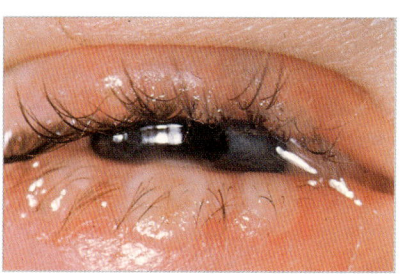

***INFEKTIÖSE LIDRANDENTZÜNDUNG*** *Die Augenlider
sind gerötet, geschwollen und verkrustet. Das
Augenweiß ist gerötet; vermutlich liegt auch
eine Bindehautentzündung vor.*

# GERSTENKORN

Ein Gerstenkorn ist eine mit Eiter gefüllte Schwellung, die sich
am Wimpernansatz bildet. Kinder leiden häufig daran, besonders bei Stress. Wie andere Erkrankungen des Augenlids ist ein
Gerstenkorn schmerzhaft, aber nichts Ernstes.

## Ursachen

Wenn sich eine Talgdrüse in der Nähe
einer Wimper entzündet, bildet sich
eine schmerzlose Schwellung. Wird sie
infiziert, entsteht am Ansatz der Wimper ein Gerstenkorn. Ein Gerstenkorn
kann sich auch bei einer Lidrandentzündung (*siehe oben*) bilden.

## Behandlung

Wenn Ihr Kind häufig ein Gerstenkorn
hat, wenden Sie sich an den Arzt. Er
verschreibt eine antibiotische Salbe, die
bei regelmäßiger Anwendung einem

erneuten Auftreten vorbeugen kann.
Ein Gerstenkorn heilt gewöhnlich
innerhalb weniger Tage ab.

## Was können die Eltern tun?

Drücken Sie den Eiter nicht aus. Zur
Linderung der Beschwerden lassen Sie
das Kind jede Stunde 20 Minuten lang
ein warmes Tuch gegen das Gerstenkorn
drücken. Damit sich die Infektion nicht
ausbreitet, achten Sie darauf, dass Ihr
Kind das Gerstenkorn nicht berührt
und Handtücher oder Waschlappen
nicht gemeinsam mit anderen benutzt.

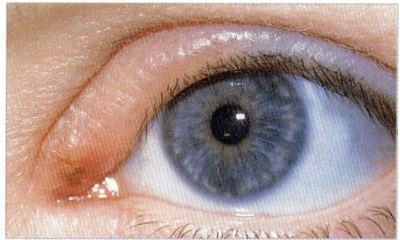

***GERSTENKORN AM AUGENLID*** *Ein schmerzhaftes
Gerstenkorn bildet sich auf dem Augenlid,
wenn sich eine verstopfte Talgdrüse am
Ansatz einer Wimper infiziert und entzündet.*

# BINDEHAUTENTZÜNDUNG

Von einer Entzündung der dünnen, transparenten Membran (Bindehaut oder Konjunktiva), die das Augenweiß bedeckt und die Augenlider auskleidet, können eines oder beide Augen betroffen sein. Sie kann auch ein Heuschnupfensymptom sein.

### Ursachen

Bei älteren Kindern wird eine Bindehautentzündung meist durch eine Virusinfektion verursacht. Bei Neugeborenen kann sie Folge einer Infektion mit Bakterien im Geburtskanal sein. In seltenen Fällen geht sie auf eine Tripper-, Chlamydien- oder *Herpes-genitalis*-Infektion der Mutter zurück.

### Behandlung

Bei einem Neugeborenen wird die Bindehautentzündung gleich nach der Geburt behandelt. Treten später Symptome auf, gehen Sie sofort zum Arzt. Eine Bindehautentzündung ist bei älteren Kindern nichts Ernstes, doch der Arzt muss eine schwerere Erkrankung ausschließen. Eine virale Bindehautentzündung ist ansteckend, heilt aber meist ohne Behandlung in einer Woche ab.

Bei einer bakteriellen Entzündung verschreibt der Arzt eine antibiotische Salbe oder Augentropfen; die Erkrankung heilt in einer Woche ab. Bei schweren Infektionen müssen Antibiotika oral oder intravenös verabreicht werden; der Heilungsprozess kann sechs Wochen dauern. Entzündungshemmende Augentropfen lindern die Beschwerden.

### Was können die Eltern tun?

Tauchen Sie Watte in abgekochtes, abgekühltes Wasser und drücken sie aus. Tupfen Sie damit den klebrigen Eiter von den Wimpern ab. Waschen Sie sich die Hände, nachdem Sie die infizierten Augen berührt haben, und lassen Ihr Kind Waschlappen und Handtücher nicht mit anderen teilen.

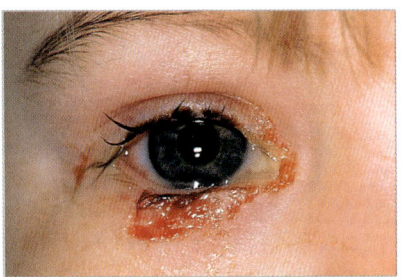

**BAKTERIELLE BINDEHAUTENTZÜNDUNG** *Das Augenweiß ist mit Blut durchzogen und die Wimpern sind mit gelbem Eiter verklebt. Eiter sammelt sich auch in den Augenrändern.*

# REGENBOGENHAUTENTZÜNDUNG

Die Entzündung der Iris und des umgebenden Muskelrings (Iritis) kann eines oder beide Augen betreffen. Schwere Erkrankungen sind in der Kindheit selten; Kinder mit jugendlicher Polyarthritis können an chronischen oder rekurrierenden Formen leiden.

### Behandlung

Rufen Sie sofort den Arzt an, wenn Sie eine Regenbogenhautentzündung vermuten. Der Arzt kann kortisonhaltige Augentropfen oder Salbe verschreiben.

Bei sofortiger Behandlung heilt die Regenbogenhautentzündung ohne bleibende Schädigung des Sehvermögens oder andere Folgen ab. Bleibt die Iritis unbehandelt oder tritt sie wiederholt auf, kann das Sehvermögen dauerhaft geschädigt werden.

### Was können die Eltern tun?

Halten Sie zur Linderung der Symptome einen in abgekochtes, abgekühltes Wasser getauchten Wattebausch gegen das betroffene Auge.

# SCHIELEN

Als Schielen oder Strabismus bezeichnet man eine Anomalität in der Ausrichtung des Blicks eines Auges. Die meisten Babys schielen gelegentlich bis zum zweiten oder auch vierten Lebensmonat; späteres Schielen ist auf keinen Fall normal.

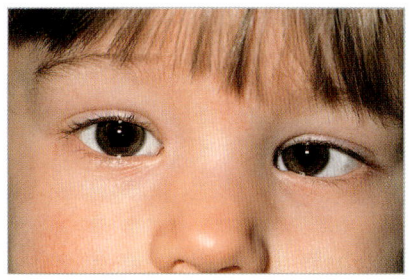

**SCHIELEN** *Das linke Auge weist ein konvergentes Schielen auf. Das rechte Auge blickt nach vorn, während das linke nach innen schaut.*

## Ursachen

Ein Baby schielt, wenn der Mechanismus, der die Augen koordiniert, noch nicht völlig entwickelt ist. Bei älteren Kindern kann das Schielen auf eine starke Weitsichtigkeit (*siehe unten*) zurückgehen; dadurch fokussieren die Augen in der Nähe zu stark und zwingen das Auge nach innen.

Schielen kann auch auf seitenungleiche Brechungsfehler zurückgehen; dabei werden von beiden Augen »widersprüchliche« Bilder produziert. Oder die Augenmuskeln arbeiten nicht synchron und ein Auge weicht von der Blickrichtung ab. Um das Doppeltsehen, das vom Schielen verursacht wird, zu unterdrücken, ignoriert das Gehirn das Bild vom schwächeren Auge; dadurch geht die Sehkraft dieses Auges im Laufe der Zeit verloren.

## Behandlung

Wenn Ihr Kind nach dem vierten Lebensmonat schielt oder ständig schielt, wenden Sie sich an den Arzt. Schielen muss so früh wie möglich behandelt werden, um die Entwicklung des Sehvermögens nicht zu beeinträchtigen. Gegebenenfalls wird das Kind an einen Augenarzt überwiesen; bei einem Brechungsfehler (*siehe unten*) wird eine Brille verordnet.

Möglicherweise wird das normale Auge mit einer Binde abgedeckt; dadurch muss das Kind das betroffene Auge einsetzen. Manchmal muss die Stellung des wandernden Auges durch eine Operation und anschließende Augenübungen korrigiert werden.

# BRECHUNGSFEHLER

Kurzsichtigkeit, Weitsichtigkeit und Astigmatismus verursachen verschwommenes Sehen und sind meist erblich bedingt. Astigmatismus und Weitsichtigkeit bestehen oft von Geburt an. Eine Kurzsichtigkeit beginnt einige Jahre vor der Adoleszenz.

## Behandlung

Bei Verdacht auf eine Fehlsichtigkeit vereinbaren Sie für Ihr Kind einen Termin beim Augenarzt. Dort wird die Sehschärfe getestet und die Augen werden mit einem Retinoskop untersucht. Dabei wird mit einem Lichtkegel in das Auge geleuchtet und die Reflektion von der Netzhaut auf die Augenrückseite beobachtet. Mithilfe dieser Messungen kann der Augenarzt bestimmen, ob und welche Brille das Kind braucht.

## Prognose

In den meisten Fällen der oben genannten Formen von Sehschwäche verschlechtert sich das Sehvermögen bei einem Brechungsfehler nach Abschluss des Körperwachstums nicht mehr. Da das Fokussierungsvermögen mit dem Alter nachlässt, kann eine Weitsichtigkeit, die bei einem Kind keine Symptome verursachte, allerdings erst in späteren Jahren offensichtlich werden.

# MUND BESCHWERDEN

*Zähne, Zahnfleisch, Zunge und Mundschleimhaut sind anfällig für Verletzungen und Infektionen.*

DIE MUNDSCHLEIMHAUT IST SEHR EMPFINDLICH: Zunge und Mundschleimhaut sind beim Kauen grober Nahrung oder durch Reibung leicht verletzbar. Außerdem sind sie sehr infektionsanfällig und reagieren empfindlich auf sehr heiße Speisen und Getränke. Beim Zahnwechsel, der im Alter von etwa sechs Jahren einsetzt, werden die ersten Zähne des Kindes (Milchzähne) durch die bleibenden Zähne ersetzt. Sowohl Milchzähne als auch Dauergebiss müssen sorgfältig gepflegt und regelmäßig kontrolliert werden, um Karies und Zahnfleischproblemen vorzubeugen.

## ANATOMIE DER ZÄHNE UND ZUNGE

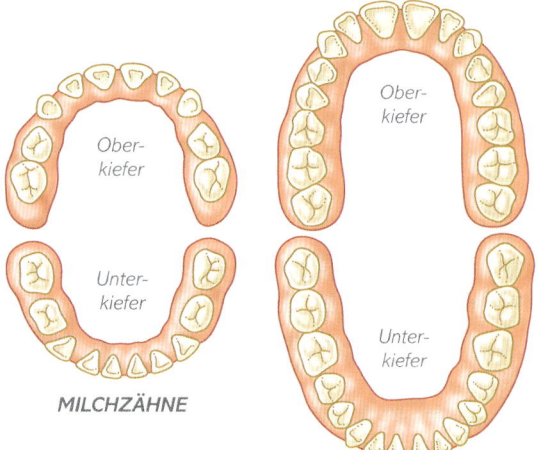

Ober- kiefer

Ober- kiefer

Unter- kiefer

Unter- kiefer

**MILCHZÄHNE**

**DAUERGEBISS**

◀ **ENTWICKLUNG DER ZÄHNE** *Schon vor der Geburt entwickeln sich die Milchzähne im Kiefer. Die ersten Zähnchen erscheinen im Alter von etwa sechs Monaten. Mit drei Jahren sind alle 20 Milchzähne durchgebrochen. Unterdessen entwickeln sich die 32 bleibenden Zähne bereits im Kiefer; sie brechen im Alter zwischen sechs und 16 Jahren durch und die Milchzähne fallen aus. Die dritten Backenzähne (Weisheitszähne) wachsen gewöhnlich ab dem 16. Lebensjahr, jedoch nicht bei allen Menschen.*

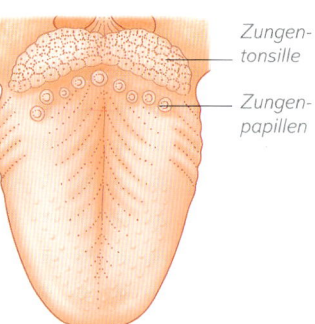

Zungen- tonsille

Zungen- papillen

▲ **OBERFLÄCHE DER ZUNGE** *Geschmacksknospen befinden sich hauptsächlich in den Papillen auf der Zungenoberfläche. Verschiedene Arten dieser Papillen, die über die Zungenoberfläche verteilt sind, können die vier Hauptgeschmacksrichtungen unterscheiden.*

# MUNDGESCHWÜRE (APHTEN)

Aphten sind offene Wunden in der Mundschleimhaut oder am Zungenrand. Sie erscheinen meist ohne offensichtliche Ursache und treten oft wiederholt auf. Sie können stark schmerzen, heilen aber von selbst ab. Bei Kindern, die häufig Aphten bekommen, verliert sich dieses Problem meist im Laufe der Zeit.

## Behandlung

Wenn Ihr Kind Schmerzen hat oder die Aphten nach zehn Tagen nicht abgeheilt sind oder häufig auftreten, stellen Sie Ihr Kind dem Arzt vor. Wenn ein Geschwür immer an derselben Stelle auftritt, kann ein spitzer Zahn die Ursache sein.

Bei rekurrierenden Aphten kann der Arzt kortisonhaltige Pastillen oder ein Gel verschreiben. Diese Mittel wirken am effektivsten, wenn sie schon bei den ersten Anzeichen von Wundsein angewandt werden.

Bei erstmaligem Auftreten mehrerer Geschwüre kann eine Erstinfektion mit oralem *Herpes simplex* (*siehe* »Mundschleimhautentzündung«, *unten*) erfolgt sein. Aciclovir kann den Krankheitsverlauf verkürzen, wenn es in den ersten 36 Stunden nach Bildung der Aphten eingenommen wird.

Wenn der Arzt einen tieferen Krankheitsherd vermutet, können zur Diagnosestellung verschiedene Tests erforderlich werden.

## Was können die Eltern tun?

Die meisten Geschwüre heilen ohne Behandlung in vier bis zehn Tagen ab. Aphten von weniger als 2 mm Durchmesser heilen schnell, größere langsamer. Mundspülungen mit kohlensaurem Natron (lösen Sie 1/4 TL in 100 ml warmem Wasser auf) lindern Schmerzen und Empfindlichkeit. Ein rezeptfrei erhältliches, lokales Betäubungsmittel – als Salbe oder Gel – kann ebenfalls die Beschwerden lindern.

Säurehaltige, stark gewürzte, heiße oder gesalzene Speisen und Getränke werden als unangenehm empfunden. Wenn das Kauen Beschwerden verursacht, geben Sie Ihrem Kind breiige Speisen. Beim Trinken mit einem Strohhalm kommt die Flüssigkeit nicht mit den Aphten in Berührung.

Echinacea (*siehe S. 322*) stimuliert das Immunsystem des Kindes und kann dadurch auch der Entstehung von Mundgeschwüren vorbeugen.

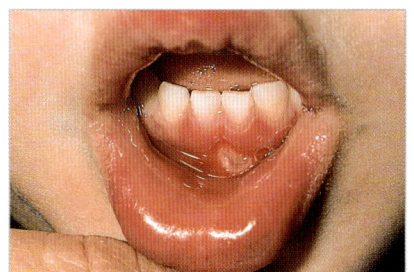

*EIN MUNDGESCHWÜR Diese Aphte unten am Zahnfleisch hat eine graue Vertiefung in der Mitte und einer erhöhten, helleren Rand. Der Bereich um das Geschwür ist entzündet.*

SYMPTOME

- Weißlich graue Gruben mit einem gelblichen oder roten Rand. Sie stehen einzeln oder in Gruppen in den Backen oder innen an den Lippen oder am Zungenrand.
- Schmerzen und Empfindlichkeit im Mund, die dazu führen können, dass das Kind das Essen und Zähneputzen verweigert.
- Vor Auftreten der Geschwüre eventuell Gefühl von Wundsein oder Brennen auf der Mundschleimhaut, innen an den Lippen oder auf der Zunge.

# MUNDSCHLEIMHAUTENTZÜNDUNG

Unter einer Mundschleimhautentzündung (Gingivostomatitis) leiden vor allem Kinder zwischen sechs Monaten und vier Jahren; sie geht auf eine Erstinfektion mit dem *Herpes-simplex-*Virus zurück und verursacht schmerzhafte Geschwüre.

## Behandlung

Stellen Sie Ihr Kind innerhalb von 24 Stunden dem Arzt vor. Er kann das antivirale Medikament Aciclovir verschreiben. Ist das Kind sehr krank oder verweigert es Flüssigkeit, wird es möglicherweise ins Krankenhaus eingewiesen, damit Aciclovir und Flüssigkeit intravenös zugeführt werden können.

SYMPTOME

- Fieber und entzündeter Mund sind gewöhnlich die ersten Anzeichen, danach entwickeln sich folgende Symptome:
- Schmerzhafte, flache Geschwüre auf Zahnfleisch, Zunge und Gaumen
- Roter, geschwollener Gaumen; starke Blutungsneigung
- Geschwollene Lymphdrüsen am Hals

# MUNDSOOR

Diese Pilzinfektion tritt bei Babys unter zwölf Monaten häufig auf. Der Pilz *Candida albicans* kommt im Mund vor und wird dort durch andere Bakterien unter Kontrolle gehalten. Wird dieses Gleichgewicht gestört, kann er sich rasch ausbreiten.

### Behandlung

Wenn Sie vermuten, dass Ihr Baby an Mundsoor erkrankt ist, wenden Sie sich an den Arzt. Er wird das Baby untersuchen und einen Abstrich von der Mundschleimhaut untersuchen lassen.

Bei Mundsoor wird meist ein Antimykotikum in Gel- oder Tropfenform verschrieben. Auch im Windelbereich kann Soor auftreten und muss ebenfalls behandelt werden. Um einer Neuinfektion vorzubeugen, achten Sie beim Sterilisieren von Fläschchen und Saugern sorgsam auf die Hygiene. Stillenden Müttern kann der Arzt eine antimykotische Salbe für die Brustwarzen verschreiben.

**MUNDSOOR** *Erhabene, weiße Flecken treten im Mund, am Gaumen und Gaumensegel auf. Sie bilden einen schaumartigen Belag auf der Zunge, der nicht weggewischt werden kann.*

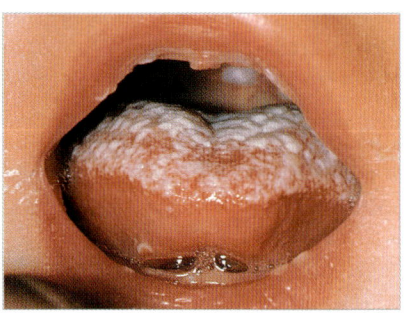

---

# KARIES

Früher litten sehr viele Kinder an Karies; heute haben Kinder, infolge der Verwendung fluoridhaltiger Zahnpasta, viel bessere Zähne. Trotzdem tritt Karies immer noch auf, vor allem wenn Kinder zu viel zuckerhaltige Speisen und Getränke konsumieren.

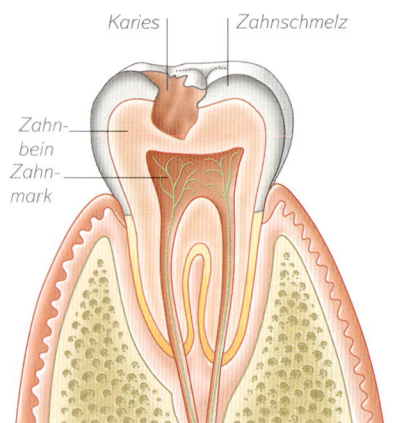

Karies — Zahnschmelz

Zahn-bein
Zahn-mark

**KARIES** *Ein Loch entsteht, wenn Säuren, die bei der Aufspaltung von Nahrungsmitteln entstehen, die äußere Schicht des Zahnschmelzes angreifen. Die weicheren Schichten des Zahnbeins liegen frei, sie werden ebenfalls zerstört und das Loch wird allmählich größer.*

### Ursachen

Karies wird durch Bakterien verursacht, die im Plaque, dem klebrigen Zahnbelag aus Speichel und Nahrungsresten, leben. Die Bakterien spalten die Nahrungsreste auf und gewinnen daraus Energie. Beim Spaltungsprozess werden Säuren produziert. Diese Säuren, die im Plaque an den Zähnen haften bleiben, ziehen Kalzium und Phosphat aus dem Zahnschmelz (Demineralisation).

Wenn dieser Prozess unkontrolliert voranschreitet, werden der Zahnschmelz und später auch das darunter liegende Zahnbein zerstört. Bleibt Karies in diesem Stadium unbehandelt, wird das Zahnmark im Inneren des Zahnes infiziert, was zu einer dauerhaften Schädigung der Nerven und Blutzellen im Zahninneren führt.

### Behandlung

Stellen Sie Ihr Kind regelmäßig dem Zahnarzt vor, damit Karies frühzeitig erkannt wird. Treten Symptome von Karies zwischen den Vorsorgeuntersuchungen auf, vereinbaren Sie sofort einen Zahnarzttermin.

Bei den regelmäßigen Vorsorgeuntersuchungen untersucht der Arzt die Zähne auf Karies. Eventuell wird eine Röntgenaufnahme gemacht, um versteckte Karies in den Spalten der Kauflächen zu entdecken. Wenn der Zahnarzt erste Zeichen von Karies feststellt, wird er den Zahn säubern und auskratzen, um den Plaque zu entfernen. Dadurch kommt die Zahnoberfläche wieder mit Speichel in Kontakt, der die natürliche Fähigkeit besitzt, den Zahnschmelz zu remineralisieren. Auch ein fluoridhaltiges Gel kann aufgetragen werden (Zahnversiegelung).

Bei fortgeschrittener Karies bohrt der Zahnarzt den Zahn aus, um den zerstörten Teil zu entfernen, und bringt eine Füllung ein. Wurde der Zahnnerv durch eine bakterielle Infektion unwiderruflich geschädigt oder zerstört, muss er eventuell sogar entfernt werden – dazu kann eine Narkose erforderlich sein. Bei stark fortgeschrittener Karies muss der Zahn möglicherweise gezogen werden.

### Was können die Eltern tun?
Schränken Sie den Zuckerkonsum (süße Speisen und Getränke) Ihres Kindes ein. Lassen Sie Ihr Kind nicht zu oft naschen: Halten Sie es nach Möglichkeit davon ab, zwischen den Mahlzeiten zuckerhaltige Snacks und Getränke zu konsumieren.

Auch säurehaltige Speisen und Getränke, sollten möglichst wenig konsumiert werden. Idealerweise sollte das Kind Fruchtsäfte und Limonade nur zu den Mahlzeiten trinken und Fruchtsäfte zur Hälfte mit Wasser verdünnen. Empfehlenswert ist das Trinken mit einem Strohhalm.

Geben Sie einem Baby kein Fläschchen mit einem süßen Getränk zum Nuckeln, weil die Zähne von der Flüssigkeit umspült werden, was Karies begünstigt. Fragen Sie Ihren Zahnarzt, ob Sie Ihrem Kind Fluortabletten geben sollen.

Bringen Sie Ihrem Kind bei, die Zähne mindestens zweimal am Tag mit fluoridhaltiger Zahnpasta zu putzen – am besten sofort nach den Mahlzeiten oder nach dem Frühstück und vor dem Schlafengehen. Bis es sieben Jahre alt ist, sollten Sie das Zähneputzen übernehmen oder Ihr Kind dabei beobachten. Ein kleines Kind ist noch nicht geschickt genug, um die Zähne selber richtig zu putzen. Vielleicht lassen Sie es zuerst einmal selber putzen und führen das Zähneputzen anschließend selbst zu Ende.

Können die Zähne nach einer Mahlzeit nicht geputzt werden, geben Sie Ihrem

Kind zuckerfreien Kaugummi. Das Kauen regt den Speichelfluss an und der Speichel neutralisiert die Säuren.

Ab dem zweiten bis dritten Lebensjahr sollte Ihr Kind regelmäßig halbjährlich zur zahnärztlichen Kontrolluntersuchung gehen.

**VORBEUGUNG**
- Geben Sie Ihrem Kind möglichst wenig Süßes zu essen.
- Bringen Sie Ihrem Kind die Grundsätze einer guten Mundhygiene bei.
- Gehen Sie regelmäßig zu den Kontrolluntersuchungen.
- Stellen Sie sicher, dass Ihr Kind ausreichend Mineralstoffe zu sich nimmt, die für die Bildung des Zahnschmelzes wichtig sind. Dazu gehören Kalzium (in Milch), Fluorid (vielen Zahnpasten beigesetzt), Phosphor (in Fleisch, Fisch und Eiern) und Magnesium (in Spinat, Bananen und Vollkornbrot). Vitamin A ist wichtig für das Wachstum von Zähnen und Knochen – Betakarotin in Aprikosen, Karotten und dunklem Blattgemüse wird im Körper in Vitamin A umgewandelt.

# ZAHNFLEISCHENTZÜNDUNG

Das Zahnfleisch entzündet sich, wenn das Kind sich nicht gründlich die Zähne putzt. Verursacht wird die Entzündung durch Bakterien, die sich im Plaque, der Schicht von Nahrungsresten und Speichel an Zähnen und Zahnfleischrand, vermehren.

### Was können die Eltern tun?
Bei Verdacht auf Zahnfleischentzündung stellen Sie Ihr Kind innerhalb der nächsten beiden Tage dem Zahnarzt vor. Bei einer leichten Entzündung wird er das Kind anhalten, besser auf die Zahnpflege zu achten (*siehe oben* »Vorbeugung«). Bei einer fortgeschrittenen Entzündung kann der Arzt eine antibakterielle Mundspülung gegen die

Entzündung und Überempfindlichkeit des Zahnfleisches verordnen.

Vermutlich entfernt der Zahnarzt auch Plaque und Zahnstein (verfestigter Plaque). Eine Zahnfleischentzündung ist nichts Ernsthaftes und lässt sich gut behandeln; sie kann aber, wenn sie voranschreitet, zu einer schweren Infektion bis hin zum Zahnausfall führen.

**SYMPTOME**
- Rotes, geschwollenes, empfindliches Zahnfleisch
- Die Zähne bluten beim Putzen.

### Prognose
Wenn Ihr Kind seine Zähne sorgfältig und regelmäßig pflegt, wird das Zahnfleisch in wenigen Monaten wieder gesund sein. Gute Mundhygiene, in Verbindung mit regelmäßigen Kontrolluntersuchungen und dem Entfernen von Zahnstein, beugt einer erneuten Zahnfleischentzündung vor.

# ZAHNABSZESS

Ein Zahnabszess, eine Eiteransammlung an der Wurzel eines Zahnes, entsteht, wenn das Zahnmark am empfindlichen Zahnkern von Bakterien überschwemmt und zerstört wird. Wenn der Zahn stark geschädigt ist, dringen Bakterien bis zur Zahnwurzel vor.

### Behandlung
Wenn entsprechende Symptome auftreten, sollten Sie Ihr Kind möglichst rasch zum Zahnarzt bringen. Er wird Antibiotika verschreiben. Wenn die Infektion abgeklungen ist, versucht er, den Zahn zu retten. Dazu wird der Zahn angebohrt, um den Eiter abzulassen und den Druck zu lindern. Das abgestorbene Zahnmark wird entfernt und das Loch desinfiziert, ausgetrocknet und gefüllt – eine so genannte Zahnwurzelbehandlung. Wenn der Zahn stark geschädigt ist oder es sich um einen Milchzahn handelt, wird er eventuell gezogen. Antibiotika werden weiterhin zur Bekämpfung der Infektion gegeben.

Nach einer Wurzelbehandlung ist der Zahn in der Regel normal funktionsfähig. Musste ein Zahn gezogen werden, schließen die benachbarten Zähne die Lücke.

### Was können die Eltern tun?
Zur Schmerzlinderung können Sie Ihrem Kind bis zum Zahnarzttermin Paracetamol geben. Eine eingewickelte Wärmflasche (verwenden Sie warmes, kein kochendes Wasser), gegen die betroffene Gesichtshälfte gehalten, kann ebenfalls Schmerzen lindern.

Beugen Sie in Zukunft Abszessen vor, indem Sie Ihrem Kind gute Mundhygiene beibringen (*siehe* »Karies«, S. 248), vernünftige Essgewohnheiten fördern (Verzicht auf süße Speisen und Getränke) und mit ihm halbjährlich zu den Kontrolluntersuchungen gehen.

# OKKLUSIONSSTÖRUNGEN

Die oberen Frontzähne passen nicht exakt auf die unteren Schneidezähne. Eine Behandlung ist nur bei einer starken Fehlstellung, die das Aussehen beeinträchtigt oder die Zahnpflege behindert (Risiko von Karies oder Zahnfleischproblemen) erforderlich.

### Ursachen
Bei zwei von drei Zwölfjährigen stehen die Zähne zu eng. Diese Gebissstellung ist normalerweise erblich bedingt und wird sichtbar, wenn sich Kiefer und Zähne entwickeln. Ursache kann auch ein früher Verlust der Milchzähne infolge von Karies oder Unfällen sein. Wenn die ersten Zähne früh ausfallen, schließen die verbleibenden Zähne diese Lücke, sodass wenig Platz für die neu durchbrechenden Zähne bleibt. Die Zähne wachsen schief, überlappen sich oder stehen vor. Eine seltenere,

erblich bedingte Ursache ist eine Fehlstellung des Kiefers, bei der der Unterkiefer weiter vorn als der Oberkiefer liegt. Eine Fehlstellung, bei der die hinteren Zähne verhindern, dass die Frontzähne Kontakt haben, wird als offener Biss bezeichnet.

### Behandlung
Eine kieferorthopädische Behandlung wird normalerweise zwischen elf und 13 Jahren durchgeführt. Wenn die Zähne zu eng stehen, müssen eventuell einzelne Zähne gezogen werden und

das Kind bekommt eine Zahnspange. Diese übt Druck auf die Zähne aus und zwingt sie damit in die richtige Stellung. Eine kieferorthopädische Behandlung dauert bis zu zwei Jahren. Eine Kieferfehlstellung kann einen chirurgischen Eingriff erfordern.

### Was können die Eltern tun?
Stellen Sie Ihr Kind regelmäßig dem Zahnarzt vor, damit das Wachstum von Kiefer und Zähnen sorgfältig überwacht wird. Wenn Sie oder Ihr Kind sich wegen der Zahn- oder Kieferstellung Sorgen machen, fragen Sie den Zahnarzt um Rat. Bei jüngeren Kindern wird oft abgewartet, ob sich die Zahnfehlstellung beim Wachstum des Kiefers von selbst korrigiert; andernfalls wird das Kind an einen Kieferorthopäden überwiesen.

# ERKRANKUNGEN DES VERDAUUNGSTRAKTS

*Magenbeschwerden und Verdauungsstörungen treten bei Babys und kleinen Kindern häufig auf.*

AN INFEKTIONEN DES VERDAUUNGSSYSTEMS, die zu Durchfall und/oder Erbrechen führen, leiden Kinder häufig. Kleine Kinder stecken alles Mögliche in den Mund; auch beim Essen nehmen sie dabei Keime auf. Durchfall und Erbrechen sind zwar unangenehm, dauern aber selten so lange an, dass sie die Gesundheit des Kindes ernsthaft bedrohen. Immer mehr Kinder reagieren allergisch auf Nahrungsmittel, z.B. Milcheiweiß, Fisch, Nüsse und Eier; meist verlieren sich diese Allergien im Laufe der Zeit. Außerdem gibt es einige seltene chronische Krankheiten des Verdauungssystems, die das Wachstum beeinträchtigen können, wenn sie nicht behandelt werden.

## ANATOMIE DES VERDAUUNGSSYSTEMS

▶ *VERDAUUNGSSYSTEM*

*Das Verdauungssystem besteht aus einer langen Röhre, die sich vom Mund bis zum After erstreckt. Auf dem Weg durch diese Röhre wird die Nahrung in winzige Moleküle aufgespalten, die vom Blut absorbiert werden können. Verschiedene Verdauungsorgane bilden Enzyme und Säfte, die am Verdauungsprozess beteiligt sind.*

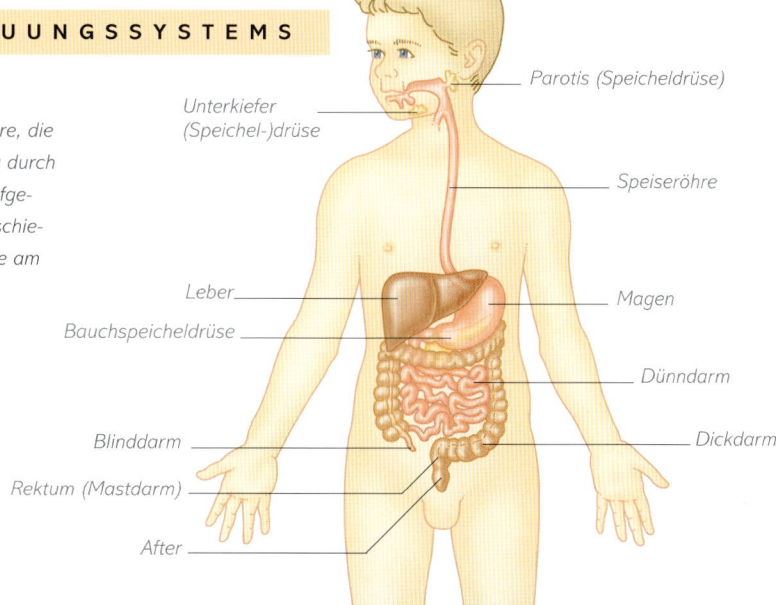

Parotis (Speicheldrüse)

Unterkiefer
(Speichel-)drüse

Speiseröhre

Leber

Magen

Bauchspeicheldrüse

Dünndarm

Blinddarm

Dickdarm

Rektum (Mastdarm)

After

# NAHRUNGSMITTELUNVERTRÄGLICHKEITEN

Manche Kinder reagieren auf bestimmte Nahrungsmittel, z.B. Kuhmilcheiweiß, Milchzucker, Fruchtzucker, Fisch, Eier und Nüsse,
allergisch. Eine Nahrungsmittelallergie bezeichnet eine Reaktion
auf ein spezielles Nahrungsmittel infolge einer unangemessenen
Antwort des Immunsystems. Die Auslöser sind unterschiedlich,
die Reaktionen aber ähnlich. Ein Arztbesuch ist anzuraten.

## ALLERGIE GEGEN KUHMILCHEIWEISS

Am häufigsten tritt eine Allergie gegen Kuhmilcheiweiß auf. Die Ursache der Allergie ist unbekannt; das Problem zeigt sich in der Regel im ersten Lebensjahr, kurze Zeit nach der Einführung von Kuhmilchnahrung. Gewöhnlich verliert sich die Allergie nach dem dritten Geburtstag.

### Behandlung

Wenn Sie vermuten, dass Ihr Kind auf Kuhmilcheiweiß allergisch reagiert, stellen Sie es dem Arzt vor. Bei einer leichten allergischen Reaktion kann man versuchsweise zwei Wochen lang alle Milchprodukte vom Speiseplan des Kindes streichen. Sind die Symptome verschwunden, erhält es eine kleine Menge Kuhmilch. Treten die Symptome erneut auf, ist die Diagnose bestätigt.

War die erste Reaktion auf Kuhmilch sehr heftig, muss die erneute Gabe von Kuhmilch unter Aufsicht des Kinderarztes erfolgen.

### Was können die Eltern tun?

Eine Ernährungsberaterin kann einen Ernährungsplan ohne Kuhmilchprodukte zusammenstellen. Kinder unter einem Jahr müssen eine Milchersatznahrung bekommen. Die Ernährungsberaterin wird darauf achten, dass Ihr Kind genügend Kalzium für sein Wachstum erhält. Alle drei Monate wird versuchsweise eine kleine Menge Milch gegeben, bis das Kind keine

Reaktion mehr zeigt. Dann kann die Milchmenge allmählich erhöht werden.

## LAKTOSE- UND FRUKTOSEINTOLERANZ

Laktose (Milchzucker) und Fruktose (Fruchtzucker) können Unverträglichkeitsreaktionen verursachen. Häufig sind betroffene Kinder auch gegen andere Nahrungsmittel allergisch.

Ursächlich ist ein Mangel an dem Enzym, das für die Aufspaltung von Laktose bzw. Fruktose im Dünndarm verantwortlich ist. Beide Formen der Intoleranz sind vorübergehend und treten z.B. als Komplikation bei einer Infektion (siehe »Gastroenteritis«, S. 254) oder anderen Darmerkrankung, z.B. Zöliakie (siehe S. 256) auf. Kinder, die eine Unverträglichkeit gegen Kuhmilcheiweiß haben, sind manchmal auch gegen Laktose allergisch.

An einer lebenslangen, genetisch bedingten Laktoseunverträglichkeit leiden viele Menschen afrikanischer oder asiatischer Abstammung; bis zum Alter von zwei oder drei Jahren wird dabei Milch problemlos vertragen; später führt jedoch bereits eine kleine Menge Milch zu Durchfall. Auch eine lebenslange Fruchtzuckerunverträglichkeit kommt gelegentlich vor und ist erblich bedingt.

### Behandlung

Zur Diagnosestellung gibt der Arzt dem Kind ein wenig in Wasser aufgelöste Laktose oder Fruktose und untersucht später den Stuhl; dabei kann er

### SYMPTOME

Zu den Symptomen einer *Allergie gegen Kuhmilcheiweiß* gehören:
- Durchfall
- Erbrechen
- Selten anaphylaktischer Schock (siehe S. 189)

Eine *Laktose- und Fruktoseintoleranz* verursacht innerhalb von sechs Stunden nach dem Verzehr entsprechender Nahrungsmittel folgende Symptome:
- Durchfall und Bauchschmerzen
- Erbrechen

*Spezielle Nahrungsmittelallergien* verursachen folgende Symptome:
- Ausschlag, einschließlich Nesselsucht (siehe S. 233)
- Anschwellen von Lippen und Mund
- Durchfall und Bauchschmerzen
- Erbrechen

feststellen, ob Zucker ausgeschieden wird und damit vom Körper nicht aufgenommen worden ist.

Bei einer Laktoseintoleranz kann eine Ernährungsberaterin eine laktosefreie Diät zusammenstellen. Milch ist verboten; vielleicht verträgt Ihr Kind jedoch fermentierte Milchprodukte, z.B. Joghurt. Bei einer Fruktoseintoleranz erhält es eine fruchtzuckerfreie Diät.

## WEITERE NAHRUNGS-MITTELALLERGIEN

Verbreitet sind Allergien gegen Fisch, Eier und Nüsse. Warum eine Allergie gegen ein spezielles Nahrungsmittel auftritt, ist unbekannt. Bei vielen Kindern kann man keine spezielle Ursache für die Symptome ausmachen. Das Problem legt sich jedoch häufig, wenn eine Diät befolgt wird, die nur wenige Nahrungsmittel enthält. Bei anderen Kindern verschwinden die Symptome bereits, wenn sie auf ein bis drei bestimmte Nahrungsmittel verzichten. Bei den meisten Kindern verlieren sich Nahrungsmittelunverträglichkeiten im Laufe der Zeit.

## Behandlung
Wenn Sie bei Ihrem Kind eine Nahrungsmittelallergie vermuten, wenden Sie sich an den Arzt. Zur Abklärung einer Allergie gegen Kuhmilcheiweiß oder Milchzucker kann das Kind zeitweilig eine milchfreie Diät bekommen. Auch andere Auslöser lassen sich durch eine Eliminationsdiät bestimmen. Dabei erhält das Kind zunächst eine Kost mit nur wenigen Nahrungsmitteln, von denen bekannt ist, dass sie kaum jemals Symptome verursachen. Bei Befolgen dieser Diät verschwinden die Symptome gewöhnlich innerhalb von zwei Wochen. Danach wird alle drei Tage ein neues Nahrungsmittel gegeben, bis erneut Symptome auftreten – und der Auslöser damit identifiziert ist – oder alle Nahrungsmittel vertragen werden.

---

### ALLERGIEAUSLÖSER

Allergien treten bei Kindern vor allem gegen folgende Nahrungsmittel auf; manchmal wird ein Nahrungsmittel nicht in rohem, wohl aber in gekochtem Zustand vertragen:
- Fisch und Schalentiere
- Eier
- Nüsse, vor allem Erdnüsse
- Gluten in Weizen
- Schokolade
- Sojaprodukte

---

# BLINDDARMENTZÜNDUNG

Der Blinddarm ist ein kleiner, wurmförmiger Schlauch an der Verbindungsstelle von Dünn- und Dickdarm. Wenn er sich entzündet und anschwillt, entsteht eine Blinddarmentzündung mit Bauchschmerzen. Ein operativer Eingriff ist erforderlich.

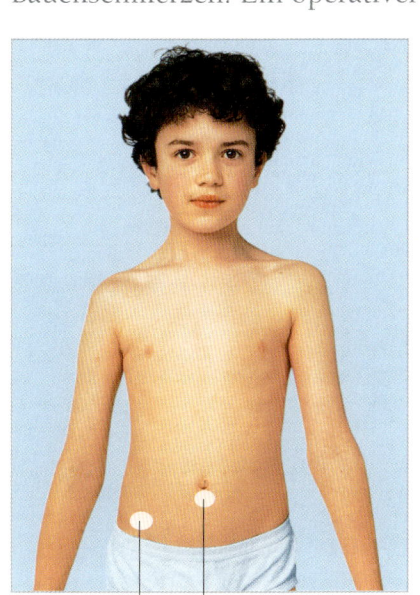

Lokalisation des Schmerzes nach einigen Stunden

Erstes Auftreten der Schmerzen

**LOKALISIERUNG DES SCHMERZES** *Der Schmerz beginnt meist im Bereich des Nabels, wird allmählich stärker und wandert auf die rechte Seite des Unterbauchs. Manche Kinder haben von Anfang an Schmerzen im rechten Unterbauch.*

### Sofortmaßnahmen
Wenn das Kind schreit oder die Schmerzen länger als drei Stunden andauern, rufen Sie sofort den Arzt. Wenn die Schmerzen schon länger als sechs Stunden andauern, bringen Sie Ihr Kind ins Krankenhaus oder rufen den Notarzt.

Wird die Blinddarmentzündung nicht behandelt, kann der Blinddarm durchbrechen. Der Schmerz hält an, Eiter tritt in die Bauchhöhle und verursacht eine großflächige Entzündung, die zu einer lebensbedrohlichen Erkrankung, der Bauchfellentzündung, führen kann.

### Behandlung
Bei Verdacht auf Blinddarmentzündung wird das Kind ins Krankenhaus eingewiesen. Wird die Diagnose bestätigt, muss der Blinddarm entfernt werden. Nach der Operation bekommt das Kind 24 Stunden lang Schmerzmittel. Gab es keinen Blinddarmdurchbruch, wird das Kind nach drei bis vier Tagen entlassen. Nach einem Blinddarmdurchbruch bekommt das Kind Antibiotika und muss etwa sieben Tage lang im Krankenhaus bleiben, bis die Infektion abgeklungen ist. Nach der Entlassung aus dem Krankenhaus wird das Kind normal essen können, sollte aber Sport und andere körperliche Betätigung noch einen Monat lang unterlassen.

### Was können die Eltern tun?
Wenn das Kind über Bauchschmerzen klagt, ist oft schwer zu entscheiden, wie ernst das Problem ist. Zur Linderung legen Sie eine in ein Handtuch gewickelte Wärmflasche auf den Bauch. Geben Sie nach Möglichkeit keine Schmerzmittel, da dies die Diagnose erschwert. Das Kind sollte nichts essen oder trinken, für den Fall, dass eine Operation erforderlich wird.

---

### SYMPTOME

- Dumpfe Schmerzen im Unterbauch (*siehe Abbildung, links*). Druck auf diesen Bereich, Bewegung oder tiefes Durchatmen verstärken den Schmerz. Bei einer Blinddarmentzündung liegen Kinder oft ganz still.
- Übelkeit, die von Erbrechen begleitet sein kann
- Fieber
- Verstopfung oder Durchfall

# GASTROENTERITIS

Die meisten Kinder leiden gelegentlich an Gastroenteritis (Magen-Darm-Entzündung), die Durchfall und/oder Erbrechen verursacht. Meist ist ein über die Luft oder den Kontakt mit infiziertem Stuhl übertragenes Virus die Ursache. Auch Bakterien in Speisen oder Getränken können Gastroenteritis verursachen. In schweren Fällen besteht die Gefahr der Dehydrierung.

## Behandlung

Wenn sich die Erkrankung nach 24 Stunden nicht bessert, rufen Sie auch bei leichten Symptomen den Arzt. Bei einem Kind unter zwei Monaten rufen Sie bei Verdacht auf Gastroenteritis sofort den Arzt an. Sie sollten sich auch unverzüglich an den Arzt wenden, wenn das Kind Anzeichen einer Dehydrierung (siehe »Alarmsignale«, S. 63 und S. 172) zeigt.

Nach der Untersuchung wird der Arzt entscheiden, ob Ihr Kind ins Krankenhaus muss oder zu Hause behandelt werden kann. In diesem Fall wird er Ihnen sagen, wie Sie Ihr Kind versorgen können.

Bei einer Einweisung ins Krankenhaus wird durch Bluttests das Ausmaß der Dehydrierung bestimmt. Wenn erforderlich, wird intravenös Flüssigkeit zugeführt. Das Kind wird 24 Stunden lang nichts essen und trinken dürfen. Danach wird ihm Elektrolytlösung verabreicht und die Kost allmählich aufgebaut.

## Was können die Eltern tun?

Geben Sie Ihrem Kind viel zu trinken, um einer Dehydrierung vorzubeugen. Elektrolytlösung erhalten Sie rezeptfrei in der Apotheke. Bieten Sie Ihrem Kind leicht verdauliche Kost, wie Bananen und Reis, zu essen an. Verzichten Sie einige Tage lang auf Zitrusfrüchte, Milch und ballaststoffreiche Nahrungsmittel. Achten Sie nach dem Toilettengang des Kindes oder beim Wickeln auf die Hygiene. Achten Sie darauf, dass das Kind sich die Hände mit warmem Wasser und Seife wäscht. Wenn Ihr Stillbaby an Gastroenteritis leidet (was sehr ungewöhnlich ist, weil das Stillen einen Schutz bietet), geben Sie ihm zuerst Elektrolytlösung und stillen es danach. Wenn die Symptome nachlassen, verringern Sie die Menge der Elektrolytlösung allmählich über einen Zeitraum von fünf Tagen – siehe Anleitung unten.

## Behandlung bei Flaschenbabys

• **1. Tag** Geben Sie Ihrem Baby in den ersten 24 Stunden keine Milch, sondern regelmäßig Elektrolytlösung.
• **2. Tag** Tag  Geben Sie Ihrem Kind zu jeder Mahlzeit eine Mischung aus Elektrolytlösung und Milchnahrung im Verhältnis 1 : 1.
• **3. Tag** Ihr Baby sollte wieder völlig gesund sein und normal trinken.

## Wenn Beikost gegeben wird

Befolgen Sie die »Behandlung bei Flaschenbabys«; geben Sie am ersten Tag keine festen Nahrungsmittel. Am zweiten bis vierten Tag geben Sie zunächst Reis und püriertes Gemüse und Obst, danach leichte Schonkost. Am fünften Tag sollte das Kind wieder normal essen können.

## Behandlung bei älteren Kindern

• **1. Tag** Geben Sie statt Milch Elektrolytlösung.
• **2. Tag** Geben Sie zusätzlich Reis, Gemüse und ungesüßtes Obstmus.

## SYMPTOME

• Durchfall
• Erbrechen
• Appetitlosigkeit
• Bauchschmerzen
• Antriebslosigkeit
• Fieber

*Jedes dieser Symptome kann bis zu fünf Tage nach der Infektion auftreten.*

## VORBEUGUNG

*Sie können Ihr Kind nicht vor einer Infektion mit den Viren, die Gastroenteritis verursachen, schützen; nach einer Infektion ist Ihr Kind aber immun gegen dieses Virus. Bei Babys bietet das Stillen Schutz.*

*Einer bakteriellen Gastroenteritis kann man vorbeugen:*

• Sterilisieren Sie Fläschchen, Sauger und Schnuller vor dem Gebrauch.
• Alle Familienmitglieder sollten auf persönliche Hygiene achten.
• Waschen Sie vor der Zubereitung von Mahlzeiten und nach dem Umgang mit rohem Fleisch die Hände mit warmem Wasser und Seife.
• Tauen Sie Nahrungsmittel im Kühlschrank oder der Mikrowelle auf.
• Stellen Sie mariniertes Fleisch in den Kühlschrank.
• Spülen Sie Teller und Besteck, die mit rohem Fleisch oder Geflügel in Berührung gekommen sind, ehe Sie gekochtes Fleisch darauf legen.
• Stellen Sie Essensreste in den Kühlschrank.

• **3. Tag** Geben Sie Ihrem Kind zusätzlich Hühnchen und/oder Suppe und etwas Milch.
• **4. Tag** Geben Sie auch Brot, Kekse, Eier, Fleisch und /oder Fisch in kleinen Mengen.
• **5. Tag** Ihr Kind sollte wieder völlig gesund sein und normal essen.

# DURCHFALL BEI KLEINKINDERN

Auch völlig gesunde Kinder zwischen ein und drei Jahren leiden gelegentlich einmal an wässrigem Stuhl; häufig enthält der Stuhl dann erkennbare Nahrungsstücke wie Rosinen, Karotten, Erbsen oder Bohnen.

### Behandlung

Diese Form des Durchfalls ist nicht schlimm; dennoch sollten Sie Ihr Kind dem Arzt vorstellen, um eine ernstere Infektion oder Erkrankung auszuschließen. Der Arzt wird das Kind messen und wiegen, um zu kontrollieren, ob das Wachstum normal verläuft. Dieser kurzzeitig auftretende Durchfall beeinträchtigt das Wachstum nicht; in diesem Fall würden andere Erkrankungen zugrunde liegen. Vorsichtshalber kann der Arzt eine Stuhlprobe im Labor untersuchen lassen.

**SYMPTOME**

- Wässriger Stuhl mit erkennbaren Nahrungsbestandteilen
- Das Kind ist gesund, hat aber eventuell einen Ausschlag im Windelbereich.

### Was können die Eltern tun?

Zerdrücken Sie Speisen, die Ihr Kind nur schwer verdauen kann. Mit etwa drei Jahren wird dieses gelegentliche Problem überwunden sein.

# VERSTOPFUNG

Bei Verstopfung hat das Kind harten, trockenen Stuhlgang. Wenn es nur selten Stuhlgang hat, bedeutet dies noch keine Verstopfung – ein Stuhlgang von viermal täglich bis einmal in vier Tagen ist völlig normal.

### Ursachen

Eine gelegentliche Verstopfung kann auf eine Dehydrierung infolge von Erbrechen und Fieber zurückgehen. Ab einem Alter von ein bis zwei Jahren bewirkt eine Ernährungsumstellung manchmal Verstopfung. Bei älteren Kindern besteht oft ein Mangel an Ballaststoffen. Chronische Verstopfung kann entstehen, wenn sich durch harten Stuhlgang eine Analfissur (*siehe rechts*) bildet. Sie kann auch auftreten, wenn ein Kind während der Sauberkeitserziehung oder infolge seelischer Probleme bewusst den Stuhl zurückhält.

### Behandlung

Wenden Sie sich an den Arzt, wenn die Verstopfung länger als eine Woche andauert, wenn Schmerzen beim Stuhlgang auftreten oder Sie eine chronische Verstopfung vermuten. Der Arzt wird nach der Ernährungsweise und kürzlich überstandenen Krankheiten fragen.

Bei chronischer Verstopfung erhalten Sie ein Rezept für ein Abführmittel sowie Ernährungshinweise und Ratschläge für die Förderung eines regelmäßigen Toilettengangs des Kindes. Wenn sich der Stuhlgang nach einigen Wochen normalisiert hat, wird das Medikament allmählich abgesetzt. Durch den weicheren Stuhl kann die Analfissur innerhalb von etwa sechs Wochen abheilen.

Tritt keine Besserung ein, kann der Arzt das Kind an einen Kinderpsychologen überweisen, um seelische Ursachen abklären zu lassen.

### Was können die Eltern tun?

Geben Sie Ihrem Kind viel zu trinken, um Verstopfung vorzubeugen. Kindern, die älter als sechs Monate sind, geben Sie ballaststoffreiche Nahrungsmittel (Gemüse, Obst, Vollkornprodukte). Bei Verstopfung geben Sie höchstens 500 ml Milch am Tag. Schulkinder können fettarme oder entrahmte Milch bekommen.

**SYMPTOME**

- Unregelmäßiger Stuhlgang
- Schmerzen beim Stuhlgang
- Harter, trockener Stuhl

*Symptome **chronischer Verstopfung**:*

- Flüssiger Stuhl tropft aus dem After.
- Schmerzen beim Versuch, Stuhlgang zu haben
- Appetitverlust
- Blut im Stuhl

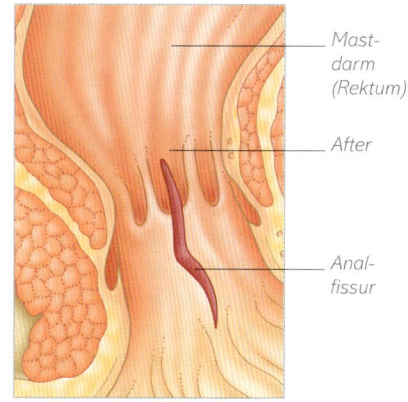

Mast-
darm
(Rektum)

After

Anal-
fissur

**ANALFISSUR** *Ein Riss im After entsteht, wenn das Kind stark presst, um harten Stuhl auszuscheiden. Eine Analfissur verursacht Schmerzen beim Stuhlgang.*

# ZÖLIAKIE

Zöliakie oder Sprue wird durch eine Überempfindlichkeit des Dünndarms gegenüber dem Klebereiweiß Gluten, das in Weizen, Buchweizen, Roggen und Hafer vorkommt, verursacht. Das Nahrungsmittel wird vom Körper nicht aufgenommen.

### SYMPTOME

*Die Symptome entwickeln sich allmählich im Verlauf einiger Monate nach Einführung von Beikost. Sie werden in der Regel von Weizenprodukten, wie Brot, Cerealien und Kekse, verursacht; Symptome sind:*

- *Gewichtsverlust oder mangelnde Gewichtszunahme*
- *Sehr heller, schaumiger, faul riechender Stuhl*
- *Blässe, Kurzatmigkeit und Energiemangel infolge einer Anämie*

### Behandlung

Wenn Ihr Kind entsprechende Symptome aufweist, sollte der Arzt das Gewicht kontrollieren und das Blut auf Anämie und Antikörper untersuchen. Gibt es Hinweise auf Zöliakie, wird im Krankhaus eine Dünndarmbiopsie vorgenommen. Zeigen sich dabei Veränderungen in der Dünndarmschleimhaut (*siehe links*), ist die Diagnose bestätigt.

### Was können die Eltern tun?

Das Kind muss eine glutenfreie Diät befolgen. Es sind viele spezielle Ersatznahrungsmittel, wie glutenfreies Brot, Kekse, Mehl und Teigwaren erhältlich. Andere Nahrungsmittel, wie Milchprodukte, Eier, Fleisch, Fisch, Gemüse, Obst, Reis und Mais, verursachen keine Probleme. Stellen Sie sicher, dass jeder, der an der Versorgung Ihres Kindes beteiligt ist, weiß, dass es nur bestimmte Nahrungsmittel essen darf.

Wenn das Kind größer wird, müssen Sie es genau über seine Krankheit informieren, damit es weiß, dass es eine Diät befolgen muss. Betroffene Kinder reagieren ganz unterschiedlich auf Gluten; manche vertragen mit der Zeit eine geringe Menge. Sie werden bald herausfinden, bei welcher Menge eine Reaktion auftritt und wie schwer sie ist.

### Prognose

Die Symptome der Zöliakie verschwinden innerhalb weniger Wochen nach Einführung einer glutenfreien Diät. Danach erfolgt eine normale Gewichtszunahme. Gesundheit und Wachstum sind nicht dauerhaft beeinträchtigt; es muss aber lebenslang eine glutenfreie Ernährung befolgt werden.

*SCHÄDIGUNG DES DARMS* Bei Zöliakie sind die winzigen, fingerartigen Zotten der Darmschleimhaut flach und können dadurch die Nährstoffe nicht richtig absorbieren.

# DARMVERSCHLUSS

Hierunter versteht man eine teilweise oder völlige Verengung des Dünn- oder Dickdarms. Die Nahrungspassage ist blockiert; dies verursacht krampfartige Bauchschmerzen. Ein Darmverschluss ist lebensgefährlich, wenn er nicht behandelt wird.

### Ursachen

Bei Kindern unter zwei Jahren wird dieser Zustand meist durch eine Darmverschlingung verursacht, bei der sich der Darm in sich selbst stülpt (*siehe Abbildung auf der folgenden Seite*). Gelegentlich kann ein Bruch (*siehe S. 260*) oder eine angeborene Darmfehlbildung ursächlich sein.

Ein Darmverschluss kann aber auch durch Morbus Crohn (*siehe „Entzündliche Darmerkrankungen", S. 259*) oder Volvulus (Verschlingung) oder Verdrehung des Darms verursacht werden.

In allen diesen Fällen besteht die Gefahr, dass das verengte Darmstück platzt, was zu einer Bauchfellentzün-

### SYMPTOME

- *Periodisch auftretende schwere Bauchschmerzen*
- *Erbrechen einer grünlich gelben Flüssigkeit in zunehmend kürzeren Abständen*
- *Blähungen und Unvermögen, Stuhlgang zu haben. Bei einer Verengung verschaffen Blähungen und Stuhlgang eine kurzzeitige Linderung der Schmerzen.*
- *Bei Darmverschlingung mit Blut durchzogener, geleeartiger Schleim im Stuhl*
- *Fieber und Anschwellen des Bauches, wenn die Behandlung verzögert wird*

dung führt. Das Darmstück kann aber auch absterben und brandig werden; dabei besteht Lebensgefahr. Infolge des häufigen Erbrechens, das symptomatisch für die Erkrankung ist, besteht die Gefahr der Dehydrierung (*siehe* S. 63 und S. 172, Anzeichen der Dehydrierung).

### Behandlung

Rufen Sie den Notarzt oder bringen Sie Ihr Kind ins Krankenhaus, wenn Sie das Vorliegen eines Darmverschlusses vermuten. Das Kind wird eingehend untersucht; unter Umständen wird ihm zur Vorbeugung einer Dehydrierung auch intravenös Flüssigkeit zugeführt.

Zur Bestätigung der Diagnose und Feststellung der Ursache wird dem Kind ein Kontrastmittelklistier verabreicht. Bei diesem Verfahren wird dem Kind zunächst ein Abführmittel verabreicht. Im Anschluss wird Flüssigkeit durch den After in den Darm gepumpt. Die Darmverengung wird

dann auf einer Röntgenaufnahme sichtbar. Manchmal führt der Druck durch das Klistier bereits dazu, dass sich die Verstopfung löst und der Darm (im Falle einer Darmverschlingung) wieder in die richtige Position gebracht wird.

Wenn das Problem auf diese Weise nicht beseitigt werden kann, wird eine Operation vorgenommen. Auch alle anderen Formen des Darmverschlusses erfordern einen chirurgischen Eingriff; manchmal muss das verengte Darmstück entfernt werden.

### Prognose

Wenn der Darmverschluss erfolgreich behoben oder nur ein kleines Darmstück entfernt worden ist, sind Wachstum und Entwicklung des Kindes nicht beeinträchtigt. Besteht jedoch eine andere Krankheit (z.B. Morbus Crohn), kann immer wieder eine Verengung auftreten, wenn die zugrunde liegende Krankheit nicht wirksam behandelt wird.

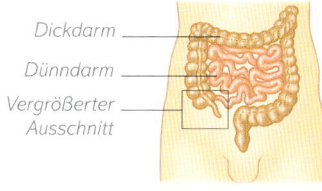

Dickdarm
Dünndarm
Vergrößerter Ausschnitt

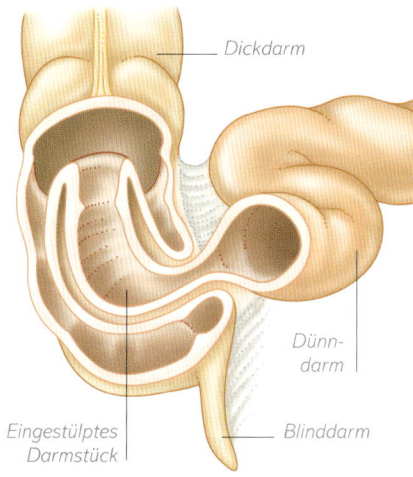

Dickdarm

Dünndarm

Eingestülptes Darmstück

Blinddarm

**DARMVERSCHLINGUNG** *Dabei schiebt sich ein Teil des Dünndarms in ein darüber liegendes Darmstück – meist dort, wo Dünn- und Dickdarm zusammentreffen.*

# REIZKOLON

Reizkolon (»nervöser Darm«, »Reizdarm«) bezeichnet eine Störung der Wände des Dickdarms. Sie verursacht wiederkehrende Bauchschmerzen, die von Durchfall und/oder Verstopfung begleitet werden können.

### Ursachen

Ein Reizdarm geht auf anomale Muskelkontraktionen im Dickdarm zurück, der besonders sensibel auf Reize reagiert. Dies verursacht Verdauungsprobleme. Die Ursache ist unklar; in manchen Fällen kann ein Übermaß oder ein Mangel an Magensäure bestehen oder es können andere Störungen der Verdauungsenzyme zugrunde liegen.

Stress und Angst können die Symptome auslösen oder verstärken. Eine Unverträglichkeit oder Überempfind-

lichkeit gegenüber Nahrungsmitteln, vor allem Weizen, Mais, Kuhmilcheiweiß, Nüsse und Eier, kann Krämpfe der Bauchmuskulatur verursachen.

Ein Reizdarm ist bei Kindern zwar selten; bei einer Anfälligkeit können die Symptome jedoch lebenslang immer wieder auftreten.

### Behandlung

Bei Verdacht auf Reizdarm stellen Sie Ihr Kind dem Arzt vor. Eine Diagnose erfolgt in der Regel auf der Basis der

Symptome in Verbindung mit einer speziellen Untersuchung. Manchmal muss eine Untersuchung im Krankenhaus erfolgen, um andere Erkrankungen auszuschließen, wie Giardiasis (*siehe* S. 262), Nahrungsmittelunverträglichkeiten (*siehe S. 252*) oder entzündliche Darmerkrankungen (*siehe S. 259*).

### Was können die Eltern tun?

Bestimmte Nahrungsmittel können die Symptome verschlimmern; daher ist es empfehlenswert, ein Ernährungstagebuch zu führen, um problematische Nahrungsmittel identifizieren und meiden zu können.

Stress und seelische Belastungen können die Symptome verstärken. Versuchen Sie herauszufinden, welche Situationen Ihr Kind belasten. Schenken Sie Ihrem Kind verstärkt Zuwendung und Unterstützung.

Achten Sie darauf, dass Ihr Kind viel frisches Obst sowie Trockenobst, grünes Blattgemüse und Haferflocken isst. Sie bieten reichlich wasserlösliche, leicht verdauliche Ballaststoffe. Regen Sie es an, viel Wasser zu trinken und regelmäßig Sport zu treiben, um die Verdauung zu unterstützen und die Passage der Nahrungsmittel durch den Dickdarm zu erleichtern. Ballaststoffreiche Ernährung hilft oft bei Reizdarm, vor allem wenn Verstopfung das Hauptsymptom ist.

Manchmal wird ein Krankheitsschub durch eine Gastroenteritis oder die krankhafte Vermehrung bestimmter Darmbakterien verursacht. Probiotische Milchsäurebakterien können die Darmflora wieder ins Gleichgewicht bringen. Es handelt sich dabei um »gute« Bakterien, wie *Acidophilus lactobacillus*, die ebenfalls im Darm vorkommen – sie unterstützen den Verdauungsprozess und hemmen das unkontrollierte Wachstum schädlicher Bakterien.

Geeignete pflanzliche Heilmittel sind Pfefferminzkapseln oder -tee, Kamille, Baldrian, Rosmarin und Zitronenbalsam. Homöopathische Mittel, wie *Argentum nitricum* oder *Nux vomica*, können ebenfalls wirksam sein; dabei sollte man das Kind jedoch von einem Homöopathen behandeln lassen (*siehe S. 321*).

Entspannung und richtige Atemtechnik helfen älteren Kindern, besser mit Stress und Ängsten umzugehen. Wer an Reizdarm leidet, hat oft besondere Schwierigkeiten, sich an die Lebensumstände anzupassen, und leidet unter besonderem Stress. Manuelle Techniken, wie Osteopathie, können ebenfalls hilfreich sein (*siehe S. 323*).

# MALABSORPTION

Als Malabsorption bezeichnet man eine Beeinträchtigung der Nährstoffaufnahme im Dünndarm; Vitamine, Mineralstoffe, Fette und Aminosäuren werden aus der Nahrung nicht ausreichend aufgenommen. Es besteht dabei immer eine ursächliche Krankheit.

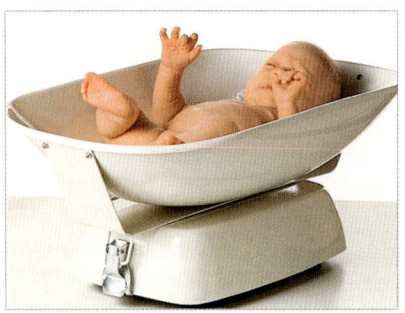

**GEWICHTSKONTROLLE** *Wenn die Gewichtszunahme nicht normal verläuft, kann eine Malabsorption vorliegen.*

### Ursachen

In manchen Fällen wird eine Malabsorption durch die Schädigung der Dünndarmschleimhaut verursacht, die die Fähigkeit des Darms, Nährstoffe aus der Nahrung aufzunehmen, beeinträchtigt. Malabsorption kann auch auf einen Mangel an Enzymen, die bei der Verdauung eine Rolle spielen, zurückgehen; dann kann die Nahrung nicht in kleine Einheiten aufgespalten werden, die vom Körper aufgenommen werden können. Es besteht immer eine ursächliche Krankheit, z.B. Morbus Crohn (*siehe S. 259*), Mukoviszidose (*siehe S. 315*), Zöliakie (*siehe S. 256*) oder eine Nahrungsmittelunverträglichkeit, z.B. gegen Kuhmilcheiweiß oder Milchzucker, (*siehe S. 252*).

### Behandlung

Bei Symptomen einer Malabsorption stellen Sie Ihr Kind dem Arzt vor. Er wird das Gewicht des Kindes überprüfen. Vermutlich überweist er das Kind an einen Facharzt, der durch verschiedene Tests die Grunderkrankung herausfinden wird. Eine Ernährungsberaterin kann sicherstellen, dass die Ernährungsweise die Bedürfnisse des Kindes deckt. Die Grunderkrankung wird behandelt und die Ernährung angepasst, damit Wachstum und Gewichtszunahme nicht beeinträchtigt werden. Möglicherweise muss lebenslang eine Diät befolgt werden.

**SYMPTOME**

- Sehr heller, schaumiger, faul riechender Stuhl. Er enthält unverdaute Fette.
- Durchfall
- Gewichtsverlust oder mangelnde Gewichtszunahme
- Mattigkeit

*Manchmal wird Malabsorption auch durch einen Mangel an Vitaminen und Mineralstoffen, wie Kalzium, verursacht. Dieser Mangel kann zu Mangelernährung und Anämie (siehe S. 305) führen.*

# ENTZÜNDLICHE DARMERKRANKUNGEN

Morbus Crohn und Colitis ulcerosa verursachen eine chronische Entzündung des Verdauungstrakts. Sie kommen bei Kindern unter sieben Jahre selten vor, häufiger bei Jugendlichen. Die Ursachen sind unbekannt; genetische Faktoren spielen jedoch eine Rolle.

## MORBUS CROHN

Heute leiden immer mehr Menschen an dieser Erkrankung. Die Krankheit kann eine Entzündung in jedem Teil des Verdauungstrakts verursachen, meist ist jedoch der letzte Abschnitt des Dünndarms (Ileum) betroffen. Als Folge der chronischen Entzündung verdickt sich die Wand des Dünndarms; es bilden sich Narben und Fisteln.

Morbus Crohn behindert die Aufnahme von Nährstoffen durch den Dünndarm (*siehe* »Malabsorption«, *links*). Die Verdickung der Darmwände kann auch das Innere des Darms so weit verengen, dass es zu einem Darmverschluss kommt (*siehe S. 256*). Arthritis und Augenentzündung zählen zu den Komplikationen.

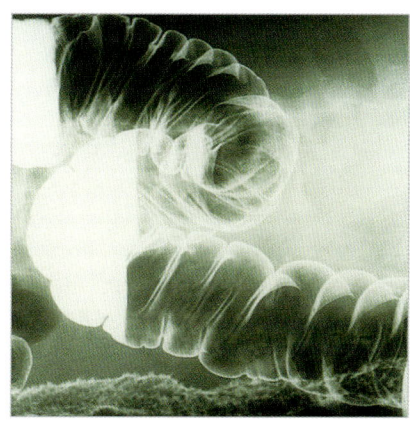

**MORBUS CROHN** *Diese Kontrastaufnahme zeigt die Verengung im letzten Teil des Dünndarms bei Morbus Crohn.*

□ **SYMPTOME**

*Die Symptome bei Morbus Crohn* entwickeln sich oft schleichend; dazu gehören:
- Durchfall. Wenn der Kolon betroffen ist, enthält der Stuhl Blut, Eiter oder Schleim.
- Anfallsartige Bauchschmerzen
- Fieber
- Übelkeit
- Schlechtes Wachstum und/oder verzögerte Pubertät
- Gewichtsabnahme und Appetitmangel
- Manchmal Fistelbildung am After

*Zu den* **Symptomen einer Colitis ulcerosa** *gehören:*
- Blutiger Durchfall
- Bauchschmerzen und Empfindlichkeit
- Völlegefühl im Bauch
- Fieber
- Übelkeit
- Appetitlosigkeit
- Wachstumsstörung
- Gewichtsabnahme

### Behandlung

Stellen Sie Ihr Kind dem Arzt vor, wenn die Symptome länger als einige Tage anhalten. Die Wahrscheinlichkeit ist groß, dass eine andere Erkrankung, z.B. Darmentzündung, die Ursache ist. Wenn der Arzt Morbus Crohn vermutet, werden im Krankenhaus verschiedene Untersuchungen vorgenommen, u.a. ein Kontrastmittelklistier und eine Endoskopie des Darms.

Wird Morbus Crohn diagnostiziert, erhält das Kind entzündungshemmende Medikamente. Eventuell ist eine flüssige Diät mit Proteinen erforderlich. Bei einer schweren Mangelernährung können Medikamente und Nährstoffe intravenös zugeführt werden. Auch eine Bluttransfusion kann erforderlich werden. Wenn sich der Zustand durch die Behandlung nicht bessert oder Komplikationen auftreten, müssen die geschädigten Darmteile operativ entfernt werden.

### Prognose

Morbus Crohn ist eine langwierige Erkrankung; manche Kinder erleiden viele Jahre lang Krankheitsschübe. Die Schübe können in Intervallen von wenigen Monaten oder einigen Jahren auftreten. Bei anderen Kindern verschwindet Morbus Crohn nach nur einem oder zwei Krankheitsausbrüchen.

## COLITIS ULCEROSA

Hierbei kommt es zu einer Entzündung und Geschwürbildung im Grimmdarm (Kolon) und Mastdarm (Rektum). Der erste Anfall ist oft am schlimmsten; danach manifestieren sich die Symptome über lange Zeit schubweise. Blutiger Durchfall ist das wichtigste Symptom; wiederholter Blutverlust kann eine Anämie (*siehe S. 305*) verursachen.

### Behandlung

Wenn Ihr Kind blutigen Durchfall und Bauchschmerzen hat, bringen Sie es innerhalb von 24 Stunden zum Arzt. Meist werden diese Symptome von einer bakteriellen Infektion verursacht; wenn der Arzt jedoch das Vorliegen von Colitis ulcerosa vermutet, müssen spezielle Untersuchungen – ähnlich wie im Falle von Morbus Crohn – durchgeführt werden.

Wird die Diagnose bestätigt, bekommt das Kind entzündungshemmende Medikamente. Wenn die Symptome dadurch nicht unter Kontrolle gebracht werden können oder der Kolon stark geschädigt ist, muss der betroffene Teil operativ entfernt werden. Wenn ein großer Teil entfernt wird, kann eine Ileostomie (ein künstlicher Darmausgang in der Bauchwand) erforderlich werden.

# MAGENPFÖRTNERKRAMPF

Die Pylorusstenose tritt bei Babys unter zwei Monaten auf; sie bezeichnet die Verengung des Muskelrings, der den Magen mit dem Zwölffingerdarm verbindet (Pylorus, Pförtner). Nur ein kleiner Teil der Nahrung gelangt in den Magen, der Rest wird erbrochen.

## Behandlung

Rufen Sie sofort den Arzt an, wenn Ihr Baby Symptome eines Magenpförtnerkrampfs oder Anzeichen einer Dehydrierung (*siehe »Alarmsignale«, S. 63 und S. 172*) zeigt. Bis zur Arztvisite geben Sie Ihrem Kind häufig kleine Nahrungsmengen, damit nur wenig unverdaute Nahrung in seinem Magen ist.

Der Arzt wird den Bauch des Babys während des Trinkens untersuchen, um eine Schwellung im Bereich des Pförtners auszumachen. Erscheint ein Magenpförtnerkrampf wahrscheinlich, wird das Kind ins Krankenhaus eingewiesen, wo weitere Untersuchungen, z.B. eine Ultraschallaufnahme zur Bestätigung der Diagnose, durchgeführt werden.

Bei einer Dehydrierung wird intravenös Flüssigkeit zugeführt. Die Verkrampfung wird durch einen kleinen operativen Eingriff zur Weitung des Pförtners behoben. Ihr Baby darf wahrscheinlich schon am nächsten Tag wieder nach Hause. Nach der Operation sollte die Trinkmenge allmählich bis zur normalen Menge erhöht werden.

## Prognose

Nach der Behandlung tritt die Erkrankung nicht mehr auf. Es gibt keine bleibenden Schäden.

**SYMPTOME**

*Die wichtigsten Symptome des Magenpförtnerkrampfs treten in der Regel zwischen zwei und sechs Wochen nach der Geburt auf:*

- Andauerndes, schwallartiges Erbrechen mit starker Wucht in hohem Bogen – oft über einige Distanz hinweg
- Das Erbrochene enthält meist geronnene Milch, aber keine Galle.
- Dehydrierung infolge anhaltenden Erbrechens
- Ständiger Hunger: Das Baby lässt sich nach dem Erbrechen sofort wieder füttern.
- Seltener Stuhlgang
- Gewichtsverlust und Antriebslosigkeit, wenn die Symptome einige Tage lang bestehen
- Der Gesamtzustand des Babys ist besorgniserregend.

# BRUCH

Als Bruch bezeichnet man den Vorfall eines Darmstücks durch die Bauchwand. Bei Kindern kommen ein Nabelbruch und ein Leistenbruch am häufigsten vor. Bei einem Nabelbruch wölbt sich der Darm durch die Muskelwand im Bereich des Nabels.

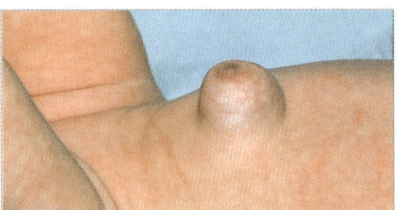

**NABELBRUCH** *Ein Nabelbruch tritt gewöhnlich am Nabel auf, manchmal auch direkt oberhalb des Nabels.*

## NABELBRUCH

Dieser Bruch entsteht infolge einer Lücke in den Muskeln der Bauchwand und entwickelt sich gewöhnlich wenige Wochen nach der Geburt. In den meisten Fällen heilt er vor dem zweiten Lebensjahr von selbst ab; er kann aber auch bis zum Alter von fünf Jahren bestehen bleiben.

## Behandlung

Lassen Sie vom Arzt kontrollieren, ob der Bruch sehr groß ist bzw. mit fünf Jahren noch nicht abgeheilt ist. In diesem Fall kann eine kleine Operation erforderlich werden, bei der der Darm in die Bauchhöhle zurückgeschoben und die Lücke in der Bauchmuskulatur zusammengenäht wird. Ein Bruch oberhalb des Bauchnabels muss meist operiert werden. Ein Nabelbruch tritt nach der Behandlung nur selten erneut auf.

**SYMPTOME**

*Nabelbruch:*
- Eine weiche Schwellung am Nabel
- Sie ist morgens oft nicht erkennbar, tritt jedoch während des Tages wieder auf.
- Sie kann sich vergrößern, wenn das Kind die Bauchmuskeln anspannt.
- Keine Schmerzen

*Leistenbruch*
- Eine weiche Schwellung direkt oberhalb der Leistenbeuge oder im Hodensack
- Sie ist morgens oft nicht erkennbar, tritt aber während des Tages wieder auf.
- Sie kann sich vergrößern, wenn das Kind schreit.

## LEISTENBRUCH

Ein Leistenbruch kommt bei Jungen unter einem Jahr am häufigsten vor. Er entsteht, wenn der Leistenkanal, der sich normalerweise schließt, wenn sich die Hoden kurz nach der Geburt senken, offen bleibt. Er bildet einen Hohlraum, in den eine Darmschlinge eintreten kann – entweder im Bereich der Leiste oder des Hodensacks.

### Behandlung

Wenn Sie eine Schwellung in der Leiste oder am Hodensack Ihres Soh-nes bemerken, wenden Sie sich an den Arzt. Wird die Diagnose bestätigt, ist vermutlich eine Operation erforderlich, da ein Leistenbruch nicht von selbst abheilt.

Bei einem schmerzhaften oder berührungsempfindlichen Leistenbruch wird das Kind sofort zu einer Notoperation ins Krankenhaus eingewiesen. Dabei wird der Darm wieder in die Bauchhöhle zurück verbracht und der Leistenkanal zugenäht. Nach der Operation ist ein weiterer Leistenbruch unwahrscheinlich.

### Mögliche Komplikationen

Ein strangulierter Bruch entsteht, wenn sich eine Darmschlinge im Leistenkanal verfängt und dabei die Blutversorgung behindert oder unterbrochen wird. Die Schwellung in der Leiste oder im Hodensack verhärtet und verfärbt sich, wird empfindlich oder schmerzhaft; das Kind kann sich erbrechen.

Verursacht die Schwellung keine Schmerzen, bringen Sie Ihr Kind innerhalb von 24 Stunden zum Arzt. Bei oder Empfindlichkeit rufen Sie den Notarzt oder bringen Ihr Kind ins Krankenhaus.

# HEPATITIS

Eine Hepatitis (Gelbsucht) ist eine meist von Viren verursachte Leberentzündung. Kinder erkranken am häufigsten an Hepatitis A. Das Hepatitis B-Virus kann bei einem Neugeborenen Hepatitis verursachen, wenn die Mutter Überträgerin ist.

### Ursachen

Das Hepatitis A-Virus wird über Wasser oder Nahrungsmittel, die mit infiziertem Stuhl kontaminiert sind, aufgenommen. Hepatitis A verursacht aber nur selten eine dauerhafte Schädigung der Leber. Nach der Erstinfektion besteht Immunität. Eine Impfung gegen Hepatitis A ist vor einer Reise in ein Land, in dem diese Krankheit verbreitet ist, empfehlenswert.

### Behandlung

Vereinbaren Sie innerhalb von 24 Stunden nach Auftreten der Hepatitis-Symptome einen Termin mit Ihrem Arzt. Hepatitis A kann medikamentös behandelt werden. Der Arzt wird Ihnen die nötigen Pflegemaßnahmen für Ihr Kind erklären. Selten ist die Erkrankung so schwer, dass das Kind ins Krankenhaus in die Intensivstation eingewiesen werden muss. Oft wird empfohlen, bei der Erkrankung einer Person alle Familienmitglieder

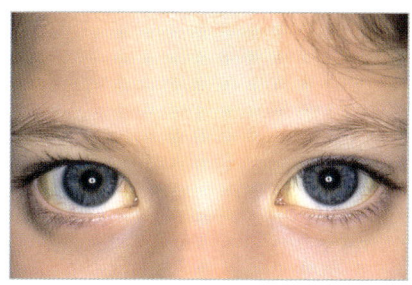

**GELBSUCHT** *Bei Hepatitis führt die Ansammlung des Abfallprodukts Bilirubin im Blut zu einer Gelbfärbung des Augenweiß und der Haut.*

vorbeugend gegen Hepatitis zu impfen. Hepatitis ist zwei Wochen vor und eine Woche nach Ausbruch der Krankheit ansteckend.

### Was können die Eltern tun?

Gönnen Sie Ihrem Kind Bettruhe, wenn ihm danach ist. Bei Erbrechen oder Appetitlosigkeit geben Sie ihm tagsüber stündlich eine kleine Menge Elektrolytlösung (*siehe S. 63* und

S. 172), gemischt mit Fruchtsaft. Wenn die Gelbsucht abklingt, sollte das Kind wieder Appetit bekommen und allmählich normal essen.

Beugen Sie der Verbreitung des Hepatitis A-Virus unter den Familienmitgliedern vor, indem Sie Ihre Hände sorgfältig waschen und das Geschirr auskochen. Zwei bis sechs Wochen nach Ausbruch der Krankheit kann das Kind wieder zur Schule gehen.

# GIARDIASIS

Giardiasis bezeichnet eine Infektion des Dünndarms durch den Parasiten *Giardia lamblia*. Früher trat die Erkrankung vorwiegend in den Tropen auf, heute kommt sie auch in gemäßigten Zonen vor; es erkranken vor allem Vorschulkinder.

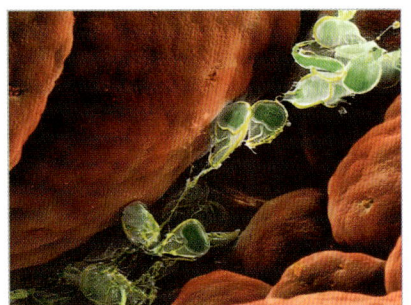

**URSACHE VON GIARDIASIS** *Der Parasit* Giardia lamblia *setzt sich an der Schleimhaut des Darms fest und absorbiert die Nährstoffe aus der Flüssigkeit.*

### Behandlung

Kinder erkranken an Giardiasis, wenn sie Speisen oder Wasser zu sich nehmen, die mit dem Parasiten verunreinigt sind. *Giardia lamblia* ist ein Einzeller, der die Absorption von Fett aus dem Dünndarm behindert.

Meist verläuft die Erkrankung relativ mild und klingt auch ohne Behandlung innerhalb von zwei Wochen ab. Wenn das Kind jedoch länger als zwei Wochen an Durchfall leidet oder länger als 48 Stunden schweren Durchfall hat, stellen Sie es dem Arzt vor. Er wird eine Stuhlprobe entnehmen, die im Labor untersucht wird. Wenn der Parasit in der Stuhlprobe nachgewiesen wird, erhält das Kind ein Medikament, das den Parasiten abtötet.

### Was können die Eltern tun?

Ihr Kind sollte nach Möglichkeit viel trinken, um die verlorene Flüssigkeit zu ersetzen und um einer Dehydrierung vorzubeugen. Waschen Sie sich nach dem Toilettengang und vor der Essenszubereitung die Hände. Durch diese Maßnahmen verhindern Sie, dass sich die Krankheit auf die anderen Familienmitglieder überträgt.

**SYMPTOME**

*Bei etwa zwei Drittel der infizierten Kinder verläuft die Erkrankung ohne Symptome. In anderen Fällen treten die Symptome ein bis drei Tage nach Eintritt des Parasiten in den Körper auf:*
- Heftige Durchfälle mit Blähungen
- Sehr heller Stuhl, der auf Wasser schwimmt und faul riecht. Dieses Symptom ist die Folge der Malabsorption (*siehe S. 258*).
- Unwohlsein und Bauchkrämpfe
- Geschwollener Bauch und Übelkeit

# FADENWÜRMER

Diese Würmer, die winzigen, weißen Fadenstücken ähneln, sind die am häufigsten vorkommenden parasitären Würmer in den gemäßigten Zonen. Kinder nehmen die Wurmeier über infizierte Speisen oder Gegenstände, an denen sie lutschen, auf.

### Ursachen

Fadenwürmer (*Enterobius vermicularis*), die am wenigsten schädlichen parasitären Würmer, leben im unteren Darmbereich. Die Weibchen tauchen nachts aus dem After auf und legen bis zu 10 000 Eier am After ab. Dies verursacht einen intensiven Juckreiz.

### Behandlung

Wenn Sie vermuten, dass Ihr Kind an Fadenwürmer leidet, stellen Sie es dem Arzt vor. Er wird Sie wahrscheinlich bitten, einige Eier für eine mikroskopische Untersuchung zu sammeln (*siehe Abbildung*). Wenn sich die Diagnose bestätigt, muss die ganze Familie mit einem Parasitenmittel behandelt werden. Zur Sicherheit sollte das Medikament zwei Wochen später erneut gegeben werden.

**SYMPTOME**

- Juckreiz im Afterbereich, besonders nachts, wenn die Fadenwürmer ihre Eier legen
- Bei Mädchen Juckreiz an der Scheide
- Entzündung des Afters infolge des Kratzens
- Manchmal winzige Würmer im Stuhl

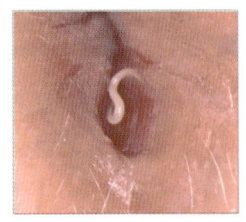

**WURMEIER** *Sammeln Sie die Eier für eine mikroskopische Untersuchung, indem Sie morgens, bevor Ihr Kind badet oder zur Toilette geht, einen Klebestreifen gegen den Afterbereich pressen.*

# INFEKTIONS-
# KRANKHEITEN

*Die meisten Kinderkrankheiten verlaufen harmlos; einige erfordern jedoch eine umsichtige Therapie.*

KINDER SIND ANFÄLLIGER FÜR DIE VIELFÄLTIGEN Infektionskrankheiten als Erwachsene. Das Immunsystem des Kindes braucht Zeit, bis es eine Widerstandskraft gegen die Bakterien, Viren, Pilze und Parasiten, die in unserer Umgebung vorkommen, aufgebaut hat – gegen die Keime in der Luft, die wir einatmen, im Wasser, das wir trinken, und in der Nahrung, die wir essen. Der Körper verfügt über höchst vielfältige Abwehrmechanismen – von der antiseptischen Tränenlösung in den Augen bis zu den weißen Blutkörperchen, die eindringende Keime bekämpfen. Mit Antibiotika kann man die üblichen bakteriellen Infektionen rasch und wirksam behandeln; Impfprogramme haben dafür gesorgt, dass schwere Virusinfektionen, wie Masern, Mumps und Röteln, heute selten geworden sind.

# MASERN

Masern sind eine höchst ansteckende Kinderkrankheit; durch die routinemäßige Impfung tritt sie in den Industriestaaten jedoch nur noch selten auf. Diese Viruserkrankung verursacht Fieber und einen typischen Ausschlag.

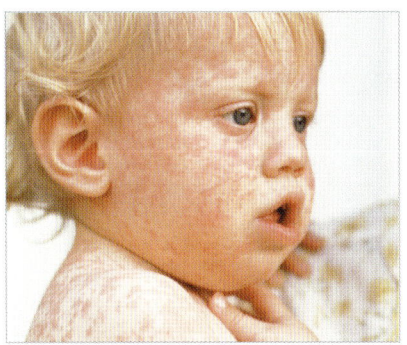

**MASERNAUSSCHLAG** *Zuerst treten einzeln stehende Flecken auf, die dann großflächig ineinander übergehen.*

## Behandlung

Wenn Sie eine Erkrankung vermuten, wenden Sie sich binnen 24 Stunden an den Arzt. Rufen Sie den Arzt sofort, wenn eines der folgenden Symptome auftritt: Ohrenschmerzen, schnelle Atmung, Benommenheit, Krampfanfälle, starke Kopfschmerzen oder Erbrechen.

## Was können die Eltern tun?

Das Kind kann nach Wunsch im Bett bleiben oder aufstehen. Gegen das Fieber geben Sie Paracetamol; achten Sie darauf, dass das Kind viel trinkt. Die Krankheit ist zwei Tage vor und fünf Tage nach Auftreten des Ausschlags ansteckend. Halten Sie das Kind möglichst von anderen Menschen fern; Geschwister haben sich wahrscheinlich bereits angesteckt. Die meisten Kinder sind zehn Tage nach Auftreten der ersten Krankheitszeichen wieder vollkommen gesund. Eine Masernerkrankung verleiht lebenslange Immunität.

## Mögliche Komplikationen

Komplikationen sind selten; manchmal kommt es zu einer Mittelohrentzündung (*siehe S. 240*) oder Lungenentzündung (*siehe S. 227*); dann verschreibt der Arzt Antibiotika. Schwere Komplikationen können vor allem bei Kindern mit chro-

nischen Herz- oder Lungenkrankheiten oder geschwächtem Immunsystem auftreten. Etwa eines von 1000 erkrankten Kindern bekommt eine Gehirnentzündung; diese Krankheit entsteht, wenn das Masernvirus das Gehirn infiziert, oder infolge einer anomalen Reaktion des Immunsystems auf das Virus.

▣ **SYMPTOME**

*Inkubationszeit: 10–14 Tage*
- Fieber
- Gerötete, tränende Augen
- Schnupfen
- Trockener Husten

*Auf diese Symptome folgen:*
- Nach zwei Tagen winzige, weiße Pusteln im Mund
- Ein flacher, kleinfleckiger Ausschlag (*siehe S. 187*) erscheint drei bis vier Tage nach dem Ausbruch der Krankheit erst auf dem Gesicht und hinter den Ohren, dann auf dem ganzen Körper. Der Ausschlag verblasst nach einigen Tagen und das Fieber fällt. Nun sollte es dem Kind wieder besser gehen. In den meisten Fällen ist der Ausschlag nach einer Woche abgeklungen.

# RÖTELN

Diese leichte Virusinfektion tritt nur noch selten auf, weil die meisten Kinder dagegen geimpft sind. Röteln können einen Ausschlag und eine Lymphknotenschwellung verursachen; in etwa 25 Prozent der Fälle kommt es zu keinem Ausschlag.

## Behandlung

Rufen Sie den Arzt, wenn Sie vermuten, dass Ihr Kind Röteln hat. Bringen Sie es nicht ins Wartezimmer, damit schwangere Frauen nicht angesteckt werden. Eine Rötelnerkrankung ist in der Frühschwangerschaft gefährlich, weil sie das Ungeborene schädigen kann.

Rufen Sie den Arzt sofort, wenn Ihr Kind eines der folgenden Symptome aufweist: ein Ausschlag aus flachen, dunkelroten Flecken, der nicht verschwindet, wenn man dagegen drückt; starke Kopfschmerzen; Erbrechen; allgemeine Antriebslosigkeit oder ungewöhnliche Schläfrigkeit. In

▣ **SYMPTOME**

*Inkubationszeit: 2–3 Wochen.*
- Leichtes Fieber
- Geschwollene Lymphknoten im Nacken und hinter den Ohren, manchmal auch in den Achseln oder der Leiste
- Ein nicht juckender Ausschlag (*siehe S. 187*) tritt nach zwei bis drei Tagen auf und klingt nach drei Tagen ab.
- Manche Kinder klagen über Gliederschmerzen.

diesem Fall kann eine andere, schwerere Erkrankung bestehen.

Es gibt keine spezifische Behandlungsweise bei Röteln. Der Arzt untersucht das Kind genau und kann die Diagnose durch eine Blutprobe bestätigen lassen.

### Was können die Eltern tun?
Geben Sie Ihrem Kind die altersgemäße Dosis Paracetamol gegen das Fieber und lassen Sie es viel trinken. Halten Sie es von schwangeren Frauen fern. Röteln sind eine Woche vor Auftreten des Ausschlags bis etwa vier Tage nach Abklingen des Ausschlags ansteckend. Etwa zehn Tage nach Auftreten der ersten Symptome geht es Kindern in der Regel schon viel besser. Nach einer Erkrankung besteht lebenslange Immunität.

### Mögliche Komplikationen
Zu den seltenen Komplikationen gehören Gehirnentzündung (Enzephalitis) und Thrombopenie (*siehe S. 307*), eine Erkrankung, bei der die Anzahl der Thrombozyten im Blut stark reduziert ist.

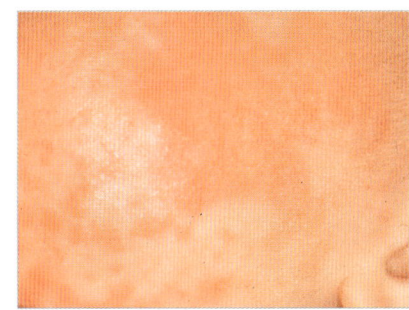

**RÖTELNAUSSCHLAG** *Winzige, flache, violette Flecken erscheinen zuerst im Gesicht und breiten sich dann flächig auf Körper, Arme und Beine aus.*

# WINDPOCKEN

Diese verbreitete Kinderkrankheit tritt meist im Spätwinter und Frühjahr vor allem bei Kindern unter zehn Jahren auf. Windpocken werden von dem Virus *Varicella zoster* verursacht; wichtigstes Symptom ist ein juckender Ausschlag.

### Behandlung
Ein Arztbesuch ist nicht unbedingt erforderlich. Rufen Sie aber sofort den Arzt, wenn Ihr kleines Baby Windpocken bekommt oder Ihr Kind ein geschwächtes Immunsystem oder eine Ekzemneigung hat und mit Windpocken in Kontakt kam. Der Arzt sollte auch konsultiert werden, wenn der Ausschlag eitert oder die Haut gerötet ist.

Rufen Sie den Arzt sofort, wenn Ihr Kind Husten oder Krampfanfälle bekommt, schnell atmet oder ungewöhnlich schläfrig ist, beim Gehen schwankt oder das Fieber lang anhält oder erneut auftritt.

Der Arzt kann Antibiotika verordnen, um einer bakteriellen Sekundärinfektion vorzubeugen. Kinder, die unter Ekzemen leiden, können ein virushemmendes Mittel, wie Aciclovir, bekommen. Bei hohem Komplikationsrisiko wird das Kind ins Krankenhaus eingewiesen, wo ihm intravenös Medikamente verabreicht werden können.

### Was können die Eltern tun?
Lindern Sie den Ausschlag mit Zinksalbe. Auch Antihistaminika zum Einnehmen können den Juckreiz lindern. Wohltuend ist auch ein Bad in warmem Wasser, dem Sie eine Hand voll kohlensaures Natron zugeben. Mit Paracetamol können Sie das Fieber senken. Geben Sie Ihrem Kind viel zu trinken. Schneiden Sie seine Fingernägel kurz und versuchen Sie es vom Kratzen abzuhalten, damit sich die Bläschen nicht entzünden.

Windpocken sind einen Tag vor Auftreten des Ausschlags bis zur Verschorfung der Bläschen ansteckend; halten Sie Ihr Kind in dieser Zeit von anderen Kindern fern, bei denen ein hohes Komplikationsrisiko besteht.

### Mögliche Komplikationen
Die häufigste Komplikation ist eine Sekundärinfektion mit Streptokokken, die durch Kratzen verursacht wird. Kinder, die an Ekzemen leiden (*siehe S. 234*), sind besonders anfällig.

*Inkubationszeit: 2–3 Wochen.*
- Leichtes Fieber oder Kopfschmerzen wenige Stunden vor Auftreten des Ausschlags
- Ausschlag aus kleinen Flecken, die zu juckenden Bläschen werden (*siehe S. 187*). Die Bläschen trocknen in wenigen Tagen aus und verschorfen. Sie können schubweise auftreten; dadurch hat das Kind Bläschen in unterschiedlichem Stadium.
- Bläschen im Mund können beim Essen Beschwerden bereiten.
- Manche Kinder bekommen bei Windpocken einen starken Husten.

Das höchste Risiko tragen Kinder mit geschwächtem Immunsystem (wenn sie z.B. Kortison erhalten) und Neugeborene, die sich in der Spätschwangerschaft bei der Mutter angesteckt haben.

### Prognose
Sieben bis zehn Tage nach Ausbruch der Symptome sollte es Ihrem Kind besser gehen. Nach der Erkrankung besteht lebenslange Immunität; das Virus bleibt aber in den Nervenzellen und kann beim Erwachsenen Gürtelrose verursachen.

# RINGELRÖTELN

Ringelröteln, eine Viruserkrankung, sind nur mäßig ansteckend und verursachen einen roten Ausschlag, zunächst auf den Wangen. Sie treten am häufigsten im Frühjahr und vor allem bei Kindern über zwölf Jahren auf.

### Behandlung
Es gibt keine spezielle Behandlung; rufen Sie jedoch den Arzt, wenn Sie sich Sorgen machen oder Ihr Kind eine Blutkrankheit hat, die zu Komplikationen führen könnte. Bringen Sie Ihr Kind wegen der Ansteckungsgefahr nicht ins Wartezimmer des Arztes. Zur Diagnosestellung kann ein Bluttest erforderlich sein.

### Was können die Eltern tun?
Senken Sie das Fieber mithilfe einer altersgemäßen Dosis Paracetamol und bitten Sie Ihr Kind, viel zu trinken. Nach Auftreten des Ausschlags ist die Erkrankung kaum noch ansteckend; trotzdem sollten Sie Ihr Kind von schwangeren Frauen fernhalten. Bei einer schwangeren Frau kann eine Infektion zu einer Fehlgeburt führen.

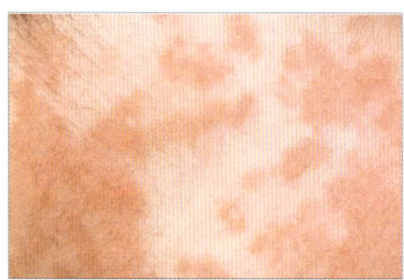

*TYPISCH: GERÖTETE WANGEN* Als erstes Symptom tritt ein hellroter Ausschlag auf den Wangen auf.

**◻ SYMPTOME**

*Inkubationszeit: 4–14 Tage.*
- Intensive Rötung der Wangen
- Blässe im Mundbereich
- Fieber
- Ein bis vier Tage nach Rötung der Wangen tritt auf Armen und Beinen, manchmal auch auf dem Rumpf, ein Ausschlag auf, der sieben bis zehn Tage lang besteht. Die Flecken verwandeln sich dabei in blassrote Ringe in girlandenähnlicher Form und können verschwinden und erneut auftreten. Nach einem warmen Bad oder Sonneneinstrahlung ist der Ausschlag intensiver.
- Selten Gliederschmerzen

Der Ausschlag kann über mehrere Wochen oder Monate hinweg immer wieder auftreten. Eine erneute Erkrankung ist sehr unwahrscheinlich.

# HAND-FUSS-MUND-EXANTHEM

Diese bei Kindern unter vier Jahren häufige Erkrankung tritt gewöhnlich epidemieartig im Sommer und Frühherbst auf. Es handelt sich um eine leichte Virusinfektion, die Bläschen im Mund sowie an Händen und Füßen verursacht.

### Was können die Eltern tun?
Es gibt keine spezielle Behandlung der Hand-Fuß-Mund-Krankheit. Sie können die Symptome lindern. Wenn Ihr Kind an schmerzhaften Mundgeschwüren leidet, geben Sie ihm Paracetamolsaft in der altersgemäßen Dosis. Durch Mundspülungen mit Salzwasser lassen sich die Schmerzen lindern (*siehe S. 207*).

Achten Sie darauf, dass Ihr Kind viel trinkt – vorzugsweise Wasser oder Milch. Geben Sie ihm keine Fruchtsäfte, weil die Säure die Mundbeschwerden verschlimmert. Wenn Ihr Kind feste Speisen verweigert, zwingen Sie es nicht zu essen.

Die Bläschen an Händen und Füßen heilen gewöhnlich nach drei bis vier

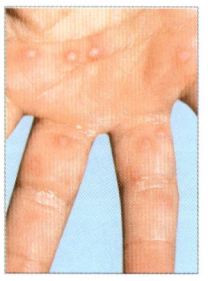

*BLÄSCHEN AN DEN FINGERN* Beim Hand-Mund-Fuß-Exanthem bilden sich Bläschen an den Fingern, auf dem Handrücken oder dem Fußrist.

**◻ SYMPTOME**

*Inkubationszeit: 3–5 Tage.*
- Leichtes Fieber
- Bläschen im Mund, die zu wunden, flachen Geschwüren werden
- Appetitlosigkeit und Nahrungsverweigerung
- Bläschen an Händen und Füßen, die meist ein bis zwei Tage nach den Bläschen im Mund auftreten. Sie verursachen weder Juckreiz noch Schmerzen.

Tagen ab; auch das Fieber sollte in dieser Zeit wieder abgeklungen sein. Die Mundgeschwüre können bis zu vier Wochen bestehen bleiben. Nach einer Erkrankung besteht eine lebenslange Immunität.

# DREITAGEFIEBER

Mit zwei Jahren haben viele Kinder das Dreitagefieber (*Roseola infantum*) bereits durchgemacht. Diese Virusinfektion verursacht hohes, drei bis vier Tage anhaltendes, plötzlich auftretendes Fieber; danach erscheint ein Ausschlag aus roten oder rosa Flecken.

### Behandlung

Es gibt keine spezielle Behandlung; rufen Sie jedoch sofort den Arzt an, wenn das Fieber über 39 °C steigt oder

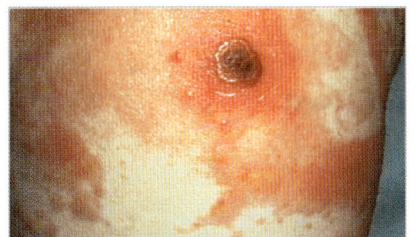

**AUSSCHLAG BEI DREI-TAGE-FIEBER** *Im zweiten Krankheitsstadium erscheint ein Ausschlag aus flachen rosa oder roten Flecken.*

das Kind einen Fieberkrampf hat (*siehe S. 292*) oder benommen oder unruhig ist. Während Sie auf den Arzt warten, versuchen Sie das Fieber mit lauwarmen Waschungen oder der altersgemäßen Dosis Paracetamolsaft zu senken.

Zur Abklärung der Diagnose kann der Arzt eine Blut- oder Urinprobe auf eine bakterielle Infektion untersuchen lassen – eine Hirnhautentzündung verursacht z.B. ähnliche Symptome. Nach Abklingen des Ausschlags sollte das Kind wieder vollkommen gesund sein. Bei gesunden Kindern gibt es nur selten Komplikationen; bei einem geschwächten Immunsystem kann sich jedoch eine Hepatitis (*siehe S. 261*) oder Lungenentzündung (*siehe S. 227*) entwickeln.

### SYMPTOME

*Inkubationszeit: 5–15 Tage.*

- Fieber von 39–40 °C, obwohl das Kind gesund wirkt
- Manchmal ein oder mehrere Fieberkrämpfe (*siehe S. 292*)
- Manche Kinder leiden an leichtem Durchfall, Husten, vergrößerten Lymphdrüsen am Hals sowie Ohrenschmerzen.

*Etwa drei bis vier Tage nach Ausbruch des Fiebers tritt die Krankheit in die zweite Phase:*

- Die Körpertemperatur normalisiert sich.
- Ein Ausschlag aus kleinen rosa oder roten Flecken (*siehe S. 187*) erscheint auf Kopf und Rumpf und besteht etwa vier Tage lang.

# SCHARLACH

Scharlach wird durch Streptokokken verursacht. Die einstmals häufige Kinderkrankheit kann heute mithilfe von Antibiotikagaben gut behandelt werden. Auffälligstes Merkmal der Krankheit ist der Ausschlag.

### Behandlung

Rufen Sie binnen 24 Stunden nach Auftreten der Symptome den Arzt an. Aufgrund der Symptome und einem Rachenabstrich kann er die Diagnose bestätigen. Normalerweise erfolgt eine zehntägige Antibiotikagabe. Rufen Sie den Arzt sofort an, wenn der Urin des Kindes rot, violett oder rauchgrau ist oder das Kind länger als fünf Tage Fieber hat.

### Was können die Eltern tun?

Paracetamol senkt das Fieber und lindert die Schmerzen. Sorgen Sie dafür, dass Ihr Kind das Antibiotikum zehn Tage lang einnimmt und halten Sie es so lange von anderen Kindern fern. Eine Woche nach Ausbruch der Krankheit wird es Ihrem Kind besser gehen. Ist dies nicht der Fall, wenden Sie sich an den Arzt. Vielleicht hat Ihr Kind rheumatisches Fieber. Nach einer Scharlacherkrankung besteht Immunität gegen den spezifischen Erregertyp.

Dank der Behandlung mit Antibiotika treten Komplikationen, wie rheumatisches Fieber, das zu einer dauerhaften Schädigung des Herzens führen kann, und Nierenentzündung (*siehe S. 276*), heutzutage nur noch selten auf.

### SYMPTOME

*Inkubationszeit: 2–4 Tage.*

- Erbrechen
- Fieber
- Halsschmerzen und Kopfschmerzen
- Ein Ausschlag entwickelt sich innerhalb von zwölf Stunden nach Auftreten der ersten Symptome (*siehe S. 187*) auf Hals und Brust und breitet sich rasch aus. Am Hals, in den Achseln und der Leiste ist er am intensivsten. Das Gesicht bleibt ausgespart. Der Ausschlag hält bis zu sechs Tage an, danach schält sich die Haut.
- Die Wangen sind gerötet, der Mundbereich bleibt blass.
- Im Frühstadium ist die Zunge dick weiß belegt mit hervorstehenden, roten Punkten. Am vierten Tag geht der Belag ab und hinterlässt eine hellrote, pelzige »Erdbeerzunge«.

# MUMPS

Mumps ist eine leichte Infektionskrankheit mit Fieber und Schwellung einer oder beider Speicheldrüsen. Diese liegen am Kinn vor und unter den Ohren. Vor Einführung der Impfprogramme war Mumps bei Kindern weit verbreitet.

### Behandlung

Bei Verdacht auf Mumps wenden Sie sich an den Arzt. Rufen Sie den Arzt sofort an, wenn Ihr Kind starke Kopfschmerzen (mit oder ohne Erbrechen) oder Bauchschmerzen hat. Bei starken Kopfschmerzen wird das Kind ins Krankenhaus eingewiesen, um abzuklären, ob eine Gehirn- oder Hirnhautentzündung vorliegt.

### Was können die Eltern tun?

Die geschwollen Drüsen verursachen Schmerzen, die mit Paracetamol gelindert werden können. Damit können Sie auch das Fieber senken. Geben Sie Ihrem Kind viel zu trinken, aber keine Fruchtsäfte, die den Speichelfluss anregen und so Schmerzen verschlimmern.

Nach etwa zehn Tagen geht es dem Kind besser. Eine Entzündung der Hoden oder Bauchspeicheldrüse tritt nur selten auf und hat meist keine Langzeitfolgen. Eine Unfruchtbarkeit infolge einer Hodenentzündung ist sehr selten. Nach einer Mumpserkrankung besteht Immunität.

### Mögliche Komplikationen

Manchmal entzünden sich bei Jungen im Teenageralter eine Woche nach der Mumpserkrankung die Hoden (Orchitis; *siehe* »Penis- und Hodenprobleme«, S. 277).

Selten kommt es vor oder nach Anschwellen der Speicheldrüsen zu einer Bauchspeicheldrüsenentzündung, Gehirn- oder Hirnhautentzündung.

*Inkubationszeit: 14–24 Tage.*
- Fieber
- Empfindlichkeit und Schwellung einer oder beider Gesichtshälften; das Gesicht wirkt aufgedunsen. Die Schwellung entsteht meist ein bis zwei Tage nach Einsetzen des Fiebers und dauert vier bis acht Tage.
- Schmerzen in Kiefer, Ohren und Bauch
- Anschwellen weiterer Drüsen

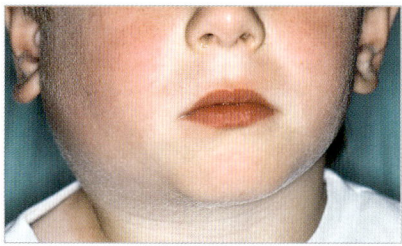

**GESCHWOLLENE DRÜSEN** *Auffälligstes Merkmal von Mumps sind die geschwollenen Speicheldrüsen direkt unter den Ohren. Sie können auch Schmerzen verursachen.*

# TETANUS (WUNDSTARRKRAMPF)

Diese schwere Krankheit befällt das zentrale Nervensystem. Sie ist heute dank der Impfung in den Industriestaaten selten. Bakteriensporen aus infizierter Gartenerde oder Tierkot gelangen dabei über eine tiefe Wunde in den Körper.

### Ursachen

Tetanus wird durch ein Gift verursacht, das von einem Bakterium, *Clostridium tetani*, gebildet wird. Diese Bakterien leben normalerweise ohne krank machende Wirkung im Darm von Mensch und Tier. Daher kommen diese Bakterien überall vor, wo Erde mit Kot verunreinigt wurde.

Über eine tiefe Wunde kann das Bakterium ins Blut gelangen und sich dort vermehren. Die Bakterien setzen

ein Gift frei, das heftige, schmerzhafte Kontraktionen der Muskulatur verursacht – erst im Kiefer, dann im Gesicht und am Hals. Dies kann zur Atemlähmung führen. Auch die Rückenmuskeln sind betroffen; durch die Krämpfe biegt sich der Körper nach hinten.

### Sofortmaßnahmen

Tetanus ist ein Notfall. Bei Anzeichen eines Wundstarrkrampfs rufen Sie

*Inkubationszeit: 3–21 Tage.*
- Das Kind kann den Mund wegen der Krämpfe im Kiefer nicht öffnen.
- Das Kind kann kaum schlucken.
- Die Gesichtsmuskeln ziehen sich zusammen, das Gesicht erstarrt.
- Muskelkrämpfe am Hals, in Rücken, Bauch und Gliedmaßen. Sie können höchst schmerzhaft sein und 10 bis 14 Tage lang auftreten. Die Krämpfe behindern die Atmung.

sofort den Arzt oder bringen Ihr Kind ins Krankenhaus.

## Behandlung

Wenn sich Ihr Kind geschnitten hat und die Wunde möglicherweise mit infizierter Erde verschmutzt ist, bringen Sie es sofort zum Arzt. Bei Verdacht auf Wundstarrkrampf wird das Kind ins Krankenhaus eingewiesen. Bei einer leichten Infektion – wenn nur eine Lähmung oder schwache Krämpfe im Bereich des Infektionsherds auftreten – genügt eventuell die Gabe von Beruhigungsmittel sowie leichte Kost. Schwere Tetanusfälle erfordern eine Notfallbehandlung. Es wird ein Trachealtubus in die Luftröhre geführt oder eine Tracheostomie durchgeführt, um die Atmung sicherzustellen; eventuell wird das Kind beatmet. Muskelrelaxantien und Beruhigungsmittel werden zur Linderung von Muskelkrämpfen gegeben.

## Prognose

Tetanus kann tödlich verlaufen; bei einer unverzüglichen Behandlung im Krankenhaus werden die meisten Kinder jedoch vollständig gesund. Eine Besserung erfolgt meist innerhalb von drei Wochen; eine schwere Erkrankung erfordert eine längere Rekonvaleszenz.

# KEUCHHUSTEN (PERTUSSIS)

Diese bakterielle Infektion ist für Babys unter sechs Monate am gefährlichsten. Viele Kinder in den Industriestaaten sind dagegen geimpft, sodass Keuchhusten nur selten auftritt. Charakteristisch ist das Keuchgeräusch beim Husten.

## Behandlung

Wenn Ihr Baby jünger als sechs Monate ist und Husten hat oder wenn sich Ihr Kind beim Husten erbricht oder der Husten länger als eine Woche andauert, rufen Sie innerhalb von 24 Stunden den Arzt. Rufen Sie den Arzt sofort an, wenn Zunge oder Lippen des Kindes während eines Hustenanfalls blau anlaufen oder es einen Krampfanfall hat.

Zur Bestätigung der Diagnose kann der Arzt einen Rachenabstrich im Labor untersuchen lassen. Antibiotika beschleunigen die Heilung; sie wirken jedoch nur, wenn sie schon im Frühstadium gegeben werden. Wenn Ihr Baby blau anläuft oder einen Krampfanfall hat, wird es eventuell ins Krankenhaus eingewiesen.

Geschwistern kann man vorbeugend Antibiotika geben, damit die Erkrankung nach einer eventuell erfolgten Ansteckung milder verläuft.

## Was können die Eltern tun?

Geben Sie Ihrem Kind viel zu trinken und breiige Speisen. Während eines Hustenanfalls klopfen Sie ihm leicht auf den Rücken.

Der Arzt kann Ihnen einfache krankengymnastische Übungen zeigen. Nachts muss das Kind überwacht werden. Bitten Sie andere Erwachsene, sich mit Ihnen abzuwechseln.

## Prognose

Das Kind wird möglicherweise noch mehrere Monate lang husten. Wenn eine allgemeine Erkrankung vorliegt oder wenn sich der Husten nach sechs Wochen nicht gebessert hat, wird vermutlich eine Röntgenaufnahme der Brust gemacht. Eine dauerhafte Lungenschädigung ist jedoch selten. Bei manchen Kindern tritt der typische Husten während einer späteren Virusinfektion erneut auf.

# PFEIFFER-DRÜSENFIEBER

Das Pfeiffer-Drüsenfieber wird durch das Epstein-Barr-Virus verursacht, das die weißen Blutkörperchen angreift. Diese Krankheit ist schwer zu diagnostizieren, weil Ähnlichkeiten mit anderen Krankheiten bestehen. Sie tritt vorwiegend bei Jugendlichen und jungen Erwachsenen auf; es können aber Menschen jeden Alters, also auch kleine Kinder, daran erkranken.

## Behandlung

Wenn Sie bei Ihrem Kind Pfeiffer-Drüsenfieber vermuten, bringen Sie es sobald als möglich zum Arzt. Mit einem speziellen Bluttest, dem Paul-Bunnell-Test, kann man die Diagnose stellen. Dabei wird untersucht, ob Antikörper gegen das Virus sowie eine erhöhte Anzahl von Monozyten, weiße Blutkörperchen, die der Krankheit ihren medizinischen Namen geben, vorhanden sind.

Andere Infektionen mit ähnlichen Symptomen müssen ausgeschlossen werden. Bei Pfeiffer-Drüsenfieber treten Gliederschmerzen auf wie bei Grippe (*siehe S. 225*) sowie Halsschmerzen und entzündete Mandeln wie bei Mandelentzündung (*siehe S. 223*). Gelegentlich beginnt die Krankheit mit einem Ausschlag, ähnlich wie bei Röteln (*siehe S. 264*).

Es gibt keine spezielle Behandlungsmethode. Da die Infektion durch ein Virus verursacht wird, sind Antibiotika wirkungslos; sie können sogar einen Ganzkörper-Ausschlag verursachen. Der Arzt wird Bettruhe verordnen, bis das Fieber abklingt.

## Was können die Eltern tun?

Sie müssen akzeptieren, dass die Krankheit ihren eigenen Verlauf nehmen wird. Sie können jedoch die Symptome lindern. Geben Sie Ihrem Kind reichlich kühle Getränke und achten Sie darauf, dass es sich viel Ruhe gönnt. Paracetamol kann hohes Fieber senken. Lassen Sie das Kind ganz nach seinem Wunsch im Bett bleiben oder aufstehen.

Die Infektion ist ansteckend – sie wird auch als »Kusskrankheit« bezeichnet, weil sie durch Mund-zu-Mund-Kontakt übertragen wird. Ihr Kind sollte engen Kontakt zu anderen Kindern meiden.

Stärken Sie das Immunsystem Ihres Kindes, damit es den Virus besser bekämpfen kann. Achten Sie auf gesunde Ernährung mit mindestens fünf Portionen Obst und Gemüse täglich. Bereiten Sie zweimal wöchentlich fettreichen Fisch zu. Wenn es keinen fettreichen Fisch mag, fügen Sie Kabeljau- oder Thunfischgerichten Lebertran zu. Vitamin- oder Mineralstoffmangel kann die Müdigkeit verstärken; geben Sie Ihrem Kind ein entsprechendes Präparat.

Es gibt viele Nährstoff- und Pflanzenpräparate, die den Aufbau eines gesunden Immunsystems unterstützen und die Selbstheilungskräfte des Körpers anregen können. Der pflanzliche Immunstärker Echinacea (*siehe S. 322*) kann kontinuierlich oder im Wechsel mit anderen Phytopharmaka, die gegen Viren wirken, gegeben werden. Homöopathische Mittel (*siehe S. 321*) können ergänzend wirken. Suchen Sie einen Homöopathen auf, der Ihrem Kind ein Konstitutionsmittel verordnen kann – in hoher Potenzierung kann es die Selbstheilungskräfte des Kindes stärken.

## Mögliche Komplikationen

Die häufigste Komplikation des Pfeiffer-Drüsenfiebers ist eine Hepatitis (*siehe S. 261*). Seltener sind andere Komplikationen, wie Lungenentzündung (*siehe S. 227*) und Milzriss. Komplikationen können auch das Nervensystem, den Blutkreislauf und die Atmung betreffen.

## Prognose

Die meisten Kinder können nach zwei Wochen wieder zur Schule gehen; manchmal ist eine längere Ruhezeit erforderlich. In der Schule sollte das Kind anfangs noch nicht wieder am Sportunterricht teilnehmen, damit es sich nicht verausgabt. Einige wenige Kinder entwickeln ein chronisches Erschöpfungssyndrom (*siehe S. 296*).

---

### SYMPTOME

Inkubationszeit: etwa 10 Tage.

- Geschwollene Lymphknoten oder »Drüsen« am Hals und/oder in den Achseln oder der Leiste.
- Hohes Fieber von 39–40 °C.
- Das Fieber kann wenige Tage, aber auch mehrere Wochen anhalten.
- Starke Halsschmerzen.
- Müdigkeit und Schwäche.
- Gewichtsabnahme und Appetitlosigkeit.
- Kopfschmerzen.
- Möglicherweise Vergrößerung der Milz.
- Eventuell Muskelschmerzen.
- Es kann ein Ausschlag auftreten.
- Empfindlicher, schmerzender Bauch.

---

### ENTSPANNUNG

Regen Sie Ihr Kind an, Entspannungstechniken, z.B. Yoga oder Bauchatmung, zu erlernen. Führen Sie gemeinsam regelmäßige, kurze und möglichst kindgerechte Übungsphasen durch. Massage oder andere manuelle Techniken sowie Aromatherapie (*siehe S. 325*) sind ebenfalls hilfreich, um Stress und Spannungen bei Ihrem Kind abzubauen und Wohlbefinden herzustellen.

# MALARIA

An Malaria sterben in den tropischen Ländern jährlich zwei Millionen Menschen; auch in gemäßigten Zonen nimmt die Zahl der Malariaerkrankungen zu. Malaria wird von Parasiten verursacht und durch den Stich infizierter Mücken übertragen.

### Ursachen

Malaria wird von dem Einzeller *Plasmodium* verursacht, der durch Mückenstiche von Mensch zu Mensch übertragen wird. Die Parasiten vermehren sich in den roten Blutkörperchen und zerstören sie. Die Symptome treten anfallsweise auf.

### Behandlung

Rufen Sie bei etwaigen Symptomen sofort den Arzt. Das Kind wird ins Krankenhaus eingewiesen, wo das Blut auf den Erreger untersucht wird. Bei Bestätigung der Diagnose wird das Kind mit Malariamitteln behandelt.

Bringen Sie Ihr Kind sofort ins Krankenhaus, wenn es eines der folgenden Symptome aufweist: Schüttelfrost, Benommenheit, Gelbfärbung oder extreme Blässe der Haut. Wenn Komplikationen auftreten, muss es auf der Intensivstation behandelt werden. Bei einer raschen Behandlung erfolgt eine baldige Besserung, je nach Schwere der Erkrankung in nur wenigen Tagen oder ein bis zwei Wochen. Die schwerere *Malaria falciparum* kann lebensbedrohend sein, wenn der Erreger das Gehirn oder die Nieren angreift.

### SYMPTOME

*Die Symptome einer Malaria entwickeln sich gewöhnlich 6–30 Tage nach der Ansteckung. Manchmal können sie noch bis zu einem Jahr nach einer Behandlung mit Malariamitteln auftreten, wenn diese nur teilweise wirksam waren. Die wichtigsten Symptome sind:*
- Hohes Fieber und Schüttelfrost
- Kopfschmerzen

*Weitere Symptome:*
- Übelkeit und Erbrechen
- Schmerzen in Bauch und Rücken
- Gelenkschmerzen

*Malaria falciparum kann zu Infektionen der Nieren, der Leber, des Gehirns und des Blutes führen.*

### VORBEUGUNG

Wenn Sie eine Reise in eine Region planen, in der Malaria vorkommt, sollten Sie sich informieren, welche Malariamittel für diese Region empfohlen werden, und diese wie empfohlen einnehmen – meist schon mehrere Tage vor der Abreise und während der Dauer des Aufenthalts. Schützen Sie sich durch entsprechende Kleidung und Abwehrmittel gegen Mücken vor Stichen. Schlafen Sie immer unter einem Moskitonetz.

# TYPHUS

Typhus wird durch Bakterien verursacht, die den Verdauungstrakt entzünden. Kinder fangen sie sich ein, wenn sie Speisen oder Wasser zu sich nehmen, die durch den Kot einer infizierten Person verunreinigt sind.

### Ursachen

Typhus wird durch das Bakterium *Salmonella typhi*, der ungefährlichere Paratyphus durch das Bakterium *Salmonella paratyphi* verursacht. Das Bakterium gelangt vom Verdauungssystem in den Blutstrom, verursacht Fieber und andere Symptome einer Blutvergiftung. Typhus tritt in Gegenden mit schlechten sanitären Verhältnissen häufig auf, wo Fliegen Bakterien aus menschlichem Kot auf Speisen und Wasser übertragen.

### Behandlung

Rufen Sie innerhalb von 24 Stunden nach Auftreten möglicher Symptome den Arzt. Bei Verdacht auf Typhus wird das Kind ins Krankenhaus eingewiesen, wo die Diagnose durch eine Urin-, Stuhl- oder Blutuntersuchung gestellt wird. Das Kind wird mit Antibiotika behandelt, die bei schweren Symptomen intravenös verabreicht werden.

Eine Besserung tritt gewöhnlich einige Tage nach Behandlungsbeginn

### SYMPTOME

*Inkubationszeit: 7–14 Tage.*
- Fieber, das auf 39–40 °C steigt und bis zu vier Wochen ohne tageszeitliche Schwankungen anhält
- Kopfschmerzen
- Energielosigkeit
- Bauchschmerzen
- Verstopfung oder Durchfall
- Ein Ausschlag aus erhabenen, violetten Flecken auf dem Bauch, der sich in der zweiten Krankheitswoche entwickelt und etwa einen Tag lang besteht.
- Bleibt die Krankheit unbehandelt, kann es in der dritten Woche zu Darmblutungen, Darmdurchbruch oder anderen Komplikationen kommen.

ein. Nach zwei bis drei Wochen ist das Kind wieder völlig gesund.

### Mögliche Komplikationen

Bei unverzüglicher Behandlung treten Komplikationen, wie innere Blutung, Lungenentzündung (*siehe S. 227*), Hirnhautentzündung (*siehe S. 294*) und Gallenblasenentzündung, nur sehr selten auf.

### Vorbeugung

Die Typhusimpfung bietet einen mehrjährigen Schutz; bei einer Reise in bestimmte Länder ist eine Auffrischungsimpfung erforderlich.

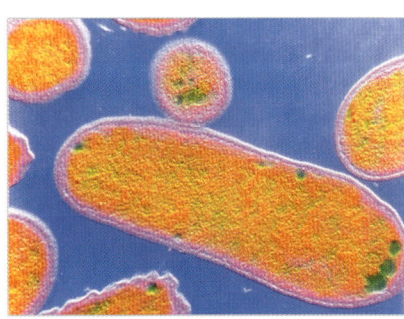

**SALMONELLA-TYPHI-BAKTERIUM** *Diese Bakterien sind für Typhus verantwortlich. Sie durchdringen die Wand des Dünndarms und gelangen in den Blutkreislauf.*

# HIV-INFEKTION UND AIDS

Die meisten HIV-infizierten Kinder haben sich vor oder während der Geburt bei ihrer Mutter angesteckt. Wenn die Mutter während der Schwangerschaft behandelt wird, verringert sich das Übertragungsrisiko. Eine HIV-Infektion verursacht nur wenige Symptome, schwächt aber das Immunsystem und führt zu AIDS, das die allgemeine Krankheitsanfälligkeit erhöht.

### Ursachen

Eine HIV-Infektion wird über das Blut übertragen. Das HIV-Virus infiziert Zellen mit einer speziellen Oberflächenstruktur, vor allem weiße Blutkörperchen, zerstört sie und reduziert dadurch die Effektivität des Immunsystems.

Der Krankheit führt zu einer allmählichen Schwächung des Körpers. Ist das Immunsystem so geschwächt, dass sich lebensgefährliche Krankheiten, wie Lungenentzündung (*siehe S. 227*) und Tuberkulose, ungehindert ausbreiten können, besteht das volle Krankheitsbild AIDS.

Beinahe alle HIV-Fälle bei Kindern gehen auf eine Übertragung durch die HIV-positive Mutter während der Schwangerschaft oder Geburt zurück. Man bezeichnet diesen Vorgang als perinatale Übertragung.

### Behandlung

Betroffene Kinder müssen medizinisch intensiv überwacht werden. Wenn der Arzt bei einem Baby eine HIV-Infektion

vermutet, erfolgt ein intensives Elterngespräch. Mit Einverständnis der Eltern wird ein Bluttest durchgeführt. Werden HIV-Antikörper nachgewiesen, hat ein Kontakt mit dem Virus stattgefunden. Dies bedeutet noch nicht, dass das Kind infiziert ist, denn auch Antikörper der Mutter sind über ein Jahr lang im Blut des Kindes nachzuweisen. Durch einen genaueren Test, den so genannten HIV-PCR, kann bereits in den ersten vier Lebensmonaten ein direkter Nachweis im Blut des Babys erfolgen.

Mit antiretroviralen Medikamenten wird versucht, das Virus zu bekämpfen und den Verlauf der Krankheit zu verlangsamen. Mit Antibiotika kann man Infektionen, wie Lungenentzündung, vorbeugen bzw. sie behandeln.

### Was können die Eltern tun?

Einer HIV-positiven Mutter wird man raten, ihr Kind nicht zu stillen; es besteht ein geringes Risiko, dass das Virus über die Milch übertragen wird.

**SYMPTOME**

*Bei den meisten Säuglingen, die vor oder bei der Geburt angesteckt werden, treten vor dem zweiten Lebensjahr Symptome auf. Manchmal brechen sie jedoch erst mit über fünf Jahren aus; wenige Kinder werden erst mit zwölf Jahren diagnostiziert. Einige der Symptome bei Kindern sind:*

- Gedeihstörungen
- Häufige Durchfälle
- Vergrößerte Lymphdrüsen am Hals, in den Achseln und der Leiste
- Häufige Infektionen, insbesondere der Ohren und Nebenhöhlen, oft begleitet von Fieber
- Lungenentzündung
- Entwicklungsverzögerung

Wird die Mutter während der Schwangerschaft behandelt und verzichtet auf das Stillen, beträgt das Übertragungsrisiko weniger als fünf Prozent. Wenn Ihr Kind eine HIV-Infektion oder AIDS hat, werden Sie vermutlich an ein spezielles AIDS-Zentrum überwiesen und dort umfassend beraten.

### Prognose

Eine steigende Anzahl von HIV-infizierten Kindern überlebt bis ins Erwachsenenalter. Bisher ist die Krankheit jedoch nicht heilbar und verläuft beinahe immer tödlich.

# UROGENITALE PROBLEME

*Erkrankungen der Harnwege umfassen ein breites Spektrum an Störungen, von Bettnässen bis zu Nierenentzündung.*

DIE MEISTEN HARNWEGSINFEKTIONEN, wie Blasen- und Harnröhrenentzündung, heilen auch ohne Behandlung rasch ab. Dennoch sollte bei jeder Erkrankung der Nieren, Blase oder Genitalien der Arzt konsultiert werden. Er wird untersuchen, ob Fehlbildungen, die von Geburt an bestehen können, vorliegen. Auch für ernste Nierenerkrankungen, wie Nierenentzündung oder Wilms-Tumor, ein im Kindesalter auftretender Nierenkrebs, gibt es heute Therapiemöglichkeiten.

## ANATOMIE DES UROGENITALEN SYSTEMS

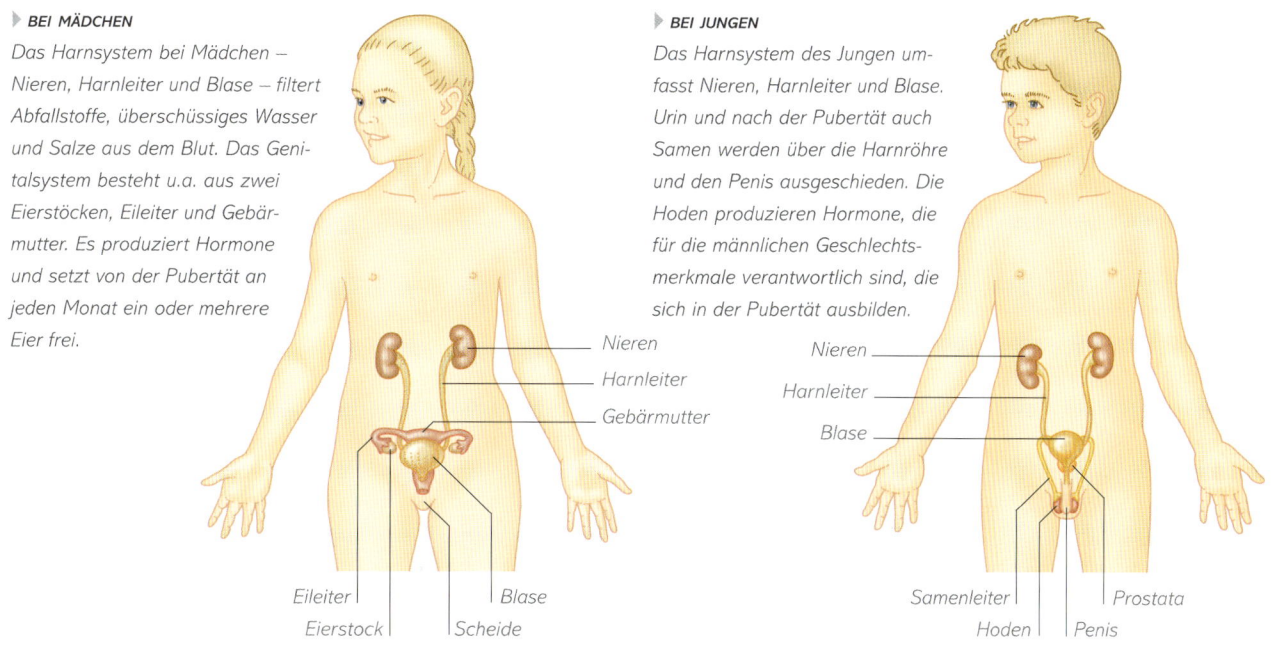

▶ **BEI MÄDCHEN**

*Das Harnsystem bei Mädchen – Nieren, Harnleiter und Blase – filtert Abfallstoffe, überschüssiges Wasser und Salze aus dem Blut. Das Genitalsystem besteht u.a. aus zwei Eierstöcken, Eileiter und Gebärmutter. Es produziert Hormone und setzt von der Pubertät an jeden Monat ein oder mehrere Eier frei.*

Nieren

Harnleiter

Gebärmutter

Eileiter

Eierstock

Blase

Scheide

▶ **BEI JUNGEN**

*Das Harnsystem des Jungen umfasst Nieren, Harnleiter und Blase. Urin und nach der Pubertät auch Samen werden über die Harnröhre und den Penis ausgeschieden. Die Hoden produzieren Hormone, die für die männlichen Geschlechtsmerkmale verantwortlich sind, die sich in der Pubertät ausbilden.*

Nieren

Harnleiter

Blase

Samenleiter

Hoden

Prostata

Penis

# BETTNÄSSEN (ENURESIS)

Es ist individuell verschieden, wann ein Kind nachts trocken ist. Vor dem dritten Geburtstag ist dies aber nur selten der Fall. Bettnässen kommt bei Kindern häufig vor. Eine verlässliche Blasenkontrolle erwirbt das Kind zwischen drei und fünf Jahren. Erst wenn das Kind mit fünf Jahren immer noch ins Bett macht oder wieder einnässt, besteht Anlass zur Sorge.

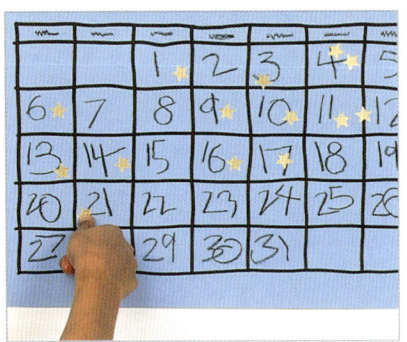

**STERNCHENKALENDER** *Wenn das Kind nach jeder trockenen Nacht ein Sternchen in eine Tabelle kleben darf, kann es – ebenso wie die Familienmitglieder – seine Fortschritte verfolgen. Das spornt an!*

## Ursachen des Bettnässens

Bettnässen ist die Folge einer Unreife des Nervensystems, das die Blase kontrolliert. Ursache können auch eine Harnwegsinfektion (*siehe S. 275*) oder Ängste (*siehe »Ängste«, S. 131ff.*) sein. In seltenen Fällen besteht eine angeborene Fehlbildung der Harnwege oder Diabetes (*siehe S. 309*).

## Behandlung

Wenden Sie sich an den Arzt, wenn Sie sich Sorgen machen, weil Ihr Kind – vor allem, wenn es älter als fünf Jahre ist – noch ins Bett macht oder wieder einnässt, nachdem es nachts schon längere Zeit (sechs bis zwölf Monate) sauber war.

Der Arzt wird Ihr Kind untersuchen und eine Urinprobe auf eine Infektion oder Diabetes (*siehe S. 309*) untersu-

chen lassen. Wenn dem Bettnässen eine Erkrankung zugrunde liegt, wird diese entsprechend behandelt. Bei einer Harnwegsinfektion werden z.B. Antibiotika verschrieben. Wenn keine körperliche Ursache vorliegt, sollten Sie die folgenden Ratschläge befolgen (*siehe auch »Erfolgreich trocken werden«, S. 73*).

## Was können die Eltern tun?

Bringen Sie Ihrem Kind bei, tagsüber sowie vor dem Schlafengehen regelmäßig zur Toilette zu gehen. Bestrafen Sie Ihr Kind nicht, wenn es ein »Malheur« gibt, denn dadurch verstärken Sie seine Angst und setzen es unter Druck. Loben Sie Ihr Kind für »trockene« Nächte.

Ein Kalender, in den das Kind nach jeder trockenen Nacht ein Sternchen kleben darf, kann seine Motivation enorm verstärken (*siehe links*). Manche Kinder sind mithilfe dieser Methode – ohne weitere Behandlung – nach einigen Wochen vollständig trocken. Wenn es jedoch nur selten Erfolge gibt, kann die Tabelle Ihr Kind allerdings auch entmutigen. In diesem Fall beenden Sie den Versuch.

Wenn Lob und positive Ermutigung nicht zum Erfolg führen, versuchen Sie es mit der Klingelhose oder -matratze. Dabei handelt es sich um spezielle Warngeräte, die beim Schlafengehen auf die Matratze gelegt bzw. angezogen werden. Wird Hose oder Matratze durch die ersten Tropfen feucht, ertönt

eine Klingel, die das Kind daran erinnert, dass es auf die Toilette muss. Nach wenigen Monaten wachen die meisten Kinder auf, bevor der Alarm losgeht, oder schlafen nachts durch, ohne ins Bett zu machen. Entfernen Sie die Klingelmatratze, wenn Ihr Kind sechs Wochen lang trocken war; bei Rückfällen verwenden Sie sie wieder.

## Prognose

Meist verliert sich das Bettnässen auch ohne ärztliche Behandlung. Wenn eine Störung des Schließmuskels zur Blasenentleerung vorliegt, kann ein Anticholinergikum gegeben werden. Bei psychischen Ursachen kann unterstützend ein Antidiuretikum gegeben werden, das die Harnausscheidung bremst.

# HARNWEGSINFEKTIONEN

Mädchen leiden häufiger an Harnwegsinfektionen als Jungen; bei Neugeborenen sind Jungen jedoch anfälliger für Infektionen als Mädchen. Eine Infektion kann den Harnleiter (Harnleiterentzündung), die Blase (Blasenentzündung) und/oder die Nieren (Nierenentzündung) betreffen. Eine schnelle Behandlung beugt einer Vernarbung der Nieren, die bei Kindern unter fünf Jahren besonders häufig ist, vor.

## Ursachen

Häufigste Ursache einer Harnwegsentzündung sind Bakterien, die über das Rektum in den Harnleiter gelangen oder sich über das Blut in den Harntrakt ausbreiten. Mädchen sind anfälliger für Harnwegsinfektionen, weil ihre Harnleiter kürzer sind.

Kinder, die unter Harnrückfluss leiden, sind besonders anfällig für eine Infektion. Bei dieser angeborenen Störung fließt beim Entleeren der Blase ein wenig Urin zurück in die Nieren. Diese Störung legt sich normalerweise ohne Behandlung im Alter von etwa neun Jahren.

Kinder mit angeborenen Missbildungen der Harnwege sowie Kinder, die an chronischer Verstopfung (*siehe S. 255*) leiden oder deren Nieren nach früheren Infektionen Vernarbungen aufweisen, sind ebenfalls anfälliger für Infektionen.

## Behandlung

Ihr Kind sollte innerhalb von 24 Stunden nach Auftreten der ersten Symptome dem Arzt vorgestellt werden. Der Arzt wird eine Urinprobe untersuchen lassen. Einem Baby wird dazu eventuell im Krankenhaus mit einer Hohlnadel Urin aus der Blase entnommen. Die Urinuntersuchung zeigt, ob eine tiefer liegende Störung besteht oder ob eine Infektion die Symptome verursacht.

Bei einer Infektion verschreibt der Arzt eine einwöchige Antibiotikakur. Bei einer schweren Erkrankung müssen eventuell im Krankenhaus intravenös Antibiotika verabreicht werden. Ein bis zwei Tage nach Abschluss der Behandlung wird der Urin erneut kontrolliert. Wenn die Entzündung weiter besteht, werden nochmals Antibiotika verordnet.

Unter Umständen werden weitere Untersuchungen erforderlich, um abzuklären, ob die Nieren vernarbt sind oder ob eine Fehlbildung des Harnwegtrakts besteht.

Es können auch spezielle Tests auf Harnrückfluss vorgenommen werden. Kinder mit solchen Erkrankungen sind

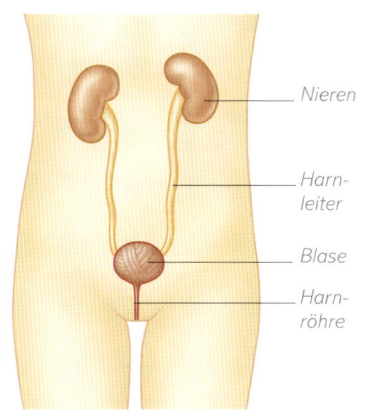

**LOKALISATION DER INFEKTION** *Infektionen der Harnwege können auf die Harnröhre beschränkt sein; häufig wandern sie jedoch nach oben und breiten sich in Blase und Nieren aus.*

Nieren

Harnleiter

Blase

Harnröhre

### SYMPTOME

*Bei Kindern unter zwei Jahren treten u. a. folgende Symptome auf:*

- Fieber
- Durchfall
- Erbrechen
- Antriebslosigkeit oder Unruhe

*Bei älteren Kindern sind die Symptome eindeutiger:*

- Brennen beim Wasserlassen
- Vermehrter Harndrang
- Schmerzen im unteren Rückenbereich oder auf einer Seite des Bauches
- Bettnässen, nachdem das Kind schon sauber war
- Rötliche, violette oder rauchgraue Farbe des Urins, verursacht durch Blut
- Fieber

anfällig für wiederholte Infektionen und bekommen möglicherweise über längere Zeit hinweg vorbeugend Antibiotika.

## Was können die Eltern tun?

Geben Sie Ihrem Kind viel zu trinken. Flüssigkeit verdünnt den Urin, lindert die Schmerzen und das Unbehagen beim Wasserlassen und hilft, die Bakterien auszuschwemmen. Flüssigkeit stärkt auch das Immunsystem und verbessert den allgemeinen Gesundheitszustand.

Um weiteren Infektionen vorzubeugen, bitten Sie Ihr Kind, mindestens alle vier Stunden (oder vor jeder Mahlzeit) und vor dem Schlafengehen Wasser zu lassen. Zeigen Sie Ihrem Kind, wie es sich nach dem Toilettengang von vorn nach hinten sauber wischt, damit Bakterien nicht vom After zum Harnleiter gelangen. Achten Sie darauf, dass das Kind regelmäßig badet oder duscht; dabei sollte es auf Pflegeprodukte wie parfümierte Seife oder Schaumbäder verzichten. Eine Verstopfung sollte immer behandelt werden.

# NIERENENTZÜNDUNG

Bei der Glomerulonephritis entzünden sich die Filterzellen in den Nierenkörperchen (Glomeruli). Dadurch kommt es zu einer Funktionseinschränkung des Nierengewebes.

**BLUT IM URIN**
*Durch das Vorkommen von Blut ist der Urin verfärbt. Er sieht dunkler und trüber aus als normaler, hellgelber Urin.*

**SYMPTOME**

*Die Symptome setzen etwa eine Woche nach der Infektion ein; unabhängig von der Ursache treten folgende Symptome auf:*

- Der Urin enthält Blut und ist daher rötlich, violett oder rauchgrau (*siehe Abbildung, links*).
- Verminderte Urinausscheidung
- Manchmal Kopfschmerzen

*Flüssigkeit kann sich im Gewebe ansammeln und Schwellungen, vor allem im Gesicht und an den Beinen, verursachen. Eine seltene Komplikation ist Bluthochdruck.*

## Behandlung

Rufen Sie sofort den Arzt an, wenn Sie eine Nierenentzündung bei Ihrem Kind vermuten. Diese kann nach einer Infektion mit Streptokokken oder Viren auftreten. Der Arzt untersucht Urin und Blut. Zusätzlich wird eine Ultraschall-Untersuchung der Nieren durchgeführt. Meist sind beide Nieren betroffen.

Häufig wird eine Gewebeprobe untersucht. Bei einer leichten Erkrankung genügt eine Behandlung durch eine natrium- und eiweißarme Diät. Häufig ist jedoch eine das Immunsystem unterdrückende Therapie erforderlich, damit sich die Nierenfunktion verbessert.

Wurde die Entzündung durch eine bakterielle Infektion verursacht, können Antibiotika verabreicht werden. Hoher Blutdruck wird ebenfalls behandelt.

Eine akute Nierenentzündung heilt bei Behandlung meist in einer Woche ab. Gewöhnlich bleiben keine Nierenschäden zurück. Sehr selten einmal entwickelt sich in der Folge ein nephrotisches Syndrom (*siehe unten*).

# NEPHROTISCHES SYNDROM

Diese seltene Erkrankung tritt vor allem bei Kindern zwischen ein und sechs Jahren auf. Dabei wird eine große Menge Eiweiß über die Nieren verloren. Die niedrigen Eiweißspiegel im Blut führen zu Ödemen (Flüssigkeitsstau im Körpergewebe).

**SYMPTOME**

- Schwellungen, die sich meist über mehrere Wochen hinweg entwickeln
- Verminderte Urinausscheidung
- Gewichtszunahme
- Manchmal Durchfall, Appetitlosigkeit und ungewöhnliche Müdigkeit

## Behandlung

Wenn Teile des Körpers angeschwollen sind, sollte das Kind innerhalb von 24 Stunden dem Arzt vorgestellt werden. Neben der körperlichen Untersuchung wird der Urin auf Eiweiß untersucht. Bei Verdacht auf ein nephrotisches Syndrom werden weitere Untersuchungen vorgenommen. Bei Bestätigung der Diagnose wird das Kind im Krankenhaus mit Kortikosteroiden behandelt.

Der Flüssigkeitsüberschuss wird innerhalb von zehn Tagen über die Nieren ausgeschieden; die Ödeme bilden sich zurück und es erfolgt ein rapider Gewichtsverlust. Das Kind kann entlassen werden, wenn die Tests eine deutliche Reduktion der Eiweißausscheidung im Urin zeigen.

### Was können die Eltern tun?

Sobald Ihr Kind wieder zu Hause ist, müssen Sie seinen Urin jeden Tag untersuchen. Dazu erhalten Sie spezielle Teststreifen.

Wird Eiweiß nachgewiesen, rufen Sie den Arzt an. Kinder mit nephrotischem Syndrom sind anfällig für Infektionen und die Bildung von Blutgerinnseln in den Venen.

### Prognose

Die meisten Kinder werden wieder völlig gesund. Bei Rückfällen müssen über einen längeren Zeitraum Kortikosteroide oder andere Medikamente eingenommen werden.

# PENIS- UND HODENPROBLEME

In der Kindheit können vielfältige Penisprobleme auftreten. Dazu gehören Vorhautverengung (Phimose), Schwellung der Vorhaut (Paraphimosis), Entzündung der Eichelspitze und Vorhaut (Balanitis) und eine anomale Lage der Harnröhrenöffnung (Hypospadias). Zu den Hodenerkrankungen gehören Zysten (Hydrozele) und Hodenhochstand. Jugendliche sind anfällig für eine Hodentorsion und Hodenentzündung (Orchitis).

## WENN SICH DIE VORHAUT NICHT LÖST

In den ersten Lebensjahren kann die Vorhaut meist nicht über die Penisspitze zurückgeschoben werden. Versuchen Sie nicht, die Vorhaut gewaltsam zu lösen. Sie können dadurch das Gewebe schädigen, was zu einer Blutung, Infektion und Vernarbung führt.

Bei den meisten Jungen löst sich die Vorhaut im zweiten Lebensjahr, bei manchen jedoch erst mit etwa vier Jahren. Ab diesem Alter sollte sich die Vorhaut zurückschieben lassen.

### Ursachen

Möglicherweise haben sich Gewebefäden, durch die die Vorhaut bei der Geburt mit dem Penis verbunden war, noch nicht gelöst. Ursache kann auch eine Phimose sein, eine anomale Verengung der Vorhaut (siehe unten). Eine

Phimose kann angeboren sein, ist manchmal aber auch Folge einer Vernarbung bei einer früheren Entzündung (siehe »Balanitis«, S. 278) oder sie entsteht durch gewaltsame Versuche, die Vorhaut zurückzuziehen. Bei einer Phimose besteht ein erhöhtes Risiko für Harnwegsinfektionen (siehe S. 275).

### Behandlung

Stellen Sie Ihren Sohn dem Arzt vor, wenn sich die Vorhaut im Alter von vier Jahren immer noch nicht zurückschieben lässt und/oder er Probleme beim Wasserlassen hat. Wenn eine Phimose vorliegt, wird der Arzt eine Beschneidung, eine Operation, bei der die Vorhaut entfernt wird (siehe S. 278), empfehlen. Wenn sich die Vorhaut nicht zurückschieben lässt, sie aber nicht verengt ist, kann das Gewebe operativ getrennt werden. Beide Operationen

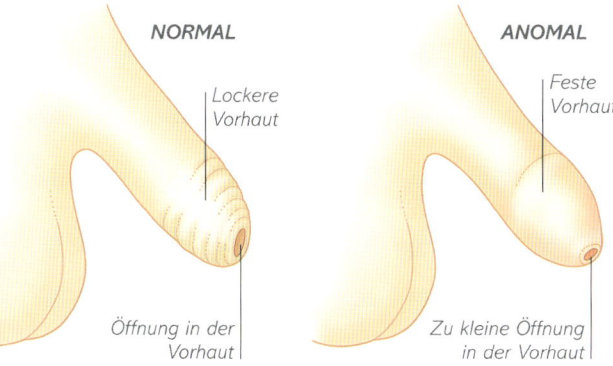

NORMAL

Lockere
Vorhaut

Öffnung in der
Vorhaut

ANOMAL

Feste
Vorhaut

Zu kleine Öffnung
in der Vorhaut

**PHIMOSE** Wenn die Öffnung in der Vorhaut zu klein ist, sitzt die Vorhaut fest und lässt sich kaum über die Eichel zurückschieben. Das Wasserlassen kann Probleme bereiten.

werden gewöhnlich unter Vollnarkose durchgeführt.

## PARAPHIMOSE

Wird eine zu enge Vorhaut (*siehe* »Phimose«, *S. 277*) gewaltsam zurückgeschoben, entsteht eine Paraphimose. Die Eichel wird abgeschnürt, die Vorhaut schwillt an und bereitet Schmerzen.

### Behandlung

Bei einer Paraphimose sollten Sie Ihren Sohn sofort ins Krankenhaus bringen. Er erhält eine Narkose oder ein Beruhigungsmittel; dann drückt der Arzt den Penis vorsichtig zusammen und bringt die Vorhaut in die normale Position.

In manchen Fällen ist dazu ein Schnitt in die Vorhaut erforderlich. Wird das Problem nicht durch eine Beschneidung (*siehe unten*) gelöst, kann es erneut zu einer Paraphimose kommen.

## BALANITIS

Eine Balanitis, die Entzündung der Vorhaut und der Penisspitze (Eichel), wird meist durch Bakterien oder Pilze verursacht. Oft ist sie auch Folge falscher Körperpflege. Eine Phimose (*siehe S. 277*) erschwert das Waschen; steigt die Wahrscheinlichkeit einer Entzündung nimmt zu. Eine Vorhautentzündung kann auch

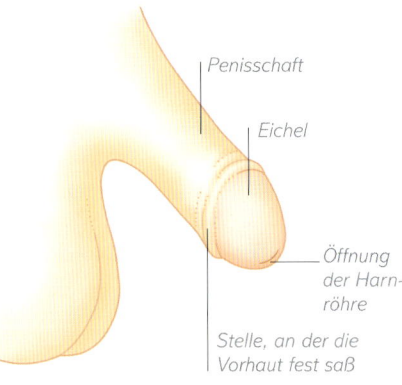

Penisschaft

Eichel

Öffnung der Harnröhre

Stelle, an der die Vorhaut fest saß

**BESCHNEIDUNG** *Dabei wird die Vorhaut entfernt und die Eichel liegt frei. Diese Operation ist empfehlenswert, wenn die Vorhaut zu eng ist oder ein Junge häufig an Balanitis leidet.*

als Reaktion auf Chemikalien in Waschmitteln oder Seife oder durch mechanische Reizung durch Wolle auftreten.

### Behandlung

Wenn Selbsthilfemaßnahmen (*siehe unten*) nach drei Tagen keine Besserung bringen, wenden Sie sich an den Arzt. Er verschreibt vermutlich eine pilztötende oder antibiotische Salbe oder ein Antibiotikum zum Einnehmen. Damit klingt die Infektion innerhalb einer Woche ab.

Wenn Ihr Sohn häufig an Balanitis leidet, kann eine Beschneidung (*siehe unten, links*) sinnvoll sein. Bemühen Sie sich auch, das Immunsystem Ihres Kindes und damit seine Widerstandskraft zu stärken (*siehe S. 163*).

### Was können die Eltern tun?

In den meisten Fällen klingt eine Balanitis bei verbesserter Hygiene ab. Achten Sie darauf, dass Ihr Sohn Penis und Genitalbereich zweimal täglich wäscht. Wenn die Entzündung abgeklungen ist, sollte der Penis jeden Tag gründlich gewaschen werden, um einem Rückfall vorzubeugen. Wurde die Balanitis durch eine Reizung durch Chemikalien oder Stoff verursacht, kaufen Sie Ihrem Sohn Unterwäsche aus Baumwolle, die nach dem Waschen gründlich gespült wird. Auf die Verwendung von parfümierter Seife sollte er verzichten.

## HYDROZELE

Diese schmerzlose Schwellung des Hodensacks tritt auf, wenn sich Flüssigkeit im Bereich eines Hodens sammelt. Hydrozelen sind bei Neugeborenen häufig und klingen gewöhnlich in den ersten sechs Lebensmonaten ohne Behandlung ab. Das plötzliche Auftreten einer Hydrozele bei einem älteren Jungen kann Folge eines Unfalls sein.

### Behandlung

Wenn die Schwellung am Hodensack nach dem sechsten Monat fortbesteht

oder neu auftritt, stellen Sie Ihren Sohn dem Arzt vor. In diesem Fall kann die Hydrozele Folge eines Leistenbruchs (*siehe* »Bruch«, *S. 260*) sein; eine Operation ist erforderlich.

Auch bei einem älteren Jungen sollte eine Hydrozele immer ärztlich abgeklärt werden. Oft ist sie Folge eines Unfalls und heilt von selbst ab. Durch Untersuchungen, z.B. per Ultraschall, wird kontrolliert, ob der Hoden verletzt ist.

## HODENHOCHSTAND

Bei manchen Jungen hat sich bei der Geburt ein oder seltener beide Hoden noch nicht in den Hodensack gesenkt. Bei allen neugeborenen Jungen wird untersucht, ob die Hoden ausgetreten sind. Wenn nicht, wird bei den Vorsorgeuntersuchungen besonders darauf geachtet. Meist senken sich die Hoden bis zum dritten Lebensmonat von selbst.

### Behandlung

Wenn die Hoden mit zwei Jahren noch nicht ausgetreten sind, ist eventuell eine Operation erforderlich. Bleiben die Hoden in der Bauchhöhle, kann später die Fruchtbarkeit beeinträchtigt sein. Außerdem ist das Risiko, später an Hodenkrebs zu erkranken, geringfügig erhöht.

## HODENTORSION

Eine Hodentorsion entsteht, wenn sich der Samenstrang (an dem der Hoden aufgehängt ist) verdreht und die Blutzufuhr zum Hoden unterbindet oder verringert. Wird die Torsion nicht innerhalb weniger Stunden behoben, kann der betroffene Hoden dauerhaft geschädigt werden.

### Behandlung

Wenn Ihr Sohn Schmerzen in einem oder beiden Hoden hat, rufen Sie den Notarzt oder bringen ihn ins Krankenhaus. Dort wird eine Operation durchgeführt, um den Samenstrang zu entwirren und die beiden Hoden am Hodensack festzunähen, um eine erneute Torsion zu verhindern. Wenn ein Hoden irreversibel geschädigt ist, wird er entfernt.

Sofern die Behandlung unverzüglich durchgeführt wird, sollte der Hoden normal funktionstüchtig bleiben. Wenn ein Hoden entfernt wurde, gewährleistet der zweite später ein normales Sexualleben.

## ORCHITIS
Eine Hodenentzündung betrifft einen oder beide Hoden und entsteht in der Regel als Komplikation bei einer Mumpserkrankung (*siehe S. 268*). Manchmal kann sie aber auch auf eine Infektion durch Bakterien, die durch den Penis eintreten und sich über den Samenkanal verbreiten, zurückgehen. Der betroffene Hoden ist gerötet und geschwollen und kann stark schmerzen.

### Behandlung
Wenn Ihr Sohn in den vergangenen zwei Wochen nicht an Mumps erkrankt war, rufen Sie sofort den Notarzt oder bringen ihn ins Krankenhaus, für den Fall, dass eine Hodentorsion vorliegt (*siehe S. 278*).

Wenn Ihr Sohn in den letzten zwei Wochen Mumps hatte, stellen Sie ihn innerhalb von 24 Stunden dem Arzt vor. Die Schmerzen können Sie mit Paracetamol lindern. Bei einer bakteriellen Infektion wird der Arzt Antibiotika verschreiben. Eine Hodenentzündung ist nichts Ernstes und heilt innerhalb einer Woche ab. In manchen Fällen kann im Erwachsenenalter die Fruchtbarkeit verringert sein.

# VULVOVAGINITIS

Diese meist harmlos verlaufende Entzündung von Scheide und Vulva tritt bei jungen Mädchen häufig auf. Typische Ursachen sind mangelnde Hygiene, enge Kleidung, Schaumbäder oder parfümierte Seife. Manchmal ist das Gewebe von Vulva und Scheide einfach besonders empfindlich. Aus einem leichten Juckreiz entsteht dann durch Kratzen eine Infektion.

### Ursachen
Neben den oben erwähnten Ursachen können Vulva und Scheide auch durch Bakterien aus dem Rektum infiziert werden, wenn Ihre Tochter den Po nach dem Stuhlgang von hinten nach vorne abwischt. Gelegentlich wird eine bakterielle Infektion durch einen Fremdkörper (z.B. einen vergessenen Tampon) in der Scheide verursacht. Möglich ist auch ein Befall mit Fadenwürmern (*siehe S. 262*). Nach der Pubertät ist eine Soorinfektion häufigste Ursache der Vulvovaginitis.

### Behandlung
Bei starken Beschwerden, Ausfluss oder Schmerzen beim Wasserlassen sollten Sie Ihre Tochter innerhalb von 24 Stunden dem Arzt vorstellen. Wenden Sie sich auch an den Arzt, wenn andere Symptome länger als zwei Wochen bestehen. Der Arzt wird Ihre Tochter untersuchen; befindet sich ein Fremdkörper in der Scheide, wird er im Krankenhaus unter Vollnarkose entfernt.

Mithilfe eines Vaginalabstrichs kann man eine Infektion erkennen. Bei einer bakteriellen Infektion verschreibt der Arzt eine antibiotische Salbe oder ein Antibiotikum zum Einnehmen. Eine Pilzinfektion wird mit einem Antimykotikum (als Salbe oder Pessar, das in die Scheide eingeführt werden) bekämpft.

Bei einer Reizung ohne zugrunde liegende Infektion kann der Arzt eine östrogenhaltige Salbe verschreiben, die die Empfindlichkeit der Haut im Genitalbereich mindert.

### Was können die Eltern tun?
Besteht keine Infektion, genügen zur Behandlung der Vulvovaginitis meist Selbsthilfemaßnahmen (*siehe S. 215*).

### SYMPTOME
- Entzündung, Wundsein und Juckreiz im Genitalbereich
- Schmerzen beim Wasserlassen
- Grünlicher oder gelblich grauer Ausfluss aus der Scheide. Er kann unangenehm riechen, wenn die Infektion von einem Fremdkörper in der Scheide verursacht wird.
- Bei einer Pilzinfektion dicker, weißer Ausfluss aus der Scheide

Ihre Tochter sollte eine Woche lang zweimal täglich ein Sitzbad nehmen. Auf parfümierte Seife oder Schaumbäder muss verzichtet werden. Nach dem Baden kann eine Schutzcreme, z.B. Zinksalbe, auf den Genitalbereich aufgetragen werden.

Wichtig ist locker sitzende Unterwäsche aus Baumwolle (keine Synthetikmaterialien), die täglich gewechselt wird.

Nach Möglichkeit sollte der Genitalbereich jeden Tag einige Zeit der frischen Luft ausgesetzt werden.

Damit Vulva und Scheide nicht von Stuhlgang verunreinigt werden, erklären Sie Ihrer Tochter, dass sie sich nach dem Stuhlgang immer von vorne nach hinten sauber machen sollte.

# MUSKEL- & KNOCHEN-
## ERKRANKUNGEN

*Immer wieder erleiden Kinder Verletzungen des Bewegungsapparats, die meist gut verheilen.*

KINDER TRAGEN EIN HOHES RISIKO FÜR MUSKEL-, Knochen- und Gelenkprobleme: Brüche, Zerrungen und Verstauchungen, Verrenkungen und Krämpfe sind an der Tagesordnung. Denn Kinder sind sehr aktiv, aber ihre Knochen und Gelenke sind noch nicht ausgereift. Manche Erkrankungen, z.B. Duchenne-Muskeldystrophie, sind Folge einer genetisch bedingten Erbkrankheit oder eines Geburtsschadens. Harmlose Skelettprobleme, wie X- oder O-Beine, sind unter Kindern weit verbreitet.

## ANATOMIE DES SKELETTS

▶ **WIE DAS SKELETT FUNKTIONIERT**

*Das Skelett bildet das Gerüst, das den Körper stützt. Es trägt das Bindegewebe, schützt die Organe und dient als Verankerung für die Muskeln. In der Kindheit wächst das Skelett kontinuierlich und verändert seine Form. In dieser Zeit enthalten die meisten Knochen Knorpelsubstanz, eine Art Bindegewebe, das die Grundlage des Knochenwachstums bildet; es absorbiert Kalzium und härtet in Knochenmasse aus. Die Knochen der Gliedmaßen, der Hände und Füße – Körperteile mit dem größten Wachstum – bestehen aus einem Mittelstück, dem Schaft, und den Epiphysen an einem oder beiden Enden, die in die Länge wachsen. Während der Kindheit verknöchert die Epiphyse allmählich; es bleibt jedoch eine Knorpelschicht erhalten, die ein weiteres Wachstum bis in die späte Adoleszenz ermöglicht.*

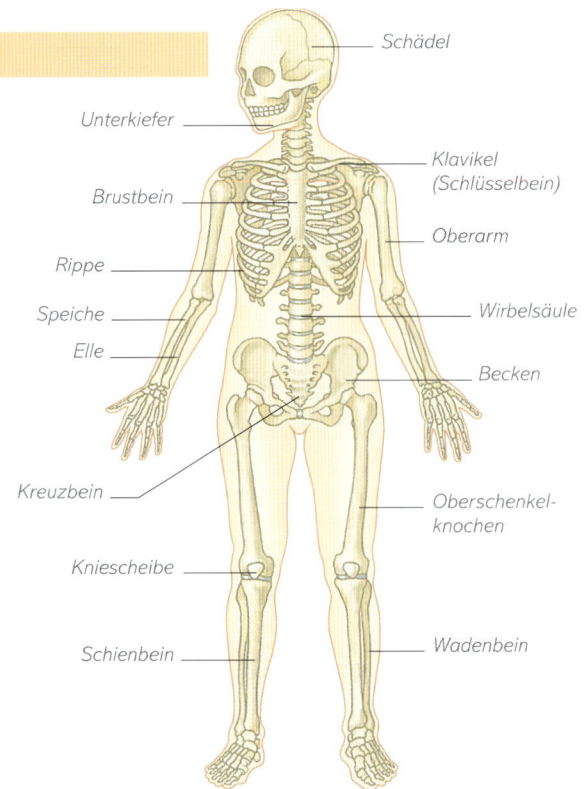

Schädel

Unterkiefer

Klavikel (Schlüsselbein)

Brustbein

Oberarm

Rippe

Speiche

Wirbelsäule

Elle

Becken

Kreuzbein

Oberschenkelknochen

Kniescheibe

Schienbein

Wadenbein

# HUMPELN

Humpeln ist normalerweise die Folge einer leichten Verletzung, die nicht behandlungsbedürftig ist. Es kann jedoch auch ein tiefer liegendes Problem bestehen, das unverzüglich behandelt werden muss. Ignorieren Sie es nicht, wenn Ihr Kind humpelt.

### Ursachen

Schmerzen in einem Gelenk, Muskel oder Knochen im Bereich der Hüfte, des Beins oder Fußes können das Humpeln verursachen. Nicht immer besteht die Verletzung in dem Bereich, in dem der Schmerz auftritt: So kann z.B. eine Hüftdeformation Schmerzen im Oberschenkel oder Knie verursachen.

Einige mögliche Ursachen: Hüftgelenksentzündung (*siehe S. 285*); Knochen- oder Gelenksentzündung (*siehe S. 288*); Perthes-Krankheit (*siehe S. 286*); Muskelzerrung (*siehe unten*); jugendliche Polyarthritis (*siehe S. 288*); Dornwarzen (*siehe »Warzen« S. 231*); ein scharfer Gegenstand in der Fußsohle.

Auch eine ungleiche Beinlänge kann ursächlich sein. Manchmal ist ein Knochen von Geburt an verkürzt oder sein Wachstum infolge einer Anomalität der Wirbelsäule oder einer Zerebralparese (*siehe S. 295*) beeinträchtigt; dies führt zu einer einseitigen Muskelschwäche. In anderen Fällen besteht eine sichtbare Verkürzung eines Beins als Folge einer angeborenen Hüftgelenksfehlstellung (*siehe S. 286*) oder einer Rückgratverkrümmung, z.B. Skoliose (*siehe S. 287*).

Bei einer Erkrankung der Muskeln und/oder des Nervensystems, z.B. Muskeldystrophie (*siehe S. 289*) oder Zerebralparese (*siehe S. 295*) können eine Muskelschwäche oder Koordinationsprobleme bestehen, die Gehprobleme, die dem Humpeln ähneln, verursachen. Humpeln kann auch im Rahmen einer Verhaltensstörung bei einem Kind mit psychischen Problemen auftreten.

### Behandlung

Stellen Sie Ihr Kind dem Arzt vor, wenn es ohne offensichtliche Ursache, z.B. einem Splitter im Fuß, humpelt oder wenn es nicht laufen lernen will. Rufen Sie sofort den Arzt, wenn das Kind Fieber, einen Ausschlag oder heiße, geschwollene Gelenke hat – dies können Anzeichen einer Knochen- oder Gelenksentzündung sein, die sofortige ärztliche Behandlung erfordert. Der Arzt wird zur Diagnosestellung eventuell Röntgenuntersuchungen, Bluttests und Ultraschallaufnahmen vornehmen. Eventuell wird das Kind an einen Orthopäden überwiesen oder zur Beobachtung oder weiteren Untersuchungen ins Krankenhaus eingewiesen.

Wird das Humpeln durch eine geringfügige Verletzung verursacht, bessert es sich normalerweise innerhalb weniger Tage. In einigen wenigen Fällen, z.B. bei einer ungleichen Beinlänge oder Muskelschwäche, kann die Grunderkrankung nicht behoben werden. Gewisse Gehstörungen bleiben eventuell bestehen.

# ZERRUNGEN UND VERSTAUCHUNGEN

Zerrungen und Verstauchungen werden meist durch körperliche Überlastung verursacht. Bei einer Überstreckung werden die Muskelfasern geschädigt und es entsteht eine Zerrung. Ein Gelenk ist verstaucht, wenn ein Band überdehnt wurde.

### Behandlung

Bringen Sie Ihr Kind zum Arzt, wenn unmittelbar nach der Verletzung starke Schmerzen und Beschwerden auftreten – wenn das Kind z.B. auf dem verletzten Knöchel nicht auftreten kann. Bringen Sie Ihr Kind auch zum Arzt, wenn leichtere Symptome nach einigen Tagen nicht abgeklungen sind.

Der Arzt kann eine Röntgenaufnahme machen, um einen möglichen Bruch auszuschließen (*siehe S. 283*).

Der verletzte Körperteil muss eventuell mit einem Druckverband fixiert bzw. ruhig gestellt werden. Bei einer Beinverletzung muss das Kind vielleicht an Krücken gehen bzw. bei einer Armverletzung eine Schlinge tragen.

## SYMPTOME

- Schmerzen und Empfindlichkeit, die beim Bewegen des betroffenen Bereichs stärker werden
- Schwellung im verletzten Bereich
- Muskelkrampf (Verengung des Muskels infolge unwillentlicher Kontraktionen)
- Humpeln, wenn ein Bein betroffen ist
- Blauer Fleck, der einige Tage nach der Verletzung sichtbar wird

Bei sehr schweren Verstauchungen oder Zerrungen werden gegen die Schmerzen und die Schwellung entzündungshemmende Medikamente verschrieben.

Dadurch wird der Heilungsprozess beschleunigt. Manchmal muss eine Schiene oder ein Gipsverband angelegt werden.

### Was können die Eltern tun?

In den ersten 48 Stunden nach der Verletzung sollten Sie eine Verstauchung in

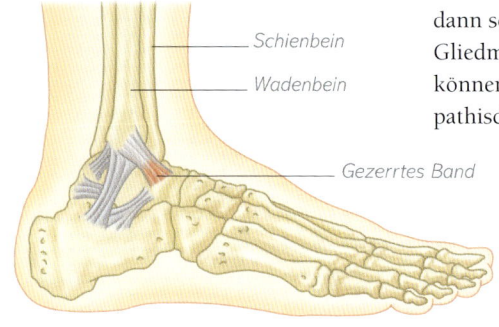

Schienbein

Wadenbein

Gezerrtes Band

folgenden vier Schritten behandeln: Ruhe, Eis, Druck (Stützverband) und Hochlagern (*siehe* »Erste Hilfe«, *S. 339*).

Halten Sie den verletzten Bereich in den ersten 48 Stunden kühl; zur Schmerzlinderung können Sie Paracetamol geben. Wenn sich das Kind schont, sollten Schmerzen und Schwellung nach ein bis zwei Tagen abgeklungen sein; dann sollte das Kind die betroffene Gliedmaße wieder vorsichtig bewegen können. Unterstützend wirken homöopathische Salben, z.B. Arnica oder Rhus-

*VERSTAUCHTER KNÖCHEL  Der Knöchel wird am häufigsten verstaucht. Die Verletzung kann bei einem Sturz erfolgen, wenn der Fuß nach außen verdreht wird.*

toxicondendron, wenn sie unmittelbar nach der Verletzung aufgetragen werden.

### Prognose

Eine Zerrung oder Verstauchung heilt innerhalb von zwei Wochen ab. Wenn die Schmerzen abgeklungen sind, können krankengymnastische Übungen verordnet werden. Wenn der Muskel oder die Sehne ausheilt, bleibt keine dauerhafte Schädigung zurück.

### Zerrungen und Verstauchungen vorbeugen

Bitten Sie Ihr Kind, sich vor dem Sport aufzuwärmen. Wichtig sind Übungen, die die Gelenke beweglich machen und die Muskeln aufwärmen sowie sanfte Dehnübungen.

# MUSKELKRAMPF

Ein Krampf entsteht, wenn sich ein Muskel stark zusammenzieht. Der Schmerz tritt plötzlich auf, dauert aber meist nur wenige Minuten. Der Muskel ist dabei verhärtet; manchmal besteht im betroffenen Bereich eine Schwellung oder Zerrung.

### Ursachen

Ein Krampf wird normalerweise durch übermäßige Belastung, unbequemes Liegen oder Sitzen oder stereotype Bewegungen ausgelöst. Er kann auch nachts im Schlaf auftreten. Krämpfe entstehen häufig, wenn man kurz nach einer Mahlzeit schwimmen geht.

Ursache ist eine Überbeanspruchung des Muskels; der belastete Muskel kann die Milchsäure, die bei der Umwandlung von Glukose in Energie gebildet wird, nicht mehr abbauen. Der Muskel ist wie festgeklemmt; er wird erst gelockert, wenn die Blutzirkulation wieder funktioniert.

Krämpfe beim Sport gehen teilweise auf den Salzverlust des Körpers durch das Schwitzen zurück. In seltenen Fällen liegt häufigen oder lang anhaltenden Krämpfen auch ein Kalziummangel zugrunde.

### Was können die Eltern tun?

Bei einem Krampf schreien Kinder meist laut auf. Kommen Sie Ihrem Kind sofort zu Hilfe. Nehmen Sie die betroffene Gliedmaße – meist der Wadenmuskel – in Ihre Hand und massieren und dehnen Sie den verspannten Muskel, um ihn zu lockern.

Zeigen Sie Ihrem Kind, wie es seine Wadenmuskulatur dehnen kann. Ziehen Sie dazu die Zehen des betroffenen Beins zu sich heran. Dann biegen Sie seinen Fuß zurück, sodass die Zehen nach oben zeigen. Halten Sie jede dieser Positionen einige Minuten lang. Wiederholen Sie die Übung, bis der Schmerz nachlässt.

### ◻ SYMPTOME

- Krämpfe treten häufig in der Wadenmuskulatur auf.
- Der Muskel ist hart und angespannt.
- Es kann eine Schwellung auftreten.

Halten die Schmerzen an, füllen Sie eine Wärmflasche mit warmem Wasser, wickeln sie in ein Handtuch und halten sie einige Minuten an den betreffenden Bereich. Alternativ kann Ihr Kind warm duschen oder baden.

Muskelkrämpfe sind für Kinder etwas Beängstigendes. Beruhigen Sie Ihr Kind; versichern Sie ihm, dass Krämpfe nichts Schlimmes sind und häufig auftreten, aber bald vorübergehen.

Um Krämpfen vorzubeugen, bitten Sie Ihr Kind, beim Sport viel zu trinken, vor allem, wenn heißes Wetter herrscht. Dadurch wird der Salzverlust des Körpers gebremst. Bei andauernden oder unklaren Muskelkrämpfen konsultieren Sie den Arzt.

# BRÜCHE UND VERRENKUNGEN

Ursachen eines Bruchs oder einer Verrenkung sind bei Kindern meist Stürze, Sport- und Verkehrsunfälle. Besonders häufig sind Bein-, Arm- oder Schlüsselbeinbrüche. Eine Verrenkung ist ein Riss in den Bändern, die die Gelenke stützen, z.B. der Ellbogen. Sie ist Folge einer Überdehnung oder plötzlichen Drehung, bei der das Gelenk über seinen normalen Radius hinausbewegt wird.

## Sofortmaßnahmen

Wenn Sie befürchten, dass eine Hals- oder eine Rückenverletzung bestehen könnte, dürfen Sie das Kind auf keinen Fall bewegen. Rufen Sie sofort den Notarzt. Wenn Sie einen Bruch oder eine Verrenkung eines anderen Körperteils vermuten, rufen Sie den Notarzt oder bringen Ihr Kind sofort ins Krankenhaus. Während Sie auf den Notarzt warten, stützen Sie die gebrochene Gliedmaße ab oder stellen sie ruhig (*siehe* »Erste Hilfe«, *S. 338f.*).

## Behandlung

Im Krankenhaus wird der Knochen zunächst geröntgt, um die Art der Verletzung zu bestimmen.

Wenn das Gelenk ausgekugelt ist, renkt der Arzt es wieder ein. Dazu kann eine örtliche oder eine Vollnarkose erforderlich sein. Manchmal ist eine Operation notwendig, um die Knochen wieder in ihre richtige Stellung zu bringen und mögliche Gewebeverletzungen zu versorgen.

Zur Ruhigstellung und Fixierung des Gelenks

**GRÜNHOLZFRAKTUR** *Die weichen Knochen der Kinder sind biegsam und brechen oft nur auf einer Seite.*

während des Heilungsprozesses kann ein Gipsverband oder eine Schiene angelegt werden. In schweren Fällen ist ein Extensionsverband erforderlich oder der Knochen muss mit Metallschrauben, einem Metallstift oder einer -platte fixiert werden.

Brüche heilen bei Kindern im Allgemeinen schneller als bei Erwachsenen. Ein kleiner Knochen, z.B. ein Fingerknochen, der kein Gewicht trägt, heilt in ein bis zwei Wochen. Bei großen, stark belasteten Knochen, z.B. dem Oberschenkelknochen, dauert der Heilungsprozess mehrere Monate. Verrenkungen, z.B. ein ausgekugeltes Oberarmgelenk, heilen gewöhnlich in ein bis zwei Wochen.

Sobald das Kind den betroffenen Bereich wieder problemlos bewegen kann, bekommt es zur Kräftigung von

### SYMPTOME

- Starke Schmerzen und Widerwillen, den betroffenen Bereich zu bewegen
- Extreme Empfindlichkeit, wenn direkt oberhalb des verletzten Bereichs Druck ausgeübt wird
- Schwellung und Verfärbung der Haut im verletzten Bereich
- Sichtbare Deformation (bei einem verrenkten Gelenk und einem Bruch)
- Schädigung des benachbarten Gewebes. Bei einer tiefen Wunde besteht Infektionsgefahr.

*Ein leichter Bruch verursacht oft nur leichte Beschwerden und kann für eine Verstauchung oder Zerrung gehalten werden.*

Muskeln und Gelenken Krankengymnastik verordnet.

## Prognose

Wenn die Knochen nach einem Bruch oder einer Verrenkung richtig positioniert und ruhig gestellt werden, heilt die Verletzung ohne Folgen ab. Die benachbarten Muskeln können einige Wochen oder sogar Monate steif bleiben. Bei einem gebrochenen Gelenk besteht später ein leicht erhöhtes Arthritisrisiko.

### GESUNDE KNOCHEN

In der Kindheit werden die Grundlagen dafür gelegt, dass Knochen und Gelenke bis ins Alter gesund bleiben. Wichtig ist eine ausreichende Zufuhr an lebenswichtigen Nährstoffen – z.B. Kalzium, Vitamin D, Vitamin K, Magnesium und andere Mineralstoffe, wie Bor, Zink, Mangan und Kupfer.

Der Kalziumbedarf eines Kindes im Alter bis zu sechs Jahren beträgt 450 mg am Tag; er steigt bei Elfjährigen auf 550 mg täglich.

Achten Sie darauf, dass Ihr Kind viel Milch trinkt und Käse, Joghurt, Nüsse und

Hülsenfrüchte isst, um den Kalziumbedarf zu decken. Fettreicher Fisch, z.B. Hering, Lachs und Thunfisch, ist reich an Vitamin D. Es wird vom Körper auch gebildet, wenn die Haut den ultravioletten Strahlen des Sonnenlichts ausgesetzt wird. Viele Frühstückscerealien und Margarinesorten sind mit Vitamin D angereichert.

Regelmäßige Bewegung, z.B. Laufen, Tennis, Hockey und Walking, tragen zum Aufbau einer starken Knochenmasse bei. Kinder, die regelmäßig Sport treiben, bleiben meist auch als Erwachsene sportlich aktiv.

# HARMLOSE SKELETTPROBLEME

Manchmal haben Sie vielleicht den Eindruck, dass die Stellung der Beine oder Füße Ihres Kindes nicht völlig korrekt ist. Viele Kinder laufen mit gespreizten Beinen, die Zehen sind nach innen oder außen gebogen, oder sie haben O-Beine, X-Beine oder Plattfüße. Diese Fehlstellungen sind meist Folge der Lage des Babys in der Gebärmutter und liegen im Bereich des Normalen. Nur selten liegt eine strukturelle Fehlbildung vor.

*NACH INNEN GEBOGENE ZEHEN Eine Einwärts-drehung des Vorfußes ist eine häufige Ur-sache für eine Innen-Krümmung der Ze-hen. Oft besteht auch eine große Lücke zwi-schen großem und zweitem Zeh.*

### KRALLENZEHEN UND SPREIZFÜSSE

Bei nach innen gebogenen Zehen liegt meist eine Innendrehung des gesamten Beines von der Hüfte an vor. Andere Ursachen sind eine Krümmung des Vor-fußes (*siehe oben rechts*) sowie O-Beine (*siehe unten*). Eine Außendrehung des gesamten Beines von der Hüfte an ver-ursacht Spreizfüße bzw. fächerförmig auseinander gehende Zehen.

### Behandlung

Wenden Sie sich an den Arzt, wenn Sie sich wegen der Bein- oder Fußstel-lung Ihres Kindes Sorgen machen. Eine Innendrehung der Füße gibt sich ge-wöhnlich ohne Behandlung im Alter von drei bis vier Jahren. Sie kann auch durch eine vorsichtige Manipulation der Füße und orthopädische Schuhe erreicht werden. Eine Operation ist nur selten erforderlich. Eine Hüftrotation korrigiert sich meist bis zum Alter von acht Jahren von selbst; sie muss nur selten operiert werden.

Spreizfüße bessern sich meist inner-halb eines Jahres, nachdem das Kind laufen gelernt hat. Sie verursachen kei-nerlei Probleme.

### O- UND X-BEINE

Eine leichte Auswärtsdrehung des Beinknochens ist bei Kleinkindern nicht ungewöhnlich. Bei O-Beinen ist diese Krümmung jedoch stark ausge-prägt und das Schienbein ist nach innen gebogen. Bei X-Beinen verlaufen die Oberschenkel nach innen, sodass sich die Knie zu berühren schei-nen. O-Beine strecken sich meist im Alter von drei bis vier Jahren, X-Beine im Alter von elf Jahren.

### Behandlung

Sprechen Sie mit dem Arzt, wenn Sie sich Sor-gen machen. Nur in sehr seltenen Fällen ist eine Operation zur Kor-rektur einer schweren oder dauerhaften Fehl-bildung erforderlich; sie kann auf eine Störung des Knochenwachstums, z.B. Rachitis, zurückgehen.

### PLATTFÜSSE

Bei fehlender Fußwölbung liegen die Sohlen der Füße flach auf dem Boden. Plattfüße können Sie am Fußabdruck erkennen – der Fuß hinterlässt einen breiten Abdruck von der Ferse bis zu den Zehen. Es können leichte Schmer-zen unter dem Knöchel und entlang des Rists bestehen.

Bis zum Alter von zwei bis drei Jahren haben viele Kinder Plattfüße. Auch wenn diese Fehlbildung fortbe-steht, bereitet sie gewöhnlich keine Probleme. In seltenen Fällen liegt eine Anomalität der Gelenkknochen zugrunde, die zu Schmerzen, Steifheit und Schwäche im betroffenen Fuß führen kann.

### Behandlung

Wenn Sie wegen ausgeprägter Platt-füße Ihres Kindes Bedenken haben, wenden Sie sich an den Arzt. Er wird das Aussehen, die Beweglichkeit und Belastungsfähigkeit der Füße kontrol-lieren. Ergeben sich dabei keine Beein-trächtigungen, ist keine Behandlung erforderlich. Bei einer Fehlstellung der Knochen oder Gelenke können die Füße durch einen Gipsverband ausge-richtet werden. Selten ist eine Opera-tion erforderlich.

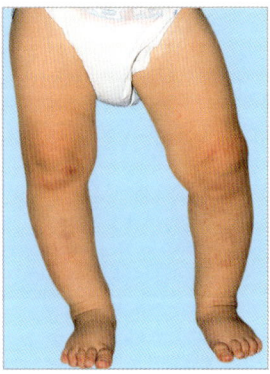

*O-BEINE Sind die Beine nach außen gebogen, können sich die Knie nicht berühren; das Schien-bein wölbt sich nach innen.*

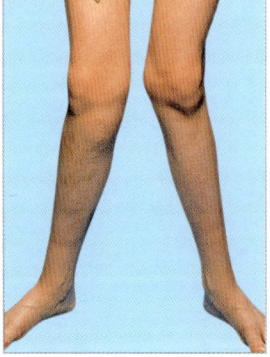

*X-BEINE Die Oberschenkel ver-laufen nach innen, sodass sich die Knie berühren. Die Füße stehen weit auseinander.*

# KLUMPFUSS

Bei dieser angeborenen Fehlbildung ist die Form oder Haltung des Fußes anomal. Jungen sind häufiger betroffen als Mädchen; in der Hälfte der Fälle sind beide Füße verformt.

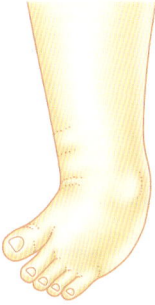

MERKMALE DES KLUMP-
FUSSES *Die Ferse ist
nach innen gedreht
und der Fuß nach unten
und innen gebogen. In
manchen Fällen ist
auch das Schienbein
nach innen gebogen
und die Beinmuskeln
sind unterentwickelt.*

### Ursachen

Ein Klumpfuß wird normalerweise schon bei der Geburt entdeckt. Es gibt im Wesentlichen zwei Ursachen. Der Lage-Klumpfuß wird in der Gebärmutter verursacht, wenn die Füße infolge der Stellung des Babys zusammengedrückt werden. Besonders anfällig sind sehr große Babys. Der strukturelle Klumpfuß wird durch eine vererbte Anomalität der Fußknochen verursacht.

Der Klumpfuß kann entweder nach oben oder nach unten zeigen. Bei einer häufigen Form biegt sich der Fuß nach oben und außen, bei einer anderen nach unten und innen. Manchmal ist die Deformation kaum erkennbar und der Fuß erscheint normal.

### Behandlung

Wenn die Beweglichkeit des Fußes normal ist, hat Ihr Kind einen Lage-Klumpfuß. Es ist keine Behandlung erforderlich. Die Stellung des Fußes wird sich innerhalb von einigen Wochen nach der Geburt normalisieren.

Wenn die Beweglichkeit eingeschränkt ist, besteht ein struktureller Klumpfuß, der behandelt werden muss. In leichten Fällen genügt Krankengymnastik in Verbindung mit Dehnübungen. Nach Anleitung werden Sie diese Übungen selbst zu Hause mit Ihrem Kind durchführen können.

In schweren Fällen muss der Fuß durch einen Gips- oder Schienenverband ausgerichtet werden. Hat sich die Fußstellung mit drei bis sechs Monaten nicht normalisiert, kann eine Operation erforderlich werden.

Nach der Operation bekommt das Kind einige Monate einen Gipsverband. Meist ist die Fehlbildung dann korrigiert. Bei wenigen Kindern sind über Jahre hinweg mehrere Operationen erforderlich, um Beweglichkeit und Aussehen des Fußes zu verbessern. Möglicherweise kann keine völlige Korrektur erreicht werden.

# HÜFTGELENKSENTZÜNDUNG

Eine Hüftgelenksentzündung (Hüftschnupfen) entwickelt sich oft innerhalb von zwei Wochen nach einer leichten Infektion der oberen Atemwege, z.B. einer Erkältung. Das Gewebe des Hüftgelenks entzündet sich; dabei staut sich Flüssigkeit im Inneren des Gelenks – dies verursacht die Symptome. Kinder zwischen zwei und zwölf Jahren sind am anfälligsten.

### SYMPTOME

- Humpeln
- Schmerzen in der Hüfte, in der Leiste, im Oberschenkel oder Knie
- Eventuell leichtes Fieber

### Behandlung

Wenn Ihr Kind Schmerzen in Hüfte, Leiste, Oberschenkel oder Knie hat und/oder aus unklarer Ursache humpelt, bringen Sie es innerhalb von 24 Stunden zum Arzt.

Wenn der Arzt eine Hüftgelenksentzündung diagnostiziert, können Sie Ihrem Kind zur Schmerzlinderung Paracetamol geben. Bis zur Besserung – nach ein bis sieben Tagen – ist Bettruhe erforderlich. Bei starken Schmerzen werden eventuell weitere Untersuchungen durchgeführt, um eine bakterielle Entzündung auszuschließen. Durch Röntgen- und Ultraschallaufnahmen der Hüfte können andere Erkrankungen wie Perthes-Krankheit (*siehe S. 286*) oder Gelenksentzündung (*siehe S. 288*) erkannt werden. Manchmal wird ein Extensionsverband angelegt.

### Prognose

Normalerweise erfolgt eine vollständige Genesung; wenn sich das Kind jedoch schon bald nach der Behandlung stark verausgabt, kann es einen Rückfall erleiden und muss eventuell entzündungshemmende Medikamente nehmen. Treten die Hüftschmerzen erneut auf, kann eine Perthes-Krankheit (*siehe S. 286*) oder jugendliche Polyarthritis (*siehe S. 288*) zugrunde liegen.

# PERTHES-KRANKHEIT

Diese Erkrankung (juvenile Hüftkopfnekrose) tritt hauptsächlich bei Jungen im Alter zwischen vier und acht Jahren auf. Infolge einer unterbrochenen Blutversorgung des Hüftkopfs ist die Knochen- und Knorpelbildung gestört. Endprodukte des Stoffwechsels sammeln sich an und führen zum Absterben von einzelnen Knochenbereichen und des Knochenmarks.

### SYMPTOME

- Humpeln
- Schmerzen in der Hüfte oder im Knie
- Eingeschränkte Beweglichkeit der Hüfte

### Behandlung

Bei Schmerzen in der Hüfte oder am Knie und/oder Humpeln bringen Sie Ihr Kind innerhalb von 24 Stunden zum Arzt. Eventuell ist auch eine Röntgenaufnahme der Hüfte nötig.

Die Behandlung hängt vom Schweregrad der Erkrankung ab. Bei leichten Erkrankungen genügt gewöhnlich ein- bis zweiwöchige Bettruhe bis zum Abklingen des Schmerzes; zur Kontrolle werden regelmäßige Röntgenaufnahmen durchgeführt. Wenn das Risiko einer Deformation des Hüftgelenks besteht, muss das Kind an Krücken gehen oder eine Schiene oder einen Gipsverband tragen. In schweren Fällen ist eine Operation erforderlich, bei der der Hüftkopf im Becken verankert wird.

### Prognose

Eine Ausheilung erfolgt spontan und dauert zwischen einigen Monaten bis zu mehr als fünf Jahren. Durch sorgfältige Behandlung muss einer Deformation der Hüfte vorgebeugt werden. In sehr schweren Fällen kann eine Deformation des Hüftgelenks nicht verhindert werden; Folge kann eine Versteifung und ein erhöhtes Arthroserisiko sein.

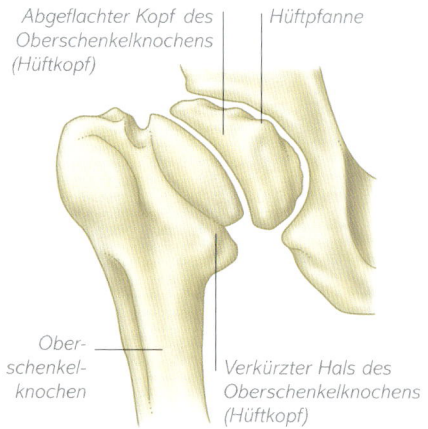

Abgeflachter Kopf des Oberschenkelknochens (Hüftkopf)

Hüftpfanne

Oberschenkelknochen

Verkürzter Hals des Oberschenkelknochens (Hüftkopf)

**DEFORMATION DES HÜFTKOPFS** Wird das Hüftgelenk weiterhin durch das Körpergewicht belastet, können sich Kopf und Hals des Oberschenkelknochens verformen.

# ANGEBORENE HÜFTVERRENKUNG

Hüftgelenksstörungen treten verhältnismäßig häufig auf und sind bei Mädchen verbreiteter als bei Jungen. Bei einer Hüftverrenkung (Luxation) befindet sich der Hüftkopf nicht genau im Mittelpunkt der Hüftpfanne, sondern außerhalb davon. Alle Babys werden nach der Geburt und bei den Vorsorgeuntersuchungen auf eine Hüftgelenksstörung untersucht.

### Ursachen

Hüftgelenk und Hüftpfanne haben bei dieser Störung keinen Kontakt zueinander. Die Ursachen für diese Erkrankung sind nicht bekannt. Hüftgelenksstörungen werden normalerweise bei der Untersuchung kurz nach der Geburt entdeckt, wenn der Arzt Oberschenkel und Hüften des Babys abtastet. Bei einer Hüftluxation spürt er, wie der Hüftknopf aus der Pfanne »herausspringt«. Durch eine Ultraschallaufnahme kann die Diagnose bestätigt werden.

Bleibt die Fehlstellung im ersten Lebensjahr unerkannt, wird sie in den meisten Fällen spätestens dann deutlich, wenn das Kind laufen lernt. Das

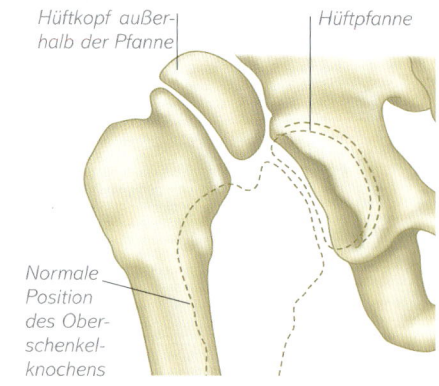

Hüftkopf außerhalb der Pfanne

Hüftpfanne

Normale Position des Oberschenkelknochens

**HÜFTVERRENKUNG** Bei einer Hüftluxation sitzt beim Neugeborenen der runde Hüftkopf nicht in der Hüftpfanne, sondern liegt oberhalb der Pfanne. Meist springt er bald nach der Geburt in die richtige Stellung.

Bein auf der betroffenen Seite scheint verkürzt zu sein und das Kind hinkt beim Gehen. Auffällig ist auch, dass die Pofalten und die Falten in den Oberschenkeln des Kindes nicht symmetrisch sind.

### Behandlung

Wenn Sie vermuten, dass Ihr Kind an einer Hüftgelenksstörung leidet, sollten Sie sich an den Arzt wenden. Bei einer Hüftdysplasie, einer Reifungsverzögerung der Hüfte, bei der die Hüftpfanne zu klein ist und das Hüftpfannendach nicht umschließt, reicht das Tragen einer Spreizhose zur Behandlung meist aus. Der Hüftkopf wird dabei in die Hüftpfanne gedrückt und dort gehalten.

Die Abspreizbehandlung muss in den meisten Fällen bis zum Ende des ersten Lebensjahres fortgesetzt werden. Der Arzt wird Ihnen genau erklären, welche speziellen Pflegemaßnahmen Ihr Kind in dieser Zeit benötigt. In schwereren Fällen sind andere Abspreizgeräte, wie Spreizgips oder Spreizschienen, erforderlich. Wenn die Behandlung zu spät begonnen wird, kann das Hüftgelenk oft nur noch mithilfe einer Operation eingerenkt werden.

### Prognose

Wichtig ist insbesondere eine möglichst frühzeitige Behandlung. Wenn die Behandlung bereits im frühen Säuglingsalter erfolgt, wird das Kind wahrscheinlich normal laufen lernen und keine dauerhaften Behinderungen erleiden. Wird die Störung zu spät oder gar nicht behandelt, sind dagegen Gehbehinderungen und frühe Arthrosebildung im betroffenen Hüftgelenk wahrscheinlich.

# SKOLIOSE

Diese Krankheit verursacht eine seitliche Verbiegung der Wirbelsäule. Es kann dabei eine strukturelle Anomalität eines oder mehrerer Wirbel oder eine lokale Muskelschwäche bestehen. Sie ist bei Mädchen häufiger und setzt während der Pubertät ein.

### Ursachen

In 85 % der Fälle handelt es sich um eine idiopathische Skoliose, d.h. ihre auslösende Ursache ist unbekannt. In manchen Fällen geht die Skoliose auf eine ungleiche Beinlänge zurück; dadurch neigt sich beim Wachstum eine Seite des Beckens, während sich die Schulter auf der anderen Seite hebt. Beim Versuch, diese Abweichung auszugleichen, verbiegt sich die Wirbelsäule.

Eine Skoliose ist bei der Geburt kaum erkennbar bzw. so schwach ausgeprägt, dass sie erst während des Wachstums offensichtlich wird, oder wenn eine Röntgenaufnahme des Rückens gemacht wird.

Bei der idiopathischen Skoliose wachsen die Wirbelkörper langsamer in die eine Richtung als in die andere. Durch dieses Fehlwachstum entsteht eine Drehung, die der Körper wiederum durch eine Verdrehung ausgleichen will. Im Ergebnis ist die Wirbelsäule seitlich nach rechts oder links verbogen.

### Behandlung

Ihr Kind soll sich mit entblößtem Oberkörper im Stehen nach vorne beugen. Wenn Sie eine Krümmung erkennen, wenden Sie sich an den Arzt. Er wird Ihr Kind an einen Orthopäden überweisen. Bei einer leichten Skoliose wird meist die weitere Entwicklung abgewartet, bevor Maßnahmen eingeleitet werden.

Bei einer fortgeschrittenen Skoliose erhält das Kind Krankengymnastik und ein Korsett. Bei einer schweren Verformung der Wirbelsäule kann neben einer Traktionsbehandlung auch eine Operation erforderlich sein.

### Prognose

Bei rascher Behandlung kann die Verkrümmung meist korrigiert werden. Eine unbehandelte Skoliose kann zu einer schweren Verformung des Brustkorbs und der Wirbelsäule führen. Die Folge sind Atembeschwerden und wiederkehrende Atemwegsinfektionen.

### ☐ SYMPTOME

- Seitliche Verbiegung der Wirbelsäule
- Eine Hüftseite springt stärker hervor.
- Eine Schulter steht etwas hoch.
- Eine Brusthälfte steht vor.

*Die Verkrümmung der Wirbelsäule tritt deutlich zutage, wenn sich das Kind mit gestreckten Knien nach vorne beugt, um die Zehen zu berühren.*

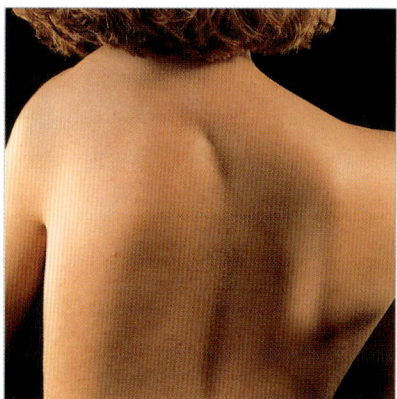

**ERSCHEINUNGSBILD DER SKOLIOSE** *Die Wirbelsäule biegt sich auf eine Seite, normalerweise nach rechts, und eine Schulter steht etwas hoch.*

# JUGENDLICHE POLYARTHRITIS

Darunter wird eine Gruppe von Gelenksentzündungen zusammengefasst, die auch als chronisches Rheuma bezeichnet werden. Vermutlich spielen mehrere Faktoren, wie erbliche Veranlagung, Infektionen oder Überlastung, eine Rolle.

### Behandlung

Bei Gelenkschmerzen, Steifheit, Humpeln oder einem fieberhaften Ausschlag bringen Sie Ihr Kind innerhalb von 24 Stunden zum Arzt. Neben einer eingehenden Untersuchung werden Bluttests vorgenommen, um andere Erkrankungen auszuschließen.

Es gibt verschiedene Formen der Erkrankung. Manchmal sind nur wenige große Gelenke betroffen, z.B. Knie oder Schulter (frühkindliche Oligoarthritis, Typ1). In anderen Fällen sind kleine Gelenke, wie Hand- und Fußgelenke, erkrankt (kindliche Polyarthritis). Zusätzlich zur Erkrankung der kleinen Gelenke können allgemeine Krankheitssymptome auftreten (systemische juvenile chronische Arthritis).

Bei jeder Erkrankungsform erhält das Kind Krankengymnastik, damit Muskulatur und Beweglichkeit der Gelenke erhalten bleiben. Vielleicht muss es nachts Schienen tragen, um einer Deformierung der Gelenke vorzubeugen. Tagsüber dienen Schienen dazu, die Gelenke ruhig zu stellen.

Die medikamentöse Behandlung erfolgt in leichten Fällen mit nicht steroidalen Antirheumatika. Sie reduzieren Schmerzen und Schwellung. In schweren Fällen wird Kortison eingesetzt.

In sehr schweren Fällen sind Gelenkoperationen erforderlich. Wichtig ist auch, dass die Augen regelmäßig auf Iritis (»Regenbogenhautentzündung«, *siehe S. 244*) untersucht werden.

### Prognose

Ein Drittel der betroffenen Kinder wird, unabhängig vom Rheumatyp, an dem sie erkrankt waren, vollkommen gesund. Ein weiteres Drittel erleidet über Jahre hinweg Krankheitsschübe. Bei einem Drittel schreitet die Krankheit kontinuierlich fort.

**■ SYMPTOME**

- Schmerzen, Rötung, Schwellung und Steifheit der betroffenen Gelenke
- Humpeln, wenn Füße oder Beine betroffen sind
- Bei jugendlicher Polyarthritis leichtes Fieber

*Die **jugendliche Form der Erwachsenen-Polyarthritis** verursacht folgende Symptome, die mehrere Wochen vor der Entzündung der Gelenke auftreten können:*
- Fieber über 39 °C
- Geschwollene Drüsen am ganzen Körper
- Flächiger, nicht juckender Ausschlag

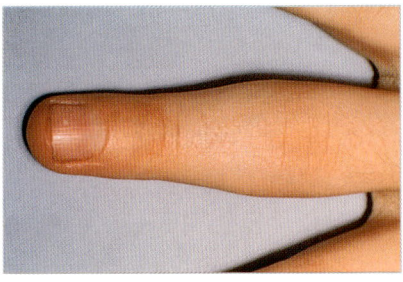

**ARTHRITISERKRANKUNG DER HÄNDE** *Bei der Polyarthritis sind die Fingergelenke rot, entzündet und geschwollen. Hals und Kiefer können ebenfalls betroffen sein.*

# KNOCHEN- UND GELENKSENTZÜNDUNG

Bakterien, die aus einer Wunde oder einem Furunkel über das Blut in den Körper geschwemmt werden, sind die häufigste Ursache einer Knochen- oder Gelenksentzündung. Manchmal breitet sich die Infektion direkt aus dem benachbarten Gewebe aus.

### KNOCHENENTZÜNDUNG

Ohne sofortige Behandlung kann die Entzündung eines Knochens chronisch werden und sehr schwer zu therapieren sein. Am häufigsten tritt sie in den langen Arm- und Beinknochen auf. Kinder, vor allem Jungen, zwischen 3 und 14 Jahren erkranken besonders häufig.

### Behandlung

Rufen Sie sofort den Arzt an, wenn Sie vermuten, dass Ihr Kind eine Knochenentzündung hat. Im Krankenhaus wird eine Kultur der Blutzellen angelegt und eine Ultraschallaufnahme der betroffenen Knochen gemacht. Bei Bestätigung der Diagnose wird mit Antibiotika

**■ SYMPTOME**

*Symptome einer Knochenentzündung sind:*
- Starke Schmerzen im betroffenen Arm oder Bein
- Das Kind will die betroffene Gliedmaße nicht bewegen.
- Fieber
- Schwellung und Entzündung der Haut über dem Knochen

behandelt; wenn ein Knochen stark geschädigt ist, kann eine Operation notwendig sein. Wenn die Infektion frühzeitig erkannt und behandelt wird, heilt sie vollständig aus.

## GELENKSENTZÜNDUNG

Wenn das Gewebe in einem Gelenk infiziert wird, kommt es zu einer Entzündung des Gelenks und einer Flüssigkeitsansammlung im Gewebe. Wird die Entzündung nicht sofort behandelt, besteht die Gefahr einer Schädigung der Knorpelmasse; dadurch wird das Gelenk steif. Die Entzündung tritt bei Kindern unter zwei Jahren und Jugendlichen am häufigsten auf. Bei rascher Behandlung erfolgt eine komplette Genesung.

### Behandlung

Wenn Sie vermuten, dass Ihr Kind eine Gelenksentzündung hat, wenden Sie sich an den Arzt. Eventuell wird im Krankenhaus eine Ultraschalluntersuchung gemacht. Um festzustellen, ob eine bakterielle Infektion vorliegt, wird mit einer Hohlnadel Flüssigkeit aus dem Gelenk abgesaugt und mikroskopisch untersucht. Auch Bluttests zur Feststellung der Infektionsursache können vorgenommen werden. Die Behandlung erfolgt mit Antibiotika; Flüssigkeit muss eventuell bei einer Operation abgesaugt werden.

### SYMPTOME

*Bei einer Gelenksentzündung:*
- Das betroffene Gelenk ist heiß und geschwollen.
- Starke Schmerzen im betroffenen Gelenk
- Fieber

Wenn die Entzündung vollständig ausgeheilt ist, kann die Beweglichkeit des Gelenks durch krankengymnastische Übungen wiederhergestellt werden. Sofern die Entzündung unverzüglich erkannt und behandelt wird, sind keine Spätfolgen zu erwarten.

# DUCHENNE-MUSKELDYSTROPHIE

Fortschreitende Schwächung und Muskelschwund sind Merkmale dieser angeborenen Krankheit. Von den verschiedenen Typen des Muskelschwunds ist die Duchenne-Muskeldystrophie die schwerste Erkrankung, an der nur Jungen erkranken.

### Ursachen

Die Duchenne-Muskeldystrophie wird durch ein geschädigtes Gen auf dem X-Chromosom hervorgerufen und betrifft einen unter 3500 Jungen. Die Krankheit tritt normalerweise vor dem fünften Lebensjahr zutage.

Dieses Gen ist verantwortlich für die Produktion des Proteins Dystrophin, das eine wesentliche Rolle für die mechanische Stabilität der Muskelzellen während der Muskelkontraktionen spielt. Wenn das Gen defekt ist, wird das Protein nicht gebildet – Muskelzellen degenerieren und schwinden.

Ist die Mutter Trägerin der Duchenne-Muskeldystrophie, besteht für ihren Sohn ein 50%iges Risiko, die Krankheit zu bekommen. Töchter einer betroffenen Mutter sind zu 50 % Überträgerinnen.

### Behandlung

Wenden Sie sich an den Arzt, wenn Sie meinem, Ihr Sohn könnte an Muskel-schwund leiden. Nach der Untersuchung wird der Arzt ihn an einen Neurologen überweisen, der weitere Untersuchungen zur Bestätigung der Diagnose veranlassen kann.

Bisher gibt es noch keine substanzielle Behandlung oder Heilung des Muskelschwunds in seinen verschiedenen Formen. Ihr Kind wird Krankengymnastik erhalten, um Muskelkrämpfen vorzubeugen, die zu einer schmerzhaften Fehlstellung der Gelenke führen können. Dank der Krankengymnastik wird sich das Kind eine gewisse Beweglichkeit bewahren können. Sie können lernen, ihm bei diesen Übungen zu helfen.

### Gentest

Bei einer familiären Vorgeschichte der Duchenne-Muskeldystrophie kann eine Frau testen lassen, ob sie Überträgerin der Krankheit ist. Ist dies der Fall und möchte sie dennoch ein Baby, wird ihr im Rahmen einer genetischen Beratung

### SYMPTOME

- Schwäche der Beinmuskulatur; daher lernt das Kind erst spät laufen (nach 18 Monaten); es watschelt und hat beim Treppensteigen Probleme; es fällt oft hin, rollt nach vorn und zieht seine Beine beim Laufen hoch.
- Vergrößerte Oberschenkelmuskeln
- Innenkrümmung der unteren Wirbelsäule

das Risiko für ihr Baby dargelegt. Während der Schwangerschaft kann durch Bluttests bestimmt werden, ob das Baby das defekte Gen geerbt hat.

### Prognose

Die Krankheit schreitet unaufhaltsam fort und es werden immer mehr Muskeln, die für die Bewegung wichtig sind, von der Muskelschwäche betroffen. Schon bald wird das Kind nicht mehr gehen und auch einfache Verrichtungen nicht mehr ausführen können. Im Alter von acht bis elf Jahren sitzen betroffene Kinder gewöhnlich im Rollstuhl. Auch die Anfälligkeit für Infektionen der Atemwege nimmt zu. Die meisten Betroffenen werden kaum älter als 20 Jahre.

# ERKRANKUNGEN DES NERVENSYSTEMS

*Viele Kinder mit Erkrankungen des Nervensystems weisen eine Entwicklungsverzögerung auf.*

## ÜBERBLICK

DAS GEHIRN IST DAS KONTROLLZENTRUM des Nervensystems; seine Entwicklung ist bis zum fünften Lebensjahr weitgehend abgeschlossen. Eine Gehirnverletzung oder Infektion kann schwere Folgen haben; daher sind eine frühzeitige Diagnose und Behandlung wichtig. Einige wenige Krankheiten des Nervensystems, z.B. Zerebralparese, sind unheilbar. Im Allgemeinen regeneriert sich das Gehirn eines Kindes nach einem Unfall besser als das eines Erwachsenen.

## ANATOMIE DES NERVENSYSTEMS

▸ **GEHIRN UND NERVENSYSTEM**

*Das Nervensystem setzt sich aus dem Gehirn, dem Rückenmark und vielen Millionen Nervenzellen zusammen; es bestimmt über alle willentlichen Handlungen und unwillkürlichen Körperfunktionen. Die Nerven sind verantwortlich für die Wahrnehmung von Empfindungen, wie Berührung, Geschmack, Geruch, Sehen und Hören.*

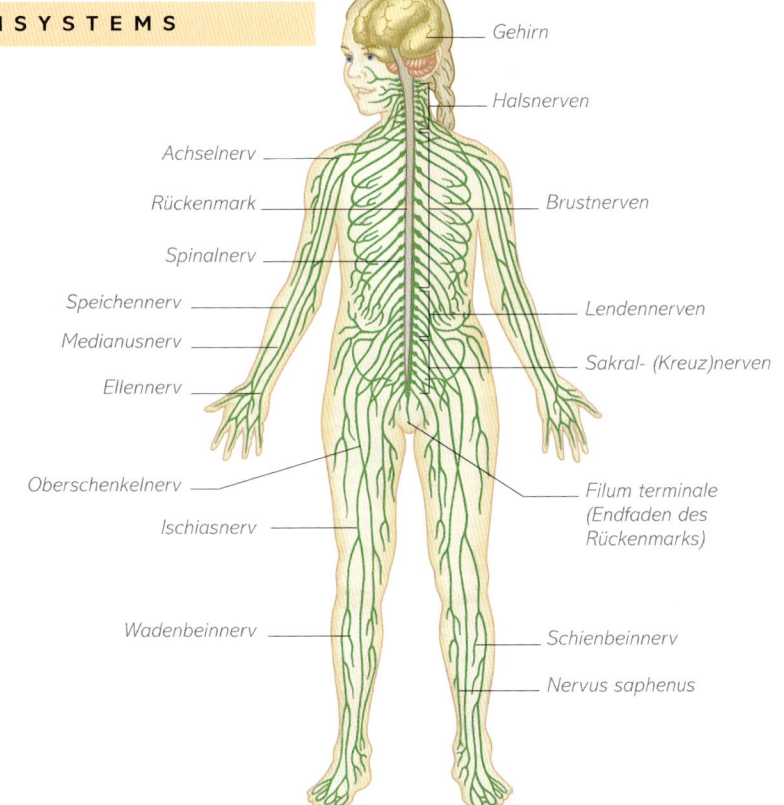

Gehirn

Halsnerven

Achselnerv

Rückenmark

Brustnerven

Spinalnerv

Speichennerv

Lendennerven

Medianusnerv

Sakral- (Kreuz)nerven

Ellennerv

Oberschenkelnerv

Filum terminale (Endfaden des Rückenmarks)

Ischiasnerv

Wadenbeinnerv

Schienbeinnerv

Nervus saphenus

# KOPFVERLETZUNG

Kinder erleiden oft einen Schlag oder Stoß auf den Kopf; nur selten ist die Verletzung ernst. Die größte Gefahr bei einer Kopfverletzung ist eine Hirnblutung, die zu einer Hirnschädigung, mit der Folge körperlicher oder geistiger Behinderung, führen kann.

### Sofortmaßnahmen

Wenn Ihr Kind sich den Kopf anstößt, kann es bewusstlos sein. Rufen Sie den Notarzt und kontrollieren Sie Luftwege, Atmung und Kreislauf (*siehe* »Erste Hilfe«, *S. 330ff.*). Wenn das Kind verwirrt oder ungewöhnlich benommen

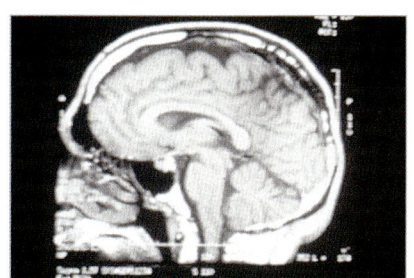

**AUFNAHME DES GEHIRNS** *Eine Blutung im Schädel kann ein Blutgerinnsel verursachen – wie auf dieser Kernspin-Aufnahme zu erkennen. Dies kann das Gehirngewebe schädigen.*

ist, sich erbricht oder Blut oder wässriges Sekret aus Nase oder Ohren läuft, bringen Sie es ins Krankenhaus.

### Behandlung

Der Arzt untersucht das Kind und leitet die notwendigen Maßnahmen ein. Eine Platzwunde am Kopf muss genäht werden. Bei Verdacht auf einen Bruch wird der Kopf geröntgt und eine Computertomografie oder Kernspintomografie gemacht (*siehe links*).

Wenn sich dabei Hinweise auf eine Hirnblutung ergeben, kann eine Notfalloperation notwendig werden, um die Blutung zu stoppen und ein mögliches Blutgerinnsel zu entfernen. Bei einem Schädelbruch oder einer schweren Gehirnerschütterung muss das Kind zur Beobachtung im Krankenhaus bleiben.

*Bei einer **leichten Kopfverletzung**:*
- Leichte Kopfschmerzen
- Beule oder Schwellung
- Erbrechen

*Bei einer **schweren Kopfverletzung**:*
- Kurze Bewusstlosigkeit oder Gehirnerschütterung
- Verwirrung
- Erinnerungsverlust an das Geschehen vor dem Unfall
- Schwindel
- Verschwommene Sicht
- Erbrechen

### Was können die Eltern tun?

Bei einer schweren Kopfverletzung braucht das Kind nach dem Krankenhausaufenthalt mehrere Wochen Ruhe, bei einer leichten Verletzung genügen einige Tage. Beobachten Sie Ihr Kind und bringen Sie es bei Auftreten folgender Symptome ins Krankenhaus: Benommenheit, wirres Sprechen, Gereiztheit, Erbrechen, Verwirrung, Blutung oder Absonderungen aus Nase oder Ohr.

# WIEDERKEHRENDE KOPFSCHMERZEN

Manche Kinder werden sehr häufig von Kopfschmerzen geplagt – darunter können auch die Schulleistungen leiden. Meist handelt sich um Migräne oder Spannungskopfschmerzen. Sehr selten ist eine Hirnerkrankung die Ursache.

## MIGRÄNE

Bei Kindern, die häufig Migräne haben, liegt meist eine familiäre Veranlagung vor. Emotionale Belastung ist der häufigste Auslöser, doch es gibt auch andere: Nahrungsmittel, z.B. Orangen und andere Zitrusfrüchte oder Käse, Hunger, Sonnenexposition, Übermüdung. Kinder haben selten mehr als ein oder zwei Migräneanfälle im Monat.

### Behandlung

Wenn Ihr Kind Symptome einer Migräne aufweist, bringen Sie es zum Arzt. Versuchen Sie zusammen mit dem Arzt, die auslösenden Faktoren zu bestimmen, und überlegen Sie, wie sie sich ausschalten lassen.

Gegen das Erbrechen während der Anfälle können Antibrechmittel verschrieben werden. Bei häufigen Migrä-

*Einem **Migräneanfall** kann eine Aura vorausgehen, bei der das Kind flackernde Lichter oder Zickzacklinien sieht. Danach können folgende Symptome auftreten:*
- Schmerzen auf einer oder beiden Kopfhälften
- Erbrechen
- Licht- und Lärmempfindlichkeit
- Schwindel
- Kribbeln, Schwäche oder Taubheit in einem Arm oder einer Hand
- Ein Anfall kann von zwei Stunden bis zu zwei Tagen dauern.

neanfällen können vorbeugend spezielle Migränemedikamente genommen werden. Während eines Anfalls können Sie Ihrem Kind Paracetamol geben; bitten Sie Ihr Kind, sich in einem abgedunkelten Raum hinzulegen.

Auf Phasen mit häufigen Anfällen können lange migränefreie Phasen folgen.

## SPANNUNGS-KOPFSCHMERZEN

Eine Muskelverspannung im Gesicht und am Hals – z.B. infolge von Zähneknirschen – kann Spannungskopfschmerzen verursachen. Emotionaler Stress ist der häufigste Auslöser.

### Was können die Eltern tun?

Lindern Sie die Schmerzen mit Paracetamol und versuchen Sie herauszufinden, was Ihr Kind belastet. Bei anhaltenden Kopfschmerzen stellen Sie Ihr Kind dem Arzt vor.

## GEHIRNERKRANKUNGEN

Erkrankungen des Gehirns, z.B. Tumore, sind sehr selten. Wenn Ihr Kind entsprechende Symptome aufweist, wenden Sie sich an den Arzt. Er wird das Kind eventuell für weiterführende Tests ins Krankenhaus einweisen. Behandlung und Prognose hängen von der Art der Erkrankung ab.

### ◻ SYMPTOME

*Bei Spannungskopfschmerzen* treten folgende Symptome auf:
- Schmerzen, die in jedem Bereich des Kopfes auftreten können
- Manchmal weitere Anzeichen der Anspannung, z.B. Bauchschmerzen

*Bei Erkrankungen des Gehirns* treten folgende Symptome auf:
- Kopfschmerzen, die so stark sind, dass das Kind nachts aufwacht, und die morgens beim Aufwachen immer noch bestehen und sich beim Husten verschlimmern.
- Krämpfe
- Veränderungen im Verhalten

# FIEBERKRÄMPFE

Diese Krampfanfälle werden durch einen plötzlichen Anstieg der Körpertemperatur ausgelöst, oft während einer Infektion der oberen Atemwege, z.B. einer Erkältung. Die Krämpfe können bei Ausbruch einer fieberhaften Erkrankung oder Infektion auftreten.

### Sofortmaßnahmen

Rufen Sie sofort den Arzt an, wenn Ihr Kind einen Fieberkrampf hat oder seine Temperatur über 39 °C steigt. Wenn der Krampf länger als drei Minuten andauert, sollten Sie den Notarzt rufen.

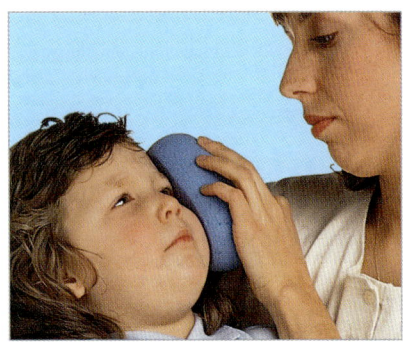

**DAS FIEBER SENKEN** *Waschen Sie das Kind mit einem Schwamm mit lauwarmem Wasser ab. Setzen Sie das Kind bei einem Fieberkrampf nicht in die Badewanne; es könnte ertrinken.*

### Behandlung

Ein Rachenabstrich sowie Blut- und Urinuntersuchungen zeigen, ob das Kind eine Infektion, z.B. Hirnhautentzündung (*siehe S. 294*), hat. Bei einer bakteriellen Infektion werden Antibiotika verordnet. Der Arzt verschreibt eventuell ein krampfhemmendes Medikament. Entsprechende Zäpfchen werden bei einem Fieberkrampf verabreicht.

### Was können die Eltern tun?

Fieberkrämpfe treten am häufigsten bei Kindern zwischen sechs Monaten und fünf Jahren auf, weil ihr Gehirn noch nicht ausgereift ist und daher Probleme bei der Regulation der Körpertemperatur bestehen. Fieberkrämpfe haben keine langwierigen Folgen. Etwa ein Drittel der Kinder bekommt nach einem Fieberkrampf in den nächsten sechs Monaten noch einen zweiten. Einige

### ◻ SYMPTOME

*Das erste Stadium des Fieberkrampfs* dauert etwa 30 Sekunden; dabei treten auf:
- Bewusstlosigkeit
- Körperstarre
- Die Atmung setzt eine halbe Minute aus; wenn sie wieder einsetzt, ist sie flach.
- Abgang von Urin und/oder Stuhl

*Das zweite Stadium des Fieberkrampfs* dauert weniger als fünf Minuten; es umfasst folgende Symptome:
- Das Kind bleibt bewusstlos.
- Zuckungen der Gliedmaßen und/oder des Gesichts
- Die Augen rollen nach hinten.

*Am Ende des zweiten Stadiums kommt das Kind wieder zu Bewusstsein und fällt meist in einen tiefen Schlaf. Beim Aufwachen ist es verwirrt, schläfrig und gereizt.*

wenige Kinder bekommen Epilepsie (*siehe S. 293*).

Fieberkrämpfen kann man vorbeugen (*siehe S. 59* und *S. 171*). Geben Sie dem Kind Paracetamol und/oder Ibuprofen. Bei einem Krampf legen Sie Ihr Kind in Seitenlage (*siehe S. 330*).

# EPILEPSIE

Etwa eines von 200 Kindern leidet unter epileptischen Anfällen. Ein einzelner Krampfanfall bedeutet noch nicht, dass eine Epilepsie besteht. Bei Kindern treten zwei Formen häufig auf – der tonisch-klonische Anfall und Absencen (Grand-mal und Petit-mal).

## Ursachen

In manchen Fällen besteht eine strukturelle Anomalität des Gehirns; meist gibt es jedoch keine offensichtliche Ursache. Die einzelnen Anfälle können durch einen Triggerfaktor, z.B. flackerndes Licht, ausgelöst werden.

Während eines Anfalls besteht eine unregulierte Aktivität der elektrischen Impulse im Gehirn; sie bewirken eine Veränderung des Bewusstseinszustandes und/oder unkontrollierte Bewegungen der Gliedmaßen und/oder des Kopfes. Außer Epilepsie gibt es noch andere Ursachen für Krampfanfälle (*siehe S. 292*).

## Behandlung

Tritt ein Grand-mal-Anfall erstmals auf, rufen Sie sofort den Arzt an. Wenn das Kind länger als zehn Minuten bewusstlos ist, egal ob beim ersten oder einem weiteren Anfall, rufen Sie den Notarzt oder bringen Ihr Kind ins Krankenhaus. Während Sie auf den Notarzt warten, kontrollieren Sie Atemwege, Atmung und Kreislauf (*siehe »Erste Hilfe«, S. 330ff.*).

Bei anderen Formen eines Krampfanfalls vereinbaren Sie einen Arzttermin. Der Arzt wird Sie bitten, das Verhalten und die Symptome vor, während und nach jedem Anfall zu beschreiben.

Berichten Sie dem Arzt auch, was Ihr Kind direkt vor dem Anfall getan hat; durch diese Beobachtungen können mögliche Triggerfaktoren bestimmt werden. Mit einem Elektroenzephalogramm (EEG) kann die Form der Epilepsie bestimmt werden. Mithilfe einer Computertomografie oder Kernspintomografie können eventuell bestehende strukturelle Besonderheiten des Gehirns erkannt wer-

den. Durch Blutuntersuchungen werden andere mögliche Ursachen, z.B. niedriger Blutzucker, ausgeschlossen.

Eine Epilepsie wird normalerweise medikamentös behandelt; die Therapie wird zwei bis vier Jahre nach dem letzten Anfall beibehalten. Dann werden die Medikamente über mehrere Monate hinweg allmählich reduziert. In sehr seltenen Fällen, wenn die Anfälle medikamentös nicht unter Kontrolle gehalten werden können und es Hinweise auf strukturelle Veränderungen des Gehirns gibt, wird eine Operation in Erwägung gezogen.

## Was können die Eltern tun?

Bei einem Grand-mal-Anfall legen Sie Ihr Kind in die Seitenlage (*siehe »Erste Hilfe«, S. 330*) und bleiben bei ihm, bis es völlig zur Ruhe gekommen ist.

Bei einer Absence bitten Sie Ihr Kind, sich ruhig hinzusetzen; bleiben Sie bei ihm, bis es wieder ansprechbar ist. Versuchen Sie nicht, den Anfall zu unterbinden. Nach dem Anfall trösten Sie Ihr Kind.

## Prognose

Nach einer anfallsfreien Phase von zwei Jahren treten bei mehr als drei Viertel der Kinder mit Grand-mal-Anfällen keine weiteren Anfälle mehr auf. Die meisten Kinder mit Epilepsie partialis (*siehe rechts außen*) benötigen nach der Pubertät keine Medikamente mehr. Der Verlauf bei Petit-mal-Anfällen lässt sich weniger zuverlässig vorhersagen; die Aussichten sind individuell verschieden.

Auch bei dauerhafter Epilepsie haben die meisten Kinder keine weitere Behinderung; ein normaler Schulbesuch und sportliche Betätigung sind möglich. Die Ärzte werden Ihnen sagen, welche Maßnahmen Sie treffen müssen und auf welche Aktivitäten verzichtet werden sollte.

### SYMPTOME

*Mehr als drei Viertel der betroffenen Kinder leiden an Grand-mal-Anfällen. Am zweithäufigsten treten Petit-mal-Anfälle (Absencen) auf. In der Regel leidet ein Kind nur an einer Form der Epilepsie. Manchmal bestehen kombinierte Formen und es treten bei einem Kind Anfälle in verschiedener Form auf.*

*Grand-mal-Anfälle weisen folgende Symptome auf:*

- Reizbarkeit oder ungewöhnliches Verhalten wenige Minuten vor dem Anfall.
- Starre, die etwa 30 Sekunden anhält; dabei fällt das Kind bewusstlos zu Boden. Die Atmung ist unregelmäßig.
- Zuckende Bewegungen der Gliedmaßen oder des Gesichts, die 20 Sekunden bis zu mehreren Stunden andauern können. Möglicherweise beißt sich das Kind auf die Zunge; es kann Harn oder Stuhl abgehen.
- Nach den Krämpfen kann die Bewusstlosigkeit bis zu zehn Minuten andauern.
- Wenn das Kind wieder zu Bewusstsein kommt, kann es Kopfschmerzen haben, orientierungslos und verwirrt sein; wahrscheinlich will es schlafen.

*Die Petit-mal-Form weist folgende Symptome auf:*

- Das Kind unterbricht seine Tätigkeit und starrt ins Leere; es ist sich seiner Umgebung nicht mehr bewusst, fällt aber nicht zu Boden. Dies dauert 10–15 Sekunden.
- Das Kind kann sich an den Anfall nicht erinnern.

*Epilepsie partialis ist eine weitere, seltenere Form epileptischer Anfälle. Charakteristisch sind Zuckungen einer Gesichtshälfte oder einer Gliedmaße. Das Kind kann das Bewusstsein verlieren.*

# HIRNHAUTENTZÜNDUNG (MENINGITIS)

Meningitis bezeichnet die Entzündung der Membrane, Meningen oder Hirnhäute, die das Gehirn und Rückenmark bedecken. Eine bakterielle Hirnhautentzündung kann lebensgefährlich sein. Eine virale Meningitis ist weniger gefährlich.

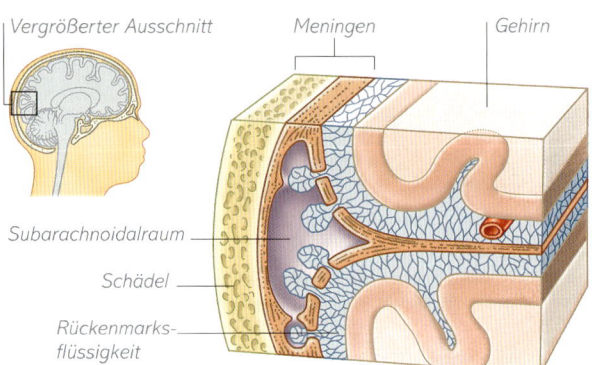

Vergrößerter Ausschnitt

Meningen

Gehirn

Subarachnoidalraum

Schädel

Rückenmarks-flüssigkeit

*DIE MENINGEN Drei Schichten einer Schutz-membran, die Meningen, überziehen Gehirn und Rückenmark. Meningitis wird durch eine Infektion der Meningen durch Viren oder Bakterien verursacht.*

## SYMPTOME

*Die bakteriellen und viralen Formen der Hirnhautentzündung verlaufen im Frühstadium ähnlich. Bei einer bakteriellen Meningitis sind die Symptome meist stärker ausgeprägt und schreiten rascher voran, manchmal innerhalb weniger Stunden.*

*Bei **Säuglingen** bestehen anfangs oft nur diffuse Symptome; dazu zählen:*
* Mattigkeit
* Fieber
* Erbrechen
* Nahrungsverweigerung
* Unruhe; das Baby schreit immer heftiger

***Ältere Kinder** können zusätzlich folgende Symptome haben:*
* Starke Kopfschmerzen
* Licht- und Lärmempfindlichkeit
* Muskelstarre, insbesondere der Nackenmuskeln

*Spätere Symptome einer bakteriellen Meningitis sind bei Kindern in jedem Alter:*
* Zunehmende Benommenheit; in manchen Fällen Bewusstlosigkeit oder Krampfanfälle

*Einige Kinder bekommen bei Meningitis:*
* Einen Ausschlag aus flachen violetten Flecken, der nicht verschwindet, wenn man dagegen drückt (siehe S. 187)

## Bakterielle Meningitis

Die Meningokokken-Meningitis tritt überwiegend bei Kindern unter fünf Jahren auf. Eine Erkrankung ist aber in jedem Alter möglich. Sie wird durch das Bakterium *Neisseria meningitidis* verursacht, selten durch *Haemophilus influenzae*. Die Neisseria-Bakterien leben bei jedem Menschen in Nase und Hals und verursachen normalerweise keine Erkrankung. Warum sie bei manchen Kindern eine Hirnhautentzündung auslösen, ist nicht bekannt.

## Virale Meningitis

Eine virale Meningitis-Epidemie, bei der vor allem Kinder über fünf Jahre erkranken, grassiert häufig in den Wintermonaten. Auslöser sind Viren, die Grippe, Windpocken, Pfeiffer-Drüsenfieber und Aids verursachen. Es ist nicht bekannt, warum sie die Hirnhäute befallen und zu einer Hirnhautentzündung führen.

## Sofortmaßnahmen

Wenn Ihr Kind benommen ist oder mindestens zwei Meningitis-Symptome aufweist, bringen Sie es sofort zum Arzt oder ins Krankenhaus.

Durch eine Lumbalpunktion kann festgestellt werden, ob es sich um eine virale oder bakterielle Meningitis handelt. Oft kann dabei auch der Erreger bestimmt werden. Alternativ kann eine Blutzellkultur im Labor angelegt und dabei der Erreger bestimmt werden.

## Behandlung

Bei Verdacht auf eine bakterielle Hirnhautentzündung werden Antibiotika in hoher Dosis verabreicht. Sobald die Laborwerte vorliegen, wird die Antibiotikabehandlung entweder fortgeführt oder entsprechend dem Erregertyp modifiziert.

In vielen Fällen muss intravenös Flüssigkeit zugeführt werden. Bei Krämpfen werden krampfhemmende Medikamente verabreicht. Die Behandlung muss bis zu zehn Tage lang fortgeführt werden.

Bei einer viralen Meningitis werden die Antibiotika abgesetzt. Es werden nur Schmerzmittel gegeben. Je nach Virustyp heilt die Entzündung in 5 bis 14 Tagen aus. Eine virale Meningitis hat nur selten Langzeitfolgen.

## Vorbeugung

Die HIB-Impfung bietet einen Schutz vor *Haemophilus influenza* und einer Form der Meningokokken-Meningitis. Vorbeugend können alle Personen, die in Kontakt zum erkrankten Kind standen, Antibiotika bekommen.

## Prognose

In seltenen Fällen kommt es, vor allem bei spät einsetzender Behandlung, zu einer Schädigung des Gehirns, die zu Taubheit, Krampfanfällen oder Lernstörungen führen kann. Ganz selten verläuft die Krankheit trotz sofortiger Behandlung auch tödlich.

# GEHIRNENTZÜNDUNG (ENZEPHALITIS)

Diese Erkrankung kann von jeder Virusinfektion verursacht werden. Die Viren gelangen über das Blut ins Gehirn und von dort in alle Körperteile. Bei Neugeborenen wird eine Gehirnhautentzündung meist vom *Herpes-simplex*-Virus verursacht.

### Ursachen

In seltenen Fällen entwickelt sich nach einer Herpes-Infektion, nach Masern, Röteln oder Windpocken eine Gehirnentzündung. Sie kann leicht verlaufen, aber auch lebensgefährlich sein.

Meist erfolgt eine vollständige Genesung; sehr selten führt eine Gehirnentzündung zum Tod. In wenigen Fällen kommt es zu einer bleibenden Schädigung des Gehirns; Folgen sind Arm- und/oder Beinlähmung, Lernstörungen, Verhaltensprobleme oder Epilepsie (*siehe S. 293*).

### Behandlung

Rufen Sie sofort den Arzt an, wenn Ihr Kind ungewöhnlich schläfrig ist oder Fieber hat und zwei Enzephalitis-Symptome aufweist. Auf der Basis verschiedener Untersuchungen und Aufnahmen des Gehirns wird die Diagnose gestellt. Im frühen Krankheitsstadium ergeben die Untersuchungen oft keine Auffälligkeiten. Um eine bakterielle Meningitis (*siehe gegenüber*) auszuschließen, wird eine Lumbalpunktion durchgeführt.

Bei einer durch Herpes verursachten Enzephalitis wird mit dem Antivirus-Wirkstoff Aciclovir behandelt. Zur Therapie anderer Virusinfektionen gibt es keine Medikamente.

> **SYMPTOME**
>
> • Ungewöhnliche, zunehmende Apathie bis hin zum Koma; evtl. Fieber
> • Reizbarkeit
> • Erbrechen
> • Doppelt-Sehen oder Schielen
> • Lähmung einer Gliedmaße auf einer Körperseite
> • Krämpfe
>
> *In leichten Fällen sind die Symptome anfangs oft kaum wahrnehmbar. Tritt eine Gehirnentzündung z.B. im Rahmen einer Windpocken-Erkrankung auf, zeigt das Kind möglicherweise nur einen etwas unsicheren Gang.*

# ZEREBRALPARESE

Zerebralparese ist eine unheilbare Krankheit, die verschiedenste Bewegungsstörungen infolge eines Gehirnschadens umfasst. Besonders häufig sind Frühgeborene bzw. Babys mit einem Geburtsgewicht unter 1,5 kg betroffen.

### Ursachen

Die Schädigung des Gehirns kann in der späten Schwangerschaft, während der Geburt, im Neugeborenenalter oder in der frühen Kindheit erfolgen. Die Erkrankung wird oft erst erkannt, wenn das Kind schon mehrere Monate alt ist.

Wenn die Gliedmaßen versteift sind, wird das Kind als »spastisch« bezeichnet. Dieses Problem wird meist im Alter von sechs Monaten deutlich. Andere Kinder leiden unter unwillkürlichen, unregelmäßigen Bewegungen (»athetoid«).

Viele Kinder mit einer Zerebralparese haben Lernstörungen, Epilepsie (*siehe S. 293*) und Seh- und Hörprobleme. Sprach- und Sprechprobleme sind häufige Folge der Lernbehinderung, der Hörbeeinträchtigung und der mangelhaften Koordination der Sprachmuskulatur. Es können auch Verhaltens- und Essprobleme bestehen.

### Was können die Eltern tun?

Bei Verdacht auf eine Entwicklungsstörung konsultieren Sie den Arzt. Er kann spezielle Untersuchungen durchführen, Aufnahmen des Gehirns veranlassen und Spezialisten zu Rate ziehen.

Kinder mit einer leichten bis mäßigen Behinderung können die Regelschule besuchen. Bei stärkerer Behinderung ist der Besuch einer Einrichtung für Körperbehinderte sinnvoll.

> **SYMPTOME**
>
> • Versteifung der Arme und Beine
> • Widerwillen, eine Hand oder einen Arm einzusetzen
> • Probleme beim Füttern
> • Das Kind sitzt mit einem Jahr noch nicht.
> • Das Erlangen der motorischen Meilensteine ist verzögert.

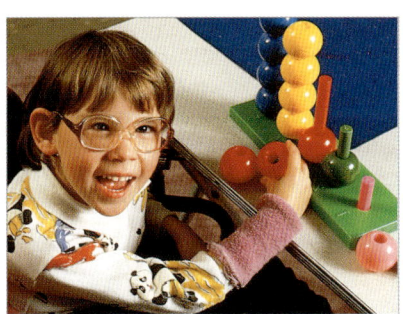

**SPIELTHERAPIE** *Puzzles und Spiele, die feinmotorische Bewegungen erfordern, können Konzentration und Koordination verbessern.*

# NEURALROHRDEFEKTE

Aus dem Neuralrohr bilden sich beim Embryo in der Frühschwangerschaft Gehirn, Rückenmark, Schädelrückseite und Wirbel. Wenn sich dieses Rohr nicht vollständig schließt, können Missbildungen entstehen. Die häufigste Schädigung ist eine Spina bifida.

## Behandlung

Bei einer leichten Schädigung ist keine Behandlung nötig. In schweren Fällen muss eine Operation durchgeführt werden; so wird z.B. bei Hydrozephalus (Wasserkopf) die Flüssigkeit aus dem Gehirn abgeleitet. Trotz des Eingriffs bleibt meist eine Behinderung zurück. Das Kind erhält Krankengymnastik und wird sonderpädagogisch betreut.

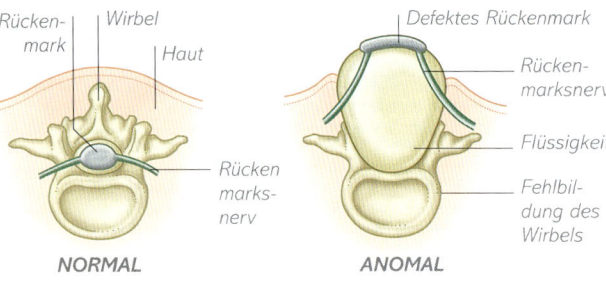

Rückenmark | Wirbel | Haut | Rückenmarksnerv

**NORMAL**

Defektes Rückenmark | Rückenmarksnerv | Flüssigkeit | Fehlbildung des Wirbels

**ANOMAL**

**RÜCKENMARKSAUSSCHNITT**
*Bei diesem Neuralrohrdefekt (rechts) hat sich zwischen einem Wirbel und der Haut eine Zyste gebildet, die mit einer dünnen Membran überzogen ist.*

# CHRONISCHES ERSCHÖPFUNGSSYNDROM

Hauptsymptom dieser Störung ist eine lähmende Müdigkeit, die Monate oder gar Jahre andauern kann. Manchmal entsteht das Syndrom nach einer Viruserkrankung, z.B. Pfeiffer-Drüsenfieber. Auch eine unerkannte Depression kann ursächlich sein.

## Behandlung

Es ist normal, dass ein Kind nach einer schweren Infektionskrankheit geschwächt und erschöpft ist. Hält die Erschöpfung jedoch länger als einen Monat an, wenden Sie sich an den Arzt.

Bei einem chronischen Erschöpfungssyndrom ergeben Bluttests und Untersuchungen allerdings oft keine auffälligen Ergebnisse; erkennbar ist jedoch, dass gerade eine Virusinfektion überstanden worden ist. Es gibt keine spezielle Behandlung dieses Syndroms. Sinnvoll sind ein regelmäßiger Tagesablauf mit ausreichend Ruhe und eine gesunde Ernährung.

## Was können die Eltern tun?

Wenn Ihr Kind lange in der Schule gefehlt hat, helfen Sie ihm, das Versäumte aufzuholen. Beraten Sie sich mit den Lehrern, wie es den Anschluss finden kann. Sobald das Kind wieder zur Schule gehen kann, gilt es als geheilt. Bei Rück-

fällen ist eine Konsultation eines Facharztes und/oder Kinderpsychologen sinnvoll, um die Ursache der chronischen Erschöpfung herauszufinden.

# LESE-RECHTSCHREIBSCHWÄCHE

Zwischen vier und zehn Prozent aller Kinder leiden an Legasthenie. Offensichtlich wird das Problem meist beim Lesenlernen. Es können Schwierigkeiten beim visuellen Erkennen wie auch beim auditiven Unterscheiden der Buchstaben bestehen.

### Ursachen

Legasthenie hat eine genetische Komponente; ausschlaggebend ist meist die männliche Linie. Auch die sprachliche Umgebung ist von Bedeutung.

### Behandlung

Sehr viele Legastheniker benötigen therapeutische Unterstützung. Hinweise auf eine spätere Legasthenie kann man bereits mit drei Jahren ausmachen. Meist wird das Problem jedoch erst beim Erstlese-Unterricht erkannt. Ein Psychologe oder Lerntherapeut kann durch spezielle Tests die Stärken und Schwächen des Kindes bestimmen und Förderprogramme vorschlagen. Diese Förderung kann im Rahmen der Schule wie auch in Einzelunterricht erfolgen. Wichtig ist, dass das Kind auch Lerntechniken vermittelt bekommt.

### Was können die Eltern tun?

Ein legasthenisches Kind ist schnell entmutigt; loben Sie daher seine Anstrengungen und Fortschritte und helfen Sie ihm, seine Stärken auszubauen. Lesen Sie ihm vor, auch wenn es schon selbst lesen kann, damit es seinen Wortschatz erweitert. Halten Sie engen Kontakt zu den Lehrern, um eine optimale Unterstützung sicherzustellen. Vielleicht stellt sich im Laufe der Zeit heraus, dass das Kind am Computer besser schreiben kann als mit der Hand.

Dank richtiger Förderung sollte Ihr Kind sein intellektuelles Potenzial trotz der Legasthenie voll entfalten können.

**SYMPTOME**

- Das Kind kann einzelne Buchstaben und Zeichen erkennen, sie aber nicht in die richtige Reihenfolge bringen.
- Es hat eventuell Schwierigkeiten, verschiedene Laute zu unterscheiden, Informationen im Kurzzeitgedächtnis zu behalten und bei schnellem Tempo flüssig zu sprechen.

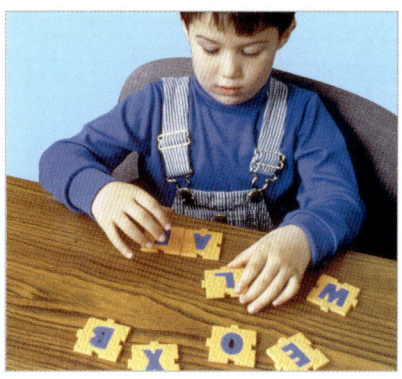

*LEGASTHENIKER* *Das Erkennen einzelner Buchstaben bereitet keine Probleme; schwierig ist es, sie zu Wörtern zusammenzusetzen.*

# DYSPRAXIE

Diese Störung in der Entwicklung der Koordination betrifft fünf bis sechs Prozent aller Kinder, meist Jungen. Es handelt sich um ein motorisches Lernproblem, bei dem das Kind Schwierigkeiten hat, zielgerichtete Bewegungen auszuführen.

### Ursachen

Die genaue Ursache ist unbekannt; oft besteht ein Zusammenhang mit Frühgeburt oder niedrigem Geburtsgewicht. Angehörige von betroffenen Kindern können ähnliche Probleme haben.

### Behandlung

Eine Dyspraxie bleibt oft unerkannt. Betroffene Kinder werden als phlegmatisch oder tollpatschig bezeichnet. Soziale, emotionale und Lernprobleme können die Folge sein. Mögliche Therapieformen sind Spieltherapie und Krankengymnastik.

### Was können die Eltern tun?

Kritisieren Sie das Kind nicht und stellen keine Vergleiche mit anderen Kindern an. Das Kind sollte an Aktivitäten teilnehmen, in denen es erfolgreich ist, und lernen, sich auch selbst zu motivieren. Loben Sie es für seine Bemühungen und Erfolge. Informieren Sie die Lehrer über die Schwierigkeiten des Kindes. Wenn es lernt, Schwierigkeiten zu meistern, wird es Fortschritte machen.

**SYMPTOME**

- Meilensteine der Entwicklung, wie Sitzen, Krabbeln und Laufen, werden erst spät beherrscht.
- In der Folge hat das Kind Schwierigkeiten beim Erlernen von Fertigkeiten wie Hüpfen, Seil springen, Fahrrad fahren, Schuhe binden oder Knöpfe schließen.
- Das Kind ermüdet schnell, ist besonders unfallgefährdet und lässt oft Sachen fallen; das ist für das Kind und die Familie sehr nervenaufreibend.

# VERHALTENS-
# AUFFÄLLIGKEITEN

*Sie werden mit zunehmendem Alter oft überwunden; manchmal ist dazu professionelle Hilfe notwendig.*

DIE MEISTEN KINDLICHEN VERHALTENSWEISEN SIND, auch wenn sie Erwachsenen als auffällig erscheinen, so verbreitet, dass sie als normal betrachtet werden können. Kleinkinder lutschen am Daumen, schaukeln mit dem Kopf und halten aus Trotz den Atem an. Schulkinder leiden unter Ticks und Zwangshandlungen, und in jedem Alter knabbern manche Kinder an den Nägeln oder zwirbeln ihre Haare. Die meisten dieser Angewohnheiten richten wenig Schaden an und bieten dem Kind in Stress- oder Angstsituationen ein Ventil; manche sind Ausdruck von Wut, Langeweile oder Frustration. Viele Eltern wissen jedoch häufig nicht, ob sie ein bestimmtes Verhalten beachten oder ignorieren sollten. Gewöhnlich verlieren sich solche Verhaltensauffälligkeiten bzw. Angewohnheiten von selbst; bestimmte Störungen aber, wie ADS/ADHS und Autismus, erfordern eventuell therapeutische Maßnahmen. Ein Gespräch mit dem Arzt oder einem Kinderpsychologen kann den Eltern bei der Entscheidung helfen, ob eine Behandlung erforderlich ist oder nicht.

# ADS/ADHS (AUFMERKSAMKEITSDEFIZITSYNDROM MIT/OHNE HYPERAKTIVITÄT)

Wenn ein Kind besonders unruhig und auch in der Schule auffällig ist, besteht eventuell ein ADHS. Etwa vier bis zehn Prozent der Schulkinder sind von dieser Störung betroffen.

### Ursachen

Bei betroffenen Kindern bestehen Abweichungen im Neurotransmittersystem des Gehirns. Vermutlich handelt es sich dabei um eine genetische, erblich bedingte Störung. Bei Jungen wird die Aufmerksamkeitsdefizitstörung mit Hyperaktivität häufiger diagnostiziert; Mädchen leiden eher an der »unauffälligen« Aufmerksamkeitsstörung ohne Hyperaktivität. Meist wird die Störung zwischen drei und sieben Jahren offensichtlich.

### Behandlung

Wenden Sie sich an den Arzt, wenn das Verhalten Ihres Kindes auffällig ist. Der Kinderarzt kann spezielle Tests durchführen und/oder das Kind an einen Kinderpsychologen überweisen. Aufnahmen des Gehirns zeigen meist keine strukturellen Abweichungen; die Diagnose wird aufgrund der Symptome, der Fallbeschreibung der Eltern und der Beobachtungen des Arztes gestellt.

Die Behandlung orientiert sich am Ausprägungsgrad der Störung. Klare Strukturen, eine feste Routine und konsequente Verhaltensvorgaben, Elternschulung und spezielle Ernährung (*siehe S. 253*) sind sinnvolle Maßnahmen.

Bei einem ausgeprägtem ADHS können Psychostimulanzien gegeben werden; das Kind wird ruhiger und kann sich besser konzentrieren. Aggression und Impulsivität lassen nach.

### Prognose

Bei konsequenter Behandlung bessert sich bei den meisten Kindern das Verhalten mit zunehmendem Alter. Ohne Therapie kommt es in der Pubertät häufig zu antisozialen Verhaltensweisen. Eine Diagnose des ADS/ADHS erfolgt oft erst im Grundschulalter.

### SYMPTOME

- Konzentrationsmangel
- Exzessive Ruhelosigkeit
- Impulsives, nervöses Verhalten
- Destruktive, zerstörerische und unfallträchtige Verhaltensweisen
- Übersensibilität und Aggressivität

### BITTE VERZICHTEN!

Der Verzicht auf bestimmte Nahrungsmittel bringt bei manchen Kindern eine Besserung der ADHS-Symptome. Zu meiden sind insbesondere:

- Speisen und Getränke, die die Zusatzstoffe Tartrazin und Benzoesäure enthalten
- Koffein (z.B. Cola)
- Nahrungsmittel, die Salicylate enthalten, z.B. Äpfel, Weintrauben, Aprikosen, Pfirsiche und Pflaumen. Salicylate kommen auch in Kartoffelschalen, Spinat, Karotten und Brokkoli sowie in Pfefferminz und Lakritz vor.

# AUTISMUS

Autismus wirkt sich auf die Beziehungsfähigkeit zu anderen Menschen aus. Meist wird die Krankheit vor dem dritten Lebensjahr offensichtlich. Jungen sind häufiger betroffen. Genetische Faktoren spielen eine Rolle.

### Behandlung

Bei einer verzögerten Sprachentwicklung sollten Sie zusammen mit dem Arzt überprüfen, ob Ihr Kind Schwierigkeiten hat, mit anderen Menschen in Beziehung zu treten. Bei Verdacht auf Autismus wird das Kind zur Abklärung der Diagnose einem Psychologen oder Kinderpsychiater vorgestellt. Autismus ist nicht heilbar;

Behandlungsformen sind Verhaltens- und Sprachtherapie sowie individuell abgestimmte Therapieansätze.

Die meisten autistischen Kinder besuchen Förderschulen; einige wenige können mit zusätzlicher Förderung die Regelschule absolvieren. Aufgabe der Eltern ist es, die Selbstständigkeit des Kindes in möglichst vielen Bereichen zu fördern.

### SYMPTOME

- Das Kind kann keinen Blickkontakt herstellen.
- Stereotype, sich wiederholende Verhaltensweisen, wie In-die-Hände-Klatschen
- Verzögerte Sprachentwicklung
- Gleichgültigkeit gegenüber der Anwesenheit anderer Menschen
- Das Kind beschäftigt sich am liebsten allein.
- Wenig Interesse an kreativem Spiel
- Widerwillen gegen Veränderungen bei Routineabläufen
- Lernschwierigkeiten

**Prognose**

Bei einer frühzeitigen, umfassenden Förderung mit Sprech- und Sprachtherapie und geeigneter Schulausbildung kann die Lebensqualität autistischer Kinder bedeutend verbessert werden. Manche erlangen als Erwachsene ein gewisses Maß an Unabhängigkeit; eine gewisse Behinderung und Schwierigkeiten im Umgang mit anderen Menschen bleiben jedoch beinahe immer bestehen. Bei der leichteren Form des Asperger-Syndroms besteht eine normale Intelligenz und eine gewisse Beziehungsfähigkeit.

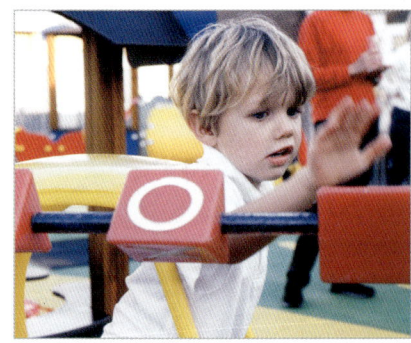

*KINDER MIT SPEZIELLEN BEDÜRFNISSEN*
*Fachleute beobachten einen Jungen beim Spiel, um seine motorischen Fertigkeiten und seine Sinneswahrnehmung zu beurteilen.*

# DEPRESSIONEN

Jedes 200. Kind unter zwölf Jahren ist betroffen. Während eine gelegentliche Niedergeschlagenheit normal ist, bezeichnet eine Depression ein dauerhaftes Gefühl des Unglücklich-Seins, das sich zwar kurzzeitig legen kann, aber nicht verschwindet.

**Ursachen**

Depressionen gehen wahrscheinlich auf chemische Veränderungen in dem Teil des Gehirns zurück, der die Stimmung kontrolliert. Sie können durch bestimmte Ereignisse, z.B. Tod oder Verlust eines geliebten Menschen, Mobbing, familiäre Probleme oder chronische Krankheit, ausgelöst werden, aber auch Folge langwieriger Stresssituationen sein – z.B. wenn das Kind unter starkem Leistungsdruck steht. Allerdings können sie auch ohne offensichtliche Ursache auftreten.

Auch die familiäre Vorgeschichte spielt eine Rolle. Studien zeigen, dass Kinder eher depressiv werden, wenn ein Elternteil oder naher Verwandter an Depressionen leidet. Ein weiterer Faktor ist die Wohnumgebung des Kindes. Störungen der seelischen Gesundheit sind bei Kindern, die in Städten wohnen, doppelt so häufig wie auf dem Land.

Depressionen sind schwer zu erkennen. Kinder verinnerlichen Gefühle oft und wirken nach außen normal. Lustlosigkeit, Traurigkeit oder Niedergeschlagenheit führt man außerdem bei Teenagern häufig auf die Pubertät zurück.

**Behandlung**

Oft hilft es schon, die Ursache des Problems zu erkennen und gemeinsam Bewältigungsstrategien zu erarbeiten. Tritt keine Besserung ein oder führen die Depressionen zu massiven Problemen, ist ein Besuch bei einem Kinderpsychologen ratsam. Zunächst sollte ein psychologischer Therapieansatz versucht werden. Eine medikamentöse Behandlung ist möglich, bei Kindern vor der Pubertät aber nicht die Behandlung erster Wahl.

**Was können die Eltern tun?**

Nehmen Sie sich Zeit für Gespräche, auch wenn sich Ihr Kind zunächst ablehnend verhält. Finden Sie die Zeit, regelmäßig jeden Tag gemeinsam etwas zu tun. Es genügt schon, gemeinsam abzuspülen, zu kochen oder den Hund auszuführen. Versuchen Sie herauszufinden, was Ihrem Kind Kummer bereitet, und zeigen Sie ihm Lösungswege auf. Bemühen Sie sich zu verstehen, wie es sich fühlt. Wenn sich Ihr Kind nach einiger Zeit wieder zurückzieht, müssen Sie leider davon ausgehen, dass seine Probleme noch nicht gelöst sind. Bemühen Sie sich weiterhin um Gespräche. Allzu leicht geben depressive Kinder auf, wenn erste Bemühungen, ein Problem zu lösen, nicht zum Erfolg führen.

**Prognose**

Eine Depression kann das ganze Leben des Kindes überschatten; sie bringt Hoffnungslosigkeit, Entscheidungsunfähigkeit, Beziehungsprobleme, schulische Probleme und die Unfähigkeit, den Alltag zu meistern, mit sich. Deshalb ist eine frühzeitige Behandlung sehr wichtig.

## SYMPTOME

- Das Kind ist launisch, reizbar, weinerlich, leicht aufzuregen.
- Es wirkt die meiste Zeit unglücklich.
- Es zieht sich zurück.
- Das Kind ist übermäßig selbstkritisch.
- Schuldgefühle
- Ständige Hoffnungslosigkeit
- Konzentrationsprobleme
- Es vernachlässigt sein Äußeres.
- Schlafprobleme
- Müdigkeit und Antriebslosigkeit
- Häufige Kopf- oder Bauchschmerzen
- Es droht Selbstverstümmelung oder Selbstmord an.
- Es isst zum Trost oder verweigert das Essen.

# DAMP

Dieser Symptomenkomplex, auch als »umschriebene motorische Entwicklungsstörung« oder »entwicklungsbezogene Koordinationsstörung« bezeichnet, weist in der Beziehungsunfähigkeit Ähnlichkeiten zu Autismus (*siehe S. 299*), in der Ungeschicklichkeit Parallelen zu Dyspraxie (*siehe S. 297*) und bei der Aufmerksamkeitsstörung eine Ähnlichkeit zu ADHS (*siehe S. 299*) auf.

## Behandlung

Die Bezeichnung DAMP ist in Deutschland noch kaum eingeführt. Die Störung wirkt sich deutlich auf die Alltagsaktivitäten oder die Schulleistungen aus, ohne dass eine neurologische oder psychiatrische Erkrankung oder eine erhebliche Intelligenzminderung vorliegt.

Es gibt keine spezielle medizinische Behandlung. Wichtig ist , dass das Kind individuelle therapeutische Hilfe erhält.

Bei neurologischen Untersuchungen werden motorische Koordination, der Zustand des Kleinhirns und Anzeichen einer spastischen Bewegungsstörung oder neuromuskulären Erkrankung überprüft.

Sehr wichtig ist, dass sich keine sekundären Verhaltensstörungen infolge des Verlusts des Selbstwertgefühls ausbilden. Außerordentlich wichtig ist auch eine spezielle Förderung in der Vorschulphase als Vorbereitung auf den Schreiblernprozess.

## Was können die Eltern tun?

Die Koordinationsstörung bringt häufig einen Verlust des Selbstwertgefühls und Selbstvertrauens mit sich; üben Sie daher mit Ihrem Kind nicht nur die Dinge, bei denen es Schwierigkeiten hat, sondern nehmen Sie sich auch Zeit für Aktivitäten, die es gut beherrscht,

z.B. ein bestimmtes Hobby. Auch in der Schule sollten seine starken Seiten zum Ausdruck kommen können. Sprechen Sie mit den Lehrern des Kindes darüber. Um dem Kind vielfältige Bewegungserfahrungen zu ermöglichen, sollten Sie seine Teilnahme an Sport- und Spielgruppen unterstützen.

## Prognose

Die Bewegungskoordination verbessert sich häufig mit zunehmendem Alter.

> ### ☐ SYMPTOME
>
> - Probleme bei motorischen Fertigkeiten und häufig Konzentrationsschwäche
> - Wahrnehmungsprobleme, die zu Lese- und Schreibproblemen führen
> - Mangel an Selbstvertrauen und Selbstwertgefühl
> - Große Schwierigkeiten, Beziehungen einzugehen

---

# VERHALTENSSTÖRUNGEN

Jedes Kind benimmt sich gelegentlich schlecht. Es ist frech, ungehorsam oder einfach aufsässig. Eine Verhaltensstörung bezeichnet ein ernsteres Problem: ständigen Ungehorsam und aggressive, destruktive Verhaltensweisen in einem Maß, das die Entwicklung des Kindes beeinträchtigt und dem Kind und seiner Familie die Möglichkeit nimmt, ein normales Leben zu führen.

## Ursachen

Anzeichen für eine Verhaltensstörung sind z.B. Probleme in der Schule. Wegen seines antisozialen Verhaltens wird das Kind von seinen Mitschülern abgelehnt. Auch im Kindergarten kann es bereits auffällig werden.

Jungen entwickeln doppelt so häufig Verhaltensstörungen wie Mädchen. Bei

jedem Zweiten bessert sich das Verhalten, bei den anderen verstärkt sich die Störung. Mit zunehmendem Alter werden betroffene Kinder immer trotziger und feindseliger, sie halten sich an keine Regeln, beginnen Schlägereien, fangen an zu lügen und die Schule zu schwänzen. Und sie gefährden ihre Gesundheit – z.B. durch Drogenkonsum.

Verschiedene Faktoren begünstigen die Entwicklung einer Verhaltensstörung. Dazu gehören eine von Natur aus »schwierige Persönlichkeit«, eine Lernstörung, z.B. Legasthenie (*siehe S. 297*)

> ### ☐ SYMPTOME
>
> - Probleme in der Schule
> - Antisoziales Verhalten, das sich mit zunehmendem Alter verstärkt. Das Kind wirkt feindselig und trotzig; es neigt dazu, zu stehlen, zu lügen und die Schule zu schwänzen.
> - Unfähigkeit, Regeln zu befolgen – in der Schule wie zu Hause
> - Mangelndes Selbstwertgefühl

und/oder früheres Mobbing oder Missbrauch. Kinder mit ADHS (*siehe S. 299*) haben besondere Probleme mit der Selbstkontrolle, Aufmerksamkeit und dem Befolgen von Regeln und entwickeln daher oft eine Verhaltensstörung.

### Behandlung

Wenn Verhaltensauffälligkeiten länger als drei Monate bestehen und das Kind dadurch Probleme zu Hause, im Kindergarten oder in der Schule bekommt, sollten Sie einen Arzt konsultieren. Er wird Sie eventuell an eine psychologische Beratungsstelle oder einen Kinderpsychologen überweisen.

Der Psychologe wird herauszufinden versuchen, was die Probleme verursacht, und mit dem Kind gemeinsam praktische Wege der Verhaltensveränderung erarbeiten. Er wird dem Kind Möglichkeiten der Selbstkontrolle und Selbstbeschränkung aufzeigen und seine sozialen Fähigkeiten schulen. Außer einer Einzeltherapie kann auch eine Gruppen- oder Familientherapie sinnvoll sein.

Hilfreich ist es, wenn das Kind ein sinnvolles Rollenverhalten vermittelt bekommt, mit dem es sich identifizieren kann. Auch eine Elternberatung ist wichtig – bei der die Familie praktische Tipps für den Umgang mit dem Kind sowie Informationen über die Störung erhält. Auf diese Weise können Sie Ihrem Kind im Alltag eine feste Struktur und einen Rahmen sowie konsequente Regeln vorgeben.

### Was können die Eltern tun?

Die Eltern können zu Hause sehr viel für ihr Kind tun. Faire und konsequent eingeforderte Regeln, in Verbindung mit Lob und Belohnung für gutes oder verbessertes Verhalten, sind sehr erfolgversprechend. Schenken Sie Ihrem Kind Ihre Aufmerksamkeit, wenn es sich gut benimmt – so erhält es eine klare Botschaft über das Verhalten, das Sie von ihm wünschen.

Besprechen Sie mit den Lehrern Ihres Kindes, welches Benehmen in der Schule von ihm erwartet wird, und machen Sie Ihrem Kind diese Vorgaben

klar verständlich. Erklären Sie ihm, warum es sich verträglich verhalten muss, und besprechen Sie die Konsequenzen mit ihm, die drohen, wenn es diese Regeln bricht, ebenso wie Belohnungen, die es in regelmäßigen Abständen erhält, wenn es sich daran hält. Führen Sie die Sanktionen bei Nichtbeachtung der Regeln unbedingt durch.

Führen Sie auch ein Gespräch mit dem Schulpsychologen; fragen Sie, ob es weitere Maßnahmen gibt, die hilfreich sein könnten oder ob das Kind eine spezielle Förderung erhalten sollte.

### Prognose

Wenn Verhaltensprobleme früh erkannt und konsequent angegangen werden und wenn das Kind dauerhaft unterstützt wird, besteht eine gute Chance, dass sie überwunden werden. Kinder mit einer gering ausgeprägten Verhaltensstörung machen dank dieser Unterstützung meist in kurzer Zeit enorme Fortschritte – sinnvoll ist dabei in jedem Fall eine Elternberatung mit praktischen Tipps zum Umgang mit dem Kind.

# KOTSCHMIEREN (KOPROPHILIE)

Kleinkinder sind von Natur aus neugierig. Zu Beginn der Sauberkeitserziehung interessieren sie sich sehr für das, was sie »produzieren«. Wenn sich jedoch ein älteres Kind auffällig mit seinem Kot beschäftigt, kann dies Ausdruck einer tiefen Notlage, extremer Angst oder von sexuellem Missbrauch sein.

### Was können die Eltern tun?

Die Eltern sind meist entsetzt, doch für ein kleines Kind ist es völlig normal, den Inhalt seines Töpfchens zu untersuchen. Bleiben Sie daher möglichst ruhig, wenn Ihr Kleinkind mit seinen Exkrementen experimentiert. Schimpfen Sie es nicht. Erklären Sie ihm einfach, dass man damit nicht spielt, sondern dass sein Stuhlgang ins Töpfchen gehört und dann in die Toilette gespült wird.

Je gelassener Sie bleiben, umso besser. Wenn Sie erschrocken, geschockt oder zornig reagieren, kann das Kind fasziniert versuchen, diese Reaktion ein weiteres Mal hervorzurufen. Behalten Sie Ihr Kind einfach im Auge, wenn es aufs Töpfchen geht, und spülen Sie den Inhalt danach sofort in die Toilette. Lassen Sie Ihr Kind dabei helfen. Danach bieten Sie ihm eine kreative Beschäftigung an, z.B. Malen oder Zeichnen.

Wenn sich Ihr älteres Kind auffallend mit seinem Kot beschäftigt, achten Sie auf weitere Anzeichen von Kummer oder Angst. Seien Sie einfühlsam und versuchen Sie herauszufinden, was ihm fehlt. Am besten wenden Sie sich an den Kinderarzt, der das Kind auch an einen Kinderpsychologen überweisen kann. Er wird die Ursache des Problems ausfindig machen und Ihnen Ratschläge geben, wie Sie Ihrem Kind helfen können.

# HERZ-, KREISLAUF- UND BLUTERKRANKUNGEN

*Schwere Blutkrankheiten, z.B. Leukämie, verliefen früher tödlich; heute können sie oft geheilt werden.*

EIN VOLL FUNKTIONSFÄHIGES HERZ-KREISLAUF- UND BLUTSYSTEM ist Grundlage der Gesundheit und Vitalität des Kindes. Bei Kreislauferkrankungen, z.B. Henoch-Schoenlein Purpura, ist es lebenswichtig, die Symptome möglichst früh zu erkennen. Dann besteht eine gute Chance auf Heilung. Schwere Geburtsfehler betreffen vor allem das Herz; viele angeborene Krankheiten, wie z.B. Leukämie, sind heute heilbar.

## ANATOMIE DES KREISLAUFSYSTEMS

▶ *WIE DER KREISLAUF FUNKTIONIERT*

*Das Herz pumpt das Blut durch die Arterien, Venen und Kapillargefäße. Über das Blut werden dabei alle Teile des Körpers mit Sauerstoff und Nährstoffen versorgt. Abbauprodukte werden über das Blut abtransportiert. Das Blut fließt in die Lungen zurück; dort wird es mit Sauerstoff angereichert und Kohlendioxid wird ausgeschieden.*

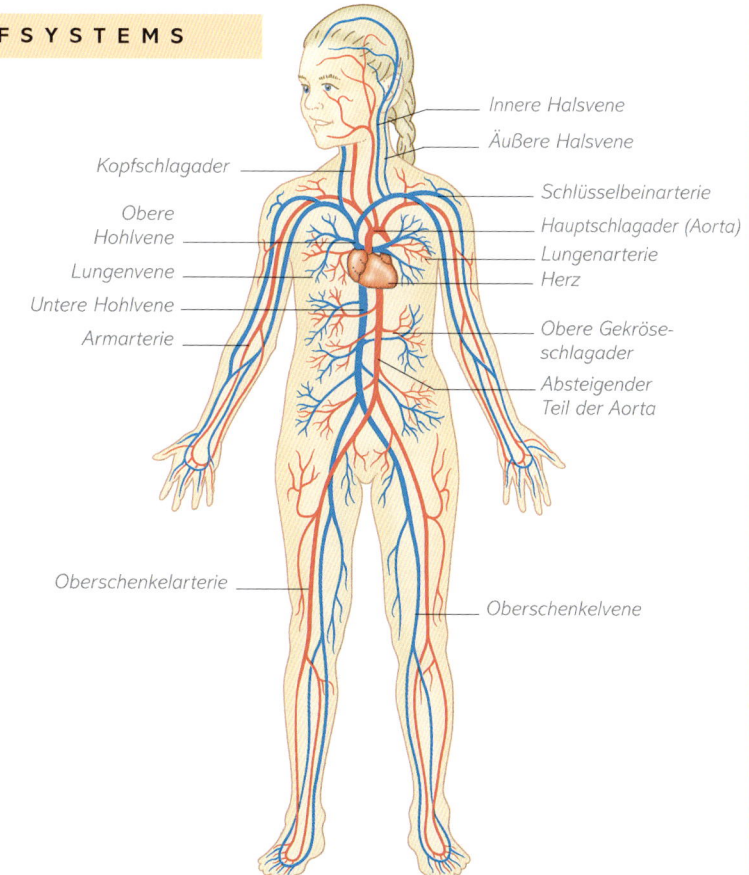

Innere Halsvene

Äußere Halsvene

Kopfschlagader

Obere Hohlvene

Lungenvene

Untere Hohlvene

Armarterie

Schlüsselbeinarterie

Hauptschlagader (Aorta)

Lungenarterie

Herz

Obere Gekröseschlagader

Absteigender Teil der Aorta

Oberschenkelarterie

Oberschenkelvene

# ANGEBORENE HERZFEHLER

Etwa eines von 140 Kindern kommt mit einem Herzfehler auf die Welt. Manche Herzerkrankungen wachsen sich aus und erfordern keine Behandlung, andere müssen operiert werden. Das Risiko, ein Kind mit einem Herzfehler zu bekommen, steigt, wenn die Mutter unerkannten Diabetes hat, während der Schwangerschaft bestimmte Medikamente einnimmt oder sich mit Röteln angesteckt hat, oder wenn eine familiäre Vorbelastung besteht.

## Welche Herzfehler gibt es?

Folgende Herzfehler treten häufiger auf:
- Ventrikelseptumdefekt: Durch ein Loch in der Herzkammerscheidewand fließt das Blut aus der linken in die rechte Kammer – das mit Sauerstoff angereicherte Blut, das in den Körper transportiert werden sollte, fließt in die Lungen zurück.
- Offener Ductus arteriosus: Das Verbindungsstück zwischen Lungenarterie und Aorta, das den Kreislauf des ungeborenen Babys aufrechterhält und nach der Geburt geschlossen wird, bleibt offen.
- Vorhofseptumdefekt: ein Loch in der Scheidewand der beiden Herzvorhöfe.
- Aortenstenose: Verengung der Hauptschlagader.
- Pulmonalstenose: Verengung der Pulmonalklappe.

Seltenere Herzfehler sind:
- Verlagerung der großen Arterien: Die Lage der Hauptschlagader und der Lungenarterie ist vertauscht.
- Aortenisthmusstenose: Verengung bis Verschluss der Aorta.
- Fallot-Tetralogie: eine Kombination von vier Fehlern – Vergrößerung der rechten Herzkammer, Fehler in der Kammerscheidewand, Pulmonalstenose und Verlagerung der Aorta.

## Behandlung

Ein Herzproblem wird meist bei der Routineuntersuchung eines Neugeborenen entdeckt. Manchmal treten bis in die Kindheit oder sogar bis ins Erwachsenenalter keine Symptome auf.

Bei Verdacht auf eine angeborene Herzanomalie lassen Sie Ihr Kind vom Arzt untersuchen. Er wird es an einen

### SYMPTOME

*Die Symptome variieren nach Art und Schweregrad der Herzschädigung. Einen Hinweis geben folgende Auffälligkeiten:*

**Herzgeräusch:**
- Anomale Herzgeräusche kann der Arzt mit einem Stethoskop hören. Die meisten Geräusche sind auf erhöhten Blutfluss zurückzuführen und nicht auf einen Herzfehler. Sie können aber auch durch eine verengte Lungen- oder Aortenklappe oder einen anderen Herzfehler entstehen.

**Ernährungsprobleme und Gewichtsverlust:**
- Wenn die Pumpleistung des Herzens infolge eines Herzfehlers eingeschränkt ist, kann das Baby nur langsam trinken und nimmt nur kleine Mengen zu sich.
- Die Atmung ist häufig beschleunigt und das Baby schwitzt stark, vor allem nach den Mahlzeiten.
- Das Wachstum eines herzkranken Kindes ist verzögert.

**Unzureichende Sauerstoffversorgung des Blutes:**
- Bläuliche Verfärbung der Zunge und Lippen (Zyanose). Bei bestimmten Herzfehlern ist der Blutfluss durch die Lungen behindert; dadurch wird das in den Körper transportierte Blut nicht ausreichend mit Sauerstoff angereichert.
- Atemnot bei Anstrengung

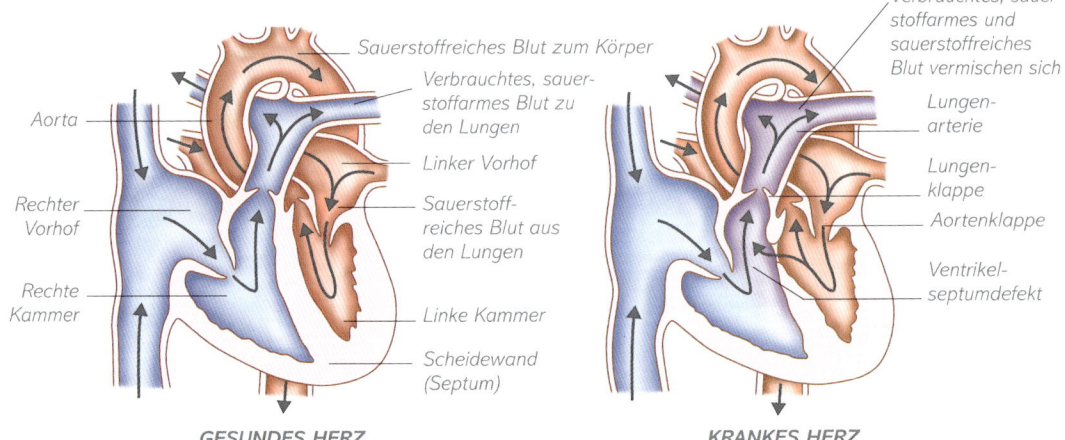

**VENTRIKELSEPTUMDEFEKT** *Durch ein Loch in der Scheidewand fließt das Blut aus der linken in die rechte Kammer. Sauerstoffreiches Blut, das in die Aorta und in das Körpergewebe fließen sollte, gelangt in die Lungen zurück.*

Aorta

Rechter Vorhof

Rechte Kammer

Sauerstofffreies Blut zum Körper

Verbrauchtes, sauerstoffarmes Blut zu den Lungen

Linker Vorhof

Sauerstoffreiches Blut aus den Lungen

Linke Kammer

Scheidewand (Septum)

Verbrauchtes, sauerstoffarmes und sauerstoffreiches Blut vermischen sich

Lungenarterie

Lungenklappe

Aortenklappe

Ventrikelseptumdefekt

**GESUNDES HERZ**

**KRANKES HERZ**

Facharzt überweisen, der eine Röntgenaufnahme der Brust, ein Elektrokardiogramm (EKG) sowie eine Ultraschalluntersuchung am Herzen macht.

In vielen Fällen heilen Herzfehler von selbst. Manchmal ist jedoch eine Notoperation erforderlich, in anderen Fällen wird eine Operation durchgeführt, wenn das Kind älter ist. Bei einer Zahnbehandlung oder einer Operation wegen einer anderen Erkrankung werden vorbeugend Antibiotika gegeben, damit es zu keiner Herzbeutelentzündung kommt.

### Was können die Eltern tun?
Wenn nicht anders empfohlen, ermutigen Sie Ihr Kind, ein möglichst normales Leben zu führen. In seltenen Fällen, vor allem bei einem Herzfehler, der zu einer Blaufärbung der Zunge und Lippen führt, muss das Kind seine körperlichen Aktivitäten einschränken.

Suchen Sie den Arzt auf, wenn Ihr Kind Fieber bekommt, erschöpft ist und wenig Appetit hat – diese Symptome können ein Hinweis auf eine bakterielle Endokarditis (Entzündung der Herzklappen) sein.

Bekommt Ihr Kind als Vorbeugung vor einer bakteriellen Endokarditis Antibiotika, achten Sie darauf, dass es die vorgeschriebene Menge einnimmt.

Das Kind sollte immer einen Ausweis bei sich tragen der auf seine angeborene Herzerkrankung hinweist.

### Prognose
Die Prognose eines Herzfehlers hängt von der Art und dem Schweregrad der Schädigung ab. Bei vielen Kindern verheilt ein Ventrikelseptumdefekt vor dem fünften Lebensalter von selbst. In anderen Fällen ist eine Operation erfolgversprechend. Dank der Fortschritte in der Chirurgie haben herzkranke Kinder heute sehr gute Überlebenschancen.

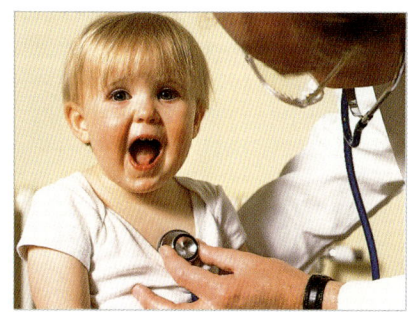

**DAS HERZ ABHÖREN** *Der Arzt hört mit einem Stethoskop das Herz des Kindes ab. Anomale Herzgeräusche können auf eine Schädigung des Herzens hinweisen.*

### CHOLESTERIN UND HERZERKRANKUNGEN

Auch bei einer genetischen Vorbelastung lässt sich das Risiko, eine Herzkrankheit zu bekommen, durch eine gesunde Lebensweise reduzieren.

Eine Arteriosklerose (Arterienverkalkung) ist eine Verdickung der Arterienwände. Sie entsteht durch eine Ernährung, die reich an tierischen Fetten (Cholesterin) ist. Sie entwickelt sich über einen Zeitraum von 30 Jahren oder mehr. Wenn Sie Ihr Kind zu körperlicher Aktivität und gesunder Ernährung anleiten, legen Sie den Grundstein dafür, dass es auch als Erwachsener ein gesundes Herz behält. Befolgen Sie die folgenden fünf Tipps für eine gesunde Lebensweise:

- Essen Sie täglich viel (mindestens fünf Portionen) frisches Obst und Gemüse.
- Schränken Sie den Konsum von fettem Fleisch und Vollmilchprodukten ein – sie enthalten viele gesättigte Fette und erhöhen den Cholesterinspiegel im Blut.
- Sorgen Sie für regelmäßige Bewegung.
- Geben Sie das Rauchen auf und klären Sie Ihr Kind umfassend über die Gefahren des Rauchens auf.
- Lehren Sie Ihr Kind, Stress und Anspannung zu meistern. Wenn es zu Angstzuständen oder Unruhe neigt, sind Yoga und Massagen sehr hilfreich.

# EISENMANGEL-ANÄMIE

Bei einer Anämie besteht ein Mangel an Hämoglobin in den roten Blutkörperchen; dadurch wird das Körpergewebe nur unzureichend mit Sauerstoff versorgt. Eine Anämie geht bei Kindern meist auf einen Eisenmangel zurück.

### SYMPTOME

- Blasse Haut
- Müdigkeit
- Atemnot bei Anstrengung

### Ursachen
Die roten Blutkörperchen werden im Knochenmark gebildet. Sie sind etwa 120 Tage im Blutkreislauf und werden dann abgebaut. Wenn nicht genügend rote Blutkörperchen gebildet werden, besteht meist ein Eisenmangel; Eisen ist ein wichtiger Bestandteil des Hämoglobins und damit notwendig für die Bildung gesunder roter Blutkörperchen. Entweder enthält die Ernährung des Kindes nicht genug Eisen oder das Eisen wird vom Körper nicht absorbiert oder verwertet. Eine dauerhafte Eisenmangel-Anämie kann die geistige Entwicklung beeinträchtigen. Wenn die Blutkörperchen zerstört werden, kann ein genetischer Defekt, z.B. Sichelzellenanämie (*siehe S. 313*) oder Thalassämie (*siehe S. 314*) vorliegen.

## Behandlung

Bei Verdacht auf Anämie stellen Sie Ihr Kind dem Arzt vor. Er wird eine Familienanamnese erheben und nach dem allgemeinen Gesundheitszustand und der Ernährung des Kindes fragen.

Bei einer Blutuntersuchung werden Zahl, Form, Größe und Farbe der roten Blutkörperchen bestimmt – bei Eisenmangel-Anämie erscheinen die Blutkörperchen kleiner und heller als gewöhnlich. Weitere Untersuchungen, z.B. zur Bestimmung des Eisenspiegels im Blut, können für eine genaue Diagnose erforderlich sein.

Der Arzt wird Sie darüber beraten, welche Nahrungsmittel Ihr Kind bevorzugt zu sich nehmen sollte. Vermutlich muss es etwa drei Monate lang ein Eisenpräparat einnehmen, bis sich der Eisenspiegel normalisiert hat.

Frühgeborenen Babys wird normalerweise routinemäßig ein Eisenpräparat verordnet. Muttermilch bzw. Milchnahrung enthält nur wenig Eisen. Termingerecht geborene Babys verfügen über einen Eisenvorrat und können diesen Mangel ausgleichen. Bei frühgeborenen Babys sind diese Reserven nicht vorhanden.

## Was können die Eltern tun?

Ältere Kinder, die sich abwechslungsreich ernähren, haben nur selten eine Eisenmangelanämie. Achten Sie darauf, dass Ihr Kind eisenhaltige Nahrungsmittel, z.B. dunkelgrünes Blattgemüse, Sardinen und Fleisch, zu sich nimmt. Das Eisen in grünem Blattgemüse wird vom Körper am besten aufgenommen, wenn es zusammen mit Proteinen aus Fleisch, Eiern oder Käse verzehrt wird. Will Ihr Kind keine eisenhaltigen Nahrungsmittel essen, kann der Arzt ihm ein Eisenpräparat verschreiben.

Wenn ein Baby mit sechs Monaten noch keine Beikost bekommt, besteht die Gefahr eines Eisenmangels, der zwischen dem 12. und 18. Lebensmonat zutage treten kann.

# LEUKÄMIE (BLUTKREBS)

Leukämie ist eine Form von Krebs, bei der das Knochenmark zahlreiche anomale weiße Blutkörperchen bildet; diese verhindern das Wachstum der roten Blutkörperchen und der Blutplättchen (Thrombozyten). Die Krebszellen dringen in Leber, Milz und Lymphknoten ein und zerstören das Immunsystem. Die häufigste Form bei Kindern ist die akute lymphatische Leukämie.

*NORMAL*　　*BEI LEUKÄMIE*

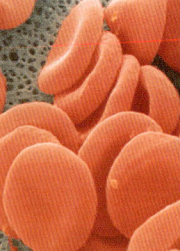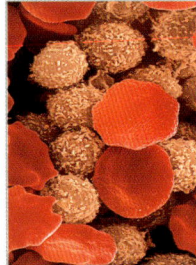

**AKUTE LYMPHATISCHE LEUKÄMIE** *Das Blut eines Leukämiekranken weist unter dem Mikroskop (oben rechts) eine große Anzahl anomaler weißer Blutkörperchen auf.*

## Behandlung

Wenn Sie befürchten, dass Ihr Kind an Leukämie leiden könnte, gehen Sie mit ihm zum Arzt. Nach der Untersuchung wird er es eventuell zu weiteren Blutuntersuchungen ins Krankenhaus einweisen. Wenn sich dabei Hinweise auf Leukämie ergeben, wird eine Knochenmarkspunktion durchgeführt; dabei werden dem Knochenmark Zellen entnommen und untersucht.

Die Behandlung einer akuten Leukämie erfolgt meist durch Chemotherapie und Bestrahlung des Kopfes. Die Behandlung erfolgt normalerweise in Spezialkliniken und erstreckt sich über Monate. Danach sind regelmäßige Kontrolluntersuchungen erforderlich. Manchmal muss eine Knochenmarktransplantation vorgenommen werden.

Die Aufgabe der Eltern besteht darin, ihrem Kind während der langwierigen und sehr belastenden Therapie zur Seite zu stehen und ihm Zuversicht auf eine Heilung zu vermitteln. Wichtig ist, dass das Kind nicht in Kontakt mit Kindern gerät, die gerade eine Kinderkrankheit durchmachen, z.B. Windpocken oder Masern, denn die Leukämie-Medikamente erhöhen die Anfälligkeit für Infektionen.

## Prognose

Aufgrund der Kombination von Chemo- und Strahlentherapie kann heute bei der akuten lymphatischen Leukämie eine Heilungsrate von rund 70 % erreicht werden.

# HENOCH-SCHOENLEIN PURPURA

Kleine Blutgefäße werden brüchig, Blut sickert in die Haut und verursacht einen Ausschlag. Gelenke, Nieren und Darm sind ebenfalls betroffen. Ursache kann eine allergische Reaktion oder eine bakterielle Infektion sein.

### Behandlung

Stellen Sie Ihr Kind innerhalb von 24 Stunden nach Auftreten entsprechender Symptome dem Arzt vor. Gegebenenfalls wird es für weitere Blutuntersuchungen ins Krankenhaus eingewiesen. Dabei wird die Möglichkeit anderer Erkrankungen abgeklärt. Der Urin des Kindes wird ebenfalls untersucht: Der Nachweis von roten Blutkörperchen und Proteinen im Urin zeigt an, dass die Nieren entzündet sind.

Bei leichten Symptomen ist keine Behandlung erforderlich. Bei starken Bauchschmerzen können Kortikosteroide verabreicht werden, die rasch Linderung bringen. Sind die Nieren betroffen, werden regelmäßige Urin- und Bluttests vorgenommen, bis die Krankheit ausgeheilt ist.

### Was können die Eltern tun?

Wenn Ihr Kind Schmerzen hat, können Sie ihm Paracetamol in altersgemäßer Dosis geben. Wenn es möchte, kann es im Bett bleiben. Die Erkrankung kann einige Tage, aber auch einen Monat dauern, wobei die Symptome phasenweise auftreten und abklingen.

Die meisten Kinder werden wieder völlig gesund. Es gibt keine Spätfolgen. Eine Nierenentzündung heilt normalerweise in wenigen Tagen aus; bei manchen Kindern dauert sie jedoch bis zu zwei Jahren an.

*TYPISCHER AUSSCHLAG Die Flecken bei Henoch-Schoenlein Purpura können rosa, rot oder violett und flach oder erhaben sein. Sie sind unterschiedlich groß.*

**SYMPTOME**

- Es tritt immer ein Ausschlag aus rosafarbenen, roten oder violetten Flecken auf; diese sind mit Blut gefüllt und verblassen bei Druck nicht.
- Der Ausschlag erscheint zuerst auf dem Gesäß sowie auf der Rückseite von Armen und Beinen, besonders an Knöcheln und Ellenbogen, und breitet sich dann auf den vorderen Teil der Gliedmaßen aus.
- Gelenkschmerzen und Schwellungen
- Bauchschmerzen, oft mit Erbrechen und Durchfall
- Blut im Stuhl

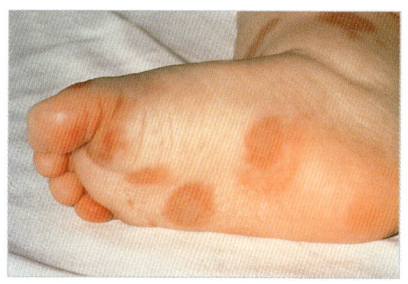

---

# THROMBOPENIE

Bei dieser Krankheit ist die Anzahl der Plättchen im Blut (Thrombozyten) stark erniedrigt. Sie entsteht manchmal im Anschluss an eine Infektionskrankheit, wenn der Körper aus unbekannter Ursache Abwehrstoffe bildet, die die Blutplättchen abbauen.

### Behandlung

Suchen Sie einen Arzt auf, wenn Ihr Kind einen Ausschlag und Blutungen unter der Haut hat. Es werden Bluttests zur Bestätigung der Diagnose und Abklärung möglicher anderer Erkrankungen vorgenommen.

Die Blutplättchen sind wichtig für die Blutgerinnung, deshalb muss Ihr Kind bei Blutungen aus Nase oder Mund oder bei einer sehr niedrigen Plättchenzahl im Krankenhaus behandelt werden. Mit Kortison wird versucht, die Zerstörung der Blutplättchen zu verhindern. Dadurch bessern sich die Krankheitszeichen innerhalb weniger Wochen oder verschwinden ganz. Wenn sich der Zustand Ihres Kindes nicht bessert, werden Immunglobuline gespritzt oder die Milz wird operativ entfernt.

Eine Gehirnblutung ist eine seltene Komplikation und kann Lähmungen verursachen. Bei den meisten Kindern verschwinden die Symptome jedoch innerhalb von zwei Wochen. In manchen Fällen kann es allerdings auch sechs Wochen oder länger dauern, bis sich die Zahl der Plättchen normalisiert hat.

**SYMPTOME**

- Ein flächiger Ausschlag aus kleinen, hell- oder dunkelroten Punkten, der durch Blutungen unter der Haut verursacht wird; er verschwindet bei Druck nicht.
- Blaue Flecken bei geringstem Druck
- Nasenbluten
- Blutungen im Mund
- Blut im Urin als Folge von Nierenblutungen

# HORMONSTÖRUNGEN

*Hormonelle Störungen können die körperliche und/oder geistige Entwicklung beeinträchtigen.*

HORMONE SIND CHEMISCHE BOTENSTOFFE, die von den endokrinen Organen (Drüsen) direkt in den Blutkreislauf abgegeben werden. Sie spielen für die Körperfunktionen ganz unterschiedliche und sehr wichtige Rollen. Sie steuern Wachstum, Energiehaushalt, biochemische Prozesse, z.B. die Verdauung, und die geschlechtliche Entwicklung. Und sie sind wichtig für die körperlichen Reaktionen auf Stress, Gefahr und Erschöpfung.

## ANATOMIE DER ENDOKRINEN ORGANE

▶ **ENDOKRINES SYSTEM**

*Die Organe des endokrinen Systems werden von der Hypophyse (Hirnanhangdrüse) im Gehirn gesteuert. Sie kontrolliert die Ausschüttung der Hormone in den Blutkreislauf; über das Blut gelangen die Hormone in alle Bereiche des Körpers. Manche Drüsen, z.B. die Hoden und Eierstöcke, nehmen ihre Funktionsweise erst in der Pubertät auf.*

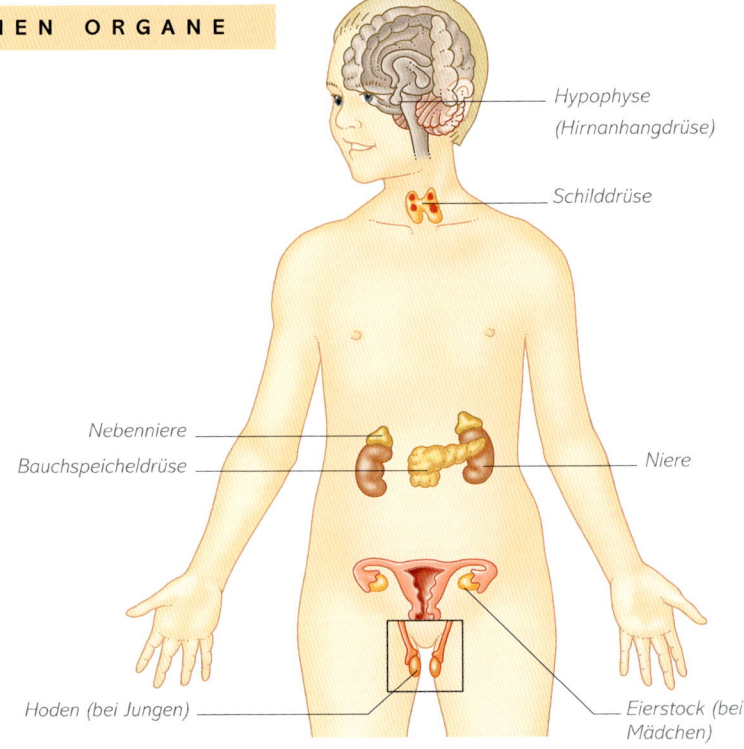

Hypophyse
(Hirnanhangdrüse)

Schilddrüse

Nebenniere

Bauchspeicheldrüse

Niere

Hoden (bei Jungen)

Eierstock (bei Mädchen)

# DIABETES MELLITUS

Das Hormon Insulin ist für die Umwandlung von Glukose in Energie notwendig. Beim kindlichen Diabetes mellitus produziert die Bauchspeicheldrüse zu wenig oder gar kein Insulin; dies verursacht einen Anstieg des Zuckers im Blut sowie eine Störung biochemischer Abläufe im Körper. Glukose wird in großen Mengen über den Urin ausgeschieden; dies führt zu vermehrter Harnausscheidung und starkem Durst.

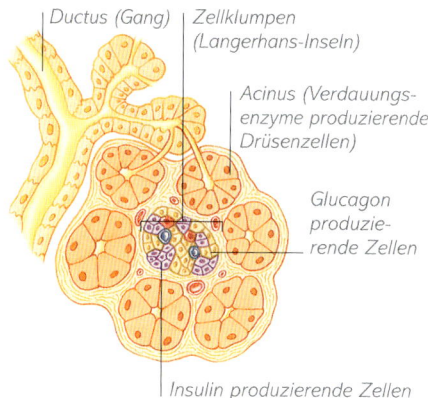

**ZELLEN IN DER BAUCHSPEICHELDRÜSE** *In der Bauchspeicheldrüse gibt es verschiedene Zelltypen: Insulin produzierende Zellen senken den Blutzucker, Glucagon bildende erhöhen ihn*

Bildbeschriftungen:
Ductus (Gang)
Zellklumpen (Langerhans-Inseln)
Acinus (Verdauungsenzyme produzierende Drüsenzellen)
Glucagon produzierende Zellen
Insulin produzierende Zellen

## Sofortmaßnahmen

Wenn Sie den Verdacht haben, dass Ihr Kind an Diabetes mellitus leidet, wenden Sie sich sofort an den Arzt. Wenn bereits eine entsprechende Diagnose vorliegt, wenden Sie sich unverzüglich an den Arzt, sobald sich der Gesundheitszustand Ihres Kindes verschlechtert. Setzen Sie sich auch möglichst bald mit dem Arzt in Verbindung, wenn Ihr Kind eine Infektion oder eine Magenschleimhautentzündung hat, da in diesem Fall eine Umstellung der Insulindosierung erforderlich sein kann.

## Behandlung

Bei Symptomen eines Diabetes mellitus wird der Zuckerspiegel im Urin und im Blut gemessen. Wenn der Zuckerspiegel stark erhöht ist, wird das Kind für weitere Untersuchungen und zur Einstellung der Insulintherapie ins Krankenhaus eingewiesen. Wenn infolge des häufigen Wasserlassens eine Dehydrierung besteht, wird intravenös Flüssigkeit zugeführt. Die Dauer des Krankenhausaufenthalts hängt vom Alter des Kindes und dem Schweregrad der Krankheit ab.

Bei Diabetes muss das Kind kontinuierlich medizinisch betreut werden. Die Therapie muss sicherstellen, dass das Kind ausreichend mit Insulin versorgt wird, damit der Blutzuckerspiegel im normalen Bereich gehalten wird; dann kann das Kind ein normales Leben führen. Das Kind muss wichtige Ernährungsgrundlagen beachten, ausgewogen und regelmäßig essen und täglich mehrmals Insulin spritzen.

Sinkt der Blutzuckerspiegel aufgrund zu hoher Insulindosierung, wegen Auslassen einer Mahlzeit oder durch plötzliche Anstrengung zu stark ab, kann das Kind einen hypoglykämischen Schock erleiden. In diesem Fall muss ihm unverzüglich Glucagon gespritzt werden.

## Was können die Eltern tun?

Der Eltern werden umfassend geschult; sie erfahren, wie man den Blutzucker des Kindes misst und darüber Buch führt. Anhand der Messungen kann die Insulinmenge festgelegt werden, die dem Kind gespritzt werden muss, um den Blutzucker zu regulieren. Die Eltern lernen, wie man die Spritzen (oder Pens) verabreicht und fachgerecht mit dem Behandlungszubehör umgeht.

Wichtig ist auch, dass Sie die Mahlzeiten Ihres Kindes sorgfältig zusammenstellen und auf ein ausgewogenes Verhältnis der Fette, Proteine und Kohlenhydrate achten. Das Kind muss regelmäßig zu genau festgelegten Zeiten essen.

Die Ernährung eines über fünfjährigen Kindes sollte zu etwa 30 Prozent aus Fett, zu 15 Prozent aus Protein und zu 55 Prozent aus Kohlenhydraten bestehen. Kinder unter fünf Jahren benötigen mehr Fett. Wichtig ist eine ausreichende Zufuhr an Ballaststoffen, z.B. durch Bohnen und Haferspeisen, Vollkornbrot, Nudeln und Getreide. Wenn Sie einige wichtige Grundsätze beachten, müssen Sie für Ihr zuckerkrankes Kind keine Extra-Mahlzeiten zubereiten; eine Ernährungsberaterin wird Sie umfassend beraten. Von einer gesunden, ausgewogenen Ernährung profitieren alle Familienmitglieder.

Wenn Ihr Kind unter Appetitlosigkeit leidet, sorgen Sie dafür, dass es die erforderliche Kalorienmenge in Form von zuckerhaltigen Getränken zu sich nimmt. Spritzen Sie ihm in diesem Fall auch die normale Menge Insulin.

Körperliche Anstrengung kann einen hypoglykämischen Schock auslösen; daher müssen Sie sowohl die Ernährung Ihres Kindes wie auch die Insulindosis anpassen, wenn es Sport treibt oder sich intensiv bewegt. Fragen Sie den behandelnden Arzt um Rat.

Ihr Kind sollte immer einen Ausweis bei sich tragen, der es als Diabetiker ausweist und auf dem die Medikamente, die es bekommt, angegeben sind. Jeder,

der an der Erziehung Ihres Kindes beteiligt ist, z.B. die Lehrer, müssen wissen, was im Falle eines hypoglykämischen Schocks zu tun ist.

Wenn Ihr Kind älter ist, bringen Sie ihm bei, seinen Diabetes nach Möglichkeit selbst zu kontrollieren. Schon sehr kleine Kinder können verstehen, dass sie regelmäßig essen und Symptome eines hypoglykämischen Schocks beachten und unverzüglich darauf reagieren müssen. Sie können lernen, sich die Spritzen zu setzen und ihren Blutzucker selbst zu messen.

### Wichtigste Anzeichen einer Hypoglykämie
- Bauchschmerzen
- Schwitzen
- Schwindel und/oder Verwirrung

Wenn Ihr Kind eines dieser Anzeichen zeigt, geben Sie ihm sofort ein

zuckerhaltiges Getränk oder eine Süßigkeit, z.B. ein Stück Schokolade oder einen Keks. Wenn das Kind nicht essen oder trinken will oder der Blutzuckerspiegel so stark sinkt, dass es benommen oder bewusstlos wird, spritzen Sie ihm zur Normalisierung des Blutzuckerspiegels Glucagon.

### Prognose
Wenn der Blutzucker gut eingestellt ist, kann Ihr Kind ein normales Leben mit normaler körperlicher Aktivität führen. Auch das Risiko einer Komplikation ist dann nicht allzu hoch.

Komplikationen, die bei älteren Zuckerkranken auftreten können, z.B. Herz-, Kreislauf-, Nieren- und Augenprobleme sowie Störungen des Nervensystems, entwickeln sich normalerweise erst etwa 10–15 Jahre nach Ausbruch der Krankheit.

# DIABETES INSIPIDUS

Dies ist eine Hormonmangelerkrankung, bei der die Nieren nicht in der Lage sind, den Harn durch Wasserentzug zu konzentrieren. Die Krankheit hat nichts mit der Energieverwertung zu tun. Die Symptome sind jedoch ähnlich wie bei Diabetes mellitus.

### Ursachen
Meist wird Diabetes insipidus durch einen Mangel des antidiuretischen Hormons (ADH) ausgelöst, das normalerweise im Hypothalamus gebildet wird und für eine Wasser-Rückresorption in den Nieren sorgt, sodass nicht zu viel Flüssigkeit ausgeschieden wird.

Wenn die Hypophyse kein ADH bildet, kommt es zu einer extrem hohen Harnausscheidung und starkem Durst. Der Hormonmangel kann auf eine Verletzung der Hypophyse oder, seltener, auf einen Tumor zurückgehen. In seltenen Fällen entwickelt sich die Krankheit, weil die Nieren auf vorhandenes ADH nicht ansprechen.

### Behandlung
Suchen Sie den Arzt auf, wenn Sie Symptome von Diabetes insipidus bei Ihrem Kind feststellen oder es an den Folgen einer Dehydrierung leidet: eingesunkene Augen, ungewöhnliche Schläfrigkeit und Gewichtsabnahme.

Der Arzt wird eine Urinuntersuchung vornehmen. Bei einer mangelhaften Konzentration des Urins besteht Verdacht auf Diabetes insipidus. Wahrscheinlich sind weitere Tests im Krankenhaus erforderlich, um die Diagnose zu bestätigen.

Bei unzureichender Produktion von ADH wird dem Kind synthetisches ADH verabreicht. Sprechen die Nieren nicht auf normal vorhandenes ADH an, wer-

### SYMPTOME
- Starker Durst
- Vermehrte Ausscheidung großer Mengen sehr hellen Urins

*Infolge der Ausscheidung großer Flüssigkeitsmengen kann es zu einer Dehydrierung kommen.*

den eine natriumarme Ernährung und entwässernde Medikamente verordnet.

### Prognose
Besteht eine Schädigung der Hypophyse, so kann diese ausheilen und die Drüse danach wieder normal funktionstüchtig sein; in manchen Fällen bleibt der Diabetes insipidus dennoch ein Leben lang bestehen. Dank entsprechender Therapie können Betroffene jedoch ein normales, aktives Leben führen. Langzeitschäden sind nicht zu befürchten.

# SCHILDDRÜSENUNTERFUNKTION

Die Hormone der Schilddrüse sind für die körperliche und geistige Entwicklung des Kindes von großer Bedeutung. Bei einer Unterfunktion der Schilddrüse werden zu wenige Hormone gebildet; Wachstum und Lernfähigkeit können beeinträchtigt sein.

### Ursachen
Eine Schilddrüsenunterfunktion kann von Geburt an bestehen; meist ist in diesem Fall die Schilddrüse zu klein. Auch eine Erkrankung der Schilddrüse oder Hypophyse (beide regen die Bildung von Schilddrüsenhormonen an) kann Ursache der Krankheit sein. Eine Schilddrüsenunterfunktion kommt familiär gehäuft vor und kann mit Autoimmunerkrankungen, z.B. Vitiligo, rheumatischer Arthritis, Diabetes mellitus und perniziöser Anämie, einhergehen.

### Behandlung
In der Woche nach der Geburt wird das Blut des Babys auf eine Schilddrüsenunterfunktion untersucht. Wenn eine Unterfunktion vorliegt, wird sie unverzüglich behandelt, noch bevor Symptome auftreten.

Gehen Sie mit Ihrem Kind zum Arzt, wenn Sie den Verdacht auf eine Hormonstörung haben. Der Arzt wird anhand von Bluttests den Hormonspiegel bestimmen. Wird eine Unterfunktion festgestellt, bekommt das Kind synthetisches Thyroxin (das wichtigste Schilddrüsenhormon) in Tablettenform; diese Behandlung muss lebenslang beibehalten werden.

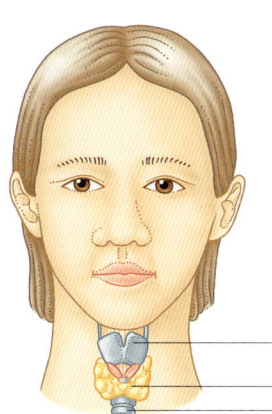

*DIE SCHILDDRÜSE Die Schilddrüse befindet sich unten am Hals vor der Luftröhre; sie ist wichtig für die Regulation des Energiestoffwechsels und des Wachstums.*

Schildknorpel

Schilddrüse

Luftröhre

# MINDERWUCHS

Wenn ein Mangel an Wachstumshormonen vorliegt, ist die körperliche Entwicklung des Kindes gestört und sein Wachstum verzögert. Das Wachstumshormon wird von der Hypophyse (Hirnanhangsdrüse) gebildet.

### Ursachen
Das Wachstumshormon, das von der Hypophyse ausgeschüttet wird, stimuliert die Entwicklung der Knochen und die Produktion von Proteinen, aus denen das Körpergewebe gebildet wird.

Wenn die Hypophyse aufgrund einer angeborenen Schädigung oder einer Krankheit, z.B. einem Tumor, nicht genügend Wachstumshormon produziert, erfolgt keine normale Entwicklung. Auch eine Kopfverletzung kann Ursache der Fehlfunktion sein.

### Behandlung
Wenden Sie sich an den Arzt, wenn Sie den Eindruck haben, dass Ihr Kind zu langsam wächst. Das Kind wird in regelmäßigen Zeiträumen gemessen und der Wachstumsverlauf wird in ein Diagramm eingetragen.

Bei einem verzögerten Wachstum werden weitere Untersuchungen vorgenommen, z.B. eine Röntgenaufnahme der Knochen und eine Feststellung des Wachstumshormonspiegels im Blut. Wird ein Mangel an diesem Hormon fest-

gestellt, bekommt das Kind ein synthetisches Hormonpräparat verordnet, das ihm bis zum Ende der Pubertät regelmäßig gespritzt werden muss.

### Prognosen
Das Kind nimmt im ersten Behandlungsjahr acht bis zehn Zentimeter an Länge auf. Als Erwachsener wird es zu den kleineren Menschen zählen. Wichtig ist ein frühzeitiger Behandlungsbeginn.

# ERBKRANKHEITEN

*Wissenschaftler werden vermutlich in nicht allzu ferner Zeit defekte Gene ersetzen oder reparieren können.*

DIE BIOCHEMISCHE INFORMATION, die für das normale Wachstum und die Entwicklung eines Fetus benötigt wird, ist in den etwa 30 000 Genpaaren festgelegt, die auf den 23 Chromosomenpaaren liegen. Das ist das Genom, die genetische Information, des Menschen. Wenn eines dieser Gene oder sogar ein ganzes Chromosom eine Anomalie aufweist, kommt das Baby entweder mit einem Defekt oder mit einer Krankheit, die im späteren Leben ausbricht, zur Welt. Genetische Beratung und Untersuchungen ermöglichen, dass Paare, deren Familienanamnese eine von den rund 4000 genetisch bedingten Krankheiten aufweist, ihre Chancen, ein davon betroffenes Kind zu bekommen, genau einschätzen können. Tests, die während der Schwangerschaft durchgeführt werden können, zeigen an, ob der Fetus betroffen ist. Das Genomprojekt und andere Entdeckungen haben Fortschritte gebracht, nicht nur im Hinblick auf unser Wissen von der DNS, den Genen und der Funktionsweise der Gene, sondern auch hinsichtlich der Technologie, die für die Gentherapie und Genmanipulation erforderlich ist.

# SICHELZELLENANÄMIE

Sichelzellenanämie ist eine schwere, erblich bedingte Blutkrankheit, die überwiegend bei Menschen afrikanischer Herkunft auftritt. Die roten Blutkörperchen werden infolge eines anomal niedrigen Sauerstoffpegels sichelförmig. Das Blut gerinnt schlechter und verstopft die Blutgefäße. Die Blutkörperchen werden frühzeitig zerstört; dadurch kommt es zu Anämie. Außerdem besteht ein erhöhtes Risiko, an einer bakteriellen Lungenentzündung zu erkranken. Die Blutversorgung von Nieren, Milz oder Gehirn kann beeinträchtigt sein.

## Ursachen

Das in den roten Blutkörperchen enthaltene Hämoglobin S (Sauerstoff transportierendes Protein) ist sichelförmig entartet. Die Sichelzellen sind weniger stabil als gesunde rote Blutkörperchen. Die Verformung führt dazu, dass sie feine Blutgefäße verstopfen können; dies verursacht starke Schmerzen und verhindert die Blutzufuhr zu den Körperzellen. Durch die entstehenden Blutgerinnsel sterben bestimmte Bereiche des Gewebes ab oder entzünden sich.

Wenn das Kind das defekte Gen, das für die Bildung des Hämoglobin S verantwortlich ist, von beiden Eltern übertragen bekommt, erkrankt es an Sichelzellenanämie. Erhält es das deformierte Gen von einem Elternteil und ein normales vom anderen Elternteil, ist das Kind Träger der Krankheit, bleibt aber gesund. Es kann das defekte Gen wiederum an seine Kinder vererben.

## Behandlung

Die Krankheit entwickelt sich in den ersten sechs Lebensmonaten und kann durch Bluttests unmittelbar nach der Geburt diagnostiziert werden. Bei einer familiären Vorgeschichte oder bei Verdacht auf Symptome einer Sichelzellenanämie sprechen Sie mit Ihrem Arzt.

Es ist lebenswichtig, das Kind vor Infektionskrankheiten zu schützen und ihm Vitaminpräparate zu geben. Eventuell muss es vorbeugend Penicillin einnehmen. Folsäurepräparate werden zur Minderung der Anämie verordnet. Schmerzmittel können gegen die Schmerzen eingesetzt werden.

## Was können die Eltern tun?

Um schmerzhaften Sichelzellen-Krisen vorzubeugen, sollte Ihr Kind viel Flüssigkeit zu sich nehmen (dies verhindert die Dehydrierung) und sich vor Kälte und Feuchtigkeit schützen. Rufen Sie den Arzt, wenn Ihr Kind eine Sichelzellen-Krise hat, die begleitet wird von:
- Fieber
- plötzlicher Blässe

- Erbrechen oder heftigem Durchfall
- erschwerter oder beschleunigter Atmung
- ungewöhnlicher Schläfrigkeit oder Apathie.

## Prognose

Bei sorgfältiger medizinischer Versorgung erreichen betroffene Kinder meist das Erwachsenenalter. Bei schweren Symptomen kann eine Knochenmarksübertragung erwogen werden, wenn man einen geeigneten Spender findet. Eine erfolgreiche Transplantation bringt vollständige Heilung.

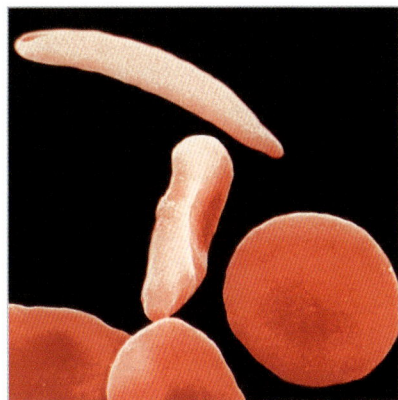

*ROTE BLUTKÖRPERCHEN BEI SICHELZELLENANÄMIE*
*Die mikroskopische Aufnahme des Blutes eines Erkrankten zeigt sichelförmige, rote Blutkörperchen.*

# THALASSÄMIE

Diese Form der Anämie tritt überwiegend bei Menschen aus Vorderasien oder dem Mittelmeerraum auf. Es gibt zwei Formen: Thalassämie minor zeigt gewöhnlich keine Symptome; Thalassämie major führt zu einer Wachstumsverzögerung.

## Ursachen
Thalassämie entsteht durch ein defektes Gen, das für die Bildung von Hämoglobin A verantwortlich ist. Wenn ein Kind das defekte Gen von beiden Eltern erbt, kann es kein normales Hämoglobin bilden. Seine roten Blutkörperchen werden schnell zerstört, was zu einer schweren Anämie führt. Erbt ein Kind dieses Gen nur von einem Elternteil, entwickelt es Thalassämie minor; seine roten Blutkörperchen sind etwas kleiner als gesunde, aber es treten keine Symptome auf.

## Behandlung
Thalassämie minor erfordert keine Behandlung, bei Thalassämie major sind regelmäßige Bluttransfusionen notwendig. Diese Transfusionen können im Laufe der Zeit innere Organe schädigen – ein Problem, das durch Infusionen von Medikamenten, die einen Eisenüberschuss abbauen, reduziert wird. Betroffene Kinder haben aber gute Aussichten auf eine normale Entwicklung mit einer Lebenserwartung bis ins höhere Erwachsenenalter.

### SYMPTOME
- Blasse Haut
- Chronische Müdigkeit
- Kurzatmigkeit

### VORBEUGUNG
Bei einer familiären Vorbelastung ist es sinnvoll, dass ein Paar mit Kinderwunsch eine genetische Beratung in Anspruch nimmt. Dort erfährt es, wie hoch das Risiko ist, ein krankes Kind zu bekommen. In der Frühschwangerschaft kann man durch Untersuchungen feststellen, ob der Fetus die Krankheit hat; in diesem Fall ist ein Schwangerschaftsabbruch möglich.

# MARTIN-BELL-SYNDROM

Diese genetische Chromosomenanomalie betrifft etwa einen von 3600 Jungen und eines von 5000 Mädchen. Bei Betroffenen hat der lange Schenkel des X-Chromosoms eine brüchige Stelle (Fragile-X-Chromosom). Die Krankheit ist eine häufige Ursache für Lernstörungen und verursacht darüber hinaus auch leichte körperliche Anomalien.

## Ursachen
Die Mutation eines Gens auf dem X-Chromosom beeinträchtigt die Entwicklung des Gehirns; Probleme beim Lernen und im Verhalten sind die Folge. Dies ist die häufigste Ursache für eine angeborene Lernschwäche. Jungen sind von der Störung schwerer betroffen als Mädchen, weil Mädchen zwei X-Chromosomen haben, von denen wenigstens eines gesund ist.

## Behandlung
Auch wenn keinerlei Symptome vorliegen, kann eine Frau Trägerin eines defekten Gens auf einem X-Chromosom sein und es an ihr Kind vererben. Es gibt die Möglichkeit der vorgeburtlichen Diagnose durch eine DNS-Analyse der Zellen, die bei einer Fruchtwasseruntersuchung entnommen werden.

Wenn Sie glauben, dass Ihr Kind Symptome dieses Syndroms zeigt, suchen Sie Ihren Arzt auf. Möglicherweise entsteht erst nach der Pubertät ein Verdacht auf diese Krankheit, wenn die körperlichen Auffälligkeiten stärker in Erscheinung treten. Der Arzt untersucht das Kind; er wird sein Lernvermögen testen und DNS- und Chromosomentests veranlassen. Wird die Erkrankung nachgewiesen, wird den Eltern empfohlen, sich bei einer Beratungsstelle über das Risiko, dass weitere Kinder davon betroffen sein könnten, zu informieren.

Wenn Ihr Kind noch keine Sprach- und Lernförderung erhält, kann der Arzt es an einen Sprachtherapeuten und/oder Psychologen überweisen.

### SYMPTOME
- Verhältnismäßig großer Kopf
- Verzögerte geistige Entwicklung, die bei Mädchen meist schwach, bei Jungen stärker ausgeprägt ist
- Verzögerte Sprachentwicklung; bei Jungen in stärkerem Ausmaß
- Hyperaktivität und Aufmerksamkeitsdefizitsyndrom (siehe S. 299)
- Merkmale von Autismus (siehe S. 299)
- Kantiger Kiefer, langes Gesicht, große Ohren und bei Jungen nach der Pubertät vergrößerte Hoden

# BLUTERKRANKHEIT

Diese Erbkrankheit betrifft etwa einen von 10 000 Jungen. Es treten schubweise spontane Blutungen auf; Ursache ist eine Minderaktivität eines Blutgerinnungsfaktors. Mädchen, die das defekte Gen tragen, können die Krankheit später an ihren Sohn vererben.

### Ursachen

Bei der Bluterkrankheit (Hämophilie) dauert es entweder lange, bis das Blut gerinnt, oder es gerinnt gar nicht. Jungen, die an dieser Krankheit leiden, haben von Geburt an ein defektes Gen, das die Bildung des Faktors VIII verhindert; es handelt sich dabei um einen der wichtigsten Bestandteile des Vorgangs der Blutgerinnung.

Bluter fürchten sich vor Schnitt- oder Kratzwunden, weil eine mögliche Blutung kaum zu stillen ist. Bei manchen Blutern kann eine Blutung auch ohne ersichtlichen Grund einsetzen.

Das Gen ist geschlechtsgebunden und liegt auf dem X-Chromosom, sodass fast alle Bluter männlichen Geschlechts sind und die meisten Frauen in Bluterfamilien Überträgerinnen sind. Ein Mädchen kann Bluter sein, wenn der Vater Hämophilie hat und die Mutter Trägerin ist.

### Behandlung

Wenn Ihr Sohn ungewöhnliche Blutungen hat, suchen Sie einen Arzt auf. Bei Verdacht auf Hämophilie werden Bluttests durchgeführt, um die Gerinnungsfähigkeit des Bluts zu bestimmen. Wird die Diagnose bestätigt, werden die Blutungen mit Faktor-VIII-Spritzen behandelt.

Starke Blutungen müssen im Krankenhaus behandelt werden. Wenn ein Junge häufig blutet, können die Eltern ihm Faktor VIII vorbeugend als Infusion verabreichen. Die Häufigkeit und Schwere der Blutungen ist individuell verschieden. Manche Bluter haben nur gelegentlich leichte Blutungen. Bei einer schweren Erkrankung können durch immer wieder auftretende innere Blutungen Muskeln und Gelenke anschwellen und geschädigt oder deformiert werden.

### SYMPTOME

- Lang anhaltende Blutung nach einer Verletzung oder einem kleinen chirurgischen Eingriff, z.B. das Ziehen eines Zahns
- Schmerzhafte Schwellung der Muskeln und Gelenke infolge innerer Blutungen

### Prognose

Kinder mit Hämophilie sollten mögliche Gefahren, z.B. bestimmte Sportarten, meiden. Wird ein betroffenes Kind bei Blutungen sofort mit Faktor VIII behandelt oder bekommt es regelmäßig Infusionen, werden Muskeln und Gelenke meist nicht geschädigt und es besteht eine normale Lebenserwartung.

### VORBEUGUNG

Frauen, in deren Familie Hämophilie vorkommt, können durch einen Test bestimmen lassen, ob sie das defekte Gen tragen. Bei positivem Ergebnis können sie sich bei einer Genberatung darüber informieren, wie hoch das Risiko ist, ein Kind mit Hämophilie zu bekommen.

# MUKOVISZIDOSE

Mukoviszidose (cystische Fibrose) ist eine schwere Erbkrankheit, die etwa eins von 2000 Kindern betrifft. Ein Kind bekommt die Krankheit, wenn es das defekte Gen von beiden Elternteilen erbt, die Träger sind, aber keine Symptome zeigen.

### Ursachen

Ein defektes Gen verursacht die Absonderung klebrigen Sekrets in den Bronchialschleimhäuten, das zu wiederkehrenden Infektionen im Brustbereich führt; dadurch kommt es zu einer fortschreitenden Schädigung der Lunge. Infolge des Gendefekts werden außerdem von der Bauchspeicheldrüse bestimmte Enzyme, die die Nahrung aufspalten, nicht produziert. Dadurch können die Nährstoffe nicht vom Darm aufgenommen werden (*siehe* »Malabsorption«, S. 258) und Durchfall tritt auf.

### Behandlung

Mukoviszidose besteht von Geburt an, wird manchmal aber erst nach einigen

### SYMPTOME

- Wachstumsstörung und mangelnde Gewichtszunahme
- Ständiges Husten
- Chronischer Durchfall, mit hellem, fettigem, übel riechendem Stuhl

Monaten oder Jahren entdeckt; in dieser Zeit kann die Schädigung der Lungen bereits eingesetzt haben. Durch einen Test kann man Mukoviszidose aber schon unmittelbar nach der Geburt diagnostizieren.

Wenn Ihr Kind Symptome von Mukoviszidose zeigt, stellen Sie es dem Arzt vor. Der Schweiß des Kindes wird untersucht und genetische Tests werden vorgenommen. Bei Mukoviszidose muss das Kind zu jeder Mahlzeit Enzyme zu sich nehmen, die die Verdauung unterstützen. Eine energie- und proteinreiche Spezialdiät, die durch Vitamine ergänzt wird, ist erforderlich. Atemwegsinfektionen werden mit Antibiotika behandelt, um Lun-

genentzündungen vorzubeugen. Wichtig sind regelmäßige physiotherapeutische Maßnahmen und Atemübungen.

## Was können die Eltern tun?

Ein Krankengymnast zeigt Ihnen Übungen zur Lockerung des zähen Sekrets, das die Bronchien des Kindes zusetzt (*siehe rechts*). Führen Sie diese Bewegungsübungen zweimal täglich durch. Rufen Sie bei Krankheitsanzeichen unverzüglich den Arzt, damit eine rasche Behandlung erfolgt. Um ausreichend mit Nährstoffen versorgt zu werden, braucht das Kind energiereiche Mahlzeiten.

## Prognose

Mukoviszidose ist nicht heilbar; dank früher Diagnose und neuer Behandlungsmethoden überleben die meisten betroffenen Kinder bis ins Erwachse-

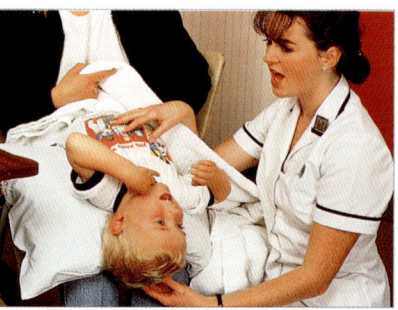

*ATEMGYMNASTIK* *Ein Krankengymnast erklärt die Übungen, die die Eltern mit dem Kind durchführen müssen, um den zähen Schleim zu lösen, der sich in der Lunge des mukoviszidosekranken Kindes festsetzt.*

nenalter. Bei einer schweren Erkrankung ist eine Herz-Lungen-Transplantation erforderlich, wodurch sich die Lebensqualität verbessert und die Lebenserwartung steigt.

# PHENYLKETONURIE

Diese Erbkrankheit kommt bei einem von 10 000 Babys vor. Dabei beeinträchtigt ein vererbter Enzymdefekt die Umwandlung der Aminosäure Phenylalanin in Tyrosin. Schädliche Abbauprodukte reichern sich im Blut an.

## Ursachen

Wird Phenylketonurie nicht behandelt, wird das Gehirn schwer geschädigt. Eine Stoffwechselstörung führt dazu, dass Phenylalanin, eine Substanz, die in eiweißhaltigen Nahrungsmitteln enthalten ist, in schädliche Substanzen umgewandelt wird, die das Nervensystem beeinträchtigen.

## Behandlung

Bei der Geburt kann ein betroffenes Baby einen Ausschlag haben. Wird die Krankheit nicht erkannt, entwickeln sich in den folgenden Monaten die Symptome.

Eine Spezialdiät, die ein Leben lang eingehalten werden muss, ist Kernpunkt der Behandlung bei Phenylketo-

nurie; man sollte bereits in den ersten Wochen nach der Geburt damit beginnen. Die Aufnahme von Phenylalanin (kommt in den meisten eiweißhaltigen Nahrungsmitteln vor) muss eingeschränkt werden; gleichzeitig ist eine ausreichende Eiweißversorgung für das Wachstum unerlässlich. Das Kind erhält eine weitgehend fleischlose Diät mit Präparaten zur Nahrungsergänzung. Betroffene Babys bekommen eine spezielle Milchersatznahrung.

## Prognose

Die meisten Kinder entwickeln sich bei richtiger Behandlung normal. Manchmal treten jedoch Verhaltensstörungen und Lernschwierigkeiten auf.

# DOWN-SYNDROM

Das Down-Syndrom ist die häufigste Chromosomenanomalie; sie betrifft etwa eines von 700 Babys. Das Risiko, ein Kind mit Down-Syndrom zu bekommen, steigt bei Frauen ab dem 37. Lebensjahr; ein Drittel aller Babys mit Down-Syndrom werden von Frauen aus dieser Altersgruppe entbunden. Auch bei Frauen, die bereits ein betroffenes Kind haben, besteht ein erhöhtes Risiko.

## Behandlung

Bei einem entsprechenden Verdacht wird das Kind nach der Geburt auf charakteristische Merkmale des Down-Syndroms untersucht. Anhand von Blutproben wird ein Chromosomentest gemacht, um die Diagnose zu bestätigen. Durch eine Ultraschalluntersuchung kann man mögliche Herzfehler entdecken; vom Unterleib werden Röntgenaufnahmen gemacht, wenn man einen Defekt im Verdauungstrakt vermutet. Bei entsprechenden Schädigungen kann ein chirurgischer Eingriff erforderlich sein. Das Kind muss heilpädagogisch, krankengymnastisch und ergotherapeutisch gefördert werden.

## Mögliche Komplikationen

Viele Kinder mit Down-Syndrom haben einen Herzfehler. Manche leiden unter einer Anomalie des Verdauungstrakts.

Down-Kinder tragen ein überdurchschnittliches Risiko, an Schilddrüsenunterfunktion und akuter Leukämie (*siehe S. 306*) zu erkranken. Durch eine Bindegewebsschwäche kann die Beweglichkeit gestört sein. Es können auch Hörprobleme und eine erhöhte Infektionsanfälligkeit bestehen.

## Prognose

Viele Kinder mit Down-Syndrom erreichen ein mittleres Alter; Kinder mit schwerem Herzfehler sterben oft schon vor dem fünften Lebensjahr. Erwachsene mit Down-Syndrom leiden oft schon früh an Alzheimer-Krankheit und Arteriosklerose.

Dank heilpädagogischer Maßnahmen können heute die meisten betroffenen Kinder ihr Potenzial entfalten; der Besuch einer Regelschule ist möglich.

### SYMPTOME

- Schräge Augen: Die Oberliddeckfalte ist zur Nase hin eingezogen und zieht über den inneren Augenwinkel abwärts.
- Kleines, rundes Gesicht, dicke Backen
- Dicke Zunge, die in dem meist offenen Mund zu sehen ist
- Flacher Nacken
- Schlaffe Gliedmaßen
- Verzögerte körperliche Entwicklung
- Lernbehinderung
- Gedrungene Statur

### VORBEUGUNG

Durch einen Bluttest und Ultraschalluntersuchungen kann man bereits in der zwölften Schwangerschaftswoche in 90 Prozent der Fälle ein Down-Syndrom beim Ungeborenen feststellen. Frauen mit erhöhtem Risiko können außerdem eine Fruchtwasseruntersuchung vornehmen lassen; dabei wird der Gebärmutter etwas Fruchtwasser entnommen und auf Chromosomenanomalien untersucht. Wenn der Test zeigt, dass der Fetus Down-Syndrom hat, besteht die Möglichkeit eines Schwangerschaftsabbruchs.

# MCAD-MANGEL

MCAD-Mangel ist eine verbreitete Erbkrankheit, die bei etwa einem von 8000 Kindern vorkommt. MCAD ist ein Enzym, das für den Fettabbau notwendig ist. Das Kind erkrankt nur, wenn beide Eltern das defekte Gen tragen.

## Ursachen

Ist das Enzym MCAD nicht in ausreichender Menge vorhanden, können Fette nicht richtig abgebaut werden; die Leber zeigt Funktionsstörungen. Das Kind fühlt sich wohl, wenn es normal isst. Ist es krank, besteht die Gefahr, dass es bewusstlos wird. Die Krankheit ist nicht lebensbedrohlich, aber es kann zu Langzeitschäden kommen.

## Behandlung

Das Kind darf nicht fasten und muss während einer Krankheit regelmäßig zuckerhaltige Getränke erhalten. Die Krankheit besteht lebenslang. Symptomen kann durch regelmäßige Mahlzeiten vorgebeugt werden. Durch entsprechende Untersuchungen kann die Diagnose bereits bei Neugeborenen gestellt werden.

# ALTERNATIVE
## THERAPIEN

HEILPRAKTIKER UND AUCH MANCHE ÄRZTE WENDEN ganzheitliche Behandlungsmethoden an. Das bedeutet, dass nicht nur ein Symptom behandelt wird, sondern dass bei der Therapie die Persönlichkeit des Kindes und sein Allgemeinbefinden berücksichtigt werden. Der ganze Mensch steht im Mittelpunkt – nicht das Krankheitssymptom.

## Wie sicher sind die Methoden?

*Wenden Sie sich bei schweren Verletzungen und ernsten Erkrankungen immer an einen Arzt. Wenn Ihr Kind krank ist, suchen Sie zuerst den Arzt auf. Besprechen Sie das Für und Wider herkömmlicher Behandlungsmethoden. Wenden Sie diese an, wenn es erforderlich ist. Erklären Sie Ihrem Arzt aber auch, dass Sie sich für alternative Therapien interessieren und fragen Sie nach Informationen. Bei der Behandlung mit alternativen Methoden ist Folgendes zu beachten:*

- Die Konsultation eines Heilpraktikers anstelle eines Arztes kann die Behandlung verzögern.
- Ein Heilpraktiker, der die Schulmedizin ablehnt, könnte eventuell sinnvolle Behandlungen unterlassen.
- Pflanzenheilkunde kann bei falscher Anwendung Schaden anrichten.
- Homöopathische und pflanzliche Heilmittel können Nebenwirkungen haben. Brechen Sie in diesem Fall die Behandlung ab und sprechen Sie mit Ihrem Arzt.
- Bei manuellen Therapieformen könnte es zu Verletzungen kommen.

## HÄUFIGE FRAGEN

Ein ganzheitlich arbeitender Therapeut betrachtet Ihr Kind als Individuum mit eigener Persönlichkeit und eigenem Temperament und zieht eine Reihe von Behandlungsmöglichkeiten in Betracht, die auch alternative Therapien umfassen können. Die Antworten auf die folgenden fünf Fragen vermitteln Ihnen ein besseres Verständnis alternativer Therapien und zeigen auf, was ein ganzheitlicher Therapieansatz umfasst.

### Was ist Naturheilkunde und warum ist sie so beliebt?

Fast alle alternativen bzw. naturheilkundlich arbeitenden Therapeuten vertreten einen ganzheitlichen Therapieansatz, was viele Eltern als beruhigend und hilfreich empfinden. Ziel des Therapeuten ist es, die Gesundheit des Kindes wiederherzustellen, indem er seinen Körper wieder ins Gleichgewicht bringt und die Selbstheilungskräfte des Körpers stärkt. Nachdem er sich ein Bild von der Konstitution und dem Wesen des Kindes gemacht hat, zugehört und Gespräche geführt hat, wird er einen Behandlungsweg vorschlagen.

Alternative Therapien werden immer beliebter. Wir glauben schon lange nicht mehr daran, dass die Wissenschaft auf alles eine Antwort hat. Viele Eltern möchten mehr Verantwortung für ihre eigene Gesundheit und die ihrer Kinder übernehmen. Sie sind angesichts der häufigen Verordnung von Medikamenten, wie z.B. Antibiotika, beunruhigt und sind frustriert, weil Ärzte nicht die Zeit haben, ihnen zuzuhören oder Erklärungen zu geben.

### Können alternative Therapien mit schulmedizinischen Behandlungsweisen kombiniert werden?

Im Allgemeinen vertragen sich alternative Therapien sehr gut mit herkömmlichen Behandlungsmethoden – sie wirken meist ergänzend. Es ist wichtig, dass Heilpraktiker und Arzt von der Kombination wissen und bereit sind, miteinander zu arbeiten. Bitten Sie den Naturheilkundler, Kontakt zu Ihrem Arzt aufzunehmen.

Wenn Ihr Kind vom Arzt verordnete Medikamente nimmt, informieren Sie sich, ob es möglicherweise zu Wechselwirkungen mit pflanzlichen Mitteln kommen kann. Auch Apotheker können Ihnen Auskünfte erteilen.

Manche Ärzte verfügen über eine Zusatzausbildung für alternative Therapien, z.B. Homöopathie oder Chiropraktik, und können Ihnen alternative Behandlungsmethoden anbieten. Wenn Sie Ihr Kind dem Arzt z.B.

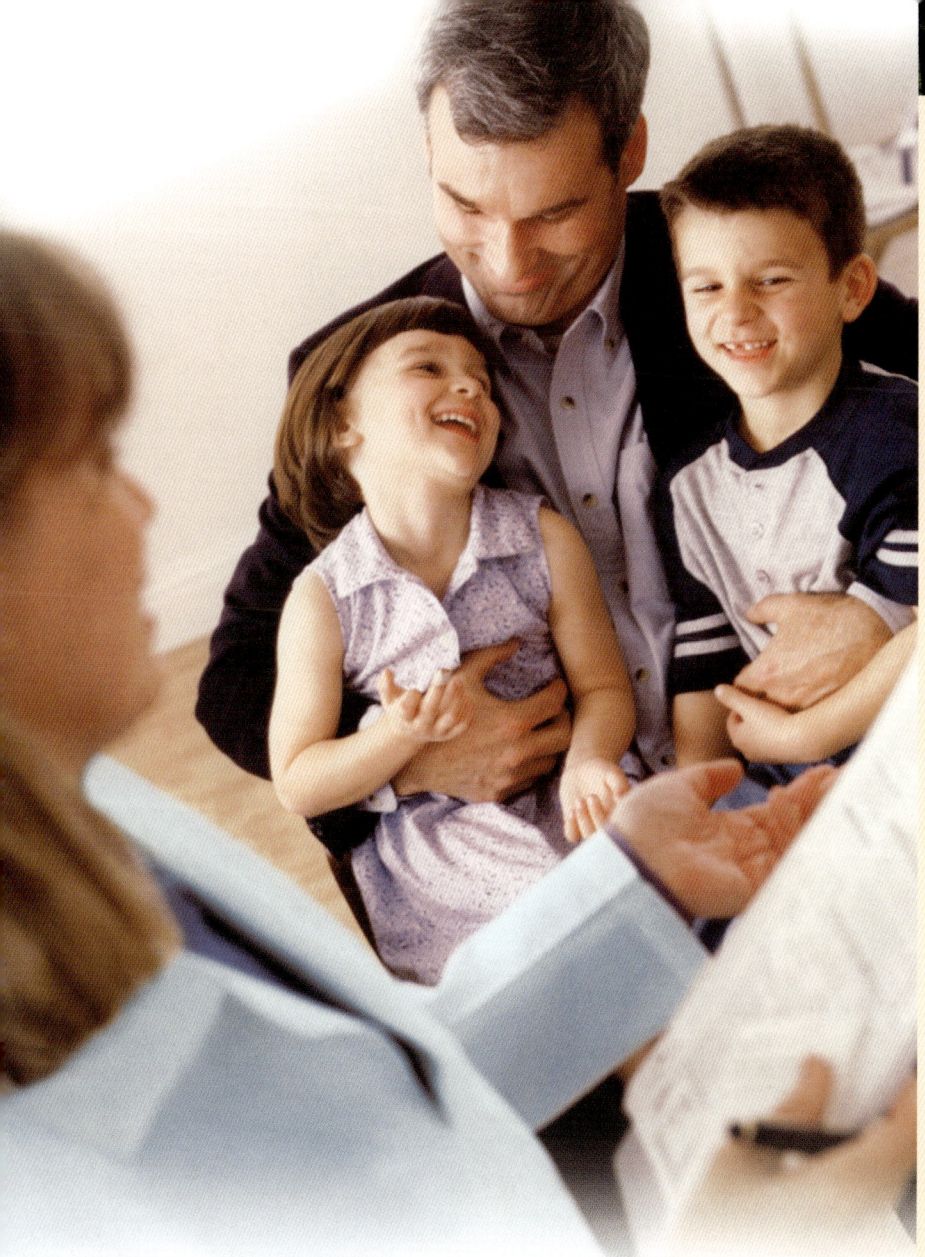

## ERSTANAMNESE

*Das Erstgespräch bei einem ganzheitlich arbeitenden Therapeuten dauert eine Stunde oder länger; dabei geht es um Fragen aus verschiedenen Lebensbereichen Ihres Kindes, z.B.:*

**Sein allgemeiner Gesundheitszustand** und seine Krankengeschichte.

**Welche Medikamente** es einnimmt.

**Allergien** oder Nahrungsmittelunverträglichkeiten.

**Die Krankengeschichte** der Familie.

**Ernährungsgewohnheiten** und Lieblingsgerichte des Kindes.

**Welchen Sport** es treibt.

**Veränderungen in seinem Leben in jüngster Zeit,** z.B. Schulwechsel oder Umzug.

**Aufregungen in letzter Zeit** – z.B. Wegzug der Großeltern oder Tod eines Haustiers.

**Ängste** – vielleicht hat der Vater eine Arbeit in einer anderen Stadt angenommen und das Kind hat Angst, dass er nicht mehr zurückkommt.

**Sein Temperament,** seine seelische Gesundheit und seine Persönlichkeit: Neigt es dazu, sich Sorgen zu machen? Wie geht es mit Kritik oder seinen Fehlern um?

**Der Therapeut wird auch die Werte, die in Ihrer Familie Geltung haben, einbeziehen** – z.B. Ihre kulturelle und ethnische Zugehörigkeit, Ihren Glauben –, da diese Werte einen Einfluss darauf haben, wie Sie die Symptome Ihres Kindes sehen.

---

wegen häufiger Virusinfektionen vorstellen, wird er zunächst durch Untersuchungen ernstere Erkrankungen ausschließen und Ihnen dann eventuell eine Umstellung der Ernährung oder der Lebensweise vorschlagen. Er kann auch pflanzliche Mittel verschreiben, die das Immunsystem fördern, z.B. Echinacea (*siehe S. 322*). Eventuell empfiehlt er Entspannungstechniken, z.B. Yoga oder Heilmassagen, oder andere Therapien (*siehe S. 325*), um Stress oder Spannung abzubauen. Manche Arztpra-

xen arbeiten auch eng mit alternativen Therapeuten zusammen.

### Warum sind manche Ärzte gegen alternative Methoden?

Manche Ärzte sind skeptisch, weil die Wirksamkeit alternativer Methoden nicht immer durch klinische Studien belegt ist. Sie sind der Meinung, dass es sich dabei um wissenschaftlich nicht haltbare Heilungserfolge handelt, die oftmals nur subjektive Verbesserungen der Befindlichkeit erbringen würden. Manche Ärzte sind der

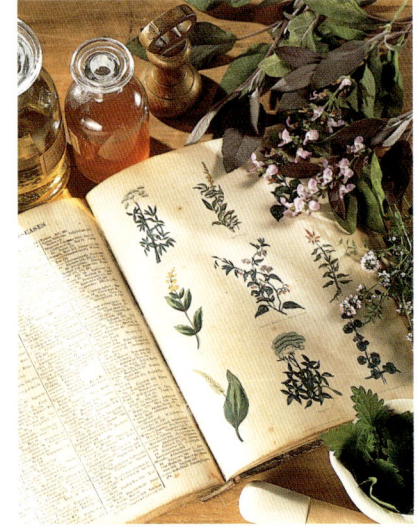

»Pflanzenheilkunde wird zur Behandlung von Kopfschmerzen, Ekzemen, Asthma, Stimmungs- schwankungen, Schlaflosigkeit und hormonellen Störun- gen angewandt.«

Meinung, dass der Nutzen alternativer Behandlungsweisen nur in der Bezie- hung zwischen Therapeut und Patient besteht. Behandlung, Heilmittel und Erfolge werden, da sie mit wissen- schaftlichen Methoden nicht überprüf- bar sind, als unerheblich abgetan.

Welche Wirkungen Zuhören, Zeit- aufwand, Berührung und die Umge- bung, in der die Behandlung stattfin- det, haben, lässt sich nach den Krite- rien der Schulmedizin nicht feststel- len. Die Untersuchungen sind aufwen- dig und teuer; sie werden aber zuneh- mend auch von der pharmazeutischen Industrie getragen, weil Erfolge der alternativen Therapien letztlich nicht bestritten werden können. Um allge- mein anerkannt zu werden, muss jedoch bewiesen werden, dass diese Therapien eine sichere, erfolgverspre- chende und kostengünstige Behand- lung gewährleisten können.

### Wie finde ich einen geeigneten Therapeuten?

Wenn Ihnen Ihr Arzt nicht weiterhel- fen kann, richten Sie sich nach per- sönlichen Empfehlungen von Freun- den oder Bekannten; fragen Sie auch in der Schule oder Spielgruppe nach einem zuverlässigen Therapeuten. Auch im Internet sind viele Therapeu- ten mit einer eigenen Website mit Informationen über ihre Behand- lungsansätze vertreten. Erkundigen Sie sich vorab, was die Behandlung kosten und wie viele Sitzungen Ihr Kind voraussichtlich benötigen wird.

Chiropraktik wird in Deutschland von speziell ausgebildeten Orthopä- den, Physiotherapeuten und Heilprak- tikern praktiziert. In Naturheilverfah- ren, wie Homöopathie, Akupunktur und Pflanzenheilkunde, sollten Sie Ihr Kind nur entsprechend ausgebildeten Ärzten, Kinderärzten oder Heilprakti- kern mit umfassender Ausbildung anvertrauen. Achten Sie auf die jewei-

lige Qualifikation, denn die Bezeich- nungen sind nicht einheitlich. Scheuen Sie sich nicht davor, nachzufragen.

### Was geschieht bei einer Therapiesitzung?

Die meisten Therapeuten nehmen sich viel Zeit für das Erstgespräch und machen sich ein umfassendes Bild von Ihrem Kind (siehe S. 319). Überlegen Sie, welche Fragen für den Therapeu- ten wichtig sein könnten, und gehen Sie diese mit Ihrem Kind vorher durch.

Der Therapeut wird Sie nach der Ernährungsweise Ihres Kindes fragen; am besten führen Sie vor dem Termin mindestens eine Woche lang ein Ernährungstagebuch. Fragen Sie Ihr Kind, wie es sich fühlt, und notieren Sie besondere Symptome, z.B. Magen- krämpfe oder Kopfschmerzen. Viele Therapeuten arbeiten mit Fragebögen, die sie manchmal schon vor dem ersten Treffen versenden.

Machen Sie sich auch während des Gespräches Notizen. Achten Sie da- rauf, dass Sie Vorgehensweise und Behandlungsmethode verstehen. Bitten Sie den Therapeuten um klare Anwei- sungen für den Umgang mit pflanz- lichen oder homöopathischen Heilmit- teln. Wichtig ist, dass Sie und Ihr Kind sich bei dem Therapeuten wohl füh- len; wenn dies nicht der Fall ist, wech- seln Sie den Therapeuten.

Oft dauert es einige Zeit, bis sich bei alternativen Therapien Behand- lungserfolge einstellen – länger als bei schulmedizinischer Behandlung. Es kann sogar sein, dass es Ihrem Kind erst schlechter geht, bevor es sich bes- ser fühlt. Physikalische Anwendungen, wie Chiropraktik, können rasche Erfolge bringen, erfordern aber meist eine mehrmalige Behandlung.

Lassen Sie sich die Telefonnummer oder E-Mail-Adresse geben, damit Sie den Therapeuten Ihres Kindes zu jeder Zeit erreichen können.

## HILFREICHE THERAPIEN
### Homöopathie

Die Homöopathie ist eine ganzheitliche Heilmethode. Der Grundsatz lautet, Gleiches mit Gleichem zu behandeln, und beruht auf der Feststellung, dass Substanzen, die krank machen, in sehr geringer Dosis genau diese Krankheiten heilen können, indem sie die Selbstheilungskräfte mobilisieren. Wenn Ihr Kind z.B. an Heuschnupfen leidet, der durch Gräser oder Blütenpollen verursacht wird, kann es mit einem Homöopathikum, das aus Pollen hergestellt worden ist, behandelt werden.

Diese Form der Behandlung heißt Akuttherapie. Entsprechende Heilmittel, z.B. Arnika bei Quetschungen oder Kamille bei Zahnungsbeschwerden, sind in Apotheken in verschiedenen Potenzierungen erhältlich; Ziffer und Zahl hinter dem Wirkstoff geben den Grad der Potenzierung an. Je höher die Zahl ist, umso öfter wurde die Substanz verdünnt und umso intensiver wirkt das Medikament.

Der Kernpunkt der Homöopathie, die Konstitutionstherapie, ist häufig bei chronischen Krankheiten, wie Migräne, Reizdarm, Infektanfälligkeit, Gelenkschmerzen, Müdigkeit, sowie Virusinfektionen, z.B. Pfeiffer-Drüsenfieber, erfolgreich.

Bei einer Erkrankung stellen Sie Ihr Kind zuerst einem Arzt vor, der eine Diagnose stellt und es schulmedizinisch behandelt. Manche Ärzte behandeln auch homöopathisch, andernfalls können Sie zusätzlich einen erfahrenen Homöopathen aufsuchen, der eine umfassende Krankengeschichte erhebt (*siehe S. 319*).

Der Homöopath verschreibt ein Heilmittel, das auf die individuelle Konstitution des Kindes abgestimmt ist. Diese Konstitutionstherapie hat zum Ziel, chronische Krankheiten zu heilen. Wenn das Kind älter wird, kann sich das Konstitutionsmittel

## HOMÖOPATHIE

*Nützliche Tipps für eine Akutbehandlung mit homöopathischen Mitteln zu Hause:*

**Homöopathische Mittel** werden in verschiedenen Potenzen hergestellt – die Verdünnungen werden entweder in 10er-Schritten oder in 100er-Schritten vorgenommen.

**Das Heilmittel sollte möglichst wenig berührt werden.** Es wird auf oder unter die Zunge des Kindes gegeben (als Globuli oder Tropfen) und soll sich dort auflösen. Das Kind sollte eine halbe Stunde vor und nach der Einnahme des Heilmittels weder essen noch trinken und sich nicht die Zähne putzen.

**Geben Sie eine Dosis und warten Sie ab,** ob eine Besserung eintritt.

**Wiederholen Sie die Anwendung** (höchstens dreimal täglich) nur, wenn die Symptome des Kindes unverändert sind, bzw. auf Anweisung des Arztes.

**Wenn sich das Kind besser fühlt,** sollte man das Heilmittel absetzen.

**Wenn sich Ihr Kind nicht besser fühlt** oder sich die Symptome verändern, muss die Wahl des Heilmittels überprüft werden.

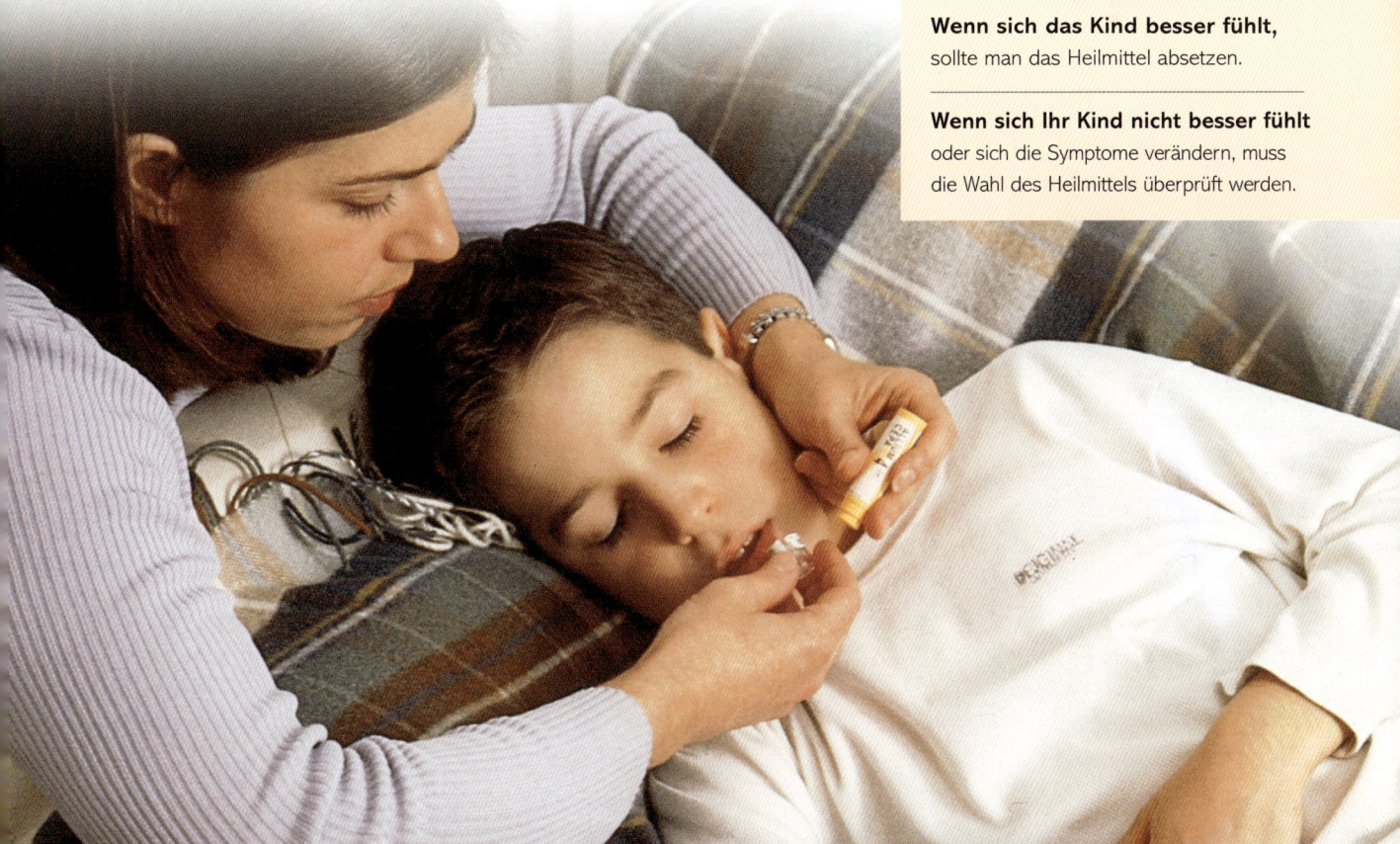

## ECHINACEA

**Die in Nordamerika heimische Pflanze Echinacea (Igelkopf) hat sich als sicheres und wirksames Heilmittel zur Stärkung des Immunsystems bewährt – um die Widerstandskraft gegenüber Erkältungen, Grippe und anderen Infektionen zu erhöhen.** Echinacea aktiviert die Zellen des Immunsystems und regt die Produktion von Interferon, einer antiviralen Substanz, an. Echinacea muss in regelmäßigen Abständen eingenommen werden – während einer akuten Infektion nach Möglichkeit alle paar Stunden. Echinacea kann Erkältungen vorbeugen, wenn man das Mittel beim ersten Anzeichen einer Erkrankung einnimmt.

ändern, deshalb ist es wichtig, dass das Kind regelmäßig dem Homöopathen vorgestellt wird.

### Pflanzenheilkunde

Pflanzliche Heilmittel werden aus Blättern, Blüten und anderen Teilen von Pflanzen hergestellt. Zahlreiche herkömmliche Medikamente sind stark gereinigte Formen einer einzelnen Substanz einer Pflanze, während Mittel wie Kamille und Echinacea aus der ganzen Pflanze bestehen und verschiedene Wirkstoffe enthalten. Johanniskraut beispielsweise enthält dieselbe Substanz, die in vielen modernen Antidepressiva verwendet wird, und darüber hinaus weitere Stoffe, die immunstärkende Eigenschaften haben.

Pflanzenheilkunde wird zur Behandlung vieler Krankheiten angewandt, z.B. bei Kopfschmerzen, Bauchschmerzen, Ekzemen, Asthma, Stimmungsschwankungen, Schlaflosigkeit und hormonellen Störungen. Pflanzenheilmittel sind in Form von Extrakten, Tabletten und Tees erhältlich.

Der Therapeut verordnet ein Heilmittel, das eine Heilkräutermischung enthält. Wenn Ihr Kind herkömmliche Medikamente einnimmt, fragen Sie Ihren Arzt oder Apotheker nach möglichen Wechselwirkungen, bevor Sie ihm ein Pflanzenheilmittel geben.

Wenn Sie Heilkräuter selbst kaufen wollen, achten Sie auf eine zuverlässige Bezugsquelle. Eine Behandlung mit Heilkräutern kann Schaden anrichten, wenn sie nicht richtig angewandt werden; verwenden Sie nur Präparate, die für Kinder geeignet sind.

Als grobe Richtlinie sollte man Kindern zwischen vier und sechs Jahren ein Viertel der Dosis, die für Erwachsene empfohlen wird, verabreichen. Kinder zwischen sieben und zwölf Jahren bekommen die Hälfte der Dosis eines Erwachsenen.

Tabletten können Sie zerteilen und unter eine Speise mischen. Flüssigextrakte können Sie Soßen oder Getränke zugeben. Um den bitteren Geschmack mancher Heilkräuter zu überdecken, können Sie die entsprechende Dosis in ein Obstmus rühren und dieses in Stieleisformen einfrieren oder als Eiswürfel in ein Getränk geben.

### Ernährungstherapie

Ein Diätist oder Ernährungsberater informiert sich über die Ernährung Ihres Kindes, um nach den Ursachen für schlechte Verdauung oder mangelhafte Nährstoffaufnahme zu suchen. Nährstoffmangel, Allergien, Nahrungsmittelunverträglichkeit bzw. -überempfindlichkeit sowie Umweltfaktoren spielen dabei eine Rolle.

»Pflanzliche Heilmittel wie Kamille bestehen aus der ganzen Pflanze und enthalten daher verschiedene bioaktive Wirkstoffe.«

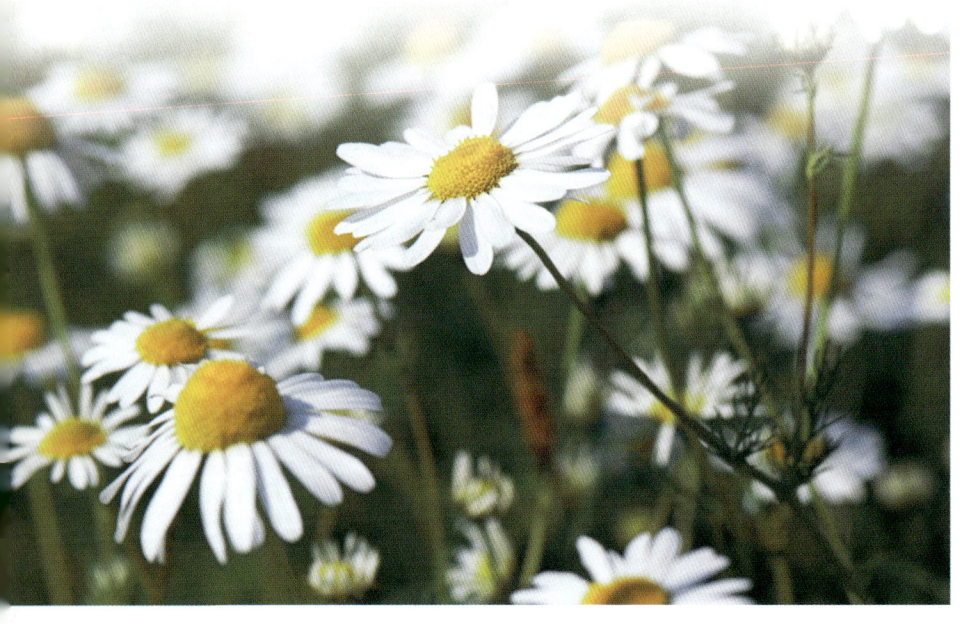

Der Therapeut empfiehlt bestimmte Maßnahmen zur Ernährungsumstellung und verordnet eventuell Präparate zur Nahrungsergänzung. Zugrunde liegt dabei der Gedanke, dass die Gesundheit des Kindes in direkter Beziehung zur Qualität der Nahrungsmittel, die es zu sich nimmt, steht.

Die Ernährungstherapie wird zur Behandlung vieler Erkrankungen, z.B. chronische Erschöpfung, Reizdarm, Verdauungsstörungen, Arthritis, Hormonstörungen und Menstruationsbeschwerden, Asthma, Ekzeme, Allergien sowie Nahrungsmittelunverträglichkeiten, angewandt. Es ist wichtig, dass das Kind zunächst vom Arzt untersucht wird, um eine ernste Krankheit auszuschließen.

Eine Ernährungstherapie kann mit anderen Behandlungsformen kombiniert werden. Manchmal werden dabei zur Bestimmung des Gesundheitszustandes auch ungewöhnliche Diagnosemethoden angewandt, z.B. Irisdiagnose, Haaranalyse oder Kinesiologie. Wissenschaftlich lassen sich auf diese Weise gewonnene Diagnosen meist nicht überprüfen. Bei einer Haaranalyse kann eine übermäßige Belastung mit Schwermetallen, z.B. Blei, erkannt werden.

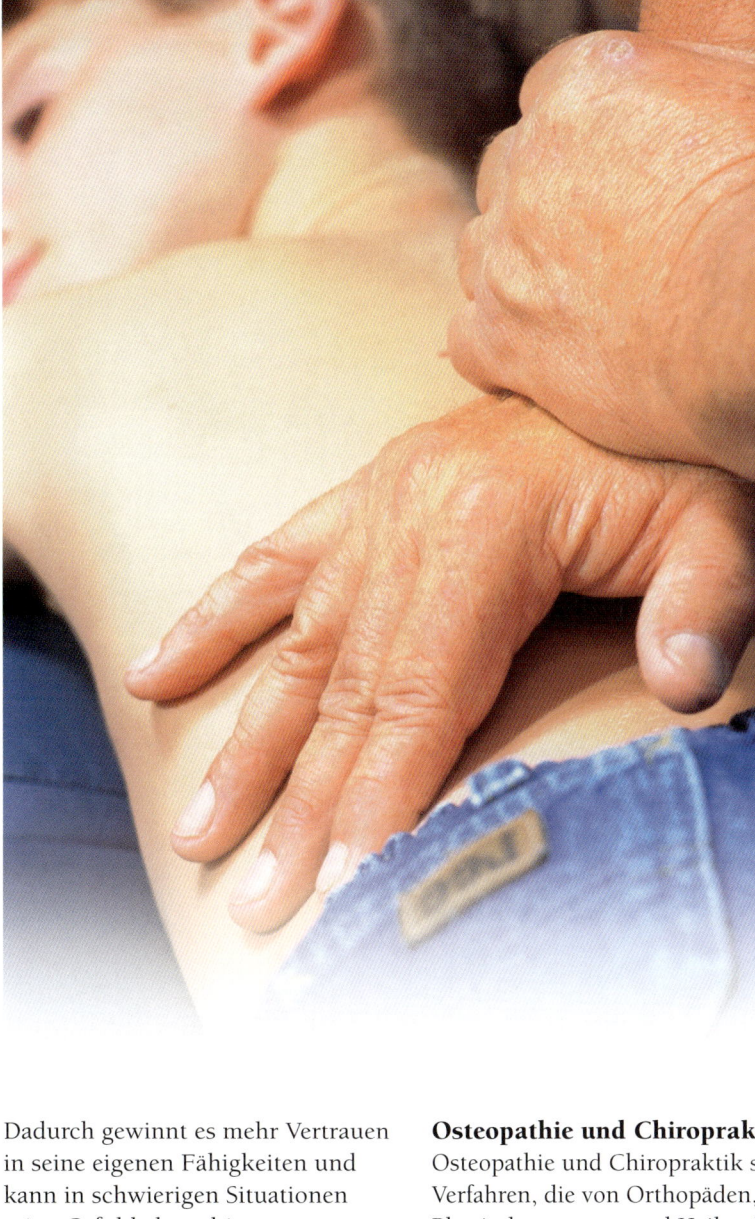

### Hypnose

Hypnose bietet eine Möglichkeit, einen Kontakt zum Unterbewusstsein herzustellen. Der Verlauf einer Hypnose umfasst einen angenehmen Zustand der Entspannung, ähnlich wie Tagträume, der Wohlbefinden hervorruft. Während Ihr Kind dieses Gefühl der Ruhe empfindet, können negative Bilder mit Hilfe von Suggestion oder Visualisierung durch positive ersetzt werden.

Durch die Visualisierung positiver Ergebnisse kann Ihr Kind lernen, wie man emotionale Zustände meistert.

Dadurch gewinnt es mehr Vertrauen in seine eigenen Fähigkeiten und kann in schwierigen Situationen seine Gefühle bewältigen.

Hypnose kann zur Behandlung von Ängsten und Phobien, Schmerzen, Stress, Gewichtsproblemen, Menstruationsbeschwerden, Bettnässen, Asthma, Allergien und Hautproblemen eingesetzt werden. Die Auswertung von 15 kontrollierten Hypnoseversuchen bei Kindern ergab gute Ergebnisse bei Schmerzzuständen, Bettnässen und Chemotherapie.

### Osteopathie und Chiropraktik

Osteopathie und Chiropraktik sind Verfahren, die von Orthopäden, Physiotherapeuten und Heilpraktikern zur Diagnose und Behandlung von Beschwerden der Wirbelsäule, der Gelenke und Muskeln eingesetzt werden. Chiropraktiker betrachten die Wirbelsäule als die zentrale Stütze des Körpers, die das Nervensystem schützt und das Gehirn mit dem Körper verbindet. Dieses Heilverfahren besteht in der Einrenkung von Wirbelsäulenverschiebungen durch bestimmte Handgriffe: ruckartige

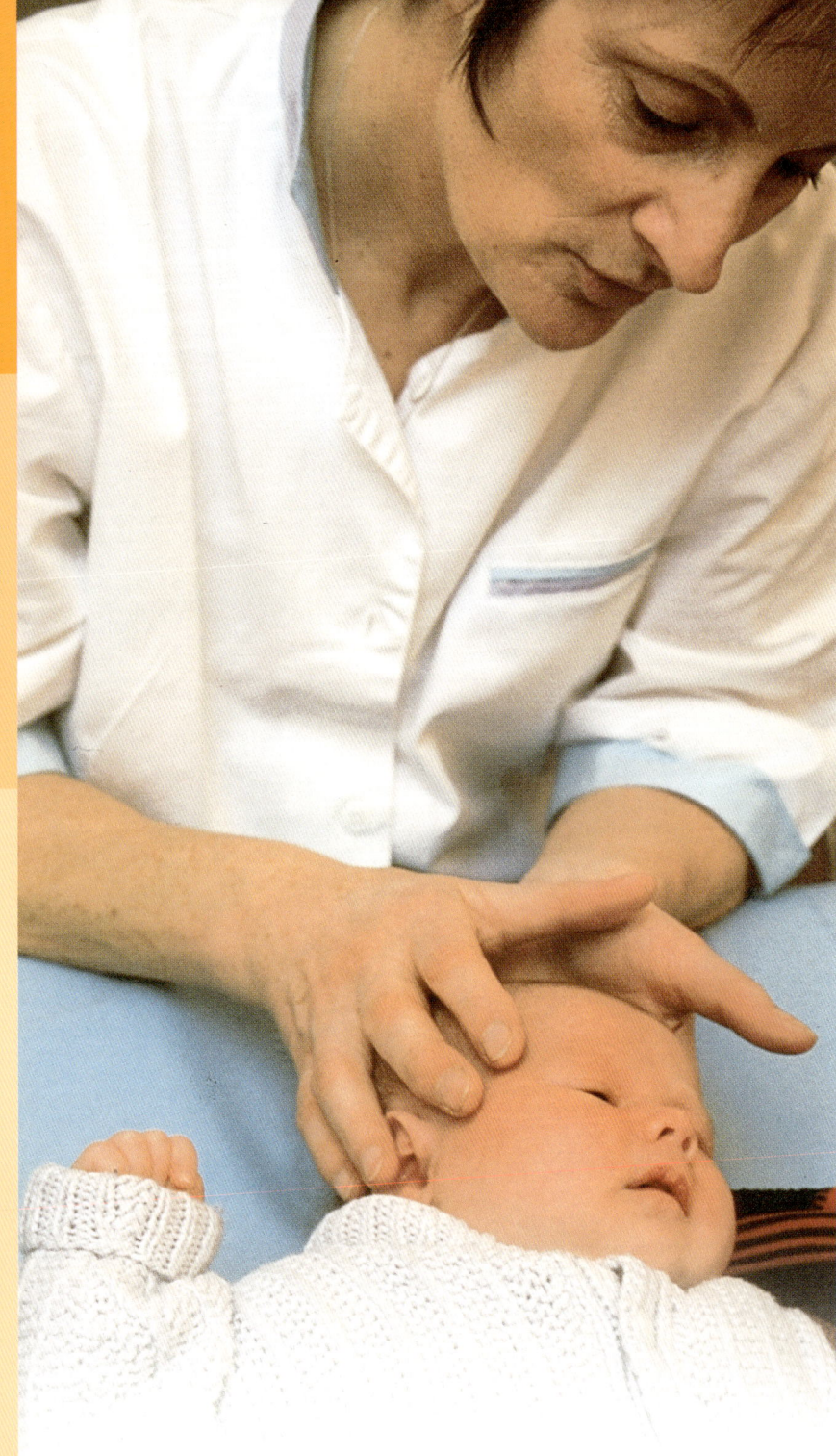

Bewegungen (Drehungen oder Dehnungen) der Wirbelsäule. Der Chiropraktiker macht Röntgenaufnahmen von der betroffenen Stelle und erklärt Ihnen die Störung. Chirotherapie hilft nachgewiesenermaßen bei Rücken-, Nacken- und Gelenkschmerzen und kann auch bei Asthma, Verdauungsstörungen, Mittelohrentzündung, Kopfschmerzen, Schwindel, Menstruationsbeschwerden und Hormonstörungen Erfolge bringen. Bevor Sie mit Ihrem Kind zu einem Chiropraktiker gehen, muss es vom Arzt untersucht werden, um eine ernste Erkrankung auszuschließen.

### Craniale Osteopathie

Bei dieser Technik soll durch bestimmte »Handgriffe« das natürliche Pulsieren der Hirn- und Rückenmarksflüssigkeit (die Gehirn und Rückenmark schützt) wiederhergestellt werden. Die Therapiemethode geht davon aus, dass Schädelknochen und Schädelnähte noch beweglich sind und dass die pulsierende Hirnflüssigkeit den Schädel über die Wirbelsäule mit dem Kreuzbein verbindet. Eine Störung im Kopfbereich kann daher Erkrankungen im ganzen Körper auslösen.

Diese Therapie wird schon bei Neugeborenen angewandt. Sie kann helfen, den allgemeinen Gesundheitszustand zu verbessern und chronische Schmerzen zu lindern. Der Therapeut macht sich ein genaues Gesamtbild von Schwangerschaft und Geburt und kann körperliche Belastungen, die Mutter und Kind während der Geburt erfahren haben, feststellen und ausgleichen.

Der Behandler legt seine Hände auf den Kopf oder Rücken Ihres Babys. Dann versucht er durch sanfte Einwirkungen auf Kopf und Skelett die Selbstheilungskräfte des Babys anzuregen, um Blockaden zu lösen. Diese sanfte Massage ist vor allem bei Kopf-

»Der Behandler legt seine Hände auf den Kopf oder den Rücken Ihres Babys und fühlt den Rhythmus in dessen Körper.«

schmerzen, die durch Haltungsschäden, Verspannungen oder Verkrampfungen verursacht werden, geeignet.

## Akupressur

Diese alte chinesische Therapieform geht davon aus, dass die Lebensenergie im Körper durch zahlreiche Kanäle, die so genannten Meridiane, fließt. Auf jedem Meridian liegt eine Reihe von Punkten (Akupunkturpunkte), die den Körperorganen zugeordnet sind. Das Massieren dieser Punkte beeinflusst den Energiefluss. Die Massage und der Druck mit der Hand bzw. den Fingerkuppen sind weniger beängstigend für den Patienten als die Behandlung mit Nadeln bei der Akupunktur. Außerdem können Sie Akupressur selbst erlernen. Diese Methode lindert die Beschwerden bei Unterleibsschmerzen, Schwellung der Nasenschleimhäute, Durchfall und Verstopfung sowie Ohrenschmerzen und Augenreizung, Zahnschmerzen, Übelkeit, Schluckauf und Reisekrankheit.

## Massage

Therapeutische Massage wird seit Jahrhunderten zur Behandlung von Muskelschmerzen, Verkrampfungen und steifen Gelenken angewandt. Massage fördert die Beweglichkeit und schafft Wohlbefinden.

Massage hilft bei der Behandlung stressbedingter Krankheiten wie Angst, Schlaflosigkeit, Depressionen und Verdauungsstörungen. Durch den Abbau von Stress erhöht sich die Effektivität des Immunsystems bei Krankheiten wie Pfeiffer-Drüsenfieber und chronische Erschöpfung.

## Aromatherapie

Bei der Aromatherapie wird die therapeutische Wirkung ätherischer Öle (hoch aromatische Extrakte des Öls bestimmter Pflanzen) genutzt. Diese Öle werden für Massagen, Bäder und Fußbäder und teilweise auch zum Inhalieren verwendet.

Ätherische Öle dürfen nicht unverdünnt verwendet werden, sondern müssen in geringer Menge einem Trägeröl beigemischt werden, bevor man sie auf die Haut aufträgt. Diese Basisöle müssen vor allem bei Allergien gegen Nüsse oder Soja sorgfältig ausgewählt werden.

Fügen Sie 10 ml Basisöl, z.B. Mandel- oder Traubenkernöl, folgende Mengen an ätherischem Öl zu: für Babys zwischen drei und zwölf Monate einen Tropfen, für Kinder zwischen ein und fünf Jahre zwei Tropfen, zwischen sechs und zwölf Jahre die Hälfte der Dosis, die für Erwachsene empfohlen wird. Diese Mischung kann man ins Badewasser geben, beim Duschen auf einen Waschlappen tropfen oder als Massageöl verwenden.

## Reflexzonentherapie

Die Reflexzonenmassage geht von der Theorie aus, dass bestimmte Bereiche an Füßen und Händen bestimmten Organen zugeordnet werden können. Mit Hilfe detaillierter Karten dieser Zonen kann der Therapeut genau bestimmen, wo sich die Reflexzonen bestimmter Beschwerden befinden.

Durch Druckmassage mit dem Daumen versucht der Heilpraktiker, Störungen des Energiehaushalts auszugleichen, die Selbstheilung anzuregen, die Funktionsweise eines Organs zu verbessern und den Kreislauf anzuregen. Die Reflexzonenmassage kann z.B. bei Kopfschmerzen, Nebenhöhlenentzündung und Verstopfung eingesetzt werden. Wenn Sie sich die Massagetechnik erklären lassen, können Sie die Reflexzonenmassage auch selbst jederzeit einsetzen.

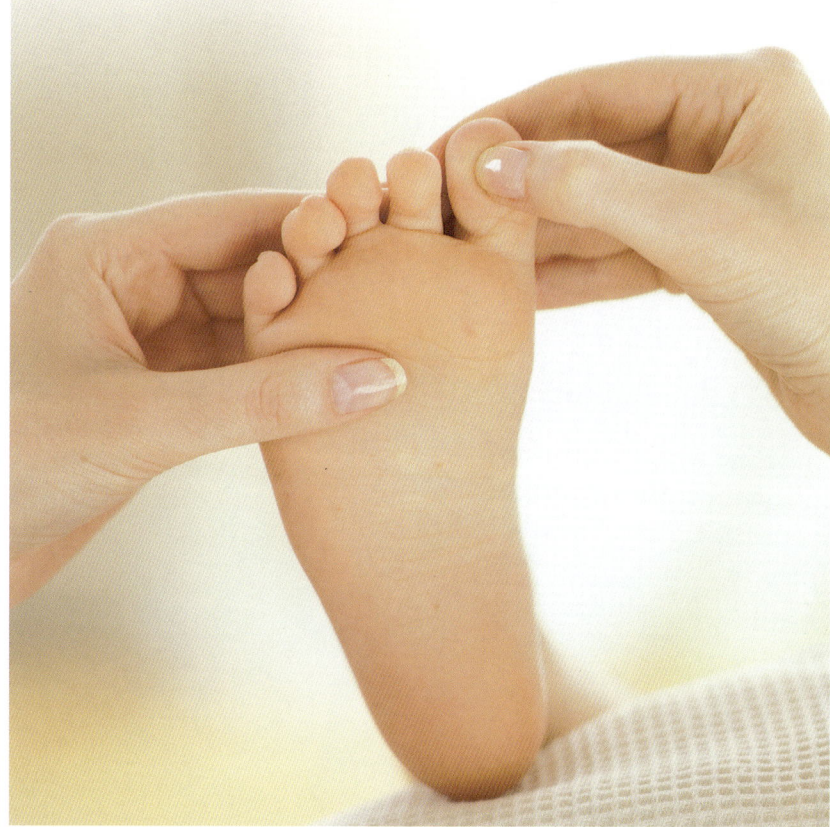

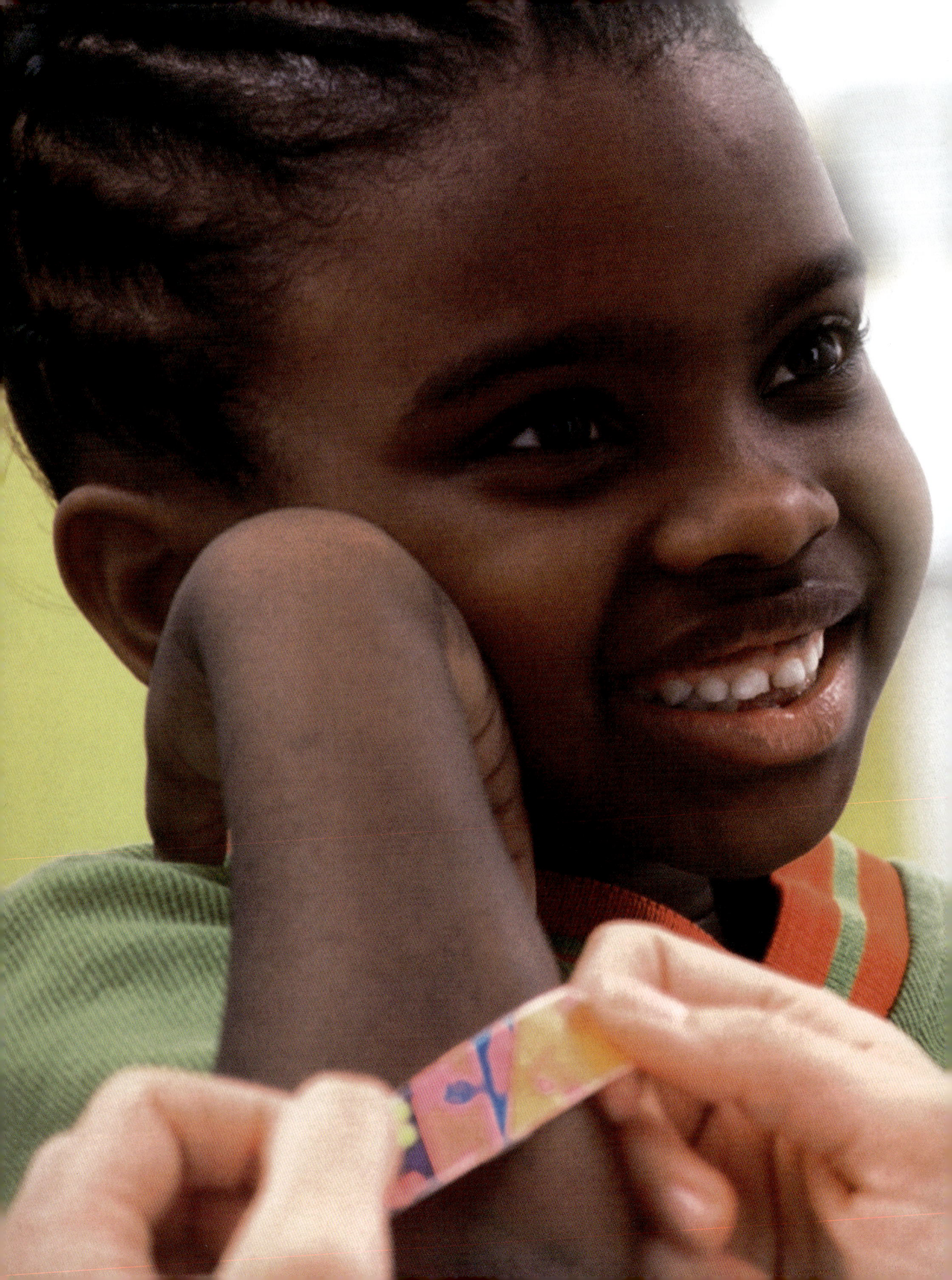

# ERSTE HILFE
# & KRANKEN-PFLEGE

## KAPITEL FÜNF

*Vielen Unfällen kann man vorbeugen; da Kinder jedoch waghalsig sind, kommt es gelegentlich doch zu Verletzungen. In diesem Kapitel werden Ihnen die wichtigsten Sofortmaßnahmen vermittelt. Es ist jedoch kein Ersatz für einen Erste-Hilfe-Kurs, den Sie in jedem Fall absolvieren sollten, um im Notfall sicher und umsichtig handeln zu können.*

# EIN KRANKES KIND PFLEGEN

Die meisten Krankheiten erfordern keine speziellen Pflegemaßnahmen. Achten Sie in jedem Fall darauf, dass Ihr Kind nicht austrocknet, besonders wenn es an Durchfall, Fieber oder Erbrechen leidet. Bei Appetitlosigkeit bieten Sie dem Kind seine Lieblingsgerichte an, zwingen es aber nicht zum Essen.

## PULS PRÜFEN

Sie können den Puls mit den Fingerspitzen an jeder Stelle fühlen, an der eine Schlagader direkt unter der Haut liegt. Dort spüren Sie den Druck des Blutes, das vom Herzen durch den Körper gepumpt wird. Am besten kontrollieren Sie den Puls am Handgelenk oder am Hals, bei einem Baby am Oberarm.

Drücken Sie mit den Fingerspitzen leicht auf die Stelle, bis Sie den Puls fühlen. Zählen Sie die Schläge pro Minute; achten Sie darauf, ob der Puls schwach oder kräftig, regelmäßig oder unregelmäßig schlägt. Ein sehr schneller oder langsamer Puls kann Anzeichen für eine Erkrankung sein. Der Puls eines Babys liegt normalerweise bei etwa 140 Schlägen pro Minute, bei einem Kleinkind bei etwa 120 und bei einem älteren Kind bei etwa 100. (*Siehe auch* »Atmung überprüfen«, *S. 195*).

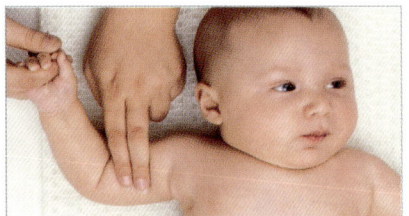

**PULS MESSEN BEI EINEM BABY**
Legen Sie Zeige- und Mittelfinger an die Innenseite des Oberarms.

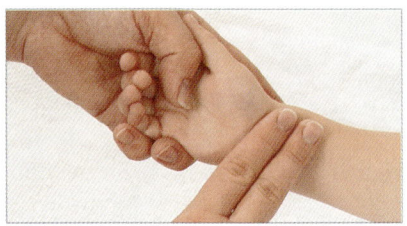

**PULS MESSEN BEI EINEM KIND**
Legen Sie Zeige- und Mittelfinger auf das Handgelenk unterhalb des Daumenballens.

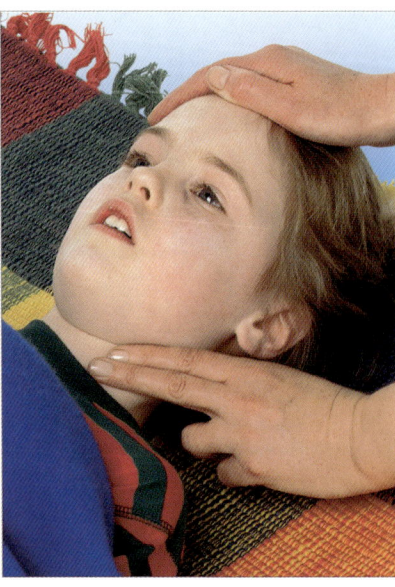

**PULS MESSEN AM HALS**
Legen Sie Zeige- und Mittelfinger zwischen Luftröhre und großen Halsmuskel.

## FIEBER MESSEN

Wenn Sie vermuten, dass Ihr Kind erhöhte Temperatur hat, messen Sie alle zwei bis drei Stunden Fieber, bis sich die Temperatur normalisiert hat. Eine Körpertemperatur über 38 °C bezeichnet man als Fieber.

Bei einem Kind über sieben Jahre kann die Temperatur mit einem Digitalthermometer unter der Zunge gemessen werden (*siehe rechts*). Bei jüngeren Kindern messen Sie besser in der Achselhöhle Fieber. Am genauesten ist das Messen im Po; es gibt dafür spezielle Kinderthermometer. Sie können die Temperatur auch mit einem Stirnthermometer messen, das die Bluttemperatur in der großen Schläfenarterie ermittelt.

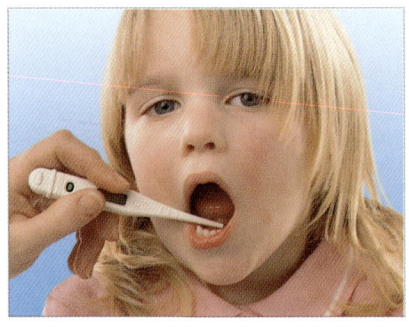

**DIGITALTHERMOMETER**
Bitten Sie das Kind, sich ruhig hinzusetzen und klemmen Sie das Thermometer in seine Achselhöhle oder legen es unter seine Zunge. Wenn nach etwa einer Minute der Piepton ertönt, lesen Sie die Temperatur auf der Anzeige ab.

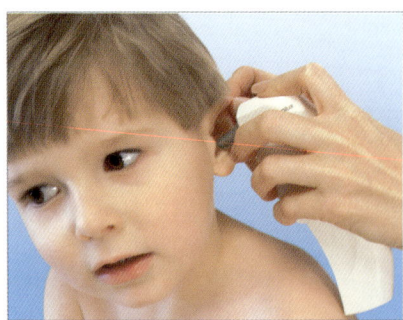

**OHRTHERMOMETER**
Führen Sie das Ohrthermometer ins Ohr des Kindes ein und lesen Sie nach Ertönen des Pieptons die Temperatur ab. Setzen Sie das Thermometer genau an. Der Einmal-Aufsatz sollte nach jedem Messen ersetzt werden.

## MEDIKAMENTE VERABREICHEN

Medikamente in flüssiger Form sind meist als süßer Sirup erhältlich, den Kinder eher annehmen. Messen Sie die verschriebene Dosis genau ab und verabreichen Sie sie dem Kind mit einem Löffel, einer Pipette oder einer Spritze (*rechts*).

Schütteln Sie die Flasche, bevor Sie das Medikament dosieren, und befolgen Sie genau die Hinweise zur Lagerung; manche Präparate müssen im Kühlschrank aufbewahrt werden. Älteren Kindern kann man die Arznei auch mithilfe eines 5-ml-Plastiklöffels geben.

Kindern bereitet es häufig Schwierigkeiten, Tabletten zu schlucken; bitten Sie daher den Arzt, Tabletten zu verschreiben, die sich auflösen oder zerkleinern lassen, und vermischen Sie sie mit Fruchtsaft oder -brei. Eine Antibiotika-Behandlung muss immer zu Ende geführt werden. Wenn Sie kleinen Kindern flüssige Medikamente mit einer Spritze (ohne Nadel) verabreichen,

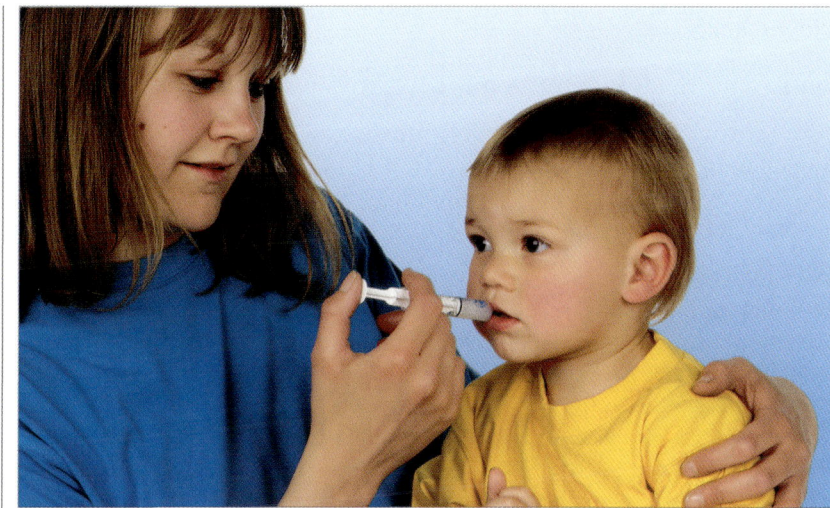

achten Sie darauf, nichts zu verschütten und die richtige Dosis abzumessen.

### UMGANG MIT DER SPRITZE

Messen Sie die Dosis des Medikaments genau ab; ziehen Sie sie mit der Spritze auf, geben Sie die Spritze in den Mundwinkel des Kindes und drücken den Inhalt langsam heraus. Besonders einfach ist die Verabreichung mit einem Medikamentenschnuller, der eine Spritze mit einem Medikamentenbecher und einem Schnuller kombiniert. Das Medikament gelangt dabei beim Nuckeln oder durch langsames Drücken des Kolbens in den Mund des Babys.

# Verbandskasten

**In jedem Haushalt sollte es neben einer Hausapotheke auch einen Verbandskasten geben,** um für die Versorgung kleinerer Verletzungen gerüstet zu sein. Auch in das Auto gehört ein Verbandskasten.

**Einen Verbandskasten können Sie in der Apotheke kaufen** und ihn zusätzlich mit Pflaster, Bandagen und Einweghandschuhen auffüllen. Oder Sie stellen eine Hausapotheke nach den Bedürfnissen Ihrer Familie zusammen. Bewahren Sie den Verbandskasten an einem sauberen, vor Wasser geschützten und deutlich gekennzeichneten Ort auf und kontrollieren Sie den Inhalt regelmäßig. Bestücken Sie den Verbandskasten nicht mit zu vielen Materialien (*siehe rechts*).

**Sie können neben der Grundausstattung auch einige Naturheilmittel für Kinder** vorrätig halten, z.B. Arnikasalbe (bei Prellungen), Johanniskrautöl, Kamillentinktur und Teebaumöl.

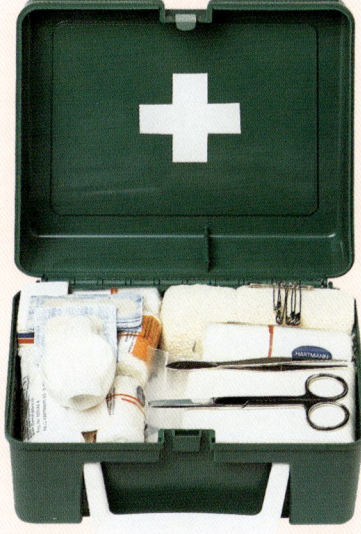

*GRUNDAUSSTATTUNG DES VERBANDSKASTENS*

- *Schere*
- *Pinzette*
- *Sicherheitsnadeln*
- *sterile Einmalhandschuhe*
- *wasserfestes Klebeband*
- *(hautverträgliches) Heftpflaster*
- *sterile Verbandpäckchen*
- *Mullbinden*
- *sterile Wundkompressen*
- *Brandfolie*
- *Brand- und Wundgel*
- *Verbandswatte*
- *elastische Binden*
- *Verbandsklammern (4 Stück).*
- *Dreieckstücher (2 Stück)*

# BEWUSSTLOSIGKEIT BEI BABYS ODER KINDERN

Bei Bewusstlosigkeit muss das Kind in die stabile Seitenlage gebracht werden, damit es nicht an Erbrochenem ersticken kann. Bis ärztliche Hilfe eintrifft, muss die Versorgung der lebenswichtigen Organe mit Sauerstoff sichergestellt werden.

## WIEDERBELEBUNG

Zuerst werden die Atemwege frei gemacht und die Atmung wird kontrolliert. Ist Atmung vorhanden, bringen Sie das Kind in die stabile Seitenlage (*siehe unten*) und holen Hilfe. Wenn das Kind nicht atmet, beginnen Sie mit der Atemspende – Ihre Atemluft enthält genug Sauerstoff, um die Versorgung der lebenswichtigen Organe des Kindes aufrechtzuerhalten. Nach zwei Atemspenden kontrollieren Sie, ob Anzeichen der Kreislauffunktion, z.B. Bewegung, Atmung oder gesunde Gesichtsfarbe, vorhanden sind. Bei Atemstillstand führen Sie eine Herzmassage durch. Wenn das Kind atmet und Zeichen des Kreislaufs vorhanden sind, versorgen Sie bestehende Verletzungen in folgender Reihenfolge: Blutungen, Verbrennungen, Brüche. Achten Sie auf Anzeichen eines Schocks (*siehe S. 336*). Danach behandeln Sie weitere Verletzungen.

### ■ ACHTUNG

**Wenn bei einem bewusstlosen Kind Verdacht auf eine Verletzung der Wirbelsäule besteht:**

- **Bewegen Sie das Kind nicht, außer** es besteht unmittelbare Gefahr oder das Kind atmet nicht oder Sie müssen eine Herzmassage vornehmen. Bei jeder Kopfverletzung besteht die Möglichkeit einer Verletzung der Wirbelsäule.
- Überstrecken Sie den Kopf des Kindes für die Atemspende nicht nach hinten in den Nacken, sondern heben Sie das Kinn leicht an.

### ■ WENN DAS KIND ATMET

## Stabile Seitenlage

**In dieser Lage kann Flüssigkeit aus dem Mund des Kindes herausfließen, sodass es nicht daran ersticken kann.** Bei einem Bruch stellen Sie den verletzten Bereich ruhig. Bei einer Wirbelsäulenverletzung sollte das Kind nur bei Atemstillstand gedreht werden (*siehe »Achtung« oben*). Achten Sie darauf, dass der Körper mit einem Bein abgestützt ist.

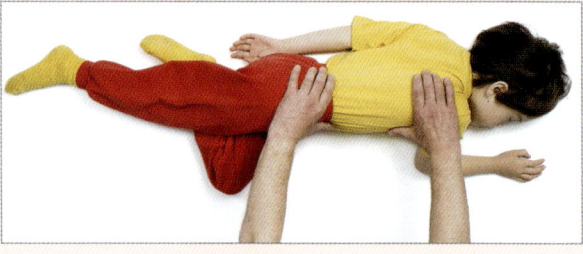

*WENN IHR KIND ATMET, bringen Sie es in die stabile Seitenlage (oben). Fassen Sie es an Schulter und Hüfte der Ihnen abgewandten Seite und ziehen es vorsichtig zu sich herüber; den Körper des Kindes mit seinem unten liegenden Bein abstützen.*

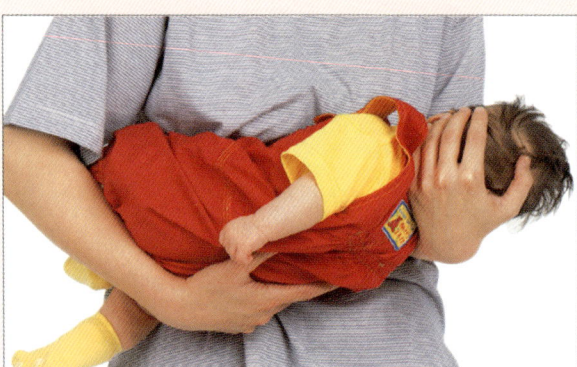

*WENN IHR BABY ATMET, halten Sie es in der stabilen Seitenlage (oben), während Sie auf ärztliche Hilfe warten. Achten Sie darauf, dass es sicher in Ihrem Arm liegt und der Kopf leicht nach unten und hinten geneigt ist, um die Atemwege freizuhalten.*

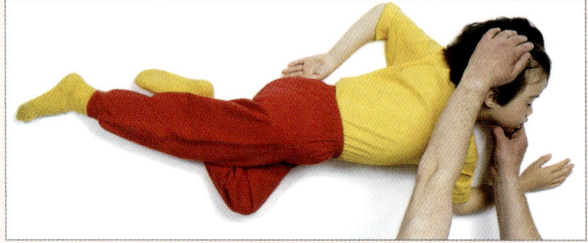

*ZIEHEN SIE DEN UNTER DEM KÖRPER LIEGENDEN ARM etwas nach hinten hervor. Fassen Sie den Kopf des Kindes an Kinn und Stirn und beugen Sie ihn nackenwärts; das Gesicht ist zur Erde gewendet. Die Finger des oben liegenden Arms unter die Wange schieben.*

# WIEDERBELEBUNG BEI BABYS

Bei Verdacht auf Bewusstlosigkeit versuchen Sie eine Reaktion des Babys zu erreichen: Rufen Sie seinen Namen und kitzeln Sie es leicht an der Fußsohle. Unter keinen Umständen dürfen Sie das Baby schütteln. Bitten Sie gegebenenfalls eine anwesende Person, den Notarzt zu rufen. Danach führen Sie ruhig und vorsichtig die Wiederbelebungsmaßnahmen durch. Machen Sie eine Minute lang eine Herzmassage, bevor Sie den Notarzt rufen, falls dies noch nicht geschehen ist.

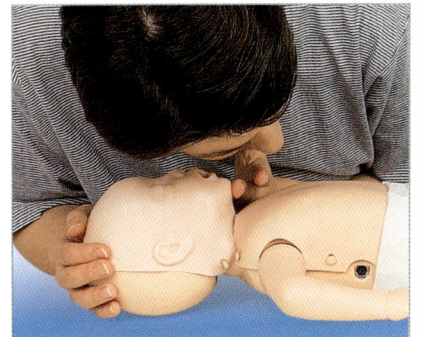

## 1 ATEMWEGE FREI MACHEN, ATMUNG KONTROLLIEREN

Das Baby auf eine flache Unterlage legen. Seinen Kopf mit einer Hand nach hinten neigen. Sichtbare Fremdkörper aus dem Mund entfernen. Mit einem Finger der anderen Hand das Kinn anheben. Auf eine Bewegung der Brust und Atemgeräusche achten. Versuchen Sie, den Atem des Babys auf Ihrer Wange zu spüren. Bitten Sie jemanden, den Notarzt zu rufen.

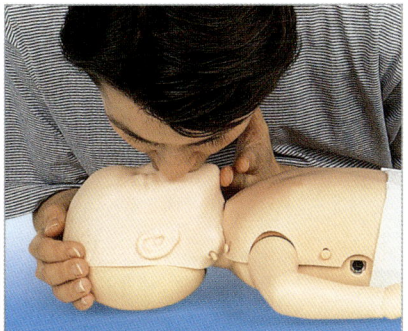

## 2 ZWEI ATEMSPENDEN GEBEN

Beginnen Sie bei Atemstillstand mit der Atemspende. Tief Luft holen, mit Ihrem Mund die Nase und den Mund des Babys umschließen und gleichmäßig Luft in seine Lungen abgeben. Nach jeder Beatmung heben Sie den Mund ab und beobachten, ob sich der Brustkorb wieder hebt und senkt. Wenn nötig, wiederholen Sie die Beatmung fünfmal; prüfen Sie dann die Kreislauffunktion.

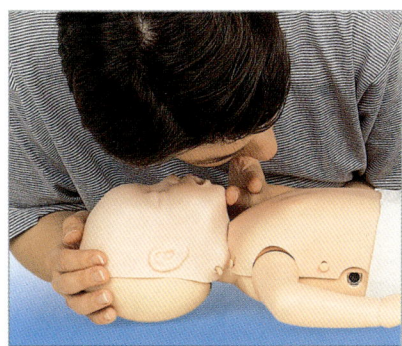

## 3 KREISLAUFFUNKTION PRÜFEN

Auf Bewegung, Atmung, Husten und Gesichtsfarbe achten. Bei Reaktionen die Atemspende fortsetzen und jede Minute die Kreislauffunktion kontrollieren. Notarzt rufen. Sind keine Anzeichen vorhanden, beginnen Sie mit der Herzmassage (Schritte 4 und 5). Wenn Ihre Atemluft nicht in die Lungen gelangt und das Baby einen Fremdkörper in der Lunge hat, gehen Sie sofort zu Schritt 4 über.

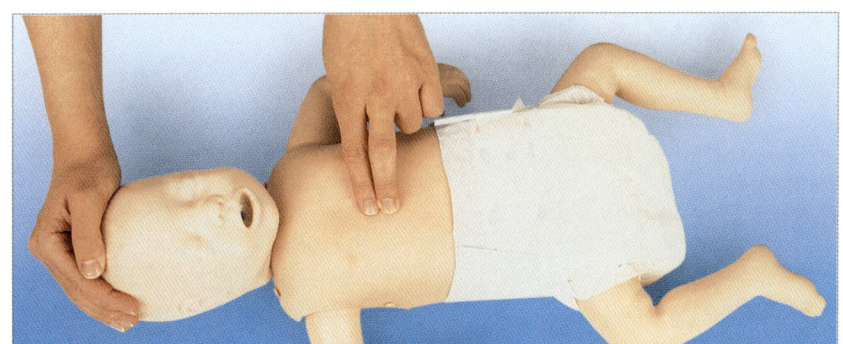

## 4 FÜNF HERZMASSAGEN DURCHFÜHREN

Legen Sie Zeige- und Mittelfinger auf das untere Ende des Brustbeins. Drücken Sie die Brust mit den Fingerspitzen innerhalb von drei Sekunden fünfmal etwa 1–2 cm tief ein.

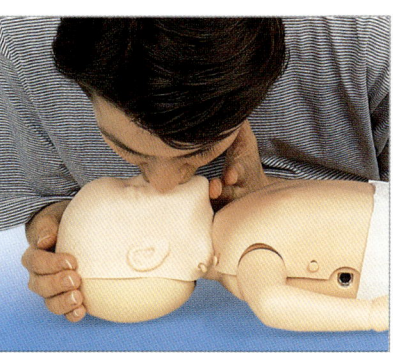

## 5 ATEMSPENDE GEBEN

Eine Atemspende geben und Schritt 4 wiederholen. Wiederholen — fünf Druckbewegungen und eine Atemspende —, bis der Notarzt eintrifft, das Baby sich bewegt, atmet oder Sie erschöpft sind.

# WIEDERBELEBUNG BEI KINDERN

Bei Verdacht auf Bewusstlosigkeit versuchen Sie, das Kind anzusprechen: Rufen Sie seinen Namen und berühren es vorsichtig an der Schulter. Bitten Sie nach Möglichkeit eine andere Person, den Notarzt zu rufen, nachdem Sie die Atmung kontrolliert haben. Wenn Sie allein sind, führen Sie eine Minute lang Beatmung und/oder Herzmassage durch, bevor Sie den Notarzt rufen.

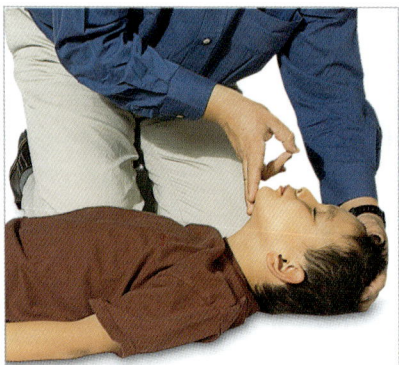

### 1 ATEMWEGE FREI MACHEN, ATMUNG KONTROLLIEREN

Eine Hand auf die Stirn legen und den Kopf nach hinten neigen. Kinn etwas anheben. Beobachten, hören und fühlen Sie, ob es atmet. Wenn ja: in die stabile Seitenlage bringen.

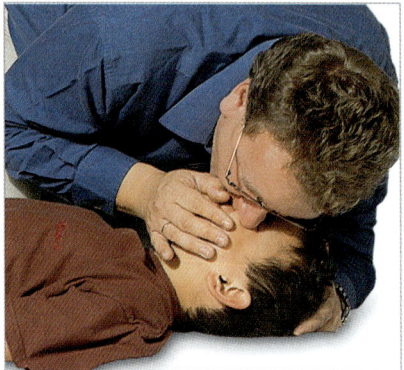

### 2 ATEMSPENDE GEBEN

Bei Atemstillstand: Nase des Kindes mit den Lippen umschließen. Atemluft in die Nase blasen, bis sich die Brust hebt. Mund zurückziehen. Zwei weitere Atemspenden geben; nicht mehr als fünf Versuche durchführen.

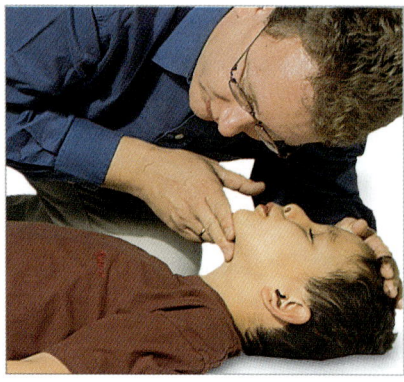

### 3 KREISLAUFFUNKTION PRÜFEN

Bei Bewegungen, gesunder Gesichtsfarbe, Atmung oder Husten fahren Sie mit der Atemspende fort. Kontrollieren Sie jede Minute die Kreislauffunktion. Sind keine Kreislaufzeichen vorhanden, beginnen Sie mit der Herzmassage (Schritt 4).

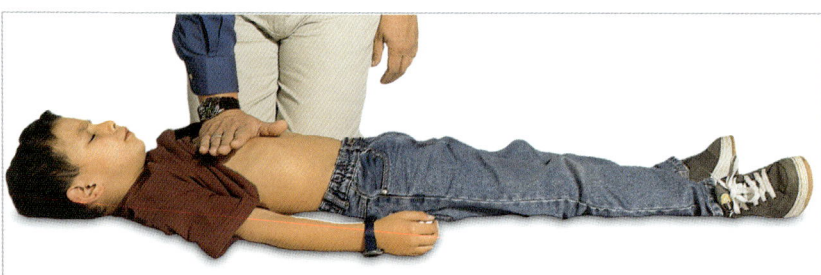

### 4 DRUCKPUNKT AUF DEM BRUSTBEIN FINDEN

Der Druckpunkt für die Herzmassage befindet sich auf der unteren Hälfte des Brustbeins. Legen Sie den Mittelfinger auf das untere Ende des Brustbeins; legen Sie darauf den Handballen der anderen Hand und drücken Sie innerhalb von drei Sekunden fünfmal den Brustkorb ein (etwa 2–3 cm tief).

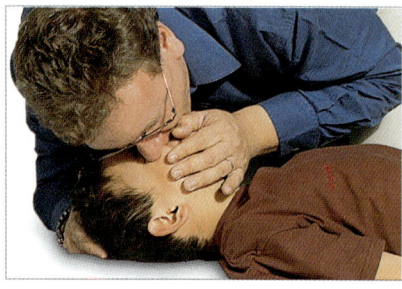

### 5 ATEMSPENDE GEBEN

Heben Sie das Kinn des Kindes etwas an und umschließen Sie seine Nase mit Ihren Lippen. Geben Sie Ihre Atemluft in seine Nase. Wiederholen Sie die Schritte 4 und 5 eine Minute lang – jeweils fünf Druckbewegungen, eine Atemspende –, bis Hilfe eintrifft, das Kind spontan atmet oder Sie zu erschöpft sind, um fortzufahren.

# VERSCHLUCKEN/WÜRGEN

Wenn sich Ihr Kind verschluckt hat, wird es würgen, husten, keuchen oder pfeifende Atemgeräusche von sich geben. Sein Gesicht läuft blau an. Bitten Sie das Kind zu husten. Ergreifen Sie nur Maßnahmen, wenn es Atemnot bekommt.

## MASSNAHMEN BEI SÄUGLINGEN

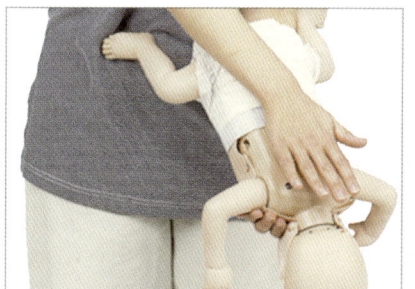

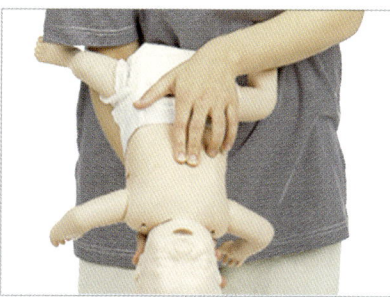

**1 FÜNF SCHLÄGE ZWISCHEN DIE SCHULTERBLÄTTER**
Baby mit dem Gesicht nach unten auf den Arm legen (Kopf tiefer als der Körper). Kinn mit der Hand abstützen. Mit der flachen Hand fünfmal fest zwischen die Schulterblätter klopfen. Sichtbaren Fremdkörper aus dem Mund entfernen.

**2 FÜNFMAL AUF DIE BRUST DRÜCKEN**
Hat sich der Fremdkörper nicht gelöst, drehen Sie das Baby um. Mit zwei Fingern auf das Brustbein drücken. Fremdkörper aus dem Mund entfernen. Eventuell Schritte 1 und 2 wiederholen. Notarzt rufen, Baby mit zum Telefon nehmen.

## MASSNAHMEN BEI KINDERN

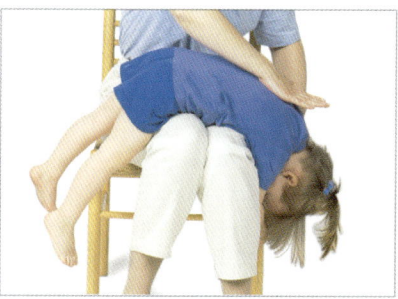

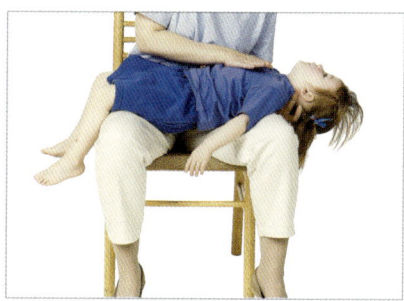

**1 FÜNF SCHLÄGE ZWISCHEN DIE SCHULTERBLÄTTER**
Das Kind bäuchlings übers Knie oder einen Stuhl legen und mit einer Hand abstützen. Mit dem Ballen der anderen Hand fünfmal kräftig zwischen seine Schulterblätter klopfen. Fremdkörper aus seinem Mund entfernen.

**2 FÜNFMAL AUF DIE BRUST DRÜCKEN**
Hat sich der Fremdkörper nicht gelöst: Kind auf den Rücken drehen und mit einer Hand fünfmal kräftig und schnell auf den Oberbauch des Kindes drücken. Entfernen Sie den Fremdkörper aus seinem Mund.

**ACHTUNG**

## Im Notfall

**Rufen Sie sofort den Notarzt, wenn ein Baby oder Kind beim Würgen bewusstlos wird. In der Wartezeit führen Sie die Wiederbelebungsmaßnahmen durch** (*siehe S. 331 für Babys, S. 332 für Kinder*).

- **Atemwege frei machen.** Versuchen Sie, sichtbare Fremdkörper zu entfernen. Atmung kontrollieren. Bei Atemstillstand: zwei Atemspenden geben. Wenn nötig, fünfmal wiederholen.
- **Wenn Ihre Atemluft nicht aufgenommen wird**: Herzmassage – fünf Druckbewegungen und eine Atemspende (*für Babys siehe S. 331, Schritt 5; für Kinder siehe S. 332 unten*).
- Kontrollieren Sie nach jeder Herzmassage, ob ein Fremdkörper im Mund sichtbar ist. Wiederholen Sie die Maßnahmen, bis Hilfe eintrifft.

**3 RUFEN SIE DEN NOTARZT**
Wenn sich der Fremdkörper immer noch nicht gelöst hat, wiederholen Sie die Schritte 1 und 2 dreimal und rufen den Notarzt. Bei Bewusstlosigkeit beginnen Sie mit der Wiederbelebung (*siehe S. 332*).

# ERTRINKEN

Schluckt ein Kind beim Einatmen Wasser, wird die Atmung behindert und es kann ertrinken. Das kann in einem Pool, Teich oder in der Badewanne geschehen. Schon bei einer Wassertiefe von 2,5 cm können Mund und Nase unter Wasser geraten. Ältere Kinder können beim Schwimmen in offenen Gewässern, die sehr kalt sind oder starken Wellengang haben, in Gefahr geraten.

**1 DAS KIND RETTEN**
Tragen Sie das Kind aus dem Wasser, wobei der Kopf tiefer liegt als der Körper. Wenn Wasser aus dem Mund austritt, lassen Sie es abfließen. Versuchen Sie nicht, Wasser aus dem Magen herauszudrücken – das Kind könnte sich erbrechen und ersticken.

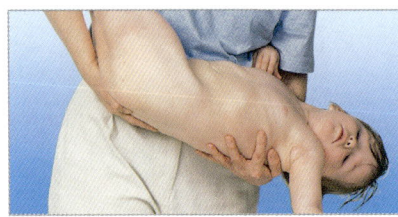

*Der Kopf liegt tiefer als die Brust.*

**2 WARM HALTEN**
Trocknen Sie das Kind so schnell wie möglich ab und halten Sie es warm. Eventuell müssen Sie eine Unterkühlung behandeln (*siehe S. 337*).

**3 INS KRANKENHAUS BRINGEN**
Bringen Sie das Kind ins Krankenhaus. Das verschluckte Wasser kann eine Lungenreizung und Lungenschwellung verursachen.

## MASSNAHMEN BEI BEWUSSTLOSIGKEIT

Wenn das Kind infolge des Ertrinkungsunfalls bewusstlos ist, ziehen Sie ihm die nasse Kleidung aus, legen es auf eine Decke und decken es mit einem trockenen Handtuch oder Laken zu. Kontrollieren Sie Atemwege und Atmung sowie Kreislauffunktion (*siehe S. 330ff.*) und halten Sie sich für Wiederbelebungsmaßnahmen bereit (*siehe S. 331 für Babys, S. 332 für Kinder*).

Es liegt im Bereich des Möglichen, dass infolge des verschluckten Wassers und der Unterkühlung nicht genug Luft in die Lungen eindringt. In diesem Fall müssen Sie bei der Atemspende langsamer und kräftiger blasen, bis sich die Brust hebt.

Wenn das Kind bewusstlos ist, aber noch atmet, bringen Sie es in die stabile Seitenlage (*siehe S. 330*) und rufen sofort den Notarzt.

# VERSCHLUCKTE FREMDKÖRPER

Kleinkinder verschlucken häufig kleine Gegenstände, z.B. Münzen, Sicherheitsnadeln oder Knöpfe. Diese Objekte stellen keine Gefährdung dar und werden gewöhnlich mit dem Stuhl ausgeschieden. Lebensgefährlich sind kleine Flachbatterien. Große oder spitze Gegenstände können den Verdauungstrakt verletzen.

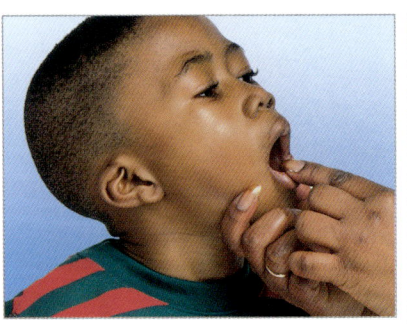

*Finden Sie heraus, was das Kind verschluckt hat.*

**1 SPRECHEN SIE MIT DEM KIND**
Achten Sie darauf, dass das Kind nicht in Panik gerät und versuchen Sie herauszufinden, was es verschluckt hat.

**2 INS KRANKENHAUS BRINGEN**
Wenn das Kind etwas Kleines und Weiches verschluckt hat, bringen Sie es zum Arzt oder ins Krankenhaus.

**3 ÄRZTLICHEN RAT EINHOLEN**
Wenn hr Kind eine Flachbatterie verschluckt hat, lassen Sie sich sofort von einem Arzt beraten.

**4 HILFE HOLEN**
Wenn das Kind etwas Großes oder Kantiges verschluckt hat oder nur mit Mühe atmen kann, rufen Sie den Notarzt. Geben Sie dem Kind nichts zu essen oder trinken.

## IN DER LUFTRÖHRE

Manchmal gelangt ein Teil in die Luftröhre. Durch starkes Husten wird der Gegenstand meist frei gesetzt. Wenn das Kind Dauerhusten hat, schwer atmet oder würgt, führen Sie die Erste-Hilfe-Maßnahmen (*siehe »Verschlucken/Würgen«, S. 333*) durch.

# EINATMEN VON GIFTIGEN GASEN

Beim Einatmen von giftigen Gasen kann es zu Atemproblemen, Verwirrungszuständen und Sauerstoffmangel kommen. Die Haut kann sich blaugrau verfärben. Gase können aus Klebstoffen, Lösungsmitteln, Autoabgasen oder Rauch bzw. defekten Öfen austreten. Bringen Sie sich bei Feuer, Rauch- oder Gasentwicklung nicht selbst in Gefahr, sondern rufen Sie die Feuerwehr.

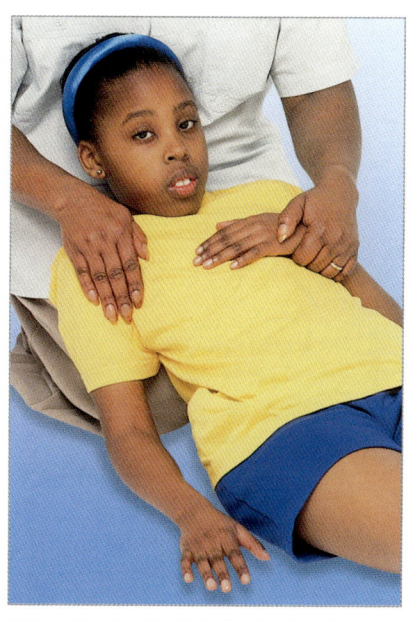

**1 DAS KIND AUFRECHT SETZEN**
Bringen Sie das Kind in eine Position, in der es am besten atmen kann. Stützen Sie es in einer halbaufrechten Stellung ab. Achten Sie auf Frischluftzufuhr und bitten Sie es, möglichst normal zu atmen.

**2 NOTARZT RUFEN**
Rufen Sie so rasch wie möglich den Notarzt.

**3 DEN ZUSTAND BEOBACHTEN**
Überwachen Sie Atmung, Puls und Allgemeinzustand des Kindes. Bereiten Sie sich auf eine Beatmung vor.

## BEWUSSTLOSIGKEIT
Wenn das Kind bewusstlos wird, kontrollieren Sie Atemwege, Atmung und Kreislauffunktion (*siehe »Wiederbelebung«, S. 330ff.*). Wenn es atmet, bringen Sie es in die stabile Seitenlage (*siehe S. 330*).

*Stützen Sie das Kind in halbaufrechter Position ab*

# BISSWUNDEN

Tierbisse, z.B. von Hunden, verursachen stichförmige Wunden und können Infektionen, z.B. Wundstarrkrampf, auslösen. Die gefährlichste Infektion ist Tollwut. Wurde das Kind in einer Region mit Tollwutgefahr gebissen, muss es geimpft werden.

## OBERFLÄCHLICHE BISSE
Bisse, die nur die Haut verletzen, können zu Hause behandelt werden.

**1 WUNDE REINIGEN**
Wunde gründlich mit warmem Wasser und Seife reinigen. Schmutz entfernen, indem Sie die Wunde einige Minuten lang unter fließendem Wasser spülen.

**2 TROCKNEN UND ABDECKEN**
Wunde mit einem sauberen Handtuch abtrocknen und mit einem sterilen Verband abdecken.

## TIEFE BISSWUNDEN
Bisse, die das Gewebe unter der Haut verletzen, müssen vom Arzt behandelt werden.

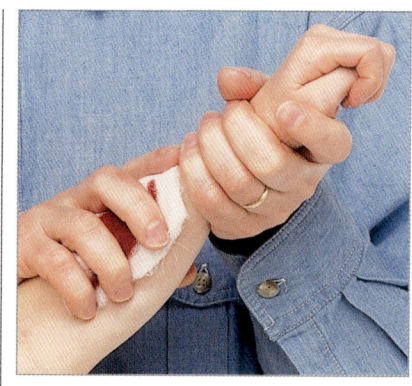

*Drücken Sie gegen die Wunde.*

**1 WUNDE ABDECKEN**
Decken Sie die Wunde mit einer Wundauflage ab, die Sie fest andrücken, um die Blutung zu stoppen (bei starker Blutung *siehe S. 342*).

**2 GLIEDMASSE HOCH LAGERN**
Lagern Sie den verletzten Körperteil möglichst über Herzhöhe hoch, um die Blutung zu verlangsamen.

**3 WUNDE VERSORGEN**
Verbinden Sie die Wunde mit einer Mullbinde.

**4 ÄRZTLICHE VERSORGUNG**
Bringen Sie das Kind sofort in die Notaufnahme eines Krankenhauses oder zu einem Arzt.

# SCHOCK

Der Körper gerät in einen Schockzustand, wenn der Kreislauf versagt. Starke Blutungen (innere und äußere), Verbrennungen und Verbrühungen, Unterkühlung oder Dehydrierung können zu einem Schock führen. Die Haut ist blass, kalt und schweißbedeckt. Der Puls verlangsamt sich; die Atmung wird schnell und flach. Danach treten Ruhelosigkeit, Durst und Bewusstlosigkeit ein.

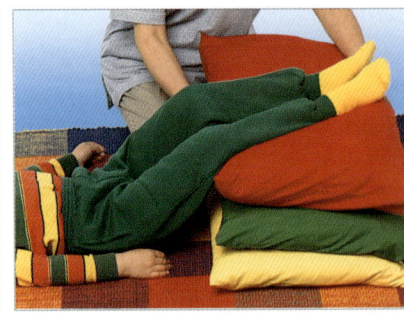

*Die Beine müssen über Herzniveau liegen.*

**1 DAS KIND HINLEGEN**
Legen Sie das Kind auf den Rücken, sodass der Kopf tiefer und seitlich liegt; dadurch wird das Gehirn besser mit Sauerstoff versorgt. Beruhigen Sie es, denn Angst verschlimmert den Schockzustand noch. Versuchen Sie, die Ursache des Schocks auszuschalten.

**2 BEINE HOCH LEGEN**
Lagern Sie das Kind vorsichtig mit erhöhten Beinen hoch, indem Sie seine Beine auf zusammengefaltete Decken oder auf Kissen legen. Der Kopf muss tiefer liegen als der Oberkörper.

**3 KLEIDUNG LOCKERN**
Lockern Sie einengende Kleidung am Oberkörper. Auch wenn das Kind Durst hat, geben Sie ihm nichts zu trinken, sondern befeuchten seine Lippen mit Wasser.

**4 WARM HALTEN**
Hüllen Sie das Kind in eine Decke, aber bringen Sie es nicht direkt mit einer Wärmequelle, z.B. einer Wärmflasche, in Berührung.

**5 BEIM KIND BLEIBEN**
Lassen Sie das Kind nicht unbeaufsichtigt. Wenn möglich, bitten Sie eine andere Person, den Notarzt zu rufen.

**6 DAS KIND BERUHIGEN**
Versuchen Sie das Kind zu beruhigen. Fordern Sie es auf, mit Ihnen zu sprechen. Überwachen Sie Atmung, Puls, Gesichtsfarbe und Bewusstseinszustand.

**7 WIEDERBELEBUNG**
Wenn das Kind bewusstlos wird, machen Sie die Atemwege frei, kontrollieren Atmung und Kreislauf (siehe »Wiederbelebung«, S. 330ff.). Gegebenfalls beatmen Sie es. Wenn das Kind atmet, bringen Sie es in die stabile Seitenlage (*siehe S. 330*).

# STROMUNFALL

Wenn Kinder an Steckdosen oder Kabeln spielen oder Wasser auf ein Elektrogerät spritzen, können sie einen Stromschlag erleiden. Dieser Unfall kann zu Atem- oder Herzstillstand führen und äußere Verbrennungen verursachen.

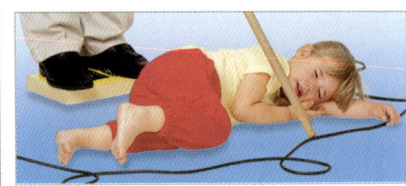

*Schieben Sie das Kabel vom Kind weg.*

**1 STROM ABSCHALTEN**
Unterbrechen Sie den Stromkreis, bevor Sie das Kind berühren. Wenn das nicht möglich ist, stellen Sie sich auf eine isolierende Unterlage (z.B. eine Gummimatte) und schieben Sie das Kind mit einem nicht leitenden Gegenstand von der Stromquelle weg.

**2 VON DER STROMQUELLE TRENNEN**
Berühren Sie Ihr Kind nicht. Hüllen Sie um seine Füße eine trockene Decke, um es von der Stromquelle zu trennen. Wenn es unversehrt wirkt, bitten Sie das Kind, sich auszuruhen. Rufen Sie sofort den Arzt.

**3 WIEDERBELEBUNG**
Wenn das Kind das Bewusstsein verliert, machen Sie die Atemwege frei und kontrollieren den Kreislauf (*siehe »Wiederbelebung«, S. 330ff.*). Wenn das Kind atmet, bringen Sie es in die stabile Seitenlage (*siehe S. 330*).

# UNTERKÜHLUNG

Wenn die Körpertemperatur unter 35 °C absinkt, setzt mäßige Unterkühlung ein. Fällt die Körpertemperatur unter 30 °C, kann die Unterkühlung tödlich sein. Symptome und Behandlung unterscheiden sich bei Babys und größeren Kindern.

## BABYS

Die Fähigkeit zur Regulation der Körpertemperatur ist bei einem Baby noch nicht ausgereift; daher kann es sogar in einem leicht kühlen Raum auskühlen. Die Haut mag gesund aussehen, sie fühlt sich aber kalt an. Das Baby ist matt und apathisch.

**1 ÄRZTLICHE HILFE HOLEN**
Rufen Sie sofort den Arzt. Wärmen Sie Ihr Baby in einem wärmeren Raum langsam auf und wickeln es in eine Decke. Setzen Sie ihm eine Mütze auf und schmiegen Sie es eng an sich, bis der Arzt eintrifft.

## KINDER

Häufigste Ursache einer Unterkühlung ist ein zu langer Aufenthalt im Freien – im Wasser oder an der Luft –, wenn es kalt bzw. windig ist. Die Haut des Kindes ist blass, kalt und trocken. Das Kind zittert, ist apathisch oder wird bewusstlos. Die Atmung geht langsam und flach, der Puls ist schwach.

**1 ÄRZTLICHE HILFE HOLEN**
Rufen Sie den Arzt. Versuchen Sie nicht, das Kind durch Auflegen einer Wärmflasche oder direkten Kontakt mit einer anderen Wärmequelle zu schnell aufzuwärmen.

**2 DAS KIND BADEN**
Baden Sie das Kind, wenn es allein in die Wanne steigen kann. Wenn sich die Hautfarbe normalisiert, trocknen Sie es ab und hüllen es in eine Decke.

**3 WARM ANZIEHEN**
Ziehen Sie dem Kind Kleidung sowie Mütze und Handschuhe an und legen es ins Bett. Heizen Sie den Raum, geben Sie ihm ein warmes Getränk und Schokolade. Bleiben Sie bei ihm, bis der Arzt eintrifft.

**4 WIEDERBELEBUNG**
Wenn das Kind das Bewusstsein verliert, machen Sie die Atemwege frei. Kontrollieren Sie Atmung und Kreislauf (*siehe* »Wiederbelebung«, *S. 332*). Bitten Sie eine andere Person, den Notarzt zu rufen.

# KOPFVERLETZUNGEN

Bei einer Kopfverletzung kann es zu einer vorübergehenden Bewusstlosigkeit kommen. Es sollte immer der Arzt aufgesucht werden. Bei Bewusstlosigkeit, Kopfschmerzen, Unregelmäßigkeiten in Atmung, Puls und Pupillen des Kindes oder bei einer Stunden oder Tage später auftretenden Reaktion rufen Sie den Notarzt.

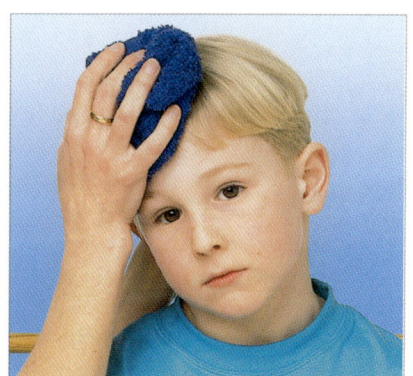

*Bei einer Beule helfen kalte Umschläge.*

**1 KALTER UMSCHLAG**
Wenn sich Ihr Kind den Kopf angestoßen hat, machen Sie einen kalten Umschlag. Hat es sich nach fünf Minuten nicht erholt: Arzt rufen.

**2 HILFE HOLEN**
Wenn das Kind kurz bewusstlos war und sich danach wieder erholt, hat es vermutlich eine Schädelprellung. Rufen Sie sofort den Arzt. Erholt sich das Kind innerhalb einer halben Stunde nicht, rufen Sie den Notarzt.

## BEWUSSTLOSIGKEIT

Wenn das Kind infolge einer Kopfverletzung das Bewusstsein verliert, kontrollieren Sie die Atemwege. Da auch eine Wirbelsäulenverletzung vorliegen kann, gehen Sie folgendermaßen vor: Knien Sie hinter dem Kopf des Kindes nieder und legen Sie Ihre Hände seitlich auf sein Gesicht, die Fingerspitzen auf die Mundwinkel. Heben Sie das Kinn an, ohne den Kopf zu überstrecken, um die Atemwege frei zu machen. Kontrollieren Sie Atmung und Kreislauf (*siehe S. 332*). Wenn erforderlich, geben Sie eine Atemspende. Wenn das Kind atmet, stützen Sie den Kopf weiter ab. Nach Möglichkeit bitten Sie eine andere Person, den Notarzt zu rufen. Wenn Sie die Atemwege nicht freihalten können oder das Kind kurz zurücklassen müssen, um den Notarzt zu rufen, bringen Sie es in die stabile Seitenlage (*siehe S. 330*).

# KNOCHENBRÜCHE

Die Knochen eines Kindes befinden sich noch im Wachstum; sie können nicht nur brechen, sondern auch splittern, sich spalten oder biegen. Bewegen Sie die betroffene Stelle nicht.

## EINFACHE BRÜCHE

Ist die Haut über der Bruchstelle nicht verletzt, spricht man von einem einfachen Bruch.

**1 RUHIG STELLEN**
Bitten Sie das Kind, still zu liegen, während Sie den verletzten Körperteil mit den Händen stützen. Um die Stelle zu stabilisieren, fixieren Sie sie an einem unverletzten Körperteil – z. B. einen gebrochenen Arm mit einer Schlinge am Körper. Bringen Sie die Schlinge im unverletzten Bereich an.

**2 SCHOCK BEHANDELN**
Bei Anzeichen eines Schocks (*siehe S. 336*) legen Sie das Kind hin und lagern seine Beine hoch – sofern es ihm keine Schmerzen verursacht.

**3 ÄRZTLICHE VERSORGUNG**
Schlüsselbein-, Arm-, Rippenbruch: Wenn der Ellbogen unverletzt ist, Kind ins Krankenhaus bringen. Andernfalls den Notarzt rufen. Dem Kind nichts zu essen oder zu trinken geben.

## OFFENE BRÜCHE

Ist die Haut über oder in der Nähe der Bruchstelle verletzt, spricht man von einem offenen Bruch.

**1 WUNDE ABDECKEN**
Decken Sie die Wunde mit einer keimfreien Wundauflage ab und drücken diese fest an, um die Blutung zu stoppen. Steht der Knochen heraus, legen Sie ein Stück Gaze darüber, die Sie seitlich befestigen.

**2 VERBAND ABDECKEN**
Ein sauberes Wattepad auf die Wundauflage legen und mit einem Verband abdecken. Wenn der Knochen herausragt: Bereich mit einem sauberen, fusselfreien Material abpolstern, um einen Verband auflegen zu können.

**3 SCHOCK BEHANDELN**
Stellen Sie den verletzten Körperteil ruhig (*siehe Schritt 1, links*). Bei Anzeichen eines Schocks (*siehe S.*

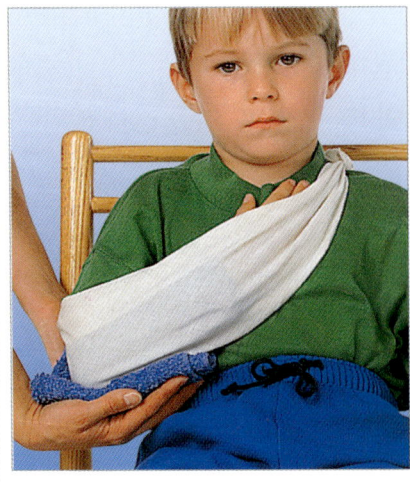
*Ein offener Bruch muss verbunden werden.*

*336*) legen Sie das Kind hin und lagern seine Beine hoch.

**4 ÄRZTLICHE VERSORGUNG**
Rufen Sie den Notarzt oder bringen Sie das Kind bei einer leichteren Verletzung ins Krankenhaus. Geben Sie ihm nichts zu essen und zu trinken, falls eine Vollnarkose nötig ist.

**5 KREISLAUF KONTROLLIEREN**
Prüfen Sie alle zehn Minuten die Durchblutung unter dem Verband. Lockern Sie den Verband bei Bedarf.

# SCHLÜSSELBEINBRUCH

Schlüsselbeinbrüche sind meist eine Folge von Sportunfällen. Stellen Sie die Schulter ruhig, indem Sie den Arm der betroffenen Seite in eine Schlinge legen.

**1 DREIECKSTUCH ANLEGEN**
Die Hand der verletzten Seite auf die andere Schulter legen. Dort ein Ende des Dreieckstuchs festhalten und die lange Seite schräg über den Rücken führen. Die Spitze liegt unterhalb des Ellbogens der verletzten Seite.

**2 SICHER VERKNOTEN**
Schlagen Sie das Dreieckstuch unter dem Unterarm und Ellbogen um, sodass der Arm der verletzten Seite gestützt wird. Verknoten Sie die Enden auf der unverletzten Seite. Einige Finger sollten sichtbar sein.

**3 KREISLAUF PRÜFEN**
Stecken Sie das überhängende Tuch am Ellbogen in die Schlinge oder befestigen Sie es vorne an der Schlinge. Kontrollieren Sie die Durchblutung der Finger des Kindes; wenn sie blass, kalt oder taub werden, lockern Sie den Verband.

**4 ÄRZTLICHE VERSORGUNG**
Bringen Sie das Kind so schnell wie möglich ins Krankenhaus.

# BEINBRUCH

Ein gebrochenes Bein – sei es der Oberschenkel oder das
Schienbein – wird ruhig gestellt, um weitere Verletzungen
zu verhindern. Versuchen Sie nicht, das Bein zu strecken.
Wenn das Knie verletzt ist, stützen Sie es mit einem Polster ab.

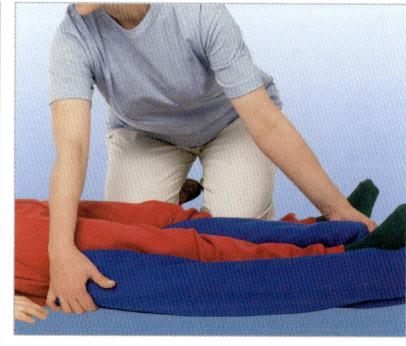

**1 RUHIG STELLEN**
Polstern Sie das verletzte Bein mit
zusammengerollten Decken oder
Handtüchern oder gefaltetem Zei-
tungspapier an beiden Seiten ab
und rufen dann den Notarzt.

**2 BEWEGUNG VERMEIDEN**
Stützen Sie das verletzte Bein ober-
und unterhalb der Bruchstelle ab,
um es ruhig zu stellen, bis der Notarzt eintrifft. Bewegungen könnten
innere Blutungen verursachen.

*Polstern Sie das Bein an beiden Seiten ab.*

# VERRENKUNGEN

Durch starken Druck oder einen Schlag kann ein Knochen aus
seiner normalen Position herausgedreht werden oder herausspringen. Der Knochen darf nicht eingerenkt oder das verletzte Kind
bewegt werden, bevor das betroffene Gelenk fixiert worden ist.

**1 GELENK ABSTÜTZEN**
Bitten Sie Ihr Kind, möglichst still zu
sitzen. Stützen Sie das ausgerenkte
Gelenk in der Position ab, die für
das Kind am bequemsten ist.

**2 RUHIG STELLEN**
Verwenden Sie dazu Polster und Mullbinde. Ist ein Arm betroffen, binden
Sie eine Armschlinge. Behandeln Sie
einen evtl. Schocks (*siehe S. 336*).

**3 ÄRZTLICHE VERSORGUNG**
Bringen Sie das Kind ins Krankenhaus. Dort wird der Knochen von
einem Arzt wieder eingerenkt. Geben
Sie dem Kind nichts zu essen und
zu trinken, falls eine Vollnarkose
erforderlich wird. Prüfen Sie etwa alle
zehn Minuten die Durchblutung im
Bereich des Verbands – bei Durch-
blutungsstörungen lockern Sie den
Verband etwas.

# VERSTAUCHUNGEN UND ZERRUNGEN

Eine Zerrung tritt auf, wenn ein Muskel oder eine Sehne der
Gelenkkapseln überdehnt wird oder reißt. Zu Verstauchungen
kommt es, wenn Gelenkbänder durch eine plötzliche Bewegung
überdehnt werden oder reißen. In beiden Fällen wenden Sie folgende Maßnahmen an: Ruhe, Eis, Druckverband, Hochlagern.

**1 RUHIG STELLEN**
Ruhe – das Kind muss den betroffenen Körperteil ruhig halten. Es soll
sich hinsetzen oder -legen. Stützen
Sie den verletzten Bereich in einer
bequemen Lage ab.

**2 KÜHLEN**
Eis – kühlen Sie die betroffene Stelle
10–15 Minuten lang mit einer Eis-
packung. Dadurch lässt der Schmerz
nach, Schwellung und Bluterguss
gehen zurück.

**3 STÜTZVERBAND ANLEGEN**
Druckverband – legen Sie einen
festen Druckverband an. Kontrollieren Sie regelmäßig die Durchblutung
unter dem Verband – ist sie beeinträchtigt, lockern Sie den Verband.

**4 HOCHLAGERN**
Hochlagern – Lagern Sie den verletzten Körperteil hoch, um Blutung
und Schwellung zu vermindern. Bei
starken Schmerzen oder Unfähigkeit,
den verletzten Körperteil zu bewegen: Kind ins Krankenhaus bringen.

# VERBRENNUNGEN UND VERBRÜHUNGEN

Kinder verbrennen sich an Feuer, Strom, Herdplatten oder beim Föhnen. Verbrühungen werden durch kochendes Wasser verursacht. Manche Chemikalien können Verätzungen verursachen. Bringen Sie Ihr Kind ins Krankenhaus oder rufen Sie den Arzt.

## LEICHTE VERBRENNUNGEN

Verbrennungen und Verbrühungen der oberen Hautschicht heilen von selbst ab. Tragen Sie keine Salben, Fette oder Lotionen auf. Wenn Sie möchten: Arzt aufsuchen.

**1 VERBRENNUNG KÜHLEN**
Kühlen Sie die verbrannte Haut zehn Minuten lang unter fließendem, kaltem Wasser. Kleidung oder Schmuck entfernen, die den betroffenen Bereich einengen könnten. Verbrennung mit einer sterilen Wundauflage abdecken und lockeren Verband anlegen.

**2 BRANDBLASEN NICHT AUFSTECHEN**
Brandblasen dürfen nicht aufgestochen werden. Wenn die Blase aufbricht, decken Sie den Bereich mit einer Wundauflage ab.

## SCHWERE VERBRENNUNGEN

Löschen Sie den Brandherd, rufen Sie den Notarzt und lindern Sie die Schmerzen des Kindes. Versorgen Sie möglichst alle weiteren Verletzungen und schützen Sie die verbrannte Haut vor einer Infektion.

**1 VERBRENNUNG KÜHLEN**
Kühlen Sie die Verbrennung mindestens zehn Minuten lang unter fließendem, kaltem Wasser. Das Wasser darf nicht zu kalt sein, da dies einen Kälteschock verursachen könnte. Rufen Sie den Notarzt.

**2 ÄRZTLICHE HILFE HOLEN**
Helfen Sie dem Kind, sich hinzulegen. Die verbrannte Stelle sollte dabei nicht mit dem Boden in Berührung kommen.

**3 KLEIDUNG ENTFERNEN**
Entfernen Sie vorsichtig Schuhe, Gürtel oder Armbanduhr, bevor das Gewebe anschwillt. Entfernen Sie versengte Kleidung um die Verbrennung herum mithilfe einer stumpfen Schere.

**4 VERBAND ANLEGEN**
Schützen Sie die Brandwunde mit einem sterilen Verband vor Infektionen; bringen Sie keine Lotionen oder Heftpflaster auf. Wenn Sie keinen Verbandsmull zur Verfügung haben, verwenden Sie ein Dreieckstuch, Laken oder Frischhaltefolie. Verbrennungen im Gesicht werden nicht abgedeckt, das dies Schmerzen verursacht und die Atmung behindert.

**5 WEITERE VERLETZUNGEN**
Überprüfen Sie, ob weitere Verletzungen vorliegen. Geben Sie dem Kind nichts zu essen und zu trinken; treffen Sie Maßnahmen gegen Schock (*siehe S. 336*). Beruhigen Sie das Kind.

# SONNENBRAND

Bei einem Sonnenbrand juckt die Haut; sie ist gerötet und druckempfindlich. Babys und Kleinkinder müssen durch Sonnencreme, Hut und Kleidung geschützt werden.

**1 IN DEN SCHATTEN BRINGEN**
Bringen Sie das Kind bei Anzeichen eines Sonnenbrands in den Schatten oder in einen kühlen Raum. Geben Sie ihm ein kühles Getränk, das es in kleinen Schlucken trinken soll.

**2 LOTION AUFTRAGEN**
Tragen Sie eine kühlende Lotion oder ein After-Sun-Präparat auf. Bei Blasenbildung suchen Sie den Arzt auf.

**3 SONNENSTICH BEHANDELN**
Gerötete Haut, Unruhe, Schwindel oder Kopfschmerzen können Symptome eines Sonnenstichs sein. Versuchen Sie, die Körpertemperatur des Kindes zu senken: Waschen Sie es mit einem Schwamm und kühlem Wasser ab. Fächeln Sie ihm Luft zu oder schalten Sie einen Ventilator ein. Verschlechtert sich der Zustand des Kindes, rufen Sie den Notarzt.

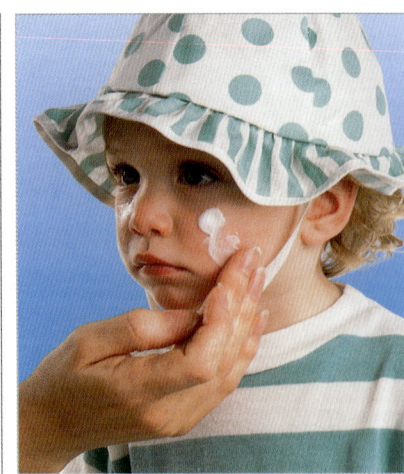

*Tragen Sie eine kühlende Lotion auf.*

# FREMDKÖRPER IM OHR

Ein im Ohr festsitzender Fremdkörper verursacht Schmerzen, Entzündung und Taubheit. Befindet sich der Fremdkörper tief im Ohr, kann das Trommelfell verletzt werden. Wenn ein Insekt ins Ohr fliegt oder krabbelt, gerät ein Kind schnell in Panik.

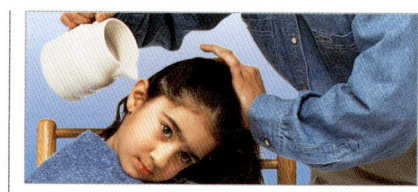

*Spülen Sie das Insekt mit Wasser heraus.*

**1 MIT DEM KIND SPRECHEN**
Beruhigen Sie Ihr Kind und fragen Sie es, was es sich ins Ohr gesteckt hat. Wenn es keine Antwort geben kann, versuchen Sie festzustellen, was im Gehörgang steckt. Versuchen Sie nicht, den Fremdkörper herauszuholen. Fahren Sie mit dem Kind ins Krankenhaus oder zum Arzt.

**2 DAS KIND HINSETZEN**
Wenn es sich bei dem Fremdkörper um ein Insekt, z.B. eine Biene, Wespe oder Fliege, handelt, gerät das Kind möglicherweise in Panik. Beruhigen Sie es; bitten Sie es, sich hinzusetzen und den Kopf zur Seite zu neigen, sodass das betroffene Ohr oben ist.

**3 MIT WASSER AUSSPÜLEN**
Stützen Sie den Kopf des Kindes mit einer Hand und lassen Sie Wasser ins Ohr fließen, bis das Insekt herausgeschwemmt wird. Bleibt es im Ohr stecken, bringen Sie das Kind ins Krankenhaus oder zum Arzt.

# FREMDKÖRPER IM AUGE

Augenlider und Tränenflüssigkeit bieten Hornhaut und Augenmembranen Schutz; gelegentlich kann jedoch ein Staubkorn, Erde oder ein anderer Fremdkörper diese Barriere überwinden und ins Auge gelangen. Meist kann ein solcher Fremdkörper mit Geduld und Umsicht selbst entfernt werden.

**1 TRÄNENFLUSS ANREGEN**
Setzen Sie das Kind hin und lassen es in eine Lichtquelle schauen. Es soll das Auge still halten, damit es tränt.

**2 NACHSEHEN**
Wird der Fremdkörper nicht ausgeschwemmt, stellen Sie sich hinter das Kind. Das Augenlid mit Zeigefinger und Daumen öffnen. Das Kind soll nach rechts, links, oben und unten blicken. Versuchen Sie, den Fremdkörper zu erkennen.

**3 MIT WASSER AUSSPÜLEN**
Wenn sich der Fremdkörper auf dem Augenweiß befindet, spülen Sie ihn weg, indem Sie klares Wasser vom äußeren Außenwinkel nach innen laufen lassen.

**4 FREMDKÖRPER ENTFERNEN**
Bleibt der Fremdkörper im Auge, befeuchten Sie die Ecke eines Handtuchs und tupfen damit den Fremdkörper von oben ab. Wenn er am Stoff hängen bleibt, entfernen Sie ihn und spülen das Auge aus.

**5 ÄRZTLICHE VERSORGUNG**
Befindet sich der Fremdkörper unter dem oberen Augenlid, ziehen Sie es über das untere Lid. Oder bitten Sie Ihr Kind, unter Wasser zu blinzeln. Löst sich der Fremdkörper nicht, bringen Sie das Kind zum Arzt oder ins Krankenhaus. Versuchen Sie nicht, einen Fremdkörper, der am Auge klebt, im Augapfel steckt oder auf der Iris bzw. Pupille liegt, zu entfernen.

## CHEMIKALIEN IM AUGE
Wenn das Auge durch Chemikalien verätzt wurde, spülen Sie es zehn Minuten unter fließendem, kaltem Wasser aus. Achten Sie darauf, dass das Wasser nicht ins Gesicht oder ins unverletzte Auge gelangt. Verbinden Sie das verletzte Auge und bringen Sie Ihr Kind ins Krankenhaus.

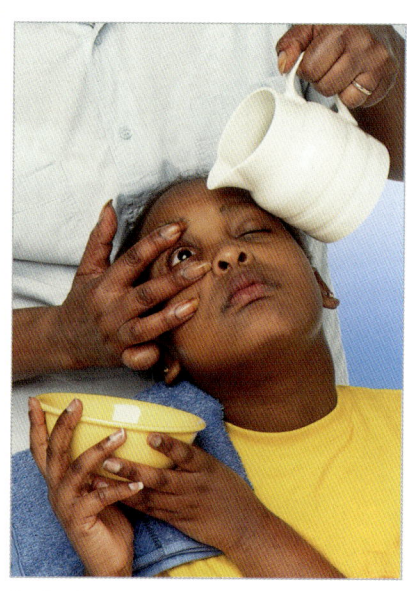

*Spülen Sie das Auge mit viel Wasser aus.*

# BLUTERGÜSSE

Kinder kommen nach einem Sturz, Schlag oder Stoß oft mit blauen Flecken nach Hause. Bei Blutergüssen sind Erste-Hilfe-Maßnahmen wirksam. Bei einer Quetschung am Arm mindert eine Armschlinge die Schwellung.

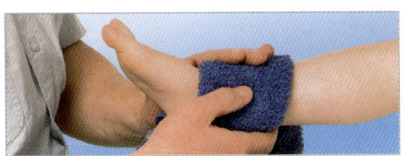

*Machen Sie einen kalten Umschlag.*

**1 HOCHLAGERN**
Lagern Sie den betroffenen Körperteil in einer bequemen Haltung hoch, damit er ruhig gestellt wird. Dadurch wird die Durchblutung vermindert und die Schwellung geht zurück.

**2 KÄLTE AUFBRINGEN**
Legen Sie etwa 30 Minuten einen kalten Umschlag auf die Verletzung; drücken Sie ihn fest an. Dadurch geht die Schwellung zurück, da die Blutversorgung vermindert wird. Sie können ein in kaltem Wasser angefeuchtetes Tuch oder Eiswürfel bzw. eine Tiefkühl-Gemüsepackung, in ein trockenes Tuch eingewickelt, auflegen. Wenn die Kältepackung warm geworden ist, wird sie erneuert.

# SCHNITT- UND SCHÜRFWUNDEN

Kleine Schnitt- und Schürfwunden kann man zu Hause versorgen. Stillen Sie die Blutung durch Druck und Hochlagern und decken anschließend die Wunde mit einem Pflaster ab. Zum Schutz vor Infektionen, z.B. Tetanus, lassen Sie Ihr Kind frühzeitig impfen.

**1 BLUTUNG STILLEN**
Pressen Sie eine sterile Kompresse fest gegen die Wunde, bis die Blutung gestoppt wird. Lagern Sie dann den betroffenen Körperteil hoch.

**2 SÄUBERN UND VERBINDEN**
Wunde mit lauwarmem Wasser oder einem Desinfektionsspray säubern, dann mit sauberem Mull trocken tupfen und steril abdecken.

**3 MIT PFLASTER SCHÜTZEN**
Kompresse entfernen. Wunde mit einer großen Wundauflage abdecken.

**4 ÄRZTLICHE VERSORGUNG**
Bringen Sie das Kind ins Krankenhaus, wenn Sie die Blutung nicht stillen können, wenn ein Fremdkörper in der Wunde steckt oder diese durch einen Biss oder verschmutzten Gegenstand verursacht wurde.

# STARKE BLUTUNGEN

Eine schwere Blutung muss rasch gestoppt werden, um einem Schock (*siehe S. 336*) vorzubeugen. Tragen Sie Einmalhandschuhe. Andernfalls dürfen Sie die Wunde nicht berühren; waschen Sie sich vor und nach der Behandlung die Hände.

**1 BLUTUNG STILLEN**
Sterile Kompresse auf die Wunde drücken, bis die Blutung aufhört.

**2 HOCHLAGERN**
Lagern Sie den verletzten Körperteil so, dass er über Herzhöhe liegt und ruhig gestellt ist.

**3 WUNDAUFLAGE BEFESTIGEN**
Drücken Sie die Wundauflage fest an und decken sie mit einem sterilen Verband ab. Wenn das Blut den Verband durchtränkt, erneuern Sie ihn. Dringt das Blut weiterhin durch, verbinden Sie die Wunde neu, da der Druck nicht ausreichend war.

**4 RUHIG STELLEN**
Kind hinlegen und verletzten Körperteil in hoch gelagerter Position ruhig stellen. Kind ins Krankenhaus bringen oder Notarzt rufen.

### FESTSITZENDER FREMDKÖRPER

Steckt ein Fremdkörper in der Wunde, entfernen Sie ihn nicht. Wunde mit Gaze abdecken und mit Verbandsrollen in Höhe des Fremdkörpers abpolstern. Wunde locker umwickeln. Bringen Sie das Kind ins Krankenhaus oder rufen Sie den Notarzt.

# NASENBLUTEN

Winzige Blutgefäße der Nasenschleimhäute können durch Gewalteinwirkung verletzt werden, z.B. Niesen, Schlag auf die Nase, heftiges Schnäuzen oder Nasenbohren. Nasenbluten ist nur dann gefährlich, wenn das Kind viel Blut verliert, oder das Blut nach einer Kopfverletzung dünn und wässrig ist.

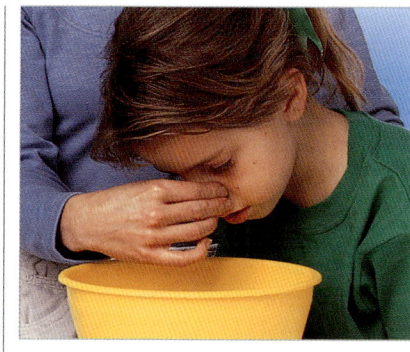

*Drücken Sie die Nase des Kindes zusammen.*

**1 AUFRECHT SETZEN**
Das Kind soll sich mit nach vorne gebeugtem Kopf über eine Schüssel oder das Waschbecken setzen.

**2 NASENFLÜGEL ZUDRÜCKEN**
Bitten Sie das Kind, ruhig durch den Mund zu atmen, während Sie seine Nasenflügel mit Finger und Daumen sanft zudrücken. Wenn es alt genug ist, kann es die Nasenflügel selbst zudrücken. Blut, das in den Rachen fließt, soll das Kind ausspucken.

**3 MIT DEM KIND SPRECHEN**
Beruhigen Sie das Kind; bitten Sie es, nicht zu schniefen, schlucken, husten und zu sprechen. Die Nasenflügel sollte etwa zehn lang Minuten zugedrückt werden.

**4 BLUTUNG STILLEN**
Lockern Sie die Nasenflügel, um zu sehen, ob die Blutung gestoppt ist. Wenn nicht, werden die Nasenflügel nochmals zweimal je zehn Minuten zugedrückt. Hält das Nasenbluten länger als 30 Minuten an, bringen Sie das Kind zum Arzt, ins Krankenhaus oder rufen Sie den Notarzt.

**5 BLUTRESTE ENTFERNEN**
Wenn das Nasenbluten aufgehört hat, bleibt das Kind nach vorne gebeugt, bis Sie die Blutreste an der Nase mit lauwarmen Wasser und einem Waschlappen abgewaschen haben.

**6 AUSRUHEN**
Geben Sie dem Kind die Möglichkeit, sich eine Zeit lang auszuruhen. Besonders wichtig ist es, dass es sich nicht schnäuzt oder auf andere Weise den Gerinnungsprozess unterbricht.

# SPLITTER ENTFERNEN

Kinder ziehen sich an Händen, Knien und Füßen leicht Splitter aus Holz, Glas oder Metall ein. Steckt der Splitter in der oberen Hautschicht, können Sie ihn mit einer sterilen Pinzette entfernen. Besteht die Gefahr einer Infektion, überprüfen Sie den Impfschutz des Kindes. Ist der Splitter schwer zu entfernen oder sitzt er tief in der Haut, bringen Sie das Kind zum Arzt oder ins Krankenhaus.

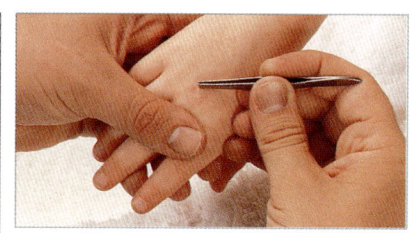

*Fassen Sie den Splitter mit der Pinzette.*

**1 DIE HAUT SÄUBERN**
Sterilisieren Sie die Pinzette über der Flamme eines Streichholzes oder Feuerzeugs. Lassen Sie sie abkühlen, während Sie die Haut im Bereich des Splitters mit Seife und warmem Wasser reinigen.

**2 PINZETTE EINSETZEN**
Achten Sie darauf, in welchem Winkel der Splitter in die Haut eingedrungen ist. Fassen Sie den Splitter mit der Pinzette möglichst nah an der Haut und ziehen Sie ihn in der Richtung heraus, in der er eingetreten ist.

**3 BLUTEN LASSEN**
Wunde sanft drücken, damit sie blutet und dabei alle Schmutzpartikel ausgeschwemmt werden.

**4 WUNDE ABDECKEN**
Wunde säubern und abtrocknen. Mit einem Pflaster abdecken.

# HILFREICHE ADRESSEN

## Allergien

**Arbeitsgemeinschaft allergie-
krankes Kind – Hilfen für
Kinder mit Asthma, Ekzem
oder Heuschnupfen e.V.**
Bundesverband
Hauptstr. 29
35745 Herborn
Tel.: 02772 / 92 87-48
E-Mail: aak-ev@t-online.de

**Allergie- und umweltkrankes
Kind e.V.**
Westerholter Str. 142
455892 Gelsenkirchen
Tel.: 0209 / 3 05 30
Fax: 0209/ 36 93 00
E-Mail: AUKGE @aol.com

## Stillen

**La Leche Liga Deutschland e.V.**
Dannenkamp 25
32479 Hille
Tel.: 0571 / 4 89 46
www.lalecheliga.de
E-Mail-Beratung:
beratung@lalecheliga.de

**Arbeitsgemeinschaft
Freier Stillgruppen (AFS)**
Bundesverband e.V.
Rüngsdorfer Str. 17
53173 Bonn – Bad Godesberg
Tel.: 0228 / 3 50 38 71
Fax: 0228 / 3 50 38 72
www.afs-stillen.de

## Erziehung und Pflege

**Pro Familia (Bundesverband)**
Stresemannallee 3
60596 Frankfurt/Main
Tel.: 069/ 63 90 02
www.profa.de

**Deutscher Familienverband**
Luisenstr. 48
10117 Berlin
Tel.: 030 / 30 88 29 60
www.deutscher-familienverband.de

**Arbeitsgemeinschaft für
Erziehungshilfe (AFET) e.V.**
Bundesvereinigung
Osterstr. 27
30159 Hannover
Tel.: 0511 / 35 39 91-3
www.afet-ev.de

**Bundeskonferenz für
Erziehungsberatung (BKE)**
Herrnstr. 53
90763 Fürth
Tel.: 0911 / 9 77 14-0
Fax: 0911 / 74 54 97
www.bke.de

## Entwicklung/ Entwicklungs- störungen

**Zentrum für Entwicklungs-
neurologie und Frühförderung
im Dr. von Haunerschen Kinderspital der Universität München**
Lindwurmstr. 4
80337 München
Tel.: 089 / 51 60-2881
Fax: 089 / 51 60-4903

**Bundesarbeitsgemeinschaft zur
Förderung der Kinder und
Jugendlichen mit Teilleistungs-
störungen e.V.**
Wendelinstr. 64
50933 Köln
www.bag-tl.de

**Lernen Fördern**
Förderung von Menschen mit
Lernbehinderung
Gerberstr. 17
70178 Stuttgart
Tel.: 0711 / 6 33 84 38
Fax: 0711 / 6 33 84 39
www.lernen-foerdern.de

## Ernährung

**Forschungsinstitut für Kinder-
ernährung**
Heinstück 11
44225 Dortmund
Tel.: 0231 / 7 79 22 10-0
www.fke-do.de

# Gesundheit und Behinderung

**Kindernetzwerk e.V. für kranke und behinderte Kinder und Jugendliche**
Hanauer Str.15
63739 Aschaffenburg
Tel.: 06021 / 1 20 30  und
0180 / 5 21 37 39
www.kindernetzwerk.de

**Aktionskomitee Kind im Krankenhaus**
Bundesverband e. V.
Kirchstr. 34
61440 Oberursel
Tel.: 06172 / 30 36 00
www.akik-bundesverband.de

**Bundesverband Aufmerksam-keitsstörung / Hyperaktivität e.V.**
Postfach  60
91291 Forchheim
Tel.: 09191 / 7 04 22 60
www.bv-ah.de
E-Mail: info@bv-ah.de

**Beratungsstelle für Vergiftungserscheinungen**
Giftnotruf Berlin
Spandauer Damm 130
14050 Berlin
Notruf: 030 / 192 40
www.giftnotruf.de

# Weitere Internetadressen

**Bundesverband Hilfe für das autistische Kind:**
www.autismus.de
**Arbeitskreis Down-Syndrom e.V.:**
www.down-syndrom.org
**Muskoviszidose e.V.:**
www.Mukoviszidose-ev.de

Adressen sind auch bei der
**»Bundesarbeitsgemeinschaft Elterninitiativen e.V.«** erhältlich:
Geschäftsstelle München
Einsteinstr. 111
81675 München
Tel.: 089 / 4 70 65 03
Fax: 089 / 41 90 28 38
www.bage.de

# Adressen in Österreich

**Österreichischer Familienbund**
Heßstr. 2 / 2. Stock
3100 St. Pölten
Tel.: 02742 / 7 73 04
www.familienbund.at
E-Mail: gs@familienbund.at

**La Leche Liga Österreich**
Postfach
6240 Rattenberg
www.lalecheliga.at

**Österreichische Gesellschaft für Kinder- und Jugendheilkunde:**
www.kinderundjugendheilkunde.at

**Österreichs unabhängiges Gesundheitsweb:**
www.netdoctor.at

# Adressen in der Schweiz

**Dachverband Pro Familia**
Laupenstr. 45
3008 Bern
Tel.: 031 / 3 81 90 30
www.profamilia.ch
E-Mail: info@profamilia.ch

**Schweizerische Vereinigung der Elternorganisationen**
Fliederstr. 9
8908 Hedingen
Tel.: 01 / 7 61 83 23
www.sveo.rat.ch

**La Leche Liga Schweiz**
Postfach 197
8053 Zürich
www.lalecheliga.ch

# REGISTER

# DANK

Der Verlag und Dr. Jane Collins danken folgenden Personen für ihre freundliche Unterstützung:
Anna Barlow, Debbie Beckermann, Tanya Carr, Tracey Godridge, Harriet Griffey, Professor James Law, Dr. Sarah Temple, Dr. Bernard Valman; außerdem danken wir Caroline Buckingham, Jemima Dunne, Glenda Fisher.

**Illustrationen** Debbie Maizels
**Register** Hilary Bird
**Korrektorrat** Alyson Lacewing

**Models:** Sharon, Cleveland, Leanne, Alexander und Dominic Williams; Sam und Bradley Jones; Rachel Ann Hawkins; Jessica Casey; Niel, Kirsty und Grace Stannard; Nathan, Martha und Luke Jenkinson; Noa, Ella und Gil Krikler; Sally, Louis, Cicely, Harvea und Sydney Barron; Familie Jeffrey; Shelly und Jake Goswell; Derek, Lisa und Alexander Butterworth; Jasper Cuminskey; Robin und Thomas Engelhard; Joshua und Charlie Ojeda-Siena; Max und Evie Register; Chris und Kiara Lambrias; Jake, Rosie und Lauren Couch; Laura Davenport, David Ainsworth und Luke Ainsworth; Katy Wilson; Helen Drake mit Grace; Julia Major und Charlie Coulthard; Leo, Noah und JJ Stiles; Holden und Hope Jones; Lucy Butterworth mit Isabelle und Chloe; Kate Limm; Schüler der Weston Park-Grundschule, London und der Muswell Hill-Grundschule, London

**Bildrecherche** Anna Bedewell
**Bildarchiv** Romaine Werblow und Hayley Smith

**Bildnachweis**
Der Verlag dankt folgenden Personen und Institutionen für die freundliche Genehmigung zum Abdruck ihrer Fotografien:
(Abkürzungen: o. = oben, u = unten, M. = Mitte, r. = rechts, l. = links)
47: Getty Images: Rosanne Olson (l.r.); 51: Corbis: Norbert Schaefer (u.); 55: Getty Images: Christopher Bissell (o.); 161: Science Photo Library: Jim Varney (o.r.); 163 Getty Images: Bruce Ayres (o.l.); 168–9: Corbis: Philip James Corwin; 183: alamy.com: Stock Connection, Inc (b.c.); 187: Bubbles (u.r.), Imagingbody.com (M.), Meningitis Research Foundation (M.M.o.), Science Photo Library: Dr. P. Marazzi (M.r.o.), The Wellcome Institute Library, London (M.r.), (u.M.r.); 193: Mike Wyndham (o.l.), (u.r.); 216–217: Getty Images: James Darell; 218: Getty Images: Richard Price (u.r.); 219: Getty Images: Charles Thatcher; 223: Science Photo Library (M.r.); 225: Science Photo Library: Damien Lovegrove; 226: Science Photo Library: BSIP Chassenet (u.l.): Mark Thomas (u.M.); 227: The Wellcome Institute Library, London; 230: Science Photo Library: Dr. P. Marazzi (M.l.), (u.l.); 231: Science Photo Library, London (u.l.); 232: The Wellcome Institute Library, London; 233: Science Photo Library, London (M.l.o.); 234: Science Photo Library: Dr. P. Marazzi; 235: Science Photo Library: Hattie Young (M.l.o.); The Wellcome Institute Library, London (u.r.); 236: C. James Webb (M.), The Wellcome Institute Library, London (u.r.), (M.l.); 237: The Wellcome Institute Library, London (M.r.), (u.l.); 238: The Wellcome Institute Library London ( M.l.o.), (u.r.); 240: Medical Slide Library; 243: Science Photo Library (u.r.); The Wellcome Institute Library, London (M.r.); 244: Science Photo Library: Dr. P. Marazzi; 245: Science Photo Library: Dr. P. Marazzi; 247: Science Photo Library: Dr. P. Marazzi; 248: Science Photo Library: Dr. P.Marazzi (o.r.); 256: Science Photo Library: Professor P.M. Motta und Professor F.M. Magliocca (M.l.); 259: The Wellcome Instituite Library, London (o.M.); 260: Science Photo Library (u.l.); 261: Mike Wyndham (M.); 262: Medical Slide Library (u.M.), Science Photo Library: Professor P.M. Motta und Professor E.M. Magliocca (o.l.); 264: Science Photo Library: Lowell Georgia (o.l.); 265: The Wellcome Institute Library, London (o.r.); 266: The Wellcome Institute Library, London (M.l.), (u.l.); 267: The Wellcome Institute Library, London (M.l.); 268: Dr. Jean Watkins (M.r.); 272: Science Photo Library: CNRI (o.r.); 284: Science Photo Library: Dr. P. Marazzi (u.l.), Princess Margaret Rose Orthopaedic Hospital (u.M.); 287: The Wellcome Institute Library, London (u.r.); 288: The Wellcome Institute Library, London (M.r.); 291: Mediscan (M.l.); 295: Science Photo Library: Will und Deni McIntyre (u.r.); 297: Mediscan (M.r.); 300: Science Photo Library: James Kind-Holmes (o.r.); 305: Science Photo Library: Tek Image (o.r.); 306: Science Photo Library: Andrew Syred (u.l.); 307: The Wellcome Institute Library, London (M.r.); 313: Science Photo Library: Dr. Gopal Murti (u.r.); 316: Science Photo Library: Simon Fraser (o.r.); 319: Corbis: Rob Lewine (o.l.); Science Photo Library: MarkClarke/Barth Chinese Medical Centre (o.r.); 320: Science Photo Library: Sheila Terry (o.l.); 321: Science Photo Library: Cordelia Molloy (o.r.): Gaillard, Jerrican (u.); 322 alamy.com: Frank Krahmer (o.l.), Science Photo Library: Georgette Douwma (u.l.); 323: Getty Images: Mary Kate Denny (o.r.); 324: Science Photo Library: Antonia Reeve; 326: Getty Images: Arthur Tilley; 328: Corbis: LWA-Stephan Welstead (u.r.); 332: Malteser Hilfsdienst

Alle übrigen Abbildungen © Dorling Kindersley Limited

Weitere Informationen unter: www.dkimages.com